国家卫生健康委员会“十三五”规划教材

科研人员核心能力提升导引丛书

供研究生及科研人员用

医学统计学

Medical Statistics

第 5 版

主 审 孙振球 徐勇勇

主 编 颜 艳 王 彤

副主编 刘红波 马 骏

人民卫生出版社

·北 京·

图书在版编目（CIP）数据

医学统计学/颜艳，王彤主编. —5版. —北京：人民卫生出版社，2020.9（2024.6重印）

ISBN 978-7-117-30385-9

Ⅰ.①医… Ⅱ.①颜… ②王… Ⅲ.①医学统计-统计学-研究生-教材 Ⅳ.①R195.1

中国版本图书馆CIP数据核字(2020)第158426号

医学统计学

Yixue Tongjixue

第5版

主　　编：颜　艳　王　彤
出版发行：人民卫生出版社（中继线 010-59780011）
地　　址：北京市朝阳区潘家园南里19号
邮　　编：100021
E - mail：pmph @ pmph.com
购书热线：010-59787592　010-59787584　010-65264830
印　　刷：三河市国英印务有限公司
经　　销：新华书店
开　　本：850×1168　1/16　　印张：54　　插页：2
字　　数：1597千字
版　　次：2002年8月第1版　　2020年9月第5版
印　　次：2024年6月第6次印刷
标准书号：ISBN 978-7-117-30385-9
定　　价：148.00元

编　　者（按姓氏笔画排序）

马　骏　天津医科大学
王　玖　滨州医学院
王　彤　山西医科大学
王乐三　中南大学
王学梅　内蒙古医科大学
方　亚　厦门大学
尹　平　华中科技大学
石武祥　桂林医学院
史静琤　中南大学
毕育学　西安交通大学
吕　媛　湖南师范大学
刘红波　中国医科大学
宇传华　武汉大学
孙振球　中南大学
李　康　哈尔滨医科大学
李长平　天津医科大学
李秀央　浙江大学
李述刚　首都医科大学
李晓松　四川大学
杨土保　中南大学
吴思英　福建医科大学
余红梅　山西医科大学
宋桂荣　大连医科大学
张玉海　空军军医大学
张岩波　山西医科大学
张敏英　南开大学
陈　峰　南京医科大学
陈长生　空军军医大学
陈平雁　南方医科大学
陈炳为　东南大学
尚　磊　空军军医大学
易　东　陆军军医大学
郝元涛　中山大学
胡　明　中南大学
胡国清　中南大学
柏建岭　南京医科大学
钟晓妮　重庆医科大学
姚　晨　北京大学
贺　佳　海军军医大学
秦国友　复旦大学
党少农　西安交通大学
徐勇勇　西北大学
殷　菲　四川大学
凌　莉　中山大学
郭秀花　首都医科大学
郭海强　中国医科大学
康晓平　北京大学
颜　虹　西安交通大学
颜　艳　中南大学
潘发明　安徽医科大学
潘晓平　中国疾病预防控制中心妇幼保健中心
薛付忠　山东大学

学术秘书　胡　明(兼)　中南大学
王一任　中南大学

主审简介

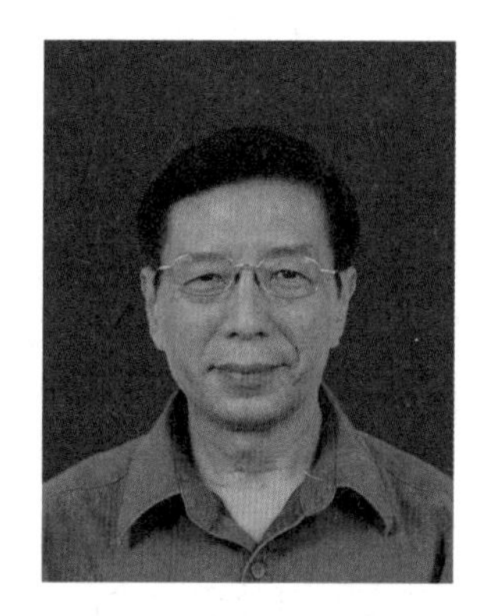

孙振球　二级教授，博士研究生导师。曾任中南大学卫生信息与卫生管理研究中心主任，中南大学人口学研究所所长，公共卫生学院教授委员会主席。国家精品课程《医学（卫生）统计学》建设负责人，国家重点学科“概率论与数理统计”医学统计学研究方向学科带头人。曾任中华预防医学会理事，中华预防医学会卫生统计专业委员会副主任委员，中国卫生信息学会常务理事，中国高等教育学会常务理事，中国高等医学教育学会预防医学教育研究会常务副会长，湖南省预防医学会副会长，湖南省人口学会副会长，湖南省医学会医院统计专业委员会主任委员，湖南省预防医学会卫生统计学专业委员会主任委员。曾先后受聘于《中国卫生统计》《中国现代医学杂志》《现代预防医学》《中南大学学报（医学版）》等期刊编委、常务编委等职务。法国巴黎大学访问学者。主要研究方向为流行病与卫生统计方法及其医学应用，综合评价方法及其医学应用。先后主持多项国家级研究项目并获多项省部级科学技术进步奖，在国内外发表多篇论文，编著出版《医学统计学》等多部国家规划教材或参考书。1993 年起享受国务院政府特殊津贴。

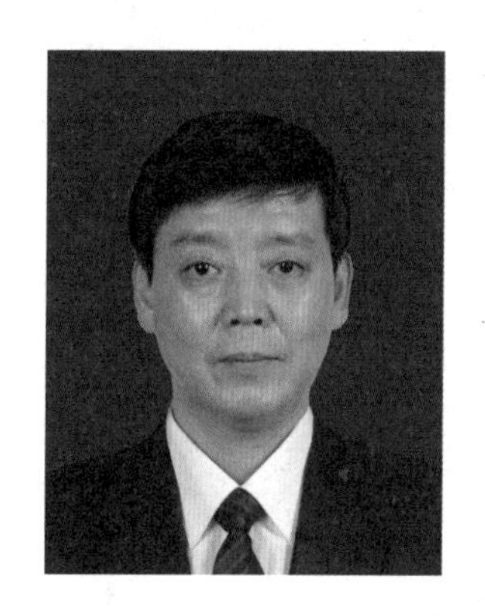

徐勇勇　医学博士，现任西北大学医学院教授，国家教育部学位管理与研究生教育司（国务院学位委员会办公室）批准的第五批博士研究生导师。曾任中国统计教育学会副会长，中国统计教育学会生物医学统计研究会主任委员，中国卫生信息与健康医疗大数据学会卫生信息标准专业委员会主任委员，中国卫生信息与健康医疗大数据学会卫生信息标准专业委员会名誉主任委员，原第四军医大学卫生统计学教研室主任、教授、卫生信息研究所常务副所长、博士研究生导师。现任全国统计专业教材编审委员会第七届副主任委员、陕西省健康扶贫专家咨询委员会委员、陕西省卫生健康信息化推进专家组成员。主编（副主编）人民卫生出版社、高等教育出版社、人民军医电子出版社本科生、八年制、研究生全国规划教材、国家医学电子书包教材 5 部。主要研究方向为卫生统计指标、健康测量和卫生信息标准。主持国防部、科技部、原卫生部和国家自然科学基金委员会等重大研究课题 10 余项，先后获得国家科学技术进步奖一等奖、二等奖各 1 项。被授予“做出突出贡献的中国博士学位获得者”、“全国中青年医学科技之星”、原总后勤部“科技银星”、中国人民解放军院校育才奖“金奖”和“全国优秀教师”等荣誉称号。1992 年起享受国务院政府特殊津贴。

主 编 简 介

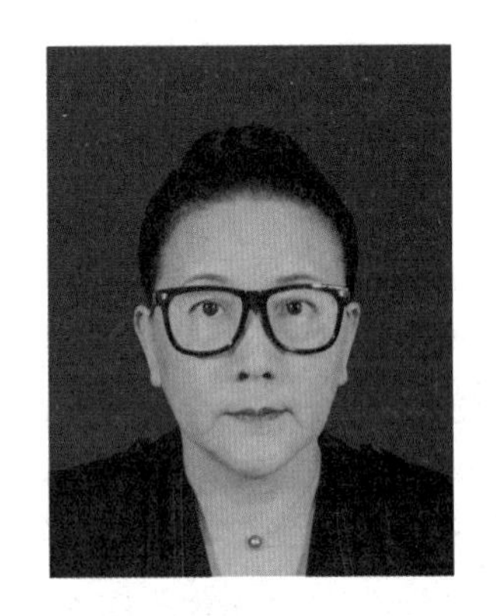

颜艳 中南大学二级教授，博士研究生导师，国家精品课程《医学（卫生）统计学》建设主要负责人，流行病与卫生统计学学科、生物统计方法及其应用研究学科带头人。兼任中国卫生信息与健康医疗大数据学会第七届理事会常务理事、中国统计教育学会第七届理事会常务理事、中国统计教育学会生物医学统计研究会常务委员、中国卫生信息与健康医疗大数据学会第三届统计理论与方法专业委员会常务委员、中华预防医学会生物统计分会常务委员。担任《中国卫生统计》《中国医院统计》和《环境卫生学杂志》等期刊编委职务。主要研究方向为出生队列研究，健康数据管理与评价，社区卫生服务研究、综合评价在医学中的应用。主持国家自然科学基金面上项目和省部级科研课题 10 项，获省部级教学成果奖 6 项，获省部级科研成果奖 8 项。国内外发表论文 80 余篇，副主编“十三五”重点图书 1 部、参编国家级规划教材 10 余部。

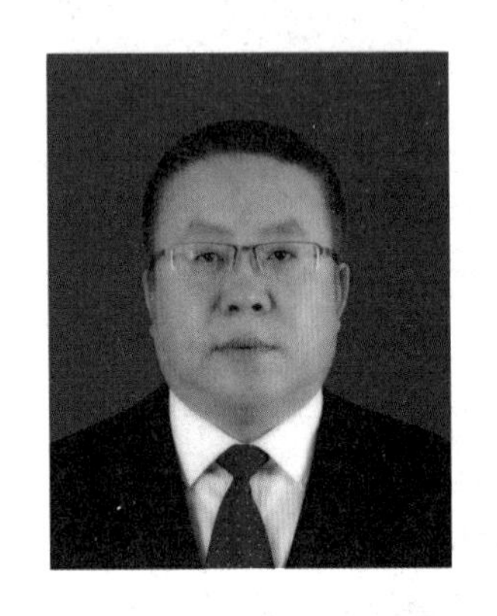

王彤 山西医科大学二级教授，博士研究生导师，博士后合作导师，公共卫生与预防医学一级学科带头人，公共卫生学院院长，卫生统计教研室主任。兼任中华预防医学会生物统计分会副主任委员，中国卫生信息与健康医疗大数据学会常务理事、统计理论与方法专业委员会副主任委员，教育部高等学校公共卫生与预防医学类专业教学指导委员会委员，国际生物统计学会中国分会常务理事，中华医学会公共卫生学分会常务理事，中国统计教育学会常务理事，全国统计专业教材编审委员会委员等，《中国卫生统计》等期刊编委。主持国家自然科学基金项目、国家统计局重点项目、教育部重点项目等各类课题 16 项，科研鉴定 6 项，获国家统计局全国统计科研优秀课题成果奖等省部级科研奖 12 项，国内外发表论文 100 余篇，主编“十一五”重点图书、规划教材 3 部，副主编 4 部，参编 40 余部，副主译英文著作 1 部，国家版权局计算机软件著作注册 1 部，获山西省首届高校优秀青年学术带头人、省委联系专家、山西省高校 131 工程领军人才等称号。

副主编简介

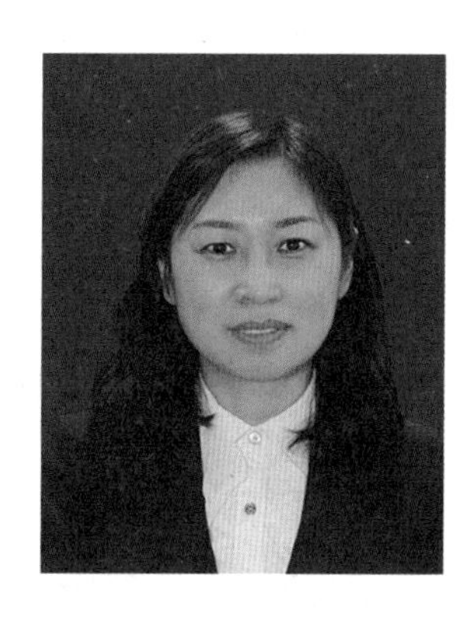

刘红波 教授，博士研究生导师，中国医科大学卫生统计学教研室主任。中国卫生信息与健康医疗大数据学会卫生信息标准专业委员会常务委员、中国卫生信息学会卫生统计学教育专业委员会委员、中国医药教育协会医药统计专业委员会委员、辽宁省预防医学会流行病与卫生统计学专业委员会副主任委员、《中国实用内科杂志》常务编委等。一直从事职业人群流行病学和高级统计方法合理应用的研究。主持国家自然科学基金、省社科重点项目、省自然基金、省高等教育基金等多项课题；担任多部“十二五”“十三五”高等教育规划教材的副主编、编委；已在 SCI 源期刊发表论文 40 余篇；获省、市科学技术进步奖 3 项；获辽宁省优秀硕士学位论文指导教师和沈阳高校优秀研究生导师。

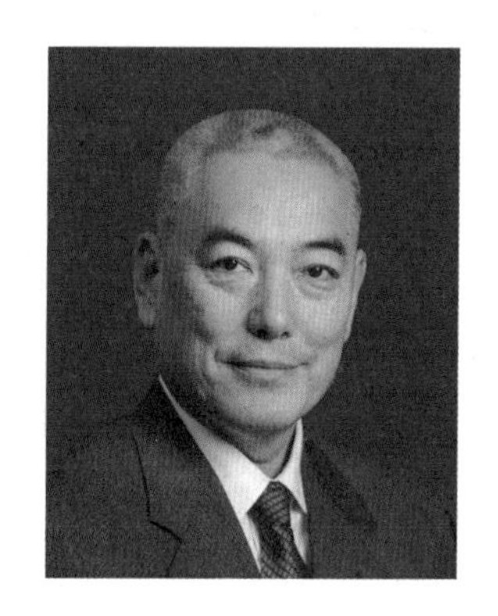

马骏 教授，博士研究生导师，天津医科大学卫生统计学学科带头人，天津市普通高等学校《医学（卫生）统计学》市级精品课程负责人。兼任中国统计教育学会生物医学统计研究会常务理事，全国统计专业教材编审委员会专业委员，中国卫生信息学会统计理论与方法专业委员会常务委员，天津市医疗保险研究会副会长等。承担研究生、本科生卫生（医学）统计学、医学科研方法、SAS 等相关课程教学工作。参加编写教材 10 余部，其中主编 2 部、副主编 3 部。以生物统计学应用、综合评价决策应用为研究方向，涉及卫生事业管理、医疗保险、临床试验研究等领域，发表学术论文 120 余篇。

获取图书配套增值内容步骤说明

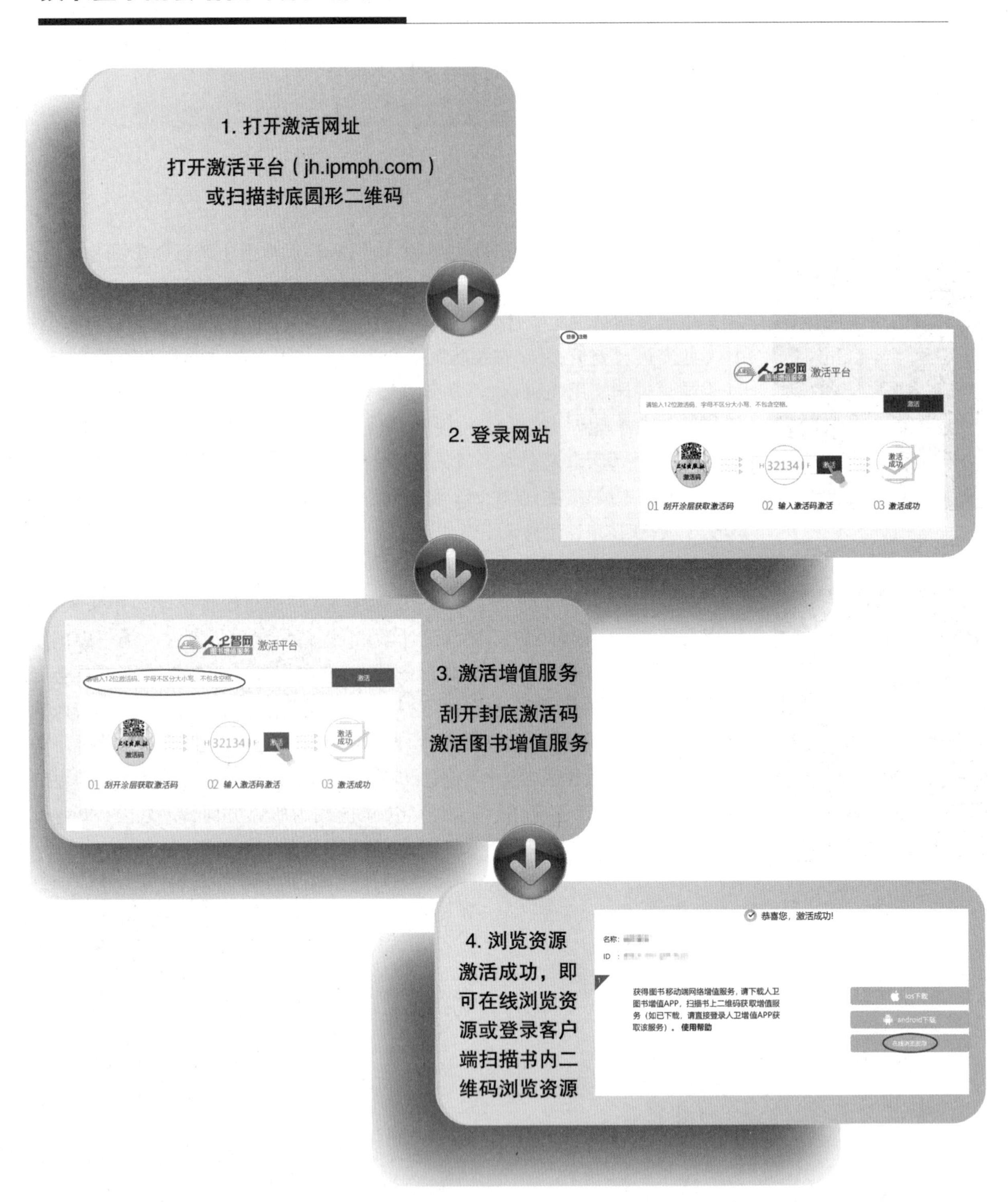

全国高等学校医学研究生“国家级”规划教材
第三轮修订说明

进入新世纪，为了推动研究生教育的改革与发展，加强研究型创新人才培养，人民卫生出版社启动了医学研究生规划教材的组织编写工作，在多次大规模调研、论证的基础上，先后于 2002 年和 2008 年分两批完成了第一轮 50 余种医学研究生规划教材的编写与出版工作。

2014 年，全国高等学校第二轮医学研究生规划教材评审委员会及编写委员会在全面、系统分析第一轮研究生教材的基础上，对这套教材进行了系统规划，进一步确立了以“解决研究生科研和临床中实际遇到的问题”为立足点，以“回顾、现状、展望”为线索，以“培养和启发读者创新思维”为中心的教材编写原则，并成功推出了第二轮（共 70 种）研究生规划教材。

本套教材第三轮修订是在党的十九大精神引领下，对《国家中长期教育改革和发展规划纲要（2010—2020 年）》《国务院办公厅关于深化医教协同进一步推进医学教育改革与发展的意见》，以及《教育部办公厅关于进一步规范和加强研究生培养管理的通知》等文件精神的进一步贯彻与落实，也是在总结前两轮教材经验与教训的基础上，再次大规模调研、论证后的继承与发展。修订过程仍坚持以“培养和启发读者创新思维”为中心的编写原则，通过“整合”和“新增”对教材体系做了进一步完善，对编写思路的贯彻与落实采取了进一步的强化措施。

全国高等学校第三轮医学研究生“国家级”规划教材包括五个系列。①科研公共学科：主要围绕研究生科研中所需要的基本理论知识，以及从最初的科研设计到最终的论文发表的各个环节可能遇到的问题展开；②常用统计软件与技术：介绍了 SAS 统计软件、SPSS 统计软件、分子生物学实验技术、免疫学实验技术等常用的统计软件以及实验技术；③基础前沿与进展：主要包括了基础学科中进展相对活跃的学科；④临床基础与辅助学科：包括了专业学位研究生所需要进一步加强的相关学科内容；⑤临床专业学科：通过对疾病诊疗历史变迁的点评、当前诊疗中困惑、局限与不足的剖析，以及研究热点与发展趋势探讨，启发和培养临床诊疗中的创新思维。

该套教材中的科研公共学科、常用统计软件与技术学科适用于医学院校各专业的研究生及相应的科研工作者，基础前沿与进展学科主要适用于基础医学和临床医学的研究生及相应的科研工作者；临床基础与辅助学科和临床专业学科主要适用于专业学位研究生及相应学科的专科医师。

全国高等学校第三轮医学研究生“国家级”规划教材目录

序号	书名	职务	姓名
1	医学哲学（第2版）	主　编	柯　杨　张大庆
		副主编	赵明杰　段志光　边　林　唐文佩
2	医学科研方法学（第3版）	主　审	梁万年
		主　编	刘　民　胡志斌
		副主编	刘晓清　杨土保
3	医学统计学（第5版）	主　审	孙振球　徐勇勇
		主　编	颜　艳　王　彤
		副主编	刘红波　马　骏
4	医学实验动物学（第3版）	主　编	秦　川　谭　毅
		副主编	孔　琪　郑志红　蔡卫斌　李洪涛　王靖宇
5	实验室生物安全（第3版）	主　编	叶冬青
		副主编	孔　英　温旺荣
6	医学科研课题设计、申报与实施（第3版）	主　审	龚非力　李卓娅
		主　编	李宗芳　郑　芳
		副主编	吕志跃　李煌元　张爱华
7	医学实验技术原理与选择（第3版）	主　审	魏于全
		主　编	向　荣
		副主编	袁正宏　罗云萍
8	统计方法在医学科研中的应用（第2版）	主　编	李晓松
		副主编	李　康　潘发明
9	医学科研论文撰写与发表（第3版）	主　审	张学军
		主　编	吴忠均
		副主编	马　伟　张晓明　杨家印
10	IBM SPSS 统计软件应用	主　编	陈平雁　安胜利
		副主编	欧春泉　陈莉雅　王建明

28	断层影像解剖学	主　编	刘树伟　张绍祥
		副主编	赵　斌　徐　飞
29	临床应用解剖学（第2版）	主　编	王海杰
		副主编	臧卫东　陈　尧
30	临床心理学（第2版）	主　审	张亚林
		主　编	李占江
		副主编	王建平　仇剑崟　王　伟　章军建
31	心身医学	主　审	Kurt Fritzsche　吴文源
		主　编	赵旭东
		副主编	孙新宇　林贤浩　魏　镜
32	医患沟通（第2版）	主　编	尹　梅　王锦帆
33	实验诊断学（第2版）	主　审	王兰兰
		主　编	尚　红
		副主编	王传新　徐英春　王　琳　郭晓临
34	核医学（第3版）	主　审	张永学
		主　编	李　方　兰晓莉
		副主编	李亚明　石洪成　张　宏
35	放射诊断学（第2版）	主　审	郭启勇
		主　编	金征宇　王振常
		副主编	王晓明　刘士远　卢光明　宋　彬　李宏军　梁长虹
36	疾病学基础	主　编	陈国强　宋尔卫
		副主编	董　晨　王　韵　易　静　赵世民　周天华
37	临床营养学	主　编	于健春
		副主编	李增宁　吴国豪　王新颖　陈　伟
38	临床药物治疗学	主　编	孙国平
		副主编	吴德沛　蔡广研　赵荣生　高　建　孙秀兰
39	医学3D打印原理与技术	主　编	戴尅戎　卢秉恒
		副主编	王成焘　徐　弢　郝永强　范先群　沈国芳　王金武
40	互联网+医疗健康	主　审	张来武
		主　编	范先群
		副主编	李校堃　郑加麟　胡建中　颜　华
41	呼吸病学（第3版）	主　审	钟南山
		主　编	王　辰　陈荣昌
		副主编	代华平　陈宝元　宋元林

56	普通外科学（第3版）	主　编　赵玉沛 副主编　吴文铭　陈规划　刘颖斌　胡三元
57	骨科学（第2版）	主　编　陈安民 副主编　张英泽　郭　卫　高忠礼　贺西京
58	泌尿外科学（第3版）	主　审　郭应禄 主　编　金　杰　魏　强 副主编　王行环　刘继红　王　忠
59	胸心外科学（第2版）	主　编　胡盛寿 副主编　王　俊　庄　建　刘伦旭　董念国
60	神经外科学（第4版）	主　编　赵继宗 副主编　王　硕　张建宁　毛　颖
61	血管淋巴管外科学（第3版）	主　编　汪忠镐 副主编　王深明　陈　忠　谷涌泉　辛世杰
62	整形外科学	主　编　李青峰
63	小儿外科学（第3版）	主　审　王　果 主　编　冯杰雄　郑　珊 副主编　张潍平　夏慧敏
64	器官移植学（第2版）	主　审　陈　实 主　编　刘永锋　郑树森 副主编　陈忠华　朱继业　郭文治
65	临床肿瘤学（第2版）	主　编　赫　捷 副主编　毛友生　于金明　吴一龙　沈　铿 马　骏
66	麻醉学（第2版）	主　编　刘　进　熊利泽 副主编　黄宇光　邓小明　李文志
67	妇产科学（第3版）	主　审　曹泽毅 主　编　乔　杰　马　丁 副主编　朱　兰　王建六　杨慧霞　漆洪波 曹云霞
68	生殖医学	主　编　黄荷凤　陈子江 副主编　刘嘉茵　王雁玲　孙　斐　李　蓉
69	儿科学（第2版）	主　编　桂永浩　申昆玲 副主编　杜立中　罗小平
70	耳鼻咽喉头颈外科学（第3版）	主　审　韩德民 主　编　孔维佳　吴　皓 副主编　韩东一　倪　鑫　龚树生　李华伟

71 眼科学（第3版）
主　审　崔　浩　黎晓新
主　编　王宁利　杨培增
副主编　徐国兴　孙兴怀　王雨生　蒋　沁
　　　　刘　平　马建民

72 灾难医学（第2版）
主　审　王一镗
主　编　刘中民
副主编　田军章　周荣斌　王立祥

73 康复医学（第2版）
主　编　岳寿伟　黄晓琳
副主编　毕　胜　杜　青

74 皮肤性病学（第2版）
主　编　张建中　晋红中
副主编　高兴华　陆前进　陶　娟

75 创伤、烧伤与再生医学（第2版）
主　审　王正国　盛志勇
主　编　付小兵
副主编　黄跃生　蒋建新　程　飚　陈振兵

76 运动创伤学
主　编　敖英芳
副主编　姜春岩　蒋　青　雷光华　唐康来

77 全科医学
主　审　祝墡珠
主　编　王永晨　方力争
副主编　方宁远　王留义

78 罕见病学
主　编　张抒扬　赵玉沛
副主编　黄尚志　崔丽英　陈丽萌

79 临床医学示范案例分析
主　编　胡翊群　李海潮
副主编　沈国芳　罗小平　余保平　吴国豪

全国高等学校第三轮医学研究生“国家级”规划教材评审委员会名单

前　言

时光荏苒，岁月如梭。全国高等学校医学专业研究生国家级规划教材《医学统计学》从2002年的第1版问世到现在的第5版，经历了十八个春秋，伴随着一届又一届的研究生步入科学研究的殿堂。在此期间，主审孙振球教授和徐勇勇教授以及所有参与教材编写的专家们付出了辛勤的劳动和汗水。我们代表第5版编写委员会向他们表示衷心的感谢！

十八年来，医学教育在指导思想、教学理念和教学手段上都发生了深刻变化。医学教育的根本目的是为社会提供优质的医药卫生人力资源，故加强基础、培养能力、注重素质和发展个性的课程设置原则和以学生为中心、以自主学习为主要内容的教育方式，对本教材第5版的修订具有指导意义。

鉴于前4版教材深受广大师生们的欢迎，故本版编委会根据教育部和国家卫生健康委员会关于医学研究生教材的修订原则，在人民卫生出版社的支持和指导下，在传承和发扬第4版编写风格的基础上，对其进行了部分修订和调整。

1. 模块整合　为保持医学统计学知识体系的完整性，根据基础、临床、麻醉、口腔、预防、药学和护理等不同专业硕士研究生对统计知识的需求，将原有的5个模块整合为“基础篇”“进阶篇”“设计篇”和“技能篇”4个模块。

2. 章节调整　将原第十三章“协方差分析”调整至新章节“一般线性模型”；将原第十七章“对数线性模型”和第十八章“Poission回归与负二项回归分析”合并为第十七章“广义线性模型”；删减了原第二十六章“常用时间序列统计预测方法”、原第二十八章“常用决策分析方法”、原第二十九章“遗传学中的常用统计方法”和原第三十二章“常用卫生经济学评价方法”。同时，对每章正文、例题、习题和参考文献等均进行了适当的更新、整合和删减。

3. 新知识补充　增加第二十七章“实效比较与真实世界研究”和第二十八章“健康医疗大数据简介”，以培养研究生在信息化时代“真实世界”场景下的综合性研究的统计思想；增加自由使用、资源丰富的R软件，拓宽研究生数据分析的应用能力。

4. 减负　将医学科学研究设计作适当的调整，最大限度地减少与其他研究生教材的重复部分；全书由第4版43章压缩为41章，部分章节字数亦相应减少。

全书结构分别为：“基础篇”主要介绍医学统计学的基本概念和常用统计方法（第一章至第十章）；“进阶篇”主要介绍常用的高级统计方法（第十一章至第二十八章）；“设计篇”主要介绍医学研究设计和常用的统计设计方法（第二十九章至第三十三章）；“技能篇”主要介绍数据处理的基本思路、标准规范和常用的统计软件（第三十四章至第四十一章）。

第5版四个模块的格局有利于适应全国高等医药院校研究生学位课程设置和医学统计学教学内容改革的需求；本书除作为研究生教材外，还特别适合高等医药院校教师和广大的医学科研人员作为参考书或工具书使用。

本书出版后，还将陆续出版配套教材《医学统计学习题解答》(含执业医师资格考试模拟题解答)和相关的统计软件教材，可作为本教材内容的延伸和补充。

本书修订过程中，得到了中南大学及其研究生院和湘雅公共卫生学院有关领导的高度重视和大力支持；定稿会得到了山西医科大学公共卫生学院有关领导的关心和工作支持；书稿得到了全国 30 余所知名高校和国家疾病预防控制中心 50 余名编委的大力支持和辛勤付出。

特别感谢中南大学流行病与卫生统计学系在读硕士研究生杨帆在书稿的审核、校对和定稿方面所做的大量深入细致的工作；感谢中南大学流行病与卫生统计学系在读博士研究生沙婷婷、程港在联系编委、筹备和组织会议和校稿所付出的忘我工作；感谢在读硕士研究生田倩伶、吴霞玲、吴夕红、唐偲、谢群辉、贺思敏、王孜宇、余涛霖、杨俊、闵献英、李超和蒋妮在书稿的审定和校对方面所付出的辛勤劳动；感谢硕士研究生曾广宇对全书“Summary”所作的修订工作。并谨在此感谢所有关心和支持本教材的人。

由于受能力和知识水平的局限，本教材难免存在许多不足和瑕疵，恳请广大师生和医学统计学界同仁提出宝贵的修改意见。

颜 艳 王 彤

2020 年 3 月于长沙

目　录

第一篇　基　础　篇

第二篇　进　阶　篇

第三篇　设　计　篇

第四篇 技 能 篇

第一篇 基础篇

第一章　绪论

第一节　统计学与医学统计学

统计学(statistics)是关于数据收集、整理、分析、解释和表达的一个数学分支(a branch of mathematics dealing with the collection, analysis, interpretation and presentation of masses of numerical data——《韦氏词典》)(https://www.merriam-webster.com/dictionary/statistics)。在我国的学科分类体系中(中华人民共和国国家标准 GB/T 13745-2009),统计学的相关学科分属于3个一级学科,分别是数学(代码110),如数理统计学(代码110.67)、应用统计数学(代码110.71);基础医学(代码310),如医学统计学(代码310.57);统计学(代码910),如卫生统计学(代码910.4030)、人口统计学(代码910.45)。

医学统计学(medical statistics)是统计学原理和方法在医药卫生领域中运用的一门学科,其应用范围包括医药卫生的各个学科,如基础医学、临床医学、药学、预防医学与卫生学等。1948年,《英国医学杂志》(*British Medical Journal*,简称*BMJ*)首次发表了用随机双盲法和统计推论方法评价链霉素治疗肺结核的疗效评价论文,标志着医学统计学成为医学和统计学相互融合的一个独立分支。在我国医学院校,习惯上为临床专业学生开设的统计学课程称为医学统计学、为公共卫生及预防医学专业学生开设的统计学课程称为卫生统计学(health statistics)、为药学专业学生开设的统计学课程称为药物统计学(pharmaceutical statistics)、为基础医学或生物学专业学生开设的统计学课程称为生物统计学(biostatistics)。在国外,由于历史习惯,医学统计学在北美地区也称为生物统计学。

随着医学的发展,作为医学科学研究基本方法的医学统计学,已为广大医务工作者和医学科学工作者所认识和接受,并广为应用。例如,所有医学研究的新发现、新成果,都要提供统计学证据;所有医学期刊,批量数据的收集、整理、分析、解释和表达都必须符合统计学要求。同时,统计学作为一门方法学,对于人类认识世界和改造世界有不可替代的作用。

第二节　医学统计学的作用

一、设计

这里所称的设计(design)是指统计设计,它是指导医学研究成功的最关键环节,是提高观察或实验质量的重要保证。

统计设计的内容包括对数据收集、整理和分析全过程的设想、计划与安排。在设计前,研究者必须博览有关文献,对于什么是研究目的和假说,什么是研究总体、研究对象和观察单位,如何抽取样本,应抽取多少观察单位,对研究对象是否施加干预和如何施加干预,如何设置对照,如何安排处理,需要收集哪些原始数据和如何获取这些数据,需要设置哪些指标来观察研究结果,如何对数据进行整理汇总和计算有关统计指标,如何控制误差和偏倚,预计会得到什么结果,需要多少经费与时间等,这些问题都要周密考虑、统筹安排,力求科学、实用和可行。

医学研究设计和常用的统计设计方法见“设计篇”(第二十九章至第三十三章)。

二、数据收集

数据收集(data collection)指采取措施取得准确可靠的原始数据。数据收集方法取决于研究设计,如观察性研究设计采用被动观察的方法、实验研究和临床试验研究设计采用主动干预和试验的方法。数据来源包括利用现有数据(二手数据,second-hand data)和主动收集的数据(一手数据,first-handdata)。

1. 现有数据 非主动收集的数据,主要来自以下几个方面:①统计报表,如法定的传染病报表、职业病报表、医院工作报表等;②日常工作记录,如卫生监测记录、健康检查记录、门诊病历、住院病历、实验室检验、物理检查、基因检测、医学影像及音频、视频数据等;③统计年鉴和统计数据专辑;④开放数据库(网站)、物联网、信息系统、移动通信、传感器、监控设备和可穿戴设备等媒介产生的数据;⑤其他相关数据,例如政府和行业数据,如出生、死亡、环保、气象、食品、药品、医疗保障等数据。

2. 主动收集的数据 根据当前研究设计主动采集的数据,通常通过观察、专题调查、实验或试验研究获取。收集数据的方法和要求,见观察性研究设计(第三十章)、实验研究设计(第三十一章)、社区干预试验研究设计(第三十二章)和临床试验研究设计(第三十三章)。

三、数据整理

数据整理(data organization)是将原始数据净化、系统化和条理化,以便为下一步计算和分析打好基础的过程。净化,是指对原始数据进行清理、检查、核对和纠正错误等;系统化和条理化,是指根据研究目的,将原始数据合理分组并归纳汇总等。见第三十五章“数据预处理与统计分析的基本思路”。

为了便于数据管理和数据共享,要对数据进行标识(identification),包括观察对象的ID号、变量名称、变量定义、变量的分类代码、数据格式、数据长度和计量单位等。对于涉及个人隐私的数据,要去标识(de-identification),如删除患者姓名、住址、电话号码、诊断等,或改用研究者自定义的代码表示。

四、数据分析

数据分析(data analysis)又称统计分析(statistical analysis),包括有关统计指标的选择与计算、统计图表的绘制、有关统计方法的选用以及统计软件如SPSS(第三十八章)、SAS(第三十九章)、Stata(第四十章)和R软件(第四十一章)的应用。目的是在表达数据特征的基础上,阐明事物的内在联系和规律性。统计分析的方法包括统计描述和统计推断。

1. 统计描述(statistical description) 指选用恰当的统计指标,通常称为统计量(statistic),以及选用合适的统计表与统计图,对数据的数量特征及其分布规律进行测定和描述,如计量资料的统计描述(第二章)、计数资料的统计描述(第五章)、双变量回归与相关(第九章)和统计表与统计图(第十章)。

2. 统计推断(statistical inference) 指如何在一定的置信(也称可信)程度下由样本信息推断总体特征。包括如何由样本统计指标(统计量)来推断总体相应指标(参数,parameter),称为参数估计(estimation of parameter),以及如何由样本差异来推断总体之间是否可能存在差异,称为假设检验(hypothesis test)。例如总体均数的估计与假设检验(第三章)和多个样本均数比较的方差分析(第四章)。

五、数据解释

统计描述(大样本)或统计推断发现关联或差异后如何进行数据解释(data interpretation),事关研究结论的正确性。如果研究结论与临床治疗有关,则关系到成千上万患者的健康和生命。1948 年,《英国医学杂志》发表链霉素治疗肺结核的疗效评价论文,107 名肺结核患者随机分为两组,试验组(链霉素+卧床休息)55 人,死亡 4 人,病死率 7.3%;对照组(单纯卧床)52 人,死亡 14 人,病死率为 26.9%;对两组病死率差异的解释是:如果链霉素没有治疗肺结核的作用,靠运气恰巧得到本次试验结果(病死率:7.3%比 27.0%)的概率小于 1%,从而推论链霉素治疗肺结核有效(因果推论)。为什么仅仅 107 名患者的临床试验就可以推论链霉素对所有肺结核患者都有效呢?因为研究者采用了正确的研究设计(随机分组)和正确的统计分析方法(样本推论总体)。

将关联(association)解释为因果(causation)是观察性研究中数据解释最常见的错误。瘴气致病学说(miasma theory of disease)在中国、印度和欧洲有悠久的历史,直到 19 世纪末才被细菌致病学说(germ theory of disease)所取代。医学统计学的奠基人之一 William Farr(1807—1883)最初是瘴气致病学说的支持者。19 世纪,英国先后暴发了 4 次霍乱大流行,1849 年第二次暴发波及伦敦,William Farr 发现霍乱死亡率与泰晤士河水位高度呈负相关($r=-0.48, P<0.01$),正好可以用瘴气致病学说解释,即住在高处的居民空气洁净,死亡率低(图 1-1)。但 1854 年伦敦第三次霍乱流行,John Snow(1813—1858)根据 William Farr 的死亡登记和死因分类绘制的伦敦宽街(Broad Street)霍乱“死亡地图”(图 1-2)和死亡人数统计图(图 1-3)发现,关闭宽街取水泵后死亡人数立即下降,说明霍乱的致病因素是水而非瘴气,William Farr 对图 1-1 的解释是错误的。宽街霍乱死亡地图使得 John Snow 名声大振,但客观地说,没有 William Farr 的死亡登记和死因分类,就没有宽街霍乱“死亡地图”。直到 1884 年,德国医生 Robert Koch(1843—1910)分离出霍乱弧菌才真正找到霍乱的致病元凶,但比 William Farr 和 John Snow 的统计学证据整整晚了 30 年。

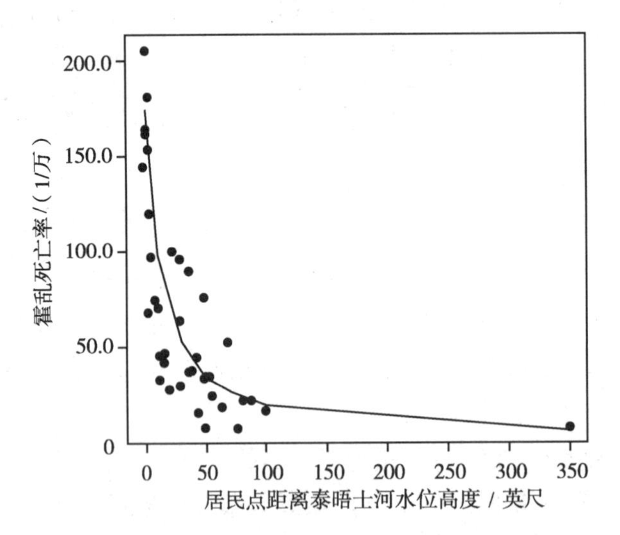

图 1-1 1849 年伦敦地区霍乱死亡率与泰晤士河水位高度曲线图

1 英尺 = 30.48cm

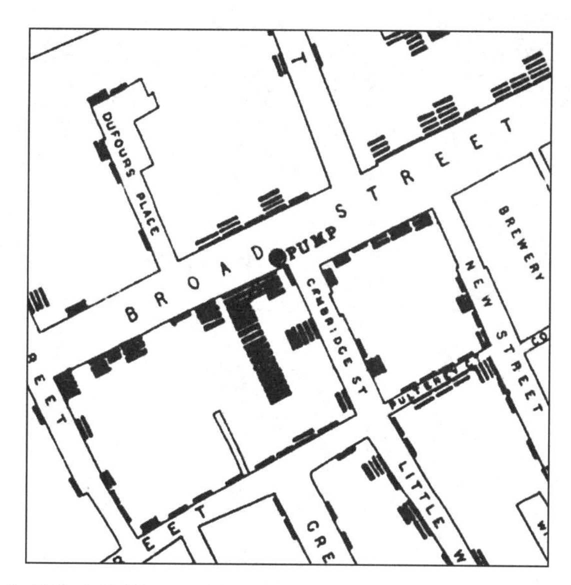

图 1-2 1854 年伦敦宽街(Broad Street)地区取水泵(PUMP)与霍乱死亡人数分布图

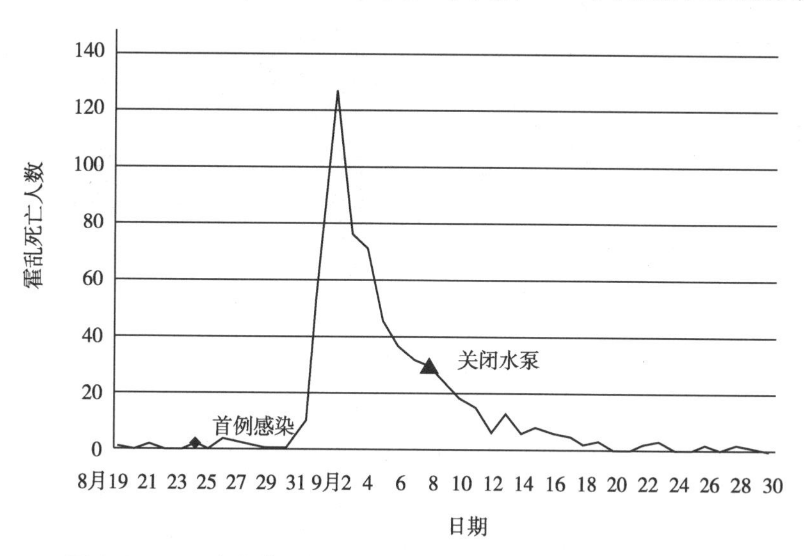

图 1-3 1854 年伦敦宽街(Broad Street)地区霍乱死亡人数分布图

六、数据表达

数据表达(data presentation)也称统计表达,不仅包括统计数据、统计结果的描述、说明和解释,也包括医学统计学的专用术语、符号及统计表和统计图的使用,特别是学术论文。例如著名医学期刊《柳叶刀・肿瘤学》(*The Lancet Oncology*)2019 年第 20 卷刊出的论文"一项基于人群的丹麦、英国、挪威和瑞典结直肠癌的外科治疗和生存研究",主要结果都是用数据、统计表和统计图表达,如表 1-1、图 1-4 和图 1-5(图 1-5 彩图见文末彩插)。在图 1-4 中,论文的结果描述(Findings)都是统计指标,如 3 年生存率和 95%置信区间(confidence interval, *CI*)等,同时也涉及统计学的专用术语,如差异有统计学意义(statistical significance)或无统计学意义(no statistical significance)。这些概念的含义和正确解释见第三章第六节"假设检验的注意事项"。

医学论文基本的数据表达要求见第三十六章"统计结果报告正确表达与规范"中的随机对照试验报告的统计表达规范(第二节)、观察性研究报告的统计表达规范(第三节)、诊断准确性研究报告规范(第四节)和 meta 分析的报告规范(第五节)。

表 1-1 2010 至 2012 年欧洲四国 139 457 例结直肠癌患者特征

分组	结肠癌				直肠癌			
	丹麦	英国	挪威	瑞典	丹麦	英国	挪威	瑞典
年龄/岁(均数±标准差)	71.9±11.3	72.4±12.0	72.6±11.9	72.7±11.5	69.5±11.5	70.0±12.2	69.9±12.2	70.3±11.9
年龄组								
18~54 岁	660 (7.7)	5 700 (8.2)	656 (7.9)	863 (7.3)	481 (11.0)	3 109 (11.3)	346 (11.1)	626 (10.8)
55~64 岁	1 480 (17.3)	11 818 (16.9)	1 345 (16.1)	1 796 (15.2)	935 (21.3)	5 936 (21.5)	679 (21.8)	1 102 (19.0)
65~74 岁	2 841 (33.2)	20 403 (29.2)	2 441 (29.3)	3 653 (31.0)	1 502 (34.2)	8 359 (30.3)	946 (30.4)	1 900 (32.8)
75~84 岁	2 567 (30.0)	21 942 (31.4)	2 670 (32.0)	3 907 (33.1)	1 107 (25.2)	7 289 (26.4)	809 (26.0)	1 580 (27.3)
85~99 岁	1 019 (11.9)	10 004 (14.3)	1 227 (14.7)	1 567 (13.3)	366 (8.3)	2 906 (10.5)	331 (10.6)	589 (10.2)
性别								
男	4 160 (48.6)	37 279 (53.4)	4 087 (49.0)	5 875 (49.8)	2 670 (60.8)	17 700 (64.1)	1 836 (59.0)	3 421 (59.0)
女	4 407 (51.4)	32 588 (46.6)	4 252 (51.0)	5 911 (50.2)	1 721 (39.2)	9 899 (35.9)	1 275 (41.0)	2 376 (41.0)
癌症分期*								
Ⅰ期	839 (10.7)	7 413 (12.8)	972 (13.0)	1 462 (13.0)	793 (20.7)	5 674 (24.4)	705 (26.0)	1 247 (23.3)
Ⅱ期	2 723 (34.7)	17 524 (30.3)	2 482 (33.2)	3 648 (32.5)	1 032 (27.0)	5 014 (21.6)	659 (24.3)	1 264 (23.6)
Ⅲ期	2 036 (25.9)	17 258 (29.8)	1 931 (25.9)	3 436 (30.6)	1 062 (27.8)	7 520 (32.4)	645 (23.8)	1 551 (29.0)
Ⅳ期	2 256 (28.7)	15 679 (27.1)	2 081 (27.9)	2 670 (23.8)	935 (24.5)	5 026 (21.6)	699 (25.8)	1 294 (24.2)
未知	713 (8.3)	11 993 (17.2)	873 (10.5)	570 (4.8)	569 (13.0)	4 365 (15.8)	403 (13.0)	441 (7.6)
接受手术者†	6 040 (70.5)	47 803 (68.4)	6 023 (72.2)	9 582 (81.3)	2 982 (67.9)	16 544 (59.9)	2 064 (66.3)	4 106 (70.8)
接受放疗者‡	134 (1.6)	2 097 (3.0)	109 (1.3)	54 (0.5)	1 182 (26.9)	11 299 (40.9)	1 321 (42.5)	2 935 (50.6)
接受化疗者§	3 272 (38.2)	18 640 (26.7)	1 654 (19.8)	2 525 (21.4)	2 060 (46.9)	8 484 (30.7)	931 (29.9)	1 404 (24.2)
治疗不明者¶	949 (11.1)	214 (0.3)	0 (0.0)	0 (0.0)	263 (6.0)	67 (0.2)	0 (0.0)	0 (0.0)
合计	8 567 (100.0)	69 867 (100.0)	8 339 (100.0)	11 786 (100.0)	4 391 (100.0)	27 599 (100.0)	3 111 (100.0)	5 797 (100.0)

除非特别说明，表中数字均为例数(%)。* 为所有已知癌症分期的患者比例；† 确诊后 9 个月内手术切除原发肿瘤患者比例(不包括诊断性和姑息性手术患者)；‡ 确诊后 6 个月内接受放疗患者比例(不同国家放疗及化疗的数据来源和完整性 存在较大差异，英国患者的信息缺失比例较高)；§ 挪威和瑞典接受化疗的患者比例；¶ 未在指定的结直肠癌数据库登记的患者比例(或来源于英国医院就诊统计中心癌症患者等待时间监测数据集)

【Findings】 We extracted registry data for 139 457 adult patients with invasive colorectal adenocarcinoma: 12 958 patients in Denmark, 97 466 in England, 11 450 in Norway, and 17 583 in Sweden. 3-year colon cancer survival was lower in England (63.9%, 95% *CI* 63.5-64.3) and Denmark (65.7%, 64.7-66.8) than in Norway (69.5%, 68.4-70.5) and Sweden (72.1%, 71.2-73.0). Rectal cancer survival was lower in England (69.7%, 69.1-70.3) than in the other three countries (Denmark 72.5%, 71.1-74.0, Sweden 74.1%, 72.7-75.4; and Norway 75.0%, 73.1-76.8). We found no significant differences in survival for patients with stage I disease in any of the four countries. 3-year survival after stage II or III …

【发现】139 457 例肠癌成年患者来自肿瘤登记数据,其中丹麦 12 958 例,英国 97 466 例,挪威11 450 例,瑞典 17 583 例。结肠癌患者的 3 年生存率:英国 63.9%(95% *CI*: 63.5%~64.3%)、丹麦 65.7%(95%*CI*: 64.7%~66.8%)、挪威 69.5%(95%*CI*: 68.4%~70.5%)和瑞典 72.1%(95%*CI*: 71.2%~73.0%);英国和丹麦结肠癌患者的 3 年生存率低于挪威和瑞典。直肠癌患者的 3 年生存率:英国 69.7%(95%*CI*: 69.1%~70.3%)、丹麦 72.5%(95%*CI*:71.1%~74.0%)、瑞典 74.1%(95%*CI*:72.7%~75.4%)和挪威 75.0%(95%*CI*: 73.1%~76.8%);英国直肠癌患者的 3 年生存率低于其他三个国家。四个国家直肠癌 I 期患者的生存率差异没有统计学意义。II 期或 III 期 3 年生存率……

图 1-4 2010 至 2012 年欧洲四国结直肠癌外科治疗和生存研究结果

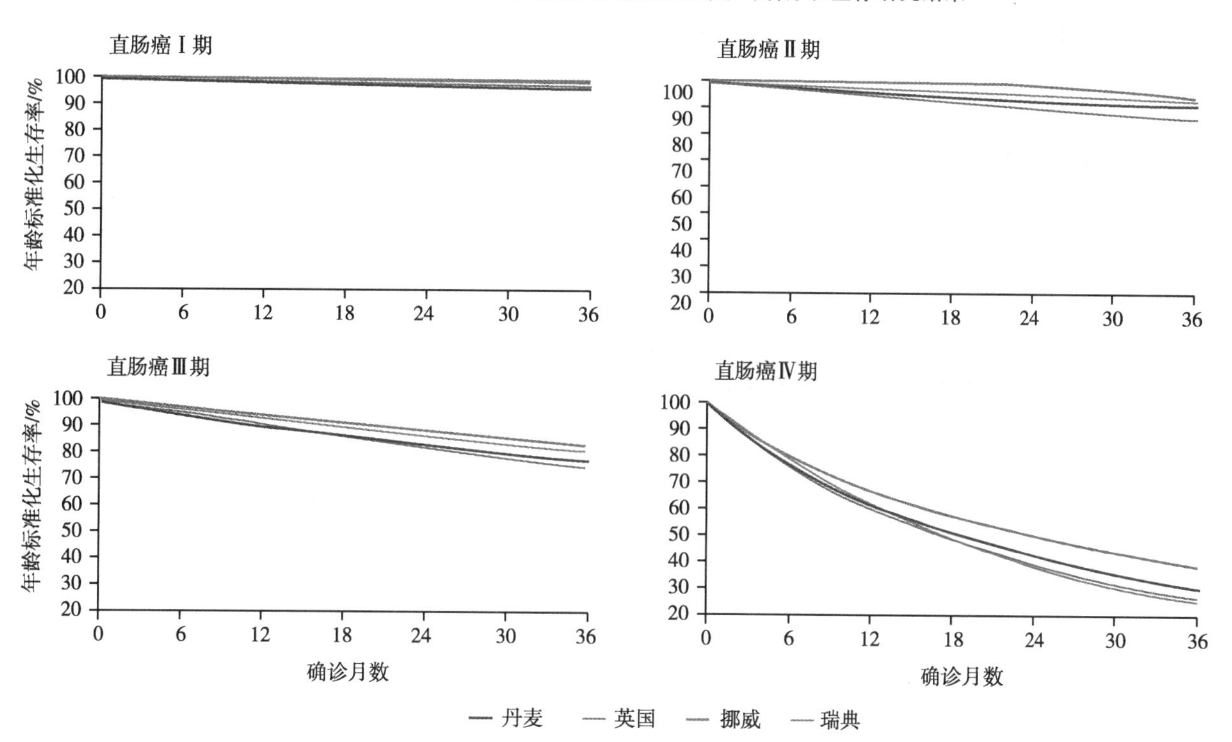

图 1-5 2010 至 2012 年欧洲四国直肠癌患者年龄标准化分期后的生存曲线

第三节 统计学的几个基本概念

一、总体与样本

观察单位(observed unit),亦称个体(individual),是统计研究中的基本单位。它可以是一个人、一头动物,也可以是特指的一群人(例如一个家庭、一个幼儿园、一个自然村等);还可以是一个器官,甚至一个细胞。根据研究目的而确定的同质观察单位的全体称为总体(population),更确切地说,它是同质的所有观察单位某种观察值的集合。例如,调查某地 2018 年 7 岁正常男童的身高,则观察对象是该地 2018 年全体正常 7 岁男童,观察单位是每个男童,观察值(变量值)是测得的身高值,该地 2018 年全体 7 岁正常男童的身高值就构成一个总体。它的同质基础是同一地区、同一年份、同一年龄的正常(没有患影响身高的疾病)男童。这里的总体明确规定了空间、时间和人群范围内有限个观察单位,称为有限总体(finite population)。在另一些情形下,总体的概念是设想的或抽象的,如研究替米沙坦治疗高血压病的疗效,这里总体的同质基础是高血压病患者,该总体应包括用该药治疗的所有高血压病患者的治疗结果,没有时间和空间范围的限制,其观察单位的全体数只是理论上存在的,因而可视为“无限”,称为无限总体(infinite population)。在医学研究中,为节省人力、物力、财力和时间,一般都采取从总体中抽取样本(sample),根据样本信息来推断总体特征的方法,即抽样研究(sampling research)的方法来实现,这种从总体中抽取部分观察单位的过程称为抽样(sampling)。为保证样本的代表性,抽样时必须遵循随机化(randomization)原则。从总体中随机抽得的部分观察单位,其实测值的集合,就称为样本,该样本中所包含的观察单位数称为该样本的样本含量(sample size)。如上例,可从某地 2018 年 7 岁正常男童中,随机抽取 120 名男童,逐个进行身高测量,得到 120 名男童的身高测量值,组成样本。也可从就诊的高血压病患者中,随机抽取 100 名患者,并观察替米沙坦治疗前和治疗一段时期后的病情变化,例如高血压病血压的变化,组成反映治疗结果的样本。应当强调,获取样本仅仅是手段,而通过样本信息来推断总体特征才是研究的目的。

二、变量与资料

确定总体之后,研究者应对每个观察单位的某项特征进行观察或测量,这种特征能表现观察单位的变异性,称为变量(variable)。对变量的观测值称为变量值(value of variable)或观察值(observed value),由变量值构成数据。例如,以人为观察单位调查某地 2018 年 7 岁正常儿童的生长发育状况,性别、身高、体重等都可视为变量。性别有男有女,身高可高可矮,体重可轻可重,不同个体不尽相同,这种个体间的差异称为变异(variation)。这些变异来源于一些已知或未知,甚至是某些不可控制的因素所导致的随机误差。变量分为连续型和离散型两种,如果在数轴上任意不同两点之间可取值是有限的,则称为离散变量(discrete variable),如数轴上任意不同两点之间可取值是无限的,则称为连续变量(continuous variable)。变量的观察结果可以是多种形式。按变量是定量或定性,可将数据分为以下几种类型:

1. 计量资料 计量资料(measurement data)又称定量资料(quantitative data)或数值变量(numerical variable)资料,是指观测每个观察单位某项指标的大小而获得的资料。其变量值是定量的,表现为数值大小,一般有度量衡单位。根据其观测值取值是否连续,又可分为连续型(continuous)或离散型(discrete)两类。前者可在实数范围内任意取值,如身高、体重、血压等;后者只取整数值,如单位容积(L)的红细胞计数、白细胞计数。

计量资料还包括货币(如家庭年收入)、时间(如小鼠染毒后的存活天数)、比值(如体重指数)和百分比(如白细胞分类)。

2. 计数资料 计数资料(enumeration data)又称定性资料(qualitative data)或无序分类变量(unordered categorical variable)资料,亦称名义变量(nominal variable)资料,是指将观察单位按某种属性或类别分组计数,分组汇总各组观察单位数后而得到的资料。其变量值是定性的,表现为互不相容的属性或类别,如试验结果的阳性阴性、家族史的有无等。分两种情形:

(1) 二分类:如检查某小学学生牙齿中龋齿的情况,以每个学生为观察单位,结果可报告为龋齿阴性与阳性两类;如观察某药治疗某病患者的疗效,以每个患者为观察单位,结果可归纳为治愈与未愈两类。两类间相互对立,互不相容。

(2) 多分类:如观察某人群的血型分布,以人为观察单位,结果可分为 A 型、B 型、AB 型与 O 型,为互不相容的四个类别。

3. 等级资料 等级资料(ranked data)又称半定量资料(semi-quantitative data)或有序分类变量(ordinal categorical variable)资料,是指将观察单位按某种属性的不同程度分成等级后分组计数,分类汇总各组观察单位数后而得到的资料。其变量值具有半定量性质,表现为等级大小或属性程度。如观察某人群某血清反应,以人为观察单位,根据反应强度,结果可分-、±、+、++、+++、++++六级;又如观察用某药治疗某病患者的疗效,以每名患者为观察单位,结果可分为治愈、显效、好转和无效四个等级。

统计分析方法的选用与资料类型密切联系。在资料分析过程中,根据研究需要,各类资料间可以互相转化,以满足不同统计分析方法的要求。例如,观察某妇幼保健院出生的新生儿体重(g)情况,属计量资料;如根据医学专业理论,2 500g≤出生体重<4 000g 的新生儿被定义为正常体重儿;出生体重<2 500g 或≥4 000g 为异常体重儿,按"正常"与"异常"两种属性分别清点人数,汇总后可转化为计数资料;若进一步定义出生体重<2 500g 者为低出生体重儿,出生体重≥4 000g 者为巨大儿,按"低出生体重儿""正常"与"巨大儿"三个等级分别清点人数,汇总后可转化为等级资料。以上的例子是先获取计量资料后向计数资料或等级资料的转化,只要能在专业理论的支持下,确定不同属性或不同等级的数量界限,这种转化是不难实现的。这提示我们在研究设计中,对于能够测量的指标,尽可能设计为定量指标,这将为分析中的资料转化带来方便;另一方面,对于那些原本为计数或等级的资料,在资料分析过程中,为满足某些统计分析方法的要求(如各类回归分析的要求),有时要在有关理论和实践的指导下设法转化为计量资料,称为指标的数量化,这部分内容将在第十三章第一节"一般线性模型"中介绍。

三、误差

误差(error)泛指实测值与真值之差,按其产生原因和性质可粗分为随机误差(random error)与非随机误差(nonrandom error)两大类,后者又可分为系统误差(systematic error)与非系统误差(nonsystematic error)两类。

1. 随机误差 是一类不恒定的、随机变化的误差,由多种尚无法控制的因素引起。例如,在实验过程中,在同一条件下对同一对象反复进行测量,虽极力控制或消除系统误差后,每次测量结果仍会出现一些随机变化,即随机测量误差(random error of measurement),以及在抽样过程中由于抽样的偶然性而出现的抽样误差(sampling error)。

随机误差是不可避免的,在大量重复测量中或在抽样过程中,它可出现或大或小或正或负的、呈一定规律性的变化。但由于造成随机误差的影响因素太多太复杂,以致无法掌握其具体规律。随着科学的发展与社会的进步,有些随机误差可能会逐渐被认识而得以控制。随机误差呈正态分布,可用正态分布的理论和方法进行分析。统计分析主要是针对抽样误差而言的。

2. 系统误差 是实验过程中产生的误差,它的值或恒定不变,或遵循一定的变化规律,其产生原因往往是可知的或可能掌握的。例如,可能来自受试者抽样不均匀,分配不随机,可能来自不同实验者个人感觉或操作上的差异,可能来自不标准的仪器,也可能来自外环境非实验因素的不平衡等。因而应尽可能设法预见到各种系统误差的具体来源,力求通过周密的研究设计和严格的技术措施加以消除或控制。

3. 非系统误差 在实验过程中由研究者偶然失误而造成的误差。例如,仪器失灵、抄错数字、点错小数点、写错单位等,亦称为过失误差(gross error)。这类误差应当通过认真检查核对予以清除,否则将会影响研究结果的准确性。

四、频率与概率

1. 频率(relative frequency) 一个随机实验有几种可能结果,在重复进行实验时,个别结果看来是偶然发生的，但当重复实验次数相当大时，总有某种规律性出现。例如，投掷一枚均匀的硬币，结果不外乎出现“正面”与“反面”两种，历史上有些人对此做过实验并得到表 1-2 所示结果。

表 1-2 掷币实验出现“正面次数”及频率

实验者	投掷次数	出现“正面”次数	出现“正面”频率
A	1	1	1.000 0
B	2	0	0.000 0
C	3	2	0.666 7
D	4	3	0.750 0
E	5	3	0.600 0
F	6	2	0.400 0
G	7	4	0.571 4
Buffon	4 040	2 048	0.506 9
K.Pearson	12 000	6 019	0.501 6
K.Pearson	24 000	12 012	0.500 5

可见，在相同条件下重复实验，实验结果为“正面”或“反面”虽不能事先断定，但我们知道实验的所有可能结果只有两种。在重复多次后，出现“正面”（或“反面”）这个结果的比例称之为频率。

2. 概率（probability） 概率是度量随机事件发生可能性大小的一个数值。设在相同条件下，独立地重复 n 次实验，随机事件 A 出现 f 次，则称 f/n 为随机事件 A 出现的频率。当 n 逐渐增大时，频率 f/n 趋向于一个常数，则称该常数为随机事件 A 的概率，可记为 $P(\mathrm{A})$，简记为 P。在实际工作中，当概率不易求得时，只要观察次数足够多，可将频率作为概率的估计值。但在观察次数较少时，频率的波动性很大，用于估计概率是不可靠的。

随机事件概率的大小介于 0 与 1 之间，即 $0<P<1$，常用小数或百分数表示。P 越接近 1，表示事件发生的可能性越大，P 越接近 0，表示事件发生的可能性越小。$P=1$ 表示事件必然发生，称为必然事件；$P=0$ 表示事件不可能发生，称为不可能事件。这两类事件具有确定性，不是随机事件，但可视为随机事件的特例。统计分析中的很多结论都基于一定置信程度下的概率推断，习惯上将 $P\leqslant 0.05$ 称为小概率事件，表示在一次实验或观察中该事件发生的可能性很小，可视为可能不发生。

有关概率推断及其在统计分析中的应用将在后述章节进一步深入讨论。

第四节 统计学发展简史

学习一点统计学的历史，可以对统计学的发生发展过程及其对人类生产活动和社会活动与科学研究的影响，加深一些了解；另一方面，还可能有助于启发我们的统计思维。

统计是伴随着人类生产活动产生的，作为文明古国，我国是最早有统计活动文字记载的国家之一。西周时代（约公元前 1100 年到公元前 771 年）已经发现有统计分组和平均数的应用，据《礼记·王制》记载：“用地小大，视年之丰耗。以三十年之通制国用，量入以为出。”这里的“三十年之通”意指三十年收成的平均数。在其他一些文明大国，例如罗马帝国的凯撒大帝曾下过一道命令，要全世界都向他纳税，为此，他要求每个人都向就近的统计师（即当时的收税人）登记；英国的威廉大帝为了征税和征兵，下令测量英国的土地，测量记录称为“Domesday Book”。如此种种，都已成为历史的陈迹。此后经过了若干世纪，在殖民主义开始向外扩张的年代，经验概率在船运业中得以应用，并逐渐发展成为以船运保险为开端的保险统计。

统计学作为一门学科，在欧美的发展大致分为三个阶段："古典统计学""近代统计学"和"现代统计学"。它的诞生和发展，是建立在科学方法和实验研究基础之上的。

17 世纪中叶，Pascal(1623—1662)和 Fermat(1601—1665)基于对 Chevalier de Me're'的赌博经验的兴趣，创始了概率论；后来，法国的 Laplace(1749—1827)和德国的 Gauss(1777—1855)又相继分别独自发现正态分布方程，由于 Gauss 成功地将正态分布理论用于描述观察误差的分布，并用于行星轨迹的预测，正态分布(normal distribution)故又称为 Gauss 分布(Gaussian distribution)；1830—1833 年间，地质学家 Charles Lyell 与贝类学家 Deshayes 合作，把各地层中各类化石的品种加以记录，并确定其中迄今在海洋中还活着的品种的百分率，根据这些百分率制订了地层的名称，出版了《地质学原理》，这是数理统计方法首次在地质学中的成功应用；生物学家 C.R.Darwin(1809—1882)在他搭乘 Beagle 号赴南美洲考察的旅程中阅读了 Lyell 的《地质学原理》，可能由此得到启发而提出了进化论，实际上，他的研究工作属于生物统计与数理统计的范畴；生物学家 G.J.Mendel(1822—1884)在 1866 年所发表的关于豌豆杂种的研究也属于同一范畴；此后，人类学家 F.Galton(1822—1911)将正态分布理论用于社会学方面的研究，他发明了大样本资料的"百分位数"法，由父亲身高与儿子身高的关系的观察分析中，提出了著名的"相关"(correlation)与"回归"(regression)理论。在医学研究领域，1835 年，法国医生 P.C.A.Louis(1787—1872)提出医学观察中的"混杂"(confounding)问题和疗效比较的"数量化"方法，被尊称为"临床统计之父"；1837 年，英国成立了出生、死亡登记中心，为描述流行病学发展提供了广阔的舞台；1840 年，法国数学家 S.D.Poisson(1781—1840)的学生 J.Gavarret(1809—1890)在巴黎出版了《医学统计学》，是世界上第一部医学统计教科书；1834 年，英国统计学家成立了伦敦统计学会(1887 年改名为皇家统计学会)，1885 年成立了全球性的统计学术组织——国际统计学会。

英国统计学家 K.Pearson(1857—1936)是一位数学物理学家，也许是 C.R.Darwin 的进化论激起了他将数学方法用于生物学研究的兴趣，他几乎花费半个世纪的时间从事生物统计与数理统计研究，并作出了卓越贡献。1893 年，他提出了描述生物变异的指标"标准差"(standard deviation)；1900 年，他又提出了最早的假设检验方法——χ^2 检验；并创办了世界上最权威的生物统计杂志 *Biometrika* 和世界上第一所统计学校。正是他的这些努力，为 20 世纪数理统计学与生物统计学的发展奠定了基础。

正当 K.pearson 热衷于他的大样本研究时，他的一个学生 W.S.Gosset(1876—1937)却在关心小样本的标准差分布、样本平均数与标准差比值的分布以及相关系数的分布等，他通过卡片抽样试验得到有关统计量的经验分布(t 分布)，于 1908 年以"Student"的笔名将论文发表在 *Biometrika* 上。后经 R.A.Fisher(1890—1962)等人的完善，形成了当今广为使用的假设检验方法——t 检验，开创了小样本统计的新纪元。

英国统计学家 R.A.Fisher 曾经是 K.Pearson 的同事，1919 年来到伦敦附近的 Rothamsted 农业试验站，开始对田间试验统计方法进行深入研究，创立了用于随机化试验设计和方差分析的理论和方法，发现了许多小样本统计量的精确分布，对小样本统计方法作出了重要贡献，被誉为现代统计学的奠基人之一。Rothamsted 农业试验站也因此被誉为"生物统计的圣地"，培养造就了许多世界著名的统计学家，如曾担任英国计算机学会主席、提出χ^2 检验连续性校正的 F.Yates(1902—1994)，1928 年提出多元分析理论基础——广义乘积矩分布的 J.Wishart(1898—1956)，对美国统计教育和抽样理论作出重要贡献的 W.Cochran(1909—1980)等。

美国统计学家 J.Neyman(1894—1981)和 K.Pearson 的儿子 E.Pearson(1895—1980)合作，进一步完善了 Gosset 和 Fisher 的小样本统计方法，创立了 Neyman-Pearson 统计检验假设理论，在数学上完备了"假设检验"和"区间估计"的理论体系。

如果说 Fisher 的主要贡献在生物统计、试验统计范畴，那么，美国的统计学家则使统计学的内容得到进一步扩展。A.Wald(1902—1950)将 Fisher 的固定样本的试验设计发展成为决策论。H.Scheffé(1907—1977)用非参数方法对 Fisher 的方差分析方法做了重要补充。S.Wilks(1906—1964)将 Fisher

的一元方差分析推广到多元方差分析，创立了复相关系数、多项式分布、多变量容许区间等一系列多元分析方法。后来，序贯试验设计、决策论、非参数统计和多元分析都成为统计学十分活跃的研究领域。

在我国，生物统计方法在医学界的传播与运用始于20世纪初。1948年，郭祖超（1912—1999）编著的《医学与生物统计方法》由正中书局出版，被当时的教育部颁定为"大学用书"，是我国第一部医学统计方法的教材。20世纪50年代以来，尤其是改革开放以来，随着医学科学的发展，医学统计学在我国得到迅速普及与提高。目前，已形成了一支较高水平的专业队伍，在人口、疾病、营养与生长发育、卫生服务等多方面多专题的调查中，医学统计学为调查设计、资料收集、整理、分析、评估与预测等方面提供了有效手段，在实验研究和临床试验方面，广泛采用现代的统计设计手段和现代统计方法。随着统计学、生物数学以及电子计算机及其计算软件的发展，医学统计学也得到相应发展，出现了百家争鸣、百花齐放的生动活泼的局面。例如，在理论统计研究方面，有关各种概率分布的研究、有关分布偏差的有效性（稳健性，Robust）推定、有关综合评价方法与理论的研究、有关规范化线性模型的研究、有关渐近理论的研究；在应用统计研究方面，有关综合评价方法及其应用、有关统计预测理论与模型的研究、有关各种多元统计方法及其应用的研究、有关生存时间与生存质量的研究、有关生长发育生命周期和疾病发生发展过程的数学模型研究、有关计算机辅助诊断与治疗模型的计量医学研究以及生物信息学的研究等，都大大丰富了医学统计学的内容。

随着互联网和信息行业技术的飞速发展和应用上的广泛需求，从数据库中发现新的知识所需要的方法已超过传统统计学范畴。尤其是与计算机科学关系密切的数据挖掘（data mining）技术备受重视，它一般是指从大量的数据中通过算法搜索隐藏于其中信息的过程，除了传统的统计学方法，还可通过在线分析处理、情报检索、机器学习、专家系统和模式识别等诸多方法来实现上述目标。数据挖掘不是为了替代传统的统计分析技术，相反，它是统计分析方法的延伸和扩展。而在2012年以后，大数据一词越来越多地被提及，人们用它来描述和定义信息爆炸时代产生的海量数据，并命名与之相关的技术发展与创新。**麦肯锡全球研究所对大数据的定义是：一种规模大到在获取、存储、管理和分析方面大大超出了传统数据库软件工具能力范围的数据集合，具有海量的数据规模、快速的数据流转、多样的数据类型和价值密度低四大特征。**与传统的数据库不同，它包含大量非结构化数据和半结构化数据，这些数据在下载到关系型数据库用于分析时会花费过多时间和金钱，必然无法用单台的计算机进行处理，必须采用分布式架构依托云计算进行分布式处理、分布式数据库和云存储、虚拟化技术。在医学领域，生物医学大数据的数据类型可以包括影像、表型、分子（各类组学）、临床信息、医疗行为与商业信息、行为习惯、环境因素和许多其他类型的数据。从这些数据中发现知识和规律，扩展了传统的统计学技术，除了对计算分析技术本身的要求，还强调对业务问题的理解，这也催生了统计学家向数据科学家的身份转换。

Summary

Medical Statistics(statistics of medicine) is a discipline that applies the knowledge of statistics to medical sciences. In this introductory chapter, we present some basic concepts in statistics, then introduce three types of data as well as the procedures of statistical analysis.

When applying statistics to medical sciences, we usually begin with a population, which is defined as the entire group of observational units (i.e., individuals) that is relevant to the purpose of the research. When resources (such as human resources, money, time) are limited, a sample from the population is analyzed instead to infer the characteristics of the population. In statistics, a sample refers to a part of observational units taken from the population.

There are three major types of data in medical sciences, namely, measurement data (also known as numerical or quantitative data), enumeration data (also known as qualitative, unordered, categorical, or nominal data), and ranked data (also known as ordered categorical or semi-quantitative data).

The main procedures of medical statistics include research design, data collection, data processing, and data analysis, which typically involve statistical description and inference.

ER 1-1　第一章二维码资源

（颜 艳　王 彤）

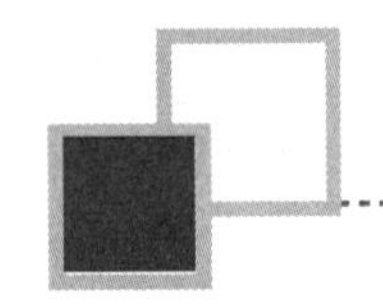

第二章　计量资料的统计描述

统计描述是指用适当的统计指标和统计图表来描述资料的分布规律及其数量特征，是将数据转化为信息的第一步。本章介绍计量资料的统计描述。

第一节　频 数 分 布

一、频数分布表

将原始计量数据通过整理、编制成可更好地展示样本数据分布特征的频数分布表或简称频数表（frequency table）来了解其分布规律。

频数分布（frequency distribution）通常是针对样本而言。对于连续变量（continuous variable），频数分布为 n 个变量值在各变量值区间内个数的分配［见表 2-1 第（1）栏和第（2）栏］。对于离散变量（discrete variable），频数分布为 n 个变量值在各（或各几个）变量值处的个数分配［见表 2-2 第（1）栏和第（2）栏］。表 2-2 为某医院 1 123 名产后出血孕妇的人工流产次数分布表，为离散型计量资料。

现以连续变量为例介绍频数分布表的编制步骤。

例 2-1　某医院用随机抽样方法检查了 138 名正常成年女子的红细胞数（$\times 10^{12}$/L），其测量结果如下，试编制频数分布表。

3.96	4.23	4.42	3.59	5.12	4.02	4.32	3.72	4.76	4.16	4.61	4.26
3.77	4.20	4.36	**3.07**	4.89	3.97	4.28	3.64	4.66	4.04	4.55	4.25
4.63	3.91	4.41	3.52	5.03	4.01	4.30	4.19	4.75	4.14	4.57	4.26
4.56	3.79	3.89	4.21	4.95	3.98	4.29	3.67	4.69	4.12	4.56	4.26
4.66	4.28	3.83	4.20	5.24	4.02	4.33	3.76	4.81	4.17	3.96	3.27
4.61	4.26	3.96	4.23	3.76	4.01	4.29	3.67	3.39	4.12	4.27	3.61
4.98	4.24	3.83	4.20	3.71	4.03	4.34	4.69	3.62	4.18	4.26	4.36
5.28	4.21	4.42	4.36	3.66	4.02	4.31	4.83	3.59	3.97	3.96	4.49
5.11	4.20	4.36	4.54	3.72	3.97	4.28	4.76	3.21	4.04	4.56	4.25
4.92	4.23	4.47	3.60	5.23	4.02	4.32	4.68	4.76	3.69	4.61	4.26
3.89	4.21	4.36	3.42	5.01	4.01	4.29	3.68	4.71	4.13	4.57	4.26
4.03	**5.46**	4.16	3.64	4.16	3.76						

1. 求极差　极差（range）也称全距，即最大值和最小值之差，记作 R。本例 $R=5.46-3.07=2.39$（$\times 10^{12}$/L）。

2. 确定组段数和组距　组段数通常取 10～15 组，分组过多计算烦琐，分组过少难以显现分布特征。组距可通过极差除以组段数求得，一般取方便阅读和计算的数字。本例组距

$$i=2.39/12=0.199\approx 0.20(\times 10^{12}/\mathrm{L})$$

3. 根据组距写出组段　每个组段的下限为 L、上限为 U，变量 X 值的归组统一定为 $L\leqslant X<U$，

最后组段写出上限。起始组段和最后组段应分别包含全部变量值的最小值和最大值，见表2-1第(1)栏。

4. 分组划记并统计频数　各组段的频数见表2-1第(2)栏，然后求频数合计，完成频数表。

表2-1　138名正常成年女子的红细胞数(×10¹²/L)频数分布

组段 (1)	频数(f) (2)	组中值(X) (3)	fX (4)=(2)×(3)	fX^2 (5)=(3)×(4)
3.07～	2	3.17	6.34	20.10
3.27～	3	3.37	10.11	34.07
3.47～	9	3.57	32.13	114.70
3.67～	14	3.77	52.78	198.98
3.87～	22	3.97	87.34	346.74
4.07～	30	4.17	125.10	521.67
4.27～	21	4.37	91.77	401.03
4.47～	15	4.57	68.55	313.27
4.67～	10	4.77	47.70	227.53
4.87～	6	4.97	29.82	148.21
5.07～	4	5.17	20.68	106.92
5.27～5.47	2	5.37	10.74	57.67
合计	138	—	583.06	2 490.89

表2-1中138名正常成年女子的红细胞数(×10¹²/L)为连续型计量资料；表2-2中1 123名产后出血孕妇的人工流产次数为离散型计量资料。

表2-2　某医院1 123名产后出血孕妇的人工流产次数分布

人工流产次数 (1)	人数 (2)	累积频数 (3)	累积频率/% (4)
0	402	402	35.80
1	330	732	65.18
2	232	964	85.84
3	118	1 082	96.35
4	27	1 109	98.75
5	11	1 120	99.73
6	3	1 123	100.00
合计	1 123	—	—

二、频数分布图

根据表2-1资料，以各组段红细胞数为横坐标、频数f为纵坐标，可绘制频数分布图(graph of frequency distribution)，如图2-1。它比频数表更直观和形象。

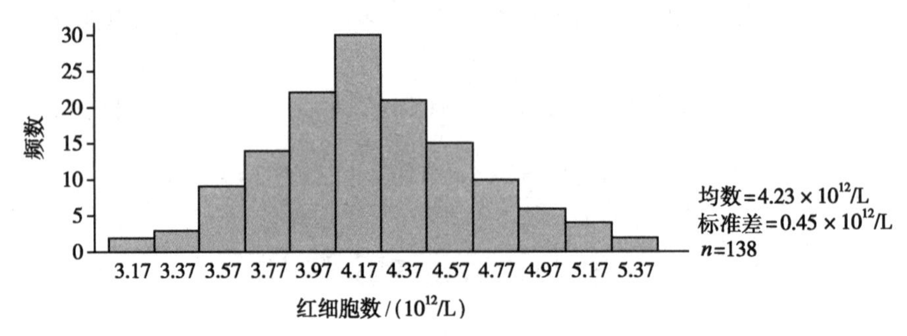

图 2-1 138 名正常成年女子红细胞数的频数分布

三、频数分布表和频数分布图的用途

1. 描述频数分布的类型 频数分布的类型可分为对称分布和偏态分布两种。若各组段的频数分布以频数最多组段为中心,左右两侧大体对称,则认为该资料是对称分布(表 2-1 及图 2-1);反之,则认为是偏态分布(表 2-3 及图 2-2、表 2-4 及图 2-3)。图 2-2 频数最多组段(21~23 mmol/L)右侧的组段数多于左侧的组段数,频数向右侧拖尾,称右偏态分布(skewed to the right distribution),也称正偏态分布(positive skewness distribution)。图 2-3 频数最多组段(30~34mg/ml)左侧的组段数多于右侧的组段数,频数向左侧拖尾,称左偏态分布(skewed to the left distribution),也称负偏态分布(negative skewness distribution)。

2. 描述频数分布的特征 从表 2-1 可看出这些数据的分布特征有两点:①变异的范围在 3.07~5.46($\times10^{12}$/L);②有明显的统计分布规律,数据主要集中在 3.47~4.87($\times10^{12}$/L)之间,尤以 4.07~4.27($\times10^{12}$/L)组段的人数最多,且上下组段数的频数分布基本对称。

表 2-3 115 名正常成年女子的血清转氨酶含量分布

血清转氨酶含量/(mmol/L)	人数	血清转氨酶含量/(mmol/L)	人数
12~	2	30~	11
15~	9	33~	9
18~	14	36~	7
21~	23	39~	4
24~	19	42~45	3
27~	14		

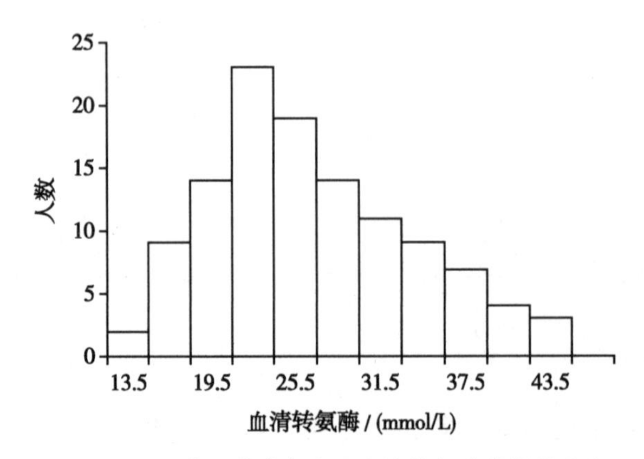

图 2-2 115 名正常成年女子血清转氨酶的频数分布

表 2-4　101 名正常人的血清肌红蛋白含量分布

血清肌红蛋白含量/(mg/ml)	人数	血清肌红蛋白含量/(mg/ml)	人数
0～	2	25～	22
5～	3	30～	23
10～	7	35～	14
15～	9	40～	9
20～	10	45～50	2

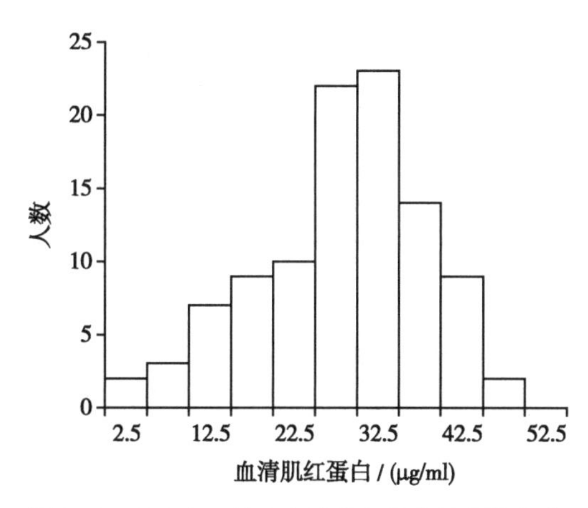

图 2-3　101 名正常人血清肌红蛋白的频数分布

3. 便于发现一些特大或特小的离群值(outlier)。
4. 便于进一步做统计分析和处理。

第二节　集中趋势的描述

统计学用平均数(average)这一指标体系来描述一组变量值的集中位置或平均水平。常用的平均数有算术均数、几何均数和中位数。

一、算术均数

算术均数简称均数(mean),可用于反映一组呈对称分布的变量值在数量上的平均水平。样本均数常用 $\bar{X}$ 表示,总体均数用 μ 表示。

1. **直接计算法**　计算公式为

$$\bar{X}=\frac{X_1+X_2+\cdots+X_n}{n}=\frac{\sum X}{n} \tag{2-1}$$

式中 $X_1, X_2, \cdots, X_n$ 为所有变量值,n 为样本含量,$\sum$ 为希腊字母,读作 sigma,为求和的符号。

例 2-2　用直接法计算例 2-1 某医院随机抽查的 138 名正常成年女子的红细胞数的均数。

$$\bar{X}=\frac{3.96+4.23+\cdots+3.76}{138}=4.23(\times 10^{12}/\mathrm{L})$$

2. **频数表法**　计算公式为

$$\bar{X}=\frac{f_1X_1+f_2X_2+f_3X_3+\cdots+f_kX_k}{f_1+f_2+f_3+\cdots+f_k}=\frac{\sum fX}{\sum f} \tag{2-2}$$

式中 k 表示频数表的组段数，$f_1, f_2, \cdots, f_k$ 及 $X_1, X_2, \cdots, X_k$ 分别表示各组段的频数和组中值[(本组下限+下组下限)/2]，如表 2-1 第 1 个组段的组中值为(3.07+3.27)/2=3.17，余类推[见表 2-1 的第(3)栏]。在这里，频数 f 起到了“权”(weight)的作用，即某个组段频数多，权数就大，其组中值对均数的影响也大；反之，影响则小。

例 2-3 利用表 2-1 计算某医院随机抽查的 138 名正常成年女子的红细胞数的均数。

$$\bar{X}=\frac{2\times3.17+3\times3.37+\cdots+2\times5.37}{2+3+\cdots+2}=\frac{583.06}{138}=4.23(\times10^{12}/\mathrm{L})$$

二、几何均数

几何均数(geometric mean)可用于反映一组经对数转换后呈对称分布的变量值在数量上的平均水平，在医学研究中常适用于抗体滴度等免疫学指标。其计算公式为

$$G=\sqrt[n]{X_1X_2\cdots X_n} \text{ 或 } G=\lg^{-1}\left(\frac{\sum\lg X}{n}\right) \tag{2-3}$$

例 2-4 某地 5 例微丝蚴患者治疗 7 年后用间接荧光抗体试验测得其抗体滴度倒数分别为 10，20，40，40，160，试计算其几何均数。

$$G=\sqrt[5]{10\times20\times40\times40\times160}=34.8 \quad \text{或}$$

$$G=\lg^{-1}\frac{\lg10+\lg20+\lg40+\lg40+\lg160}{5}=34.8$$

故 5 份血清抗体的平均滴度为 1∶34.8。

对于频数表资料，几何均数的计算公式为

$$G=\lg^{-1}\left(\frac{\sum f\lg X}{\sum f}\right) \tag{2-4}$$

例 2-5 69 例类风湿关节炎(RA)患者血清 EB 病毒 VCA-IgG(EBV-VCA-IgG)抗体滴度的分布见表 2-5 第(1)和(2)栏，求其平均抗体滴度。

表 2-5 69 例 RA 患者血清 EBV-VCA-IgG 抗体测定结果

抗体滴度 (1)	人数(f) (2)	滴度倒数(X) (3)	$\lg X$ (4)	$f\cdot\lg X$ (5)
1∶10	4	10	1.000 0	4.000 0
1∶20	3	20	1.301 0	3.903 0
1∶40	10	40	1.602 1	16.021 0
1∶80	10	80	1.903 1	19.031 0
1∶160	11	160	2.204 1	24.245 1
1∶320	15	320	2.505 1	37.576 5
1∶640	14	640	2.806 2	39.286 8
1∶1 280	2	1 280	3.107 2	6.214 4
合计	69	—	—	150.277 8

按公式(2-4)求平均抗体滴度，计算见表 2-5 第(3)~(5)栏。

$$G=\lg^{-1}\left(\frac{150.2778}{69}\right)=\lg^{-1}(2.1779)=150.6$$

故 69 例类风湿关节炎患者血清 EBV-VCA-IgG 抗体的平均滴度为 1∶150.6。

三、中位数与百分位数

（一）中位数

中位数（median）是将 n 个变量值从小到大排列，位置居于中间的那个数或者居于中间的两个数的均数。当 n 为奇数时取位次居中的值；当 n 为偶数时取位次居中的两个值的均数。它适用于各种分布类型的资料，尤其是偏态分布资料和一端或两端无确切数值的资料。其计算公式为

$$n\text{ 为奇数：}M=X_{\left(\frac{n+1}{2}\right)} \tag{2-5}$$

$$n\text{ 为偶数：}M=\frac{1}{2}\left[X_{\left(\frac{n}{2}\right)}+X_{\left(\frac{n}{2}+1\right)}\right] \tag{2-6}$$

例 2-6 7 名患者患某病的潜伏期分别为 1,3,5,5,8,10,17 天，求其中位数。

本例 $n=7$，为奇数，按公式（2-5），得 $M=X_{\left(\frac{7+1}{2}\right)}=X_{(4)}=5$（天）。

例 2-7 14 名患者食物中毒的发病时间分别为 1,2,3,3,4,4,4,4,4,5,5,5,6,7 天，求其中位数。

本例 $n=14$，为偶数，按公式（2-6）得

$$M=\frac{1}{2}\left[X_{\left(\frac{14}{2}\right)}+X_{\left(\frac{14}{2}+1\right)}\right]=\frac{1}{2}(X_7+X_8)=\frac{1}{2}(4+4)=4\text{（天）}$$

例 2-8 试计算表 2-2 某医院 1 123 名产后出血孕妇人工流产次数的中位数。

本例为离散型计量资料。因 $n=1\ 123$，故中位数是从小到大排序后居于 $(n+1)/2=(1\ 123+1)/2=562$ 位的观察值。据表 2-2，排在第 1～402 位的观察值均为“0”，其累积频率为 35.80%，排在 403～732 位的观察值均为“1”，其累积频率为 65.18%，余类推。第 562 位数属于第二个变量值，即人工流产次数为“1”，故某医院 1 123 名产后出血孕妇人工流产次数的中位数 $M=X_{(562)}=1$。

（二）百分位数

百分位数（percentile）是一种位置指标，用 P_X 来表示，读作第 X 百分位数。一个百分位数 P_X 将全部变量值分为两部分，在 P_X 处若无相同变量值，则在不包含 P_X 的全部变量值中有 $X\%$ 的变量值小于它，$(100-X)\%$ 变量值大于它。故百分位数是一个界值，其重要用途是确定医学参考值范围（reference range）。中位数实际上是第 50 百分位数。

1. 直接计算法 将 n 个变量值从小到大排列，设 $(n+1)X\%=j+g$，j 为整数部分，g 为小数部分，则

$$\text{当 }g=0\text{ 时：}P_X=X_{(j)} \tag{2-7}$$

$$\text{当 }g\neq 0\text{ 时：}P_X=(1-g)X_{(j)}+gX_{(j+1)} \tag{2-8}$$

当 $X\%=50\%$ 时，式（2-7）、式（2-8）即为中位数计算公式（此为 SPSS 所选用的方法，也是 SAS 所选用方法之一）。

例 2-9 调查某医院细菌性痢疾治愈者的住院天数，119 名患者的住院天数从小到大的排列如表 2-6，试求第 5 百分位数和第 99 百分位数。

表 2-6 119 名细菌性痢疾治愈者的住院天数

患者编号	住院天数	患者编号	住院天数
1	1	8	4
2	1	9	5
3	2	⋮	⋮
4	2	116	39
5	2	117	40
6	3	118	40
7	4	119	42

$(119+1)\times5\%=6$，$j=6$，按公式(2-7)计算，得

$$P_5=X_{(6)}=3(\text{天})$$

$(119+1)\times99\%=118.8$，$j=118$，$g=0.8$，按公式(2-8)计算，得

$$P_{99}=0.2X_{(118)}+0.8X_{(119)}=0.2\times40+0.8\times42=41.6(\text{天})$$

P_5 的意义是该医院有 5%的细菌性痢疾治愈者的住院天数少于 3 天，或者说有 95%的细菌性痢疾治愈者的住院天数多于 3 天；P_{99} 的意义是绝大多数(99%)细菌性痢疾治愈者的住院天数少于 41.6 天。

2. **频数表法**　对于连续型频数表资料，百分位数的计算公式为

$$P_X=L_X+\frac{i_X}{f_X}(nX\%-\sum f_L) \tag{2-9}$$

式中 L_X、i_X 和 f_X 分别为第 X 百分位数所在组段的下限、组距和频数，$\sum f_L$ 为小于 L_X 各组段的累积频数，n 为总例数。当 $X\%=50\%=\frac{1}{2}$ 时，公式(2-9)即中位数的计算公式为

$$M=P_{50}=L_{50}+\frac{i_{50}}{f_{50}}\left(\frac{n}{2}-\sum f_L\right) \tag{2-10}$$

例 2-10　某地 118 例链球菌咽喉炎患者的潜伏期频数表见表 2-7 第(1)和(2)栏，求中位数及第 25、第 75 百分位数。

表 2-7　118 名链球菌咽喉炎患者的潜伏期

天数 (1)	人数(f) (2)	累积频数 (3)	累积频率/% (4)
12～	4	4	3.4
24～	17	21	17.8
36～	32	53	44.9
48～	24	77	65.3
60～	18	95	80.5
72～	12	107	90.7
84～	5	112	94.9
96～	4	116	98.3
108～120	2	118	100.0

中位数对应的累积频率是 50%，对表中第(4)栏从上到下读累积频率，小于 48 天的累积频率为 44.9%，小于 60 天的累积频率为 65.3%，故中位数所在组段为"48～"，$n=118$，$L_{50}=48$，$i_{50}=12$，$f_{50}=24$，$\sum f_L=53$，按公式(2-10)，得

$$M=P_{50}=48+\frac{12}{24}\left(\frac{118}{2}-53\right)=51(\text{天})$$

同理，P_{25}对应的累积频率为 25%，位于"36～"组段；P_{75}对应的累积频率为 75%，位于"60～"组段。用公式(2-9)计算，得

$$P_{25}=36+\frac{12}{32}(118\times25\%-21)=39.2(\text{天})$$

$$P_{75}=60+\frac{12}{18}(118\times75\%-77)=67.7(\text{天})$$

对于离散型的频数表资料，第 X 百分位数为 P_X 所在变量值处的变量值，如对表 2-2 资料有 $P_{95}=3$；若每个组有几个变量值，则必须根据原始数据用直接法求 P_X。

第三节　离散趋势的描述

离散(dispersion)趋势指的是计量资料所有变量值偏离中心位置的程度，要全面刻画一组数据(变量值)的数量特征，除计算平均指标外，还必须计算反映离散程度的指标。描述离散程度的常用指标有极差、四分位数间距、方差、标准差和变异系数。

一、极差

如前所述，极差是一组变量的最大值与最小值之差。极差计算简便，概念清晰，因而应用比较广泛，如描述传染病、食物中毒的最长、最短潜伏期等。

例 2-11　试计算下面三组同龄男孩体重指数(body mass index，BMI)的均数和极差。

甲组：15.00　17.50　16.50　15.50　15.50

$$\overline{X}_{甲}=16.00(\text{kg/m}^2)\quad R_{甲}=17.50-15.00=2.50(\text{kg/m}^2)$$

乙组：18.00　14.30　17.70　16.00　14.00

$$\overline{X}_{乙}=16.00(\text{kg/m}^2)\quad R_{乙}=18.00-14.00=4.00(\text{kg/m}^2)$$

丙组：17.30　18.50　16.50　13.85　13.85

$$\overline{X}_{丙}=16.00(\text{kg/m}^2)\quad R_{丙}=18.50-13.85=4.65(\text{kg/m}^2)$$

比较以上三组数据发现：虽然三组均数相同，但极差却有所不同。显然，若仅比较三组的均数，而不比较个体差异的大小，则不能全面反映三组儿童 BMI 的分布特征。但仅用极差来描述数据的变异程度也不全面。从例 2-11 可看出，极差不能反映所有数据的变异大小。且极差受样本含量 n 的影响较大，一般来说，n 大，R 也会大，即使在 n 不变的情况下，多次抽样得到的极差值相差也大，故其稳定性较差。

二、四分位数间距

四分位数(quartile)是把全部变量值分为 4 个部分的分位数，即第 1 四分位数[也称下四分位数($Q_L=P_{25}$)]、第 2 四分位数($M=P_{50}$)、第 3 四分位数[也称上四分位数($Q_U=P_{75}$)]。四分位数间距(quartile range)是由第 3 四分位数和第 1 四分位数相减而得，记为 QR。它一般和中位数一起描述偏态分布资料的分布特征。

例 2-12　根据例 2-10，已知 $P_{25}=39.2$，$P_{75}=67.7$，计算 118 例链球菌咽喉炎患者潜伏期的四分位数间距。

$$QR=67.7-39.2=28.5(天)$$

由于 QR 包括了居于中间位置 50%的变量值，故受样本大小波动的影响较极差小。

三、方差与标准差

方差(variance)也称均方差(mean square deviation)，反映一组数据的平均离散水平。就总体而言，应该考虑其每一个变量值 X 与均数 μ 的差值，即离均差($X-\mu$)。由于($X-\mu$)有正有负，使得 $\sum(X-\mu)=0$，故离均差和 $\sum(X-\mu)$ 无法描述一组数据的变异大小。倘若将离均差($X-\mu$)平方后相加得到 $\sum(X-\mu)^2$，此为离均差平方和(sum of squares of deviations from mean)，后者消除了正、负值的影响。但离均差平方和尚未考虑到变量值个数 N 的影响。即 N 越大，$\sum(X-\mu)^2$ 也越大。为解决此问题，可将离均差平方和除以 N，则得到了方差，总体方差用 σ^2 表示，计算公式为

$$\sigma^2=\frac{\sum(X-\mu)^2}{N} \tag{2-11}$$

标准差(standard deviation)是方差的算术平方根,其单位与原变量值的单位相同。总体标准差用σ表示,计算公式为

$$\sigma=\sqrt{\frac{\sum(X-\mu)^2}{N}} \tag{2-12}$$

一般情况下,总体均数μ未知,需用样本均数$\bar{X}$估计。数理统计证明:若用样本个数n代替N,计算出的样本方差对σ^2的估计偏小,需将n用$n-1$代替以校正偏差。样本方差记为S^2,其标准差S的计算公式为

$$S=\sqrt{\frac{\sum(X-\bar{X})^2}{n-1}} \tag{2-13}$$

为了简化计算,标准差的公式还可以写成

$$S=\sqrt{\frac{\sum X^2-\frac{(\sum X)^2}{n}}{n-1}} \tag{2-14}$$

利用频数表计算标准差的公式为

$$S=\sqrt{\frac{\sum fX^2-\frac{(\sum fX)^2}{\sum f}}{\sum f-1}} \tag{2-15}$$

式中f为各组频数。

例 2-13　续例 2-11,计算三组资料的标准差。

甲组: $n=5$, $\sum X=15.00+17.50+16.50+15.50+15.50=80$

$$\sum X^2=15.00^2+17.50^2+16.50^2+15.50^2+15.50^2=1\ 284$$

按公式(2-14),得

$$S=\sqrt{\frac{1\ 284-\frac{80^2}{5}}{5-1}}=1.00(\text{kg/m}^2)$$

同理得

乙组: $S=1.86(\text{kg/m}^2)$;丙组: $S=2.09(\text{kg/m}^2)$。

由于甲组的标准差最小,故认为其均数的代表性较其他组要好。

例 2-14　计算表 2-1 某医院随机抽查的 138 名正常成年女子的红细胞数的标准差。

(1) 直接计算法:例 2-2 已算得$\bar{X}=4.23$,按公式(2-13)得

$$S=\sqrt{\frac{(3.96-4.23)^2+(4.23-4.23)^2+\cdots+(3.76-4.23)^2}{138-1}}=0.445\ 7(\times10^{12}/\text{L})$$

(2) 频数表法:由表 2-1 得知, $\sum f=138$, $\sum fX=583.06$, $\sum fX^2=2\ 490.89$,按公式(2-15)得

$$S=\sqrt{\frac{2\ 490.89-\frac{(583.06)^2}{138}}{138-1}}=0.447\ 4(\times10^{12}/\text{L})$$

注意:均数和标准差的计算用频数表法会有归组误差,一般应用直接计算法。

四、变异系数

变异系数(coefficient of variation)记为CV,多用于进行单位不同的指标间的变异程度比较,如身高

与体重的变异程度的比较；或均数相差较大的指标间的变异程度比较，如儿童身高与成人身高变异程度的比较。其计算公式为

$$CV=\frac{S}{\overline{X}}\times 100\% \tag{2-16}$$

如某地 24 岁男性血压收缩压的均数为 115. 00mmHg(1mmHg=0. 133kPa)，标准差为 5. 23mmHg；空腹血糖均数为 4. 72mmol/L，标准差为 0. 59mmol/L，此处不能因为 5. 23>0. 59，就说血压收缩压的变异比空腹血糖要大，而要考虑到两者的单位不同，无法直接比较，故采用变异系数来解决这类问题，它实质上是一个相对变异指标，无单位。

上述 24 岁男性血压收缩压、空腹血糖的变异系数分别为

$$\text{血压收缩压 } CV=\frac{5.23}{115}\times 100\%=4.55\%$$

$$\text{空腹血糖 } CV=\frac{0.59}{4.72}\times 100\%=12.50\%$$

该地 24 岁男性血压收缩压的变异程度小于空腹血糖，或者说空腹血糖比血压收缩压的变异程度大。

第四节 正态分布

正态分布(normal distribution)是一种最常见、最重要的连续型随机变量分布，该分布由法国数学家德·莫阿弗尔(A. de Moivre)于 1733 年提出。德国数学家高斯(C. F. Gauss，1777—1855)在研究误差理论时建立了正态分布，因此也称高斯分布(Gaussian distribution)。通过例 2-1 的频数分布表(表 2-1)和频数分布图(图 2-1)，对正态分布的数据分布有了一定的认识。频数分布图是以变量值为横坐标，各组段频数为纵坐标所绘制的直方图。若以各组段频率密度(频率/组距)为纵坐标绘制直方图(和前种直方图形状相同)，使各直方面积等于相应各组段频率，其和为 1(100%)。设想当例 2-1 的原始数据个数逐渐增加且组段不断分细时，这种直方图的直方就不断变窄，其顶端则逐渐接近于一条光滑的曲线(图 2-4)。这条曲线形态呈钟形，两头低、中间高，左右对称，近似于数学上的正态分布。在处理资料时，就把它看成是正态分布。

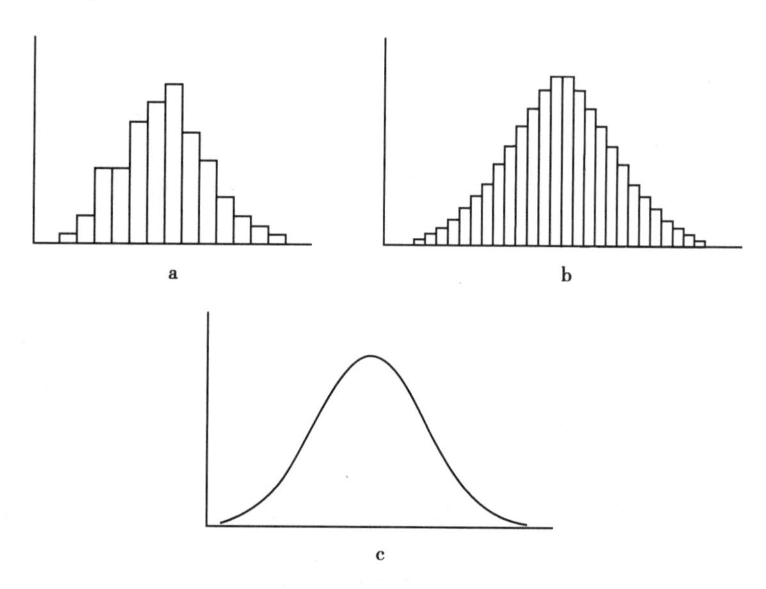

图 2-4 直方图逐渐接近正态分布示意图

一、正态分布的概念和特征

1. 正态分布曲线的数学函数表达式　如果随机变量 X 的概率分布服从概率密度函数

$$f(X)=\frac{1}{\sigma\sqrt{2\pi}}e^{\frac{-(X-\mu)^2}{2\sigma^2}},\quad -\infty<X<+\infty \tag{2-17}$$

则称 X 服从正态分布，记作 $X\sim N(\mu,\sigma^2)$，μ 为 X 的总体均数，σ^2 为总体方差。

2. 正态分布的特征

（1）在直角坐标的横轴上方呈钟形曲线，两端与 X 轴永不相交，且以 $X=\mu$ 为对称轴，左右完全对称。

（2）在 $X=\mu$ 处，$f(X)$ 取最大值，其值为 $f(\mu)=1/(\sigma\sqrt{2\pi})$；$X$ 越远离 μ，$f(X)$ 值越小。

（3）正态分布有两个参数，即位置参数 μ 和形态参数 σ。若固定 σ，改变 μ 值，曲线沿着 X 轴左右平行移动，其形状保持不变（图 2-5）。若固定 μ，σ 越小，曲线越陡峭；反之，σ 越大，曲线越平坦，其位置保持不变（图 2-6）。

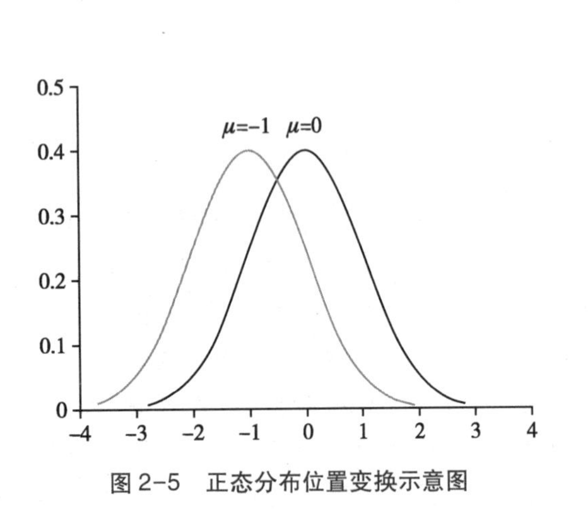

图 2-5　正态分布位置变换示意图

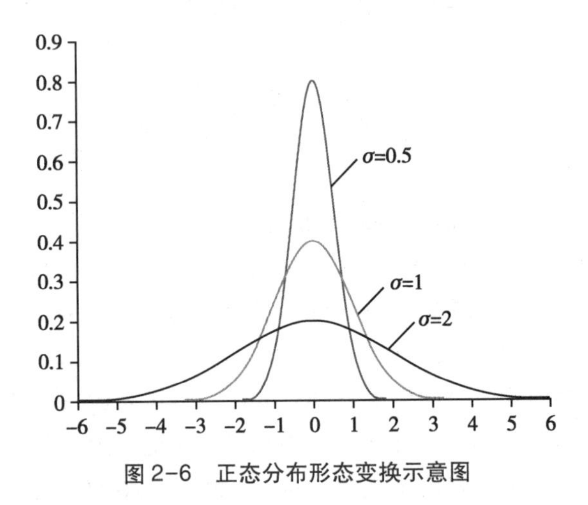

图 2-6　正态分布形态变换示意图

（4）正态曲线下的面积分布有一定的规律。欲求 X 轴上正态曲线下一定区间内的面积，则可通过对公式（2-17）积分来实现，即

$$F(X)=\frac{1}{\sigma\sqrt{2\pi}}\int_{-\infty}^{X}e^{\frac{-(X-\mu)^2}{2\sigma^2}}dX \tag{2-18}$$

式中 $F(X)$ 为正态分布变量 X 的分布函数。由公式（2-18）可得出：①X 轴与正态曲线所夹面积恒等于 1 或 100%；②区间 $\mu\pm\sigma$ 的面积为 68.27%，区间 $\mu\pm1.96\sigma$ 的面积为 95.00%，区间 $\mu\pm2.58\sigma$ 的面积为 99.00%（图 2-7）。

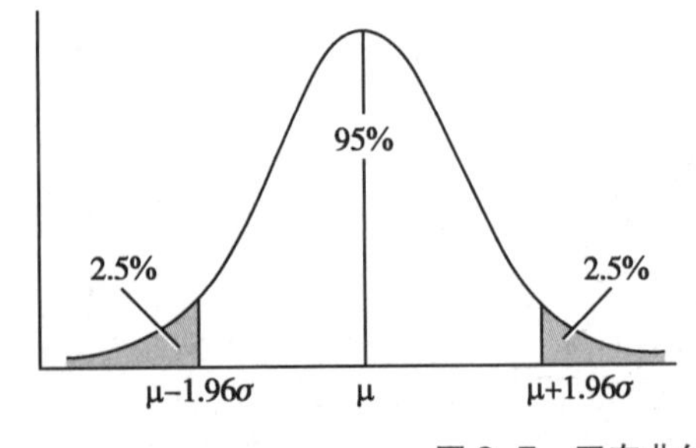

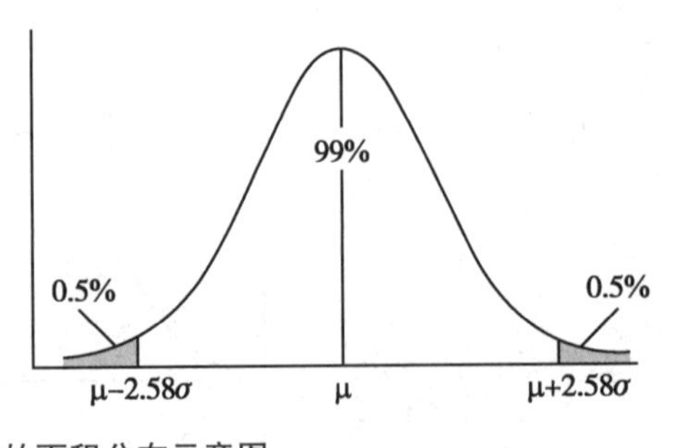

图 2-7　正态曲线的面积分布示意图

二、标准正态分布

正态分布是一个分布族，对应于不同的参数 μ 和 σ 会产生不同位置和不同形状的正态分布曲线。为了应用方便，令

$$u=\frac{X-\mu}{\sigma} \tag{2-19}$$

则有

$$\varphi(u)=\frac{1}{\sqrt{2\pi}}e^{\frac{-u^2}{2}},-\infty<u<+\infty \tag{2-20}$$

即将 $X \sim N(\mu,\sigma^2)$ 的正态分布转化为 $u \sim N(0,1)$ 的标准正态分布（standard normal distribution）。u 称为标准正态变量，其分布函数为

$$\Phi(u)=\frac{1}{\sqrt{2\pi}}\int_{-\infty}^{u}e^{\frac{-u^2}{2}}du \tag{2-21}$$

根据公式（2-21）可制成附表 3-1，欲求一定区间标准正态分布曲线下的面积只需查表即可。且

$$\Phi(u)=1-\Phi(-u) \tag{2-22}$$

例 2-15　某研究者随机抽查了某地 156 名正常成年男性静脉血中血红蛋白含量（g/L），测得值如下所示。计算其均数得 $\overline{X}=145.63$（g/L），标准差 $S=12.05$（g/L）。

152	138	136	139	147	135	142	163	168	164	140	139
165	151	130	137	138	158	142	154	157	138	149	134
157	131	146	155	172	142	161	142	130	128	155	140
146	155	132	153	130	169	168	146	129	154	143	158
147	129	177	135	136	150	156	140	135	126	136	134
144	145	154	148	138	132	158	148	133	141	135	129
133	137	149	131	144	154	151	152	129	171	158	162
143	129	169	145	140	153	157	151	144	130	145	141
133	159	161	161	146	134	168	159	161	131	159	134
145	136	135	134	146	152	135	134	161	159	169	129
127	157	132	137	144	149	157	135	154	136	150	163
157	142	143	131	151	148	155	131	131	140	129	162
144	156	142	145	129	145	165	143	130	151	128	156

试估计该地正常成年男性的血红蛋白含量：①在 120g/L 以下者占正常成年男性总人数的百分比；②在 120～160g/L 之间者占正常成年男性总人数的百分比；③在 160g/L 以上者占正常成年男性总人数的百分比。

将测量值 $X_1=120$ 和 $X_2=160$，分别代入公式（2-19），得

$$u_1=\frac{120-145.63}{12.05}=-2.13$$

$$u_2=\frac{160-145.63}{12.05}=1.19$$

查附表 3-1 得 $\Phi(-2.13)=0.0166$、$\Phi(-1.19)=0.1170$、$\Phi(1.19)=1-0.1170=0.883$。

故该地正常成年男性的血红蛋白含量在 120g/L 以下者，估计占总人数的 1.66%；在 120～160g/L 之间者，估计占总人数的 86.64%；在 160g/L 以上者，估计占总人数的 11.70%。

正态分布除了可估计频数分布外，还是许多统计方法的基础，并可应用于制定医学参考值范围及质量控制。

第五节 医学参考值范围的制定

一、基本概念

医学参考值(reference value)是指包括绝大多数正常人的人体形态、功能和代谢产物等各种生理及生化指标常数,也称正常值。由于存在个体差异,生物医学数据并非常数,而是在一定范围内波动,故采用医学参考值范围(medical reference range)作为判定正常和异常的参考标准。

制定医学参考值范围时,需考虑采用单侧界值还是双侧界值的问题,这通常依据医学专业知识而定。例如,人体血红蛋白含量无论过低或过高均属异常,所以应采用双侧参考值范围制定下侧和上侧界值;而血清转氨酶仅过高为异常,则应采用单侧参考值范围制定上侧界值;肺活量仅过低为异常,则应采用单侧参考值范围制定下侧界值。通常使用的医学参考值范围有 90%、95% 和 99% 等,最常用的为 95%。

依据资料的分布类型,计算医学参考值范围的常用方法有正态分布法和百分位数法。

二、正态分布法

对服从正态分布的医学数据,可采用正态分布法计算参考值范围;呈偏态分布的资料,若能通过变量变换转换为正态分布,也可用正态分布法制定参考值范围。采用此方法前一般要对资料进行正态性检验,且要求样本含量足够大(如 $n \geqslant 100$),其计算公式为

$$\text{双侧 } 1-\alpha \text{ 参考值范围: } \bar{X}-u_{\alpha/2}S \sim \bar{X}+u_{\alpha/2}S \qquad (2-23)$$

$$\text{单侧 } 1-\alpha \text{ 参考值范围: } >\bar{X}-u_{\alpha}S \text{ 或} <\bar{X}+u_{\alpha}S \qquad (2-24)$$

式中 $\bar{X}$ 为均数,S 为标准差,u 值可由表 2-8 查出。

表 2-8 u 界值表

参考值范围/%	单侧	双侧
80	0. 84	1. 28
90	1. 28	1. 64
95	1. 64	1. 96
99	2. 33	2. 58

例 2-16 由例 2-15 资料估计该地正常成年男性静脉血中血红蛋白含量的 95%参考值范围。

因血红蛋白含量过低或过高均为异常,故按双侧估计该地正常成年男性血红蛋白含量的 95%参考值范围。已知该地正常成年男性的血红蛋白含量均数 $\bar{X}=145.63$(g/L),标准差 $S=12.05$(g/L),$u_{0.05/2}=1.96$,故

下限:$\bar{X}-1.96S=145.63-1.96\times12.05=122$(g/L)

上限:$\bar{X}+1.96S=145.63+1.96\times12.05=169$(g/L)

故该地正常成年男性静脉血中血红蛋白含量的 95%参考值范围为 122~169(g/L)。

三、百分位数法

对于偏态分布资料,通常采用百分位数法制定其医学参考值范围,该方法所要求的样本含量比正态

分布法要多(不低于100),其计算公式为

$$双侧 1-\alpha 参考值范围: P_{100\alpha/2} \sim P_{100-100\alpha/2} \quad (2-25)$$

$$单侧 1-\alpha 参考值范围: >P_{100\alpha} 或 <P_{100-100\alpha} \quad (2-26)$$

例 2-17 测得某地282名正常人的尿汞值如表2-9,试制定该地正常人尿汞值的95%参考值范围。

表 2-9 某年某地 282 名正常人尿汞值测量结果

尿汞值/(μg/L)	频数(f)	累积频数($\sum f$)	累积频率/%
0. 0~	45	45	16. 0
8. 0~	64	109	38. 7
16. 0~	96	205	72. 7
24. 0~	38	243	86. 2
32. 0~	20	263	93. 3
40. 0~	11	274	97. 2
48. 0~	5	279	98. 9
56. 0~	2	281	99. 6
64. 0~	1	282	100. 0

鉴于正常人的尿汞值为偏态分布,且过高为异常,故用百分位数法计算其上侧界值即第95百分位数。

$$P_{95}=L_{95}+\frac{i_{95}}{f_{95}}(n\times 95\%-\sum f_L)=40.0+\frac{8.0}{11}(282\times 95\%-263)=43.6(\mu g/L)$$

故该地正常人的尿汞值的95%医学参考值范围为<43. 6μg/L。

Summary

This chapter introduces statistical description methods for measurement data. Statistical description is the term given to the analysis of data that helps describe, show, or summarize data in a meaningful way, which typically involves statistics, tables, and graphs. A histogram can demonstrate the types and features of a frequency distribution. The nature of a distribution can be reflected by measures of central tendency and dispersion. Mean, median, and geometric mean are the most frequently used measures to describe the central tendency of a distribution. The choice of measures for describing central tendency mainly depends on the type of distribution. Some common measures of dispersion include range, inter-quartile range, variance, standard deviation, and coefficient of variation. The normal distribution is an important probability distribution that can be used for quality control and defining reference values of medical measurements.

练 习 题

一、最佳选择题

1. 描述一组偏态分布资料的变异度,以( )指标较好

A. 全距　B. 标准差　C. 变异系数　D. 四分位数间距　E. 方差

2. 用均数和标准差可以全面描述( )资料的特征

A. 正偏态分布　B. 负偏态分布　C. 正态分布　D. 对称分布　E. 对数正态分布

3. 各观察值均加(或减)同一数后( )

A. 均数不变　B. 几何均数不变　C. 中位数不变　D. 标准差不变　E. 变异系数不变

4. 比较某地 1~2 岁和 5~5.5 岁儿童身高的变异程度,宜用( )

A. 极差　B. 四分位数间距　C. 方差　D. 变异系数　E. 标准差

5. 偏态分布宜用( )描述其分布的集中趋势

A. 均数　B. 标准差　C. 中位数　D. 四分位数间距　E. 方差

6. 各观察值同乘以一个不等于 0 的常数后,( )不变

A. 算术均数　B. 标准差　C. 几何均数　D. 中位数　E. 变异系数

7. ( )分布的资料,均数等于中位数

A. 对数正态　B. 正偏态　C. 负偏态　D. 偏态　E. 正态

8. 对数正态分布是一种( )分布(说明:设 X 变量经 $Y=\lg X$ 变换后服从正态分布,问 X 变量属何种分布?)

A. 正态　B. 近似正态　C. 左偏态　D. 右偏态　E. 对称

9. 横轴上,标准正态曲线下从 0 到 2.58 的面积为( )

A. 99%　B. 45%　C. 99.5%　D. 47.5%　E. 49.5%

10. 当各观察值呈倍数变化(等比关系)时,平均数宜用( )

A. 均数　B. 几何均数　C. 中位数　D. 相对数　E. 四分位数

11. 关于统计量,下列说法正确的是( )

A. 是统计总体数据得到的量　B. 反映总体统计特征的量

C. 是由样本数据计算出的统计指标　D. 是用参数估计出来的

E. 是根据总体中的全部数据计算出的统计指标

二、简答题

1. 试述频数分布表的用途。
2. 试述极差、四分位数间距、标准差及变异系数的适用范围。
3. 试述正态分布的特征。
4. 医学参考值范围的含义是什么?确定的原则和方法是什么?
5. 试述正态分布和标准正态分布的关系
6. 试述正态分布曲线下面积的分布规律。

三、计算分析题

1. 根据某单位的体检资料,116 名正常成年女子的血清甘油三酯(mmol/L)测量结果如表 2-10,请据此资料:

表 2-10 某单位 116 名正常成年女子血清甘油三酯(mmol/L)测量结果

组段	频数	组段	频数	组段	频数
0.6~	1	1.0~	19	1.4~	9
0.7~	3	1.1~	25	1.5~	5
0.8~	9	1.2~	18	1.6~1.7	1
0.9~	13	1.3~	13	合计	116

（1）描述集中趋势应选择何指标，并计算之。
（2）描述离散趋势应选择何指标，并计算之。
（3）求该地正常成年女子血清甘油三酯的 95%参考值范围。
（4）试估计该地正常成年女子血清甘油三酯在 0.8mmol/L 以下者及 1.5mmol/L 以下者各占正常女子总人数的百分比。

2. 某地 42 例微丝蚴血症者治疗 7 年后用间接荧光抗体试验测得抗体滴度见表 2-11，求平均抗体滴度。

表 2-11　某地 42 例微丝蚴血症者治疗 7 年后用间接荧光抗体试验测得抗体滴度

抗体滴度的倒数	10	20	40	80	160
例数	5	12	13	7	5

3. 测得某地 300 名正常人尿汞值的频数表见表 2-12。试计算均数和中位数。请问何者的代表性较好？并计算正常人尿汞值的 95%参考值范围。

表 2-12　某地 300 名正常人的尿汞值频数表

尿汞值/(μg/L)	例数	尿汞值/(μg/L)	例数	尿汞值/(μg/L)	例数
0~	49	24~	16	48~	3
4~	27	28~	9	52~	0
8~	58	32~	9	56~	2
12~	50	36~	4	60~	0
16~	45	40~	5	64~	0
20~	22	44~	0	68~72	1

4. 根据表 2-13 中的数据，选择适当的统计指标描述资料的集中趋势以及离散程度。

表 2-13　某地 96 名妇女产前检查次数分布

检查次数 (1)	频数(f) (2)	频率 (3)	累积频数 (4)	累积频率 (5)
0	4	4.2	4	4.2
1	7	7.3	11	11.5
2	11	11.4	22	22.9
3	13	13.5	35	36.4
4	26	27.1	61	63.5
5	23	24.0	84	87.5
>5	12	12.5	96	100.0
合计	96	100.0	—	—

5. 某研究中，随机抽查 156 名健康成年男子的体重信息，并计算得均数 $\bar{X}_{体重}=74.27$(kg)，标准差 $S_{体重}=11.11$(kg)。试估计该地正常成年男子的体重：①70kg 以下者占正常成年男子总人数的百分比；②70~80kg 之间者占正常成年男子总人数的百分比；③80kg 以上者占正常成年男子总人数的百分比。

ER 2-1　第二章二维码资源

（吕　媛　张敏英）

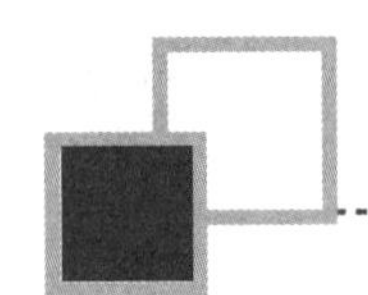

第三章　总体均数的估计与假设检验

第一节　均数的抽样误差与标准误

了解总体特征的最佳方法是对总体的每一个体进行观察、试验，但这在医学研究实际中往往不可行。一方面，大多数情况下，医学研究的是无限总体，不可能对所有个体逐一观察；另一方面，即使是有限总体，有时因总体包含的个体过多或限于人力、财力、物力、时间等方面的原因，不可能也没有必要将所有个体逐一研究。因此大部分医学研究采用抽样研究，即从总体中随机抽取一个或多个样本，通过样本信息了解总体特征，统计学将其称为统计推断（statistical inference）。例如，欲了解 2018 年某地正常成年男性血清总胆固醇的平均水平，随机抽取该地 200 名正常成年男性样本作为观测对象，测定血清总胆固醇水平并算得其样本均数，并以此样本均数估计该地正常成年男性血清总胆固醇的平均水平。由于存在个体差异，样本均数的值往往不太可能恰好等于总体均数，因此通过样本推断总体会有误差。这种由个体变异产生、随机抽样造成的样本统计量（statistic）与总体参数（parameter）的差异，称为抽样误差（sampling error）。同样，来自同一总体的若干样本统计量（如进行上述多次抽样得到的均数）间也存在抽样误差。在抽样研究中，抽样误差不可避免，其产生的根本原因是总体中个体的变异性。抽样误差的分布具有一定规律性，现以模拟抽样试验说明其规律性。

一、样本均数的分布

例 3-1　已知 2017 年某市 7 岁男童身高服从均数 $\mu=123.7\text{cm}$，标准差 $\sigma=4.9\text{cm}$ 的正态分布。从该正态分布 $N(123.7,4.9^2)$ 总体中随机抽样 100 次，即共抽取样本 $g=100$ 个，每次样本含量 $n_j=10$ 人，得到每个样本均数 $\overline{X}_j$ 及标准差 S_j 如图 3-1 和表 3-1 所示。

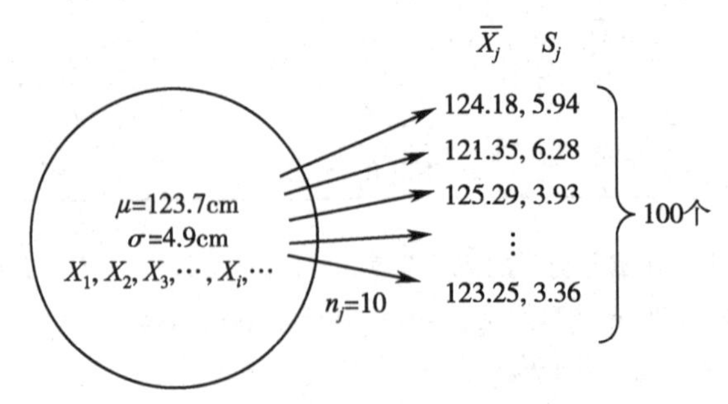

图 3-1　2017 年某市 7 岁男童身高 $N(123.7,4.9^2)$ 的抽样示意图

表 3-1　$N(123.7, 4.9^2)$ 总体中 100 个随机样本的 $\bar{X}_j$、S_j 和 95%CI(n_j=10)

样本号	$\bar{X}_j$	S_j	95%CI		样本号	$\bar{X}_j$	S_j	95%CI	
			下限	上限				下限	上限
1	124.18	5.94	119.94	128.43	51	121.79	6.52	117.12	126.46
2	121.35	6.28	116.86	125.84	52	126.28	4.15	123.31	129.26
3	125.29	3.93	122.47	128.10	53	123.72	3.67	121.10	126.35
4	123.46	5.17	119.77	127.16	54	123.85	5.05	120.23	127.46
5	123.61	5.14	119.93	127.29	55	125.69	5.25	121.94	129.45
6	124.06	3.94	121.24	126.87	56	122.24	4.66	118.90	125.57
7	124.30	6.02	119.99	128.61	57	125.53	4.11	122.59	128.47
8	121.69	5.17	118.00	125.39	58	122.44	6.05	118.11	126.77
9	123.83	3.42	121.38	126.27	59	122.01	4.12	119.06	124.95
10	124.17	5.12	120.50	127.83	60	122.50	4.22	119.48	125.52
11	122.83	6.04	118.51	127.14	*61	120.79	2.00	119.36	122.22
12	122.35	4.86	118.88	125.83	62	123.15	4.80	119.72	126.59
13	123.38	4.24	120.35	126.41	63	124.09	6.04	119.77	128.41
14	126.25	4.13	123.29	129.20	64	122.95	8.32	117.00	128.90
15	123.10	4.40	119.95	126.25	65	123.00	4.87	119.51	126.49
16	124.31	4.18	121.32	127.30	66	124.95	4.27	121.90	128.00
17	123.64	4.71	120.27	127.01	67	125.36	6.74	120.53	130.18
18	125.71	4.13	122.76	128.67	68	124.80	5.22	121.06	128.53
19	124.67	7.33	119.43	129.91	69	122.91	6.05	118.58	127.23
20	123.42	2.31	121.77	125.07	*70	120.28	4.17	117.30	123.26
21	126.47	7.72	120.95	132.00	71	124.24	5.78	120.10	128.37
22	121.67	5.80	117.52	125.82	72	122.74	5.40	118.88	126.60
23	121.34	5.61	117.33	125.35	73	122.23	6.50	117.58	126.88
24	123.95	5.89	119.74	128.16	*74	126.19	3.19	123.91	128.47
25	123.32	5.57	119.34	127.31	75	122.14	4.87	118.66	125.62
26	122.96	4.77	119.55	126.37	76	123.98	5.17	120.29	127.68
27	125.30	4.47	122.10	128.49	77	125.10	5.72	121.01	129.19
28	122.17	6.27	117.68	126.65	*78	119.37	3.52	116.85	121.89
29	125.43	6.55	120.75	130.12	79	125.75	4.34	122.64	128.86
30	123.36	3.99	120.51	126.22	80	123.80	6.09	119.44	128.16
31	125.38	7.04	120.35	130.42	81	125.80	4.38	122.66	128.93
32	124.06	5.35	120.23	127.89	82	123.64	3.48	121.15	126.13
33	122.24	5.62	118.22	126.25	83	123.78	5.75	119.66	127.89
34	122.91	3.63	120.32	125.51	84	123.22	4.58	119.94	126.49
35	126.79	7.85	121.18	132.41	85	120.91	5.51	116.97	124.85
36	121.81	3.87	119.04	124.58	*86	127.10	2.39	125.40	128.81
37	126.78	4.61	123.48	130.08	87	122.79	5.12	119.13	126.45
38	124.13	3.11	121.91	126.36	88	123.74	3.82	121.01	126.48
39	123.80	2.19	122.23	125.36	89	125.43	4.91	121.92	128.94
40	122.21	4.28	119.15	125.27	90	124.05	5.29	120.27	127.84
41	122.68	5.49	118.75	126.61	91	123.22	5.24	119.47	126.97
42	123.88	4.79	120.46	127.30	92	123.06	3.46	120.59	125.54
43	122.57	3.73	119.90	125.23	93	123.12	4.05	120.22	126.01
44	124.93	3.84	122.19	127.68	94	122.45	6.44	117.85	127.06
45	124.03	4.32	120.94	127.12	95	123.43	5.19	119.72	127.15
46	125.64	4.14	122.68	128.60	96	124.32	4.56	121.06	127.58
47	124.63	3.49	122.14	127.13	97	121.46	5.98	117.18	125.73
48	124.83	3.87	122.06	127.60	98	124.57	6.78	119.71	129.42
49	124.49	5.45	120.59	128.39	99	125.45	3.73	122.78	128.12
50	124.06	5.96	119.80	128.33	100	123.25	3.36	120.85	125.66

* 表示该样本资料算得的置信区间未包含已知总体均数 123.7cm

将上述100个样本均数看成新变量值,则这100个样本均数构成一个新的分布,其频数分布图如图3-2所示。

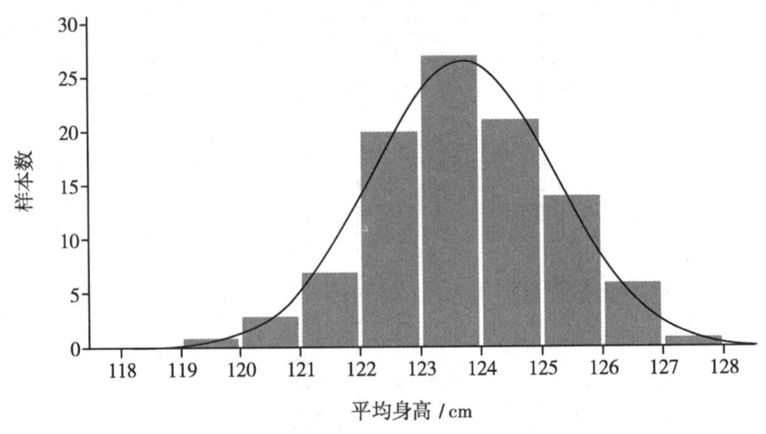

图3-2 从正态分布总体 $N(123.7,4.9^2)$ 随机抽样所得样本均数分布

由图3-2可以看出样本均数的抽样分布(sampling distribution)具有如下特点:①各样本均数未必等于总体均数(123.7cm);②各样本均数间存在差异;③样本均数的频数分布具有规律性,围绕着总体均数上下波动,中间多,两边少,左右基本对称;④样本均数间相差较小,其变异范围较之原变量的变异范围大大缩小。可算得这100个样本均数的均数为123.72cm、标准差为1.51cm。同样,在非正态分布总体中也可进行类似的抽样研究。由此可得如下结论:

一般地,若变量 X_i 服从正态分布,记为 $X_i \sim N(\mu,\sigma^2)$,从该总体中通过简单随机抽样方法,抽取样本量为 n 的样本,根据正态分布的性质,样本均数 $\bar{X}_j$ 的分布也服从正态分布,记为 $\bar{X}_j \sim N(\mu,\sigma_{\bar{X}}^2)$。根据数理统计学中心极限定理,即使总体 X_i 不服从正态分布,只要样本含量 n 足够大(如 $n>60$),样本均数的分布亦服从正态分布。即

若 X_i 服从正态分布, 则 $\bar{X}_j$ 服从正态分布

若 X_i 不服从正态分布, $\begin{cases} n\text{ 大}(>60)\text{:则 } \bar{X}_j \text{ 近似服从正态分布} \\ n\text{ 小}(\leqslant 60)\text{:则 } \bar{X}_j \text{ 为非正态分布} \end{cases}$

二、标准误

从上述模拟抽样可以看出,样本均数 $\bar{X}_j$ 的总体均数也就是原总体均数 μ;而样本均数 $\bar{X}_j$ 的标准差比原个体值的标准差要小,为区别两者,样本均数的标准差记为 $\sigma_{\bar{X}}$,并将样本统计量的标准差称为标准误(standard error,SE)。如样本均数的标准差称为均数的标准误,它反映样本均数间的离散程度,也反映样本均数与相应总体均数间的差异,因而说明了均数抽样误差的大小。可证明均数的标准误为

$$\sigma_{\bar{X}}=\frac{\sigma}{\sqrt{n}} \tag{3-1}$$

$\sigma_{\bar{X}}$ 越大,样本均数的分布越分散,样本均数与总体均数的差别越大,抽样误差越大,由样本均数估计总体均数的可靠性越小;反之,$\sigma_{\bar{X}}$ 越小,样本均数的分布越集中,样本均数与总体均数的差别越小,抽样误差越小,由样本均数估计总体均数的可靠性越大。

在实际工作中,由于总体标准差 σ 常常未知,而用样本标准差 S 来估计。因此均数标准误的估计值为

$$S_{\bar{X}}=\frac{S}{\sqrt{n}} \tag{3-2}$$

由上述两公式(3-1)和(3-2)可见,均数标准误与标准差成正比,而与样本含量 n 的算数平方根成反比。即若标准差固定不变,可通过增加样本含量 n 来减小均数的标准误,从而降低抽样误差。但需要

特别指出的是,上述均数抽样误差的计算公式仅针对简单随机抽样,对于其他抽样方法有其对应公式,可参考相关文献。

第二节 t 分布

一、t 分布的概念

若某一随机变量 X 服从总体均数为 μ、总体标准差为 σ 的正态分布 $N(\mu,\sigma^2)$,则通过标准变换 $\left(\frac{X-\mu}{\sigma}\right.$,也称 Z 变换$\left.\right)$ 可将一般的正态分布转化为标准正态分布 $N(0,1^2)$,即 u 分布(也称 Z 分布)。同理,若样本含量为 n 的样本均数 $\overline{X}$ 服从总体均数为 μ、总体标准差为 $\sigma_{\overline{X}}$ 的正态分布 $N(\mu,\sigma_{\overline{X}}^2)$,则通过同样方式的标准变换$\left(\frac{\overline{X}-\mu}{\sigma_{\overline{X}}}\right)$也可将其转换为标准正态分布 $N(0,1^2)$,即 u 分布。

在实际工作中,由于 $\sigma_{\overline{X}}$ 常常未知,用 $S_{\overline{X}}$ 估计,此时$\frac{\overline{X}-\mu}{S_{\overline{X}}}$不再服从标准正态分布,数学上可以推导其服从 t 分布(t-distribution)。即

$$t=\frac{\overline{X}-\mu}{S_{\overline{X}}}=\frac{\overline{X}-\mu}{S/\sqrt{n}},\quad \nu=n-1 \tag{3-3}$$

上式中 ν 为自由度(degree of freedom,df),在数学上指能够自由取值的变量个数。如有三变量 X_1、X_2、X_3,且规定 $X_1+X_2+X_3=18$,则能够自由取值的只有两个,故其自由度 $\nu=2$。在统计学中自由度通常按公式(3-4)计算,即

$$\nu=n-m \tag{3-4}$$

式中 n 为计算某一统计量时用到的数据个数,m 为计算该统计量时用到其他独立统计量的个数,或限制条件的个数。如公式(3-3)中统计量 t 的计算,用到的数据个数为 n,因 S 的计算也用到 $\overline{X}$,故用到其他独立统计量只有 $\overline{X}$ 一个,其自由度 $\nu=n-1$。

t 分布最早由英国统计学家 W. S. Gosset 于 1908 年以笔名"Student"发表,故又称 Student t 分布(Student's t-distribution)。t 分布主要用于总体均数的区间估计和 t 检验等。

二、t 分布的图形与特征

t 分布只有自由度 ν 一个参数,其概率密度曲线图为一簇曲线,当自由度 ν 不同时,曲线的形状不同。当 $\nu\to\infty$ 时,t 分布趋近于标准正态分布,但当自由度 ν 较小时,与标准正态分布差异较大(图 3-3)。

由图 3-3 可见,t 分布概率密度曲线图有如下特征:①钟形曲线,以 0 为中心的单峰分布,左右对称;②曲线形态取决于自由度 ν 的大小,自由度 ν 越小,则 t 越分散,曲线的峰部越矮而尾部翘得越高;③当 ν 逼近∞时,$S_{\overline{X}}$ 逼近 $\sigma_{\overline{X}}$,t 分布逼近标准正态分布。当自由度趋于∞时,t 分布就趋于标准正态分布,故标准正态分布是 t 分布的特例。

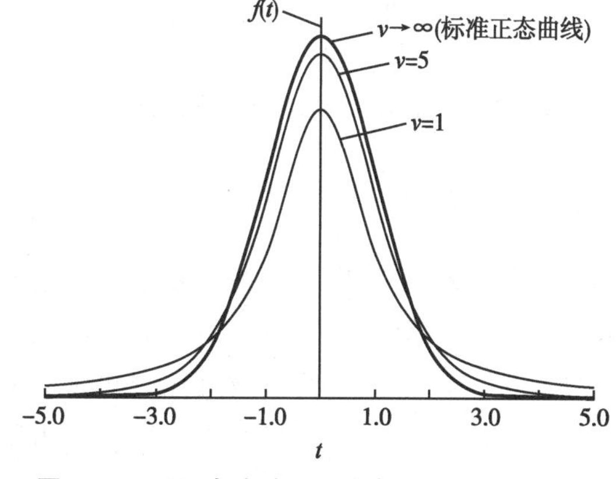

图 3-3 不同自由度下 t 分布概率密度曲线图

同标准正态分布曲线一样,统计应用中最关心的是 t 分布概率密度曲线下的尾部面积(即概率 P 或 α)

与横轴 t 间的关系。为使用方便，统计学家编制了不同自由度 ν 下 t 与相应概率关系的 t 界值表，见附表 3-2。

在 t 界值表中，横标目为自由度 ν，纵标目为尾部概率（P 或 α）。一侧尾部面积称为单侧概率或单尾概率（one-tailed probability），两侧尾部面积之和称为双侧概率或双尾概率（two-tailed probability），即表右上角图例中的阴影部分。表中数字表示当 ν 和 α 确定时，对应的 t（临）界值（critical value）。其中与单侧概率相对应的 t 界值用 $t_{\alpha,\nu}$ 表示，与双侧概率相对应的 t 界值用 $t_{\alpha/2,\nu}$ 表示。由于 t 分布以 0 为中心左右对称，所以表中只列出了正 t，查表时，不管 t 正负均取绝对值得其概率 P。

从表右上角图例及表中数字变化规律可以看出：①在相同自由度时，$|t|$ 越大，概率 P 越小；②在相同 $|t|$ 时，同一自由度的双侧概率 P 为单侧概率 P 的两倍，如 $t_{0.10/2,10}=t_{0.05,10}=1.812$。

第三节 总体均数的估计

一、置信区间的概念

参数估计是指用样本指标值（统计量）推断总体指标值（参数）。参数估计有点（值）估计（point estimation）和区间估计（interval estimation）两种方法。

点估计是用相应样本统计量直接作为其总体参数的估计值。如用 $\overline{X}$ 估计 μ、用 S 估计 σ 等。其方法简单，给未知总体参数估计了一个确定值，但未考虑抽样误差大小。

区间估计是在考虑抽样误差基础上，按预先给定的概率（$1-\alpha$），利用样本信息估计的包含未知总体参数的一个范围。该范围称为参数的置信区间或可信区间（confidence interval/confidence bound，CI）；预先给定的概率 $1-\alpha$ 称为置信度或可信度（confidence level），常取 95%或 99%，如没有特别说明，一般取双侧 95%。

置信区间通常是由两个界值即置信限/可信限（confidence limit，CL）构成的一个范围。其中较小值称置信下限（lower limit，L），较大值称置信上限（upper limit，U）。置信区间为开区间，不包含置信上下限的两个值，用圆括号表示为（L，U）。在某些特殊情况下，比如通过置信区间法进行假设检验，置信区间可取单侧，其界值只有单侧下限或单侧上限。

二、总体均数置信区间的计算

总体均数置信区间的计算方法，根据总体标准差 σ 是否已知，以及样本含量 n 的大小而异，通常有 t 分布和 u 分布两类方法。下面将分别介绍单一总体均数置信区间和两总体均数之差置信区间的计算方法。

1. 单一总体均数的置信区间

（1）σ 未知且 n 较小（如 $n\leqslant60$）时：按 t 分布。根据 t 分布的原理可得总体均数的双侧 $1-\alpha$ 置信区间为

$$(\overline{X}-t_{\alpha/2,\nu}S_{\overline{X}},\overline{X}+t_{\alpha/2,\nu}S_{\overline{X}}) \text{ 或 } \overline{X}\pm t_{\alpha/2,\nu}S_{\overline{X}} \text{ 或 } \overline{X}\pm t_{\alpha/2,\nu}\frac{S}{\sqrt{n}} \tag{3-5}$$

同理，总体均数的单侧 $1-\alpha$ 置信区间则为

$$\mu>\overline{X}-t_{\alpha,\nu}S_{\overline{X}} \tag{3-6}$$

$$\mu<\overline{X}+t_{\alpha,\nu}S_{\overline{X}} \tag{3-7}$$

例 3-2 在例 3-1 中抽得第 26 号样本的均数 $\overline{X}=122.96$（cm），标准差 $S=4.77$（cm），求其总体均数的 95%置信区间。

本例 $n=10$，按公式（3-2）算得样本均数的标准误为

$$S_{\overline{X}}=\frac{4.77}{\sqrt{10}}=1.508\,4(\text{cm})$$

$\nu=n-1=10-1=9$，α 取双侧 0.05，查附表 3-2 的 t 界值表得 $t_{0.05/2,9}=2.262$。按公式(3-5)则其 95%置信区间为

$$(122.96-2.262\times1.5084,\ 122.96+2.262\times1.5084)\text{ 即}(119.55,126.37)(\text{cm})$$

故 2017 年该地 7 岁男童身高均数的 95%置信区间为(119.55，126.37)cm。

(2) σ 已知或 σ 未知但 n 足够大(如 $n>60$)时：按 u 分布。

σ 已知：$-u_{\alpha/2}<\dfrac{\bar{X}-\mu}{\sigma_{\bar{X}}}<u_{\alpha/2}$ 即 $\bar{X}-u_{\alpha/2}\sigma_{\bar{X}}<\mu<\bar{X}+u_{\alpha/2}\sigma_{\bar{X}}$。

σ 未知但 n 较大：此时，t 分布逼近于 u 分布，则 $-u_{\alpha/2}<\dfrac{\bar{X}-\mu}{S_{\bar{X}}}<u_{\alpha/2}$ 即 $\bar{X}-u_{\alpha/2}S_{\bar{X}}<\mu<\bar{X}+u_{\alpha/2}S_{\bar{X}}$。

上述总体均数的双侧 $1-\alpha$ 置信区间可简写为

$$(\bar{X}\pm u_{\alpha/2}\sigma_{\bar{X}})\text{ 或}(\bar{X}\pm u_{\alpha/2}S_{\bar{X}}) \tag{3-8}$$

同理，总体均数的单侧 $1-\alpha$ 置信区间则为

$$\mu>\bar{X}-u_{\alpha}\sigma_{\bar{X}}\text{ 或 }\bar{X}-u_{\alpha}S_{\bar{X}} \tag{3-9}$$

$$\mu<\bar{X}+u_{\alpha}\sigma_{\bar{X}}\text{ 或 }\bar{X}+u_{\alpha}S_{\bar{X}} \tag{3-10}$$

例 3-3　某地抽取正常成年人 200 名，测得其血清胆固醇的均数为 3.64mmol/L，标准差为 1.20mmol/L，试估计该地正常成年人血清胆固醇均数的 95%置信区间。

本例 $n>60$，故可采用正态近似的方法按公式(3-8)计算置信区间。令 $n=200$、$\bar{X}=3.64$、$S=1.20$，算得 $S_{\bar{X}}=0.0849$，α 取双侧 0.05 得 $u_{0.05/2}=1.96$。

$$(3.64-1.96\times0.0849,\ 3.64+1.96\times0.0849)\text{ 即}(3.47,3.81)(\text{mmol/L})$$

故该地正常成年人血清胆固醇均数的 95%置信区间为(3.47，3.81)mmol/L。

2. 两总体均数之差的置信区间　从总体方差相等，但总体均数不等的两个正态总体 $N_1(\mu_1,\sigma^2)$ 和 $N_2(\mu_2,\sigma^2)$ 中进行随机抽样，若两样本的样本含量、均数、标准差分别用 n_1、$\bar{X}_1$、S_1 和 n_2、$\bar{X}_2$、S_2 表示，则两总体均数之差($\mu_1-\mu_2$)的双侧($1-\alpha$)置信区间为

$$(\bar{X}_1-\bar{X}_2)\pm t_{\alpha/2,\nu}S_{\bar{X}_1-\bar{X}_2} \tag{3-11}$$

其中自由度 $\nu=(n_1-1)+(n_2-1)=n_1+n_2-2$，$S_{\bar{X}_1-\bar{X}_2}$ 为两均数之差的标准误，由下式计算：

$$S_{\bar{X}_1-\bar{X}_2}=\sqrt{S_C^2\left(\frac{1}{n_1}+\frac{1}{n_2}\right)},\quad S_C^2=\frac{(n_1-1)S_1^2+(n_2-1)S_2^2}{n_1+n_2-2} \tag{3-12}$$

其中 S_C^2 称为合并方差(combined/pooled variance)。

同样，也可得到两总体均数之差($\mu_1-\mu_2$)的单侧($1-\alpha$)置信区间为

$$(\mu_1-\mu_2)>(\bar{X}_1-\bar{X}_2)-t_{\alpha,\nu}S_{\bar{X}_1-\bar{X}_2} \tag{3-13}$$

$$(\mu_1-\mu_2)<(\bar{X}_1-\bar{X}_2)+t_{\alpha,\nu}S_{\bar{X}_1-\bar{X}_2} \tag{3-14}$$

当两样本的样本含量均较大时(如 n_1 和 n_2 均大于 60)，上述计算置信区间的公式(3-11)、公式(3-13)和公式(3-14)中的 $t_{\alpha/2,\nu}$ 和 $t_{\alpha,\nu}$ 可用相应的 $u_{\alpha/2}$ 和 u_{α} 代替，$S_{\bar{X}_1-\bar{X}_2}$ 也可用 $\sqrt{\dfrac{S_1^2}{n_1}+\dfrac{S_2^2}{n_2}}$ 来计算。

例 3-4　为了解氨甲蝶呤(MTX)对外周血白细胞介素-2(IL-2)水平的影响，某医生将 61 例哮喘患者随机分为两组。其中对照组 29 例(n_1)，采用安慰剂治疗；试验组 32 例(n_2)，采用小剂量 MTX 进行治疗。测得对照组治疗前 IL-2 的均数为 20.10IU/ml($\bar{X}_1$)，标准差为 7.02IU/ml(S_1)；试验组治疗前 IL-2 的均数为 16.89IU/ml($\bar{X}_2$)，标准差为 8.46IU/ml(S_2)。问两组治疗前基线的 IL-2 总体均数相差有多大？

先按公式(3-12)计算 $S_{\overline{X}_1-\overline{X}_2}$,即

$$S_{\overline{X}_1-\overline{X}_2}=\sqrt{\frac{(29-1)\times 7.02^2+(32-1)\times 8.46^2}{29+32-2}\left(\frac{1}{29}+\frac{1}{32}\right)}=2.002$$

令 α 取双侧 0.05,$\nu=n_1+n_2-2=29+32-2=59$,以 $\nu=60$ 查附表 3-2 的 t 界值表得 $t_{0.05/2,60}=2.000$,再按公式(3-11)计算两总体 IL-2 均数之差($\mu_1-\mu_2$)的双侧 95%置信区间为

$$(20.10-16.89)\pm 2.000\times 2.002 \text{ 即}(-0.79,7.21) \quad (\text{IU/ml})$$

故两组治疗前基线的 IL-2 总体均数之差的 95%置信区间为(-0.79,7.21)IU/ml。

三、置信区间的含义

通过例 3-1 及表 3-1 可以看出,从正态总体中随机抽取样本含量固定的 100 个样本,在算得 100 个样本均数和标准差后,也可算得 100 个总体均数的置信区间。在以 $1-\alpha=95\%$ 算得的 100 个置信区间中,可以发现有 95 个置信区间包含了总体均数,而另外 5 个(表 3-1 中第 61 号、70 号、74 号、78 号和 86 号)未包含总体均数。

由此可见,置信区间的含义为:从总体中进行样本含量固定的重复随机抽样,根据每个样本可算得一个置信区间,则平均有 $1-\alpha$(如 95%)的置信区间包含了总体参数,而不是总体参数落在该区间的可能性为 $1-\alpha$。但在实际工作中,通常只能根据一次抽样结果估计置信区间,如例 3-3,总体均数的 95%置信区间为(3.47,3.81)mmol/L,可以认为该区间包含了总体均数 μ。因为 $\alpha=0.05$ 是小概率,根据小概率事件不太可能在一次试验中发生的原理,可认为结论"该置信区间包含了总体均数 μ"成立,但发生错误的概率为 0.05。

可从两个方面评价估计出的置信区间:一是置信度 $1-\alpha$ 的大小,即区间包含总体均数 μ 的理论概率,其越接近 1 越好,如 99%的置信度比 95%的置信度要好;二是区间的宽度,对双侧置信区间而言,区间越窄越好。当样本含量固定时,上述两者是互相矛盾的。若只顾提高置信度,则置信区间会变宽(即减小 α,但增大了 t 或 u),这势必会降低置信区间的实际应用价值,故不能笼统地认为 99%置信区间比 95%置信区间要好。相反,在实际应用中,常用 95%置信区间。在置信度确定的情况下,增加样本含量可减小区间宽度。

四、总体均数置信区间与参考值范围的区别

总体均数的置信区间与个体值的参考值范围无论在含义、用途还是计算上均不相同。实际应用时,不能将两者混淆,表 3-2 说明其区别。

表 3-2 总体均数的置信区间与参考值范围的区别

区别点	总体均数的置信区间	参考值范围
含义	按预先给定概率所确定的未知参数 μ 的可能范围。实际上一次抽样算得的置信区间要么包含了总体均数,要么不包含。但可以说:当 $\alpha=0.05$ 时,95%CI 估计正确的概率为 0.95,估计错误的概率为 0.05,即有 95%的可能性包含了总体均数 总体均数的可能范围	"正常人"的解剖、生理、生化某项指标的波动范围 个体值的波动范围
计算公式	σ 未知:$\overline{X}\pm t_{\alpha/2,\nu}S_{\overline{X}}$ * σ 已知或 σ 未知但 $n>60$:$\overline{X}\pm u_{\alpha/2}\sigma_{\overline{X}}$ 或 $\overline{X}\pm u_{\alpha/2}S_{\overline{X}}$ **	正态分布:$\overline{X}\pm u_{\alpha/2}S$ ** 偏态分布:$P_X \sim P_{100-X}$
用途	总体均数的区间估计,也可间接进行假设检验	绝大多数(如 95%)观察对象某项指标的分布范围

* $t_{\alpha/2,\nu}$ 也可用 $t_{\alpha,\nu}$(对应于单侧概率时);** $u_{\alpha/2}$ 也可用 u_{α}(对应于单侧概率时)

第四节　假设检验的基本原理和步骤

从总体中随机抽样，由样本信息推断总体特征，除前面所讲的参数估计外，在实际应用中还会遇到这样的问题：某一样本均数是否来自某已知均数的总体，两个不同样本均数是否来自均数不相同的总体，等等。要回答这类问题，除可用前面参数估计的方法外，更多的是用统计推断的另一方面——假设检验(hypothesis test)来解决。

假设检验过去称显著性检验(significance test)。它是利用小概率反证法思想，从问题的对立面(H_0)出发间接判断要解决的问题(H_1)是否成立。即在假设 H_0成立的条件下，计算检验统计量(test statistic)，然后根据获得的 P 值(P-value)来判断 H_1是否成立。其基本原理和步骤用以下实例说明。

一、假设检验的基本原理

例 3-5　某医生测量了 36 名从事铅作业男性工人的血红蛋白含量，详见表 3-3。算得其均数为 130.83g/L，标准差为 25.74g/L。问从事铅作业男性工人的血红蛋白含量均数(μ)是否不等于正常成年男性的均数 140g/L(μ_0)？

表 3-3　36 名从事铅作业男性工人的血红蛋白含量　　单位：g/L

112	137	129	126	88	90	105	178	130	128	126	103
172	116	125	90	96	162	157	151	135	113	175	129
165	171	128	128	160	110	140	163	100	129	116	127

本例可用图 3-4 表示。

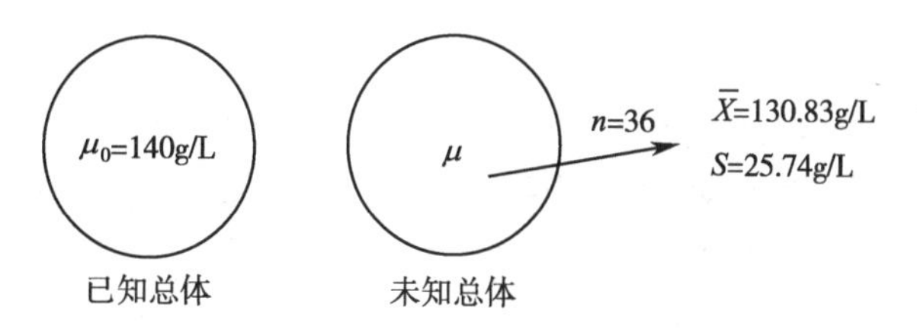

图 3-4　例 3-5 示意图

本例其目的是判断是否 $\mu\neq\mu_0$。以所给条件来看，样本均数 $\bar{X}$ 与已知总体均数 μ_0不等，造成两者不等的原因有二：①从事铅作业工人的血红蛋白含量确实高于正常成年男性，即非同一总体($\mu\neq\mu_0$)；②因抽样误差导致两者不等，即为同一总体($\mu=\mu_0$)。

要直接判断是否 $\mu\neq\mu_0$ 很困难。但可利用反证法思想，从 $\mu\neq\mu_0$ 的对立面 $\mu=\mu_0$ 出发，间接判断是否 $\mu\neq\mu_0$。

首先假设 $\mu=\mu_0$，并在此基础上判断由于抽样误差造成不相等的可能性有多大。

如果 $\bar{X}$ 与 μ_0 接近，其差别可用抽样误差解释，可认为 $\bar{X}$ 来自 μ_0总体；如果 $\bar{X}$ 与 μ_0 相差甚远，不宜用抽样误差解释，则怀疑 $\bar{X}$ 不是来自均数为 μ_0 的总体。那么 $\bar{X}$ 与 μ_0 相差多大算是由抽样误差造成的呢？若假设 $\mu=\mu_0$ 成立，则可用公式$\frac{\bar{X}-\mu}{S/\sqrt{n}}=t$ 或$\frac{\bar{X}-\mu}{\sigma/\sqrt{n}}=u$ 计算 t 值或 u 值，然后由 t 值或 u 值求得 P 值来判断。如果 $\bar{X}$ 与 μ_0 相差较远，t 值或 u 值大，P 值就小。当 P 值小于或等于预先规定的概率值 α(如 0.05)时，则为小概率事件。而小概率事件在一次抽样中发生的可能性很小，如发生了，则有理由怀疑原假设$\mu=\mu_0$可能不成立,认为其对立面$\mu \neq \mu_0$成立,该结论的正确性冒着5%的错误风险。因此,假设检验蕴含着其独特的逻辑和统计学思维方式。

二、假设检验的基本步骤

从上面分析看出,假设检验可归纳为以下三大基本步骤。

1. 建立检验假设,确定检验水准　假设有两种。

(1) $\mu=\mu_0$:即检验假设(hypothesis under test/to be tested),常称无效假设或零/原假设(null hypothesis),用H_0表示。

(2) $\mu \neq \mu_0$:即H_0的对立假设,常称备择假设(alternative hypothesis),用H_1或H_A表示。

对于检验假设,需注意:①检验假设针对的是总体,而不是样本。②H_0和H_1是根据研究目的提出的相互联系、对立的假设,后面统计推断的结论是根据H_0和H_1作出的,两者缺一不可。③H_0为无效假设,其假定通常是某两个(或多个)总体参数相等,或某两个总体参数之差等于0,或某资料服从某一特定分布(如正态分布、Poisson分布),或……无效等。后续检验统计量通常都是在H_0成立的条件下计算出来的。④H_1的内容一般直接反映了期望出现的情况,在两个总体的比较中,也反映了检验的单双侧。若H_1为$\mu>\mu_0$或$\mu<\mu_0$,则此检验为单侧检验(one-sided test),它不仅考虑是否有差异,而且还考虑差异的方向,假如上述例3-5中医生只关心从事铅作业男性工人的血红蛋白含量均数是否低于正常男性血红蛋白含量均数140g/L;若H_1为$\mu \neq \mu_0$,则此检验为双侧检验(two-sided test),例如上述例3-5的问题,从事铅作业男性工人的血红蛋白含量均数是否不等于正常男性的均数140g/L,此时高于和低于正常男性这两种可能性都存在。单双侧检验的确定,首先要根据专业知识,其次是根据所要解决的问题来确定。若从专业上看一种方法的结果不可能低于或高于另一种方法,尽管提问为:两种方法的测定结果是否不同?此时仍应该用单侧检验。一般认为,双侧检验较保守和稳妥。探索性研究多用双侧检验,而证实性研究多用单侧检验。现以单样本和两样本均数比较的t检验为例,用表3-4和表3-5说明单双侧检验的确定。

表3-4　样本均数(代表未知总体均数μ)与已知总体均数μ_0比较的t检验

单/双侧检验	目的	H_0	H_1
双侧检验	是否$\mu \neq \mu_0$	$\mu=\mu_0$	$\mu \neq \mu_0$
单侧检验	是否$\mu>\mu_0$	$\mu=\mu_0$	$\mu>\mu_0$
	是否$\mu<\mu_0$	$\mu=\mu_0$	$\mu<\mu_0$

表3-5　两样本均数(分别代表未知总体均数μ_1与μ_2)比较的t检验

单/双侧检验	目的	H_0	H_1
双侧检验	是否$\mu_1 \neq \mu_2$	$\mu_1=\mu_2$	$\mu_1 \neq \mu_2$
单侧检验	是否$\mu_1>\mu_2$	$\mu_1=\mu_2$	$\mu_1>\mu_2$
	是否$\mu_1<\mu_2$	$\mu_1=\mu_2$	$\mu_1<\mu_2$

(3) 检验水准(size of a test,α),也称显著性水准(significance level)。α是预先规定的概率值,它确定了小概率事件的标准,它属于Ⅰ型错误的范畴(见本章第六节)。在实际工作中常取$\alpha=0.05$。但α的取值并非一成不变,可根据不同研究目的给予不同设置。

2. 计算检验统计量　应根据统计推断的目的、设计方案、变量或资料类型、方法的适用条件等选择检验统计量。如成组设计两样本均数的比较可根据资料特点选用检验统计量t、t'、u等;而成组设计两样本方差的比较一般选用检验统计量F。

需注意：所有检验统计量都是在 H_0 成立的前提条件下计算出来的。如上述例 3-5，正因为 H_0 假设 $\mu=\mu_0$，而 $\mu_0=140\text{g/L}$，才能用公式（3-3）计算出检验统计量 $t=2.138$。这就是为什么 H_0 要假设某两个（多个）总体参数相等或总体服从某一分布的原因。

有的检验方法无须计算检验统计量这一中间步骤，可直接计算出相应 P 值，如 Fisher 确切概率法等。

3. 确定 P，作出推断结论　从假设检验的整个逻辑推理过程可看出，P 的含义是指从 H_0 规定的总体中随机抽样，获得等于及大于或/和等于及小于现有样本获得的检验统计量（如 t、u 等）值的概率。例 3-5 的 P 值可用图 3-5 说明，P 为在 $\mu=\mu_0=140\text{g/L}$ 的前提条件下随机抽样，其 t 值小于及等于 -2.138 和大于及等于 2.138 的概率。

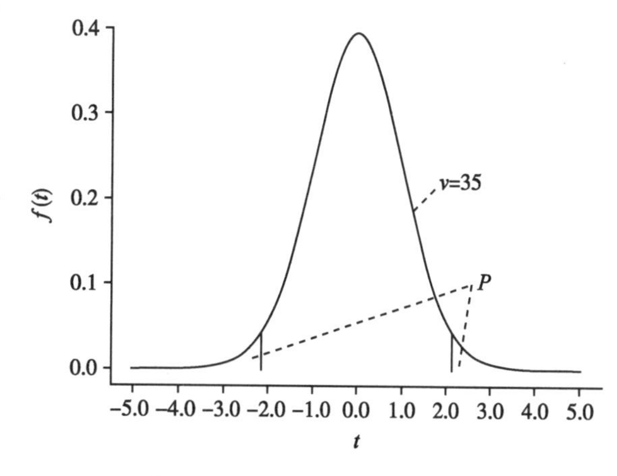

图 3-5　例 3-5 中 P 值示意图

根据计算出的检验统计量值如 t 或 u，查相应的界值表即可得概率 P。如上述例 3-5，算得 $t=2.138$，以 $|t|=|-2.138|=2.138$ 查附表 3-2 的 t 界值表，先从横标目找到自由度 $\nu=35$ 一行，2.138 在界值 2.030 与 2.438 之间，其相应纵标目的双侧 P 值分别为 0.05 与 0.02，可见本例 $0.02<P<0.05$。余类推。

根据获得的事后概率 P，与事先规定的概率——检验水准 α 进行比较，判断其是否为小概率事件而得出结论。一般来说，推断结论应包含统计结论和专业结论两部分。统计结论只说明差异有统计学意义（statistical significance）或无统计学意义（no statistical significance），而不能说明专业上的差异大小。统计结论必须与专业结论有机地相结合，才能得出恰如其分、符合客观实际的最终推断结论。

若 $P\leqslant\alpha$，则结论为按所取的检验水准 α，拒绝 H_0，接受 H_1，差异有统计学意义（统计结论）。可认为……不等或不同（专业结论）。如例 3-5 已得到 $0.02<P<0.05$，则按所取检验水准 0.05，拒绝 H_0，接受 H_1，差异有统计学意义。进一步结合本例其样本均数低于总体均数，可认为从事铅作业的男性工人平均血红蛋白含量低于正常成年男性。

若 $P>\alpha$，则结论为按检验水准 α，不拒绝 H_0，差异无统计学意义（统计结论）。尚不能认为……不等或不同（专业结论）。$P>\alpha$ 过去称"无显著性"，在文献中常用 *NS*（non-significant/no significance）表示，也就是人们常说的"阴性结果"。需注意的是：①不拒绝 H_0 不等于接受 H_0，虽然在逻辑上否定之否定为肯定，但在统计上是按检验水准 α 不拒绝 H_0。其真实情况可能有二：一是总体不同，即 H_1 成立，但目前样本信息尚不足以拒绝 H_0，即推断错误；二是总体相同，即 H_0 成立。若要接受 H_0 则因为犯Ⅱ型错误的概率 β（见本章第六节）未知而证据不足，以决策的观点，只可认为暂时有条件"接受"它，或"阴性待诊"。②下结论时，对 H_0 只能说拒绝（reject）H_0 或不拒绝（not reject）H_0，而对 H_1 只能说接受 H_1，除此之外的其他说法均不妥当。

此外，应当注意：差异有无统计学意义，是对样本统计量和总体参数（如 $\bar{X}$ 和 μ_0），或两个及多个样本统计量（如 $\bar{X}_1$ 和 $\bar{X}_2$）而言的；不能以此证明其推断的两个总体参数（如 μ_1 和 μ_0 或 μ_1 和 μ_2）相等。

第五节　t 检验

计量资料的假设检验中，最为简单、常用的方法是 t 检验（t-test/Student's t-test）。实际应用时，应弄清各种检验方法的用途、适用条件和注意事项。

当 σ 未知且样本含量 n 较小时（如 $n<60$），理论上要求 t 检验的样本随机地取自正态分布的总体，

两独立小样本均数比较时还要求两样本所对应的两总体方差相等($\sigma_1^2=\sigma_2^2$)，即方差齐性(homogeneity of variance)。在实际应用时，如与上述条件略有偏离，对结果亦影响不大。当样本含量 n 较大时，t 值近似于 u 值，有人将其称为 u 检验(u-test)或 Z 检验(Z-test)，实际上它是 t 检验的特例。

一、单样本 t 检验

单样本 t 检验(one sample/group t-test)即已知样本均数 $\overline{X}$(代表未知总体均数 μ)与已知总体均数 μ_0(一般为理论值、标准值或经过大量观察所得的稳定值等)的比较。其检验统计量按下式计算

$$t=\frac{\overline{X}-\mu}{S_{\overline{X}}}=\frac{\overline{X}-\mu}{S/\sqrt{n}}=\frac{\overline{X}-\mu_0}{S/\sqrt{n}},\quad \nu=n-1 \tag{3-15}$$

上述例 3-5 即属于此种类型，其具体假设检验步骤如下：

(1) 建立检验假设，确定检验水准。

H_0: $\mu=\mu_0=140$g/L，即从事铅作业的男性工人与正常成年男性的血红蛋白含量均数相等

H_1: $\mu\neq\mu_0=140$g/L，即从事铅作业的男性工人与正常成年男性的血红蛋白含量均数不等

$\alpha=0.05$

(2) 计算检验统计量：本例 $n=36$，$\overline{X}=130.83$g/L，$S=25.74$g/L，$\mu_0=140$g/L。按公式(3-15)得

$$t=\frac{130.83-140}{25.74/\sqrt{36}}=-2.138,\quad \nu=36-1=35$$

(3)确定 P，作出推断结论：以 $\nu=35$，$|t|=|-2.138|=2.138$ 查附表 3-2 的 t 界值表，因 $t_{0.05/2,35}<2.138<t_{0.02/2,35}$，故 $0.02<P<0.05$。按 $\alpha=0.05$ 水准，拒绝 H_0，接受 H_1，差异有统计学意义。结合本题可认为从事铅作业男性工人的平均血红蛋白含量低于正常成年男性的平均血红蛋白含量。

二、配对样本 t 检验

简称配(成)对 t 检验(paired/matched t-test)，也称关联样本 t 检验(related-sample t-test)，适用于配对设计或自身对照设计的计量资料的比较。配对设计是将受试对象按照某些重要特征(如性别等可疑混杂因素)配成对子，再将每对中的两个受试对象随机分配到两处理组。在医学科研中，配对设计主要有以下情形：①两同质受试对象配成对子分别接受两种不同的处理；②同一受试对象(如同一血液样品)分别接受两种不同处理；③同一受试对象接受(一种)处理前后，这种情形在设计上存在缺陷(见第十二章“重复测量设计资料的方差分析”)。

在将配对数据求差值后，配对 t 检验的实质与单样本 t 检验相同。以上述第一种情况，两同质受试对象配对分别接受两种不同处理为例。若两处理效应相同，即 $\mu_1=\mu_2$，则 $\mu_1-\mu_2=0$(当成已知总体均数 μ_0)。即配对数据的差值应围绕 0 上下波动，不会离开 0 太远，因此可将此类资料看成是差值的样本均数 $\overline{d}$ 所代表的未知总体均数 μ_d 与已知总体均数 $\mu_0=0$ 的比较，其检验统计量可按公式(3-15)构造如下：

$$t=\frac{\overline{d}-\mu_d}{S_{\overline{d}}}=\frac{\overline{d}-0}{S_d/\sqrt{n}}=\frac{\overline{d}}{S_d/\sqrt{n}},\quad \nu=n-1 \tag{3-16}$$

与公式(3-15)不同的是，d 为每对数据的差值，$\overline{d}$ 为差值的样本均数，S_d 为差值的标准差，$S_{\overline{d}}$ 为差值样本均数的标准误，n 为对子数。

例 3-6　为比较两种方法对乳酸饮料中脂肪含量测定结果是否不同，随机抽取了 10 份乳酸饮料制品，分别用脂肪酸水解法和哥特里-罗紫法测定，其结果如表 3-6 第(1)~(3)栏。问两法测定结果是否不同？

表 3-6　两种方法对乳酸饮料中脂肪含量的测定结果　　单位:%

编号 (1)	哥特里-罗紫法 (2)	脂肪酸水解法 (3)	差值(d) (4)=(2)-(3)
1	0.840	0.580	0.260
2	0.591	0.509	0.082
3	0.674	0.500	0.174
4	0.632	0.316	0.316
5	0.687	0.337	0.350
6	0.978	0.517	0.461
7	0.750	0.454	0.296
8	0.730	0.512	0.218
9	1.200	0.997	0.203
10	0.870	0.506	0.364
合计	—	—	2.724(Σd)

(1) 建立检验假设,确定检验水准。

H_0: $\mu_d=0$,即两种方法的测定结果相同

H_1: $\mu_d \neq 0$,即两种方法的测定结果不同

$\alpha=0.05$

(2) 计算检验统计量:本例 $n=10$,$\Sigma d=2.724$,$\Sigma d^2=0.8483$,$\bar{d}=\Sigma d/n=2.724/10=0.2724$,

$$S_d=\sqrt{\frac{\Sigma d^2-\frac{(\Sigma d)^2}{n}}{n-1}}=\sqrt{\frac{0.8483-\frac{(2.724)^2}{10}}{10-1}}=0.1087$$

按公式(3-16)得

$$t=\frac{0.2724}{0.1087/\sqrt{10}}=7.925,\quad \nu=10-1=9$$

(3) 确定 P 值,作出推断结论:查附表 3-2 的 t 界值表得 $P<0.001$。按 $\alpha=0.05$ 水准,拒绝 H_0,接受 H_1,差异有统计学意义。可认为两种方法对脂肪含量的测定结果不同,哥特里-罗紫法测定结果较高。

三、两样本 t 检验

两样本 t 检验又称成组 t 检验(two-sample/group t-test),或两独立样本 t 检验(two independent-sample t-test),医学研究中常见用于完全随机设计两样本均数的比较,即将受试对象完全随机分配到两个不同处理组,研究者关心的是两样本均数所代表的两总体均数是否不等。此外,在观察性研究中,独立从两个总体中进行完全随机抽样,获得的两样本均数的比较,也可采用两样本 t 检验。

当两样本均来自正态总体,且样本含量较小,如 $n_1 \leqslant 60$ 或/和 $n_2 \leqslant 60$ 时,要根据两总体方差是否相等而采用不同检验方法。

(一) 总体方差相等的 t 检验

当两总体方差相等,即 $\sigma_1^2=\sigma_2^2$ 时,可将两样本方差合并,求两者的共同方差——合并方差 S_c^2。

两样本 t 检验的检验统计量可按前述公式(3-15)在 H_0: $\mu_1=\mu_2$,即 $\mu=\mu_1-\mu_2=\mu_0=0$ 条件下构造。

$$t=\frac{(\bar{X}_1-\bar{X}_2)-(\mu_1-\mu_2)}{S_{\bar{X}_1-\bar{X}_2}}=\frac{\bar{X}_1-\bar{X}_2}{S_{\bar{X}_1-\bar{X}_2}},\quad \nu=n_1+n_2-2 \tag{3-17}$$

即

$$t=\frac{\bar{X}_1-\bar{X}_2}{\sqrt{S_C^2\left(\frac{1}{n_1}+\frac{1}{n_2}\right)}}$$

$$=\frac{\bar{X}_1-\bar{X}_2}{\sqrt{\frac{\sum X_1^2-(\sum X_1)^2/n_1+\sum X_2^2-(\sum X_2)^2/n_2}{n_1+n_2-2}\left(\frac{1}{n_1}+\frac{1}{n_2}\right)}} \qquad (3-18)$$

$$=\frac{\bar{X}_1-\bar{X}_2}{\sqrt{\frac{(n_1-1)S_1^2+(n_2-1)S_2^2}{n_1+n_2-2}\left(\frac{1}{n_1}+\frac{1}{n_2}\right)}},\quad \nu=n_1+n_2-2$$

例 3-7　为探讨青藤碱抗兔动脉粥样硬化作用，采用单纯高脂饲料 12 周喂养方法建立动脉粥样硬化家兔模型。将 12 周造模成功家兔 16 只随机等分为 2 组。模型组给予高脂饲料 100g/d；青藤碱组除给予高脂饲料 100g/d 外，在饲料中添加青藤碱 109mg/(kg・d)。连续喂养 3 周，实验结束后心脏采血，测定心脏血液中高密度脂蛋白(HDL，mmol/L)。结果见表 3-7，能否认为模型组与青藤碱组心脏血液中 HDL 含量的总体均数不同？

表 3-7　模型组与青藤碱组家兔心脏血液中 HDL 含量测定结果　　单位：mmol/L

组别								
青藤碱组 $X_1(n_1=8)$	0.66	0.76	0.79	0.88	0.78	0.66	0.75	0.88
模型组 $X_2(n_2=8)$	0.58	0.69	0.59	0.70	0.69	0.68	0.58	0.60

1. 建立检验假设，确定检验水准。

H_0：$\mu_1=\mu_2$，即青藤碱组与模型组家兔心脏血液中 HDL 含量的总体均数相等

H_1：$\mu_1\neq\mu_2$，即青藤碱组与模型组家兔心脏血液中 HDL 含量的总体均数不等

$\alpha=0.05$

2. 计算检验统计量　今算得青藤碱组家兔心脏血液中 HDL 含量的均数 $\bar{X}_1=0.770\,0$(mmol/L)，标准差 $S_1=0.084\,0$(mmol/L)；模型组家兔心脏血液中 HDL 含量的均数 $\bar{X}_2=0.638\,8$(mmol/L)，标准差 $S_2=0.055\,4$(mmol/L)。按公式(3-18)，当 $n_1=n_2=n$ 时，

$$t=\frac{\bar{X}_1-\bar{X}_2}{\sqrt{\frac{(n_1-1)S_1^2+(n_2-1)S_2^2}{n_1+n_2-2}\left(\frac{1}{n_1}+\frac{1}{n_2}\right)}}=\frac{\bar{X}_1-\bar{X}_2}{\sqrt{\frac{S_1^2+S_2^2}{n}}}=\frac{0.770\,0-0.638\,8}{\sqrt{\frac{0.084\,0^2+0.055\,4^2}{8}}}=3.688$$

$$\nu=8+8-2=14$$

3. 确定 P 值，作出推断结论　查 t 界值表得 $0.002<P<0.005$。按 $\alpha=0.05$ 水准，拒绝 H_0，接受 H_1，差异有统计学意义。可认为青藤碱组与模型组心脏血液中的 HDL 含量总体均数不同，结合本题两样本均数大小，可以认为青藤碱组心脏血液中 HDL 含量的总体均数高于模型组。

（二）总体方差不等的近似 t 检验

进行两小样本均数比较，若总体服从正态分布，但两总体方差不等，即 $\sigma_1^2\neq\sigma_2^2$ 时，可采用数据变换（如两样本几何均数的 t 检验，就是将原始数据取对数后进行 t 检验，见本章第七节）或下述近似 t 检验——t' 检验或秩转换的非参数检验（见第八章第二节）。

近似 t 检验有以下三种方法可供选择：Cochran & Cox 法、Satterthwaite 法和 Welch 法。其中第一、二种方法较为常用。

1. Cochran & Cox 近似 t 检验　Cochran & Cox 法(1950)的检验统计量为 t',按公式(3-19)计算。因 t' 分布较复杂,故常利用 t 计算其近似临界值 t'_α。

$$t'=\frac{\overline{X}_1-\overline{X}_2}{\sqrt{\frac{S_1^2}{n_1}+\frac{S_2^2}{n_2}}},\quad \nu_1=n_1-1,\quad \nu_2=n_2-1 \tag{3-19}$$

$$t'_\alpha=\frac{S_{\overline{X}_1}^2\cdot t_{\alpha,\nu_1}+S_{\overline{X}_2}^2\cdot t_{\alpha,\nu_2}}{S_{\overline{X}_1}^2+S_{\overline{X}_2}^2} \tag{3-20}$$

t' 值与 P 值的关系同 t 值与 P 值的关系。注意:①当 $n_1=n_2=n$ 时,$\nu_1=\nu_2=\nu$,$t'=t$,$t'_\alpha=t_{\alpha,\nu}$,$\nu=n-1$(不是 $2n-2$);②用双侧概率时,t'_α 为 $t'_{\alpha/2}$,t_{α,ν_1} 和 t_{α,ν_2} 取 $t_{\alpha/2,\nu_1}$ 和 $t_{\alpha/2,\nu_2}$。

例 3-8　为分析血糖控制对血清总胆固醇(TC)含量的影响,调查了某社区 2 型糖尿病患者,以糖化血红蛋白 HbAlc<7.0%作为血糖控制目标,各测量了 25 名血糖控制较差(甲组)和 25 名血糖控制良好(乙组)的患者 TC 含量(mmol/L),结果见表 3-8。

表 3-8　血糖控制良好和较差的 2 型糖尿病患者血清总胆固醇(TC)含量比较

组别	TC 含量(X)/(mmol/L)							$\overline{X}\pm S$
甲组($n_1=25$)	5.61	4.18	3.21	2.41	2.12	6.81	3.47	4.317 6±1.286 8
	4.46	1.98	3.03	3.96	4.91	4.42	6.92	
	4.89	2.99	3.51	5.91	4.90	4.59	5.04	
	4.16	4.91	4.85	4.70				
乙组($n_2=25$)	4.76	6.54	5.65	5.30	4.96	6.30	6.17	5.144 0±0.687 6
	4.40	5.75	4.42	4.54	5.10	5.37	4.21	
	5.44	5.81	4.65	6.05	4.82	5.53	5.00	
	4.66	4.37	4.42	4.38				

由于甲组方差是乙组方差的 3.50 倍,经两样本方差齐性的 F 检验(见本章第七节),认为两组的总体方差不等,故采用近似 t 检验。

(1)建立检验假设,确定检验水准。

H_0:$\mu_1=\mu_2$,即血糖控制较差者和良好者 TC 含量的总体均数相等

H_1:$\mu_1\neq\mu_2$,即血糖控制较差者和良好者 TC 含量的总体均数不等

$\alpha=0.05$

(2)计算检验统计量:按公式(3-19)得

$$t'=\frac{4.3176-5.1440}{\sqrt{\frac{1.2868^2}{25}+\frac{0.6876^2}{25}}}=-2.832,\quad \nu_1=25-1=24,\quad \nu_2=25-1=24$$

(3)确定 P 值,作出推断结论:查 t 界值表 $t_{0.05/2,24}=2.064$,按公式(3-20)计算得

$$t'_{0.05/2}=\frac{\frac{1.2868^2}{25}\times 2.064+\frac{0.6876^2}{25}\times 2.064}{\frac{1.2868^2}{25}+\frac{0.6876^2}{25}}=2.064$$

由 $|t|=|-2.832|>2.064$ 得 $P<0.05$。按 $\alpha=0.05$ 水准,拒绝 H_0,接受 H_1,差异有统计学意义。可认为血糖控制较差者和良好者 TC 含量的总体均数不同。

2. Satterthwaite 近似 t 检验　Cochran & Cox 法是对临界值校正,而 Satterthwaite 法(1946)则是对

自由度校正。即用上述公式(3-19)中的t'代替t,自由度校正按公式(3-21)计算。最终结果查附表3-2的t界值表。

$$t=t',\quad \nu=\frac{(S_{\bar{X}_1}^2+S_{\bar{X}_2}^2)^2}{\frac{S_{\bar{X}_1}^4}{n_1-1}+\frac{S_{\bar{X}_2}^4}{n_2-1}}=\frac{\left(\frac{S_1^2}{n_1}+\frac{S_2^2}{n_2}\right)^2}{\frac{\left(\frac{S_1^2}{n_1}\right)^2}{n_1-1}+\frac{\left(\frac{S_2^2}{n_2}\right)^2}{n_2-1}} \tag{3-21}$$

对例3-8,如按Satterthwaite法,则

$$\nu=\frac{\left(\frac{1.286\,8^2}{25}+\frac{0.687\,6^2}{25}\right)^2}{\frac{\left(\frac{1.286\,8^2}{25}\right)^2}{25-1}+\frac{\left(\frac{0.687\,6^2}{25}\right)^2}{25-1}}=36.7$$

以$\nu=37$、$|t|=2.832$查附表3-2的t界值表得$0.005<P<0.01$。结论同前。

3. Welch近似t检验　Welch法(1947)也是对自由度进行校正。其校正按公式(3-22)计算得

$$t=t',\quad \nu=\frac{(S_{\bar{X}_1}^2+S_{\bar{X}_2}^2)^2}{\frac{S_{\bar{X}_1}^4}{n_1+1}+\frac{S_{\bar{X}_2}^4}{n_2+1}}-2=\frac{\left(\frac{S_1^2}{n_1}+\frac{S_2^2}{n_2}\right)^2}{\frac{\left(\frac{S_1^2}{n_1}\right)^2}{n_1+1}+\frac{\left(\frac{S_2^2}{n_2}\right)^2}{n_2+1}}-2 \tag{3-22}$$

对例3-8,如按Welch法,则

$$\nu=\frac{\left(\frac{1.286\,8^2}{25}+\frac{0.687\,6^2}{25}\right)^2}{\frac{\left(\frac{1.286\,8^2}{25}\right)^2}{25+1}+\frac{\left(\frac{0.687\,6^2}{25}\right)^2}{25+1}}-2=37.7$$

以$\nu=38$、$|t|=2.832$查附表3-2的t界值表得$0.005<P<0.01$。结论同前。

第六节　假设检验的注意事项

一、Ⅰ型错误和Ⅱ型错误

假设检验采用小概率反证法的思想,根据P值作出的推断结论具有概率性,因此其结论不可能完全正确,可能发生两类错误(表3-9)。

表3-9　假设检验可能发生的两类错误

客观实际	假设检验的结果	
	拒绝H_0	"接受"H_0
H_0成立	Ⅰ型错误(α)	推断正确($1-\alpha$)
H_0不成立即H_1成立	推断正确($1-\beta$)	Ⅱ型错误(β)

Ⅰ型错误(type Ⅰ error):拒绝了实际上成立的H_0,这类"弃真"的错误称为Ⅰ型错误(又称第一类错误),前面所讲的检验水准,就是预先规定的允许犯Ⅰ型错误概率的最大值,Ⅰ型错误概率大小也用α

表示。α 可取单侧亦可取双侧。假设检验时,研究者可根据不同研究目的来确定 α 大小。如规定 $\alpha=0.05$,当 H_0实际成立而拒绝 H_0时,则理论上每100次检验中有5次发生这样的错误。

Ⅱ型错误(type Ⅱ error):"接受"了实际上不成立的 H_0,这类"取伪"的错误称为Ⅱ型错误(又称第二类错误)。其概率大小用 β 表示。β 只取单侧,β 的大小一般未知,须在已知两总体差值 δ(如 $\mu_1-\mu_2$ 等)、α 和 n 时,才能算出。

图3-6以单样本 u 检验来说明这两类错误。设 $H_0:\mu=\mu_0$,$H_1:\mu<\mu_0$。若 μ 确实等于已知总体均数 μ_0,即实际上 H_0成立,但由于抽样误差的偶然性,得到了较大的 u(指绝对值),使得 $\mu\geqslant\mu_\alpha$,按所取检验水准 α,拒绝 H_0,接受 H_1,结论为 $\mu<\mu_0$。此推断当然是错误的,该错误就是Ⅰ型错误。相反,若 μ 确实小于 μ_0,即实际上 H_0不成立,H_1成立,由于抽样误差的偶然性,得到了较小的 u,使得 $\mu<\mu_\alpha$,按所取检验水准 α,不拒绝 H_0。实际应用时,将其当作"接受"H_0,此推断错误就是Ⅱ型错误。

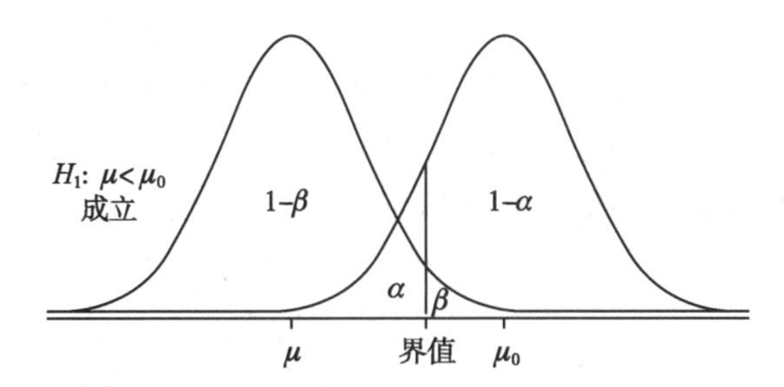

图3-6 Ⅰ型错误与Ⅱ型错误示意图(以单侧 u 检验为例)

图3-6中,$1-\beta$ 称为检验效能(power of a test),过去称为把握度。其意义为当两总体确有差异时,按规定检验水准 α 所能发现该差异的能力。和 β 一样,$1-\beta$ 只取单侧。如 $1-\beta=0.90$,意味着若两总体确有差别,则理论上平均每100次检验中,有90次能够得出差异有统计学意义的结论。从图中可看出,α 越小,β 越大;反之 α 越大,β 越小。若要同时减小Ⅰ型错误 α 以及Ⅱ型错误 β,唯一的方法就是增加样本含量 n。若重点是减少Ⅰ型错误 α(如一般的假设检验),一般取 $\alpha=0.05$;若重点是减少Ⅱ型错误 β(如方差齐性检验,正态性检验或想用一种方法代替另一种方法的检验等),一般取 $\alpha=0.10$ 或 $\alpha=0.20$,甚至更高。注意:拒绝 H_0,只可能犯Ⅰ型错误,不可能犯Ⅱ型错误;"接受"H_0,只可能犯Ⅱ型错误,不可能犯Ⅰ型错误。

二、假设检验应注意的问题

1. 要有严密的研究设计 这是假设检验的前提。对比组间应均衡,具有可比性,也就是除对比的主要研究因素(如临床试验用新药和对照药)不同外,其他可能影响结果的因素(如年龄、性别、病程、病情轻重等)在对比组间应相同或相近。保证均衡性最好的方法是施加干预前的随机分组。

2. 不同类型资料应选用不同检验方法 应根据分析目的、资料类型和分布、设计方案种类、样本含量大小及不同统计学方法的适用条件等,选用适当的检验方法。如,配对设计的计量资料采用配对 t 检验;而完全随机设计的两样本计量资料,若为小样本(即任一 $n_i\leqslant60$)且方差齐,则选用两样本 t 检验;若方差不齐,则选用近似 t'检验(Cochran & Cox 法或 Satterthwaite 法等)。

3. 正确理解"显著性(significant)"的含义 英文期刊关于假设检验结果最常见的表述是 significant difference 和 no significant difference,中文理解为"有统计学差异"和"无统计学差异"更为恰当,并不说明实际差异有无显著性。例如,比较A、B两种降压药物的降压效果,选取了高血压患者各100名随机服用A、B两药,分别测定两组患者服药后舒张压的改变值,得两组舒张压改变值之差的均数为0.83mmHg(0.11kPa)。做两样本 t 检验得 $t=6.306$,$P\ll0.001$,差异有"显著性"(统计学意义)。但因A、B两组高血压患者服药后舒张压改变值之差较小,仅0.83mmHg,未达到有临床意义的差值5mmHg(0.67kPa),故实际差异没有临床意义。差异没有"显著性",说明没有统计学意义,即总体可能存在差异，但本次假设检验没有拒绝 H_0，不能理解为推论的总体“无差异”，更不能以此证明推论的总体“相等”。另一方面，当统计结论无意义，而专业结论有意义时，则应当检查设计是否合理、样本含量是否足够。

4. 结论不能绝对化 因统计结论具有概率性质，故在报告结论时，不要使用“肯定”“一定”“必定”等词。应列出检验统计量的值，报告具体 P 或 P 的确切范围，如写成 $P=0.040$ 或 $0.02<P<0.05$，而不要简单写成 $P<0.05$，以便读者与同类研究进行分析比较或进行循证医学研究时采用 meta 分析。

5. 置信区间与假设检验的区别和联系 置信区间用于说明量的大小即推断总体参数（如总体均数）的范围，而假设检验用于推断质的不同即判断两总体参数是否不等。两者既相互联系，又有区别。一方面，置信区间亦可回答假设检验的问题，算得的置信区间若包含了 H_0，则按检验水准 α，不拒绝 H_0；若不包含 H_0，则按检验水准 α，拒绝 H_0，接受 H_1。如根据例 3-5 的数据可算得从事铅作业男性工人的血红蛋白含量总体均数的 95%CI 为(122.12，139.54)g/L。由于该置信区间未包含 H_0：$\mu=\mu_0=140$g/L，即正常成年男性的均数 140g/L，其置信上限也低于 140g/L，故可认为从事铅作业男性工人的平均血红蛋白含量低于正常成年男性，其结论和假设检验的结论相同。另一方面，置信区间不但能回答差别是否有统计学意义，而且还能提供比假设检验更多的信息，即提示差别有无实际的专业意义。如图 3-7 中①~③均有统计学意义（因置信区间未包含 H_0），但其中：①提示有实际的专业意义（因置信区间高于有实际专业意义的值），值得重视；②提示可能有实际的专业意义；③提示无实际的专业意义。该图中④、⑤提示差异均无统计学意义，但其中：④因置信区间较宽，样本含量过小，抽样误差太大，难于得出结论；⑤提示以决策的观点，可“接受”H_0，因为即使增加样本含量，得到差异有统计学意义，也无实际的专业意义。

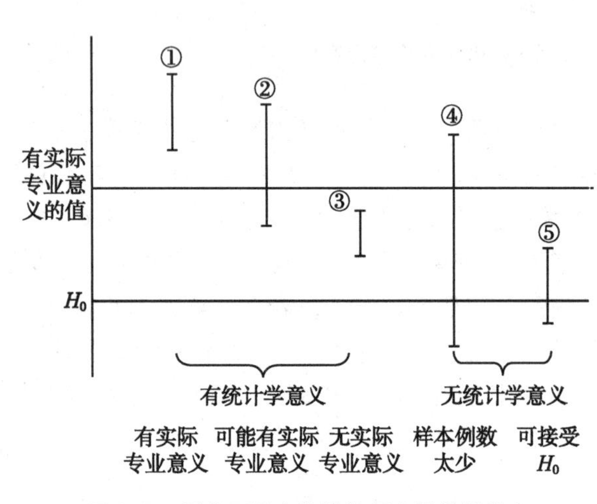

图 3-7 置信区间在统计推断上提供的信息

虽然置信区间亦可回答假设检验的问题，并能提供更多的信息，但并不意味着置信区间能够完全代替假设检验。置信区间只能在预先规定的概率——置信度（$1-\alpha$）的前提下进行计算，而假设检验能够获得较为确切的概率 P。故将两者结合起来，才是完整的分析。

第七节 正态性检验和两样本方差比较的 F 检验

在进行两样本 t 检验尤其是两小样本均数的比较时，要求相应的两总体均服从正态分布且两总体方差相等，即方差齐性；而配对 t 检验则要求每对数据差值的总体服从正态分布即可。因此进行两小样本 t 检验时，一般应先对资料进行方差齐性检验（homogeneity of variance test），特别是发现两样本方差相差悬殊时，要判断两样本所代表的两总体方差是否不等。若方差齐，采用一般的 t 检验；若方差不齐，则采用近似 t 检验（如 Cochran & Cox 的 t' 检验等）。必要时，也可对资料进行正态性检验（normality test），但正态性检验更多用于采用正态分布法制定参考值范围。

一、正态性检验

正态性检验的方法有两大类。

一是图示法。主要采用概率图（probability-probability plot，P-P plot）和分位数图（quantile-quantile plot，Q-Q plot），其中 P-P 图是以实际或观察的累积频率（X）对被检验分布（如正态分布等）的理论或期望累积频率(Y)作图,而 Q-Q 图则是以实际或观察的分位数(X)对被检验分布的理论或期望分位数(Y)作图,其中以 Q-Q 图的效率较高。如果所分析的数据服从正态分布,则在 P-P 图和 Q-Q 图上的数据点应分布在从左下到右上的直线附近。否则数据点偏离直线较远。若将本章第一节例 3-1 中抽得的 100 个样本均数(表 3-1)用图示法进行正态性检验,可得图 3-8 的 P-P 图和图 3-9 的 Q-Q 图。

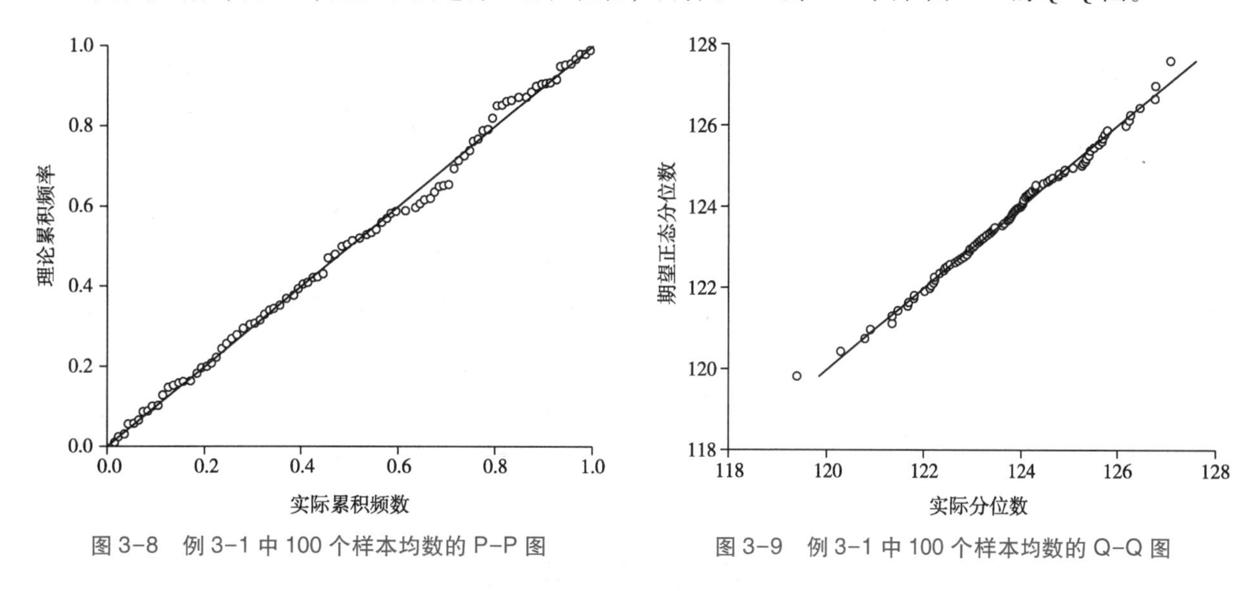

图 3-8　例 3-1 中 100 个样本均数的 P-P 图

图 3-9　例 3-1 中 100 个样本均数的 Q-Q 图

图 3-8 和图 3-9 的散点几乎都均匀分布在对角线上,故可认为该资料服从正态分布。

二是计算法。计算法又分为两种:①对偏度(skewness)和峰度(kurtosis)各用一个指标来评定,其中以矩法(method of moment,又称动差法)效率最高。②仅用一个指标来综合评定,其中以 W 检验法(S.S.Shapiro & M. B. Wilk,1965)和 W'检验法(S. S. Sharpiro & R. S. Francia,1972)效率最高,适用于样本含量少于 100 的资料;D 检验法(R. B. D′ Agostino,1971)效率也高,适用于样本含量 n 为 10~2 000 的资料。下面只介绍效率最高的矩法,其他方法读者可参考相关书籍。

矩法是利用数学上的矩原理来检验偏度和峰度。偏度指分布不对称的程度和方向,用偏度系数(coefficient of skewness)衡量,样本偏度系数用 g_1 表示,总体偏度系数用 γ_1 表示;而峰度则指分布与正态曲线相比的冒尖程度或扁平程度,用峰度系数(coefficient of kurtosis)衡量,样本峰度系数用 g_2 表示,总体峰度系数用 γ_2 表示。g_1、g_2 的计算公式为

$$g_1=\frac{n\Sigma fX^3-3\Sigma fX\Sigma fX^2+2\,(\Sigma fX)^3/n}{(n-1)(n-2)\sqrt{\{[\Sigma fX^2-(\Sigma fX)^2/n]/(n-1)\}^3}} \tag{3-23}$$

$$g_2=\frac{(n+1)[n\Sigma fX^4-4\Sigma fX\Sigma fX^3+6(\Sigma fX)^2\Sigma fX^2/n-3(\Sigma fX)^4/n^2]}{(n-1)(n-2)(n-3)\{[\Sigma fX^2-(\Sigma fX)^2/n]/(n-1)\}^2}-\frac{3(n-1)^2}{(n-2)(n-3)} \tag{3-24}$$

式中 X 为变量值,f 为相同 X 值的个数,n 为样本含量。当用原始数据进行计算时,$f=1$。因此,上述两式无论 n 的大小均适用。

理论上,总体偏度系数 $\gamma_1=0$ 为对称,$\gamma_1>0$ 为正偏态,$\gamma_1<0$ 为负偏态;总体峰度系数 $\gamma_2=0$ 为正态峰,$\gamma_2>0$ 为尖峭峰,$\gamma_2<0$ 为平阔峰。只有同时满足对称和正态峰两个条件时,才能认为资料服从正态分布。g_1 和 g_2 为统计量,其标准误的计算公式为

$$\sigma_{g_1}=\sqrt{\frac{6n(n-1)}{(n-2)(n+1)(n+3)}} \tag{3-25}$$

$$\sigma_{g_2}=\sqrt{\frac{24n\,(n-1)^2}{(n-3)(n-2)(n+3)(n+5)}} \tag{3-26}$$

g_1 和 g_2 的抽样分布近似正态分布,故可用 u 检验对其进行检验。

例 3-9　试用矩法对表 3-1 中计算机模拟抽样所得的 100 个样本均数进行正态性检验。

(1) 建立检验假设,确定检验水准。

H_0: $\gamma_1=0$ 且 $\gamma_2=0$,即总体服从正态分布

H_1: $\gamma_1\neq0$ 或/和 $\gamma_2\neq0$,即总体不服从正态分布

$\alpha=0.10$(欲不拒绝 H_0,α 宜稍大以减少Ⅱ型错误)

(2) 计算检验统计量:本例为原始数据,故 $f=1$,X 为每次抽样算得的均数。令 $\sum fX=\sum X=12\,372.08$,$\sum fX^2=\sum X^2=1\,530\,909.631\,2$,$\sum fX^3=\sum X^3=189\,461\,257.123\,0$,$\sum fX^4=\sum X^4=23\,450\,667\,254.446\,6$,按公式(3-23)和(3-24)计算得

$$g_1=\frac{100\times189\,461\,257.123\,0-3\times12\,372.08\times1\,530\,909.631\,2+2\,(12\,372.08)^3/100}{(100-1)(100-2)\sqrt{\{[1\,530\,909.631\,2-(12\,372.08)^2/100]/(100-1)\}^3}}=-0.083\,6$$

$$g_2=\frac{(100+1)\left[100\times23\,450\,667\,254.446\,6-4\times12\,372.08\times189\,461\,257.123\,0+\dfrac{6\,(12\,372.08)^2\times1\,530\,909.631\,2}{100}-\dfrac{3\,(12\,372.08)^4}{100^2}\right]}{(100-1)(100-2)(100-3)\left(\dfrac{1\,530\,909.631\,2-12\,372.08^2/100}{100-1}\right)^2}-\frac{3\,(100-1)^2}{(100-2)(100-3)}=-0.028\,2$$

按公式(3-25)和(3-26)得

$$\sigma_{g_1}=\sqrt{\frac{6\times100\times(100-1)}{(100-2)(100+1)(100+3)}}=0.241\,4$$

$$\sigma_{g_2}=\sqrt{\frac{24\times100\times(100-1)^2}{(100-3)(100-2)(100+3)(100+5)}}=0.478\,3$$

故有 $u_{g_1}=\dfrac{g_1}{\sigma_{g_1}}=\dfrac{-0.083\,6}{0.241\,4}=-0.346$,$u_{g_2}=\dfrac{g_2}{\sigma_{g_2}}=\dfrac{-0.028\,2}{0.478\,3}=-0.059$

(3) 确定 P 值,得出推断结论:查 u 界值表(即附表 3-2 的 t 界值表中最后一行 $\nu\to\infty$)得峰度 $P>0.50$,偏度 $P>0.50$。按 $\alpha=0.10$ 水准,不拒绝 H_0,差别无统计学意义。尚不能认为这些样本均数的总体不服从正态分布。

二、两样本方差比较的 F 检验

两总体方差是否不等的判断过去多采用 F 检验(F test),由于该检验理论上要求资料服从正态分布,而许多资料方差不齐时,往往不服从正态分布。因此,近年来多采用更为稳健,不依赖总体分布具体形式的 Levene 检验(Levene's test,1960)。Levene 检验实质上是将原始观测值 X_{ij} 转换为相应的离差 Z_{ij}(有多种方法可选),然后再进行方差分析(见第四章第七节),它既可用于对两个总体方差进行齐性检验,也可用于对多个总体方差进行齐性检验。下面仅介绍两样本方差比较的 F 检验。

检验统计量 F 按下式计算:

$$F=\frac{S_1^2(\text{较大})}{S_2^2(\text{较小})},\quad \nu_1=n_1-1,\quad \nu_2=n_2-1 \tag{3-27}$$

式中 S_1^2 为较大的样本方差,S_2^2 为较小的样本方差,分子的自由度为 ν_1,分母的自由度为 ν_2。检验统计量 F 为两个样本方差之比,如仅是抽样误差的影响,它一般不会偏离 1 太远。

数理统计理论证明:当 $H_0(\sigma_1^2=\sigma_2^2)$ 成立时,S_1^2/S_2^2 服从 F 分布。F 分布曲线的形状由两个参数 $\nu_1=n_1-1$ 和 $\nu_2=n_2-1$ 决定,F 的取值范围为$(0,\infty)$。图 3-10 为 $\nu_1=10,\nu_2=\infty$ 和 $\nu_1=10,\nu_2=1$ 时 F 分布的图形。

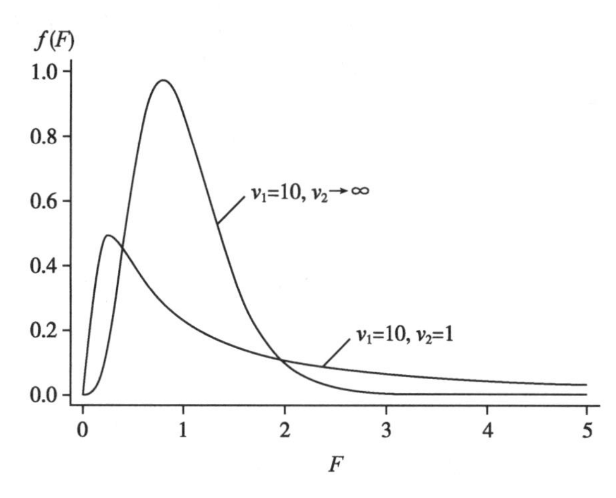

图 3-10　不同自由度时 F 分布的图形

统计学家为应用方便编制了 F 界值表(附表 3-3)，表中单侧的界值用$H_{\alpha,(\nu_1,\nu_2)}$表示，双侧的界值则用 $F_{\alpha/2,(\nu_1,\nu_2)}$ 表示。根据 F 的定义有：下侧或左侧的 $F_{\alpha,(\nu_1,\nu_2)}=1/$上侧或右侧的$F_{\alpha,(\nu_2,\nu_1)}$，故表中只列出了右侧$F_{\alpha,(\nu_1,\nu_2)}$。当两自由度 ν_1，ν_2 分别相同时，同一 F 值其双侧的概率为单侧概率的两倍，如 $F_{0.10/2,(20,19)}=F_{0.05,(20,19)}=2.15$。

求得 F 值后，查 F 界值表得 P 值(F 值越大，P 值越小)，然后按所取的检验水准 α 得出推断结论。由于第一个样本的方差既可能大于第二个样本的方差，也可能小于第二个样本的方差，故两样本方差比较的 F 检验实为双侧检验。为了方便，公式(3-27)规定以较大方差作分子，较小方差作分母，求得的 F 值必然大于 1，故查 F 界值表时使用右侧界值，实际对应其双侧概率 P 值。

例 3-10　对例 3-7，用 F 检验判断两总体心脏血液中 HDL 含量的方差是否不等。

方差齐性检验的步骤同前述假设检验的基本步骤，也分为三步。

(1) 建立检验假设，确定检验水准。

H_0：$\sigma_1^2=\sigma_2^2$，即青藤碱组与模型组心脏血液中 HDL 含量的总体方差相等

H_1：$\sigma_1^2\neq\sigma_2^2$，即青藤碱组与模型组心脏血液中 HDL 含量的总体方差不等

$\alpha=0.10$

(2) 计算检验统计量：按公式(3-27)得

$$F=\frac{0.084\ 0^2}{0.055\ 4^2}=2.299,\quad \nu_1=8-1=7,\quad \nu_2=8-1=7$$

(3) 确定 P 值，得出推断结论：以 $\nu_1=7$、$\nu_2=7$ 查附表 3-3 的 F 界值表，得 $F_{0.10/2,(7,7)}=3.79$，因 $2.299<F_{0.10/2,(7,7)}$，故 $P>0.10$。按 $\alpha=0.10$ 水准，不拒绝 H_0，差异无统计学意义。尚不能认为青藤碱组与模型组心脏血液中 HDL 含量的总体方差不等。故例 3-7 采用了方差相等情形的两样本 t 检验。

例 3-11　对例 3-8，用 F 检验判断血糖控制较差者和良好者血清总胆固醇(TC)含量的总体方差是否不等。

(1) 建立检验假设，确定检验水准。

H_0：$\sigma_1^2=\sigma_2^2$，即血糖控制较差者和良好者 TC 含量的总体方差相等

H_1：$\sigma_1^2\neq\sigma_2^2$，即血糖控制较差者和良好者 TC 含量的总体方差不等

$\alpha=0.10$

(2) 计算检验统计量：按公式(3-27)得

$$F=\frac{1.286\ 8^2}{0.687\ 6^2}=3.502,\quad \nu_1=25-1=24,\quad \nu_2=25-1=24$$

(3) 确定 P 值,得出推断结论:以 $\nu_1=24$、$\nu_2=24$ 查附表 3-3 的 F 界值表,因 $F_{0.10/2,(24,24)}=1.98$,故 $P<0.10$。按 $\alpha=0.10$ 水准,拒绝 H_0,接受 H_1,差异有统计学意义。可认为血糖控制较差者和良好者 TC 含量的总体方差不等。故例 3-8 采用了方差不等情形的两样本 t' 检验。

三、变量变换

实际资料若不满足正态性或/和方差齐性的假定,尤其是小样本资料时,如用一般的 t 检验可能会导致偏离真实结果较远。对于明显偏离上述应用条件的资料,可通过变量变换的方法加以改善。所谓变量变换(variable transformation)是将原始数据作某种函数转换,如转换为对数值等。它可使各组方差齐同,亦可使偏态资料正态化,以满足 t 检验或其他统计分析方法对资料的要求。通常情况下,适当的变量变换可同时达到上述两个目的。但变量变换后,在结果解释上不如原始观测变量直观。

常用的变量变换有对数变换、平方根变换、平方根反正弦变换、倒数变换等,应根据资料性质选择适当的变量变换方法。下面分别介绍几种常用的变量变换及其适用条件。

1. 对数变换(logarithmic transformation) 即将原始数据 X 取对数(常用对数或自然对数均可),其基本形式如下:

$X'=\lg X$

$X'=\lg(X+1)$,当原始数据较小或有 0 时

$X'=\lg(X+K)$ 或 $X'=\lg(K-X)$

对数变换适用于:①对数正态分布资料,即原始数据的效应是相乘时,如抗体滴度;食品、蔬菜、水果中农药的残留量;环境中某些有毒有害物质的含量;某些疾病的潜伏期等资料。②各样本标准差与均数成比例或变异系数是常数或接近某一常数的资料。

2. 平方根变换(square root transformation) 即将原始数据 X 开算术平方根,其基本形式如下:

$X'=\sqrt{X}$

$X'=\sqrt{X+0.5}$ 或 $\sqrt{X+1}$,当原始数据较小或有 0 时

平方根变换适用于:①服从 Poisson 分布的资料,即各样本方差与均数近似相等,如放射性物质在单位时间内的放射次数,某些发病率较低的疾病在时间或地域上的发病例数等资料;②轻度偏态分布的资料。

3. 平方根反正弦变换(arcsine transformation) 即将原始数据 X 的平方根取反正弦变换,其基本形式有两种。

(1) 用角度表示:$X'=\sin^{-1}\sqrt{X}$。

(2) 用弧度表示:$X'=\left(\frac{\pi}{180}\right)\sin^{-1}\sqrt{X}$,其中 π 为圆周率。

平方根反正弦变换适用于个体观察指标为比值或百分比的资料,如淋巴细胞转变率(%)、白细胞分类计数百分比(%)等。

4. 倒数变换(reciprocal transformation) 即将原始数据 X 取倒数,其基本形式如下:

$$X'=1/X$$

倒数变换适用于数据两端波动较大的资料。

Summary

In this chapter, we introduce sampling error, some key techniques for statistical inference (parameter estimation and hypothesis test), and t-test which can be applied to the comparisons of one or two sample means. Usually, the mean of one sample is different from another when we repeatedly draw samples from the population. The difference between the sample mean and the population mean is called sampling error, which is also known as the standard error of the mean. The standard error of mean tells how much error to be expected if we use the sample mean to estimate the population mean.

Parameter estimation is the process of using the statistic of a random sample to estimate the parameter of the population. There are two kinds of parameter estimation: point estimation, which simply uses the value of sample statistic to estimate the population parameter; interval estimation, which provides a confidence interval that is based on the sampling error of a population parameter.

A hypothesis test is a procedure that uses data from a sample to draw a general conclusion about the population. Hypothesis test is structured as a three-step process that includes: (1) state the test hypotheses (H_0 and H_1) and determine an alpha level; (2) select a statistical method and calculate the test statistic; (3) calculate the P-value and draw a conclusion. Whatever conclusion is made in a hypothesis test, there is always a risk of making an incorrect one. There are two types of errors that can occur: type I error is the rejection of a true H_0 while type Ⅱ error is the non-rejection of a false H_0. A t-test, where the test statistic follows a Student's t distribution if the null hypothesis is true, is a common method for constructing test statistics and their corresponding critical values. It can be applied to compare sample means, including one-sample t-test, paired-samples t-test, and two-sample t-test.

练　习　题

一、最佳选择题

1. 下列有关抽样误差的叙述，**错误**的是(　　)

A. 其大小主要取决于个体变异　　B. 其大小主要取决于样本量大小

C. 抽样误差产生于随机抽样　　D. 抽样误差属于系统误差

E. 反映样本统计量与总体参数的差异

2. 两样本均数比较的 t 检验，差别有统计学意义时，P 越小，说明(　　)

A. 两样本均数差别越大　　B. 两总体均数差别越大

C. 越有理由认为两总体均数不同　　D. 越有理由认为两样本均数不同

E. 越有理由认为两总体均数相同

3. 甲乙两人分别从同一随机数字表随机抽得 30 个(各取两位数字)数字作为两个样本，求得 $\overline{X}_1$ 和 S_1^2、$\overline{X}_2$ 和 S_2^2，则理论上(　　)

A. $\overline{X}_1=\overline{X}_2$　　B. $S_1^2=S_2^2$

C. 作两样本 t 检验，必然得出差异无统计学意义的结论　D. 作两样本方差比较的 F 检验，必然方差齐

E. 由甲、乙两样本均数之差求出的总体均数 95%置信区间，很可能包括 0

4. 在参数未知的正态总体中随机抽样，$|\overline{X}-\mu|\geqslant$(　　)的概率为 5%

A. 1.96σ　　B. 1.96　　C. 2.58　　D. $t_{0.05/2,\nu}S$　　E. $t_{0.05/2,\nu}S_{\overline{X}}$

5. 2017 年随机抽取测得某地 200 名健康成年人的血红蛋白含量均数为 125.4g/L，标准差为 8.6g/L，则其 95%的医学参考值范围为(　　)

A. $125.4\pm1.96\times8.6$　　B. $125.4\pm2.58\times8.6$

C. $125.4\pm1.96\times8.6/\sqrt{200}$　　D. $125.4\pm2.58\times8.6/\sqrt{200}$

E. 125.4±1.96×8.6/ $\sqrt{199}$

6. 下列关于以 0 为中心的 t 分布的叙述，错误的是（　　）

A. t 分布图是一簇曲线

B. t 分布是单峰分布

C. 当 $\nu\to\infty$ 时，$t\to u$

D. t 分布图以 0 为中心，左右对称

E. 相同 ν 时，$|t|$ 越大，P 越大

7. 在配对 t 检验中，其无效假设为（　　）

A. 两样本均数不等

B. 差值的样本均数等于 0

C. 差值的总体均数不等于 0

D. 差值的总体均数等于 0

E. 样本均数等于总体均数

8. 下列有关Ⅰ型错误和Ⅱ型错误的叙述，说法正确的是（　　）

A. 若“拒绝 H_0”，犯错误的可能性为 β

B. 若“接受 H_0”，不可能犯Ⅱ型错误

C. 拒绝了实际成立的 H_0 所犯的错误为Ⅰ型错误

D. 对同一资料，Ⅰ型错误与Ⅱ型错误的概率大小没有联系

E. 若想同时减少Ⅰ型错误与Ⅱ型错误的概率，只有减少样本含量

9. 正态性检验，按 $\alpha=0.10$ 水准，若认为总体服从正态分布，此时若推断有错，其错误的概率（　　）

A. 大于 0.10

B. 小于 0.10

C. 等于 0.10

D. 等于 β，而 β 未知

E. 等于 $1-\beta$，而 β 未知

10. 下列有关假设检验的说法，正确的是（　　）

A. 采用配对还是两样本的 t 检验由设计时所决定

B. 用两样本 u 检验时，要求两总体方差齐性

C. 检验水准 α 只能取 0.05

D. 单检验优于双侧检验

E. 若 $P>\alpha$，则接受 H_0 犯错误的可能性很小

二、简答题

1. 试举例说明标准差与标准误的区别与联系。
2. 假设检验的基本思想和一般步骤是什么？
3. 如何合理设置检验水准 α？
4. 假设检验中 α 和 P 的区别何在？
5. 怎样正确选用单侧检验和双侧检验？
6. 为何作两样本方差齐性检验时，常取较高检验水准 α 如取 0.10，甚至 0.20？
7. 总体均数的区间估计与假设检验有何区别和联系？
8. 对两指标进行比较，是否必须作假设检验，为什么？
9. 什么是检验效能？决定检验效能的因素有哪些？
10. 变量变换的目的是什么？常用变量变换的方法有哪些？

三、计算分析题

1. 随机抽样调查了某地 2010 年部分健康成年人的红细胞数和血红蛋白量，结果如表 3-10。

表 3-10　2010 年某地健康成年人的红细胞数和血红蛋白含量

指标	性别	例数	均数	标准差	标准值*
红细胞数/（10^{12}/L）	男	360	4.66	0.58	4.84
	女	255	4.18	0.29	4.33
血红蛋白/（g/L）	男	360	134.5	7.1	140.2
	女	255	117.6	10.2	124.7

*《实用内科学》（1976 年）所载均数（转为法定计量单位）

请就上表资料：

（1）说明女性的红细胞数与血红蛋白的变异程度何者为大。

（2）计算男性两项指标的抽样误差。

（3）试估计该地健康成年女性红细胞数的均数。

（4）该地健康成年男、女血红蛋白含量是否不同？

（5）该地男性两项血液指标是否均低于上表的标准值（若测定方法相同）？

2. 某药厂为了解其生产的某个药物（同一批次）的有效成分含量是否符合国家规定的标准，随机抽取了该药 10 片，得其样本均数为 103.0mg，标准差为 2.22mg。试估计该批药剂有效成分的平均含量。

3. 据大量调查得知，健康成年男子脉搏均数为 72 次/min，某医生在山区随机抽样调查了 25 名健康成年男子，其脉搏均数为 74.2 次/min，标准差为 6.5 次/min，能否认为该山区成年男子的脉搏高于一般人群？

4. 为了解双源 CT 冠状动脉造影和超声心动图检查两种方法测定心脏病患者左室舒张末容积（EDV，ml）的差别，某医院收集心脏病患者 12 例，同时分别用两种检测方法测得其 EDV 的大小如表 3-11 所示。问两种检测方法的检测结果是否不同？

表 3-11　两种方法检测心脏病患者左室舒张末容积结果　　单位：ml

编号	双源 CT 冠状动脉造影	超声心动图检查	编号	双源 CT 冠状动脉造影	超声心动图检查
1	137.6	80.5	7	133.2	81.2
2	133.2	77.8	8	134.1	79.7
3	136.4	76.3	9	128.4	89.0
4	125.9	74.5	10	135.6	88.4
5	126.5	80.2	11	129.2	90.1
6	130.4	78.8	12	130.2	86.2

5. 某医生研究野木瓜用于手术后的镇痛疗效，以哌替啶作为对照，观察两药的镇痛时间（h），得到表 3-12 结果。问野木瓜与哌替啶的术后平均镇痛时间是否不同？

表 3-12　野木瓜和哌替啶的术后镇痛时间比较

分组	例数	均数/h	标准差/h
野木瓜	30	6.2	1.4
哌替啶	28	3.5	1.2

6. 某营养师观察补充复合微量营养素 6 个月改善儿童体质状况的效果，将 85 名 8~11 岁健康儿童随机分为试验组（服用复合微量营养素咀嚼片）和对照组（服用与复合微量营养素咀嚼片外形完全相同的安慰剂）。在补充前、后分别对两组儿童的仰卧起坐成绩进行观察，算得两组儿童的平均仰卧起坐成绩提高值见表 3-13，问试验组和对照组儿童的平均仰卧起坐成绩提高值是否不同？

表 3-13　两组儿童平均仰卧起坐成绩提高值

分组	例数	平均仰卧起坐成绩提高值/（次/min）	标准差/（次/min）
试验组	47	7.1	4.7
对照组	38	4.9	2.8

7. 将钩端螺旋体患者的血清随机分为两组，分别用标准株和水生株作凝溶试验，测得稀释倍数如表 3-14，问两组的平均效价是否不同？

表 3-14 两组钩端螺旋体病患者血清凝溶试验测得的稀释倍数

标准株(11 人)	100	200	400	400	400	400	800	1 600	1 600	1 600	3 200
水生株(9 人)	100	100	100	200	200	200	200	400	400		

8. 某医师观察某新药治疗肺炎的疗效,将肺炎患者随机分为新药组和旧药组,得两组的退热天数如表 3-15。

表 3-15 新旧两药的退热天数

分组	例数	平均退热天数	退热天数的标准差
新药组	35	3.8	0.8
旧药组	37	5.2	0.9

请就上表资料:

(1) 计算两药平均退热天数之差的 95%*CI*。

(2) 对两药平均退热天数是否不同进行假设检验。

(3) 说明上述两种方法有何联系。

9. 为比较肺表面活性物质 PaO_2在治疗新生儿呼吸窘迫综合征患儿过程中的作用是否不同。某医生得到 30 名患儿治疗后 48 小时资料如表 3-16,问治疗后 48 小时,两组的 PaO_2是否不同?

表 3-16 两组患儿治疗后 48 小时 PaO_2(kPa)比较

分组	例数	均数	标准差
治疗组	15	12.55	0.33
对照组	15	9.72	2.03

ER 3-1 第三章二维码资源

(潘晓平 李长平)

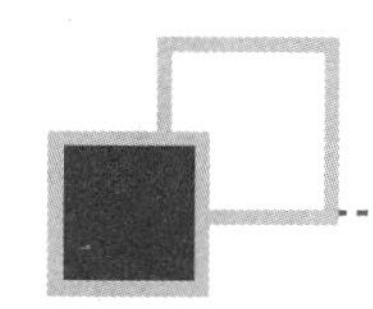

第四章　多个样本均数比较的方差分析

第三章介绍了两个样本均数比较的 t 检验方法，本章介绍多个样本均数比较的方差分析方法。方差分析的用途很广，本章仅介绍只有一个处理因素的完全随机设计资料的方差分析、随机区组设计资料的方差分析、拉丁方设计资料的方差分析和两阶段交叉设计资料的方差分析。

第一节　方差分析的基本思想及应用条件

一、基本思想

在进行科学研究时，通常要根据研究设计将所研究的对象随机分为多个组并施加不同的处理因素(treatment factor)，又称为干预。处理因素的不同取值称为水平(level)，一般至少有两个水平。这类科研资料的统计分析，是通过所获得的样本信息来推断各组均数间的差别是否有统计学意义，即因素有无效果或因素的不同水平之间有无差别。常采用的统计分析方法为方差分析(analysis of variance, ANOVA)。此法由英国统计学家 R.A.Fisher 首创，故方差分析又以 Fisher 的首字母命名为 F 检验。下面结合单个因素的完全随机设计，介绍方差分析的基本思想。

设研究因素有 $g(g\geqslant 2)$ 个不同的水平，研究对象随机分为 g 组，分别接受不同水平的干预，第 $i(i=1,2,\cdots,g)$ 组的样本含量为 n_i，第 i 组的第 $j(j=1,2,\cdots,n_i)$ 个观测值用 X_{ij} 表示。实验结果可整理成表 4-1 形式。方差分析的目的就是在 $H_0(\mu_1=\mu_2=\cdots=\mu_g)$ 成立的条件下，通过分析各组均数 $\bar{X}_i$ 之间的差别大小，推断 g 个总体均数间有无差别，从而说明研究因素的效果是否存在。

表 4-1　g 个组的研究结果

因素分组	测量值						统计量		
1 水平	X_{11}	X_{12}	…	X_{1j}	…	X_{1n_1}	n_1	$\bar{X}_1$	S_1
2 水平	X_{21}	X_{22}	…	X_{2j}	…	X_{2n_2}	n_2	$\bar{X}_2$	S_2
⋮	⋮	⋮	⋮	⋮	⋮	⋮	⋮	⋮	⋮
g 水平	X_{g1}	X_{g2}	…	X_{gj}	…	X_{gn_g}	n_g	$\bar{X}_g$	S_3

总均数记为 $\bar{X}=\sum_{i=1}^{g}\sum_{j=1}^{n_i}X_{ij}/N$，各组均数为 $\bar{X}_i=\sum_{j=1}^{n_i}X_{ij}/n_i$，总例数为 $N=n_1+n_2+\cdots+n_g$，g 为组数。实验数据有三种不同的变异。

1. **总变异**　全部观测值大小不同，这种变异称为总变异。总变异的大小可以用离均差平方和(sum of squares of deviations from mean)表示，即各观测值 X_{ij} 与总均数 $\bar{X}$ 差值的平方和，记为 $SS_{总}$。总变异 $SS_{总}$ 反映了所有观测值之间总的变异程度，计算公式为

$$SS_{总}=\sum_{i=1}^{g}\sum_{j=1}^{n_i}(X_{ij}-\bar{X})^2=\sum_{i=1}^{g}\sum_{j=1}^{n_i}X_{ij}^2-C \tag{4-1}$$

其中，$C=\left(\sum_{i=1}^{g}\sum_{j=1}^{n_i}X_{ij}\right)^2/N$。

2. 组间变异 各组由于接受处理因素的水平不同，各组的样本均数 $\bar{X}_i(i=1,2,\cdots,g)$ 也大小不等，这种变异称为组间变异。其大小为用各组均数 $\bar{X}_i$ 代替原始数据后与总均数 $\bar{X}$ 的离均差平方和表示，记为 $SS_{组间}$，计算公式为

$$SS_{组间}=\sum_{i=1}^{g}n_i(\bar{X}_i-\bar{X})^2=\sum_{i=1}^{g}\frac{\left(\sum_{j=1}^{n_i}X_{ij}\right)^2}{n_i}-C \tag{4-2}$$

各组均数 $\bar{X}_i$ 之间相差越悬殊，它们与总均数 $\bar{X}$ 的差值越大，$SS_{组间}$ 就越大；反之 $SS_{组间}$ 越小。$SS_{组间}$ 反映了各 $\bar{X}_i$ 间的变异程度。存在组间变异的原因有：①随机误差（包括个体变异和测量误差，测量误差常忽略不计）；②处理因素的不同水平可能对实验结果的影响。

3. 组内变异 在同一组中，虽然每个受试对象接受的处理因素水平相同，但观测值仍各不相同，这种变异称为组内变异（误差）。组内变异为组内各观测值 X_{ij} 与其所在组的均数 $\bar{X}_i$ 的差值的平方和，记为 $SS_{组内}$，表示随机误差的影响。计算公式为

$$SS_{组内}=\sum_{i=1}^{g}\sum_{j=1}^{n_i}(X_{ij}-\bar{X}_i)^2 \tag{4-3}$$

各离均差平方和的自由度为

$$\nu_{总}=N-1,\quad \nu_{组间}=g-1,\quad \nu_{组内}=N-g$$

总离均差平方和分解为组间离均差平方和与组内离均差平方和，即

$$SS_{总}=SS_{组间}+SS_{组内} \tag{4-4}$$

相应地，总自由度分解为组间自由度与组内自由度，有

$$\nu_{总}=\nu_{组间}+\nu_{组内} \tag{4-5}$$

变异程度除与离均差平方和的大小有关外，还与其自由度有关。由于各部分自由度不相等，故各部分离均差平方和不能直接比较，须将各部分离均差平方和除以相应的自由度，其比值称为均方差，简称均方（mean square，MS）。组间均方和组内均方的计算公式为

$$MS_{组间}=\frac{SS_{组间}}{\nu_{组间}} \tag{4-6}$$

$$MS_{组内}=\frac{SS_{组内}}{\nu_{组内}} \tag{4-7}$$

如果各组样本的总体均数相等（$\mu_1=\mu_2=\cdots=\mu_g$），即各组的样本来自相同总体，即因素无作用，则组间变异同组内变异一样，只反映随机误差作用的大小。组间均方与组内均方的比值称为 F 统计量。

$$F=\frac{MS_{组间}}{MS_{组内}},\quad \nu_1=\nu_{组间},\quad \nu_2=\nu_{组内} \tag{4-8}$$

如果 F 接近于 1，就没有理由拒绝 H_0；反之，F 越大，拒绝 H_0 的理由越充分。数理统计的理论证明：当 H_0 成立时，F 统计量服从 F 分布。F 分布的概念见第三章第七节，方差分析是单侧 F 检验。由 F 界值表（附表 3-3），可查出按 α 水准（一般取 $\alpha=0.05$）F 分布的单尾界值 $F_{\alpha,(\nu_1,\nu_2)}$，作为判断统计量 F 大小的标准。若根据实验结果计算的 F 偏大，如 $F\geqslant F_{0.05,(\nu_1,\nu_2)}$，则 $P\leqslant0.05$，拒绝 H_0，接受 H_1：μ_i 不全相等（$i=1,2,\cdots,g$），说明各样本来自不全相同的总体，即认为各总体均数不全相等，表明干预因素不同水平的作用不全相同。反之，当 $F<F_{0.05,(\nu_1,\nu_2)}$，则 $P>0.05$，不拒绝 H_0，尚不能作出各总体均数有差别的结论。

综上所述,方差分析的基本思想就是根据研究设计的类型,将全部观测值总的离均差平方和及其自由度分解为两个或多个部分,除随机误差作用外,每个部分的变异可由某个因素的作用(或某几个因素的交互作用)加以解释,如组间变异 $SS_{组间}$ 可由研究因素的作用加以解释。通过比较不同变异来源的均方,借助 F 分布作出统计推断,从而推论研究因素对研究结果有无影响。

多个样本均数比较的方差分析方法与实验设计类型密切相关。方差分析的数据是按照特定实验设计进行实验所得的数据,不同的实验设计其总变异的分解有所不同。因此在应用方差分析时,除要求资料满足方差分析的应用条件外,还应结合具体实验设计来选择相应的方差分析方法。

二、应用条件

多个样本均数比较的方差分析其应用条件为:①各样本是相互独立的随机样本,即具有独立性(independence);②各样本均来自正态分布总体,即具有正态性(normality);③相互比较的各样本的总体方差相等,即具有方差齐性(homogeneity of variance)。

第二节　完全随机设计资料的方差分析

一、完全随机设计

完全随机设计(completely randomized design)是常用的设计方法。采用完全随机化的分组方法,将全部实验对象分配到多个不同组中,或是从不同的总体中进行随机抽样获得不同组的实验对象,各组分别接受不同的处理因素,实验结束后比较各组均数之间的差别有无统计学意义,推论处理因素的效应。

例 4-1　为了研究 3 种降血脂药物的临床疗效,按统一纳入标准选择 120 例患者,采用完全随机设计方法将患者等分为 3 组进行双盲试验(涉及人的试验,“实验”为“试验”)。问如何安排试验?

分组方法如下:

第一步进行随机分组。先将 120 例高血脂患者从 1 开始到 120 编号,见表 4-2 第一行;从随机数字表(附表 3-16)中的任一行任一列开始,如第 5 行第 7 列开始,依次读取 3 位数作为一个随机数录于编号下(或利用随机函数给予随机数),见第二行;然后将全部随机数从小到大编序号(数据相同的按先后顺序编序号),将每个随机数对应的序号记在第三行;规定序号 1~40 为第 1 组,序号 41~80 为第 2 组,序号 81~120 为第 3 组,见第四行。

表 4-2　120 名患者等分为 4 组完全随机设计分组结果

编号	1	2	3	4	5	6	7	8	9	10	…	119	120
随机数	260	873	373	204	056	930	160	905	886	958	…	220	634
序号	24	106	39	15	3	114	13	109	108	117	…	16	75
分组结果	1	3	1	1	1	3	1	3	3	3	…	1	2

第二步随机安排服用的药物。对分好的 3 个组,再给随机数,并且按随机数从小到大依次安排服用甲、乙和丙三种药物。如从附表 3-16 随机数字表第 10 行第 11 列开始,依次读取 3 个 2 位随机数,依次为 85、13、99 给 1、2、3 组。随机数最小的是 13,其次为 85,最大为 99,所以按随机数从小到大的顺序第 2 组服用甲药,第 1 组服用乙药,第 3 组服用丙药。

完全随机设计资料在进行统计分析时,需根据数据的分布特征选择方法,对于满足独立性、正态性和方差齐性的资料,采用单因素方差分析(one - factor ANOVA)也称为单向方差分析(one - way

ANOVA),对两组情况也可用成组 t 检验($g=2$);对于非正态分布或/和方差不齐的资料,可以先进行变量变换(见第三章第七节),然后采用单向分类方差分析或采用 Kruskal-Wills H 检验(见第八章第三节)。

二、变异分解

例 4-2 为了研究 3 种降血脂药物的临床疗效,按统一纳入标准选择 120 例高血脂患者,采用完全随机设计方法将患者等分为 3 组(具体分组方法见例 4-1),随机安排服用的药物,进行双盲试验。以用药 6 周前后甘油三酯降低量为评价指标,具体数据见表 4-3。问 3 个组患者的甘油三酯降低量总体均数有无差别?

表 4-3 服用 3 种药物的患者甘油三酯降低量

分组	甘油三酯降低量/(mmol/L)										统计量			
											n	$\bar{X}_i$	$\sum X$	$\sum X^2$
甲药组	1.77	1.56	2.68	2.34	4.32	2.95	3.36	3.11	1.81	2.42	40	2.96	118.41	370.89
	2.97	2.65	2.17	2.93	2.86	2.72	2.63	2.22	2.90	1.98				
	2.96	3.52	3.85	3.56	3.53	4.07	4.04	3.93	4.19	3.30				
	2.31	2.80	2.98	2.27	2.52	3.72	2.56	3.57	4.02	2.36				
乙药组	2.68	3.21	2.48	2.28	2.39	2.28	2.28	3.23	2.32	2.86	40	2.87	114.73	346.21
	4.02	2.66	2.58	3.64	2.61	2.65	2.32	2.68	1.65	2.66				
	3.25	2.64	4.59	1.66	3.34	3.13	3.59	2.56	3.50	3.53				
	2.68	3.04	4.29	2.66	2.41	3.70	2.42	1.81	2.97	3.48				
丙药组	2.59	2.96	3.00	2.98	2.33	3.55	3.93	3.30	3.16	1.37	40	2.20	88.16	221.73
	2.52	0.94	2.97	3.37	2.16	1.69	1.74	2.11	2.81	1.98				
	1.72	1.19	1.63	1.27	1.08	1.89	1.06	2.17	2.28	0.89				
	3.71	2.47	3.19	1.41	1.88	1.92	2.51	1.02	2.10	1.31				

本例资料是按完全随机设计方法获得的试验结果,可将总变异分解成组间变异和组内变异,并列方差分析表,见表 4-4。

表 4-4 完全随机设计资料的方差分析表

变异来源	自由度 ν	平方和(SS)	均方(MS)	F	P
总变异	$N-1$	$\sum_{i=1}^{g}\sum_{j=1}^{n_i}X_{ij}^2-C$			
组间	$g-1$	$\sum_{i=1}^{g}\frac{\left(\sum_{j=1}^{n_i}X_{ij}\right)^2}{n_i}-C$	$\frac{SS_{组间}}{\nu_{组间}}$	$\frac{MS_{组间}}{MS_{组内}}$	
组内	$N-g$	$SS_{总}-SS_{组间}$	$\frac{SS_{组内}}{\nu_{组内}}$		

三、分析步骤

结合例 4-2,说明完全随机设计资料方差分析的计算过程和分析步骤。

$H_0:\mu_1=\mu_2=\mu_3$，即 3 个试验组的总体均数相等

H_1：即 3 个试验组的总体均数不全相等

$\alpha=0.05$

按表 4-4 中的公式计算各离均差平方和 SS、自由度 V、均方 MS 和 F。

$$\sum\sum X_{ij}=118.41+114.73+88.16=321.30$$

$$\sum\sum X_{ij}^2=370.89+346.21+221.73=938.83$$

$$C=(321.30)^2/120=860.28$$

$$SS_{总}=938.82-860.28=78.543,\ \nu_{总}=120-1=119$$

$$SS_{组间}=\frac{(118.41)^2}{40}+\frac{(141.73)^2}{40}+\frac{(88.16)^2}{40}-860.28=13.621$$

$$\nu_{组间}=3-1=2$$

$$SS_{组内}=78.543-13.621=64.922,\ \nu_{组内}=120-3=117$$

$$MS_{组间}=\frac{13.621}{2}=6.811,\ MS_{组内}=\frac{64.922}{117}=0.555,$$

$$F=\frac{6.811}{0.555}=12.274$$

方差分析表见表 4-5。

表 4-5　例 4-2 的方差分析表

变异来源	自由度(ν)	平方和(SS)	均方(MS)	F	P
总变异	119	78.543			
组间	2	13.621	6.811	12.274	<0.01
组内	117	64.922	0.555		

按 $\nu_1=2,\nu_2=117$ 查附表 3-3 的 F 界值表，得 $F_{0.01,(2,117)}\approx4.75$，$F=12.274>F_{0.01,(2,117)}$，$P<0.01$。

结论：按 $\alpha=0.05$ 水准，拒绝 H_0，接受 H_1，认为服用 3 种药物的患者甘油三酯降低量总体均数不全相等。说明 3 种药物在甘油三酯降低量上表现不全相同。

注意：

(1) 本研究的数据是否满足方差分析的应用条件？第一，本研究所采用的完全随机设计可以得出样本为随机样本，每一个数据都是对每个研究对象独立进行测量的，所以满足独立性。第二，经夏皮洛-威尔克(Shapiro-Wilk)正态性检验得：甲药检验统计量 $W=0.97$，$P=0.43$；乙药检验统计量 $W=0.96$，$P=0.15$；丙药检验统计量 $W=0.97$，$P=0.26$。按 $\alpha=0.10$ 水准，P 均大于 0.1，可以认为三个样本的总体分布均具有正态性。第三，各样本的总体分布具有方差齐性，具体检验见本章第七节。故本研究的数据满足方差分析的应用条件。

(2) 方差分析的结果若拒绝 H_0，接受 H_1，不能说明各组总体均数两两间都有差别。如果要分析哪两组间有差别，需进行多个均数间的多重比较(见本章第六节)。

(3) 当 $g=2$ 时，方差分析的结果与两样本均数比较的 t 检验等价，有 $t=\sqrt{F}$。

(4) 研究因素分类：根据研究因素特点和分析目的的不同，可以把研究因素划分成两类。一类称为固定因素(fixed factor)，另一类是随机因素(random factor)。固定因素是指研究因素及水平是经过有目的的选择，方差分析结果仅用于分析因素及其水平，不推论到其他情形。随机因素是指研究因素的水平是从全部的可能水平中随机选取的，方差分析结果可外推至一般的情形。固定因素和随机因素很多时候不容易判定，一般应从研究角度出发，具体情况具体分析。本例如果是只比较这 3 种药物的降脂效

果，研究因素就是固定因素，如果比较的 3 种药物是在所有可能降脂药物中随机选取的，并外推到一般情形，研究因素就是随机因素。

第三节 随机区组设计资料的方差分析

一、随机区组设计

随机区组设计（randomized block design）又称为配伍组设计，是配对设计的扩展。具体做法是：先按影响试验结果的非处理因素（如患者的性别、体重、年龄、职业、病情、病程等）将试验对象配成区组（block），再分别将各区组内的试验对象随机分配到处理因素的不同水平组。与完全随机设计相比，随机区组设计的特点是随机分配的次数要重复多次，每次随机分配都对同一个区组内的试验对象进行，且各个组试验对象数量相同，区组内均衡。在进行统计分析时，将区组变异离均差平方和从完全随机设计的组内离均差平方和中分离出来，从而减小组内离均差平方和（误差平方和），提高了统计检验效能。若将区组作为另一处理因素的不同水平，随机区组设计等同于无重复观察的两因素设计。

例 4-3 研究者欲研究 3 种孕期营养补充剂 A、B、C 对新生儿出生体重的影响，按居住地相同、孕妇年龄相近（相差不超过 3 岁）和家庭经济水平相近为匹配条件，采用随机区组设计的方法，确定了 10 区组，每个区组 3 名孕妇。如何安排将不同区组中的 3 名孕妇接受 3 种不同的孕期营养补充剂？

方法为先将每个匹配好的区组中的 3 名孕妇编上 1、2、3 号，在随机数字表（附表 3-16）中任选一行一列开始的两位数作为一个随机数，如从第 8 行第 2 列开始记录，依次从左到右从上到下给每名孕妇一个两位的随机数据，见表 4-6 第三行；在每个区组内将随机数按由小到大依次接受 A、B、C 三种补充剂，即最小的接受补充剂 A，其次的接受补充剂 B，最大的接受补充剂 C。

表 4-6 不同区组孕妇随机给予营养补充剂分配结果

区组号	1			2			3			…	9			10		
孕妇号	1	2	3	1	2	3	1	2	3	…	1	2	3	1	2	3
随机数	68	35	26	00	99	53	93	61	28	…	15	39	25	70	99	93
序号	3	2	1	1	3	2	3	2	1	…	1	3	2	1	3	2

随机区组设计资料在进行统计分析时，需根据数据的分布特征选择方法，对于正态分布且方差齐性的资料，采用双向方差分析（two-way ANOVA）或配对 t 检验（$g=2$）；当不满足方差分析或 t 检验条件时，可进行变量变换（见第三章第七节）后采用双向分类的方差分析或采用 Friedman M 检验（见第八章第四节）。

二、变异分解

为说明随机区组设计资料方差分析的变异分解和计算分析过程，将按随机区组设计的试验结果用符号表示整理成表。将第 $j(j=1,2,\cdots,n)$ 区组的 g 个受试对象随机分配接受处理因素的第 $i(i=1,2,\cdots,g)$ 水平，试验结果用 X_{ij} 表示，整理成表 4-7 形式。

表 4-7 随机区组设计的试验结果

区组编号	研究因素（g 个水平）					
	1	2	…	i	…	g
1	X_{11}	X_{21}	…	X_{i1}	…	X_{g1}
2	X_{12}	X_{22}	…	X_{i2}	…	X_{g2}

续表

区组编号	研究因素(g 个水平)					
	1	2	…	i	…	g
⋮	⋮	⋮	⋮	⋮	⋮	⋮
j	X_{1j}	X_{2j}	…	X_{ij}	…	X_{gj}
⋮	⋮	⋮	⋮	⋮	⋮	⋮
n	X_{1n}	X_{2n}	…	X_{in}	…	X_{gn}

记总均数为 $\bar{X}=\sum_{i=1}^{g}\sum_{j=1}^{n}X_{ij}/N$,各水平组均数为 $\bar{X}_i=\sum_{j=1}^{n}X_{ij}/n$,各区组均数为 $\bar{X}_j=\sum_{i=1}^{g}X_{ij}/g$,总例数为 $N=ng$,n 为区组数,g 为研究因素的水平组数。试验数据有 4 个不同的变异:

(1) 总变异 $SS_{总}$:反映所有观测值之间的变异,计算见公式(4-1)。

(2) 研究因素间变异:由因素的不同水平作用和随机误差产生的变异,记为 $SS_{因素}$,计算见公式(4-2)。

(3) 区组间变异:由不同区组作用和随机误差产生的变异,记为 $SS_{区组}$,计算公式为

$$SS_{区组}=\sum_{j=1}^{n}g\,(\bar{X}_j-\bar{X})^2=\frac{1}{g}\sum_{j=1}^{n}\left(\sum_{i=1}^{g}X_{ij}\right)^2-C \tag{4-9}$$

(4) 误差变异:完全由随机误差产生的变异,记为 $SS_{误差}$。

对总离均差平方和及其自由度的分解,有

$$SS_{总}=SS_{因素}+SS_{区组}+SS_{误差} \tag{4-10}$$

$$\nu_{总}=\nu_{因素}+\nu_{区组}+\nu_{误差} \tag{4-11}$$

因此, $SS_{误差}$的计算公式为

$$SS_{误差}=SS_{总}-SS_{因素}-SS_{区组} \tag{4-12}$$

方差分析表见表 4-8。

表 4-8 随机区组设计资料的方差分析表

变异来源	自由度 ν	平方和 SS	均方 MS	F	P
总变异	$N-1$	$\sum_{i=1}^{g}\sum_{j=1}^{n}X_{ij}^2-C$			
因素间	$g-1$	$\frac{1}{n}\sum_{i=1}^{g}\left(\sum_{j=1}^{n}X_{ij}\right)^2-C$	$\frac{SS_{因素}}{\nu_{因素}}$	$\frac{MS_{因素}}{MS_{误差}}$	
区组间	$n-1$	$\frac{1}{g}\sum_{j=1}^{n}\left(\sum_{i=1}^{g}X_{ij}\right)^2-C$	$\frac{SS_{区组}}{\nu_{区组}}$	$\frac{MS_{区组}}{MS_{误差}}$	
误差	$(n-1)(g-1)$	$SS_{总}-SS_{因素}-SS_{区组}$	$\frac{SS_{误差}}{\nu_{误差}}$		

三、分析步骤

结合例 4-4,说明随机区组设计资料方差分析的步骤。

例 4-4 研究者欲研究三种孕期营养补充剂 A、B 和 C 对新生儿出生体重的影响,按居住地相同、孕妇年龄相近(相差不超过 3 岁)和家庭经济水平相近为匹配条件,采用随机区组设计的方法安排每名孕妇在孕期服用营养补充剂,具体服用安排见例 4-3 所述。新生儿出生体重见表 4-9。问三种孕期营养补充剂的新生儿出生体重有无差别?

表 4-9 三种孕期营养补充剂的新生儿出生体重 单位:g

区组	补充剂 A	补充剂 B	补充剂 C	$\sum_{i=1}^{g} X_{ij}$	
1	3 300	3 500	3 260	10 060	
2	3 630	3 500	2 800	9 930	
3	3 800	3 200	3 500	10 500	
4	3 300	2 800	2 800	8 900	
5	3 600	2 900	3 260	9 760	
6	3 550	3 300	3 020	9 870	
7	3 400	3 250	3 200	9 850	
8	3 400	2 700	2 730	8 830	
9	3 700	3 100	3 800	10 600	
10	3 200	2 710	2 560	8 470	
$\sum_{j=1}^{n} X_{ij}$	34 880	30 960	30 930	96 770	$\sum\sum X_{ij}$
$\bar{X}_i$	3 488	3 096	3 093	3 226	$(\bar{X})$
$\sum_{j=1}^{n} X_{ij}^2$	122 009 400	96 686 600	96 992 100	315 688 100	$\sum\sum X_{ij}^2$

$H_{0(补充剂)}$:$\mu_1=\mu_2=\mu_3$,即服用三种孕期营养补充剂的新生儿出生体重的总体均数相等

$H_{1(补充剂)}$:服用三种孕期营养补充剂的新生儿出生体重的总体均数不全相等

$\alpha=0.05$

$H_{0(区组)}$:$\mu_1=\mu_2=\cdots=\mu_{10}$,即 10 个区组的新生儿出生体重的总体均数相等

$H_{1(区组)}$:10 个区组的新生儿出生体重的总体均数不全相等

$\alpha=0.05$

按表 4-8 中的公式计算各离均差平方和 SS、自由度 ν、均方 MS 和 F。

$C=96\ 770^2/30=312\ 147\ 763.33$

$SS_{总}=315\ 688\ 100-312\ 147\ 763.33=3\ 540\ 336.667$,$\nu_{总}=30-1=29$

$SS_{补充剂}=\frac{1}{10}(34\ 880^2+30\ 960^2+30\ 930^2)-312\ 147\ 763.33=1\ 032\ 326.667$

$\nu_{补充剂}=3-1=2$

$SS_{区组}=\frac{1}{3}(10\ 060^2+9\ 930^2+10\ 500^2+8\ 900^2+9\ 760^2+9\ 870^2+9\ 850^2+10\ 600^2+8\ 830^2+8\ 470^2)-312\ 147\ 763.33=1\ 530\ 670.000$

$\nu_{区组}=10-1=9$

$SS_{误差}=3\ 540\ 336.67-1\ 032\ 326.67-1\ 530\ 670=977\ 340.000$

$\nu_{误差}=(10-1)(3-1)=18$

分析结果汇总于方差分析表,见表 4-10。

表 4-10 例 4-4 的方差分析表

变异来源	自由度(ν)	平方和(SS)	均方(MS)	F	P
总变异	29	3 540 336.667			
补充剂间	2	1 032 326.667	516 163.333	9.506	<0.01
区组间	9	1 530 670.000	170 074.444	3.132	<0.05
误差	18	977 340.000	54 296.667		

按 $\nu_1=2$，$\nu_2=18$ 查附表 3-3 的 F 界值表，得 $F_{0.05,(2,18)}=3.55$，$F_{0.01,(2,18)}=6.01$，$F_{0.01,(2,18)}<9.506$，$P<0.01$。按 $\alpha=0.05$ 水准，拒绝 H_0，接受 H_1，认为服用三种孕期营养补充剂的新生儿出生体重的总体均数不全相等，即不同孕期营养补充剂对新生儿出生体重的影响效果不全相同。同理，按 $\nu_1=9$，$\nu_2=18$ 查附表 3-3 的 F 界值表，得 $F_{0.05,(9,18)}=2.46$，$F_{0.01,(9,18)}=3.60$，$F_{0.05,(9,18)}<3.132<F_{0.01,(9,18)}$，$0.01<P<0.05$。按 $\alpha=0.05$ 水准，拒绝 H_0，接受 H_1，认为 10 个区组的新生儿出生体重的总体均数不全相等，即不同区组对新生儿出生体重的影响效果不全相同。

注意：方差分析的结果若拒绝 H_0，接受 H_1，不能说明各组总体均数间两两都有差别。如果要分析哪两组间有差别，需进行多个均数间的多重比较（见本章第六节）。当 $g=2$ 时，随机区组设计资料的方差分析与配对设计资料的 t 检验等价，有 $t=\sqrt{F}$。

随机区组设计确定区组因素应是对实验结果有影响的非处理因素。区组内各实验对象应均衡，区组之间实验对象具有较大的差异为好，这样利用区组控制非处理因素的影响，并在方差分析时将区组间的变异从组内变异中分解出来。因此，当区组间均数差别有统计学意义时，这种设计的误差比完全随机设计小，检验效率得以提高。

第四节 拉丁方设计资料的方差分析

一、拉丁方设计

完全随机设计只涉及一个处理因素，但随机区组设计涉及一个处理因素、一个区组因素（或称为配伍因素）；倘若实验研究涉及一个处理因素和两个控制因素，每个因素的类别数或水平数相等，此时可采用拉丁方设计（latin square design）来安排实验，将两个控制因素分别安排在拉丁方设计的行和列上。注意：这三种实验都为单因素（指处理因素）实验，且各因素之间不存在交互作用。

拉丁方设计是在随机区组设计的基础上发展的，可多安排一个已知的对实验结果有影响的非处理因素，增加了均衡性，减少了误差，提高了效率。

用 g 行×g 列个格子代表行区组和列区组不同水平的 g^2 种组合，g 个拉丁字母（A，B，…，G）代表处理因素的 g 个水平。随机地分配这些字母到 g×g 个格子中，并且每个字母在每行或每列只出现一次，得到 g×g 拉丁方设计的处理分配表。因为它们是由拉丁字母组成的方阵，故称拉丁方。它是将因素按水平数 g 排列成一个 g×g 的随机方阵。用 i 代表列区组的水平，j 代表行区组的水平，k 代表处理因素的水平。

下面是一个 6×6 基本拉丁方，常用的基本拉丁方见本章附录。做实验时，应随机抽取拉丁方的一种组合，即在基本拉丁方（第一行、第一列的字母按顺序排列的拉丁方）的形式上随机变换行或列。在实际应用中，应根据水平数 g 来选定拉丁方大小。

A	B	C	D	E	F
B	C	D	E	F	A
C	D	E	F	A	B
D	E	F	A	B	C
E	F	A	B	C	D
F	A	B	C	D	E

下面通过例 4-5 介绍拉丁方设计的方差分析。

例 4-5 某研究者为了比较甲、乙、丙、丁、戊、己 6 种药物给家兔注射后产生的皮肤疱疹大小（mm^2），采用拉丁方设计，选用 6 只家兔，并在每只家兔的 6 个不同部位进行注射。实验结果见表 4-11，试作方差分析。其设计步骤如下：

（1）本研究药物是处理因素，家兔和部位是减少实验误差的控制因素，这三个因素的水平数都为 6。从专业上判断因素间相互作用的影响可忽略，故可选择拉丁方设计。

（2）$g=6$，选定 6×6 基本拉丁方。

（3）行区组代表不同的家兔，列区组代表不同的注射部位，拉丁字母代表不同的药物。

（4）为了达到随机化的目的，即获得随机排列的拉丁方，需对 6×6 基本拉丁方（见本章附录）作行列变换。先作行变换，如读取 6 个两位数的随机数，22，06，34，72，52，82，再按照大小得秩次 $R=2,1,3,5,4,6$，先 1、2 行对调，再 3、5 行对调，后 4、6 行对调。再作列变换，如读取 6 个两位数的随机数，27，29，99，72，68，53，则 $R=1,2,6,5,4,3$，先 1、2 列对调，再 5、6 列对调，后 3、4 列对调。最后随机分配处理因素，如读取 6 个两位随机数，35，56，27，09，24，86，则 $R=4,5,3,1,2,6$，于是有 D（甲）、E（乙）、C（丙）、A（丁）、B（戊）、F（己）。具体过程如下：

A	B	C	D	E	F
B	C	D	E	F	A
C	D	E	F	A	B
D	E	F	A	B	C
E	F	A	B	C	D
F	A	B	C	D	E

1，2行对调 →

B	C	D	E	F	A
A	B	C	D	E	F
C	D	E	F	A	B
D	E	F	A	B	C
E	F	A	B	C	D
F	A	B	C	D	E

3，5行对调 →

B	C	D	E	F	A
A	B	C	D	E	F
E	F	A	B	C	D
D	E	F	A	B	C
C	D	E	F	A	B
F	A	B	C	D	E

4，6行对调 →

B	C	D	E	F	A
A	B	C	D	E	F
E	F	A	B	C	D
F	A	B	C	D	E
C	D	E	F	A	B
D	E	F	A	B	C

1，2列对调 →

C	B	D	E	F	A
B	A	C	D	E	F
F	E	A	B	C	D
A	F	B	C	D	E
D	C	E	F	A	B
E	D	F	A	B	C

5，6列对调 →

C	B	D	E	A	F
B	A	C	D	F	E
F	E	A	B	D	C
A	F	B	C	E	D
D	C	E	F	B	A
E	D	F	A	C	B

3，4列对调 →

C	B	E	D	A	F
B	A	D	C	F	E
F	E	B	A	D	C
A	F	C	B	E	D
D	C	F	E	B	A
E	D	A	F	C	B

由此得到本例的拉丁方设计，该研究者依此安排实验，其实验结果（皮肤疱疹大小，mm^2）见表 4-11。

表 4-11　例 4-5 的拉丁方设计与实验结果（皮肤疱疹大小/mm^2）

家兔编号（行区组）	注射部位编号（列区组）						行区组合计（R_j）	$\bar{X}_j$
	1	2	3	4	5	6		
1	C(87)	B(75)	E(81)	D(75)	A(84)	F(66)	468	78.0
2	B(73)	A(81)	D(87)	C(85)	F(64)	E(79)	469	78.2
3	F(73)	E(73)	B(74)	A(78)	D(73)	C(77)	448	74.7
4	A(77)	F(68)	C(69)	B(74)	E(76)	D(73)	437	72.8
5	D(64)	C(64)	F(72)	E(76)	B(70)	A(81)	427	71.2
6	E(75)	D(77)	A(82)	F(61)	C(82)	B(61)	438	73.0
列区组合计（C_i）	449	438	465	449	449	437	—	—
$\bar{X}_i$	74.8	73.0	77.5	74.8	74.8	72.8	—	—
药物	A	B	C	D	E	F		
合计 T_k	483	427	464	449	460	404	$\bar{X}=74.6$	
$\bar{X}_k$	80.5	71.2	77.3	74.8	76.7	67.3		

二、变异分解

拉丁方设计资料采用三向分类方差分析（three-way classification ANOVA），总变异可分解为处理因素组变异、行区组变异、列区组变异和误差四部分，其方差分析表见表 4-12。

表 4-12　拉丁方设计资料的方差分析表

变异来源	自由度 ν	平方和 SS	均方 MS	F	P
总变异	$N-1$	$\sum X_{ijk}^2-C$			
因素组	$g-1$	$\frac{1}{g}\sum T_k^2-C$	$SS_{处理}/\nu_{处理}$	$MS_{处理}/MS_{误差}$	
行区组	$g-1$	$\frac{1}{g}\sum R_j^2-C$	$SS_{行}/\nu_{行}$	$MS_{行}/MS_{误差}$	
列区组	$g-1$	$\frac{1}{g}\sum C_i^2-C$	$SS_{列}/\nu_{列}$	$MS_{列}/MS_{误差}$	
误差	$(g-1)(g-2)$	$SS_{总}-SS_{处理}-SS_{行}-SS_{列}$	$SS_{误差}/\nu_{误差}$		

$N=g^2$，$C=\frac{(\sum X_{ijk})^2}{N}$

三、分析步骤

结合例4-5，说明拉丁方设计资料方差分析的步骤。

$H_{0(药物)}$：$\mu_A=\mu_B=\mu_C=\mu_D=\mu_E=\mu_F$，即6种药物注射后家兔产生皮肤疱疹大小的总体均数相等

$H_{1(药物)}$：6种药物注射后家兔产生皮肤疱疹大小的总体均数不全相等

$\alpha=0.05$

$H_{0(家兔)}$：$\mu_{R_1}=\mu_{R_2}=\mu_{R_3}=\mu_{R_4}=\mu_{R_5}=\mu_{R_6}$，即6只家兔皮肤疱疹大小的总体均数相等

$H_{1(家兔)}$：6只家兔皮肤疱疹大小的总体均数不全相等

$\alpha=0.05$

$H_{0(部位)}$：$\mu_{C_1}=\mu_{C_2}=\mu_{C_3}=\mu_{C_4}=\mu_{C_5}=\mu_{C_6}$，即6个注射部位皮肤疱疹大小的总体均数相等

$H_{1(部位)}$：6个注射部位皮肤疱疹大小的总体均数不全相等

根据例4-5的表4-11结果，按表4-12中的公式计算各离均差平方和SS、自由度ν、均方MS和F，计算过程从略，将计算结果按表4-12汇总，得方差分析表，见表4-13。

表4-13　例4-5结果（表4-11）的方差分析表

变异来源	自由度ν	平方和SS	均方MS	F	P
总变异	35	1 686.306	—	—	—
药物间	5	667.139	133.428	3.906	<0.05
家兔间	5	250.472	50.094	1.466	>0.05
部位间	5	85.472	17.094	0.500	>0.05
误差	20	683.222	34.161		

按$\nu_{药物间}=\nu_{家兔间}=\nu_{部位间}=5$，$\nu_{误差}=20$查附表3-3的$F$界值表，得$F_{0.05,(5,20)}=2.71$，$F_{0.01,(5,20)}=4.10$。$F_{药物间}=3.906$，$0.01<P<0.05$，按$\alpha=0.05$水准，拒绝$H_{0(药物)}$，接受$H_{1(药物)}$，即6种药物注射后家兔产生皮肤疱疹大小的总体均数不全相等。$F_{家兔间}=1.466$，$P>0.05$，按$\alpha=0.05$水准，不拒绝$H_{0(家兔)}$，还不能认为6只家兔皮肤疱疹大小的总体均数不全相等；$F_{部位间}=0.500$，$P>0.05$，按$\alpha=0.05$水准，不拒绝$H_{0(部位)}$，还不能认为6个注射部位皮肤疱疹大小的总体均数不全相等。本例的研究目的是推断6种药物注射后家兔产生皮肤疱疹大小的差别，所以主要关心$F_{药物间}$的大小，结论为皮肤疱疹大小与药物有关。

第五节　两阶段交叉设计资料的方差分析

一、两阶段交叉设计

在医学研究中，欲将A、B两种处理先后施加于同一批实验对象，随机地使50%的实验对象先接受A后接受B，而另一半实验对象则正好相反，即先接受B再接受A。由于两种处理因素在全部实验过程中交叉进行，这种设计称为交叉设计（cross-over design）。在交叉设计中，A、B两种因素先后以同等的机会出现在两个实验阶段中，故又称为两阶段交叉设计。当然也可以有多个实验阶段，但本节仅介绍两阶段的交叉设计。虽然交叉实验的处理是单因素，但影响实验结果的因素还有非人为控制的实验对象的个体差异和实验阶段这两个因素。因此，该设计不仅平衡了处理顺序的影响，而且能把处理方法间的差别、时间先后之间的差别和实验对象之间的差别分开来分析。但是该设计有一个较为严格的限制条件：前一个实验阶段施加因素的效应不能持续作用到下一个实验阶段。为此，有必要在两个阶段之间设

一个洗脱(wash out)阶段,以消除残留效应(carry-over effect)的影响。在医学研究中交叉设计多用于止痛、镇静、降压等药物或治疗方法间疗效的比较。

二、设计方法

在交叉设计时可以采用完全随机设计或随机区组设计来安排实验对象。本节仅介绍完全随机设计方法。设有 A、B 两种处理因素,有Ⅰ、Ⅱ两个阶段,将 N 个实验对象随机等分成两组,一组第Ⅰ阶段给 A 因素、第Ⅱ阶段给 B 因素,另一组正好相反。

三、分析方法

例 4-6　表 4-14 是 A、B 两种闪烁液测定血浆中 ^{3}H-cGMP 的交叉试验结果。第Ⅰ阶段 1、3、4、7、9 号用 A 测定,2、5、6、8、10 号用 B 测定;第Ⅱ阶段 1、3、4、7、9 号用 B 测定,2、5、6、8、10 号用 A 测定。试对交叉试验结果进行方差分析。

表 4-14　两种闪烁液测定血浆中 ^{3}H-cGMP 的交叉试验

受试者	阶段		合计 B_i
	Ⅰ	Ⅱ	
1	A(760)	B(770)	1 530
2	B(860)	A(855)	1 715
3	A(568)	B(602)	1 170
4	A(780)	B(800)	1 580
5	B(960)	A(958)	1 918
6	B(940)	A(952)	1 892
7	A(635)	B(650)	1 285
8	B(440)	A(450)	890
9	A(528)	B(530)	1 058
10	B(800)	A(803)	1 603
各阶段合计 A、B 合计	阶段Ⅰ=7 271 因素 A=7 289	阶段Ⅱ=7 370 因素 A=7 352	总合计=14 641

$H_0:\mu_A=\mu_B$

$H_1:\mu_A\neq\mu_B$, $\alpha=0.05$

$$C=\frac{(\sum X)^2}{N}=\frac{14\ 641^2}{20}=10\ 717\ 944.05$$

$$SS_{总}=\sum X^2-C=760^2+770^2+\cdots+803^2-10\ 717\ 944.05=552\ 194.95$$

$$SS_{因素间}=\frac{(T_1-T_2)^2}{N}=\frac{(7\ 289-7\ 352)^2}{20}=198.45$$

$$SS_{阶段间}=\frac{(S_1-S_2)^2}{N}=\frac{(7\ 271-7\ 370)^2}{20}=490.05$$

$$SS_{受试者间}=\frac{\sum B_i^2}{2}-C=\frac{1\ 530^2+1\ 715^2+\cdots+1\ 603^2}{2}-10\ 717\ 944.05=551\ 111.45$$

$SS_{误差}=SS_{总}-SS_{因素间}-SS_{阶段间}-SS_{受试者间}=395.00$

将以上结果列成方差分析表，见表 4-15。

表 4-15 例 4-6 的方差分析表

变异来源	自由度(ν)	平方和(SS)	均方(MS)	F	P
总变异	19	552 194.95			
A、B 因素间	1	198.45	198.450	4.019	>0.05
Ⅰ、Ⅱ阶段间	1	490.05	490.050	9.925	<0.05
受试者间	9	51 111.45	61 234.606	1 240.195	<0.01
误差	8	395.00	49.375		

结论：①还不能认为 A 和 B 两种闪烁液的测定结果有差别；②可认为测定阶段对测定结果有影响；③可认为各受试者的^{3}H-cGMP 值不同。交叉试验主要关心因素 A、B 间的差别，Ⅰ、Ⅱ阶段和受试者间通常是已知的控制因素。

第六节 多个样本均数间的多重比较

当方差分析的结果为拒绝 H_0，接受 H_1 时，只说明 g 个总体均数不全相等。若想进一步了解哪两个总体均数不等，须进行多个样本均数间的两两比较或称多重比较(multiple comparison)。如用第三章的两样本均数比较的 t 检验进行多重比较，将会加大犯Ⅰ型错误(把总体均数间本无差别判为有差别)的概率。例如，有 3 个样本均数，两两组合数为$\binom{3}{2}=3$，若用 t 检验作 3 次比较，且每次比较的检验水准选为 $\alpha=0.05$，则每次比较不犯Ⅰ型错误的概率为$(1-0.05)$，3 次均不犯Ⅰ型错误的概率为$(1-0.05)^3$。这时，总的检验水准变为 $1-(1-0.05)^3=0.14$，比 0.05 大多了，不再是一个小概率。因此，样本均数间的多重比较不能用两样本均数比较的 t 检验。

下面介绍三种多重比较方法：LSD-t 检验、Dunnett-t 检验和 SNK-q 检验。

一、LSD-t 检验

LSD-t 检验，即最小显著差异(least significant difference, LSD) t 检验，适用于样本均数间的比较。检验统计量 LSD-t 的界值是一般的 t 界值，计算公式为

$$\text{LSD-}t=\frac{\bar{X}_i-\bar{X}_j}{S_{\bar{X}_i-\bar{X}_j}},\quad \nu=\nu_{误差} \tag{4-13}$$

式中

$$S_{\bar{X}_i-\bar{X}_j}=\sqrt{MS_{误差}\left(\frac{1}{n_i}+\frac{1}{n_j}\right)} \tag{4-14}$$

$\bar{X}_i$、n_i 和 $\bar{X}_j$、n_j 为两个对比组第 i 组与第 j 组的样本均数和样本例数，$MS_{误差}$为方差分析表中的误差均方，在完全随机设计的方差分析中，$MS_{误差}$即是 $MS_{组内}$。

注意：LSD-t 检验公式与两样本均数比较的 t 检验公式是不同的。区别就在于两样本均数差值的标准误 $S_{\bar{X}_i-\bar{X}_j}$和自由度 ν 的计算上。在两样本均数比较的 t 检验公式里是用两样本合并方差 S_c^2 来计算 $S_{\bar{X}_i-\bar{X}_j}$，$\nu=n_1+n_2-2$；而这里是用方差分析表中的误差均方 $MS_{误差}$来计算 $S_{\bar{X}_i-\bar{X}_j}$，$\nu=\nu_{误差}$。

下面结合例 4-2 说明 LSD-t 检验的步骤。

例 4-7　在例 4-2 中，经方差分析拒绝了 H_0，问 3 种降血脂药物的两两间甘油三酯降低量总体均数有无差别？

用 I、J 分别表示 3 种降血脂药物，I≠J。

H_0：$\mu_I=\mu_J$，即任何两药间的甘油三酯降低量总体均数相等

H_1：$\mu_I\neq\mu_J$，即任何两药间的甘油三酯降低量总体均数不等

$\alpha=0.05$

根据例 4-2，I＝甲药，J＝乙药。$\bar{X}_{甲药}=2.96$，$\bar{X}_{乙药}=2.87$，$n_{甲药}=n_{乙药}=40$，$MS_{误差}=0.555$，$\nu_{误差}=117$。按公式(4-13)和公式(4-14)

$$S_{\bar{X}_i-\bar{X}_j}=\sqrt{0.555\times\left(\frac{1}{40}+\frac{1}{40}\right)}=0.166$$

$$\text{LSD-}t=\frac{2.96-2.87}{0.166}=0.542$$

$\nu=117$，查附表 3-2 的 t 界值表，得 $t_{117,0.05/2}\approx1.98$，$t_{117,0.001/2}\approx3.39$，$\text{LSD-}t<t_{117,0.05/2}$，$P>0.05$。按 $\alpha=0.05$ 水准，不能拒绝 H_0，认为两组差别无统计学意义，因此可认为甲、乙两药在甘油三酯降低量上无差别。

同样，对其他药物两两间的比较结果见表 4-16。

表 4-16　降血脂药物间两两比较 LSD 法分析结果

分组		平均数差值(I-J)	标准误	LSD-t	P
I	J				
甲药	乙药	0.09	0.166	0.542	>0.05
	丙药	0.76	0.166	4.578	<0.001
乙药	甲药	-0.09	0.166	-0.542	>0.05
	丙药	0.66	0.166	3.975	<0.001
丙药	甲药	-0.76	0.166	-4.578	<0.001
	乙药	-0.66	0.170	-3.975	<0.001

从表 4-16 可见，只有丙药与甲药、丙药与乙药的甘油三酯降低量的总体均数差异有统计学意义，丙药的甘油三酯降低量较少。

二、Dunnett-t 检验

适用于 $g-1$ 个实验组与一个对照组均数差别的多重比较。检验统计量 Dunnett-t 有专门的界值表(附表 3-5、附表 3-6)，计算公式为

$$\text{Dunnett-}t=\frac{\bar{X}_i-\bar{X}_0}{S_{\bar{X}_i-\bar{X}_0}},\quad \nu=\nu_{误差} \tag{4-15}$$

式中

$$S_{\bar{X}_i-\bar{X}_0}=\sqrt{MS_{误差}\left(\frac{1}{n_i}+\frac{1}{n_0}\right)} \tag{4-16}$$

$\bar{X}_i$，n_i 为第 i 个实验组的样本均数和样本例数，$\bar{X}_0$，n_0 为对照组的样本均数和样本例数。

例 4-8　对例 4-2 资料，如果事先以确定丙药为对照组，比较甲药、乙药与丙药的甘油三酯降低量总体均数是否有差别。

以 I 表示甲药和乙药组。

H_0：$\mu_I=\mu_{丙药}$，即甲药、乙药与丙药的甘油三酯降低量总体均数相等

H_1：$\mu_I\neq\mu_{丙药}$，即甲药、乙药与丙药的甘油三酯降低量总体均数不等

$\alpha=0.05$

根据例 4-2，$\bar{X}_{甲药}=2.96$，$\bar{X}_{乙药}=2.87$，$\bar{X}_{丙药}=2.20$，$n_{甲药}=n_{乙药}=n_{丙药}=40$，$MS_{误差}=0.555$，$\nu_{误差}=117$。按公式(4-15)和公式(4-16)得

$$\text{Dunnett-}t_{甲药-丙药}=\frac{2.96-2.20}{\sqrt{0.555\times\left(\frac{1}{40}+\frac{1}{40}\right)}}=4.578$$

$$\text{Dunnett-}t_{乙药-丙药}=\frac{2.87-2.20}{\sqrt{0.555\times\left(\frac{1}{40}+\frac{1}{40}\right)}}=3.975$$

分析结果见表 4-17。

表 4-17　甲、乙两药与丙药比较 Dunnett-t 法分析结果

分组		平均数差值	标准误	Dunnett-t	P
I	对照				
甲药	丙药	0.76	0.166	4.578	<0.01
乙药	丙药	0.66	0.166	3.975	<0.01

以 $\nu=117$，对比组数 $T=g-1=3-1=2$，查附表 3-6 的 Dunnett-t 界值表（双侧），得 $t_{0.01/2,117}\approx t_{0.01/2,120}=2.60$。因 $t_{甲药-丙药}>t_{0.01/2,117}$，$t_{乙药-丙药}>t_{0.01/2,117}$，都有 $P<0.01$。按 $\alpha=0.05$ 水准，拒绝 H_0，接受 H_1，认为甲药、乙药与丙药比较甘油三酯降低量总体均数的差别有统计学意义，说明甲药、乙药比丙药甘油三酯降低量更多。

三、SNK-q 检验

SNK（Student-Newman-Keuls）检验，亦称 q 检验，适用于多个样本均数两两之间的全面比较。检验统计量 q 有专门的界值表（附表 3-4），计算公式为

$$q=\frac{\bar{X}_i-\bar{X}_j}{S_{\bar{X}_i-\bar{X}_j}},\quad \nu=\nu_{误差} \tag{4-17}$$

式中

$$S_{\bar{X}_i-\bar{X}_j}=\sqrt{\frac{MS_{误差}}{2}\left(\frac{1}{n_i}+\frac{1}{n_j}\right)} \tag{4-18}$$

$\bar{X}_i$，n_i 和 $\bar{X}_j$，n_j 为两对比组的样本均数和样本例数。

例 4-9　对例 4-4 资料，问三种不同孕妇营养补充剂的新生儿出生体重的总体均数两两之间是否有差别？

H_0：$\mu_I=\mu_J$，即任两对比较组的总体均数相等

H_1：$\mu_I\neq\mu_J$，即任两对比较组的总体均数不等

$\alpha=0.05$

将三个样本均数(表 4-9)由小到大排列,并编组次:

均数	3 093	3 096	3 488
组别	C	B	A
组次	1	2	3

列出对比组[见表 4-18 第(1)栏],并计算两个对比组的均数之差[见第(2)栏]。写出两个对比组包含的组数 a[见第(3)栏]。

计算检验统计量 q 值。例 4-4 已求得 $MS_{误差}=54\ 296.667$,$\nu_{误差}=18$。各组例数均为 10,按公式(4-17)计算 q,其中 $S_{\bar{X}_i-\bar{X}_j}=\sqrt{\frac{54\ 296.667}{2}\left(\frac{1}{10}+\frac{1}{10}\right)}=73.686$。结果见第(4)栏。

已知 $\nu=18$,查附表 3-4 的 q 界值,得出相应的 q 界值[见第(5)和(6)栏]。以实际的 q 和相应的 q 界值作比较,确定对应的 P 值[见第(7)栏]。

按 $\alpha=0.05$ 水准,三个对比组中的 1 组与 3 组、2 组与 3 组比较拒绝 H_0,接受 H_1,新生儿出生体重的总体均数差异有统计学意义,即孕妇营养补充剂 C 与 A 对新生儿出生体重影响不同,孕妇营养补充剂 B 与 A 对新生儿出生体重影响也不同。但 1 组与 2 组比较不拒绝 H_0,还不能认为孕妇营养补充剂 C 与 B 对新生儿出生体重影响有差别。

表 4-18　例 4-4 的多个均数两两比较 SNK-q 检验

对比组次 (1)	$\bar{X}_i-\bar{X}_j$ (2)	a (3)	q (4)	$q_{0.05}$ (5)	$q_{0.01}$ (6)	P (7)
1,2	3.00	2	0.041	2.97	4.07	>0.05
1,3	395.00	3	5.360	3.61	4.70	<0.01
2,3	392.00	2	5.320	3.26	4.75	<0.01

除以上介绍的这三种常用的多重比较方法外,还有其他方法如 Bonferroni 法、Sidak 法、Tukey 法、Scheffe 法等,当比较组间方差不齐时,可选用的多重比较检验方法有 Tamhane T2、Dunnett T3、Games-Howell 和 Dunnett C。具体使用方法可参考相关书籍。

第七节　多样本方差比较的 Bartlett 检验和 Levene 检验

在进行方差分析时要求所对比的各组即各样本的总体方差必须是相等的,这一般需要在作方差分析之前,先对资料的方差齐性进行检验,特别是在样本方差相差悬殊时,应注意这个问题。对两总体方差进行齐性检验的方法前已介绍(见第三章第七节)。本节介绍多样本(也适用于两样本)方差比较的 Bartlett 检验和 Levene 检验。

一、Bartlett 检验

设在 g 个正态总体中,分别独立地随机抽取 g 个样本,记各样本含量为 n_i、样本方差为 $S_i^2(i=1,2\cdots g)$。假设检验为

$H_0:\sigma_1^2=\sigma_2^2=\cdots=\sigma_g^2=\sigma^2$

H_1:各总体方差不全相等

$\alpha=0.10$

在 H_0成立的条件下,Bartlett 检验统计量为

$$\chi^2=\frac{\sum_{i=1}^{g}(n_i-1)\ln\frac{S_c^2}{S_i^2}}{1+\frac{1}{3(g-1)}\left\{\sum_{i=1}^{g}(n_i-1)^{-1}-\left[\sum_{i=1}^{g}(n_i-1)\right]^{-1}\right\}},\quad \nu=g-1 \tag{4-19}$$

式中 S_c^2 为合并方差，计算公式为

$$S_c^2=\sum_{i=1}^{g}(n_i-1)S_i^2/\sum_{i=1}^{g}(n_i-1) \tag{4-20}$$

对于完全随机设计资料，有 $S_c^2=MS_{组内}$。

按 $\alpha=0.10$，查 χ^2 界值表得 $\chi^2_{0.10,g-1}$，若 $\chi^2<\chi^2_{0.10,g-1}$，则 $P>0.10$。不拒绝 H_0；反之，若 $\chi^2\geqslant\chi^2_{0.10,g-1}$，则 $P\leqslant0.10$。拒绝 H_0，接受 H_1。

注意：Bartlett 检验法要求资料具有正态性。

二、Levene 检验

与 Bartlett 检验法比较，Levene 检验法在用于对多总体方差进行齐性检验时，所分析的资料可不具有正态性。

设有从 g 个总体独立随机抽取的 g 个样本，记第 i 个样本含量为 n_i，其第 j 个观察值为 X_{ij}，均数为 $\bar{X}_i(i=1,2\cdots g)$。假设检验为

$H_0:\sigma_1^2=\sigma_2^2=\cdots=\sigma_g^2=\sigma^2$

H_1：各总体方差不全相等

$\alpha=0.10$

在 H_0 成立的条件下，Levene 检验的统计量为

$$F=\frac{(N-g)\sum_{i=1}^{g}n_i(\bar{Z}_i-\bar{Z})^2}{(g-1)\sum_{i=1}^{g}\sum_{j=1}^{n_i}(Z_{ij}-\bar{Z}_i)^2} \tag{4-21}$$

式中 $N=n_1+n_2+\cdots n_g$。

Z_{ij} 可根据资料选择下列三种计算方法：

(1) $Z_{ij}=|X_{ij}-\bar{X}_i|(i=1,2,\cdots,g;j=1,2,\cdots,n_i)$；

(2) $Z_{ij}=|X_{ij}-M_{d_i}|$，其中 M_{d_i} 为第 i 个样本的中位数 $(i=1,2,\cdots,g;j=1,2,\cdots,n_i)$；

(3) $Z_{ij}=|X_{ij}-\bar{X}_i'|$，其中 $\bar{X}_i'$ 为第 i 个样本截除样本含量 10%后的均数 $(i=1,2,\cdots,g;j=1,2,\cdots,n_i)$。

按 $\alpha=0.10$，查 F 界值表得 $F_{0.10,(g-1,N-g)}$，若 $F<F_{0.10,(g-1,N-g)}$，则 $P>0.10$，不拒绝 H_0；反之，若 $F\geqslant F_{0.10,(g-1,N-g)}$，则 $P\leqslant0.10$，拒绝 H_0，接受 H_1。

方差齐性检验的计算量较大，一般都借助统计软件来完成。

例 4-10　对例 4-2 资料，试分析三组的甘油三酯降低量值是否满足方差齐性。

$H_0:\sigma_1^2=\sigma_2^2=\sigma_3^2$，即各组总体方差相等

H_1：各组总体方差不全相等

$\alpha=0.10$

利用 SAS 软件计算结果见表 4-19、表 4-20。

表 4-19　例 4-2 中三组样本总体方差齐性 Bartlett 检验

差异来源	自由度	χ^2	P
组间差异	2	2.22	0.33

表 4-20　例 4-2 中三组样本总体方差齐性 Levene 检验

差异来源	自由度	平方和	均方	F	P
组间差异	2	1.39	0.69	1.66	0.20
误差差异	117	46.87	0.40		

按 $\alpha=0.10$ 水准，两种方差齐性检验方法的 P 均大于 0.10，不拒绝 H_0，尚不能认为服用 3 种药物的患者甘油三酯降低量总体方差不具有齐性。

附　常见基本拉丁方表

3×3

A	B	C
B	C	A
C	A	B

4×4

A	B	C	D
B	A	D	C
C	D	A	B
D	C	B	A

5×5

A	B	C	D	E
B	C	D	E	A
C	D	E	A	B
D	E	A	B	C
E	A	B	C	D

6×6

A	B	C	D	E	F
B	C	D	E	F	A
C	D	E	F	A	B
D	E	F	A	B	C
E	F	A	B	C	D
F	A	B	C	D	E

7×7

A	B	C	D	E	F	G
B	C	D	E	F	G	A
C	D	E	F	G	A	B
D	E	F	G	A	B	C
E	F	G	A	B	C	D
F	G	A	B	C	D	E
G	A	B	C	D	E	F

8×8

A	B	C	D	E	F	G	H
B	C	D	E	F	G	H	A
C	D	E	F	G	H	A	B
D	E	F	G	H	A	B	C
E	F	G	H	A	B	C	D
F	G	H	A	B	C	D	E
G	H	A	B	C	D	E	F
G	A	B	C	D	E	F	G

9×9

A	B	C	D	E	F	G	H	I
B	C	D	E	F	G	H	I	A
C	D	E	F	G	H	I	A	B
D	E	F	G	H	I	A	B	C
E	F	G	H	I	A	B	C	D
F	G	H	I	A	B	C	D	E
G	H	I	A	B	C	D	E	F
H	I	A	B	C	D	E	F	G
I	A	B	C	D	E	F	G	H

10×10

A	B	C	D	E	F	G	H	I	J
B	C	D	E	F	G	H	I	J	A
C	D	E	F	G	H	I	J	A	B
D	E	F	G	H	I	J	A	B	C
E	F	G	H	I	J	A	B	C	D
F	G	H	I	J	A	B	C	D	E
G	H	I	J	A	B	C	D	E	F
H	I	J	A	B	C	D	E	F	G
I	J	A	B	C	D	E	F	G	H
J	A	B	C	D	E	F	G	H	I

Summary

This chapter introduces analysis of variance (ANOVA) and some popular experimental designs to which ANOVA can be applied. These designs include completely randomized design, randomized block design, Latin square design, and cross-over design. ANOVA can be used to infer whether two or more population means are equal, and therefore generalizes the t-test beyond two means.

The idea of ANOVA is to separate the total variation observed in the data into several components, with each representing a specific source of variation. The variance estimate is measured by the mean square (MS), which is the sum-of-squares (SS) divided by the degrees of freedom (df). The variance ratio (F value) is computed under the null hypothesis and is then compared with the critical value of F. If the computed F is greater than the critical value, the null hypothesis (that is, the mean is the same for all groups) is rejected; otherwise, the null hypothesis will not be rejected. When the null hypothesis is rejected, multiple comparisons between means should be performed. Three multiple comparison methods are introduced, including LSD-t, Dunnett-t, and SNK-q.

练　习　题

一、最佳选择题

1. 完全随机设计资料的方差分析中，必然有(　　)

A. $SS_{组间}>SS_{组内}$　　B. $MS_{组间}<MS_{组内}$

C. $MS_{总}=MS_{组间}+MS_{组内}$　　D. $SS_{总}=SS_{组间}+SS_{组内}$

E. $\nu_{组间}>\nu_{组内}$

2. 随机区组设计资料的方差分析中，对其各变异关系表达正确的是(　　)

A. $SS_{总}=SS_{组间}+SS_{组内}$　　B. $MS_{总}=MS_{组间}+MS_{组内}$

C. $SS_{总}=SS_{处理}+SS_{区组}+SS_{误差}$　　D. $MS_{总}=MS_{处理}+MS_{区组}+MS_{误差}$

E. $SS_{总}=SS_{处理}+SS_{区组}+MS_{误差}$

3. 当组数等于 2 时，对于同一资料，方差分析结果与 t 检验结果(　　)

A. 完全等价且 $F=\sqrt{t}$　　B. 方差分析结果更准确

C. t 检验结果更准确　　D. 完全等价且 $t=\sqrt{F}$

E. 理论上不一致

4. 进行完全随机设计的方差分析时，若发现 $F_{组间}>F_{0.05(\nu_1,\nu_2)}$，符合逻辑的统计推论是(　　)

A. 各总体均数不全相等　　B. 各总体均数全不相等

C. 各样本均数全不相等　　D. 各样本均数间差别都有显著性

E. 各总体方差不全相等

5. 完全随机设计方差分析中的组间均方是(　　)的统计量

A. 表示抽样误差大小

B. 表示某处理因素的效应作用大小

C. 表示某处理因素的效应和随机误差两者综合影响的结果

D. 表示 N 个数据的离散程度

E. 表示随机因素的效应大小

6. 对完全随机设计下的三个研究组均数进行比较时，若采用 t 检验进行两两比较，则主要(　　)

A. 会增大犯Ⅱ型错误的概率　　B. 会增大犯Ⅰ型错误的概率

C. 不会增大犯Ⅰ型错误的概率　　D. 不会增大犯Ⅱ型错误的概率

E. 以上都不对

7. k 个组方差齐性检验有统计学意义，可认为(　　)

A. $\sigma_1^2,\sigma_2^2,\cdots,\sigma_k^2$ 不全相等　　B. $\mu_1,\mu_2,\cdots,\mu_k$不全相等

C. $S_1,S_2,\cdots,S_k$不全相等　　D. $\bar{X}_1,\bar{X}_2,\cdots,\bar{X}_k$不全相等

E. $\sigma_1^2,\sigma_2^2,\cdots,\sigma_k^2$ 全不相等

二、简答题

1. 方差分析的基本思想和应用条件是什么？

2. 完全随机设计方差分析变异分解中“$MS_{总} = MS_{组间}+MS_{组内}$”成立吗？为什么？

3. 随机区组设计的方差分析与完全随机设计的方差分析在设计和变异分解上有什么不同？

4. 随机区组设计、拉丁方设计及两阶段交叉设计在进行方差分析时有什么异同？

5. 为什么在方差分析的结果为拒绝 H_0、接受 H_1之后，对多个样本均数的两两比较要用多重比较的方法？

三、计算分析题

1. 为了比较三种药物的降温效果，研究者按照入院时间将 18 名男性患者随机分成三组，分别接受甲、乙、丙三种降温药物，用药之前测量体温，4 小时后再次测量体温，以前后体温差值作为效应指标，结果如表 4-21 所示。

表 4-21　18 名患者接受不同降温药物后体温下降情况　　单位：℃

甲药物	-0.3	-0.3	0.1	1.0	0.2	-1.1
乙药物	-0.3	-0.2	0.4	-1.3	-0.7	0.2
丙药物	-2.1	-0.5	-2.0	-1.6	-1.3	-0.5

请结合上表数据回答下列问题：

(1) 该研究采用了什么研究设计？

(2) 为了比较三种药物的降温效果，应当选择何种假设检验方法？假设检验的无效假设和备择假设分别是什么？

(3) 三组降温数据的方差是否齐同？

(4) 请完成具体的假设检验过程来比较三种降温药物的效果。

(5) 若要进一步考察三种药物彼此之间的效果差异，如何进行比较？

2. 为研究某药物的抑癌作用，使一批小白鼠致癌后，按完全随机设计的方法随机分为 4 组，A、B、C 三个实验组和一个对照组，分别接受不同的处理，A、B、C 三个实验组，分别注射 0.5ml、1.0ml 和 1.5ml 30%的注射液，对照组不用药。经一定时间以后，测定 4 组小白鼠的肿瘤重量(g)，测量结果见表 4-22。

表 4-22 某药物对小白鼠抑癌作用实验结果 单位:g

对照组	实验组		
	A	B	C
3.6	3.0	0.4	3.3
4.5	2.3	1.8	1.2
4.2	2.4	2.1	1.3
4.4	1.1	4.5	2.5
3.7	4.0	3.6	3.1
5.6	3.7	1.3	3.2
7.0	2.8	3.2	0.6
4.1	1.9	2.1	1.4
5.0	2.6	2.6	1.3
4.5	1.3	2.3	2.1

请结合研究描述和测量结果回答下列问题:

(1)该研究采用了完全随机化设计方案,为什么?

(2)何种假设检验方法适合该研究?要采用这种假设检验方法,需要满足什么条件?

(3)请完成具体的假设检验过程比较不同剂量药物注射液的抑癌作用是否有差别。

3. 为研究注射不同剂量雌激素对大白鼠子宫重量的影响,取4窝不同种系的大白鼠,每窝3只,随机地分配到3个组内接受不同剂量雌激素的注射,然后测定其子宫重量,结果见表4-23。问注射不同剂量的雌激素对大白鼠子宫重量是否有影响?

表 4-23 大白鼠注射不同剂量雌激素后的子宫重量 单位:g

大白鼠种系	雌激素剂量		
	0.25μg/100g	0.5μg/100g	0.75μg/100g
A	108	112	142
B	46	64	116
C	70	96	134
D	43	65	98

4. 某医院在新苯扎氯铵器械消毒液以工业亚硝酸钠为防腐剂的抑菌实验中,观察了5种含不同品种防腐剂的新苯扎氯胺溶液的抑菌效果,第20天抑菌实验结果(抑菌圈直径,mm)如表4-24。问5种溶液的抑菌效果有无差别?又4种细菌被抑制的效果有无差别?

表 4-24 5种溶液的抑菌效果(抑菌圈直径)比较的实验结果 单位:mm

细菌种类	A	B	C	D	E
大肠埃希菌	14	16	15	17	12
铜绿假单胞菌	11	12	14	11	9
金黄色葡萄球菌	26	29	25	30	21
痢疾杆菌	20	17	18	13	16

5. 某研究者为研究5种防护服对人脉搏的影响,由5人各在不同的5天中穿着测定脉搏数,结果见表4-25。试分析5种防护服对脉搏数有无不同的作用(甲、乙、丙、丁、戊代表5个受试者,A、B、C、D、E表示5套不同的防护服)。

表 4-25　不同日期 5 个受试者穿 5 种不同防护服时的脉搏次数　　单位:次/min

实验日期	受试者				
	甲	乙	丙	丁	戊
1	A(129.8)	B(116.2)	C(114.8)	D(104.0)	E(100.6)
2	B(144.4)	C(119.2)	D(113.2)	E(132.8)	A(115.2)
3	C(143.0)	D(118.0)	E(115.8)	A(123.0)	B(103.8)
4	D(133.4)	E(110.8)	A(114.0)	B(98.0)	C(110.6)
5	E(142.8)	A(110.6)	B(105.8)	C(120.0)	D(109.8)

6. 在儿童哮喘病治疗中,采用双盲、交叉试验法,将 12 例患者随机分成两组,分别在两个时期中按次序 A、B 和 B、A 服用两种药物,服药后 5 小时测 PEF(peak expiratory flow),数据见表 4-26。试对交叉试验的结果进行方差分析。

表 4-26　两阶段交叉设计 PEF 试验结果　　单位:L/min

患者	时期 1	时期 2
1	A(310)	B(270)
2	A(310)	B(260)
3	A(370)	B(300)
4	A(410)	B(390)
5	A(250)	B(210)
6	A(380)	B(350)
7	B(370)	A(385)
8	B(310)	A(400)
9	B(380)	A(410)
10	B(290)	A(320)
11	B(260)	A(340)
12	B(290)	A(220)

ER 4-1　第四章二维码资源

(毕育学　党少农　颜　虹)

第五章　计数资料的统计描述

计数资料常见的数据形式是绝对数，如某病的出院人数、治愈人数、死亡人数等。但绝对数通常不具有可比性，如甲、乙两个医院某病出院人数不同时，比较两医院该病的死亡人数没有意义，因此需要在绝对数的基础上计算相对数。常用的相对数指标有强度相对数、结构相对数和相对比三种。

第一节　常用相对数

一、强度相对数

说明某现象发生的频率或强度，是指单位时间内某现象发生的频率，简称为率（rate）。常以百分率（%）、千分率（‰）、万分率（1/万）、十万分率（1/10万）等表示，计算公式为

$$率=\frac{某时期内发生某现象的观察单位数}{同期可能发生某现象的观察单位总数}\times比例基数 \tag{5-1}$$

式中比例基数，可以取100%、1 000‰和10万/10万等。比例基数的选择主要根据习惯用法和使计算的结果能保留1~2位整数，以便阅读。例如，时点患病率通常用百分率、婴儿死亡率用千分率、肿瘤死亡率以十万分率表示。

强度相对数通常是指发病率和死亡率这些与时间有关的指标，而实际应用中也常将患病率、检出率和治愈率这些比例指标习惯称为强度相对数。

例5-1　某企业每年都对在职人员进行体检。2017年3 268名职工进行体检，新发现的血压增高者经确诊为高血压的有6例，高血压发病率为6/3 268×1 000‰=1.84‰。

例5-1中的分母3 268人观察的时间单位是1年，故计算时可以省略，结果为该企业2017年高血压发病率为1.84人/1 000人年。

二、结构相对数

表示事物内部某一部分的个体数与该事物各部分个体数的总和之比，用来说明各构成部分在总体中所占的比例（proportion）或分布，又称为构成比。通常以100%为比例基数。其计算公式为

$$构成比=\frac{某一组成部分的观察单位数}{同一事物各组成部分的观察单位总数}\times100\% \tag{5-2}$$

设某事物个体数的合计由$A_1,A_2,\cdots,A_k$个部分组成，构成比的计算为

$$构成比1=\frac{A_1}{A_1+A_2+\cdots+A_k}\times100\%$$

$$构成比2=\frac{A_2}{A_1+A_2+\cdots+A_k}\times100\%$$

$$\vdots$$

$$构成比\ k=\frac{A_k}{A_1+A_2+\cdots+A_k}\times100\%$$

k 个构成比的合计应为 100%。

例 5-2　2018 年某肿瘤医院不同年龄组男性五种恶性肿瘤患者人数见表 5-1。2018 年该肿瘤医院<45 岁年龄组男性五种恶性肿瘤患者人数共 575 例，其中肺癌 121 人，肺癌患者人数占这五种恶性肿瘤患者人数的构成比为 121/575×100%＝21.04%。同理，可分别计算出<45 岁年龄组和≥45 岁年龄组男性鼻咽癌、结直肠癌等恶性肿瘤患者人数占五种恶性肿瘤患者人数的构成比，其结果见表 5-1。

表 5-1　2018 年某肿瘤医院不同年龄组男性五种恶性肿瘤患者人数和构成比

肿瘤类型	<45 岁		≥45 岁	
	患者人数	构成比/%	患者人数	构成比/%
肺癌	121	21.04	1 219	48.24
鼻咽癌	230	40.00	469	18.56
结直肠癌	102	17.74	367	14.52
淋巴瘤	113	19.65	214	8.47
食管癌	9	1.57	258	10.21
合计	575	100.00	2 527	100.00

从表 5-1 可以看出该肿瘤医院<45 岁年龄组和≥45 岁年龄组男性五种恶性肿瘤患者人数构成比的排序不同。<45 岁年龄组男性鼻咽癌患者人数占五种恶性肿瘤患者人数的比例最大，其次为肺癌，食管癌例数所占比例最小；≥45 岁年龄组男性五种恶性肿瘤患者人数中肺癌例数所占比例最大，其次为鼻咽癌，淋巴瘤例数占的比例最小。

这里可看到构成比有两个特点：

（1）说明同一事物的 k 个构成比的总和应等于 100%，即各个分子的总和等于分母。

（2）各构成部分之间是相互影响的，某一部分比例的变化将会受到两方面的影响。其一是这个部分自身数值的变化，其二是受其他部分数值变化的影响。

三、相对比

相对比简称比（ratio），是两个有关指标之比，说明两指标间的比例关系。两个指标可以是性质相同，如不同时期发病数之比、医院不同时期住院患者数之比；也可以性质不同，如医院的门诊人次与病床数之比。通常以倍数或百分数（%）表示，计算公式为

$$相对比=\frac{甲指标}{乙指标}(\times100\%) \tag{5-3}$$

式中甲、乙两指标可以是绝对数、相对数或平均数。

例 5-3　2015 年某市某区妇幼保健院出生婴儿中，男性婴儿为 506 人，女性婴儿为 470 人，则出生婴儿性别比为 506/470×100＝107.66，说明该医院该年每出生 100 名女婴儿，就约有 108 名男性婴儿出生，它反映了男性婴儿与女性婴儿出生的对比水平。

第二节　应用相对数的注意事项

1. 结构相对数不能代替强度相对数　构成比是用以说明事物内部某种构成所占比例或分布，并不说明某现象发生的频率或强度，在实际工作中经常会出现将构成比指标按率的概念去解释的错误。例如表 5-2。

表 5-2 某地区 2017 年不同年龄组居民高血压患病人数及相对数

年龄组/岁 (1)	居民人数 (2)	患病人数 (3)	患者构成比/% (4)	患病率/% (5)
<40	11 333	109	3.38	0.96
40~	5 332	372	11.54	6.98
50~	3 764	726	22.51	19.29
60~	4 918	1 329	41.21	27.02
≥70	2 014	689	21.36	34.21
合计	27 361	3 225	100.00	11.79

表 5-2 资料中，第(3)栏为高血压患病人数的绝对数，第(4)栏为各年龄组高血压患者的百分构成，如果据此认为 60~岁组高血压患病率最高，则犯了以构成比代替率的错误。第(4)栏的构成比仅说明各年龄组高血压患病人数占患病总人数的比例。60~岁组百分比大，说明在高血压患者中，属于 60~岁组的人多，但并不能说明这个年龄段的高血压发生频率亦高，因为不能排除由于该年龄段居民人数多相应造成患高血压的人数也多的可能性。只有通过将第(3)栏各年龄组高血压人数除以第(2)栏相应年龄组居民人数，算出各组的患病率第(5)栏，才能反映各年龄组高血压患病水平。从第(5)栏数字可见，该地区居民高血压患病率≥70 岁组最高，<40 岁组最低，有随年龄增高的趋势。

临床工作者常常用门诊或住院患者的资料来分析疾病与年龄、性别、职业等因素的关系。但值得注意的是，所计算的相对数一般都是构成比，不能当作率来分析。例如，某医师对口腔门诊不同年龄龋齿患病情况(表 5-3)进行了分析，得出 40~岁组患病率高，0~岁组和≥70 组患病率低的错误结论。

表 5-3 口腔门诊龋齿患者年龄构成

年龄组/岁	患者人数	患者构成比/%
0~	9	3.8
10~	36	15.3
20~	34	14.4
30~	37	15.7
40~	45	19.1
50~	39	16.5
60~	21	8.9
≥70	15	6.3
合计	236	100.0

表 5-3 资料仅能说明该病门诊龋齿患者中各年龄组患者所占比例，只能计算构成比指标，不能反映各年龄组的患病水平，因此不能根据此资料认为 40~岁组患病率高，而老年组和少年组低。因为各年龄组人口数、就诊机会等因素，都会影响就诊患者的年龄构成。仅通过门诊记录是不能够得到各年龄组人口数和全部现患病例数的，所以不能分析年龄因素与患病水平的关系。欲了解不同年龄龋齿患病情况，需要通过人群的抽样调查，得到各年龄组的调查人数及所有现患病例数才能分别计算年龄别患病率，从而分析龋齿患病水平与年龄之间的关系。

2. 计算相对数应有足够数量 如果例数较少会使相对数波动较大。如某种药物治疗 5 例患者，

5 例全部治愈，计算治愈率为 5/5×100%＝100%；若 4 例治愈，则治愈率为 4/5×100%＝80%，由 100%至 80%波动幅度较大，但实际上只有 1 例的变化。在临床试验或流行病调查中，当例数很少时，各种偶然因素都可能导致相对数的较大变化，因此最好用绝对数直接表示。但动物实验时，可以通过周密设计，严格控制实验条件，例如毒理实验，每组用 10 只纯种小鼠也可以计算相对数。

3. 正确计算合计率　对分组资料计算合计率（或称平均率）时，不能简单地由各组率相加或平均而得，要用合计的有关绝对数进行计算。例如用某药物治疗肝炎，甲医院治疗 150 人，治愈 30 人，治愈率为 20%；乙医院治疗 100 人，治愈 30 人，治愈率为 30%。两个医院合计治愈率应该是（30+30）/（150+100）×100%＝24%。若算为 20%+30%＝50%或（20%+30%）/2＝25%，则是错误的。

4. 注意资料的可比性　在比较相对数时，除了要对比的因素（如不同的药物），其余的影响因素应尽可能相同或相近。在临床研究和动物实验时，应遵循随机抽样原则进行分组。下列因素可能影响对比组之间的可比性：

（1）观察对象是否同质，研究方法是否相同，观察时间是否相等，以及地区、周围环境、风俗习惯和经济条件是否一致或相近等。

（2）观察对象内部结构是否相同，若两组资料的年龄、性别等内部构成不同，可以分别进行同年龄别、同性别的小组率比较或对总率（合计率）进行标准化后再作比较（见本章第三节）。

5. 对比不同时期资料应注意客观条件是否相同　例如，疾病报告制度完善和资料完整的地区或年份，发病率可以“升高”；居民因医疗普及，就诊机会增加，或诊断技术提高，也会引起发病率“升高”。因此在分析讨论时，应根据各方面情形全面考虑，慎重对待。

6. 样本率（或构成比）的抽样误差　由样本资料得到的样本率（或构成比）不能仅凭对比组之间的数字表面相差大小下结论，而应进行样本率（或构成比）差别的假设检验。

第三节　率的标准化法

一、标准化法的意义和基本思想

当比较的两组资料，其内部各小组率明显不同，且各小组观察例数的构成比，诸如年龄、性别、工龄、病情轻重、病程长短等内部构成也明显不同时，直接比较两个合计率是不合理的。因为其内部构成不同，往往影响合计率大小。例如表 5-4 两种疗法的治愈率比较。

表 5-4　甲、乙两种疗法治疗某病的治愈率比较

病型	甲疗法			乙疗法		
	患者数	治愈数	治愈率/%	患者数	治愈数	治愈率/%
普通型	300	180	60.0	100	65	65.0
重型	100	35	35.0	300	125	41.7
合计	400	215	53.8	400	190	47.5

从表 5-4 中合计治愈率看，甲疗法治愈率为 53.8%，乙疗法治愈率为 47.5%，似乎甲疗法较乙疗法为优。但这样的结论是不妥的，因为这两种疗法患者的病型构成（即影响治愈率的因素）有很大不同，并且普通型与重型的治愈率也有很大差别，甲疗法中治愈率较高的普通型患者所占比重较大，而乙疗法中治愈率较低的重型组患者所占比重较大。两种疗法分别按普通型组和重型组进行亚组比较时，可以看出乙疗法的治愈率均高于甲疗法，但由于两疗法的病型内部构成不同，即乙疗法的重型组患者多于甲疗法，造成了两种疗法的合计治愈率与亚组率不同（甲疗法高于乙疗法）。因此，要正确比较两种疗法

的合计治愈率，必须先将两组治疗对象的病型构成按照统一的标准进行校正，然后计算出校正后的标准化治愈率再进行比较。这种采用统一的内部构成计算标准化率(standardized rate)的方法，称为标准化(standardization)法。标准化法的基本思想是：采用某影响因素的统一标准构成以消除研究资料的该因素内部构成不同对合计率的影响，使通过标准化后的合计率(或总率)具有可比性。

二、标准化率的计算

(一) 标准化法

常用的标准化法有直接标准化法和间接标准化法，简称直接法和间接法。根据已有资料的条件，采用不同的方法计算标准化率。如对死亡率的年龄构成标准化，若已知年龄别死亡率，可采用直接法；若只有总死亡数和年龄别人口数而缺乏年龄别死亡率时，或各年龄组人口数较小，年龄别死亡率不稳定时，宜用间接法。

标准化法计算的关键是选择统一的标准构成。选择标准构成的方法通常有以下三种：

1. 两组资料中任选一组资料的人口数(或人口构成)作为两者的“共同标准”。这种方法适用于直接法。

2. 两组资料各部分人口之和组成的人口数(或人口构成)作为两者的“共同标准”。这种方法适用于直接法。

3. 另外选用一个通用的或便于比较的标准作为两者的“共同标准”，如采用全国、全省或全地区的数据作为标准。这种方法适用于直接法和间接法。

(二) 计算标准化率的步骤

一般可归纳为：

1. 根据资料所具备的条件选用直接法或间接法。

2. 选定标准构成。

3. 选择公式(5-4)、公式(5-5)或公式(5-6)计算标准化率。现以年龄因素调整死亡率为例说明计算标准化率的公式。

(1) 直接法：选择年龄别人口数作标准时，直接法标准化率的计算公式为

$$p'=\frac{\sum N_i p_i}{N} \tag{5-4}$$

选择年龄别人口构成比作标准时，直接法标准化率的计算公式为

$$p'=\sum\left(\frac{N_i}{N}\right)p_i \tag{5-5}$$

(2) 间接法：选择年龄别死亡率(和总死亡率)作标准，间接法标准化率的计算公式为

$$p'=P\frac{r}{\sum n_i P_i}=P\times SMR \tag{5-6}$$

公式(5-4)和(5-5)中 N_i 为标准年龄别人口数，p_i 为实际年龄别死亡率，N 为标准人口总数。公式(5-4)中分子 $\sum N_i p_i$ 是预期死亡数，它除以标准人口总数 N 即得直接法的标准化死亡率。公式(5-5)中 N_i/N 为标准年龄别人口构成比，乘以实际年龄别死亡率 p_i，其乘积和也是直接法的标准化死亡率。间接法计算公式(5-6)中 P 为标准总死亡率，r 为实际总死亡数，n_i 为实际年龄别人口数，P_i 为标准年龄别死亡率，n_i 与 P_i 的乘积和 $\sum n_i P_i$ 为预期死亡数，$r/\sum n_i P_i$ 为标准化死亡比(standardized mortality ratio，SMR)，用 SMR 表示。标准总死亡率 P 与 SMR 的乘积即得间接法的标准化死亡率。需要说明的是，SMR 这个指标在流行病学中用的较多，若 $SMR>1$，表示被标化人群的死亡率高于标准组；反之，若 $SMR<1$，表示被标化人群的死亡率低于标准组。但样本的 SMR 有抽样误差，在单独使用 SMR 这个指标时，还需作总体 SMR 是否为 1 的假设检验。

（三）标准化率的计算

1. 直接标准化法

（1）用标准人口数计算。

例 5-4　对表 5-4 中的资料求甲、乙两种疗法的标准化治愈率。

1）已知甲、乙两种疗法各病型的治愈率 p_i，宜采用直接法。

2）选定甲、乙两种疗法各病型的治疗人数之和作标准[表 5-5 第(2)栏]。

3）求预期治愈人数：将各组标准治疗人数分别乘甲、乙两种疗法的原治愈率，即得不同病型的甲、乙两种疗法预期治愈人数[表 5-5 第(4)和(6)栏]。

4）计算甲、乙两种疗法的标准化治愈率：分别将第(2)、第(4)和第(6)栏中的合计值代入公式(5-4)，得

$$甲疗法标准化治愈率\quad p'=\frac{380}{800}\times 100\%=47.5\%$$

$$乙疗法标准化治愈率\quad p'=\frac{427}{800}\times 100\%=53.4\%$$

经标准化后，乙疗法治愈率高于甲疗法，与分组比较的治愈率结论一致，校正了标准化前甲疗法治愈率高于乙疗法的不妥结论。

表 5-5　按公式(5-4)用直接法计算标准化治愈率

病型 (1)	标准治疗人数 (N_i) (2)	甲疗法		乙疗法	
		原治愈率 (p_i)/% (3)	预期治愈数 (N_ip_i) (4)=(2)×(3)	原治愈率 (p_i)/% (5)	预期治愈数 (N_ip_i) (6)=(2)×(5)
普通型	400	60.0	240	65.0	260
重型	400	35.0	140	41.7	167
合计	800(N)	—	380($\sum N_ip_i$)	—	427($\sum N_ip_i$)

（2）用标准人口构成比计算。

例 5-5　仍对表 5-4 中的资料求甲、乙两种疗法的标准化治愈率。

1）本例已知甲、乙两种疗法各病型的治愈率 p_i，宜采用直接法。

2）将甲、乙两种疗法各病型的治疗人数之和组成的人口构成作标准[表 5-6 第(2)栏]。

3）求分配治愈率：将各组标准人口构成比分别乘甲、乙两种疗法的原治愈率，即得不同病型的甲、乙两种疗法分配治愈率[表 5-6 第(4)和(6)栏]。

4）计算甲、乙两种疗法的标准化治愈率：按公式(5-5)分别将第(4)和(6)栏中的分配治愈率直接相加，其合计值为标准化治愈率，与公式(5-4)计算结果相同。

表 5-6　按公式(5-5)用直接法计算标准化治愈率

病型 (1)	标准治疗人数构成比 (N_i/N) (2)	甲疗法		乙疗法	
		原治愈率/% (p_i) (3)	分配治愈率/% (N_ip_i/N) (4)=(2)×(3)	原治愈率/% (p_i) (5)	分配治愈率/% (N_ip_i/N) (6)=(2)×(5)
普通型	0.5	60.0	30.0	65.0	32.5
重型	0.5	35.0	17.5	41.7	20.9
合计	1.0	53.8	47.5(p')	47.5	53.4(p')

2. 间接标准化法

例 5-6 经研究表明,女性原发性骨质疏松随年龄增长患病率增高。某年某省在城市和农村分别抽样调查了 50 岁以上的老年妇女 776 例和 789 例,这些人中患有原发性骨质疏松症者,城市为 322 例,农村为 335 例,总患病率分别为 41.5% 和 42.5%。由于本次调查的城乡老年妇女年龄构成不同,如表 5-7 第(2)栏和第(5)栏,需对两个总患病率进行标准化后方可比较。由于表 5-7 资料中只有两地原发性骨质疏松症患者总数 r 及各年龄组的调查人数 n_i,缺乏两地或其中一地各年龄组原发性骨质疏松症患者人数,无法计算年龄别患病率。故此时可选用间接法计算标准化率。

表 5-7 某年某省城乡女性原发性骨质疏松症患病率比较

年龄组/岁 (1)	城市			农村		
	调查人数 (2)	患病人数 (3)	患病率/% (4)	调查人数 (5)	患病人数 (6)	患病率/% (7)
50~	354	…	…	241	…	…
60~	251	…	…	315	…	…
70~	130	…	…	175	…	…
≥80	41	…	…	58	…	…
合计	776	322	41.5	789	335	42.5

(1) 选定另一个地区某年的 50 岁以上老年妇女原发性骨质疏松症的年龄组患病率 P_i(和总患病率 P)作为标准[表 5-8 第(2)栏]。

(2) 求预期患病人数:将各年龄组标准患病率乘以相应的调查人数,即得各年龄组预期患病人数[表 5-8 第(4)和(6)栏]。

(3) 按公式(5-6)分别计算城乡两地的 SMR 及标准化患病率为

城市原发性骨质疏松症标准化患病比 $SMR=\frac{322}{305}=1.05$

城市原发性骨质疏松症标准化患病率 $p'=42.1\%\times1.05=44.2\%$

农村原发性骨质疏松症标准化患病比 $SMR=\frac{335}{353}=0.95$

农村原发性骨质疏松症标准化患病率 $p'=42.1\%\times0.95=40.0\%$

经标准化后,城市 50 岁以上老年妇女的原发性骨质疏松症标准化患病率高于农村。

表 5-8 按公式(5-6)用间接法计算标准化患病率

年龄组/岁 (1)	标准患病率 (P_i)/% (2)	城市		农村	
		调查人数 n_i (3)	预期患病人数(n_iP_i) (4)=(2)×(3)	调查人数(n_i) (5)	预期患病人数(n_iP_i) (6)=(2)×(5)
50~	21.3	354	75	241	51
60~	46.1	251	116	315	145
70~	65.5	130	85	175	115
≥80	71.7	41	29	58	42
合计	42.1	776	305	789	353

三、应用标准化时的注意事项

1. 标准化法只适用于某因素两组内部构成不同,并有可能影响两组总率比较的情况。对于因其他条件不同而产生的不具可比性问题，标准化法不能解决。

2. 由于选择的标准人口不同，算出的标准化率也不同。因此，当比较几个标准化率时，应采用同一标准人口。

3. 标准化后的标准化率，已经不再反映当时当地的实际水平，它只是表示相互比较的资料间的相对水平。如比较城乡女性原发性骨质疏松症患病率时，经过标准化后的患病率，已不是两地当时实际原发性骨质疏松症患病水平，但它能够说明在年龄的共同标准下，城市和农村女性原发性骨质疏松症患病水平相比较，谁高谁低。

4. 两样本标准化率是样本值，存在抽样误差。比较两样本的标准化率，当样本含量较小时，还应作假设检验。

第四节 动态数列及其分析指标

动态数列(dynamic series)是按时间顺序将一系列统计指标(可以为绝对数、相对数或平均数)排列起来，用以观察和比较该事物在时间上的变化和发展趋势。常用的动态数列分析指标有：绝对增长量、发展速度与增长速度、平均发展速度与平均增长速度。

例 5-7 全国医疗卫生机构 2010—2017 年床位数的统计数据见表 5-9 第(1)和(3)栏，试作动态分析。

表 5-9 全国医疗卫生机构 2010—2017 年床位数动态变化*

年份 (1)	指标符号 (2)	床位数/(万张/年) (3)	绝对增长量/(万张/年)		发展速度/%		增长速度/%	
			累计 (4)	逐年 (5)	定基比 (6)	环比 (7)	定基比 (8)	环比 (9)
2010	a_0	478.68	—	—	100.0	100.0	—	—
2011	a_1	515.99	37.31	37.31	107.8	107.8	7.8	7.8
2012	a_2	572.48	93.80	56.49	119.6	110.9	19.6	10.9
2013	a_3	618.19	139.51	45.71	129.1	108.0	29.1	8.0
2014	a_4	660.12	181.44	41.93	137.9	106.8	37.9	6.8
2015	a_5	701.52	222.84	41.40	146.6	106.3	46.6	6.3
2016	a_6	741.05	262.37	39.53	154.8	105.6	54.8	5.6
2017	a_7	794.03	315.35	52.98	165.9	107.1	65.9	7.1

*资料来源：2018 年中国卫生统计年鉴

一、绝对增长量

绝对增长量是说明事物在一定时期增长的绝对数值。可分为累计增长量和逐年增长量。

1. 累计增长量 即报告期指标与基期指标之差。若以 2010 年床位数为基期指标，则各年床位数为报告期指标。如表 5-9 第(4)栏中 2014 年较 2010 年，床位数累计增长量为 660.12−478.68=181.44(万张/年)。

2. 逐年增长量 即报告期指标与前一期指标之差。如第(5)栏中 2014 年较 2013 年，床位数年增长量为 660.12−618.19=41.93(万张/年)。

二、发展速度与增长速度

发展速度与增长速度均为相对比，说明事物在一定时期的速度变化。发展速度表示报告期指标的水平相当于基期水平的百分之多少或若干倍，根据基期的确定，对发展速度可以计算定基比和环比。

1. 定基比 即报告期指标与基期指标之比,用符号表达为 $a_1/a_0, a_2/a_0 \cdots a_n/a_0$。

2. 环比 即报告期指标与其前一期指标之比,用符号表达为 $a_1/a_0, a_2/a_1 \cdots a_n/a_{n-1}$。增长速度表示的是净增加速度,可计算定基比增长速度与环比增长速度,增长速度=发展速度-1(或100%)。如2014年,定基比发展速度为660.12/478.68=1.379(或137.9%),环比发展速度为660.12/618.19=1.068(或106.8%),定基比增长速度为137.9% -100%=37.9%,环比增长速度为6.8%[表5-9第(6)~(9)栏]。

由表5-9可见,从发展速度看,全国医疗卫生机构床位数呈逐年不断增加趋势;从增长速度看,2012年增长幅度较为明显。

三、平均发展速度和平均增长速度

平均发展速度是各环比发展速度的几何均数,说明某事物在一个较长时期中逐期(如逐年)平均发展的程度。平均增长速度是各环比增长速度的平均数,说明某事物在一个较长时期中逐期平均增长的程度。其计算公式为

$$\text{平均发展速度} = \sqrt[n]{a_n/a_0} \tag{5-7}$$

式中 a_0 为基期指标; a_n 为第 n 期指标。

$$\text{平均增长速度} = \text{平均发展速度} - 1 \tag{5-8}$$

对例5-7的表5-9第(1)和(3)栏资料计算平均发展速度与平均增长速度:

$$\text{平均发展速度} = \sqrt[7]{794.03/478.68} = 1.075(107.5\%)$$

$$\text{平均增长速度} = 1.075 - 1 = 0.075(7.5\%)$$

从表5-9的动态指标可以看出,全国卫生机构2010—2017年的床位数每年均有增加,但发展是不平衡的,2011年和2016年床位数递增均小于40.0(万张/年),每年的递增速度为7.8%和5.6%;其余年份的床位数递增均大于40(万张/年),每年的递增速度达6.3%~10.9%。7年间,全国卫生机构床位数年平均发展速度为107.5%,年平均增长速度为7.5%。

动态数列的分析不仅可以总结过去,而且可以进行预测,即根据平均发展速度公式(5-7)计算几年后达到的指标。如根据表5-9资料预测2020年的床位数,本例2020年相当于 a_{10},将已知数据代入公式(5-7)得

$$1.075 = \sqrt[10]{a_{10}/478.68}$$

$$a_{10} = 1.075^{10} \times 478.68 = 986.57(\text{万张/年})$$

即根据全国医疗卫生机构床位数2010—2017年的平均发展速度,预计到2020年全国医疗卫生机构的床位数可达986.57万张。

Summary

Categorical data can be described using relative measures, such as rate, ratio, and proportion. A rate is the frequency or intensity of certain event happening within a period of time; A ratio is a relationship between two numbers indicating how many times the first number contains the second; A proportion is the ratio of a part compared to a whole; Some rules should be abided by when calculating relative measures. The technique of standardization is needed when some confounding factors affect the comparison of several rates. Direct and indirect standardization can be applied to eliminate the influence of confounding factors. When to use direct or indirect standardization depends on the availability of data. Dynamic series analysis is used to illuminate the change of certain event over time. Some popular indicators include absolute increase, speed of development, speed of increase, average speed of development, and average speed of increase.

练 习 题

一、最佳选择题

1. 某地 2018 年肝癌发病人数占当年该地肿瘤发病总人数的 12.9%，该指标为(　　)

A. 发病率　B. 构成比　C. 相对比　D. 标化发病率　E. 患病率

2. 计算某地某年肺癌发病率，其分子应为(　　)

A. 该地体检发现的肺癌患者　B. 该地平均患者人数　C. 该地某年就诊肺癌患者
D. 该地某年新发生肺癌患者　E. 该地某年新老肺癌患者

3. 一种新的治疗方法可以延长生命，但不能治愈其病，则发生下列情况(　　)

A. 该病患病率将增加　B. 该病患病率将减少　C. 该病发病率将增加
D. 该病发病率将减少　E. 与患病率和发病率均无关

4. 某市 2017 年在 30 万人口中发现有 2 500 名脑血管病患者，全年总死亡人数为 3 000 人，其中脑血管病死亡98 人，要说明脑血管病死亡的严重程度，最好应用(　　)

A. 粗死亡率　B. 脑血管病死亡人数　C. 脑血管病死亡率
D. 脑血管病死亡构成　E. 脑血管病的病死率

5. 在实际工作中，发生把构成比作率分析的错误的主要原因是(　　)

A. 构成比与率的计算方法一样　B. 构成比较率容易计算
C. 构成比较率难计算　D. 构成比指标用得最多
E. 计算构成比的原始资料较率容易得到

6. 已知男性的食管癌发病率高于女性，现要比较甲、乙两地的食管癌总发病率，已知甲地的男性人口构成比高于乙地，适当的比较方法是(　　)

A. 两个地区性别构成不具可比性，故不能比较　B. 两个样本率比较的 χ^2 检验
C. 对年龄进行标准化后再比较　D. 对性别进行标准化后再比较
E. 两个总率差别的假设检验

7. 要比较甲乙两厂某工种工人某种职业病患病率的高低，采取标准化法的原理是(　　)

A. 假设甲乙两厂的工人数相同　B. 假设甲乙两厂患某职业病的工人数相同
C. 假设甲乙两厂某工种工人的工龄构成比相同　D. 假设甲乙两厂某职业病的患病率相同
E. 假设甲乙两厂的工人数构成相同

8. 经调查得甲乙两地的冠心病粗死亡率均为 39/10 万，按年龄构成标准化后，甲地冠心病标准化死亡率为 44/10 万，乙地为 37/10 万，因此可以认为(　　)

A. 乙地冠心病的诊断较甲地准确　B. 甲地年轻人患冠心病较乙地多
C. 甲地冠心病的诊断较乙地准确　D. 乙地年龄别人口构成较甲地年轻
E. 甲地年龄别人口构成较乙地年轻

9. 某项关于某种药物的广告声称："在服用本制剂的 1 000 名上呼吸道感染的儿童中，有 970 名儿童在 72 小时内症状消失。"因此推断此药治疗儿童的上呼吸道感染是非常有效的，可以推广应用。这项推论是(　　)

A. 不正确，因所作的比较不是按率计算的　B. 不正确，因未设对照组或对比组
C. 不正确，因未作统计学假设检验　D. 正确，因为比较的是症状消失率
E. 正确，因为有效率达到 97.0%

10. 相对比的特点是(　　)

A. 一定小于 100%　B. 一定大于 100%
C. 相对比的和等于 100%　D. 可小于 100%，也可大于 100%
E. 分子一定是分母中的某个部分

二、简答题

1. 请说明常用的相对数有哪几种，以及各种相对数指标的含义、计算方法及特点。

2. 以实例说明为什么不能以构成比代替率。
3. 何为标准化法？简述直接标准化法与间接标准化法的区别。
4. 应用标准化率进行比较时要注意什么问题？
5. 相对数的动态指标有哪几种？各有何用处？

三、计算分析题

1. 某单位于1993年对1 191名全体职工进行冠心病普查，按年龄、职业分组统计如表5-10。作者认为，该单位干部、工人的冠心病发病率均随年龄增加而下降，发病率高峰都在40~49岁组，这与其他资料的结果不符。你同意上述分析吗？说明理由。

表5-10 两种职业3个年龄组冠心病发病率比较

职业	40~49岁		50~59岁		60~69岁		合计患者数
	患者数	发病率/%	患者数	发病率/%	患者数	发病率/%	
干部	21	60.0	9	25.7	5	14.3	35
工人	12	70.6	4	23.5	1	5.9	17
合计	33	63.5	13	25.0	6	11.5	52

2. 根据表5-11资料完成表中指标的计算并回答问题。

表5-11 某年某地区按人口年龄分组的某疾病资料

年龄/岁	人口数	患者数	新发病例数	死亡数	死亡百分比/%	患病率/‰	发病率/‰	死亡率/‰	病死率/%
0~	82 920	488	170	9					
20~	36 639	451	152	17					
40~	28 161	273	133	22					
≥60	9 370	110	46	25					
合计	157 090	1 322	501	73					

(1) 患者中以(　　)岁组为最多，占(　　)%。
(2) 患病率以(　　)岁组为最高，达到(　　)‰。
(3) 发病率以(　　)岁组为最高，达到(　　)‰。
(4) 死亡率以(　　)岁组为最高，达到(　　)‰。
(5) 病死率以(　　)岁组为最高，达到(　　)%。

3. 某医院研究丹参多酚酸盐治疗冠心病的临床疗效，对162例无合并心力衰竭的冠心病患者采用丹参多酚酸盐治疗，对162例合并心力衰竭的冠心病患者采用常规药物治疗，结果如表5-12。据此表，作者认为，丹参多酚酸盐治疗冠心病的疗效比常规药物好，你怎样评价？

表5-12 丹参多酚酸盐和常规药物治疗冠心病的疗效比较

组别	病例数	有效例数	有效率/%
丹参多酚酸盐组	162	139	85.8
常规药物组	162	109	67.3

4. 试就表 5-13 资料分析比较某年某省城乡女性原发性骨质疏松症患病率。

表 5-13　某年某省城乡女性原发性骨质疏松症患病率的比较

年龄组/岁	城市			农村		
	调查人数	患者数	患病率/%	调查人数	患者数	患病率/%
50~	354	78	22.0	241	49	20.3
60~	251	125	49.8	315	136	43.2
70~	130	90	69.2	175	110	62.8
≥80	41	29	71.7	58	40	69.0
合计	776	322	41.5	789	335	42.5

5. 2010—2017 年全国卫生总费用统计数据见表 5-14 第(1)和(2)栏，试作动态分析，并对 2020 年全国卫生总费用进行预测。

表 5-14　2010—2017 年全国卫生总费用动态变化*

年份 (1)	卫生总费用/亿元 (2)	年份 (1)	卫生总费用/亿元 (2)
2010	19 980.39	2014	35 312.40
2011	24 345.91	2015	40 974.64
2012	28 119.00	2016	46 344.88
2013	31 668.95	2017	52 598.28

*资料来源:2018 年中国卫生统计年鉴

ER 5-1　第五章二维码资源

(康晓平　吴思英)

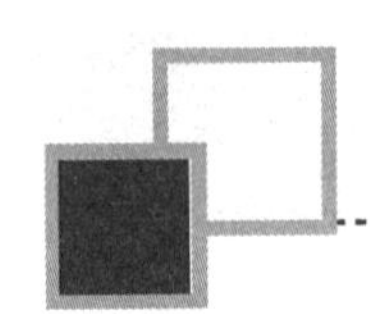

第六章　几种离散型变量的分布及其应用

随机变量有连续型和离散型之分，相应的概率分布就可分为连续型分布和离散型分布。有关连续型分布如 u 分布、t 分布和 F 分布等在前面的章节中已作介绍。本章介绍在医学中常用的三种离散型分布：二项分布、Poisson 分布和负二项分布。

第一节　二项分布

二项分布（binomial distribution）是指在只会产生两种可能结果如"阳性"或"阴性"之一的 n 次独立重复试验中，当每次试验的"阳性"概率 π 保持不变时，出现"阳性"次数 $X=0,1,2,\cdots,n$ 的一种概率分布。其概率可由下面的公式求出：

$$P(X)=\frac{n!}{X!\ (n-X)!}\pi^{X}\ (1-\pi)^{n-X}\quad X=0,1,2,\cdots,n \tag{6-1}$$

$P(X)$实际上就是二项函数$[\pi+(1-\pi)]^{n}$ 展开式中的通项，式中的$\frac{n!}{X!\ (n-X)!}$称为二项系数，且有 $\sum_{X=0}^{n}P(X)=1$。

显然，对于不同的 n 和 π，应该对应不同的二项分布，n 和 π 是二项分布的两个参数。

若随机变量 X 的可能取值是 $0,1,2,\cdots,n$，且相应的取值概率满足公式（6-1），则称该随机变量 X 服从以 n 和 π 为参数的二项分布，记为 $X\sim B(n,\pi)$。

在生物医学领域，服从二项分布的试验较为常见，如用某种药物治疗某种非传染性疾病，其疗效分为有效与无效；在动物的急性毒性实验中，观测动物的死亡与存活；接触某种病毒性疾病的传播媒介后，出现感染与非感染等。对于抽样而言，若从阳性率（如患病率）为 π 的总体中，有放回地随机抽取个体数为 n 的样本，则出现阳性数为 X 的概率分布即呈二项分布。若是无放回地随机抽样，当抽取的个体数 n 远小于总体的个体数 $N\left(如\ n<\frac{N}{10}\right)$时，也可近似当作二项分布处理。

例 6-1　某种医学技能测试的通过率为 0.80。今有 10 名学生参加测试，试分别计算这 10 名学生中有 6 人、7 人和 8 人获得通过的概率。

本例 $n=10,\pi=0.80,X=6,7,8$。按公式（6-1）计算相应的概率为

$$P(6)=\frac{10!}{6!\ (10-6)!}0.80^{6}\ (1-0.80)^{10-6}=0.088\ 08$$

$$P(7)=\frac{10!}{7!\ (10-7)!}0.80^{7}\ (1-0.80)^{10-7}=0.201\ 33$$

$$P(8)=\frac{10!}{8!\ (10-8)!}0.80^{8}\ (1-0.80)^{10-8}=0.301\ 99$$

一、二项分布的适用条件和性质

（一）二项分布的适用条件

1. 每次试验只会发生两种对立的可能结果之一，即分别发生两种结果的概率之和恒等于 1。

2. 每次试验产生某种结果（如“阳性”）的概率 π 固定不变。

3. 重复试验是相互独立的，即任何一次试验结果的出现不会影响其他试验结果出现的概率。

在上面的例 6-1 中，对这 10 名学生的测试，可看作 10 次独立的重复试验，通过与否为二分类结果，且测试的通过率（$\pi=0.80$）是恒定的。这样，10 人中测试通过的人数 $X\sim B(10,0.80)$。

（二）二项分布的性质

1. 二项分布的均数与标准差　在 n 次独立重复试验中，出现“阳性”次数 X 的总体均数为

$$\mu=n\pi \tag{6-2}$$

$$X\text{ 的总体方差为 }\sigma^2=n\pi(1-\pi) \tag{6-3}$$

$$X\text{ 的总体标准差为 }\sigma=\sqrt{n\pi(1-\pi)} \tag{6-4}$$

若以率表示，则样本阳性率 $p(p=0/n,1/n,2/n,\cdots,n/n)$ 也服从公式（6-1）的二项分布，其总体均数为

$$\mu_p=\pi \tag{6-5}$$

$$p\text{ 的总体方差为 }\sigma_p^2=\frac{\pi(1-\pi)}{n} \tag{6-6}$$

$$p\text{ 的总体标准差为 }\sigma_p=\sqrt{\frac{\pi(1-\pi)}{n}} \tag{6-7}$$

样本率的标准差也称为率的标准误，可用来描述样本率的抽样误差，率的标准误越小，则率的抽样误差就越小。

在一般情形下，总体率 π 往往并不知道。此时若用样本资料计算样本率 $p=X/n$ 作为 π 的估计值，则 σ_p 的估计为

$$S_p=\sqrt{\frac{p(1-p)}{n}} \tag{6-8}$$

2. 二项分布的图形　当 $\pi=0.5$，二项分布图形是对称的（图 6-1）；当 $\pi\neq0.5$，图形是偏态的；随着 n 增大，图形趋于对称。当 $n\to\infty$ 时，只要 π 不太靠近 0 或 1，二项分布则近似正态分布（图 6-2）。

二、二项分布的应用

利用二项分布及其正态近似性，可进行总体率的区间估计和差异推断，也可用于研究非遗传性疾病的家族集聚性和进行群检验。对于二分类事物的构成问题，对其中一类的构成比进行统计推断，其方法也类似总体率。

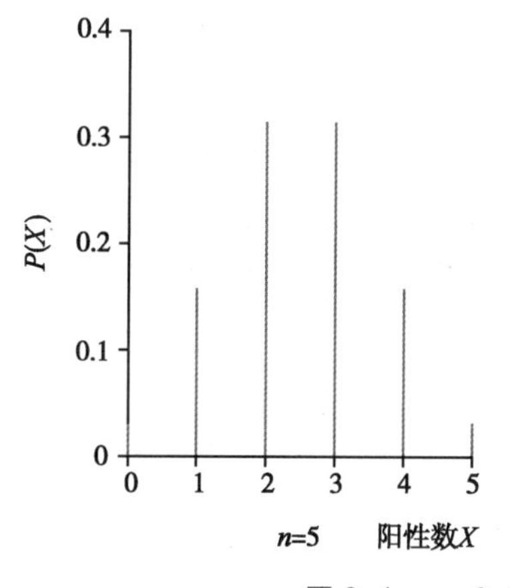

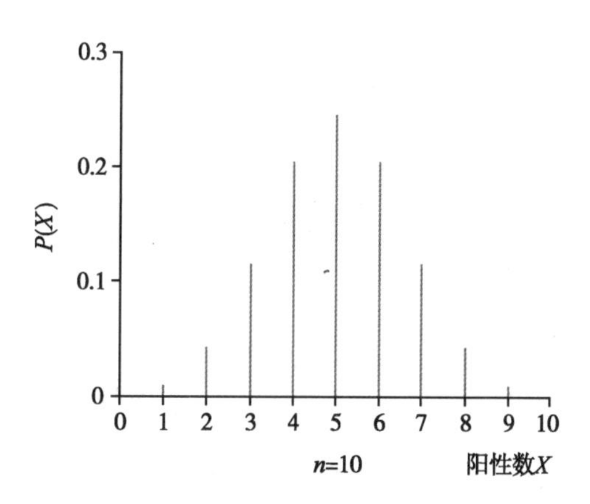

图 6-1　$\pi=0.5$ 时，不同 n 值下的二项分布图

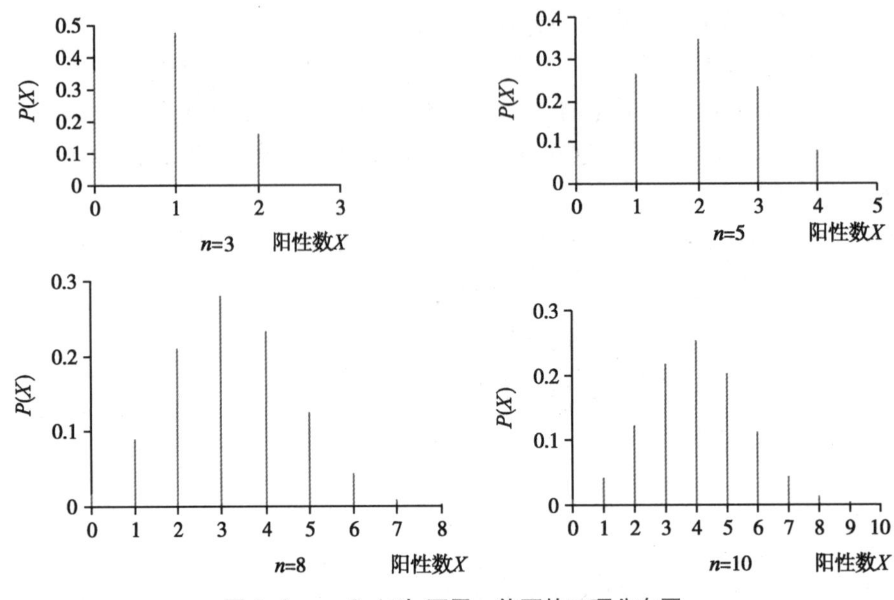

图 6-2 $\pi=0.4$ 时,不同 n 值下的二项分布图

（一）总体率的区间估计

利用服从二项分布的样本资料可估计其总体率的 $1-\alpha$ 置信区间,α 一般取 0.05 或 0.01。估计方法有查表法和正态近似法。

1. 查表法　对于 $n\leqslant 50$ 的小样本资料,直接查附表 3-7 百分率的置信区间表,即可得到其总体率的 $1-\alpha$ 置信区间。

例 6-2　在对 13 名输卵管结扎的育龄妇女经壶腹部-壶腹部吻合术后,观察其受孕情况,发现有 6 人受孕,据此资料估计该吻合术妇女受孕率的 95%置信区间。

本例 $n=13$,$X=6$。查附表 3-7,α 取 0.05 时,在 $n=13$(横行)与 $X=6$(纵列)的交叉处数值为 19~75,即该吻合术妇女受孕率的 95%置信区间为(19%,75%)。

在附表 3-7 百分率的置信区间表中,通常只列出 $X\leqslant n/2$ 的部分。当 $X>n/2$ 时,可先按"阴性"数 $n-X$ 查得总体阴性率的 $1-\alpha$ 置信区间 $Q_L \sim Q_U$,再用下面的公式转换成所需阳性率的 $1-\alpha$ 置信区间 $P_L \sim P_U$。

$$P_L=1-Q_U, P_U=1-Q_L \tag{6-9}$$

2. 正态近似法　当 n 较大,π 或 $(1-\pi)$ 不接近 0,也不接近 1 时,二项分布 $B(n,\pi)$ 近似正态分布 $N[n\pi, n\pi(1-\pi)]$,而对应的样本率 p 也近似正态分布 $N(\pi,\sigma_p^2)$。为此,当 n 较大、p 和 $1-p$ 均不太小,如 np 和 $n(1-p)$ 均大于 5 时,可利用样本率 p 的分布近似正态分布来估计总体率的 $1-\alpha$ 置信区间。计算公式为

$$(p-u_{\alpha/2}S_p, p+u_{\alpha/2}S_p) \tag{6-10}$$

式中 $\alpha=0.05$ 时,$u_{0.05/2}=1.96$; $\alpha=0.01$ 时,$u_{0.01/2}=2.58$。

例 6-3　在一项光动力疗法治疗伴有完全梗阻或不完全梗阻的原发性晚期食管癌的单臂临床试验中,采用治疗 28 天基于目标肿瘤病灶缩小≥50%为判定标准的客观缓解作为主要有效性评价指标。试验共入组受试者 100 例,有 45 例患者治疗 28 天获得客观缓解,试据此估计该光动力疗法客观缓解率的 95%置信区间。

本例 $n=100$,$p=45/100=0.45$。代入公式(6-8)得

$$S_p=\sqrt{\frac{0.45(1-0.45)}{100}}=0.0497$$

代入公式(6-10)得

$$0.45-1.96\times 0.0497=0.3526$$

$$0.45+1.96\times0.0497=0.5474$$

即该光动力疗法客观缓解率的95%置信区间为(35.26%,54.74%)。

(二)样本率与总体率的比较

1. 直接法 在诸如疗效评价中,利用二项分布直接计算相关概率来推断样本所在的总体率与已知总体率有无差别。比较时,经常遇到单侧检验,即"优"或"劣"的问题。那么,在总体阳性率为 π 的 n 次独立重复试验中,一般有下面两种情形的概率计算。

(1)若是回答"差"或"低"的问题,则需计算出现"阳性"次数至多为 k 次的概率,即

$$P(X\leqslant k)=\sum_{X=0}^{k}P(X)=\sum_{X=0}^{k}\frac{n!}{X!\,(n-X)!}\pi^{X}(1-\pi)^{n-X} \tag{6-11}$$

(2)若是回答"优"或"高"的问题,则需计算出现"阳性"次数至少为 k 次的概率,即

$$P(X\geqslant k)=\sum_{X=k}^{n}P(X)=\sum_{X=k}^{n}\frac{n!}{X!\,(n-X)!}\pi^{X}(1-\pi)^{n-X} \tag{6-12}$$

显然,$P(X\leqslant k)+P(X\geqslant k)=1+P(k)$。

对于双侧检验而言,由于要回答的是"有无差别",即备择假设 $H_1:\pi\neq\pi_0$ 是否成立,因此所要计算的双侧检验概率 P 应为实际样本(记"阳性"次数为 k 次)出现的概率与更背离无效假设的事件(记"阳性"次数为i次,$i\neq k$)出现的概率之和,即 $P=P(X=k)+\sum_{i}P(X=i)$,其中 i 满足 $P(X=i)\leqslant P(X=k)$。

例 6-4 已知输卵管结扎的育龄妇女实施壶腹部-壶腹部吻合术后的受孕率为0.55。今对10名输卵管结扎了的育龄妇女实施峡部-峡部吻合术,结果有9人受孕。问实施峡部-峡部吻合术妇女的受孕率是否高于壶腹部-壶腹部吻合术的受孕率?

显然,这是单侧检验的问题,属上述第(2)种情况,记峡部-峡部吻合术后的受孕率为 π,其假设检验为

$H_0:\pi=0.55$

$H_1:\pi>0.55$

$\alpha=0.05$

对这10名实施峡部-峡部吻合术的妇女,按0.55的受孕率,若出现至少9人受孕的概率大于0.05,则不拒绝 H_0;否则,可视为小概率事件,拒绝 H_0,接受 H_1。

本例 $n=10,\pi=0.55,k=9$。按公式(6-12)有

$$P=P(X\geqslant 9)=\sum_{X=9}^{10}P(X)=\sum_{X=9}^{10}\frac{10!}{X!\,(10-X)!}0.55^{X}(1-0.55)^{10-X}=0.023$$

$0.01<P<0.05$,按 $\alpha=0.05$ 水准,拒绝 H_0,接受 H_1,即认为实施峡部-峡部吻合术妇女的受孕率要高于壶腹部-壶腹部吻合术的受孕率。

例 6-5 已知某高校临床医学专业一年级女生100米短跑的达标率为0.70。现在该校一年级的预防医学专业中随机测试了10名女生,有9人达标。问该校这两个专业一年级女生100米短跑的达标率是否不同?

显然,这是双侧检验的问题。令该校预防医学专业一年级女生100米短跑的达标率为 π,其假设检验为

$H_0:\pi=0.70$

$H_1:\pi\neq 0.70$

$\alpha=0.05$

本例 $n=10$,按 $\pi=0.70$,实际样本阳性数 $X=9$ 出现的概率由公式(6-1)得

$$P(X=9)=\frac{10!}{9!\,(10-9)!}0.70^{9}(1-0.70)^{10-9}=0.121$$

比实际样本更背离无效假设的事件,即满足 $P(X=i)\leqslant 0.121$ 的 $i(i\neq 9)$ 分别有:0、1、2、3、4、5、10。

因此,所要计算的双侧检验概率 P 为

$$P=P(X=9)+P(X=0)+P(X=1)+P(X=2)+\cdots+P(X=5)+P(X=10)$$
$$=0.299\ 577$$

按 $\alpha=0.05$ 水准,不拒绝 H_0,尚不能认为该校这两个专业一年级女生 100 米短跑的达标率不同。

2. 正态近似法　当 n 较大、p 和 $1-p$ 均不太小,如 np 和 $n(1-p)$ 均大于 5 时,利用样本率的分布近似正态分布的原理,可作样本所在的总体率 π 与已知总体率 π_0 的比较。检验统计量 u 的计算公式为

$$u=\frac{p-\pi_0}{\sqrt{\pi_0(1-\pi_0)/n}} \tag{6-13}$$

例 6-6　已知某疾病采用常规治疗的治愈率为 45%。现随机抽取 180 例该疾病患者改用新的治疗方法进行治疗,治愈 117 例。问新治疗方法是否比常规疗法的效果好?

本例是单侧检验,记新治疗方法的治愈率为 π,而 $\pi_0=0.45$。其假设检验为

$H_0:\pi=0.45$

$H_1:\pi>0.45$

$\alpha=0.05$

本例 $n=180$,$p=117/180=0.65$,按公式(6-13)有

$$u=\frac{0.65-0.45}{\sqrt{0.45(1-0.45)/180}}=5.394$$

查 u 界值表(t 界值表中 ν 为 ∞ 的一行)得单侧 $P<0.000\ 5$。按 $\alpha=0.05$ 水准,拒绝 H_0,接受 H_1,即新治疗方法比常规疗法的效果好。

(三)两样本率的比较

两样本率的比较目的在于对相应的两总体率进行统计推断。设两样本率分别为 p_1 和 p_2,当 n_1 与 n_2 均较大,且 p_1、$1-p_1$ 与 p_2、$1-p_2$ 均不太小,如 n_1p_1、$n_1(1-p_1)$ 与 n_2p_2、$n_2(1-p_2)$ 均大于 5 时,可利用样本率的分布近似正态分布以及独立的两个正态变量之差也服从正态分布的性质,采用正态近似法对两总体率作统计推断。检验统计量 u 的计算公式为

$$u=\frac{p_1-p_2}{S_{p_1-p_2}} \tag{6-14}$$

$$\text{其中}\ S_{p_1-p_2}=\sqrt{\frac{X_1+X_2}{n_1+n_2}\left(1-\frac{X_1+X_2}{n_1+n_2}\right)\left(\frac{1}{n_1}+\frac{1}{n_2}\right)} \tag{6-15}$$

例 6-7　为研究某职业人群颈椎病发病的性别差异,今随机抽查了该职业人群男性 120 人和女性 110 人,发现男性中有 36 人患有颈椎病,女性中有 22 人患有颈椎病。试作统计推断。

令该职业人群颈椎病的患病率男性为 π_1,女性为 π_2,其假设检验为

$H_0:\pi_1=\pi_2$

$H_1:\pi_1\neq\pi_2$

$\alpha=0.05$

本例 $n_1=120$,$X_1=36$,$p_1=X_1/n_1=36/120=0.30$

　　$n_2=110$,$X_2=22$,$p_2=X_2/n_2=22/110=0.20$

按公式(6-15)有

$$S_{p_1-p_2}=\sqrt{\frac{36+22}{120+110}\left(1-\frac{36+22}{120+110}\right)\left(\frac{1}{120}+\frac{1}{110}\right)}=0.057\ 3$$

按公式(6-14)有

$$u=\frac{0.30-0.20}{0.057\ 3}=1.745$$

查 u 界值表得 $0.05<P<0.10$。按 $\alpha=0.05$ 水准，不拒绝 H_0，尚不能认为该职业人群颈椎病的发病有性别差异。

（四）非遗传性疾病的家族集聚性

非遗传性疾病的家族集聚性（clustering in families），系指该疾病的发生在家族成员间是否有传染性，如果没有传染性，则家族成员间的患病是独立的，该疾病无家族集聚性。否则，家族成员间的患病是非独立的，该疾病存在家族集聚性。

当这种非遗传性疾病无家族集聚性时，以家族为样本，在 n 个成员中，出现 X 个成员患病的概率分布可认为服从二项分布；否则，便不服从二项分布。

例 6-8　某研究者为研究某种非遗传性疾病的家族集聚性，对一社区 82 户 3 口人的家庭进行了该种疾病患病情况调查，所得数据资料见表 6-1 中的第（1）和（2）栏。试分析其家族集聚性。

表 6-1　患病数据资料与二项分布拟合优度的 χ^2 检验

X (1)	实际户数(A) (2)	概率[$P(X)$] (3)	理论户数 (4)=82×(3)	$T-A$ (5)	$(T-A)^2$ (6)	$(T-A)^2/T$ (7)
0	26	0.132 65	10.877 4	−15.122 6	228.693 6	21.024 7
1	10	0.382 35	31.352 5	21.352 5	455.927 3	14.542 0
2	28	0.367 35	30.122 9	2.122 9	4.506 9	0.149 6
3	18	0.117 65	9.647 2	−8.352 8	69.769 0	7.232 0
合计	82	—	82.000 0	—	—	42.948 3

如果该社区的此种疾病不存在家族集聚性，则以每户 3 口人的家庭为样本，在 3 个家庭成员中，出现 $X(=0,1,2,3)$ 个成员患病的概率分布可认为服从二项分布。假设检验为

H_0：该疾病的发生无家族集聚性；

H_1：该疾病的发生有家族集聚性；

$\alpha=0.10$。

本例调查的总人数为 $N=82\times3=246$（人），其中患病人数为 $D=0\times26+1\times10+2\times28+3\times18=120$（人）。以这 246 人的患病率作为总体患病率的估计值，即 $\pi=D/N=120/246=0.49$。

在 $n=3$、$\pi=0.49$ 时，利用二项分布，求得 $X=0,1,2,3$ 的概率 $P(X)$，并以此得到相应的理论户数。对理论户数与实际户数进行拟合优度（goodness of fit）χ^2 检验。此时，自由度为 $\nu=$组数$-2=4-2=2$。计算结果列于表 6-1 中的第（3）至（7）栏。

以 $\nu=2$、$\chi^2=42.95$ 查附表 3-9 的 χ^2 界值表得 $P<0.005$。按 $\alpha=0.10$ 水准，拒绝 H_0，接受 H_1，即此种疾病存在家族集聚性。

（五）群检验

在工作中有时会遇到需对收集的一大批标本进行实验室检验，以了解其阳性率的问题。但要在实验室对所有标本一一作阳性认定往往需要大量的人力和物力，也不切实际，使用所谓的群检验技术即可解决这一问题。

群检验的具体做法是，将 N 个标本分成 n 群，每群 m 个标本，即 $N=mn$。每个群都送试验室检验是否为阳性群。对于某群，一旦检验出阳性标本就停止此群中剩余标本的检验，该群即为阳性群。显然，只有对阴性群，才需检验群中所有的 m 个标本，这样可大大地减少检验标本的个数。若记每个标本为阳性的概率为 π，则 $1-\pi=Q$ 是每个标本为阴性的概率，Q^m 便是某群 m 个标本均为阴性的概率，即一个群为阴性群的概率，而 $1-Q^m$ 就是一个群为阳性群的概率。假定受检的 n 个群中有 X 个群是阳性群，用 X/n 作为一个群为阳性群概率的估计值，于是便有

$$1-Q^m=\frac{X}{n}$$

从而，$Q=\sqrt[m]{1-\frac{X}{n}}$。这样，阳性概率 π 的估计值为

$$P=1-Q=1-\sqrt[m]{1-\frac{X}{n}} \tag{6-16}$$

利用公式(6-16)可估计某一地区某种病毒对生物的总体感染率，也可用于混合样品(mixed sample)的分析。

例 6-9 某学者在对某一湖沼地区的钉螺感染血吸虫的流行病学研究中，收集了钉螺标本 6 000 只，将其分为 300 个群，每群 20 只。经检验，在这 300 群中发现有 270 个群是阳性群，问该地区钉螺血吸虫的感染率是多少？

本例 $N=6\ 000, n=300, m=20, X=270$。按公式(6-16)有

$$P=1-\sqrt[20]{1-\frac{270}{300}}=1-0.891\ 3=0.108\ 7$$

即该地区钉螺血吸虫感染率的估计值为 10.87%。

第二节 Poisson 分布

Poisson 分布(Poisson distribution)作为二项分布的一种极限情况，已发展成为描述小概率事件发生规律的一种重要分布。它可用来分析医学上诸如人群中遗传缺陷、癌症等发病率很低的非传染性疾病的发病或患病人数的分布，也可用于研究单位时间内(或单位面积、容积、空间内)某罕见事件发生次数的分布，如分析在单位时间内放射性物质放射次数的分布，在单位面积或容积内细菌数的分布，在单位空间中某种昆虫或野生动物数的分布等。随机变量 X 服从 Poisson 分布，是指在足够多的 n 次独立试验中，X 取值为 0,1,2,…的相应概率为

$$P(X)=\frac{e^{-\lambda}\lambda^X}{X!} \quad X=0,1,2,\cdots \tag{6-17}$$

式中参数 λ 即为总体均数，$e=2.718\ 28$ 为一常数，且有 $\sum P(X)=1$。X 服从以 λ 为参数的 Poisson 分布，记作 $X\sim P(\lambda)$。

一、Poisson 分布的适用条件和性质

(一) Poisson 分布的适用条件

假定在规定的观测单位内某事件(如“阳性”)平均发生次数为 λ，且该规定的观测单位可等分为充分多的 n 份，其样本计数为 $X(0,1,2,\cdots)$，则在满足下面三个条件时，有 $X\sim P(\lambda)$。

1. 普通性　在充分小的观测单位上 X 的取值最多为 1。简单而言，就是在试验次数 n 足够大时，每次试验可看作是一个“充分小的观测单位”，且每次试验只会发生两种互斥的可能结果之一(阳性或阴性)，这样阳性数 X 的取值最多为 1。

2. 独立增量性　在某个观测单位上 X 的取值与前面各观测单位上 X 的取值无关。简而言之，就是前面的试验结果不影响下一次的试验结果，各次试验具有独立性。

3. 平稳性　X 的取值只与观测单位的大小有关，而与观测单位的位置无关。简单而言，就是每一次试验阳性事件发生的概率都应相同，为 $\pi=\lambda/n$，这样阳性数 X 的取值只与重复试验的次数有关，为合计的阳性数，可看作是大量独立试验的总结果。

医学研究中，一些不具传染性、无永久免疫、无遗传性且发病率 π 很低的疾病，在人群中的发病人

数 X 往往近似满足上述三个条件。因为，若目标人群的人口数 n 很大，每个人相当于一个充分小的观测单位，观测每个人的发病情况可看作是一次“试验”，观测到的结果是或发病或不发病，这样 X 的取值最多为 1，即满足“条件 1”；所研究的疾病无传染性、无遗传性，每个人的发病与否互不影响，是相互独立的，即满足“条件 2”；所研究的疾病无永久性免疫，每个人发病的概率可看作相同，都是 π 且很低，n 个人的发病情况相当于 n 次独立的重复试验，这样 X 的取值只与观测人数的多少有关，为合计的阳性数，即满足“条件 3”。因此，发病人数 X 服从以 $\lambda=n\pi$ 为参数的 Poisson 分布。

对于研究规定时间（或面积、容积、空间）内某罕见事件（如放射性脉冲、细菌、粉尘颗粒等）发生数的分布，假定事件的发生分布均匀，此时，样本计数 X 也往往满足上述三个条件而服从 Poisson 分布。以研究空气中均匀分布的粉尘颗粒为例，将所规定的空间（如 1L）等分成 n 份，当 n 足够大时，可得到一系列充分小的观测单位。在每一个充分小的观测单位内或有粉尘颗粒或无粉尘颗粒，但出现 2 个或更多个粉尘颗粒的机会可以忽略，这样 X 的取值最多为 1，即满足“条件 1”；在不同小份的观测单位内粉尘颗粒出现与否互不影响是独立的，即满足“条件 2”；由于空气中粉尘颗粒的分布是均匀的，每升空气中的平均粉尘颗粒数为 λ，因此在每一小份观测单位内粉尘颗粒出现的概率都相同，均为小概率 λ/n，这样 X 的取值只与观测的空间大小有关，可看作是构成观测空间的各小份观测单位内粉尘颗粒的合计数，即满足“条件 3”。此时，规定空间内所实际观测到的空气中粉尘颗粒发生数 $X\sim P(\lambda)$。

（二）Poisson 分布的性质

1. 总体均数 λ 与总体方差 σ^2 相等是 Poisson 分布的重要特征。

2. 当 n 很大，而 π 很小，且 $n\pi=\lambda$ 为常数时，二项分布近似 Poisson 分布。

3. 当 λ 增大时，Poisson 分布渐近正态分布。一般而言，$\lambda\geqslant 20$ 时，Poisson 分布资料可作为正态分布处理。

4. Poisson 分布具备可加性，即对于服从 Poisson 分布的 m 个互相独立的随机变量 $X_1, X_2 \cdots X_m$，它们之和也服从 Poisson 分布，且其均数为这 m 个随机变量的均数之和。

（三）Poisson 分布的图形

不同的参数 λ 对应不同的 Poisson 分布，即 λ 的大小决定了 Poisson 分布的图形特征（图 6-3）。当 λ 越小时，分布就越偏态；当 λ 越大时，Poisson 分布则越接近正态分布。当 $\lambda\leqslant 1$ 时，随 X 取值的变大，$P(X)$ 值反而变小；当 $\lambda>1$ 时，随 X 取值的变大，$P(X)$ 值先增大而后变小。如若 λ 是整数，则 $P(X)$ 在 $X=\lambda$ 和 $X=\lambda-1$ 位置取得最大值。

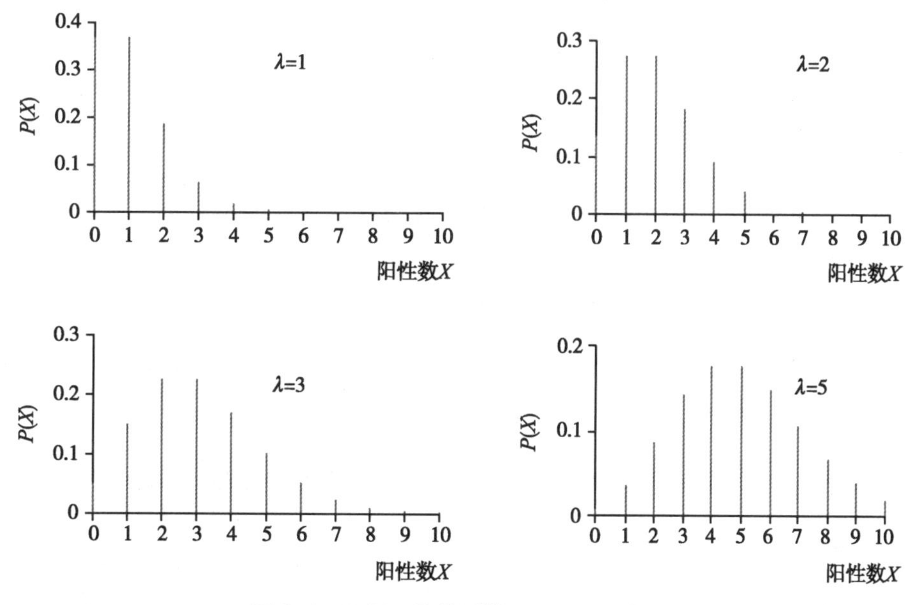

图 6-3　不同 λ 取值时的 Poisson 分布图

二、Poisson 分布的应用

利用 Poisson 分布及其正态近似性,可以进行总体均数的区间估计和差异推断。

(一) 总体均数的区间估计

利用服从 Poisson 分布的样本资料可估计其总体均数的 $1-\alpha$ 置信区间,α 一般取 0.05 或 0.01。估计方法有查表法和正态近似法。

1. 查表法 对于获得的样本计数 X,当 $X\leqslant 50$ 时,直接查附表 3-8 的 Poisson 分布置信区间表,即可得到其总体均数的 $1-\alpha$ 置信区间。

例 6-10 某工厂在环境监测中,对一实施了技术改造的生产车间作空气中粉尘浓度的检测,1L 空气中测得粉尘粒子数为 21。假定车间空气中的粉尘分布均匀,试估计该车间平均每升空气中所含粉尘颗粒数的 95%和 99%置信区间。

本例 $X=21$,查附表 3-8,该车间平均每升空气所含粉尘颗粒数的 95%置信区间为(13.0,32.0);99%置信区间为(11.0,35.9)。

2. 正态近似法 当 $X>50$ 时,可采用正态近似法估计总体均数的 $1-\alpha$ 置信区间,计算公式为

$$(X-u_{\alpha/2}\sqrt{X},X+u_{\alpha/2}\sqrt{X}) \tag{6-18}$$

例 6-11 某研究者对某社区 12 000 名居民进行了健康检查,发现其中有 68 名胃癌患者。估计该社区胃癌患病数的 95%和 99%置信区间。

本例 $X=68$,$\alpha=0.05$ 时,$u_{0.05/2}=1.96$;$\alpha=0.01$ 时,$u_{0.01/2}=2.58$。分别按公式(6-18)进行计算便可得到其 95%置信区间为($68\pm1.96\sqrt{68}$),即(51.84,84.16);其 99%置信区间为($68\pm2.58\sqrt{68}$),即(46.72,89.28)。

(二) 样本均数与总体均数的比较

对于 Poisson 分布资料而言,进行样本均数与总体均数的比较有两种方法。

1. 直接法 当总体均数 $\lambda<20$ 时,可采用直接计算概率的方式对样本均数与已知总体均数间的差别进行有无统计学意义的比较。如用于发病率很低的非传染性疾病,则是对以样本计数 X 为代表的总体率 π 与已知的总体率 π_0 是否有差别进行推断。

例 6-12 一般人群先天性心脏病的发病率为 8‰,某研究者为探讨母亲吸烟是否会增大其小孩的先天性心脏病的发病危险,对一群 20~25 岁有吸烟嗜好的孕妇进行了生育观察,在她们生育的 120 名小孩中,经筛查有 4 人患了先天性心脏病。试作统计推断。

对于这样一种低发病率的样本计数资料可看作服从 Poisson 分布。在 120 名被调查的小孩中,按 $\pi_0=0.008$ 的发病水平,若有 4 名及以上的小孩患先天性心脏病的概率大于 0.05,则尚不能认为母亲吸烟会增大其小孩的先天性心脏病的发病危险;否则,即说明母亲吸烟会增大其小孩的先天性心脏病的发病危险。为此,本例可作如下的假设检验:

$H_0:\pi=0.008$,即母亲吸烟不会增大其小孩的先天性心脏病的发病危险

$H_1:\pi>0.008$,即母亲吸烟会增大其小孩的先天性心脏病的发病危险

$\alpha=0.05$

本例 $n=120$,$\lambda=n\pi_0=120\times0.008=0.96$,

$$P=P(X\geqslant4)=1-\sum_{X=0}^{3}P(X)=1-\sum_{X=0}^{3}\frac{e^{-0.96}0.96^X}{X!}=0.0167$$

$0.01<P<0.05$,按 $\alpha=0.05$ 水准,拒绝 H_0,接受 H_1,即认为母亲吸烟会增大其小孩的先天性心脏病的发病危险。

直接计算概率法也可用于两个低的发(患)病率的比较,具体做法类似于例 6-12,只需把这两个发(患)病率中的一个看作 π_0,而另一个当作 π 即可。对于双侧检验的情形与二项分布类似。

2. 正态近似法 根据 Poisson 分布的性质，当 $\lambda \geqslant 20$ 时，可用正态分布予以近似处理。样本计数 X 与已知总体均数 λ 的比较，检验统计量 u 的计算公式为

$$u=\frac{X-\lambda}{\sqrt{\lambda}} \tag{6-19}$$

例 6-13 有研究表明，一般人群精神发育不全的发生率为 3‰。今调查了有亲缘血统婚配关系的后代 25 000 人，发现 123 人精神发育不全，问有亲缘血统婚配关系的后代其精神发育不全的发生率是否要高于一般人群？

可以认为人群中精神发育不全的发生数服从 Poisson 分布。本例 $n=25\ 000$，$X=123$，$\pi_0=0.003$，$\lambda=n\pi_0=25\ 000\times 0.003=75$。

$H_0:\pi=0.003$

$H_1:\pi>0.003$

$\alpha=0.05$

按公式(6-19)有

$$u=\frac{123-75}{\sqrt{75}}=5.543$$

查 u 界值表得单侧 $P<0.000\ 5$。按 $\alpha=0.05$ 水准，拒绝 H_0，接受 H_1，即认为有亲缘血统婚配关系的后代其精神发育不全的发生率高于一般人群。

（三）两个样本均数的比较

对服从 Poisson 分布的样本，其样本计数可看作是样本均数。两个样本均数的比较，目的在于推断两样本所代表的两总体均数是否有差别。设两个样本计数分别为 X_1 和 X_2，可利用正态近似法进行比较。

1. 两个样本的观察单位数相等，即 $n_1=n_2$。

当 $X_1+X_2\geqslant 20$ 时，$u=\dfrac{X_1-X_2}{\sqrt{X_1+X_2}}$ (6-20)

当 $5<X_1+X_2<20$ 时，$u=\dfrac{|X_1-X_2|-1}{\sqrt{X_1+X_2}}$ (6-21)

2. 两个样本的观察单位数不相等，即 $n_1\neq n_2$。

当 $X_1+X_2\geqslant 20$ 时，$u=\dfrac{\bar{X}_1-\bar{X}_2}{\sqrt{\dfrac{X_1}{n_1^2}+\dfrac{X_2}{n_2^2}}}$ (6-22)

当 $5<(X_1+X_2)<20$ 时，

$$u=\frac{|\bar{X}_1-\bar{X}_2|-1}{\sqrt{\dfrac{X_1}{n_1^2}+\dfrac{X_2}{n_2^2}}} \tag{6-23}$$

式中 $\bar{X}_1=X_1/n_1$ 和 $\bar{X}_2=X_2/n_2$ 为两个样本中每个观察单位内的平均计数。

例 6-14 某卫生检疫机构对两种纯净水各抽验了 1ml 水样，分别培养出大肠埃希菌 4 个和 7 个，试比较这两种纯净水中平均每毫升所含大肠埃希菌数有无差别？

本例水样中的大肠埃希菌数服从 Poisson 分布，两种水样的观察单位数相等，即均为 1ml。两样本计数分别记为 $X_1=4$ 和 $X_2=7$，$X_1+X_2=7+4=11$。选择公式(6-21)来计算检验统计量。

$H_0:\lambda_1=\lambda_2$，即两种纯净水中平均每毫升所含大肠埃希菌数相等

$H_1:\lambda_1 \neq \lambda_2$,即两种纯净水中平均每毫升所含大肠埃希菌数不相等

$\alpha=0.05$

$$u=\frac{|4-7|-1}{\sqrt{4+7}}=0.603$$

查 u 界值表得 $P>0.50$。按 $\alpha=0.05$ 水准,不拒绝 H_0,尚不能认为这两种纯净水中平均每毫升所含大肠埃希菌数有差别。

例 6-15 某研究者为了分析一种罕见的非传染性疾病发病的地域差异,对甲地区连续观察了4 年,发现有 32 人发病;对乙地区连续观察了 3 年,发现有 12 人发病。假定甲、乙两地区在观察期内的人口构成相同,人口基数相近且基本不变,试作统计推断。

本例中,疾病的发病人数服从 Poisson 分布。对甲地区连续观察了 4 年($n_1=4$),对乙地区只连续观察了 3 年($n_2=3$),即两个样本的观察时间单位数不相等。甲、乙两地区在观察期内的发病人数分别记为 $X_1=32$ 和 $X_2=12$,$X_1+X_2=32+12=44$。选择公式(6-22)来计算检验统计量。

$H_0:\lambda_1=\lambda_2$,即甲乙两地该种疾病发生的总体均数相等

$H_1:\lambda_1 \neq \lambda_2$,即甲乙两地该种疾病发生的总体均数不等

$\alpha=0.05$

$$u=\frac{\frac{32}{4}-\frac{12}{3}}{\sqrt{\frac{32}{4^2}+\frac{12}{3^2}}}=2.191$$

查 u 界值表得 $0.02<P<0.05$。按 $\alpha=0.05$ 水准,拒绝 H_0,接受 H_1,可认为甲乙两地该种疾病发生的总体均数不等,即该种疾病的发病存在地域性差异,甲地高于乙地。

第三节 负二项分布

负二项分布(negative binomial distribution)是一种离散型分布,常用于描述生物的群聚性,如钉螺在土壤中的分布、昆虫的空间分布等。医学上可用于描述传染性疾病的分布和致病生物的分布,在毒理学的显性致死试验或致癌试验中也都有应用。

在二项分布中,独立重复试验的次数 n 是固定的。但当 n 不固定,记 $n=X+k$,这里 X 取值是 0,1,2…,而 k 为大于零的常数时,若要求在 $X+k$ 次试验中,出现"阳性"的次数恰好为 X 次的概率分布即是负二项分布。其概率就是负二项式 $\left[\frac{1}{\pi}+\left(1-\frac{1}{\pi}\right)\right]^{-k}$ 的展开式中的一项,计算公式用递推式子,表示为

$$\begin{cases} P(0)=\pi^k & X=0 \\ P(X)=\dfrac{k+X-1}{X}(1-\pi)P(X-1) & X\geqslant 1 \end{cases} \tag{6-24}$$

式中 $k>0$,$0<\pi<1$,且有 $\sum P(X)=1$。

如记负二项分布的均数为 μ,方差为 σ^2,则有

$$\mu=\frac{k(1-\pi)}{\pi} \tag{6-25}$$

$$\sigma^2=\frac{k(1-\pi)}{\pi^2}=\frac{\mu}{\pi} \tag{6-26}$$

$$\text{若令 } p=\frac{\mu}{k}, q=1+p \tag{6-27}$$

则公式(6-24)等价为

$$\begin{cases} P(0)=q^{-k} & X=0 \\ P(X)=\dfrac{(k+X-1)p}{Xq}P(X-1) & X\geqslant 1 \end{cases} \tag{6-28}$$

同时,公式(6-25)和公式(6-26)则变为

$$\mu=kp \tag{6-29}$$

$$\sigma^2=\mu+\frac{\mu^2}{k} \tag{6-30}$$

一、负二项分布的参数估计

负二项分布有两个参数即μ和k。由公式(6-30)可知,k越大,分布的方差与均数的比值就越接近1;而k越小,分布的方差与均数的比值就越大。为此,可以用k的大小来衡量分布的离散程度即聚集趋向的程度,常称k为聚集指数(cluster index)。

负二项分布的参数μ一般可用样本均数$\bar{X}$作为其估计值,即$\mu=\bar{X}$,但参数k的估计就复杂一些。关于k的估计方法常用的有矩法、零频数法和最大似然法等,下面分别作以介绍。

1. 矩法　所谓矩法就是用样本的均数$\bar{X}$和方差S^2分别作为负二项分布的均数μ和方差σ^2的估计值,由公式(6-30)即得

$$\hat{k}=\frac{\bar{X}^2}{S^2-\bar{X}} \tag{6-31}$$

式中,$\bar{X}=\dfrac{\sum fX}{N}$,$S^2=\dfrac{\sum fX^2-(\sum fX)^2/N}{N-1}$;$f$为样本阳性数$X$所对应的频数,$N$为观察单位总数。

例6-16　在研究某种毒物的致死作用时,对60只小白鼠进行了显性致死实验,得到的资料见表6-2。若该样本计数服从负二项分布,试利用矩法估计其参数μ和k。

表6-2　不同胚胎死亡数的雌鼠数分布情况

胚胎死亡数X	0	1	2	3	4	5	6	合计
观察雌鼠数f	30	14	8	4	2	0	2	60

对于本例,$\sum fX=30\times0+14\times1+\cdots+2\times6=62$

$$\sum fX^2=30\times0^2+14\times1^2+\cdots+2\times6^2=186$$

$$\bar{X}=\frac{62}{60}=1.033,即\hat{\mu}=1.033$$

$$S^2=\frac{186-62^2/60}{60-1}=2.067$$

按公式(6-31)有

$$\hat{k}=\frac{1.033^2}{2.067-1.033}=1.032$$

2. 零频数法　所谓零频数法(zero frequency method)就是利用样本计数$X=0$时,所对应的频数f_0占总观察单位总数的比例即f_0/N来估计k,即求解满足下面方程的k:

$$k\lg\left(1+\frac{\bar{X}}{k}\right)=\lg\left(\frac{N}{f_0}\right) \tag{6-32}$$

本方法通常要求$\dfrac{f_0}{N}>\dfrac{1}{3}$。但当$\bar{X}<10$时,还必须有充分的$f_0$项,以满足下面的不等式:

$$(\overline{X}+0.17)\left(\frac{f_0}{N}-0.32\right)>0.20$$

同时,解方程(6-32)往往需采用线性内插法(linear interpolation method)才能求得 k 的估计值 $\hat{k}$。即先用两个尝试 $k(k_1,k_2)$ 分别代入方程(6-32),使得相应的 $k\lg(1+\overline{X}/k)$ 一个比 $\lg(N/f_0)$ 小,而另一个比 $\lg(N/f_0)$ 大。例如

$$k_1\lg\left(1+\frac{\overline{X}}{k_1}\right)<\lg\left(\frac{N}{f_0}\right),\quad 而\ k_2\lg\left(1+\frac{\overline{X}}{k_2}\right)>\lg\left(\frac{N}{f_0}\right)$$

采用下面的线性内插法公式求得估计值 $\hat{k}$:

$$\hat{k}=k_1+\frac{k_2-k_1}{k_2\lg\left(1+\frac{\overline{X}}{k_2}\right)-k_1\lg\left(1+\frac{\overline{X}}{k_1}\right)}\left[\lg\left(\frac{N}{f_0}\right)-k_1\lg\left(1+\frac{\overline{X}}{k_1}\right)\right] \tag{6-33}$$

需指出的是,公式(6-33)中的 k_1、k_2 所对应的 $k\lg(1+\overline{X}/k)$ 越接近 $\lg(N/f_0)$,所得的估计值 $\hat{k}$ 就越精确。

例 6-17　对例 6-16 的资料,试用零频数法估计其参数 k。

本例 $\frac{f_0}{N}=\frac{30}{60}=0.5>\frac{1}{3}$,而 $\overline{X}<10$,但满足

$$(\overline{X}+0.17)\left(\frac{f_0}{N}-0.32\right)=0.217>0.20$$

因此,可采用零频数法估计其参数 k。

$\lg\left(\frac{N}{f_0}\right)=\lg\left(\frac{60}{30}\right)=0.301$。先尝试取 $k_1=0.9$,此时有

$$k_1\lg\left(1+\frac{\overline{X}}{k_1}\right)=0.9\lg\left(1+\frac{1.033}{0.9}\right)=0.299<\lg\left(\frac{N}{f_0}\right)$$

继续尝试取比 k_1 大的值 k_2,取 $k_2=1.1$,此时有

$$k_2\lg\left(1+\frac{\overline{X}}{k_2}\right)=1.1\lg\left(1+\frac{1.033}{1.1}\right)=0.316>\lg\left(\frac{N}{f_0}\right)$$

将 $k_1=0.9$,$k_2=1.1$ 以及其他相应的值代入公式(6-33)有

$$\hat{k}=0.9+\frac{1.1-0.9}{0.316-0.299}(0.301-0.299)=0.924$$

3. 最大似然法　最大似然法(maximum likelihood method)是指能够满足下面式子 $z=0$ 的 k 即为所求。

$$z=\sum_{X=0}^{m}\frac{A_X}{k+X}-N\ln\left(1+\frac{\overline{X}}{k}\right) \tag{6-34}$$

式中 $m=X_{max}$ 即样本计数 X 所取得到的最大值; $A_X=\sum_{i=X+1}^{m}f_i$,即样本中所有计数大于 X 的频数之和。

求解能使公式(6-34)中 $z=0$ 的 k,也需采用线性内插法才能求得其估计值 $\hat{k}$,具体做法如下:

先取一个初始的尝试值 k_1(一般可由矩估计法获得),按公式(6-34)算得 z_1:若 $z_1>0$,则说明 k_1 偏小,可尝试取大于 k_1 的第二个值 k_2;若 $z_1<0$,则说明 k_1 偏大,第二个尝试值 k_2 应取得比 k_1 小,以使前后两个 z 值正好一正一负。现假定 k_1 对应的 $z_1>0$,而 k_2 对应的 $z_2<0$。采用下面的线性内插法公式求得估计值 $\hat{k}$。

$$\hat{k}=k_1-\frac{k_2-k_1}{z_2-z_1}\cdot z_1 \tag{6-35}$$

需指出的是，z_1与z_2在0的左右两侧相距得越近，对参数k的估计也就越精确。由该方法求得的估计值较前两种方法都要精确，但计算却比较复杂。

二、负二项分布的应用

利用负二项分布可描述生物的群聚性，也可用于总体均数的差异比较。

1. **拟合优度检验**　通过理论频数与实际频数的比较，对样本分布拟合负二项分布的适合情况进行检验。类似二项分布，该检验可用于研究生物的群聚性。

例6-18　对例6-16的资料，试用最大似然法进行负二项分布的拟合优度检验。

A_X见表6-3，根据例6-16中矩估计法计算的结果，对本例先尝试$k_1=0.9$，按公式(6-34)有

$$z_1=\sum_{X=0}^{6}\frac{A_X}{0.9+X}-60\ln\left(1+\frac{1.033}{0.9}\right)=0.420>0$$

继续尝试取比k_1大的值k_2，取$k_2=1.0$，此时按公式(6-34)有

$$z_2=\sum_{X=0}^{6}\frac{A_X}{1.0+X}-60\ln\left(1+\frac{1.033}{1.0}\right)=-0.171<0$$

将$k_1=0.9$，$k_2=1.0$及$z_1=0.420$，$z_2=-0.171$代入公式(6-35)有

$$\hat{k}=0.9-\frac{1.0-0.9}{-0.171-0.420}\cdot 0.420=0.971$$

这样，将$\hat{\mu}=1.033$，$\hat{k}=0.971$代入公式(6-27)有

$$\hat{p}=1.033/0.971=1.064$$
$$\hat{q}=1+\hat{p}=1+1.064=2.064$$

再将计算的$\hat{k}$、$\hat{p}$及$\hat{q}$代入公式(6-28)即可求得样本计数X的概率$P(X)$，而$NP(X)$就是相应的理论频数T，有关拟合结果见表6-3。

表中最后一项的理论概率实际上是计算的$X\geqslant 6$所对应的概率，即$P(X\geqslant 6)=1-\sum_{X=0}^{5}P(X)=0.018$。由于$X\geqslant 3$的各项所对应的理论频数都小于5，故将其合并，共得到比较组数为4组。利用χ^2检验对实际频数与理论频数进行比较，即对所得样本计数资料作负二项分布的拟合优度检验，其自由度$v=$(组数-3)。χ^2的计算见表6-3中的最后一栏。本例拟合优度检验的假设为

表6-3　负二项分布的拟合优度检验结果

胚胎死亡数 X	观察雌鼠数 f	累积频数 A_X	理论概率 $P(X)$	理论频数 $T=NP(X)$	$\frac{(T-f)^2}{T}$
0	30	30	0.494 785	29.69	0.003 30
1	14	16	0.247 667	14.86	0.049 77
2	8	8	0.125 822	7.55	0.026 90
3	4 } 8	4	0.064 235	3.85 } 7.90	0.001 27
4	2	2	0.032 873	1.97	
5	0	2	0.016 848	1.01	
6	2	0	0.017 770	1.07	
合计	60	—	1.000 000	60.00	0.081 24

H_0:不同胚胎死亡数的雌鼠数分布服从负二项分布

H_1:不同胚胎死亡数的雌鼠数分布不服从负二项分布

$\alpha=0.10$

v=组数$-3=4-3=1$,$\chi^2=0.08$。

查χ^2界值表得$0.75<P<0.90$。按$\alpha=0.10$水准,不拒绝H_0,尚不能认为不同胚胎死亡数的雌鼠数分布服从负二项分布。

2. 两个样本均数的比较 对服从负二项分布的两个样本均数的比较,目的也是在于推断其所代表的两个总体均数有无差别。具体做法是,先将两个样本的原始观察数据按公式(6-36)进行转换。然后再对所得的两组转换的数据作t检验。

$$Y_i=\ln(X_i+0.5k_c) \tag{6-36}$$

式中X_i为每一独立试验的样本计数(即原始观察数据),k_c为两样本所代表的两负二项分布的参数k_1和k_2的合并值,采用矩估计法,其计算公式为

$$k_c=\frac{\overline{X}_1^2(S_1^2-\overline{X}_1)+\overline{X}_2^2(S_2^2-\overline{X}_2)}{(S_1^2-\overline{X}_1)^2+(S_2^2-\overline{X}_2)^2} \tag{6-37}$$

式中,$\overline{X}_1$、S_1^2是第一个样本计数的均数、方差;$\overline{X}_2$、S_2^2是第二个样本计数的均数、方差。

例6-19 在显性致死突变实验中,将同品系的雌鼠随机分成实验和对照两组,每组各10只。经受孕后,检验各鼠的胚胎死亡情况,所得资料见表6-4的第(2)和(5)栏。试比较实验组和对照组的胚胎死亡数有无差别。

表6-4 两组雌鼠的胚胎死亡数及其转换值

实验组			对照组		
雌鼠编号 (1)	胚胎死亡数 X_i (2)	转换值 Y_i (3)	雌鼠编号 (4)	胚胎死亡数 X_i (5)	转换值 Y_i (6)
1	0	0.157 0	1	0	0.157 0
2	0	0.157 0	2	2	1.153 7
3	1	0.774 7	3	1	0.774 7
4	0	0.157 0	4	0	0.157 0
5	0	0.157 0	5	0	0.157 0
6	1	0.774 7	6	0	0.157 0
7	3	1.427 9	7	0	0.157 0
8	0	0.157 0	8	1	0.774 7
9	1	0.774 7	9	0	0.157 0
10	1	0.774 7	10	0	0.157 0
合计	7	5.311 7		4	3.802 1

本例的假设检验为

H_0:实验组和对照组的胚胎死亡数相等;

H_1:实验组和对照组的胚胎死亡数不等;

$\alpha=0.05$。

对表6-4中的第(2)栏求均数、方差有:$\overline{X}_1=0.70$、$S_1^2=0.90$;而对第(5)栏求均数、方差有:$\overline{X}_2=0.40$、$S_2^2=0.49$。从而,将其代入公式(6-37)计算得到$k_c=2.34$。

然后,利用公式(6-36)可分别计算出两组的转换值[表6-4中的第(3)栏和第(6)栏]。最后,对第

(3)栏和第(6)栏这两组数据进行 t 检验。

通过计算得到所求的 t(具体过程从略)为 $t=0.827$。这里,自由度 $\nu=20-2=18$,查 t 界值表得 $0.40<P<0.50$。按 $\alpha=0.05$ 水准,不拒绝 H_0,尚不能认为实验组和对照组的胚胎死亡数有差别。

Summary

Binomial distribution, Poisson distribution, and negative binomial distribution are the three commonest discrete distributions in medical research. The binomial distribution is often used to describe the discrete distribution of the number of successes in n independent repeated experiments. Poisson distribution, an important distribution to describe the occurrence of rare events, can be regarded as a limiting case of the binomial distribution. It can be applied to analyze the occurrence of non-infective diseases, such as hereditary defect and cancer. It can also be used to examine the distribution of the occurrence of rare events in unit time, unit space, or unit volume. The negative binomial distribution is used to describe the clustering of creatures. It can be applied to, for example, the distribution of infective diseases and the distribution of pathogenic organisms. When making a statistical inference, a normal approximation to the binomial distribution and Poisson distribution can be applied under certain conditions.

练　习　题

一、最佳选择题

1. 若测试通过的人数 X 服从二项分布 $B(10, \pi)$,则总体通过率为(　　)时,通过人数变异程度最大

A. 0.1　　B. 0.25　　C. 0.5　　D. 0.75　　E. 无法确定

2. 若某人群某疾病发生的阳性数 X 服从二项分布,则从该人群随机抽出 n 个人,阳性数 X 不少于 k 人的概率为(　　)

A. $P(k)+P(k+1)+\cdots+P(n)$　　B. $P(k+1)+P(k+2)+\cdots+P(n)$　　C. $P(0)+P(1)+\cdots+P(k)$

D. $P(0)+P(1)+\cdots+P(k-1)$　　E. $P(1)+P(2)+\cdots+P(k)$

3. Poisson 分布的标准差 σ 和均数 λ 的关系是(　　)

A. $\lambda>\sigma$　　B. $\lambda<\sigma$　　C. $\lambda=\sigma^2$

D. $\lambda=\sqrt{\sigma}$　　E. λ 与 σ 无固定关系

4. 用计数器测得某放射性物质 10 分钟内发出的脉冲数为 660 个,据此可估计该放射性物质平均每分钟脉冲计数的 95%置信区间为(　　)

A. $660\pm1.96\sqrt{660}$　　B. $660\pm2.58\sqrt{660}$　　C. $66\pm1.96\sqrt{66}$

D. $66\pm2.58\sqrt{66}$　　E. $66\pm1.96\dfrac{\sqrt{660}}{10}$

5. Poisson 分布的方差和均数分别记为 σ^2 和 λ,当满足条件(　　)时,Poisson 分布近似正态分布

A. π 接近 0 或 1　　B. σ^2 较小　　C. λ 较小　　D. π 接近 0.5　　E. $\sigma^2\geqslant20$

6. 能用来较好地描述传染性疾病发生规律的离散型分布是(　　)

A. Poisson 分布　　B. χ^2 分布　　C. 二项分布　　D. 负二项分布　　E. 正态分布

7. 负二项分布参数估计精度最高的方法是(　　)

A. 矩法　　B. 频数法　　C. 零频数法　　D. 最大似然法　　E. 最小二乘法

8. 在负二项分布的两个参数 μ 和 k 中,用来衡量分布的聚集趋向程度的是(　　)

A. μ　　B. k　　C. μk　　D. μ/k　　E. $\mu+k$

二、简答题

1. 简述二项分布的应用条件。
2. 简述 Poisson 分布的性质特征。
3. 简述二项分布与 Poisson 分布的区别。
4. 简述二项分布与负二项分布的区别。
5. 简述二项分布、Poisson 分布和正态分布间的联系。

三、计算分析题

1. 已知某种常规药物治疗某种非传染性疾病的有效率为 0.70,今改用一种新药治疗该疾病患者 10 人,发现 9 人有效。问新药的疗效是否优于常规药物?

2. 一项研究表明,15 岁女孩青春痘的发生率为 0.60。现在某中学的一初中班上对 15 岁的女生以其学号为抽样框,随机抽取了 10 人,发现 9 人长有青春痘。问该班 15 岁女生青春痘的发生率与同龄女孩青春痘的发生率是否不同?

3. 一课题组对某职业人群的艾滋病知识知晓情况进行基线调查,发现其知晓率为 60%。课题组现采取整群抽样的方法对 120 名该职业人员开展艾滋病知识的同伴教育活动,活动结束后按事先的设计进行了相应知识的问卷调查,发现有 96 人回答正确。问这种同伴教育活动是否能提高该人群艾滋病知识的知晓率?

4. 在对 45~50 岁男性人群胃癌的发病情况研究中,某医师在甲、乙两个地区进行了调查。甲地区调查了 8 000 人,胃癌患者有 42 人;乙地区调查了 7 600 人,胃癌患者有 25 人。问乙地区 45~50 岁男性人群胃癌的发病率是否低于甲地区?

5. 在一项乙肝发病情况的调查中,某研究者收集了一社区人群的 2 000 份血样,欲检出其中的血样阳性率。他将每 10 份血样混合进行检验,结果在 200 份混合血样中测得 120 份阳性。试估计这 2 000 份血样的阳性率。

6. 按国家规定平均每毫升饮用水的细菌总数不得超过 100 个,现从某水源随机抽取 2ml 水,测得细菌 230 个。问该水源是否符合饮用水的条件?

7. 为了研究湖沼地区钉螺的分布规律,现对一河滩以框$\left(1\text{ 框}=\frac{1}{144}m^2\right)$为观测单位进行了查螺,获得数据资料见表 6-5。试采用矩法拟合负二项分布。

表 6-5　某河滩钉螺观测资料

每框钉螺数(X)	0	1	2	3	4	5	6	≥7	合计
观测框数	660	192	88	28	13	7	4	8	1 000

8. 为了研究不同地区对钉螺局域分布的影响,现随机选取 A、B 两地河滩,以边长为 8.33cm 正方形的抽样框为观测单位进行了查螺,获得数据资料见表 6-6。试对两地钉螺采用矩法拟合负二项分布,并比较两地钉螺数有无差别。

表 6-6　A、B 两地河滩钉螺观测框数

每框钉螺数(X)	0	1	2	3	4	5	6	7	8	≥9	合计
A 地	509	258	113	58	30	16	6	5	2	3	1 000
B 地	242	253	190	142	79	45	25	11	9	4	1 000

9. 为了预警和预防登革热,现收集了野外蚊子 9 000 只,将其分为 300 个群,每群 30 只。经检验,在这 300 群中发现有 64 个群是登革热病毒阳性群。试估计该地区野外蚊子的登革热病毒感染率。

ER 6-1　第六章二维码资源

(尹　平　蒋红卫)

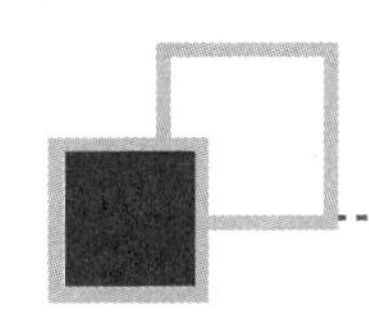

第七章　χ^2 检验

χ^2 检验(chi-square test)是以χ^2 分布为理论依据,用途颇广的假设检验方法。本章将介绍它在分类变量资料中的应用,包括推断两个总体率之间有无差别、多个总体率之间有无差别、多个样本率间的多重比较、两个分类变量之间有无关联性和频数分布拟合优度的χ^2 检验。

第一节　四格表资料的χ^2 检验

一、基本思想

1. χ^2 分布的基本内容

(1)χ^2 分布(chi-square distribution)是一种连续型分布:χ^2 分布只有一个参数,即自由度ν。按χ^2 分布的密度函数$f(\chi^2)$可给出自由度$\nu=1,2,3,\cdots$的一簇χ^2 分布曲线(图 7-1)。由χ^2 分布曲线可见,χ^2 分布的形状依赖于自由度ν的大小:①当自由度$\nu\leqslant 2$时,曲线呈 L 型;②随着ν的增加,曲线逐渐趋于对称;③当自由度$\nu\to\infty$时,χ^2 分布趋近正态分布。

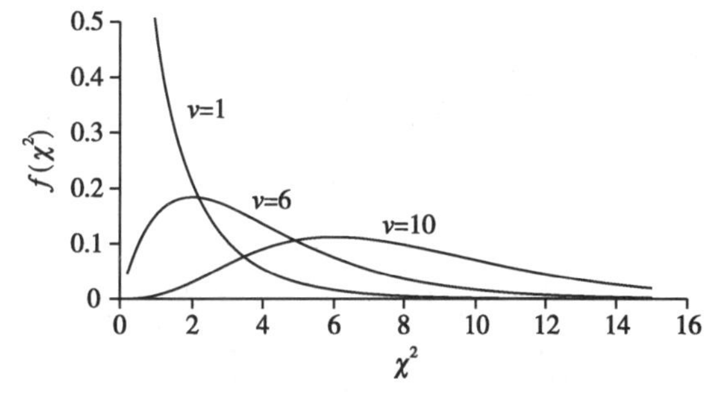

图 7-1　不同自由度的χ^2 分布曲线图

(2)χ^2 分布的可加性:如果两个独立的随机变量X_1和X_2分别服从自由度ν_1和ν_2的χ^2 分布,即$X_1\sim\chi^2_{\nu_1}$,$X_2\sim\chi^2_{\nu_2}$,那么它们的和(X_1+X_2)服从自由度$(\nu_1+\nu_2)$的χ^2 分布,即$(X_1+X_2)\sim\chi^2_{\nu_1+\nu_2}$。

(3)χ^2 分布的界值:当自由度ν确定后,χ^2 分布曲线下右侧尾部的面积为α时,横轴上相应的χ^2 值记作$\chi^2_{\alpha,\nu}$,即χ^2 分布的界值。χ^2 与P的对应关系见附表 3-9 的χ^2 界值表。χ^2 值愈大,P值愈小;反之,χ^2 值愈小,P值愈大。χ^2 检验时,先计算检验统计量χ^2 值,然后按自由度ν查χ^2 界值表,确定P值。

2. χ^2 检验的基本思想　现以两样本率比较的χ^2 检验为例,介绍χ^2 检验的基本思想。

例 7-1　某研究者欲比较膳食干预(试验组)和普通健康教育(对照组)对糖尿病患者血糖的控制达标情况,将 171 例糖尿病患者随机分为两组,干预 6 个月后结果见表 7-1。问两组控制空腹血糖的总体达标率有无差别?

表 7-1　两组糖尿病患者空腹血糖达标率比较

组别	达标	未达标	合计	达标率/%
对照组	30(a)	56(b)	86($a+b$)	34.88
试验组	43(c)	42(d)	85($c+d$)	50.59
合计	73($a+c$)	98($b+d$)	171(n)	42.69

表 7-1 只有(a、b、c、d)4 个数是该表的基本数据,其余数据都是由这 4 个基本数据推算出来的,故称为四格表(fourfold table)资料。

整理后调查样本中试验组糖尿病患者空腹血糖达标率为50.59%，高于对照组的34.88%，但两组人群总体的空腹血糖达标率是否真的有差异，需要通过假设检验来回答。

该例为两样本率比较的资料。如两个样本率近似服从正态分布，则既可用 u 检验也可用 χ^2 检验来推断两总体率是否有差别，且两种检验方法是等价的。对同一份资料，$u^2=\chi^2$。基本公式为

$$\chi^2=\sum\frac{(A-T)^2}{T} \tag{7-1}$$

$$\nu=(\text{行数}-1)(\text{列数}-1) \tag{7-2}$$

公式(7-1)亦称 Pearson χ^2。式中 A 为实际频数(actual frequency)，如上例中的4个基本数据30，56，43，42；T 为理论频数(theoretical frequency)。

理论频数 T 是根据检验假设 $H_0(\pi_1=\pi_2)$ 成立的前提下计算所得的。如例7-1，无效假设是试验组糖尿病患者与对照组糖尿病患者空腹血糖达标率没有差别，即两组人群空腹血糖达标率相等，均等于两组合计的空腹血糖达标率42.69%(73/171)。那么理论上，试验组的85例患者中空腹血糖达标人数应为85×(73/171)=36.29人，空腹血糖未达标的人数为85×(98/171)=48.71人；同理，对照组的86例患者中空腹血糖达标人数应为86×(73/171)=36.71人，空腹血糖未达标的人数为86×(98/171)=49.29人。由此可得出理论频数 T 的计算公式为

$$T_{\mathrm{RC}}=\frac{n_{\mathrm{R}}n_{\mathrm{C}}}{n} \tag{7-3}$$

式中 T_{RC} 为第R行(row)第C列(column)的理论频数，n_{R} 为相应行的合计，n_{C} 为相应列的合计，n 为总例数。

由公式(7-1)可见：

(1) χ^2 反映了实际频数与理论频数的吻合程度。若检验假设 H_0 成立，实际频数与理论频数的差值会较小，则 χ^2 也会较小；反之，若检验假设 H_0 不成立，实际频数与理论频数的差值会较大，则 χ^2 也会较大。

(2) χ^2 的大小还取决于 $\frac{(A-T)^2}{T}$ 个数的多少(严格地说是自由度 ν 的大小)。由于各 $\frac{(A-T)^2}{T}$ 皆是正值，故自由度 ν 愈大 χ^2 值也会愈大；所以只有考虑了自由度 ν 的影响 χ^2 值才能正确地反映实际频数 A 和理论频数 T 的吻合程度。χ^2 检验时，要根据自由度 ν 查 χ^2 界值表。若检验水准为 α，则当 $\chi^2\geqslant\chi^2_{\alpha,\nu}$ 时，$P\leqslant\alpha$，拒绝 H_0，接受 H_1；当 $\chi^2<\chi^2_{\alpha,\nu}$ 时，$P>\alpha$，不拒绝 H_0。

由公式(7-2)可见 χ^2 检验的自由度 ν 取决于自由取值的格子数目，而不是样本含量 n。四格表资料只有两行两列，$\nu=1$，即在周边合计数固定的情况下，4个基本数据当中只有1个可以自由取值，因此对于四格表资料，只要按公式(7-3)计算出1个理论频数 T_{RC} 后，其他3个理论频数均可用周边合计数减去相应的理论频数 T 得出。

3. 四格表资料的 χ^2 检验步骤 以例7-1为例说明。

H_0：$\pi_1=\pi_2$，试验组和对照组的总体空腹血糖达标率相等

H_1：$\pi_1\neq\pi_2$，试验组和对照组的总体空腹血糖达标率不相等

$\alpha=0.05$

按公式(7-3)计算 T_{11}、T_{12}、T_{21} 和 T_{22}：

$$T_{11}=\frac{86\times73}{171}=36.71,\ T_{12}=\frac{86\times98}{171}=49.29$$

$$T_{21}=\frac{85\times73}{171}=36.29,\ T_{22}=\frac{85\times98}{171}=48.71$$

按公式(7-1)计算 χ^2：

$$\chi^2=\frac{(30-36.71)^2}{36.71}+\frac{(56-49.29)^2}{49.29}+\frac{(43-36.29)^2}{36.29}+\frac{(42-48.71)^2}{48.71}=4.31$$

按公式(7-2)计算 ν：$\nu=(2-1)(2-1)=1$

按 $\nu=1,\alpha=0.05$,查χ^2 界值表,得$\chi^2_{0.05,1}=3.84$。本例$\chi^2>\chi^2_{0.05,1}$,故 $P<0.05$。在 $\alpha=0.05$ 水平上拒绝 H_0,接受 H_1,可认为膳食干预组的空腹血糖达标率高于普通健康教育组。

公式(7-1)是χ^2 检验的基本公式,可用于两个或多个样本率的比较、关联性检验和频数分布拟合优度检验。对于四格表资料和行×列表资料还有其相应的专用公式。

二、专用公式

四格表资料χ^2 检验的专用公式为

$$\chi^2=\frac{(ad-bc)^2n}{(a+b)(c+d)(a+c)(b+d)} \tag{7-4}$$

式中 a、b、c、d 为四格表的实际频数；$(a+b)$、$(c+d)$、$(a+c)$和$(b+d)$是周边合计数；$a+b+c+d=n$ 为总例数。若资料是表 7-1 的形式,需要手工计算χ^2 值时,可使用公式(7-4),即将上述各符号代入公式(7-3)、公式(7-1)所得,省去了计算理论频数的步骤,简化了计算。仍以例 7-1 资料为例,按公式(7-4)计算χ^2值：

$$\chi^2=\frac{(ad-bc)^2\times n}{(a+b)(c+d)(a+c)(b+d)}=\frac{(30\times42-56\times43)^2\times171}{86\times85\times73\times98}=4.31$$

结果与按公式(7-1)计算的相同。

三、校正公式

计数资料中的实际频数 A 为分类资料,是不连续的,按公式(7-1)计算的χ^2 值是离散型分布。χ^2 界值表的依据是χ^2 分布,而χ^2 分布是连续型分布。因此,按公式(7-1)计算的χ^2 值查χ^2 界值表所得的概率 P 偏小,特别是当自由度 ν 为 1 的四格表资料。为此,美国统计学家 F · Yates 于 1934 年提出了用$|A-T|-0.5$ 计算χ^2 值的连续性校正公式

$$\chi^2_c=\sum\frac{(|A-T|-0.5)^2}{T} \tag{7-5}$$

$$\chi^2_c=\frac{\left(|ad-bc|-\frac{n}{2}\right)^2n}{(a+b)(c+d)(a+c)(b+d)} \tag{7-6}$$

公式(7-5)和公式(7-6)分别是公式(7-1)和公式(7-4)的校正形式。在实际工作中,对于四格表资料,通常规定为：

(1) 当 $n\geqslant40$ 且所有的 $T\geqslant5$ 时,用χ^2 检验的基本公式(7-1)或四格表资料χ^2 检验的专用公式(7-4)；当 $P\approx\alpha$ 时,改用四格表资料的 Fisher 确切概率法(见本章第三节)。

(2) 当 $n\geqslant40$ 但有 $1\leqslant T<5$ 时,用四格表资料χ^2 检验的校正公式(7-5)或公式(7-6)；或改用四格表资料的 Fisher 确切概率法。

(3) 当 $n<40$,或 $T<1$ 时,用四格表资料的 Fisher 确切概率法。

例 7-2 某医师欲比较胞磷胆碱与神经节苷脂治疗脑血管疾病的疗效,将 78 例脑血管疾病患者随机分为两组,结果见表 7-2。问两种药物治疗脑血管疾病的有效率是否相等?

$H_0:\pi_1=\pi_2$,即两种药物治疗脑血管疾病的有效率相等

$H_1:\pi_1\neq\pi_2$,即两种药物治疗脑血管疾病的有效率不等

$\alpha=0.05$

表 7-2 两种药物治疗脑血管疾病有效率的比较

组别	有效	无效	合计	有效率/%
胞磷胆碱组	46	6	52	88.46
神经节苷脂组	18	8(4.67)	26	69.23
合计	64	14	78	82.05

本例 $n=78$,但有一个格子的理论频数为 4.67<5,需用四格表资料χ^2 检验的校正公式(7-5)或公式(7-6)。用公式(7-6)计算校正χ^2 值为

$$\chi_c^2=\frac{(|46\times8-6\times18|-78/2)^2\times78}{52\times26\times64\times14}=3.145$$

$\nu=1$,查χ^2 界值表得 $0.05<P<0.10$。按 $\alpha=0.05$ 水准,不拒绝 H_0,还不能认为两种药物治疗脑血管疾病的有效率不等。本资料若不校正时,$\chi^2=4.35$,$P<0.05$,结论与之相反。

注意最小理论频数 T_{RC}的判断:R 行与 C 列中,行合计数中的最小值与列合计数中的最小值所对应格子的理论频数最小。如本例,第 2 行与第 2 列所对应的格子理论频数最小(4.67)。

第二节 配对四格表资料的 χ^2 检验

例 7-3 某实验室分别用乳胶凝集法和免疫荧光法对 58 例可疑系统性红斑狼疮患者血清中抗核抗体进行测定,结果见表 7-3。问两种方法的检测结果有无差别?

表 7-3 两种方法的检测结果

免疫荧光法	乳胶凝集法		合计
	+	-	
+	11(a)	12(b)	23
-	2(c)	33(d)	35
合计	13	45	58

本例为配对设计的计数资料。计数资料的配对设计常用于两种检验方法、培养方法、诊断方法的比较。其特点是对样本中各观察单位分别用两种方法处理,然后观察两种处理方法的某两分类变量的计数结果。观察结果有 4 种情况,可整理成表 7-3 的形式:①两种检测方法皆为阳性数(a);②两种检测方法皆为阴性数(d);③免疫荧光法为阳性,乳胶凝集法为阴性数(b);④乳胶凝集法为阳性,免疫荧光法为阴性数(c)。

假定免疫荧光法的总体阳性率 $\pi_1=\frac{A+B}{N}$、乳胶凝集法的总体阳性率 $\pi_2=\frac{A+C}{N}$,其中 A、B、C、D 分别为 a、b、c、d 对应的总体频数,$N=A+B+C+D$。当两总体率相等,即 $\pi_1=\pi_2$ 时则有 $B=C$。由于在抽样研究中,抽样误差是不可避免的,样本中的 b 和 c 往往不等($b\neq c$,即两样本率不等:$p_1\neq p_2$)。为此,需进行 McNemar 检验,其检验统计量为

$$\chi^2=\frac{(b-c)^2}{b+c},\nu=1(b+c)\geqslant40 \tag{7-7}$$

$$\chi^2=\frac{(|b-c|-1)^2}{b+c},\nu=1(b+c)<40 \tag{7-8}$$

值得注意的是，该法一般用于样本含量不太大的资料。因本法仅考虑了两法结果不一致的两种情况（b、c），而未考虑样本含量 n 和两法结果一致的两种情况（a、d）。所以，当 n 很大且 a 与 d 的数值很大（即两法的一致率较高），b 与 c 的数值相对较小时，不仅仅看检验结果有无统计学意义，也要看有无临床意义。

本例的检验步骤如下：

H_0：$B=C$，即两种方法的检测结果相同；

H_1：$B\neq C$，即两种方法的检测结果不相同；

$\alpha=0.05$。

$b+c=14$，故 $b+c<40$，用公式（7-8）计算得

$$\chi_c^2=\frac{(|12-2|-1)^2}{12+2}=5.79$$

$\nu=1$，查 χ^2 界值表得 $0.01<P<0.025$。按 $\alpha=0.05$ 水准，拒绝 H_0，接受 H_1，可以认为两种方法的检测结果不同，免疫荧光法的阳性检测率较高。

第三节　四格表资料的 Fisher 确切概率法

前面提及，当四格表资料中出现 $n<40$ 或 $T<1$，或得到的概率 $P\approx\alpha$ 时，需改用四格表资料的 Fisher 确切概率（Fisher probabilities in 2×2 table data）法。该法的理论依据是超几何分布（hypergeometric distribution），是由 R. A. Fisher 于 1934 年提出的。虽然不属于 χ^2 检验的范畴，但由于在实际应用中常用它作为四格表资料假设检验的补充，故把此法列入本章。

下面以例 7-4 介绍其基本思想与检验步骤。

例 7-4　某医师为研究乙型肝炎（乙肝）免疫球蛋白预防胎儿宫内感染 HBV 的效果，将 33 例乙型肝炎表面抗原（HBsAg）阳性孕妇随机分为预防注射组和非预防组，结果见表 7-4。问两组新生儿的 HBV 总体感染率有无差别？

表 7-4　两组新生儿 HBV 感染率的比较

组别	阳性	阴性	合计	感染率/%
预防注射组	4	18	22	18.18
非预防组	5(3)	6	11	45.45
合计	9	24	33	27.27

一、基本思想

在四格表周边合计数固定不变的条件下，计算表内 4 个实际频数变动时的各种组合之概率 P_i；再按检验假设用单侧或双侧的累计概率 P，依据所取的检验水准 α 作出推断。

1. 各组合概率 P_i 的计算　在四格表周边合计数不变的条件下，表内 4 个实际频数 a、b、c、d 变动的组合数共有“周边合计中最小数+1”个。如例 7-4，表内 4 个实际频数变动的组合数共有 9+1=10 个，依次为

（1）

0	22
9	2

$P_1=0.000\,001\,43$

（2）

1	21
8	3

$P_2=0.000\,094\,12$

（3）

2	20
7	4

$P_3=0.001\,976\,56$

（4）

3	19
6	5

$P_4=0.018\,447\,85$

（5）

4	18
5	6

$P_5^*=0.087\,627\,28$

(6)

5	17
4	7

$P_6=0.225\,327\,29$

(7)

6	16
3	8

$P_7=0.319\,213\,66$

(8)

7	15
2	9

$P_8=0.243\,210\,40$

(9)

8	14
1	10

$P_9=0.091\,203\,90$

(10)

9	13
0	11

$P_{10}=0.012\,897\,52$

各组合的概率 P_i 服从超几何分布,其和为 1。可按公式(7-9)计算得

$$P_i=\frac{(a+b)!\,(c+d)!\,(a+c)!\,(b+d)!}{a!\,b!\,c!\,d!\,n!} \tag{7-9}$$

式中 a、b、c、d、n 等符号的意义同表 7-1;! 为阶乘符号。

2. **累计概率 P 的计算** 单、双侧检验不同。定 $P_i(i=1,2,\cdots)$ 对应于 a 从小到大的概率,记现有样本四格表的概率为 P^*。

(1) 单侧检验:现有样本四格表及其以左的所有四格表组合的累计概率为左侧概率,记为 P_L;现有样本四格表及其以右的所有四格表组合的累计概率为右侧概率,记为 P_R。若备择假设 H_1 为 $\pi_1>\pi_2$,则 $P_{单侧}=P_R$;若 H_1 为 $\pi_1<\pi_2$,则 $P_{单侧}=P_L$。

(2) 双侧检验:计算满足 $P_i\leqslant P^*$ 条件下的各种组合之四格表的累计概率。若遇到 $a+b=c+d$ 或 $a+c=b+d$ 时,四格表内各种组合的序列呈对称分布,此时可只计算满足条件的单侧累计概率,然后乘以 2 即得双侧累计概率。

二、检验步骤

本例 $n=33<40$,且有一个格子的理论频数为 $3<5$,宜用四格表资料的 Fisher 确切概率法直接计算累计概率(表 7-5)。检验步骤为:

H_0:$\pi_1=\pi_2$,即两组新生儿 HBV 的总体感染率相等;

H_1:$\pi_1\neq\pi_2$,即两组新生儿 HBV 的总体感染率不等;

$\alpha=0.05$。

表 7-5 例 7-4 的 Fisher 确切概率法计算表

i	四格表组合				P_i
	a	b	c	d	
1	0	22	9	2	0.000 001 43
2	1	21	8	3	0.000 094 12
3	2	20	7	4	0.001 976 56
4	3	19	6	5	0.018 447 85
5*	4	18	5	6	0.087 627 28*
6	5	17	4	7	0.225 327 29
7	6	16	3	8	0.319 213 66
8	7	15	2	9	0.243 210 40
9	8	14	1	10	0.091 203 90
10	9	13	0	11	0.012 897 52

* 为现有样本

1. 计算现有样本四格表的概率 P^* 及各组合下四格表的概率 P_i。本例 $P^*=0.087\,627\,28$。

2. 计算满足 $P^* \geqslant P_i$ 的所有四格表的累计概率。本例 P_1、P_2、P_3、P_4、P_5 和 P_{10} 满足条件，累计概率为

$$P=P_1+P_2+P_3+P_4+P_5+P_{10}=0.121$$

$P>0.05$。按 $\alpha=0.05$ 水准，不拒绝 H_0，还不能认为预防注射与非预防的新生儿 HBV 的感染率不等。

例 7-5 某单位研究胆囊腺癌、胆囊腺瘤的 P_{53} 基因表达，对同期手术切除的胆囊腺癌、胆囊腺瘤标本各 10 份，用免疫组化法检测 P_{53} 基因，资料见表 7-6。问胆囊腺癌和胆囊腺瘤的 P_{53} 基因表达阳性率有无差别？

表 7-6 胆囊腺癌与胆囊腺瘤 P_{53} 基因表达阳性率的比较

病种	阳性	阴性	合计
胆囊腺癌	6(3.5)	4	10
胆囊腺瘤	1(3.5)	9	10
合计	7	13	20

本例 $n<40$，且有两个格子的理论频数为 $3.5<5$，宜用四格表资料的 Fisher 确切概率法直接计算累计概率（表 7-7）。检验步骤为

表 7-7 例 7-5 的 Fisher 确切概率法计算表

i	四格表组合				P_i
	a	b	c	d	
1	0	10	7	3	0.001 547 99
2	1	9	6	4	0.027 089 78
3	2	8	5	5	0.146 284 83
4	3	7	4	6	0.325 077 40
5	4	6	3	7	0.325 077 40
6	5	5	2	8	0.146 284 83
7*	6	4	1	9	0.027 089 78*
8	7	3	0	10	0.001 547 99

*为现有样本

H_0：$\pi_1=\pi_2$，即胆囊腺癌与胆囊腺瘤的 P_{53} 基因表达阳性率相等

H_1：$\pi_1 \neq \pi_2$，即胆囊腺癌与胆囊腺瘤的 P_{53} 基因表达阳性率不等

$\alpha=0.05$

本例 $a+b=c+d=10$，由表 7-7 可看出，四格表内各种组合以 $i=4$ 和 $i=5$ 的组合为中心呈对称分布。

（1）计算现有样本四格表 P^* 及各组合之四格表的概率 P_i。本例 $P_i=0.027\,089\,78$。

（2）计算满足 $P_i \leqslant P^*$ 条件的四格表的累计概率。本例 P_1、P_2、P_7 和 P_8 满足条件，累计概率为

$$P=P_1+P_2+P_7+P_8=2\times(P_7+P_8)=0.057$$

$P>0.05$。按 $\alpha=0.05$ 水准，不拒绝 H_0，还不能认为胆囊腺癌与胆囊腺瘤的 P_{53} 基因表达阳性率不等。

例 7-5 中，若专业上有理由认为胆囊腺癌不会低于胆囊腺瘤的 P_{53} 基因表达阳性率，则进行单侧检

验，$H_0:\pi_1=\pi_2$，$H_1:\pi_1\neq\pi_2$，$\alpha=0.05$。由表 7-7 计算单侧概率 $P_R=P_7+P_8=0.029$，$0.01<P<0.05$，单侧检验拒绝 H_0，接受 H_1，可以认为胆囊腺癌的 P_{53}基因表达阳性率高于胆囊腺瘤。

第四节 行×列表资料的χ^2 检验

行×列表资料的χ^2 检验用于多个样本率的比较、两个或多个构成比的比较以及双向无序分类资料的关联性检验。其基本数据有以下 3 种情况：①多个样本率比较时，有 R 行 2 列，称为 R×2 表；②两个样本的构成比比较时，有 2 行 C 列，称 2×C 表；③多个样本的构成比比较以及双向无序分类资料关联性检验时，有 R 行 C 列，称为 R×C 表。以上 3 种情况可统称为行×列表资料。

行×列表资料的χ^2 检验仍用 Pearson χ^2 公式，即公式(7-1)计算检验统计量χ^2。因该式需先计算理论频数 T_{RC}，计算较烦琐，可将计算理论频数的公式(7-3)代入公式(7-1)，化简后得行×列表资料χ^2 检验的专用公式为

$$\chi^2=n\left(\sum\frac{A^2}{n_R n_C}-1\right),\quad \nu=(\text{行数}-1)(\text{列数}-1) \tag{7-10}$$

式中各符号的意义同前。

一、多个样本率的比较

例 7-6 某医师研究物理疗法、药物治疗和外用膏药 3 种疗法治疗周围性面神经麻痹的疗效，资料见表 7-8。问 3 种疗法的有效率有无差别？

表 7-8 3 种疗法有效率的比较

疗法	有效	无效	合计	有效率/%
物理疗法	199	7	206	96.60
药物治疗	164	18	182	90.11
外用膏药	118	26	144	81.94
合计	481	51	532	90.41

$H_0:\pi_1=\pi_2=\pi_3$，即 3 种疗法治疗周围性面神经麻痹的总体有效率相等

H_1：3 种疗法治疗周围性面神经麻痹的总体有效率不全相等

$\alpha=0.05$

按公式(7-10)计算χ^2 值：

$$\chi^2=532\left(\frac{199^2}{206\times481}+\frac{7^2}{206\times51}+\cdots+\frac{26^2}{144\times51}-1\right)=21.04$$

$$\nu=(3-1)(2-1)$$

查χ^2 界值表得 $P<0.05$。按 $\alpha=0.05$ 水准，拒绝 H_0，接受 H_1，可认为 3 种疗法治疗周围性面神经麻痹的有效率有差别。

二、多个样本构成比的比较

例 7-7 某医师在研究血管紧张素Ⅰ转化酶(ACE)基因 I/D 多态与 2 型糖尿病肾病(DN)的关系时，将 249 例 2 型糖尿病患者按有无糖尿病肾病分为两组，资料见表 7-9。问两组 2 型糖尿病患者的 ACE 基因型总体分布有无差别？

表 7-9 DN 组与无 DN 组 2 型糖尿病患者 ACE 基因型分布的比较 [单位:例(%)]

组别(基因型)	DD	ID	II	合计
DN 组	42(37.8)	48(43.3)	21(18.9)	111(100.0)
无 DN 组	30(21.7)	72(52.2)	36(26.1)	138(100.0)
合计	72(28.9)	120(48.2)	57(22.9)	249(100.0)

H_0:两组 2 型糖尿病患者 ACE 基因型的总体构成比相同

H_1:两组 2 型糖尿病患者 ACE 基因型的总体构成比不同

$\alpha=0.05$

按公式(7-10)计算χ^2 值:

$$\chi^2=249\left(\frac{42^2}{111\times72}+\frac{48^2}{111\times120}+\cdots+\frac{36^2}{138\times57}-1\right)=7.91$$

$$\nu=(2-1)(3-1)$$

查χ^2 界值表得 $0.01<P<0.025$。按 $\alpha=0.05$ 水准,拒绝 H_0,接受 H_1,可认为 DN 组与无 DN 组的 2 型糖尿病患者的 ACE 基因型分布不同。

三、双向无序分类资料的关联性检验

对于两个分类变量皆为无序分类变量的行×列表资料,又称为双向无序 R×C 表资料。表 7-8 和表 7-9 是对于两个或多个样本而言的,若是一个样本的双向无序 R×C 表资料,如表 7-10 所示,研究者常常分析两个分类变量之间有无关系,关系的密切程度如何,此时可用行×列表资料χ^2 检验来推断两个分类变量之间有无关系(或关联);在有关系的前提下,若须进一步分析关系的密切程度时,可计算 Pearson 列联系数 C:

$$C=\sqrt{\frac{\chi^2}{n+\chi^2}} \tag{7-11}$$

式中χ^2 为行×列表资料的χ^2 值,n 为样本含量。列联系数 C 取值范围在 0~1 之间。0 表示完全独立;1 表示完全相关;愈接近于 0,关系愈不密切;愈接近于 1,关系愈密切。

例 7-8 测得某地 5 801 人的 ABO 血型和 MN 血型结果如表 7-10,问两种血型系统之间是否有关联?

H_0:两种血型系统间无关联

H_1:两种血型系统间有关联

$\alpha=0.05$

表 7-10 某地 5 801 人的血型

ABO 血型	MN 血型			合计
	M	N	MN	
O	431	490	902	1 823
A	388	410	800	1 598
B	495	587	950	2 032
AB	137	179	32	348
合计	1 451	1 666	2 684	5 801

本例为双向无序 R×C 表资料，可用公式(7-10)推断两分类变量之间有无关联。

$$\chi^2=5\ 801\left(\frac{431^2}{1\ 823\times1\ 451}+\frac{490^2}{1\ 823\times1\ 666}+\cdots+\frac{32^2}{348\times2\ 684}-1\right)=213.16$$

$$\nu=(4-1)(3-1)=6$$

查χ^2界值表得 $P<0.005$。按 $\alpha=0.05$ 水准，拒绝 H_0，接受 H_1，可以认为两种血型系统间有关联，可进一步计算 Pearson 列联系数，以分析其关系密切程度。

$$列联系数\ C=\sqrt{\frac{\chi^2}{n+\chi^2}}=\sqrt{\frac{213.16}{5\ 801+213.16}}=0.188\ 3$$

由上看出，两种血型系统间虽然有关联性，但列联系数 C 数值较小，虽然有统计学意义，可认为关系不太密切。

四、双向有序分组资料的线性趋势检验

对双向有序属性不同的 R×C 表资料，除可推断两个分类变量是否存在相关关系外，还可通过χ^2分解推断其相关是否为线性相关。其基本思想是：首先计算 R×C 表资料的χ^2值，然后将总的χ^2值分解成线性回归分量与偏离线性回归分量。若两分量均有统计学意义，说明两个分类变量存在相关关系，但关系不是简单的直线关系；若线性回归分量有统计学意义，偏离线性回归分量无统计学意义时，说明两个分类变量存在相关关系，而且是直线关系。

计算步骤如下：

1. 计算总的χ^2值 按公式(7-10)计算χ^2。

2. 计算线性回归分量$\chi^2_{回归}$ 先给两个有序变量分别赋以分值(1,2,3,…)，再计算线性回归的χ^2分量即$\chi^2_{回归}$：

$$\chi^2_{回归}=\frac{b^2}{S_b^2},\quad \nu_{回归}=1 \tag{7-12}$$

式中 b 为回归系数，S_b^2 为 b 的方差

$$b=\frac{l_{XY}}{l_{XX}} \tag{7-13}$$

$$S_b^2=\frac{l_{YY}}{n\cdot l_{XX}} \tag{7-14}$$

两式中的 l_{XX}、l_{YY}分别为 X、Y 变量的离均差平方和；l_{XY}为 X、Y 变量的离均差积和。有

$$l_{XX}=\sum fX^2-\frac{(\sum fX)^2}{\sum f} \tag{7-15}$$

$$l_{YY}=\sum fY^2-\frac{(\sum fY)^2}{\sum f} \tag{7-16}$$

$$l_{XY}=\sum fXY-\frac{(\sum fX)(\sum fY)}{\sum f} \tag{7-17}$$

3. 计算偏离线性回归分量 $\chi^2_{偏}$，即

$$\chi^2_{偏}=\chi^2_{总}-\chi^2_{回归},\nu_{偏}=\nu_{总}-\nu_{回归} \tag{7-18}$$

例 7-9 某研究者欲研究年龄与冠状动脉粥样硬化等级之间的关系，将 278 例尸解资料整理成表 7-11。问年龄与冠状动脉粥样硬化等级之间是否存在线性变化趋势？

表 7-11　年龄与冠状动脉硬化的关系

年龄(X)/岁	冠状动脉硬化等级(Y)				合计
	-	+	++	+++	
20~	70	22	4	2	98
30~	27	24	9	3	63
40~	16	23	13	7	59
≥50	9	20	15	14	58
合计	122	89	41	26	278

H_0:年龄与冠状动脉粥样硬化等级之间无线性关系

H_1:年龄与冠状动脉粥样硬化等级之间有线性关系

$\alpha=0.05$

本例最小的 $T_{RC}=T_{44}=5.42$,按公式(7-10)计算得

$$\chi^2_{总}=71.43,\nu_{总}=(4-1)(4-1)=9$$

对年龄变量 X 由小到大赋值为 1、2、3、4;对冠状动脉粥样硬化的等级 Y 由小到大赋值为 1、2、3、4。据表 7-11 有

$$\sum fX=98\times1+63\times2+59\times3+58\times4=633$$

$$\sum fX^2=98\times1^2+63\times2^2+59\times3^2+58\times4^2=1\ 809$$

$$\sum fY=122\times1+89\times2+41\times3+26\times4=527$$

$$\sum fY^2=122\times1^2+89\times2^2+41\times3^2+26\times4^2=1\ 263$$

$$\sum fXY=70\times1\times1+22\times1\times2+\cdots+14\times4\times4=1\ 349$$

按公式(7-15)、公式(7-16)、公式(7-17)计算得

$$l_{XX}=367.672\ 7,l_{YY}=263.974\ 8,l_{XY}=149.032\ 4$$

按公式(7-13)和公式(7-14)有

$$b=\frac{149.032\ 4}{367.672\ 7}=0.405\ 3,\quad S_b^2=\frac{263.974\ 8}{278\times367.672\ 7}=0.002\ 6$$

按公式(7-12)有

$$\chi^2_{回归}=\frac{0.405\ 3^2}{0.002\ 6}=63.18,\quad \nu_{回归}=1$$

按公式(7-18)有

$$\chi^2_{偏}=71.432-63.180=8.25,\quad \nu_{偏}=9-1=8$$

χ^2 分解表见表 7-12。

表 7-12　表 7-11 的 χ^2 分解表

变异来源	χ^2	自由度	P
总变异	71.432	9	<0.005
线性回归分量	63.180	1	<0.005
偏离线性回归分量	8.252	8	0.25~0.5

由表 7-12 看出,线性回归分量有统计学意义,偏离线性回归分量无统计学意义,可以认为年龄与冠状动脉硬化之间不仅存在相关关系且为线性关系。结合表 7-11 的资料说明冠状动脉硬化的等级随着年龄的增加而增高。

五、行×列表资料χ^2 检验的注意事项

1. 一般认为,行×列表资料中各格的理论频数不应小于1,并且 $1\leqslant T<5$ 的格子数不宜超过格子总数的1/5。若出现上述情况,可通过以下方法解决:①最好是增加样本含量,使理论频数增大;②根据专业知识,考虑能否删去理论频数太小的行或列,能否将理论频数太小的行或列与性质相近的邻行或邻列合并;③改用双向无序 R×C 表资料的 Fisher 确切概率法(可用 SAS 实现)。

2. 多个样本率比较,若所得统计推断为拒绝 H_0,接受 H_1 时,只能认为各总体率之间总的来说有差别,但不能说明任两个总体率之间均有差别。要进一步推断哪两两总体率之间有差别,需进一步做多个样本率的多重比较(见本章第五节)。

3. 医学期刊中常见这样的情况:不管 R×C 表资料中的两个分类变量是有序还是无序,均用χ^2 检验分析。这种做法是不妥的。对于有序的 R×C 表资料不宜用χ^2 检验,因为行×列表资料的χ^2 检验与分类变量的顺序无关,当有序变量的 R×C 表资料中的分类顺序固定不变时,无论将任何两行(或两列)频数互换,所得χ^2 值皆不变,其结论相同,这显然是不妥的。因此在实际应用中,对于 R×C 表资料要根据其分类类型和研究目的选用恰当的检验方法。本节所介绍的行×列表资料的χ^2 检验主要是用于多个样本率的比较,两个或多个样本构成比的比较,双向无序 R×C 表资料的关联性检验以及双向有序分组资料的线性趋势检验。

六、R×C 表资料的分类及其检验方法的选择

R×C 表资料可以分为双向无序、单向有序、双向有序属性相同和双向有序属性不同4类。

1. **双向无序 R×C 表资料** R×C 表资料中两个分类变量皆为无序分类变量(表 7-8、表 7-9 和表 7-10)。对于该类资料,若研究目的为多个样本率(或构成比)的比较,可用行×列表资料的χ^2 检验;若研究目的为分析两个分类变量之间有无关联性以及关系的密切程度时,可用行×列表资料的χ^2 检验以及 Pearson 列联系数进行分析。

2. **单向有序 R×C 表资料** 有两种形式。一种是 R×C 表资料中的分组变量(如年龄)是有序的,而指标变量(如传染病的类型)是无序的。其研究目的通常是分析不同年龄组各种传染病的构成情况,此种单向有序 R×C 表资料可用行×列表资料的χ^2 检验进行分析。另一种情况是 R×C 表资料中的分组变量(如疗法)为无序的,而指标变量(如疗效按等级分组)是有序的。其研究目的为比较不同疗法的疗效,此种单向有序 R×C 表资料宜用秩转换的非参数检验进行分析(见第八章)。

3. **双向有序属性相同的 R×C 表资料** R×C 表资料中的两个分类变量皆为有序且属性相同。实际上是配对四格表资料的扩展,即水平数≥3 的配伍资料,如用两种检测方法同时对同一批样品的测定结果。其研究目的通常是分析两种检测方法的一致性,此时宜用一致性检验或称 Kappa 检验;也可用特殊模型分析方法(可用 SAS 软件)。

4. **双向有序属性不同的 R×C 表资料** R×C 表资料中两个分类变量皆为有序的,但属性不同(表 7-11)。对于该类资料,若研究目的为分析不同年龄组患者疗效之间有无差别时,可把它视为单向有序 R×C 表资料,选用秩转换的非参数检验;若研究目的为分析两个有序分类变量间是否存在相关关系,宜用等级相关分析(见第九章);若研究目的为分析两个有序分类变量间是否存在线性变化趋势,宜用前述的双向有序分组资料的线性趋势检验(test for linear trend)。

第五节 多个样本率间的多重比较

前一节提到,当多个样本率比较的 R×C 表资料χ^2 检验,推断结论为拒绝 H_0,接受 H_1 时,只能认为各总体率之间总的来说有差别,但不能说明任两个总体率之间有差别。要进一步推断哪两两总体率有差别,

若直接用四格表资料的χ^2 检验进行多重比较,将会加大犯Ⅰ型错误的概率。因此,样本率间的多重比较不能直接用四格表资料的χ^2 检验。多个样本率间多重比较的方法有χ^2 分割法(partitions of χ^2 method、Scheffe 置信区间法和 SNK 法。本节仅介绍调整检验水准的 Bonferroni χ^2 分割法。其他方法可参阅有关书籍。

多个样本率比较的资料可整理成 2×k 表资料,经行×列表资料χ^2 检验的结论为拒绝 H_0,接受 H_1 时,若不经任何处理,而直接用分割法把 2×k 表χ^2 分成多个独立的四格表χ^2 进行两两比较,必须重新规定检验水准,其目的是为保证检验假设中Ⅰ型错误 α 的概率不变。因分析目的不同,k 个样本率两两比较的次数不同,故重新规定的检验水准的估计方法亦不同。通常有两种情况,现予以介绍。

一、多个实验组间的两两比较

分析目的为 k 个实验组间,任两个率均进行比较时,须进行$\binom{k}{2}$次独立的四格表χ^2 检验,再加上总的行×列表资料的χ^2 检验,共$\binom{k}{2}+1$ 次检验假设。故检验水准 α'用下式估计:

$$\alpha'=\frac{\alpha}{\binom{k}{2}+1} \tag{7-19}$$

式中$\binom{k}{2}=\frac{k(k-1)}{2}$,$k$ 为样本率的个数。

由于重新估计的检验水准 α'通常较小,无法从附表 3-9 的χ^2 界值表中得出 P 值作比较,特将其常用的χ^2 值与对应的概率 P 值整理于表 7-13 中,以便于读者应用。

表 7-13 $\nu=1$ 时的 χ^2 界值表(供多个样本率间的多重比较用)

χ^2	P	χ^2	P	χ^2	P
6.24	0.012 50	7.48	0.006 25	8.21	0.004 17
6.96	0.008 33	7.88	0.005 00	8.49	0.003 58
7.24	0.007 14	8.05	0.004 55	8.73	0.003 13

例 7-10 对例 7-6 中表 7-8 的资料进行两两比较,以推断是否任两种疗法治疗周围性面神经麻痹的有效率均有差别。

H_0:$\pi_A=\pi_B$,即任两对比组的总体有效率相等

H_1:$\pi_A\neq\pi_B$,即任两对比组的总体有效率不等

$\alpha=0.05$

本例为 3 个试验组间的两两比较,其检验水准 α'用公式(7-19)估计

$$\alpha'=\frac{0.05}{3(3-1)/2+1}=\frac{0.05}{4}=0.0125$$

用公式(7-4)分别计算任两对比组的检验统计量χ^2 值,查表 7-13 确定 P 值,结果见表 7-14。

表 7-14 3 种疗法有效率的两两比较

对比组	有效	无效	合计	χ^2	P
物理疗法组	199	7	206		
药物治疗组	164	18	182	6.76	<0.012 5
合计	363	25	388		

续表

对比组	有效	无效	合计	χ^2	P
物理疗法组	199	7	206		
外用膏药组	118	26	144	21.32	<0.003 1
合计	317	33	350		
药物治疗组	164	18	182		
外用膏药组	118	26	144	4.59	>0.012 5
合计	282	44	326		

按 $\alpha'=0.012\ 5$ 水准，物理疗法组与药物治疗组拒绝 H_0，接受 H_1；物理疗法组与外用膏药组拒绝 H_0，接受 H_1；药物治疗组与外用膏药组不拒绝 H_0。可以认为物理疗法与药物治疗、外用膏药的有效率均有差别，而还不能认为药物治疗与外用膏药的有效率有差别。结合表 7-8 资料，可认为物理疗法的有效率高于其他两种疗法，但还不能认为药物治疗与外用膏药的有效率有差别。

二、各实验组与同一个对照组的比较

分析目的为各实验组与同一个对照组的比较，而各实验组间不须比较。其检验水准 α' 用下式估计：

$$\alpha'=\frac{\alpha}{k-1} \tag{7-20}$$

式中 k 为样本率的个数。由该式估计的检验水准 α' 较保守。

例 7-11 以表 7-8 资料中的药物治疗组为对照组，物理疗法组与外用膏药组为试验组，试分析两试验组与对照组的总体有效率有无差别。

$H_0:\pi_T=\pi_C$，即各试验组与对照组的总体有效率相等

$H_1:\pi_T\neq\pi_C$，即各试验组与对照组的总体有效率不等

$\alpha=0.05$

本例为各试验组与同一对照组的比较，其检验水准 α' 用公式(7-20)估计

$$\alpha'=\frac{0.05}{2(3-1)}=0.012\ 5$$

用公式(7-4)计算检验统计量 χ^2，并查表 7-13 确定 P 值。

物理疗法组与药物治疗组比较：$\chi^2=6.76$，$P<0.012\ 5$

外用膏药组与药物治疗组比较：$\chi^2=4.59$，$P>0.012\ 5$

按 $\alpha'=0.012\ 5$ 检验水准，物理疗法组与药物治疗组拒绝 H_0，接受 H_1，可认为物理疗法与药物治疗的有效率有差别；外用膏药组与药物治疗组不拒绝 H_0，还不能认为两种疗法的有效率有差别。结合表 7-8 资料，物理疗法的有效率高于药物治疗。

第六节 频数分布拟合优度的 χ^2 检验

医学研究实践中，常需推断某现象的频数分布是否符合某一理论分布。第三章第七节的正态性检验就是推断某资料是否符合正态分布的一种检验方法，而且只适用于正态分布。由于 Pearson χ^2 值能反映实际频数和理论频数的吻合程度，所以 χ^2 检验可用于推断频数分布的拟合优度(goodness of fit)，而且应用广泛，如正态分布、二项分布、Poisson 分布、负二项分布等。现以例 7-12 介绍频数分布拟合优度 χ^2 检验的步骤。

例 7-12 观察某克山病区克山病患者的空间分布情况，调查者将该地区划分为 279 个取样单位，统计各取样单位历年累计病例数，资料见表 7-15 的第(1)和(2)栏。问此资料是否服从 Poisson 分布？

表 7-15 Poisson 分布的拟合与检验

取样单位内病例(X) (1)	观察频数 A (2)	概率 $P(X)$ (3)	理论频数 T (4)=(3)×n	$\frac{(A-T)^2}{T}$ (5)
0	26	0.085 4	23.8	0.20
1	51	0.210 2	58.6	0.99
2	75	0.258 5	72.1	0.12
3	63	0.212 0	59.1	0.26
4	38	0.130 4	36.4	0.07
5	17	0.064 1	17.9	0.05
6	5 } 9	0.026 3	7.3 } 11	0.36
7	3	0.009 2	2.6	
≥8*	1	0.003 9*	1.1	
	279(n)	1.000 0	279.0	2.05(χ^2)

* $X \geqslant 8$ 的概率：1-0.996 1=0.003 9

本例 $n=279$，$\sum fX=686$，$\sum fX^2=2\ 342$，

均数 $\mu=686/279=2.46$，方差 $\sigma=\dfrac{2\ 342-686^2/279}{279-1}=2.36$，

均数与方差相近，可试拟合 Poisson 分布。

H_0：本资料服从 Poisson 分布

H_1：本资料不服从 Poisson 分布

$\alpha=0.10$

Poisson 分布概率函数 $P(X)=\mathrm{e}^{-\lambda}\dfrac{\lambda^X}{X!}$。将 $\lambda=2.46$ 代入，求得各取样单位内病例数为 0,1,2,…≥8 的概率 $P(X)$、理论频数 $T_X=P(X)\times n$ 和各行的$\dfrac{(A-T)^2}{T}$，列入表 7-15 的第(3)、(4)及(5)栏。因理论数 $T_7=2.6$，$T_8=1.1$，皆小于 5，故合并在 T_6。

$$\chi^2=\sum\frac{(A-T)^2}{T}=2.05$$

以 $\nu=7-2=5$(因 T_6、T_7、T_8 合并后只有 7 行，计算 Poisson 分布的理论频数时用了均数与总例数 n，故 $\nu=7-2$)，查χ^2 界值表，得 $0.75<P<0.9$。按 $\alpha=0.10$ 水准不拒绝 H_0，故根据现有资料尚不能认为此资料不服从 Poisson 分布。

Summary

The chi-square distribution begins at the value of zero and is positively skewed. Its exact shape is determined by the degrees of freedom.

Chi-square test is a statistical method based on chi-square distribution to test hypotheses about the form of the entire frequency distribution. It can be used to examine the discrepancy of two or more population rates or proportions, as well as perform the analysis of the relationship between two variables and test for goodness of fit. Chi-square test is a very important statistical method for $R\times C$ contingency tables, which consist of the frequency of observations in each cell.

The chi-square statistic is computed by $\chi^2=\sum\frac{(A-T)^2}{T}$, where $\boldsymbol{A}$ is the observed frequency for a category, and $\boldsymbol{T}$ is the expected frequency for the category. A large value of χ^2 indicates that there is a large discrepancy between the observed ($\boldsymbol{A}$) and the expected ($\boldsymbol{T}$) frequencies and may warrant rejection of the null hypothesis.

练 习 题

一、最佳选择题

1. χ^2 分布的形状(　　)

A. 同正态分布　B. 同 t 分布　C. 为对称分布　D. 与自由度 ν 有关　E. 与样本含量 n 有关

2. χ^2 值的取值范围为(　　)

A. $-\infty<\chi^2<+\infty$　B. $0\leqslant\chi^2<+\infty$　C. $0<\chi^2<+\infty$　D. $0<\chi^2\leqslant3.840$　E. $0<\chi^2\leqslant6.330$

3. 以下关于χ^2 检验的自由度的说法,正确的是(　　)

A. 拟合优度检验时,自由度 $\nu=n-1$(n 为观察频数的个数)

B. 对一个 3×4 表进行检验时,自由度 $\nu=11$

C. 对四格表检验时,自由度 ν 等于格子数减 1

D. 若$\chi^2_{0.05,\nu_1}>\chi^2_{0.05,\nu_2}$,则自由度 $\nu_1>\nu_2$

E. 若$\chi^2_{0.05,\nu_1}>\chi^2_{0.05,\nu_2}$,则自由度 $\nu_1<\nu_2$

4. 当四格表的周边合计数不变时,如果某个格子的实际频数有变化,则其理论频数(　　)

A. 增大　B. 减小　C. 不变

D. 不确定　E. 随该格实际频数的增减而增减

5. 独立四格表χ^2 检验的校正公式应用条件为(　　)

A. $n\geqslant40$ 且 $T\geqslant5$　B. $n<40$ 且 $T>5$　C. $n\geqslant40$ 且 $1\leqslant T<5$　D. $n<40$ 且 $1<T<5$　E. $n>40$ 且 $T<1$

6. 以下关于 R×C 列联表χ^2 检验的自由度的计算方法,正确的是(　　)

A. R-1　B. C-1　C. $n-1$　D. R×C-1　E. (R-1)×(C-1)

7. 对于双向有序的 R×C 表资料,若研究目的为分析两个有序分类变量间是否存在线性变化趋势,宜选择的方法是(　　)

A. Pearsonχ^2 检验　B. 似然比χ^2 检验　C. 计算列联系数

D. Fisher 确切概率检验　E. 线性趋势检验

8. 下列不适用χ^2 检验的是(　　)

A. 两样本均数的比较　B. 两样本率的比较

C. 多个样本构成比的比较　D. 拟合优度检验

E. 两无序分类变量间关联性检验

9. 对 5 个样本率作比较,$\chi^2>\chi^2_{0.01,4}$,则在 $\alpha=0.05$ 检验水准下,可认为(　　)

A. 各总体率不全等　B. 各总体率均不等　C. 各样本率均不等

D. 各样本率不全等　E. 至少有两个总体率相等

二、简答题

1. 简述χ^2 检验的基本思想。

2. 简述在独立四格表和配对四格表资料的两个率比较中，χ^2 检验的校正条件。

3. 说明行×列表资料 χ^2 检验应注意的事项。

4. 说明 R×C 表的分类及其检验方法的选择。

5. 简述双向有序 R×C 表资料线性趋势检验基本思想。

三、计算分析题

1. 某研究者欲比较两种方法治疗肠梗阻的疗效，将 100 例肠梗阻患者随机分为治疗组和对照组，每组各 50 例，临床观察结果见表 7-16。问两种治疗方法的疗效是否有差异？

表 7-16　治疗组与对照组治疗肠梗阻的疗效

组别	有效	无效	合计
治疗组	45	5	50
对照组	30	20	50
合计	75	25	100

2. 共采集 50 份咽拭子标本，把每份标本分别接种在甲、乙两种流脑培养基上，观察两种培养基上流脑菌生长情况，结果见表 7-17。问两种培养基的培养结果有无差别？

表 7-17　两种流脑培养基的培养结果

甲培养基	乙培养基		合计
	+	-	
+	15	9	24
-	1	25	26
合计	16	34	50

本表摘自：孙付胜，任春征，皇甫蓓蓓，等．配对计数资料的统计检验方法[J]．中国医药指南，2015，13(26)：46-47.

3. 某医院内科血液病组用某疗法治疗血友病患者 14 例，其中 AL 血浆诱导率≤0.7 的患者 5 例全部死亡，而>0.7 的 9 例患者中有 2 例死亡，7 例存活，该组据此得出 AL 血浆诱导率≤0.7 者比>0.7 者死亡率高的结论。该结论正确吗？应如何分析该资料？

4. 某医师欲比较 3 种中药方剂对骨质疏松症的治疗效果，按随机化原则将 76 例骨质疏松症患者分为 3 组，治疗结果见表 7-18。问 3 种方剂的治疗效果有无差别？

表 7-18　3 种方剂治疗骨质疏松症的疗效比较

分组	有效	无效	合计
A 方剂	18	6	24
B 方剂	12	14	26
C 方剂	11	15	26
合计	41	35	76

5. 调查某市 412 例艾滋病高危对象的 *CCR2-64I* 基因和 *SDF1-3′A* 基因的基因型分布情况，结果见表 7-19。问两个基因型之间是否有关联？

6. 甲、乙两位医师同时对 200 例肿瘤患者的病理切片的病理分期进行读片评定，情况如表 7-20 所示。试分析两位医师的评定结果是否一致？

7. 某医院在冠心病普查中欲研究冠心病与眼底动脉硬化的关系，资料见表 7-21。问两者之间是否存在线性趋势关系？

表 7-19 某市 412 例艾滋病高危对象 *CCR2-64I* 基因和 *SDF1-3′A* 基因的基因型分布

SDF1-3′A 基因型	*CCR2-64I* 基因型			合计
	Wt/wt	Wt/mt	Mt/mt	
Wt/wt	121	52	11	184
Wt/mt	36	72	54	162
Mt/mt	8	51	7	66
合计	165	175	72	412

表 7-20 两位医师对 200 例肿瘤患者病理切片的病理分期评定情况

甲医师	乙医师			合计
	低度分化	中度分化	高度分化	
低度分化	50	10	5	65
中度分化	10	50	15	75
高度分化	10	20	30	60
合计	70	80	50	200

表 7-21 某单位职工冠心病与眼底动脉硬化普查结果

眼底动脉硬化级别	冠心病诊断			合计
	正常	可疑	冠心病	
0	340	11	6	357
Ⅰ	73	13	6	92
Ⅱ	97	18	18	133
Ⅲ	3	2	1	6
合计	513	44	31	588

8. 某省某年男女活产儿构成比分别为 51.5%和 48.5%。今将该省某医院妇产科接生的活产儿按接生顺序连续记录 500 例,以每 10 例新生儿为一组,统计其男婴数,结果见表 7-22。问该资料是否服从二项分布?

表 7-22 某医院每 10 名活产儿中男婴数的分布

男婴数(X)	组数(A)	男婴数(X)	组数(A)
0	0	6	12
1	0	7	9
2	2	8	3
3	2	9	1
4	9	10	0
5	12		

ER 7-1 第七章二维码资源

(王学梅 李述刚 王洁贞)

第八章　秩转换的非参数检验

非参数检验(nonparametric test)是相对于参数检验(parametric test)而言的。如果总体分布为已知的数学形式,对其总体参数作假设检验称为参数检验。本书前面介绍的服从正态分布的计量资料,对其总体均数作假设检验的 t 检验和 F 检验就是参数检验。但当总体分布不能由已知的数学形式表达、没有总体参数时,也就谈不上参数检验了。若两个或多个正态总体方差不等,也不能对其总体均数进行 t 检验或 F 检验的参数检验。对于计量资料,不满足参数检验条件的假设检验方法,一是可尝试变量变换使其满足参数检验条件,但有时达不到目的;二是用非参数检验。对于等级资料,常用非参数检验。

非参数检验对总体分布不作严格假定,又称任意分布检验(distribution-free test),它直接对总体分布作假设检验。非参数检验的优点是它不受总体分布的限制,适用范围广。本章介绍常用的秩转换(rank transformation)的非参数检验,是推断一个总体表达分布位置的中位数 M(非参数)和已知 M_0、两个或多个总体的分布是否有差别。秩转换的非参数检验是先将数值变量资料从小到大、等级资料从弱到强或从强到弱转换成秩后,再计算检验统计量,其特点是假设检验的结果对总体分布的形状差别不敏感,只对总体分布的位置差别敏感。由于秩统计量的分布与原数据总体分布类型无关,具有较好的稳健性,可用于任何分布类型的资料。

对于计量资料,若不满足正态和方差齐性条件,这时小样本资料选 t 检验或 F 检验是不妥的,而选秩转换的非参数检验是恰当的;对于分布不知是否正态的小样本资料,为保险起见,宜选秩转换的非参数检验;对于一端或两端是不确定数值(如<20 岁、≥65 岁等)的资料,不管是否正态分布,只能选秩转换的非参数检验。对于等级资料,若选择行×列表资料的 χ^2 检验,只能推断构成比差别,而选择秩转换的非参数检验,可推断等级强度差别。如果已知计量资料满足(或近似满足)t 检验或 F 检验条件,选 t 检验或 F 检验;若选秩转换的非参数检验,会降低检验效能。

第一节　配对样本比较的 Wilcoxon 符号秩检验

Wilcoxon 符号秩检验(Wilcoxon signed-rank test),亦称符号秩和检验,用于配对样本差值的中位数和 0 比较;还可用于单个样本中位数和总体中位数比较。

1. 配对样本差值的中位数和 0 比较　目的是推断配对样本差值的总体中位数是否和 0 有差别,即推断配对的两个相关样本所来自的两个总体中位数是否有差别。方法步骤见例 8-1。

例 8-1　采用配对设计,用两种饲料喂 8 对大鼠后,测得其肝中维生素 A 的含量(IU/mg)见表 8-1 第(2)和(3)栏。问不同饲料大鼠肝中维生素 A 的含量有无差别?

本例肝中维生素 A 含量的配对差值经正态性检验(Shapiro-Wilk 法:统计量 $W=0.811$, $P=0.037$),推断得总体不服从正态分布($P<0.05$),现用 Wilcoxon 符号秩检验。

H_0:差值的总体中位数 $M_d=0$;

H_1: $M_d \neq 0$;

$\alpha=0.05$。

表 8-1 不同饲料组肝中维生素 A 的含量

编号 (1)	正常饲料组/(IU/mg) (2)	维生素 E 缺乏饲料组/(IU/mg) (3)	差值(d)/(IU/mg) (4)=(2)-(3)	正秩次 (5)	负秩次 (6)
1	3.55	2.45	1.10	6	
2	2.00	2.40	-0.40		1
3	3.00	1.80	1.20	7	
4	3.95	3.20	0.75	3	
5	3.80	3.25	0.55	2	
6	3.75	2.70	1.05	5	
7	3.45	2.50	0.95	4	
8	3.05	1.75	1.30	8	
合计	—	—	—	35(T_+)	1(T_-)

求检验统计量 T 值:首先按差值的绝对值从小到大编秩次(即编秩序号),再让秩次保持原差值的正负号(即符号秩)。编秩时:①舍去差值为 0 的对子数,同时样本例数相应减少。②遇绝对值相等差值则取平均秩次(ties),又称同秩或结。本例编秩结果见表 8-1 第(5)和(6)栏,分别求出正负秩次之和 T_+ 和 T_-。③任取正秩和或负秩和为 T,本例取 $T=35$。

确定 P 值,作出推断结论:当 $n \leqslant 50$ 时,查 T 值界值表(附表 3-10)。查表时,自左侧找到 n,将检验统计量 T 值与相邻左侧一栏的界值相比,若 T 在上、下界值范围内,其 P 值大于表上方相应概率水平;若 T 值恰好等于界值,其 P 值等于(一般是近似等于)相应概率水平;若 T 值在上、下界值范围外,其 P 值小于相应概率水平,可向右移一栏,再与界值相比。本例 $n=8$,$T=35$,查附表 3-10,得双侧 $P=0.02$,按 $\alpha=0.05$ 水准,拒绝 H_0,接受 H_1,差异有统计学意义。可认为两种饲料大鼠肝中维生素 A 的含量不同,正常饲料大鼠肝中维生素 A 的含量较维生素 E 缺乏饲料大鼠肝中维生素 A 的含量高。维生素 E 有提高大鼠肝中维生素 A 含量的作用。

若 $n>50$,超出附表 3-10 的范围,可用正态近似法作 u 检验,按下式计算 u 值:

$$u=\frac{T-n(n+1)/4}{\sqrt{\frac{n(n+1)(2n+1)}{24}-\frac{\sum(t_j^3-t_j)}{48}}} \tag{8-1}$$

式中 $t_j(j=1,2,\cdots)$ 为第 j 个相同秩的个数,假定相同秩(即平均秩)中有 2 个 1.5,5 个 8,3 个 14,则 $t_1=2$,$t_2=5$,$t_3=3$,$\sum(t_j^3-t_j)=(2^3-2)+(5^3-5)+(3^3-3)=150$。

符号秩检验若用于配对的等级资料,则先把等级从弱到强转换成秩(1,2,3,…);然后求各对秩的差值,省略所有差值为 0 的对子数,令余下的有效对子数为 n;最后按 n 个差值编正秩和负秩,求正秩和或负秩和。但对于等级资料,相同秩多,小样本的检验结果会存在偏性,最好用大样本。

2. 单个样本中位数和总体中位数比较 目的是推断样本所来自的总体中位数 M 和某个已知的总体中位数 M_0 是否有差别。用样本各变量值和 M_0 的差值,即推断差值的总体中位数和 0 是否有差别。方法步骤见例 8-2。

例 8-2 已知某地正常人尿氟含量的中位数为 45.30μmol/L。今在该地某厂随机抽取 12 名工人,测得尿氟含量见表 8-2 第(1)栏。问该厂工人的尿氟含量是否高于当地正常人的尿氟含量?

本例样本资料经正态性检验(Shapiro-Wilk 法:统计量 $W=0.845$,$P=0.032$),推断得总体不服从正态分布($P<0.05$),现用 Wilcoxon 符号秩检验。

表 8-2 12 名工人的尿氟含量与 45.30μmol/L 比较

编号	尿氟含量/(μmol/L)	[(1)-45.30]/(μmol/L)	正秩	负秩
	(1)	(2)	(3)	(4)
1	44.21	-1.09		1.5
2	45.30	0		
3	46.39	1.09	1.5	
4	49.47	4.17	3	
5	51.05	5.75	4	
6	53.16	7.86	5	
7	53.26	7.96	6	
8	54.37	9.07	7	
9	57.16	11.86	8	
10	67.37	22.07	9	
11	71.05	25.75	10	
12	87.37	42.07	11	
合计	—	—	64.5	1.5

H_0:尿氟含量的总体中位数 M=45.30μmol/L

H_1: M>45.30μmol/L

α=0.05

据表 8-2 第(3)和(4)栏,取 T=1.5。

本例有效差值个数 n=11。据 n=11 和 T=1.5 查附表 3-10,得单侧 P<0.005,按 α=0.05 水准,拒绝 H_0,接受 H_1,可认为该厂工人的尿氟含量高于当地正常人的尿氟含量。

*3. 本法的原理

(1) T 界值表(附表 3-10)制作的原理:为简单起见,假定配对的有效对子数 n=4,总体秩为 1,2,3,4。正秩(或负秩)从总体中取秩,可取 0 个、1 个、2 个、3 个和 4 个,取秩的 16 种$\left[\binom{4}{0}+\binom{4}{1}+\binom{4}{2}+\binom{4}{3}+\binom{4}{4}=2^4=16\right]$可能组合情况及秩和 T 见表 8-3。

表 8-3 n=4 时取秩的 16 种可能组合情况及秩和 T 值

取秩	—	1	2	3	4	1,2	1,3	1,4
T	0	1	2	3	4	3	4	5
取秩	2,3	2,4	3,4	1,2,3	1,2,4	1,3,4	2,3,4	1,2,3,4
T	5	6	7	6	7	8	9	10

每种组合情况所对应的 T 取值的概率为 1/16=0.0625。归纳成 n=4 时 T 的概率分布见表 8-4。

表 8-4 n=4 时 T 的概率分布

T	0	1	2	3	4	5	6	7	8	9	10
$P(T)$	0.0625	0.0625	0.0625	0.125	0.125	0.125	0.125	0.125	0.0625	0.0625	0.0625

T 的概率分布是对称的非连续分布。T 的最小值为 0，最大值为 $n(n+1)/2$，均数为 $n(n+1)/4$。如 $n=4$ 时，最大值为 10，均数为 5。

根据表 8-4 可计算 $n=4$ 时 T 的单侧和双侧累计概率。如 T 为 0~10 的单侧累计概率等于 0.062 5，双侧累计概率等于 0.125；T 为 1~9 的单侧累计概率等于 0.125，双侧累计概率等于 0.25。无论 n 有多大，其 T 界值的制作步骤和 $n=4$ 时相同。由于 $n=4$ 时最小单侧累计概率大于 0.05，故附表 3-10 的 n 从 5 起。T 的下侧界值与上侧界值之和为 $n(n+1)/2$，由于正秩和与负秩和之和也为 $n(n+1)/2$，故若正秩和、负秩和中的小者小于或等于下侧界值，则大者大于或等于上侧界值。

（2）正态近似法的原理：设总体有 n 个秩，令 $i=1,2,\cdots,n$。若 H_0 成立，正秩（或负秩）不取每个 i 和取每个 i 的概率都为 1/2(0.5)，其均数为 $0.5\times0+0.5\times i=i/2$，方差为 $0.5\times(0-i/2)^2+0.5\times(i-i/2)^2=i^2/4$。故得：$T$ 的均数和方差 $\mu_T=\sum i/2=n(n+1)/4$，$\sigma_T^2=\sum i^2/4=n(n+1)(2n+1)/24$。若 n 个秩中有相同秩，μ_T 不变，可证明 $\sigma_T^2=n(n+1)(2n+1)/24-\sum(t_j^3-t_j)/48$。据中心极限定理，当 n 很大时，T 分布近似正态分布，于是有 $u=(T-\mu_T)/\sigma_T$，这就是公式（8-1）的来源。

第二节 两个独立样本比较的 Wilcoxon 秩和检验

Wilcoxon 秩和检验（Wilcoxon rank sum test）用于推断计量资料或等级资料的两个独立样本所来自的两个总体分布是否有差别。在理论上检验假设 H_0 应为两个总体分布相同，即两个样本来自同一总体。由于秩和检验对两个总体分布的形状差别不敏感，对于位置相同、形状不同但类似的两个总体分布，如均数相等、方差不等的两个正态分布，推断不出两个总体分布（形状）有差别，故对立的备择假设 H_1 不能为两个总体分布不同，而只能为两个总体分布位置不同（对单侧检验可写作某个总体分布位置比另一个总体分布位置要右或要左一些）。考虑到对方差不等，即总体分布不同的两个正态分布，可用秩和检验来推断两个总体分布位置是否有差别，故在实际应用中检验假设 H_0 可写作两个总体分布位置相同。总之，不管两个总体分布的形状有无差别，秩和检验的目的是推断两个总体分布的位置是否有差别，这正是实践中所需要的，如要推断两个不同人群的某项指标值的大小是否有差别或哪个人群的大，可用其指标值分布的位置差别反映，而不关心其指标值分布的形状有无差别。两个总体分布位置相同或不同，实际情况一般是两个总体分布形状相同或类似，这时可简化为两个总体中位数相等或不等。但理论上一个总体分布为正偏态，另一个总体分布为负偏态时，也可能两个总体中位数相等，这时认为正偏态总体分布位置比负偏态总体分布位置要右一些。

1. 原始数据的两样本比较 原始数据为计量资料。方法步骤见例 8-3。

例 8-3 对 10 例肺癌患者和 12 例硅沉着病 0 期工人用 X 线检查测量肺门横径右侧距（RD 值/cm），结果见表 8-5。问肺癌患者的 RD 值是否高于硅沉着病 0 期工人的 RD 值？

表 8-5 肺癌患者和硅沉着病 0 期工人的 RD 值比较

肺癌患者		硅沉着病 0 期工人	
RD 值/cm	秩	RD 值/cm	秩
2.78	1	3.23	2.5
3.23	2.5	3.50	4
4.20	7	4.04	5
4.87	14	4.15	6
5.12	17	4.28	8
6.21	18	4.34	9

续表

肺癌患者		硅沉着病 0 期工人	
RD 值/cm	秩	RD 值/cm	秩
7.18	19	4.47	10
8.05	20	4.64	11
8.56	21	4.75	12
9.60	22	4.82	13
		4.95	15
		5.10	16
$n_1=10$	$T_1=141.5$	$n_2=12$	$T_2=111.5$

本例两样本资料经 Levene 方差齐性检验：统计量 $F=20.455$，$P<0.001$，推断得两总体方差不等，现用 Wilcoxon 秩和检验。

H_0：肺癌患者和硅沉着病 0 期工人的 RD 值总体分布位置相同；

H_1：肺癌患者的 RD 值高于硅沉着病 0 期工人的 RD 值；

$\alpha=0.05$。

求检验统计量 T 值：①把两样本数据混合从小到大编秩，遇数据相等者取平均秩；②以样本例数小者为 n_1，其秩和（T_1）为 T，若两样本例数相等，可任取一样本的秩和（T_1 或 T_2）为 T，本例 $T=141.5$。

确定 P 值，作出推断结论：当 $n_1\leqslant 10$ 和 $n_2-n_1\leqslant 10$ 时，查 T 界值表（附表 3-11）。查表时，先找到 n_1 与 n_2-n_1 相交处所对应的 4 行界值，再逐行将检验统计量 T 与界值相比，若 T 值在界值范围内，其 P 值大于相应概率水平；若 T 值恰好等于界值，其 P 值等于（一般是近似等于）相应概率水平；若 T 值在界值范围外，其 P 值小于相应概率水平。本例 $n_1=10$，$n_2-n_1=2$，$T=141.5$，查附表 3-11，得单侧 $0.025<P<0.05$，按 $\alpha=0.05$ 水准，拒绝 H_0，接受 H_1，可认为肺癌患者的 RD 值高于硅沉着病 0 期工人的 RD 值。

若 $n_1>10$ 或 $n_2-n_1>10$，超出附表 3-11 的范围，可用正态近似法作 u 检验，令 $n_1+n_2=N$，按下式计算 u 值：

$$u=\frac{T-n_1(N+1)/2}{\sqrt{\frac{n_1n_2(N+1)}{12}\left[1-\frac{\sum(t_j^3-t_j)}{N^3-N}\right]}} \tag{8-2}$$

式中 $t_j(j=1,2,\cdots)$ 为第 j 个相同秩的个数。

2. 频数表资料和等级资料的两样本比较　计量资料为频数表资料，是按数量区间分组；等级资料是按等级分组。现以等级资料为例，方法步骤见例 8-4。

例 8-4　某医院用中草药治疗两种不同类型小儿肺炎的疗效见表 8-6 第（1）、（2）及（3）栏，问该药对两种类型肺炎患者的疗效是否不同。

表 8-6　某医院用中草药治疗两种不同类型小儿肺炎的疗效比较

疗效 (1)	肺炎类型		合计 (4)	秩次范围 (5)	平均秩次 (6)	秩和	
	病毒性肺炎 (2)	细菌性肺炎 (3)				病毒性肺炎 (7)=(2)×(6)	细菌性肺炎 (8)=(3)×(6)
控制	65	42	107	1~107	54	3 510	2 268
显效	18	6	24	108~131	119.5	2 151	717
有效	30	23	53	132~184	158	4 740	3 634
无效	13	11	24	185~208	196.5	2 554.5	2 161.5
合计	126(n_2)	82(n_1)	208	—	—	12 955.5(T_2)	8 780.5(T_1)

本例疗效(效应变量)是有序分类变量,肺炎类型(分组变量)是无序分类变量,若选行×列表资料的χ^2检验,只能推断两组肺炎样本疗效构成比差别有无统计学意义,损失疗效的“等级”信息;采用秩和检验,可推断两组等级强度的差别有无统计学意义,比较两种病情的疗效。

H_0:两组疗效的总体分布位置相同;

H_1:两组疗效的总体分布位置不同;

$\alpha=0.05$。

求T值,计算u值:①先确定各等级的合计人数、秩次范围和平均秩次,见表8-6的第(4)、(5)及(6)栏,再计算两样本各等级的秩和,见表8-6第(7)及(8)栏;②本例$T=8\ 780.5$;③用公式(8-2)计算u。

$$n_1=82,\quad n_2=126,\quad N=82+126=208,$$

$$\sum(t_j^3-t_j)=(107^3-107)+(24^3-24)+(53^3-53)+(24^3-24)=1\ 401\ 360$$

$$u=\frac{8\ 780.5-82\times(208+1)/2}{\sqrt{\frac{82\times126\times(208+1)}{12}\left(1-\frac{1\ 401\ 360}{208^3-208}\right)}}=0.543$$

查附表3-2(t界值表,$\nu=\infty$时)得$P>0.05$,按$\alpha=0.05$水准不拒绝H_0,尚不能认为该药对两种类型肺炎的疗效不同。本例编秩是按疗效由好到差排列的,即等级从强到弱进行秩转换,如疗效不同,则平均秩次越小,疗效越好。

*3. 本法的原理

(1) T界值表(附表3-11)制作的原理:为简单起见,假定两个样本例数$n_1=2$,$n_2=5(n_2-n_1=3)$,则$N=n_1+n_2=7$,总体秩为1,2,3,4,5,6,7。一个样本从总体中取2个秩,取秩的21种$\left[\binom{7}{2}=21\right]$可能组合情况及秩和$T$值如表8-7。

表8-7 $N=7$和$n_1=2$时取秩的21种可能组合情况及秩和T

取秩	1,2	1,3	1,4	1,5	1,6	1,7	2,3	2,4	2,5	2,6	2,7
T	3	4	5	6	7	8	5	6	7	8	9
取秩	3,4	3,5	3,6	3,7	4,5	4,6	4,7	5,6	5,7	6,7	
T	7	8	9	10	9	10	11	11	12	13	

每种组合情况所对应T取值的概率$1/21=0.047\ 6$,归纳成$N=7$和$n_1=2$时T的概率分布见表8-8。

表8-8 $N=7$和$n_1=2$时T的概率分布

T	3	4	5	6	7	8	9	10	11	12	13
$P(T)$	0.047 6	0.047 6	0.095 2	0.095 2	0.142 8	0.142 8	0.142 8	0.095 2	0.095 2	0.047 6	0.047 6

T的概率分布是对称的非连续分布。T的最小值为$n_1(n_1+1)/2(1+2+\cdots+n_1)$,最大值为$n_1n_2+n_1(n_1+1)/2[(n_2+1)+(n_2+2)+\cdots+(n_2+n_1)]$,均数为$n_1(N+1)/2$。如$N=7$和$n_1=2$时($n_2=5$),$T$的最小值为3,最大值为13,均数为8。两个样本的秩和之和$T_1+T_2=N(N+1)/2$。

根据表8-8可计算$N=7$和$n_1=2$时T的单侧和双侧累计概率。如T为3~13的单侧累计概率等于0.047 6(近似0.05),双侧累计概率等于0.095 2(近似0.10),这就是附表3-11的$n_1=2$和$n_2-n_1=3$时T界值的来源。无论N和n_1有多大,其T界值的制作步骤与$N=7$和$n_1=2$时相同。

(2) 正态近似法的原理:设总体有N个秩,令$i=1,2,\cdots,N$,样本从总体中取n_1个秩,其秩和为T。i的均数和方差为$\mu_i=(\sum i)/N=(N+1)/2$,$\sigma_i^2=\{\sum[i-(N+1)/2]^2\}/(N-1)=N(N+1)/12$。故得$T$的均数和方差为:$\mu_T=n_1\mu_i=n_1(N+1)/2$,$\sigma_T^2=(1-n_1/N)n_1\sigma_i^2=n_1n_2(N+1)/12$。若$N$个秩中有相同秩,$\mu_T$不变,可证明$\sigma_T^2=[n_1n_2(N+1)/12][1-\sum(t_j^3-t_j)/(N^3-N)]$。据中心极限定理,当$N$和$n_1$很大时,$T$分布

近似正态分布，于是有 $u=(T-\mu_T)/\sigma_T$，这就是公式（8-2）的来源。

*4. **Mann-Whitney U 检验**　两独立样本比较还常用 Mann-Whitney U 检验（Mann-Whitney U test）。检验统计量 U 为：把第一个样本的 $n_1(n_1 \leqslant n_2)$ 个变量值的每个变量值，与第二个样本的 n_2 个变量值逐个比较，小于记 1，相等记 0.5，大于记 0，求其和。如对表 8-5 资料计算，有 $U=12+11.5+8+2=33.5$。当 n_1 和 n_2 均较小时，如 $n_1+n_2 \leqslant 30$，有专门的 U 界值表；当 n_1 和 n_2 均较大时，用正态近似法作 u 检验。

U 的概率分布是对称的非连续分布。Mann-Whitney U 检验的 U 和 Wilcoxon 秩和检验的 T 有一定的关系。当第一个样本的每个变量值都小于第二个样本的所有变量值时，$U=n_1n_2$，$T=n_1(n_1+1)/2$；当第一个样本的每个变量值都大于第二个样本的所有变量值时，$U=0$，$T=n_1n_2+n_1(n_1+1)/2$。T 每增加（或减少）1，U 就减少（或增加）1，即有 $U=n_1n_2+n_1(n_1+1)/2-T$。故得 U 的均数和方差：$\mu_U=n_1n_2+n_1(n_1+1)/2-n_1(N+1)/2=n_1n_2/2$，$\sigma_U^2=\sigma_T^2$（见前面介绍的 σ_T^2 式）。因此有

$$u=\frac{U-n_1n_2/2}{\sqrt{\frac{n_1n_2(N+1)}{12}\left(1-\frac{\sum(t_j^3-t_j)}{N^3-N}\right)}} \tag{8-3}$$

对同样两独立样本资料，用公式（8-2）和公式（8-3）算得的 u 值当然相等。

第三节　完全随机设计多个样本比较的 Kruskal-Wallis H 检验

一、多个独立样本比较的 Kruskal-Wallis H 检验

Kruskal-Wallis H 检验（Kruskal-Wallis H test）用于推断计量资料或等级资料的多个独立样本所来自的多个总体分布是否有差别。在理论上检验假设 H_0 应为多个总体分布相同，即多个样本来自同一总体。由于 H 检验对多个总体分布的形状差别不敏感，故在实际应用中检验假设 H_0 可写作多个总体分布位置相同。对立的备择假设 H_1 为多个总体分布位置不全相同。

1. 原始数据的多个样本比较　计量资料为原始数据。方法步骤见例 8-5。

例 8-5　用甲、乙、丙三种药物杀灭钉螺，每批用 200 只活钉螺，用药后清点每批钉螺的死亡数，再计算死亡率（%），结果见表 8-9。问三种药物杀灭钉螺的效果有无差别？

表 8-9　三种药物杀灭钉螺的死亡率比较

甲药		乙药		丙药	
死亡率/%	秩	死亡率/%	秩	死亡率/%	秩
32.5	10	16.0	4	6.5	1
35.5	11	20.5	6	9.0	2
40.5	13	22.5	7	12.5	3
46.0	14	29.0	9	18.0	5
49.0	15	36.0	12	24.0	8
R_i	63	—	38	—	19
n_i	5	—	5	—	5

本例为百分率资料，不服从正态分布，现用 Kruskal-Wallis H 检验。

H_0：三种药物杀灭钉螺的死亡率总体分布位置相同；

H_1：三种药物杀灭钉螺的死亡率总体分布位置不全相同；

$\alpha=0.05$。

求检验统计量 H 值:①把三个样本数据混合从小到大编秩,遇数据相等者取平均秩;②设各样本例数为 $n_i(\sum n_i=N)$,秩和为 R_i,按下式求 H。

$$H=\frac{12}{N(N+1)}\left(\sum\frac{R_i^2}{n_i}\right)-3(N+1) \tag{8-4}$$

当各样本数据存在相同秩时,按公式(8-4)算得的 H 偏小,按下式求校正 H_C 值。

$$H_C=H/C,C=1-\sum(t_j^3-t_j)/(N^3-N) \tag{8-5}$$

本例按公式(8-4)有

$$H=\frac{12}{15(15+1)}\left(\frac{63^2+38^2+19^2}{5}\right)-3(15+1)=9.740$$

确定 P 值,作出推断结论:当样本个数 $g=3$ 和每个样本例数 $n_i\leqslant5$ 时,查 H 界值表(附表 3-12),本例 $N=15,n_1=n_2=n_3=5$,查附表 3-12 得 $P<0.01$,按 $\alpha=0.05$ 水准,拒绝 H_0,接受 H_1,可认为三种药物杀灭钉螺的效果不同。

若 $g=3$ 且最小样本的例数大于 5 或 $g>3$ 时,则 H 或 H_C 近似服从 $\nu=g-1$ 的 χ^2 分布,查 χ^2 界值表。

例 8-6 比较小白鼠接种三种不同菌型伤寒杆菌 9D、11C 和 DSC_1 后存活天数,结果见表 8-10。问小白鼠接种三种不同菌型伤寒杆菌的存活天数有无差别?

表 8-10 小白鼠接种三种不同菌型伤寒杆菌的存活天数比较

9D		11C		DSC_1	
存活天数	秩	存活天数	秩	存活天数	秩
2	2	5	10.5	3	4.5
2	2	5	10.5	5	10.5
2	2	6	15.5	6	15.5
3	4.5	6	15.5	6	15.5
4	7	6	15.5	6	15.5
4	7	7	21	7	21
4	7	8	24	7	21
5	10.5	10	26.5	9	25
7	21	12	30	10	26.5
7	21			11	28.5
				11	28.5
R_i	84	—	169	—	212
n_i	10	—	9	—	11
$\bar{R}_i$	8.40	—	18.78	—	19.27

本例为时间资料,不服从正态分布,现用 Kruskal-Wallis H 检验。

H_0:接种三种不同菌型伤寒杆菌的存活天数总体分布位置相同

H_1:接种三种不同菌型伤寒杆菌的存活天数总体分布位置不全相同

$\alpha=0.05$

$N=10+9+11=30$。按公式(8-4)和公式(8-5)有

$$H=\frac{12}{30(30+1)}\left(\frac{84^2}{10}+\frac{169^2}{9}+\frac{212^2}{11}\right)-3(30+1)=9.772$$

$$C=1-\frac{(3^3-3)+(2^3-2)+(3^3-3)+(4^3-4)+(6^3-6)+(5^3-5)+(2^3-2)+(2^3-2)}{30^3-30}=0.98$$

$$H_C = 9.772/0.98 = 9.971$$

$\nu=3-1=2$。查附表3-9(χ^2界值表)得$0.005<P<0.01$,按$\alpha=0.05$水准,拒绝H_0,接受H_1,可认为小白鼠接种不同菌型伤寒杆菌的存活天数有差别。

2. 频数表资料和等级资料的多个样本比较　计量资料为频数表资料,是按数量区间分组;等级资料是按等级分组。现以等级资料为例,方法步骤见例8-7。

例8-7　某医院用三种方案治疗急性无黄疸型病毒肝炎254例,观察结果见表8-11第(1)~(4)栏。问三种方案的疗效有无差别?

表8-11　三种方案治疗急性无黄疸型病毒肝炎疗效比较

疗效 (1)	西药组 (2)	中药组 (3)	中西医结合组 (4)	合计 (5)	秩次范围 (6)	平均秩次 (7)
无效	49	45	15	109	1~109	55
好转	31	9	28	68	110~177	143.5
显效	5	22	11	38	178~215	196.5
痊愈	15	4	20	39	216~254	235
R_i	11 651	9 029.5	11 704.5	—	—	—
n_i	100	80	74	254	—	—
$\bar{R}_i$	116.51	112.87	158.17	—	—	—

H_0:三组疗效的总体分布位置相同

H_1:三组疗效的总体分布位置不全相同

$\alpha=0.05$

求检验统计量H_C值:①先确定各等级的合计人数、秩次范围和平均秩次,见表8-11的第(5)~(7)栏,例如疗效"无效"有109人,秩次范围为1~109,平均秩次为$(1+109)/2=55$;②分组求秩和,如表8-11第(2)栏下部的秩和R_1是用第(2)栏各等级的频数与第(7)栏平均秩次相乘再求和,即$R_1=49\times55+31\times143.5+5\times196.5+15\times235=11\ 651$,仿此得表8-11下部$R_i$行;③按公式(8-4)、公式(8-5)求检验统计量H_C。

$$H=\frac{12}{254(254+1)}\left(\frac{11\ 651^2}{100}+\frac{9\ 029.5^2}{80}+\frac{11\ 704.5^2}{74}\right)-3(254+1)=18.306$$

$$C=1-\frac{(109^3-109)+(68^3-68)+(38^3-38)+(39^3-39)}{254^3-254}=0.895$$

$$H_C=18.306/0.895=20.455$$

按$\nu=3-1=2$查χ^2界值表得$P<0.005$,按$\alpha=0.05$水准,拒绝H_0,接受H_1,可认为三种方案治疗急性无黄疸型病毒肝炎疗效有差别。

两独立样本比较,若n_1和n_2较大,如为频数表资料或等级资料时,本章第二节介绍了用Wilcoxon秩和检验的公式(8-2),也可以用本节介绍的Kruskal-Wallis H检验的公式(8-4)或公式(8-5)。两者的关系是:H(或H_C)$=u^2$。

***3. 本法的原理**

(1) H界值表(附表3-12)制作的原理:为简单起见,假定3个样本例数$n_1=3,n_2=2,n_3=2$,则$N=n_1+n_2+n_3=7$,总体秩为1,2,3,4,5,6,7。第一个样本从总体7个秩中取3个秩,第二个样本从总体余下的4个秩中取2个秩,第三个样本取总体最后余下的2个秩,3个样本取秩的可能组合情况有210种$\left[\binom{7}{3}\binom{4}{2}\binom{2}{2}=210\right]$。对3个样本取秩的每种组合情况,先求3个样本的秩和R_1、R_2和R_3,再用公式(8-4)计算 H,就有210个 H 值,最后归纳整理即得 $N=7$ 和 $n_1=3$、$n_2=2$、$n_3=2$ 时 H 的概率分布(具体制作过程略)。

H 的概率分布是偏态的非连续分布。3个样本的平均秩 $\bar{R}_1$、$\bar{R}_2$ 和 $\bar{R}_3$ 相等时,$H=0$; $\bar{R}_1$、$\bar{R}_2$ 和 $\bar{R}_3$ 的差别越小,H 值越小(越接近0); $\bar{R}_1$、$\bar{R}_2$ 和 $\bar{R}_3$ 的差别越大,H 值越大。根据 H 的概率分布,可确定不同概率水平(如0.05、0.01)下 H 的上侧界值。如果 H_0 成立,H 值越大,P 值越小。

(2) H 的 χ^2 近似法原理:设有 g 个样本,每个样本的例数用 n_i 表示,$n_1+n_2+\cdots+n_g=N$。总体秩为 $1,2,\cdots,N$。每个样本从总体中取 n_i 个秩,其秩和用 R_i 表示,则有 $\mu_{R_i}=n_i(N+1)/2$,$\sigma^2_{R_i}=n_iN(N+1)/12$。而 $H=\chi^2=\sum(R_i-\mu_{R_i})^2/\sigma^2_{R_i}$,故得公式(8-4);若 N 个秩中有相同秩,μ_{R_i}不变,可证明 $\sigma^2_{R_i}=[n_iN(N+1)/12][1-\sum(t_j^3-t_j)/(N^3-N)]$,故得公式(8-5)。$H$ 或 H_C 近似服从 $\nu=g-1$ 的 χ^2 分布。

二、多个独立样本两两比较的 Nemenyi 法检验

当经过多个独立样本比较的 Kruskal-Wallis H 检验拒绝 H_0,接受 H_1,认为多个总体分布位置不全相同时,若要进一步推断是哪两个总体分布位置不同,可用 Nemenyi 检验(Nemenyi test)。方法步骤见例8-8。

例8-8　对例8-6资料(表8-10)作三个样本间的两两比较。

H_0:任意两存活天数总体分布位置相同;

H_1:任意两存活天数总体分布位置不同;

$\alpha=0.05$。

设有 g 个样本。当各样本例数较大时,按下式求第 i 个样本和第 j 个样本比较的 χ^2:

$$\chi^2=\frac{(\bar{R}_i-\bar{R}_j)^2}{\frac{N(N+1)}{12}\left(\frac{1}{n_i}+\frac{1}{n_j}\right)C},\quad \nu=g-1 \tag{8-6}$$

C 为校正系数,见公式(8-5)。

本例在例8-6中已算得 $C=0.98$。根据表8-10下部 n_i 行和 $\bar{R}_i$ 行数据,按公式(8-6)有

$$\chi^2_{1,2}=\frac{(8.40-18.78)^2}{\frac{30(30+1)}{12}\left(\frac{1}{10}+\frac{1}{9}\right)\times 0.98}=6.720$$

同样可算得:$\chi^2_{1,3}=8.149$,$\chi^2_{2,3}=0.016$

$\nu=3-1=2$。据 $\chi^2_{1,2}=6.720$ 查附表3-9(χ^2 界值表)得 $0.025<P<0.05$,可认为小白鼠接种11C的存活天数高于接种9D的存活天数;据 $\chi^2_{1,3}=8.149$ 查附表3-9得 $0.01<P<0.025$,可认为小白鼠接种 DSC_1 的存活天数高于接种9D的存活天数;据 $\chi^2_{2,3}=0.016$ 查附表3-9得 $0.99<P<0.995$,尚不能认为小白鼠接种11C与接种 DSC_1 的存活天数有差别。

第四节　随机区组设计多个样本比较的 Friedman *M* 检验

一、多个相关样本比较的 Friedman *M* 检验

Friedman *M* 检验(Friedman's *M* test),用于推断随机区组设计的多个相关样本所来自的多个总体分布是否有差别。检验假设 H_0 和备择假设 H_1 与多个独立样本比较的 Kruskal-Wallis H 检验相同。

1. 方法步骤　见例8-9。

例 8-9 8 名受试对象在相同实验条件下分别接受 4 种不同频率声音的刺激，他们的反应率(%)资料见表 8-12。问 4 种频率声音刺激的反应率是否有差别？

表 8-12 8 名受试对象对 4 种不同频率声音刺激的反应率比较

受试号	频率 A		频率 B		频率 C		频率 D	
	反应率/%	秩	反应率/%	秩	反应率/%	秩	反应率/%	秩
1	8.4	1	9.6	2	9.8	3	11.7	4
2	11.6	1	12.7	4	11.8	2	12.0	3
3	9.4	2	9.1	1	10.4	4	9.8	3
4	9.8	2	8.7	1	9.9	3	12.0	4
5	8.3	2	8.0	1	8.6	3.5	8.6	3.5
6	8.6	1	9.8	3	9.6	2	10.6	4
7	8.9	1	9.0	2	10.6	3	11.4	4
8	7.8	1	8.2	2	8.5	3	10.8	4
R_i	—	11	—	16	—	23.5	—	29.5

随机区组设计的区组个数用 n 表示，相关样本个数(即研究因素的水平个数)用 g 表示，因此每个样本例数为 n，总例数 $N=ng$。本例 $n=8$，$g=4$，$N=32$。本例为百分率资料，不服从正态分布，现用 Friedman M 检验。

H_0：4 种频率声音刺激的反应率总体分布位置相同；

H_1：4 种频率声音刺激的反应率总体分布位置不全相同；

$\alpha=0.05$。

求检验统计量 M：①将每个区组的数据由小到大分别编秩，遇数据相等者取平均秩；②计算各样本的秩和 R_i，平均秩和为 $\bar{R}=n(g+1)/2$；③按下式求 M。

$$M=\sum(R_i-\bar{R})^2=\sum R_i^2-n^2g(g+1)^2/4 \tag{8-7}$$

本例按公式(8-7)有

$$M=(11^2+16^2+23.5^2+29.5^2)-8^2\times4\times(4+1)^2/4=199.500$$

确定 P，作出推断结论：当 $n\leq15$ 和 $g\leq15$ 时，查 M 界值表(附表 3-13)。本例 $n=8$ 和 $g=4$，查附表 3-13 得 $P<0.05$，按 $\alpha=0.05$ 水准，拒绝 H_0，接受 H_1，可认为 4 种频率声音刺激的反应率有差别。

若 $n>15$ 或 $g>15$ 时，超出附表 3-13 的范围，可用 χ^2 近似法，按下式计算 χ^2 值。

$$\chi^2=\frac{12M}{ng(g+1)C},\quad C=1-\frac{\sum(t_j^3-t_j)}{n(g^3-g)},\quad \nu=g-1 \tag{8-8}$$

式中 $t_j(j=1,2,\cdots)$ 为按区组而言的第 j 个相同秩的个数，C 为校正系数。若相同秩个数少，C 近似等于 1，也可不校正。

实际上，当 $g>4$，或者 $g=4$ 且 $n>5$，或者 $g=3$ 且 $n>9$ 时，就可近似用公式(8-8)。对例 8-9，$n=8$，$g=4$，已算得 $M=199.500$，按公式(8-8)有

$$\chi^2=\frac{12\times199.5}{8\times4\times(4+1)}=14.962$$

$\nu=4-1=3$。查附表 3-9(χ^2 界值表)得 $P<0.005$。

***2. 本法的原理**

(1) M 界值表(附表 3-13)制作的原理：为简单起见，假定区组个数 $n=4$，相关样本个数 $g=3$，每个区组的秩为 1，2，3。第一个样本、第二个样本和第三个样本在每个区组取秩的排列情况有 3！=6 种(即

123,132,213,231,312,321),在4个区组取秩的排列组合情况有 $6^4=1\ 296$ 种。对3个相关样本取秩的每种排列组合情况,先求3个样本的秩和 R_1、R_2 和 R_3,再用公式(8-7)计算 M,就有1 296个 M,最后归纳整理即得 $n=4$ 和 $g=3$ 时 M 的概率分布(具体制作过程略)。

M 的概率分布是偏态的非连续分布。g 个相关样本的秩和 $R_1,R_2,\cdots,R_g$ 相等时,M 为最小值0;g 个相关样本的秩和为 $1n,2n,\cdots,gn$ 时,M 为最大值 $n^2(g^3-g)/12$。R_1、R_2 和 R_3 的差别越大,M 值越大。根据 M 的概率分布,可确定不同概率水平(如0.05,0.01)下 M 的上侧界值。如果 H_0 成立,M 值越大,P 值越小。

(2) χ^2 近似法的原理:设有 n 个区组,g 个相关样本,每个区组的秩为 $i=1,2,\cdots,g$。i 的均数和方差为 $\mu_i=(g+1)/2,\sigma_i^2=g(g+1)/12$。故得 g 个相关样本的 n 个区组秩和 R_i 的均数和方差:$\mu_{R_i}=\bar{R}=n(g+1)/2,\sigma_{R_i}^2=ng(g+1)/12$。而 $\chi^2=\sum(R_i-\bar{R})^2/\sigma_{R_i}^2$,若各区组内有相同秩,$\bar{R}$ 不变,可证明 $\sigma_{R_i}^2=(ng(g+1)/12)\cdot C$,这就是公式(8-8)的来源。

*3. **F 近似法** 随机区组设计的多个相关样本比较,当区组个数较多时,还可近似用秩转换的 F 检验,其公式见表8-13。

表8-13 秩转换的 F 检验公式

变异来源	自由度	SS	MS	F
总变异	$n(g-1)$	$\frac{n(g^3-g)}{12}-\frac{1}{12}\sum(t_j^3-t_j)$		
处理间	$g-1$	$\frac{1}{n}\sum R_i^2-\frac{ng\ (g+1)^2}{4}$	$SS_{处理}/\nu_{处理}$	$MS_{处理}/MS_{误差}$
误差	$(n-1)(g-1)$	$\frac{ng(g+1)(2g+1)}{6}-\frac{1}{n}\sum R_i^2-\frac{1}{12}\sum(t_j^3-t_j)$	$SS_{误差}/\nu_{误差}$	

对例8-9资料(表8-12)有:$n=8,g=4,\sum R_i^2=11^2+16^2+23.5^2+29.5^2=1\ 799.5,\sum(t_j^3-t_j)/12=(2^3-2)/12=0.5$。按表8-12得表8-14。

表8-14 例8-9资料的秩转换 F 检验

变异来源	自由度	SS	MS	F	P
总变异	24	39.50			
处理间	3	24.94	8.31	12.043	<0.01
误差	21	14.56	0.69		

二、多个相关样本两两比较的 q 检验

当经过多个相关样本比较的 Friedman M 检验拒绝 H_0,接受 H_1,认为多个总体分布位置不全相同时,若要进一步推断是哪两个总体分布位置不同,可用 q 检验。方法步骤见例8-10。

例8-10 对例8-9资料(表8-12)作4个样本间的两两比较。

H_0:任意两反应率总体分布位置相同

H_1:任意两反应率总体分布位置不同

$\alpha=0.05$

设为 g 个相关样本,当区组个数 n 较多时,按下式求第 i 个样本和第 j 个样本比较的 q:

$$q=\frac{R_i-R_j}{\sqrt{n\cdot MS_{误差}}} \tag{8-9}$$

其中
$$MS_{误差}=\frac{\frac{ng(g+1)(2g+1)}{6}-\frac{1}{n}\sum R_i^2-\frac{1}{12}\sum(t_j^3-t_j)}{(n-1)(g-1)} \tag{8-10}$$

q 的自由度 $\nu=(n-1)(g-1)$，样本间跨度 a 指把 g 个样本秩和从小到大排列后 R_i 和 R_j 之间涵盖的秩和个数（包括 R_i 和 R_j 自身在内）。

本例根据表 8-12 有：$n=8, g=4, \sum R_i^2=11^2+16^2+23.5^2+29.5^2=1\ 799.5$，$\sum(t_j^3-t_j)=2^3-2=6$。

按公式（8-9）和公式（8-10）有

$$MS_{误差}=\frac{8\times4\times(4+1)(2\times4+1)/6-1\ 799.5/8-6/12}{(8-1)(4-1)}=0.693$$

$$q_{1,4}=\frac{29.5-11}{\sqrt{8\times0.693}}=7.857$$

同样可算得 $q_{1,3}, q_{1,2}, q_{2,4}, q_{2,3}$ 和 $q_{3,4}$（表 8-15）。

表 8-15 表 8-12 相关样本的两两比较

对比组	q	ν	a	P
频率 A 与频率 D 比较	7.857	21	4	<0.01
频率 A 与频率 C 比较	5.309	21	3	<0.01
频率 A 与频率 B 比较	2.124	21	2	>0.05
频率 B 与频率 D 比较	5.734	21	3	<0.01
频率 B 与频率 C 比较	3.185	21	2	0.01～0.05
频率 C 与频率 D 比较	2.548	21	2	>0.05

$\nu=(8-1)(4-1)=21$。据相关样本两两比较的 q 及 ν、a 查附表 3-4（q 界值表），所得 P 见表 8-15。可认为频率 A、B 和频率 C、D 声音刺激的反应率有差别；尚不能认为频率 A 和频率 B、频率 C 和频率 D 声音刺激的反应率有差别。

Summary

Nonparametric tests (also known as distribution-free tests) are hypothesis tests that directly test the distribution of a population. Usually, a nonparametric test might be considered when the assumptions of parametric tests for numerical data (such as normal distribution and homogeneity of variance for t-test and F test) are violated, or the data are presented in a ranked/ordinal way. In this chapter, we introduce the most commonly used rank-transformed nonparametric test. Before calculating the test statistic of a rank-transformed nonparametric test, we need to first transform the raw data into rank (1, 2, 3, ⋯) based on the value of measurement variable or the order of ordinal variable. Unlike parametric tests, nonparametric tests are only sensitive to the position of population distribution instead of the shape of the distribution. Four frequently used methods of rank-transformed nonparametric test are introduced, including: (1) Wilcoxon signed-rank test for two related samples and one sample; (2) Wilcoxon rank-sum test for two independent samples; (3) Kruskal-Wallis H test for g ($g\geqslant2$) independent samples (completely random design); and (4) Friedman M test used for g ($g\geqslant2$) related samples (randomized block design).

练 习 题

一、最佳选择题

1. 两个独立小样本计量资料比较的假设检验,首先应考虑(　　)

A. 用 u 检验　　B. 用 t 检验　　C. 用 Wilcoxon 秩和检验

D. t 检验或 Wilcoxon 秩和检验均可　　E. 资料是否符合 t 检验条件

2. 配对样本差值的 Wilcoxon 符号秩检验,确定 P 值的方法为(　　)

A. T 越大,P 越大　　B. T 越大,P 越小

C. T 在界值范围内,P 小于相应的 α　　D. T 在界值范围内,P 大于相应的 α

E. T 即 u,查 u 界值表

3. 等级资料比较宜用(　　)

A. u 检验　　B. t 检验　　C. 相关分析　　D. 非参数检验　　E. 方差分析

4. 多样本计量资料的比较,当分布类型不清时选择(　　)

A. t 检验　　B. χ^2 检验　　C. u 检验　　D. H 检验　　E. T 检验

5. 以下检验方法中,不属于非参数检验的方法是(　　)

A. t 检验　　B. H 检验　　C. T 检验　　D. χ^2 检验　　E. M 检验

6. 成组设计两样本比较的秩和检验,其检验统计量 T 是(　　)

A. 以秩和较小者为 T　　B. 以秩和较大者为 T

C. 以例数较小者秩和为 T　　D. 以例数较大者秩和为 T

E. 当两样本例数不等时,可任取一样本的秩和为 T

7. 在两组独立样本比较的非参数秩和检验中,实验组的观察值为 9,2,42,17,对照组的观察值为 4,57,1,1,18,53,则用来查表的秩和为(　　)。

A. 55　　B. 22　　C. 77　　D. 33　　E. −22

8. 在两组独立样本比较的非参数秩和检验中,实验组的观察值为 1,2,2,14,5,7 对照组的观察值为 14,5,11,12,8,9,则有相同秩的个数为(　　)。

A. 2　　B. 5　　C. 14　　D. 3　　E. 21

9. 两独立样本的样本量分别为 20 和 22,在进行秩和检验时,设两组求得秩和分别为 T_1 和 T_2,若 $T_1=400$,则 T_2 为(　　)。

A. 503　　B. 330　　C. 220　　D. 110　　E. 440

二、简答题

1. 什么叫作非参数检验?它和参数检验有什么区别?

2. 什么叫作秩转换的非参数检验?它适用于哪些情况?

3. 两组或多组等级资料的比较,为什么不能用 χ^2 检验,而用秩转换的非参数检验?

4. 总体有 n 个秩:1,2,…,n。若 n 个秩中有相同秩(如 1,2,4,4,4,6,7,…n),其均数和方差是否会改变?变大还是变小?

5. 两独立样本比较的 Wilcoxon 秩和检验,当 $n_1>10$ 或 $n_2-n_1>10$ 时用 u 检验,这时检验是属于参数检验还是非参数检验?为什么?

6. 随机区组设计多个样本比较的 Friedman M 检验,备择假设 H_1 如何写?为什么?

7. 对同一资料,又出自同一研究目的,用参数检验和非参数检验所得结果不一致时,宜以何者为准?

三、计算分析题

1. 随机抽取 8 名汞作业工人的尿液,每个人的尿液分为 2 份,分别用甲、乙两种方法检测尿汞含量如表 8-16 第(2)及(3)栏。问两种方法检查的尿汞含量有无差别?

表 8-16　两种方法检测的尿汞含量　　单位:mg/L

编号 (1)	甲法 (2)	乙法 (3)	编号 (1)	甲法 (2)	乙法 (3)
1	0.940	0.051	5	0.723	0.789
2	0.408	0.612	6	0.382	0.424
3	0.010	0.030	7	0.035	0.014
4	0.023	0.020	8	0.020	0.015

2. 为研究口服二号避孕药对血液凝固的影响,随机抽取服药组 12 例,对照组 10 例,分别测定其抗凝血酶活力(U),结果见表 8-17。问服用二号避孕药对抗凝血酶活力是否有影响?

表 8-17　两组人群抗凝血酶活力比较　　单位:U

服药组	126	135	136	143	141	138	142	116	110	108	115	140
对照组	162	172	177	170	175	152	157	159	160	162		

3. 某实验室观察局部温热治疗小鼠移植肿瘤的疗效,以生存天数作为观察指标,实验结果如表 8-18。问局部温热治疗小鼠移植肿瘤是否可延长小鼠生存天数?

表 8-18　两种方法治疗小鼠移植肿瘤的生存天数

实验组	10	12	15	15	16	17	18	20	23	>90		
对照组	2	3	4	5	6	7	8	9	10	11	12	13

4. 在研究人参镇静作用的实验中,以 4%人参浸液对某批小白鼠 120 只作腹腔注射,而以等量蒸馏水对同批 93 只小白鼠作同样注射为对照,结果见表 8-19。问 4%人参浸液有无镇静作用?

表 8-19　4%人参浸液和等量蒸馏水镇静作用比较

镇静等级	例数		镇静等级	例数	
	人参组	对照组		人参组	对照组
-	5	64	++	20	7
±	8	12	+++	70	1
+	17	9			

5. 三种不同人群的血浆总皮质醇测定值资料见表 8-20。问三种不同人群的血浆总皮质醇测定值有无差别?如果有差别,作两两比较。

表 8-20　三种不同人群的血浆总皮质醇测定值　　(单位:10^2μmol/L)

正常人	单纯性肥胖	皮质醇增多症	正常人	单纯性肥胖	皮质醇增多症
0.11	0.17	2.70	0.86	1.13	4.08
0.52	0.33	2.81	1.02	1.38	4.30
0.61	0.55	2.92	1.08	1.63	4.30
0.69	0.66	3.59	1.27	2.04	5.96
0.77	0.86	3.86	1.92	3.75	6.62

6. 三类产妇在产后 1 个月内的泌乳量资料见表 8-21。问三类产妇在产后 1 个月内的泌乳量是否不同?

表 8-21 三类产妇在产后 1 个月内的泌乳量

乳量	早产	足月产	过期产
无	30	132	10
少	36	292	14
多	31	414	34
合计	97	838	58

7. 对 10 例食管癌患者在某种药物保护下作不同强度的放射照射,观察血中淋巴细胞畸变百分数,结果如表 8-22。问照射前、照射 6 000γ、照射 9 000γ 的淋巴细胞畸变百分数有无差别? 如有差别,作两两比较。

表 8-22 10 例食管癌患者放射线照射后血中淋巴细胞畸变百分数 单位:%

病例号	照射前	照射 6 000γ	照射 9 000γ
1	1.0	0.0	0.0
2	1.0	18.0	12.0
3	0.0	6.7	9.7
4	1.2	0.0	6.3
5	1.0	29.0	16.0
6	1.0	17.0	16.7
7	1.0	5.0	25.0
8	1.0	6.0	2.5
9	1.0	10.0	9.0
10	4.0	7.0	7.0

ER 8-1 第八章二维码资源

(王乐三)

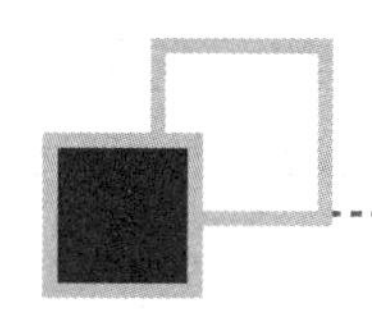

第九章　双变量回归与相关

前面几章讨论了单变量(univariate)计量资料的统计分析方法，着重于描述某一变量的统计特征或比较该变量的组间差别。但是在大量的医学科研与实践中，经常会遇到对两个变量之间关系的研究，例如糖尿病患者的血糖与其胰岛素水平的关系如何，某人群年龄的变化与其收缩压的关系怎样等，此时常用回归与相关分析。本章将介绍两个数值变量呈直线或曲线关系的分析方法，还介绍可用于有序分类变量(等级变量)的秩相关的非参数统计方法。

第一节　直线回归

一、直线回归的概念

为了直观地说明直线回归的概念，我们以9名健康成年人的年龄(岁)与血清总胆固醇含量(mmol/L)数据(例9-1)在坐标纸上描点，得到图9-1所示散点图(scatter plot)。

在定量描述健康成年人血清总胆固醇含量与年龄数量上的依存关系时，将年龄称为自变量(independent variable)，用 X 表示；血清总胆固醇含量称为应变量(dependent variable)，也称因变量和反应变量，用 Y 表示。由图9-1可见，血清总胆固醇含量 Y 随年龄 X 增加而增大且呈直线趋势，但并非9个数据点恰好全都在一直线上，这与两变量间严格的直线函数关系不同，称为直线回归(linear regression)或简单回归(simple regression)，用直线回归方程(linear regression equation)表示，其一般表达式为

$$\hat{Y}=a+bX \tag{9-1}$$

公式(9-1)称为经验回归方程或样本回归方程，它是对两变量总体间线性关系的一个估计。根据散点图可以假定，对于 X 的各个取值，相应 Y 的总体均数 $\mu_{Y|X}$ 在一条直线上(图9-2)，表示为

$$\mu_{Y|X}=\alpha+\beta X \tag{9-2}$$

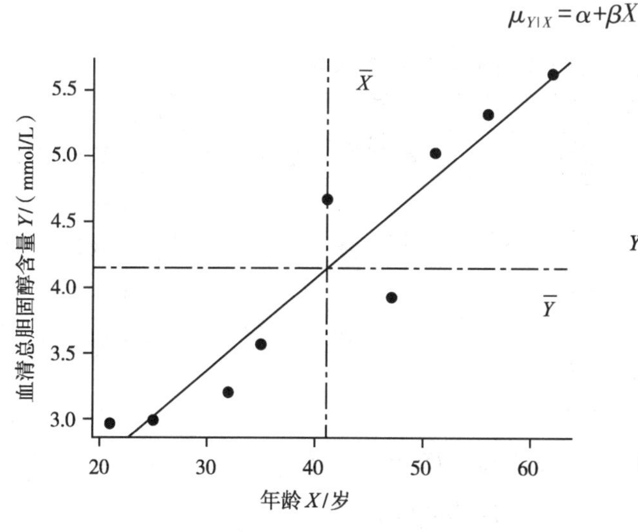

图9-1　9名健康成年人的年龄与血清总胆固醇含量散点图

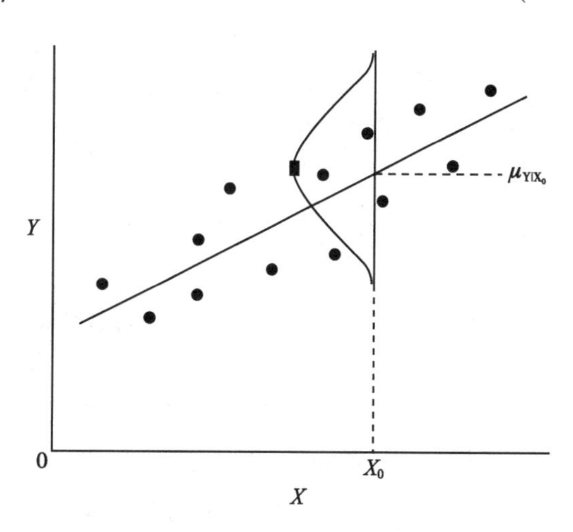

图9-2　直线回归的概念示意图

除了图 9-2 中所示两变量呈直线关系外，一般还假定每个 X 对应 Y 的总体为正态分布，各个正态分布的总体方差相等且各次观测相互独立。这样，公式(9-1)中的 $\hat{Y}$ 实际上是 X 所对应 Y 的总体均数 $\mu_{Y|X}$ 的一个样本估计值，称为回归方程的预测值(predicted value)，而 a、b 分别为 α 和 β 的样本估计。其中 a 称为常数项(constant term)，是回归直线在 Y 轴上的截距(intercept)，其统计意义是当 X 取值为 0 时相应 Y 的均数估计值；b 称为回归系数(coefficient of regression)，是回归直线的斜率(slope)，其统计意义是当 X 变化一个单位时 Y 的平均改变单位数的估计值。$b>0$ 时回归直线从左下方走向右上方，Y 随 X 的增大而增大；$b<0$ 时回归直线从左上方走向右下方，Y 随 X 的增大而减小；$b=0$ 时回归直线与 X 轴平行，Y 与 X 无直线关系。

二、直线回归方程的求法

如果能够从样本数据中求得 a 和 b 的估计值，回归方程即可确定。从散点图中来看，求解 a、b 实际上就是怎样“合理地”找到一条能最好地代表数据点分布趋势的直线。将实测值 Y 与假定回归线上的估计值 $\hat{Y}$ 的纵向距离 $Y-\hat{Y}$ 称为残差(residual)或剩余值，一个自然的想法就是各点残差要尽可能地小。由于考虑所有点之残差有正有负，所以通常取各点残差平方和最小的直线为所求，这就是所谓“最小二乘”(least squares)原则。按照这一原则，数学上可以容易地得到 a 和 b 的计算公式为

$$b=\frac{l_{XY}}{l_{XX}}=\frac{\sum(X-\bar{X})(Y-\bar{Y})}{\sum(X-\bar{X})^2} \tag{9-3}$$

$$a=\bar{Y}-b\bar{X} \tag{9-4}$$

式中 l_{XY} 为 X 与 Y 的离均差交叉乘积和，简称离均差积和，可按公式(9-5)计算

$$l_{XY}=\sum(X-\bar{X})(Y-\bar{Y})=\sum XY-\frac{(\sum X)(\sum Y)}{n} \tag{9-5}$$

除了用公式(9-1)来表示两变量线性回归关系，还可以在散点图上绘制出样本回归直线作为一种直观的统计描述补充形式，此直线必然通过点$(\bar{X},\bar{Y})$且与纵坐标轴相交于 Y 轴，其截距为 a。如果散点图没有从坐标系原点开始，可在自变量实测范围内远端取易于读数的 X 代入回归方程得到一个点的坐标，连接此点与点$(\bar{X},\bar{Y})$也可绘出回归直线。

例 9-1　某研究者调查了 9 名正常成年人血清总胆固醇含量(mmol/L)如表 9-1，试估计血清总胆固醇含量(Y)对其年龄(X)的直线回归方程。

表 9-1　9 名健康成年人的年龄与血清总胆固醇含量

编号	年龄(X)/岁	血清总胆固醇含量(Y)/(mmol/L)	编号	年龄(X)/岁	血清总胆固醇含量(Y)/(mmol/L)
1	56	5.32	6	35	3.57
2	32	3.21	7	21	2.98
3	41	4.67	8	47	3.93
4	51	5.03	9	62	5.62
5	25	3.01			

由原始数据及散点图(图 9-1)的观察，两变量间呈直线趋势，故作下列计算：

1. 计算 X、Y 的均数 $\bar{X}$、$\bar{Y}$，离均差平方和 l_{XX}、l_{YY} 与离均差积和 l_{XY}

$$\bar{X}=\frac{\sum X}{n}=\frac{370}{9}=41.1111,\quad \bar{Y}=\frac{\sum Y}{n}=\frac{37.34}{9}=4.1489$$

$$l_{XX}=\sum X^2-\frac{(\sum X)^2}{n}=16\ 786-\frac{(370)^2}{9}=1\ 574.889\ 0$$

$$l_{YY}=\sum Y^2-\frac{(\sum Y)^2}{n}=163.431-\frac{(37.34)^2}{9}=8.511\ 4$$

$$l_{XY}=\sum XY-\frac{(\sum X)(\sum Y)}{n}=1\ 644.57-\frac{370\times37.34}{9}=109.481\ 1$$

2. 求回归系数 b 和截距 a

按公式(9-3)得 $b=109.481\ 1/1\ 574.889\ 0=0.069\ 5$;

按公式(9-4)得 $a=4.148\ 9-0.069\ 5\times41.111\ 1=1.291\ 7$。

3. 列出直线回归方程(回归直线绘制见图 9-1)

$$\hat{Y}=1.291\ 7+0.069\ 5X$$

三、直线回归的统计推断

(一) 回归方程的假设检验

建立样本直线回归方程,只是完成了统计分析中两变量关系的统计描述,研究者还必须回答它所来自总体的直线回归关系是否确实存在,即是否对总体有 $\beta\neq0$? 如图 9-3 中,无论 X 如何取值,$\mu_{Y|X}$总在一条水平线上,即 $\beta=0$,总体直线回归方程并不成立,即 Y 与 X 无直线关系,此时 $\mu_{Y|X}=\mu_Y$。然而在一次随机抽样中,如果所得样本为实心圆点所示,则会得到一个并不等于 0 的样本回归系数 b。b 与 0 相差到多大可以认为具有统计学意义? 可用方差分析或与其等价的 t 检验来回答这一问题。

1. 方差分析 理解回归中方差分析的基本思想,需要对应变量 Y 的离均差平方和 l_{YY}作分解,如图 9-4 所示。

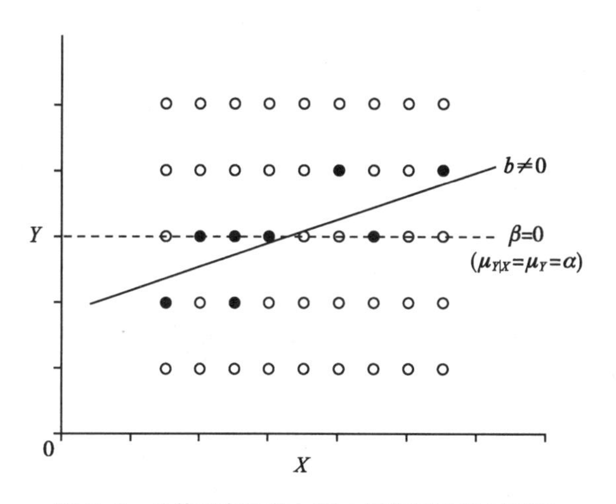

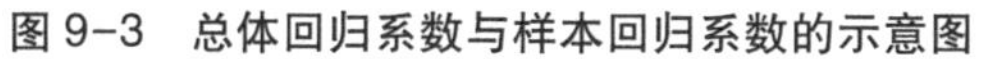

图 9-3 总体回归系数与样本回归系数的示意图

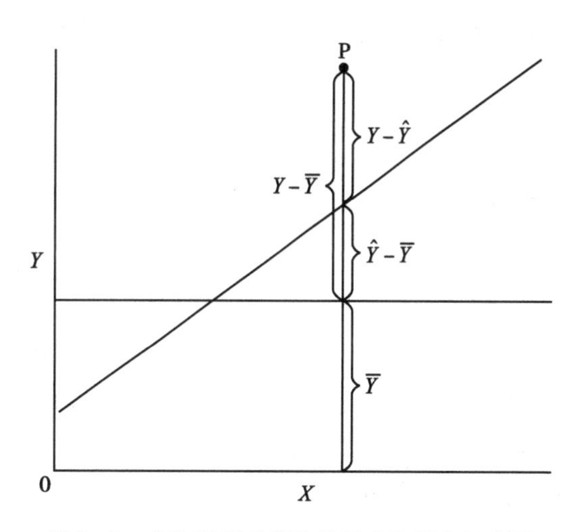

图 9-4 应变量 Y 的离均差平方和划分示意图

图 9-4 中,任意一点 P 的纵坐标被回归直线与直线 $y=\bar{Y}$ 截成三个线段,其中: $Y-\bar{Y}=(\hat{Y}-\bar{Y})+(Y-\hat{Y})$。由于 P 点是散点图中任取的一点,将全部数据点都按上法处理,并将等式两端平方后再求和(可以证明: $\sum(\hat{Y}-\bar{Y})(Y-\hat{Y})=0$)则有

$$\sum(Y-\bar{Y})^2=\sum(\hat{Y}-\bar{Y})^2+\sum(Y-\hat{Y})^2$$

上式可以用符号表示为

$$SS_{总}=SS_{回}+SS_{残} \tag{9-6}$$

式中 $SS_{总}$即$\sum(Y-\bar{Y})^2$,为 Y 的离均差平方和,表示 Y 的总变异。

$SS_{回}$即$\sum(\hat{Y}-\bar{Y})^2$，为回归平方和。由于特定样本的均数 $\bar{Y}$ 是固定的，所以这部分变异由 $\hat{Y}_i$ 的大小不同引起。当 X 被引入回归以后，正是由于 X_i 的不同导致了 $\hat{Y}_i=a+bX_i$ 不同，所以 $SS_{回}$反映了在 Y 的总变异中可以用 Y 与 X 的直线回归关系解释的那部分变异。b 离 0 越远，Y 受 X 的影响越大，$SS_{回}$就越大，说明回归效果越好。

$SS_{残}$即$\sum(Y-\hat{Y})^2$，为残差平方和。它反映除了 X 对 Y 的线性影响之外的其他因素对 Y 的变异的作用，也就是在总平方和中无法用 X 解释的部分，表示考虑回归之后 Y 真正的随机误差。在散点图中，各实测点离回归直线越近，$SS_{残}$也就越小，说明直线回归的估计误差越小，回归的作用越明显。

上述三者的自由度 ν 有如下的关系：

$$\nu_{总}=\nu_{回}+\nu_{残} \tag{9-7}$$

其中，$\nu_{总}=n-1$，$\nu_{回}=1$，$\nu_{残}=n-2$。

从以上离均差平方和及其自由度的分解可见，不考虑回归时，Y 的随机误差是总变异 $SS_{总}$；而考虑回归以后，由于回归的贡献使原来的随机误差减小为 $SS_{残}$。如果两变量间总体回归关系确实存在，回归的贡献就要大于随机误差，大到何种程度时可以认为具有统计学意义，可计算如下 F 统计量：

$$F=\frac{SS_{回}/\nu_{回}}{SS_{残}/\nu_{残}}=\frac{MS_{回}}{MS_{残}},\quad \nu_{回}=1,\quad \nu_{残}=n-2 \tag{9-8}$$

式中 $MS_{回}$、$MS_{残}$分别称为回归均方与残差均方。统计量 F 服从自由度为 $\nu_{回}$、$\nu_{残}$的 F 分布。求 F 后，查 F 界值表，得 P，按所取检验水准作出推断结论。

实际计算时，可先将 X_i 依次代入回归方程求得 $\hat{Y}_i$，再求得 $SS_{残}$与 $SS_{回}$；也可以利用下式直接求得 $SS_{回}$再得到 $SS_{残}$。其中后者更为简便。

$$SS_{回}=bl_{XY}=l_{XY}^2/l_{XX}=b^2l_{XX} \tag{9-9}$$

2. t 检验 对 $\beta=0$ 这一假设是否成立还可进行如下 t 检验：

$$t=\frac{b-0}{S_b},\quad \nu=n-2 \tag{9-10}$$

$$S_b=\frac{S_{Y\cdot X}}{\sqrt{l_{XX}}} \tag{9-11}$$

$$S_{Y\cdot X}=\sqrt{\frac{SS_{残}}{n-2}} \tag{9-12}$$

式中 $S_{Y\cdot X}$为回归的剩余标准差（standard deviation of residuals），S_b 为样本回归系数标准误。其计算公式提示，扩大自变量的取值范围可减小 S_b，使得回归系数的估计更稳定。

例 9-2 检验例 9-1 数据得到的直线回归方程是否成立。

（1）方差分析

H_0:$\beta=0$，即血清总胆固醇含量与年龄之间无直线关系

H_1:$\beta\neq0$，即血清总胆固醇含量与年龄之间有直线关系

$\alpha=0.05$

按公式(9-9)得 $SS_{回}=l_{XY}^2/l_{XX}=109.481^2/1\ 574.889=7.611$；

按公式(9-6)得 $SS_{残}=SS_{总}-SS_{回}=8.511-7.611=0.900$。

列出方差分析表如表 9-2。

查 F 界值表，得 $F_{0.05(1,7)}=5.591$，$F=59.461>5.591$，$P<0.05$，按 $\alpha=0.05$ 水准，拒绝 H_0，可认为血清总胆固醇含量与年龄之间有直线关系。

表 9-2　方差分析表

变异来源	自由度	SS	MS	F	P
总变异	8	8.511			
回归	1	7.611	7.611	59.461	<0.05
残差	7	0.900	0.128		

（2）t 检验：H_0、H_1 及 α 同上。

本例 $n=9$，$SS_{残}=0.900$，$l_{XX}=1\ 574.889$，$b=0.069\ 5$，按公式(9-10)、公式(9-11)和公式(9-12)得

$$S_{Y \cdot X}=\sqrt{\frac{0.900}{9-2}}=0.358, S_b=\frac{0.358}{\sqrt{1\ 574.889}}=0.009$$

$$t=\frac{0.069\ 5}{0.009}=7.722$$

查 t 界值表，得 $t_{0.05/2,7}=2.365$，$t>2.365$，$P<0.05$，按 $\alpha=0.05$ 水准，拒绝 H_0，结论同上。

注意：本例 $\sqrt{F}=\sqrt{59.461}=7.711\approx t$。实际上直线回归中对回归系数的 t 检验与 F 检验等价，类似于两样本均数比较可以作 t 检验亦可作方差分析。

（二）总体回归系数 β 的置信区间

利用上述对回归系数的 t 检验，可以得到 β 的 $1-\alpha$ 置信区间为

$$b \pm t_{\alpha/2,\nu} s_b \tag{9-13}$$

例 9-3　根据例 9-1 中所得 $b=0.069\ 5$，估计其总体回归系数的 95%置信区间。

由例 9-2 已算得 $s_b=0.009$，按自由度 $\nu=7$，查 t 界值表，得到 $t_{0.05/2,7}=2.365$，按公式(9-13)计算 β 的 95%置信区间为

$$(0.069\ 5-2.365\times0.009, 0.069\ 5+2.365\times0.009)=(0.048\ 2, 0.090\ 8)$$

注意到此区间不包括 0，可按 $\alpha=0.05$ 水准同样得到总体回归系数不为 0 的结论，即用区间估计回答相同 α 时的假设检验问题。

（三）利用回归方程进行估计和预测

1. 总体均数 $\mu_{Y|X}$ 的置信区间　给定 X 的数值 X_0，由样本回归方程算出的 $\hat{Y}_0$ 只是相应总体均数 $\mu_{Y|X_0}$ 的一个点估计。$\hat{Y}_0$ 会因样本而异，存在抽样误差。反映其抽样误差大小的标准误按公式(9-14)计算，即

$$S_{\hat{Y}_0}=S_{Y \cdot X}\sqrt{\frac{1}{n}+\frac{(X_0-\bar{X})^2}{\sum(X-\bar{X})^2}} \tag{9-14}$$

$\hat{Y}_0$ 的标准误与回归的剩余标准差 $S_{Y \cdot X}$ 成正比。当 $X_0=\bar{X}$ 时，达到其最小值 $S_{Y \cdot X}/\sqrt{n}$。X_0 离 $\bar{X}$ 越远，其标准误 $S_{\hat{Y}_0}$ 越大。

给定 $X=X_0$ 时，总体均数 $\mu_{Y|X_0}$ 的 $1-\alpha$ 置信区间为

$$\hat{Y}_0 \pm t_{\alpha/2,\nu} S_{\hat{Y}_0} \tag{9-15}$$

在直角坐标系中公式(9-15)表示一条中间窄、两端宽的带子，如图 9-5 中两条实曲线所示，其中最窄处对应于 $X_0=\bar{X}$。

2. 个体 Y 值的预测区间　所谓预测就是把预报因子(自变量 X)代入回归方程对总体中预报量(应变量 Y)的个体值进行估计。给定 X 的数值 X_0，对应的个体 Y 值也存在一个波动范围。其标准差 S_{Y_0}(注意勿与样本观察值 Y 的标准差相混)，按公式(9-16)计算有

$$S_{Y_0}=S_{Y\cdot X}\sqrt{1+\frac{1}{n}+\frac{(X_0-\overline{X})^2}{\sum(X-\overline{X})^2}} \tag{9-16}$$

于是给定 $X=X_0$ 时个体 Y 值的 $1-\alpha$ 预测区间为

$$\hat{Y}_0 \pm t_{\alpha/2,\nu}S_{Y_0} \tag{9-17}$$

在图 9-5 中，这是两条比实曲线之间范围更宽的虚曲线，也是中间窄、两头宽，同样在 $X_0=\overline{X}$ 处最窄。

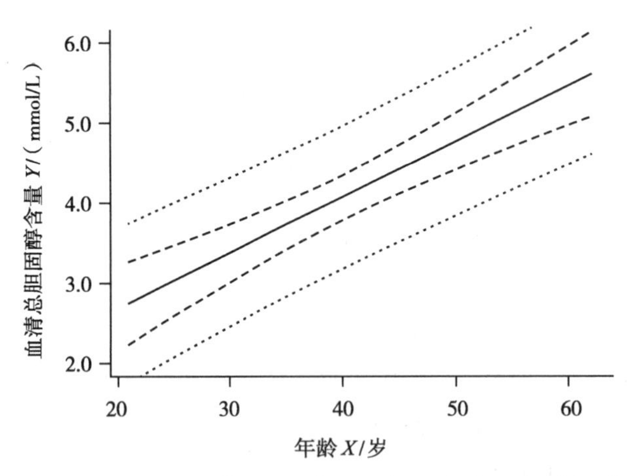

图 9-5 总体均数 $\mu_{Y|X}$的置信区间和个体 Y 值的预测区间示意图

应注意的是，给定 $X=X_0$ 时，相应 Y 的均数的置信区间与其个体 Y 值的预测区间的含义是不同的：前者表示在固定的 X_0 处，如果反复抽样 100 次，可算出 100 个相应 Y 的总体均数的置信区间，平均有 $100\times(1-\alpha)$ 个置信区间包含总体均数；后者表示的是一个预测值的取值范围，即预测 100 个个体值中平均将有 $100\times(1-\alpha)$ 个个体值在求出的范围内。

例 9-4 用例 9-1 所得直线回归方程，计算当 $X_0=30$ 时，$\mu_{Y|X_0}$ 的 95%置信区间和相应个体 Y 值的 95%预测区间。

由例 9-1 得到回归方程为 $\hat{Y}=1.291\ 7+0.069\ 5X$，$\overline{X}=41.111$，$l_{XX}=1\ 574.889$；由例 9-2 得到 $S_{Y\cdot X}=0.358$。当 $X_0=30$ 时，$\hat{Y}=1.291\ 7+0.069\ 5\times30$。按公式(9-14)和(9-16)有

$$S_{\hat{Y}_0}=0.358\sqrt{\frac{1}{9}+\frac{(30-41.111)^2}{1\ 574.889}}=0.156$$

$$S_{Y_0}=0.358\sqrt{1+\frac{1}{9}+\frac{(30-41.111)^2}{1\ 574.889}}=0.390$$

前已查得 $t_{0.05/2,7}=2.365$，故按公式(9-15)，$X_0=30$ 时血清总胆固醇含量总体均数的 95%置信区间为

$$(3.377-2.365\times0.156,3.377+2.365\times0.156)=(3.008,3.746)$$

按公式(9-17)，$X_0=30$ 时血清总胆固醇含量个体值的 95%预测区间为

$$(3.377-2.365\times0.390,3.377+2.365\times0.390)=(2.455,4.299)$$

第二节 直线相关

一、直线相关的概念

对两变量间关系的研究，有时并不要求由 X 估计 Y（或者先不考虑这个问题），而关心的是两个变量间是否有直线相关关系。例如为了研究大鼠进食量对其体重增量的作用，探讨大鼠进食量和体

重增量之间是否存在相关关系。这种关系表现为随着大鼠进食量的增加，体重增量是增加还是减少呢？像这类判断两个数值变量之间有无直线相关关系，并回答相关的方向和相关程度如何时，可采用相关分析。

直线相关（linear correlation）又称简单相关（simple correlation），用于双变量正态分布（bivariate normal distribution）资料。直线相关的性质可由散点图直观地说明。

如图9-6中，左上两图散点呈椭圆形分布，若两变量X、Y同时增大或减小，变化趋势是同向的，称为正相关（positive correlation）；反之X、Y间呈反向变化，称为负相关（negative correlation）。左下两图散点在一直线上，若X、Y是同向变化，称为完全正相关（perfect positive correlation）；反之X、Y呈反向变化，称为完全负相关（perfect negative correlation）。右四图，散点分布为圆形等一些形状，两变量间没有直线相关关系，称为零相关（zero correlation）。正相关或负相关并不一定表示一个变量的改变是另一个变量变化的原因，有可能是这两个变量同时受另一个因素的影响。因此，相关关系并不一定是因果关系。

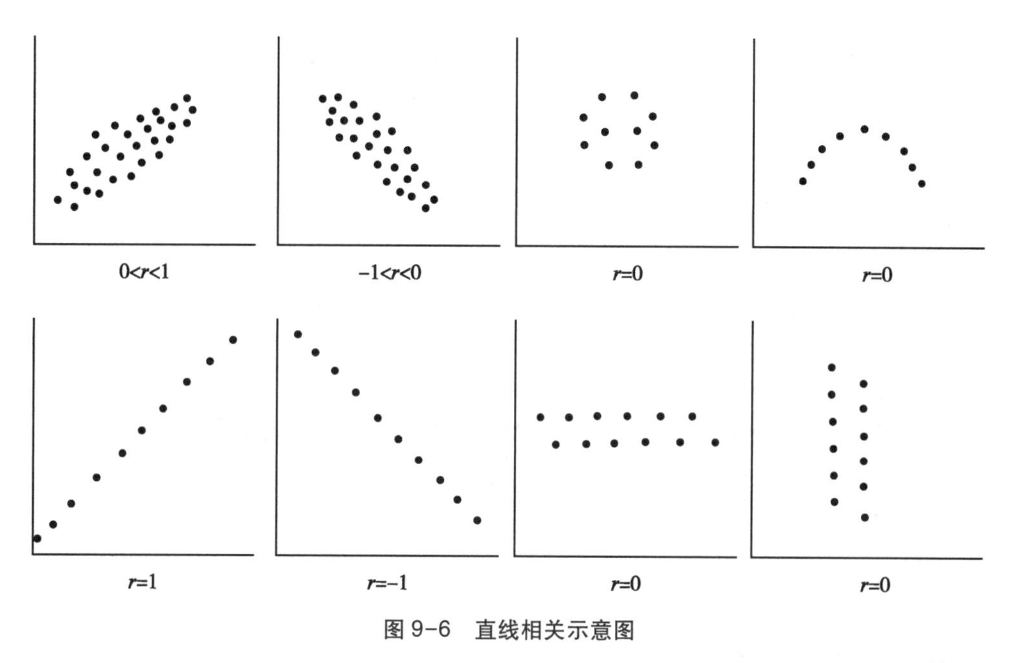

图9-6　直线相关示意图

二、相关系数的意义与计算

相关系数（correlation coefficient）又称Pearson积差相关系数（coefficient of product-moment correlation），以符号r表示样本相关系数，符号ρ表示其总体相关系数。它用来说明具有直线关系的两变量间相关的密切程度与相关方向。样本相关系数的计算公式为

$$r=\frac{\sum(X-\bar{X})(Y-\bar{Y})}{\sqrt{\sum(X-\bar{X})^2}\sqrt{\sum(Y-\bar{Y})^2}}=\frac{l_{XY}}{\sqrt{l_{XX}l_{YY}}} \tag{9-18}$$

相关系数没有单位，取值范围为$-1\leqslant r\leqslant 1$。r值为正表示正相关，r值为负表示负相关，r的绝对值等于1为完全相关，$r=0$为零相关。在生物界由于影响因素众多，因此很少完全相关。（注：r是ρ的估计值。）

例9-5　某医师测量了12名新生儿黄疸患者的血清总胆红素含量（mg/dl，1mg/dl=17.1μmol/L）与胸骨正中部胆红素含量（mg/dl），数据如表9-3所示。据此回答两变量是否有关联？其方向与密切程度如何？

首先在平面直角坐标系中可绘制散点图，如图9-7所示。

表 9-3 新生儿黄疸患者的血清总胆红素含量与胸骨正中部胆红素含量 单位:mg/dl

编号	血清总胆红素	胸骨正中部胆红素	编号	血清总胆红素	胸骨正中部胆红素
1	12.81	10.23	7	11.94	10.59
2	11.89	10.01	8	11.23	10.88
3	13.51	11.02	9	14.72	12.60
4	10.82	9.08	10	12.45	11.26
5	14.12	12.89	11	11.30	10.02
6	12.53	11.28	12	12.08	11.55

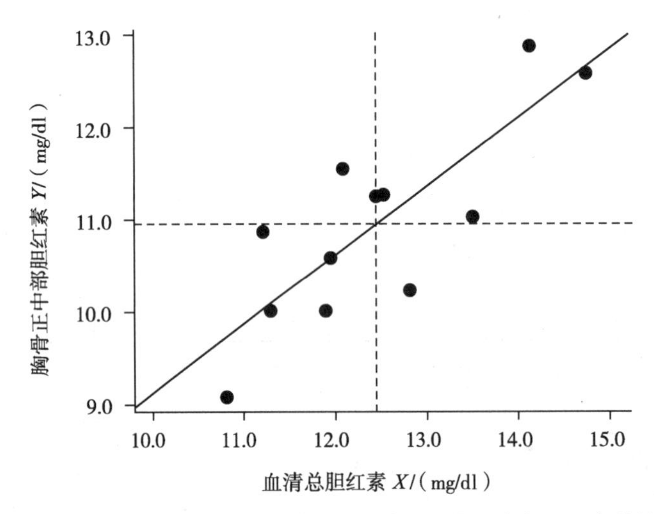

图 9-7 12 名新生儿黄疸患者血清总胆红素与胸骨正中部胆红素的散点图

由公式分别算得 $l_{XX}=15.380$,$l_{YY}=12.954$,$l_{XY}=11.518$。

按公式(9-18)得 $r=\dfrac{11.518}{\sqrt{15.380}\sqrt{12.954}}=0.816$。

三、相关系数的统计推断

(一)相关系数的假设检验

从同一总体抽出的不同样本会得到不同的样本相关系数,所以要判断 X、Y 间是否确有直线相关关系,就要检验 r 是否来自 $\rho\neq0$ 的总体。因为即使从 $\rho=0$ 的总体作随机抽样,由于抽样误差的影响,所得 r 也常不等于零。故当计算出 r 后,接着作 $\rho=0$ 的假设检验。常用 t 检验,检验统计量 t 的计算公式如下:

$$t=\frac{r-0}{S_r}=\frac{r}{\sqrt{\dfrac{1-r^2}{n-2}}},\quad \nu=n-2 \tag{9-19}$$

式中分母为相关系数的标准误。求得 t 值后查 t 界值表得 P 值,按所取检验水准作出推断结论;亦可按 $\nu=n-2$,直接查附表 3-14 的 r 界值表得 P 值,以节省计算。

例 9-6 对例 9-5 所得 r,检验新生儿黄疸患者血清总胆红素与胸骨正中部胆红素是否有直线相关关系。

H_0:$\rho=0$,即新生儿黄疸患者血清总胆红素与胸骨正中部胆红素之间无直线相关关系

H_1:$\rho\neq0$,即新生儿黄疸患者血清总胆红素与胸骨正中部胆红素之间有直线相关关系

$\alpha=0.05$

本例 $n=12$，$r=0.816$，按公式（9-19）计算得

$$t=\frac{0.816}{\sqrt{\frac{1-0.816^2}{12-2}}}=4.464$$

按 $\nu=10$ 查 t 界值表得 $t_{0.05/2,10}=2.228$，$t=4.464>2.228$，$P<0.05$，按 $\alpha=0.05$ 水准，拒绝 H_0，可以认为新生儿黄疸患者血清总胆红素与胸骨正中部胆红素之间存在正相关关系。若直接查 r 界值表，结论相同。

注意：对例 9-5，同样可求得 $t_b=t_r=4.464$。即对同一份数据，对总体相关系数作假设检验的 t 与前述对总体回归系数作假设检验的 t 相等，这不是偶然的。对既可以作回归又可以作相关的同一样本，理论上二者的假设检验等价。实际应用中通过查附表 3-14 的 r 界值表代替对 β 的假设检验显得简便一些。

（二）总体相关系数的置信区间

由于相关系数的抽样分布在 ρ 不等于零时呈偏态分布（大样本情况下亦如此），所以 ρ 的置信区间不能简单地按照前述回归系数一样用 t 分布去解决，而需要先将其进行某种变量变换，使变换后变量服从正态分布，然后再估计其置信区间。具体步骤如下：

1. 首先对 r 作如下 z 变换

$$z=\tanh^{-1}r \text{ 或 } z=\frac{1}{2}\ln\frac{(1+r)}{(1-r)} \tag{9-20}$$

式中 tanh 为双曲正切函数，$\tanh^{-1}$ 为反双曲正切函数，函数型计算器一般有此计算键，变换极为方便。

2. 按下式根据正态近似原理计算 z 的 $1-\alpha$ 置信区间

$$(z-u_{\alpha/2}/\sqrt{n-3},z+u_{\alpha/2}/\sqrt{n-3})\text{，缩写为 } z\pm u_{\alpha/2}/\sqrt{n-3} \tag{9-21}$$

3. 对上一步计算出的 z 的上下限作如下变换，得到 ρ 的 $1-\alpha$ 置信区间

$$r=\tanh z \text{ 或 } r=\frac{e^{2z}-1}{e^{2z}+1} \tag{9-22}$$

例 9-7　对例 9-5 所得 r，估计总体相关系数的 95%置信区间。

按公式（9-20），$z=\tanh^{-1}0.816=1.145$；

按公式（9-21），z 的 95%置信区间为

$$(1.145-1.96/\sqrt{12-3},1.145+1.96/\sqrt{12-3})=(0.492,1.798)$$

再按公式（9-22），将 z 作双曲正切函数变换，得到血清总胆红素与胸骨正中部胆红素的总体相关系数 95%置信区间为（0.456，0.946）。

四、决定系数

直线回归与相关中还有一个重要的统计量称为决定系数（coefficient of determination），定义为回归平方和与 Y 总离均差平方和之比，计算公式为

$$R^2=\frac{SS_{\text{回}}}{SS_{\text{总}}}=\frac{l_{XY}^2/l_{XX}}{l_{YY}}=\frac{l_{XY}^2}{l_{XX}l_{YY}} \tag{9-23}$$

为了统一，在双变量分析和多变量分析中，决定系数都用 R^2 表示，但对于双变量分析，R^2 即 r^2，参见公式（9-18）。

R^2 取值在 0 到 1 之间且无单位，其数值大小反映了回归贡献的相对程度，也就是在 Y 的总变异中回归关系所能解释的百分比。公式（9-23）说明当 $SS_{\text{总}}$ 固定不变时，回归平方和的大小决定了相关系数

r 绝对值的大小。回归平方和越接近 Y 总离均差平方和,则 r 绝对值越接近 1,说明相关的实际效果越好。例 9-5 中 12 名新生儿黄疸患者血清总胆红素与胸骨正中部胆红素之间直线相关系数 $r=0.816$,得到 $R^2=0.666$,表示此例中血清总胆红素可解释胸骨正中部胆红素变异性的 66.6%,另外约 33.4%的变异由血清总胆红素外的其余因素来解释。

决定系数除了作为相关或回归拟合效果的概括统计量,还可利用它对回归或相关作假设检验。其中对直线回归的拟合优度检验就等价于对总体回归系数的假设检验,检验统计量为

$$F=\frac{R^2}{(1-R^2)/(n-2)}=\frac{SS_{\text{回}}}{SS_{\text{残}}/\nu_{\text{残}}}=\frac{MS_{\text{回}}}{MS_{\text{残}}},\quad \nu_1=1,\quad \nu_2=n-2 \tag{9-24}$$

将此 F 统计量开平方根,恰好得到公式(9-19)对相关系数作假设检验的 t 统计量,又验证了相关与回归的假设检验是等价的。

五、直线回归与相关应用的注意事项

1. 根据分析目的选择变量及统计方法 直线相关用于说明两变量之间直线关系的方向和密切程度,X 与 Y 没有主次之分;直线回归更进一步地用于定量刻画应变量 Y 对自变量 X 在数值上的依存关系,其中哪一个作为应变量主要是根据专业上的要求而定,可以考虑把易于精确测量的变量作为 X,另一个随机变量作 Y,例如用身高估计体表面积。无论是回归还是相关,两个变量的选择一定要结合专业背景,不能把毫无关联的两种现象勉强作回归或相关分析。例如当样本足够大时,身高 Y 与家庭中的每月用电量 X 的线性回归关系具有统计学意义(回归系数的假设检验 $P<0.05$),但这种结果很难说有什么专业上可解释的实际意义。同理,相关系数的假设检验只是在冒一定风险情况下说明 $\rho\neq0$,总体中可能是 $\rho=0.01$,$\rho=0.04$ 等,这种相关在专业上不一定有意义。如后述重测信度评价的相关系数,r 应达到 0.40 以上。

2. 进行相关、回归分析前应绘制散点图 两变量之间可能的关系除了从专业角度考虑,对现有数据来说散点图是很重要的提示,所以回归或相关分析的第一步就是绘制散点图。直线相关分析要求 X 与 Y 服从双变量正态分布(如果其中一个变量不是随机变量,样本相关系数大小会因其取值范围不同而离真正的总体相关系数偏离较远);直线回归要求至少对于每个 X 值相应的 Y 要服从正态分布,X 可以是服从正态分布的随机变量,也可以是能精确测量和严格控制的非随机变量(X 也服从正态分布时,根据研究目的可选择由 X 估计 Y 或者由 Y 估计 X,但一般情况下两个回归方程并不相同)。散点图是考察数据是否满足这一分布条件的一种较为直观的方法。如果图中发现有明显远离主体数据的观测,称之为离群值(outlier),这些点很可能对正确评价两变量间关系有较大影响。对离群值的识别与处理需要从专业知识和现有数据两方面来考虑,结果可能是现有回归模型的假设错误,需要改变模型形式;也可能是抽样误差造成的一次偶然结果甚至过失误差。需要强调的是实践中不能通过简单剔除离群数据的方式来迫使回归拟合效果显得很好,只有认真核对原始数据并检查其产生过程认定是过失误差,或者通过重复测定确定是抽样误差造成的偶然结果,才可以谨慎地剔除或采用其他估计方法,例如非参数回归与相关。

3. 用残差图考察数据是否符合模型假设条件 对于线性回归模型通常采用普通最小二乘法来估计回归系数,并在此基础上作进一步推断。前文中对其应用条件已有强调,如应变量与自变量关系为线性、误差服从均数为 0 的正态分布且方差相等、各观测独立等。如果实际数据不满足这些假设而直接拿任何数据都作直线回归可能会得到专业上无法解释的悖论,至少会影响回归估计的精度与假设检验的 P。对这些条件的检查较为简单有效的方法是考察回归的残差图(residual plot)。

残差图一般是将现有模型求出的各点残差 $e_i=Y_i-\hat{Y}_i$ 作为纵坐标,相应的预测值 $\hat{Y}$ 或者自变量 X 作为横坐标来绘制的。如果数据符合模型的基本假定,残差与回归预测值的散点图不应有任何特殊的结构,图 9-8a 为例 9-1 数据的理想的残差图,可以说明此数据用于拟合直线回归方程是恰当的。图 9-8b

为某农药厂工人全血胆碱酯酶活性 Y 与工龄 X 进行直线回归得到的残差图,可以明显地看到一个点的残差相对其他点来说大很多。仔细考察这一数据,发现样品发生了溶血(样品溶血是此类实验操作所禁止的,它将严重影响测定结果),故而可判定它是过失误差导致的离群值,可以考虑删除或改用其他可减小离群值影响的回归分析方法。图 9-8c 为 1~3 岁儿童的锡克反应阳性率 Y 与年龄 X 之间经直线回归得到的残差图,图中的残差与回归预测值呈曲线关系,提示在目前的直线回归模型中加入自变量的二次项将改善拟合效果。图 9-8d 为女性儿童的舒张压 Y 与年龄 X 之间直线回归的残差图,图中的残差呈喇叭口形状,说明误差的方差不齐,模型假设条件不成立,应考虑对方差进行稳定化的处理,如变量变换,加权最小二乘法估计。图 9-8e 可以看到残差与各个观测的测量时间存在较强的相关,表示残差之间不独立,模型假设条件不成立,也不适用前述的直线回归方法去处理。

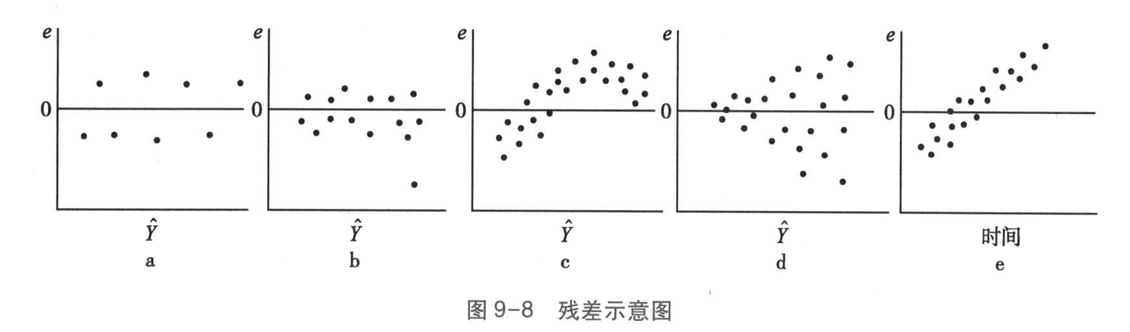

图 9-8 残差示意图

4. 结果的解释及正确应用 反映两变量关系密切程度或数量上影响大小的统计量应该是相关系数或回归系数的绝对值,而不是假设检验的 P。P 越小只能说越有理由认为变量间的直线关系存在,而不能说关系越密切或越"显著"。另外,直线回归用于预测时,其适用范围一般不应超出样本中自变量的取值范围,此时求得的预测值称为内插(interpolation),而超过自变量取值范围所得预测值称为外延(extrapolation)。若无充分理由说明现有自变量范围以外两变量间仍然是直线关系,应尽量避免不合理的外延。

第三节 秩 相 关

秩相关(rank correlation)或称等级相关,是用双变量等级数据作直线相关分析,这类方法对原变量分布不作要求,属于非参数统计方法。适用于下列资料:①不服从双变量正态分布而不宜作积差相关分析,这一点从原始数据的基本统计描述或直观的散点图中可以看出;②总体分布类型未知或有不确定值,例如限于仪器测量精度,个别样品的具体数值无法读出而出现"超限值"(如 $X<0.001$);③原始数据是用等级表示的。

一、Spearman 秩相关

类似前述积差相关,秩相关是用等级相关系数 r_s 来说明两个变量间直线相关关系的密切程度与相关方向。其基本思想是将 n 对观察值 X_i、$Y_i(i=1,2,\cdots,n)$ 分别由小到大编秩,P_i 表示 X_i 的秩,Q_i 表示 Y_i 的秩,其中每对 P_i、Q_i 可能相等,也可能不等。这里考虑用 P_i 与 Q_i 之差来反映 X、Y 两变量秩排列一致性的情况。令 $d_i=P_i-Q_i$,由于 d_i 可正可负,$\sum d_i$ 就不能真实反映 P_i 与 Q_i 差值的大小,故取 $\sum d_i^2=\sum(P_i-Q_i)^2$。在 n 为一定时,当每对 X_i、Y_i 的秩完全相等时为完全正相关,此时 $\sum d_i^2$ 有最小值 0;当每对 X_i、Y_i 的秩完全相反时为完全负相关,此时 $\sum d_i^2$ 有最大值:$\sum d_i^2=\sum(P_i-Q_i)^2=\sum[(n+1-i)-i]^2=n(n^2-1)/3$。$\sum d_i^2$ 从 0 到其最大值的范围内的变化,刻画了 X、Y 两变量的相关程度。为了与积差相关系数 r 表示相关程度与方向的形式一致,按公式(9-25)计算 Spearman 等级相关系数

$$r_s=1-\frac{6\sum d^2}{n(n^2-1)} \tag{9-25}$$

r_s 介于-1与1之间，r_s 为正表示正相关，r_s 为负表示负相关，r_s 等于零为零相关。样本等级相关系数 r_s 是总体等级相关系数 ρ_s 的估计值。检验 ρ_s 是否为零可用查表法（附表3-15的 r_s 界值表），当 $n>50$ 时，按公式（9-26）计算检验统计量 u，查 u 界值表确定 P。

$$u=r_s\sqrt{n-1} \tag{9-26}$$

例 9-8 某省调查了1995至1999年当地居民17类死因的构成，以及每种死因导致的潜在工作损失年数（WYPLL）的构成，结果见表9-4。以死因构成为 X，WYPLL构成为 Y，作等级相关分析。

表9-4 某省1995—1999年居民死因构成与WYPLL构成

死因类别	死因构成/%		WYPLL构成/%		d	d^2
	X	P	Y	Q		
(1)	(2)	(3)	(4)	(5)	(6)=(3)-(5)	(7)=(6)^2
1	0.03	1	0.05	1	0	0
2	0.14	2	0.34	2	0	0
3	0.20	3	0.93	6	-3	9
4	0.43	4	0.69	4	0	0
5	0.44	5	0.38	3	2	4
6	0.45	6	0.79	5	1	1
7	0.47	7	1.19	8	-1	1
8	0.65	8	4.74	12	-4	16
9	0.95	9	2.31	9	0	0
10	0.96	10	5.95	14	-4	16
11	2.44	11	1.11	7	4	16
12	2.69	12	3.53	11	1	1
13	3.07	13	3.48	10	3	9
14	7.78	14	5.65	13	1	1
15	9.82	15	33.95	17	-2	4
16	18.93	16	17.16	16	0	0
17	22.59	17	8.42	15	2	4
合计	—	153	—	153	—	82

$H_0:\rho_s=0$，即死因构成和WYPLL构成之间无直线相关关系；

$H_1:\rho_s\neq0$，即死因构成和WYPLL构成之间有直线相关关系；

$\alpha=0.05$。

将两变量 X、Y 的实测值分别从小到大编秩（即秩变换），用 P_i 和 Q_i 表示，见表9-4第（3）和（5）栏。每个变量中若有观察值相同则取平均秩。求每对秩的差值 d、d^2、$\sum d^2$，见第（6）和（7）栏。按公式（9-25）计算统计量 r_s，即

$$r_s=1-\frac{6\times82}{17^3-17}=0.899$$

本例 $n=17$，查附表 3-15 的 r_s 界值表，得 $r_{0.05/2,17}=0.485$，$r_s=0.899>0.485$，$P<0.05$，按 $\alpha=0.05$ 水准，拒绝 H_0，可认为当地居民死因的构成和各种死因导致的潜在工作损失年数 WYPLL 的构成存在正相关关系。

二、相同秩较多时 r_s 的校正

对 X 与 Y 分别排秩时，若相同秩较多，宜用公式(9-27)计算校正 r'_s，即

$$r'_s=\frac{[(n^3-n)/6]-(T_X+T_Y)-\sum d^2}{\sqrt{[(n^3-n)/6]-2T_X}\sqrt{[(n^3-n)/6]-2T_Y}} \tag{9-27}$$

公式中 T_X(或 T_Y)$=\sum(t^3-t)/12$，t 为 X(或 Y)中相同秩的个数。显然当 $T_X=T_Y=0$ 时，公式(9-27)与公式(9-26)相等。

事实上，对 r_s 还有一种简便的算法，就是将 P_i、Q_i(无论 P_i、Q_i 中是否存在相同秩)直接代换公式(9-18)中的 X、Y，即用秩直接作积差相关计算，得到的 r_s 就无须校正。

第四节　曲线拟合

医学现象中并非所有的两变量间关系都表现为前面所述的直线关系，其较为典型的是服药后血药浓度-时间曲线或毒理学动物实验中动物死亡率与给药剂量的关系就是非直线形式。当散点图中应变量 Y 和自变量 X 间表现出非线性趋势时，可以通过曲线拟合(curve fitting)方法来刻画两变量间数量上的依存关系。

一、曲线拟合的一般步骤

1. 依据分析目的确定自变量 X 和应变量 Y　可根据两变量散点图呈现的趋势，结合专业知识及既往经验选择合适的曲线形式。在某些情况下，绘制散点图时采用一些特殊的坐标系可能更有利于揭示变量间的关系，并使得对回归方程的求解简单一些。例如在半对数坐标系中，散点图呈较为明显的直线趋势，即可选用形如 $\hat{Y}=e^{a+bX}$ 的指数曲线或形如 $\hat{Y}=a+b\lg X$ 的对数曲线(常用的曲线类型参见本节第三部分内容)。

2. 选用适当的估计方法求得回归方程　如果曲线形式可表示为 X 的某种变换形式与 Y 的线性关系(例如对数曲线 $\hat{Y}=a+b\lg X$)，即可采用所谓“曲线直线化”的方法对变换后的 X'(如 $X'=\lg X$)和 Y 作普通最小二乘法拟合；如果曲线形式表示为 Y 的某种变换形式 Y' 与 X 的线性关系(例如将指数曲线 $\hat{Y}=e^{a+bX}$ 变换为 $\ln\hat{Y}=a+bX$)，可采用所谓“非线性最小二乘”(nonlinear least squares)估计方法，利用统计软件中的一些数值算法直接求得 Y 和 X 关系的估计方程。

3. 可结合散点图试配几种不同形式的曲线方程并计算其 R^2　一般来说 R^2 较大时拟合效果较好。但同时也应注意，为了单纯地得到较大的 R^2，模型的形式可能会很复杂，甚至使其中的参数无法解释实际意义，这是不可取的。实际工作中要充分考虑专业知识，结合实际解释和拟合效果来确定最终的曲线。

这里的决定系数 R^2 定义为

$$R^2=1-\frac{SS_{残}}{SS_{总}}=1-\frac{\sum(Y-\hat{Y})^2}{\sum(Y-\bar{Y})^2} \tag{9-28}$$

例 9-9　以不同剂量的标准促肾上腺皮质激素释放因子(CRF，nmol/L)刺激离体培养的大鼠垂体

前叶细胞,监测其垂体合成分泌肾上腺皮质激素(ACTH)的量(pmol/L)。根据表 9-5 中测得的 5 对数据建立 ACTH-CRF 工作曲线。

表 9-5　标准 CRF(X)刺激大鼠垂体前叶细胞分泌 ACTH(Y)测定结果

编号	X	$X'=\lg X$	Y	$(X')^2$	Y^2	$X'Y$
1	0.005	-2.30	34.11	5.29	1 163.49	-78.49
2	0.050	-1.30	57.99	1.69	3 362.84	-75.45
3	0.500	-0.30	94.49	0.09	8 928.36	-28.44
4	5.000	0.70	128.50	0.49	16 512.25	89.82
5	25.000	1.40	169.98	1.95	28 893.20	237.62
合计	—	-1.80	485.07	9.51	58 860.14	145.06

由原始数据的散点图(图 9-9)看出,两变量可尝试拟合对数曲线,如 $\hat{Y}=a+b\lg X$,故而对自变量 X 作常用对数变换 $X'=\lg X$。观察 Y 与 X'的散点图(图 9-10),二者呈直线趋势,可以考虑用普通最小二乘法拟合 Y 与 X'的直线回归方程。

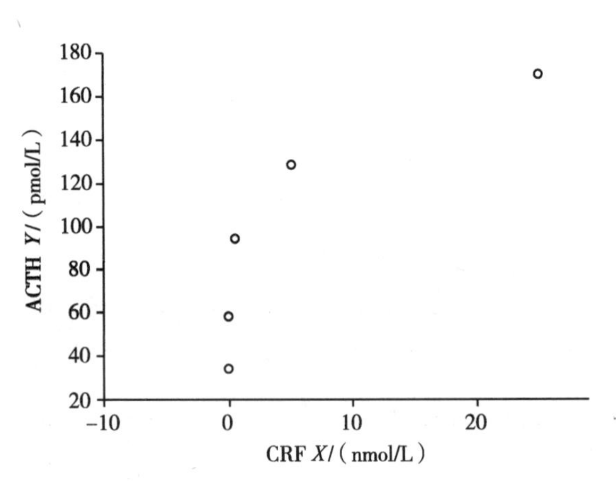

图 9-9　标准 CRF 与大鼠垂体前叶细胞分泌 ACTH 散点图

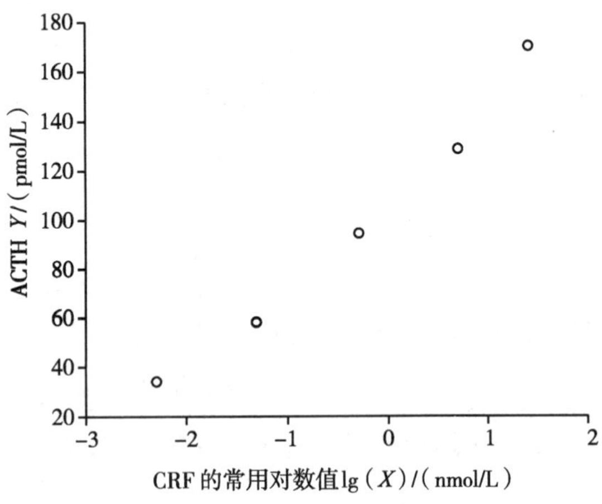

图 9-10　标准 CRF 对数值与大鼠垂体前叶细胞分泌 ACTH 散点图

经表 9-5 中所示的计算,得

$$\bar{Y}=97.014,\quad \bar{X}'=-0.36,\quad l_{YY}=11\ 801.559,\quad l_{X'X'}=8.865,\quad l_{X'Y}=320.655$$

按公式(9-3)和(9-4),得

$$b=\frac{320.655}{8.865}=36.171,\quad a=97.014-36.171\times(-0.36)=110.036$$

于是回归方程为

$$\hat{Y}=110.036+36.171X'=110.036+36.171\lg X$$

此时得到的回归模型其决定系数 $R^2=0.98$,拟合效果较好。在上述过程中,并没有对 Y 作变换,因而此回归方程保证了残差平方和 $\sum(Y-\hat{Y})^2$ 最小,即最小二乘原则下的最优答案。

例 9-10　一位医院管理人员想建立一个重伤患者出院后长期恢复情况的预测模型。自变量为患者住院天数(X),应变量为患者出院后长期恢复的预后指数(Y),指数取值越大表示预后结局越好。数据见表 9-6。

表 9-6 15 名重伤患者的住院天数与预后指数

编号	住院天数(X)	预后指数(Y)	编号	住院天数(X)	预后指数(Y)
1	2	54	9	34	18
2	5	50	10	38	13
3	7	45	11	45	8
4	10	37	12	52	11
5	14	35	13	53	8
6	19	25	14	60	4
7	26	20	15	65	6
8	31	16			

由原始数据的散点图(图 9-11)看出,两变量可尝试拟合指数曲线形如 $\hat{Y}=e^{(a+bX)}$。对应变量 Y 作自然对数变换 $Y'=\ln Y$,观察 Y' 与 X 的散点图(图 9-12),二者呈直线趋势。注意,如果此时根据图 9-12 的提示用普通最小二乘法拟合 Y' 与 X 的直线回归方程 $\hat{Y}'=a+bX$,之后再将 $\hat{Y}=e^{\hat{Y}'}$ 回代,得到的方程不能保证残差平方和 $\sum(Y-\hat{Y})^2$ 最小,因为此时方程 $\hat{Y}'=a+bX$ 只保证了 $\sum(Y'-\hat{Y}')^2$ 最小。这种情况下一般应通过统计软件中一些较为复杂的迭代算法进行所谓“非线性最小二乘估计”来得到方程 $\hat{Y}=e^{(a+bX)}$,才可以保证残差平方和 $\sum(Y-\hat{Y})^2$ 最小。如果是对 Y 作了变换,这两种算法得到的结果一般是不相同的。

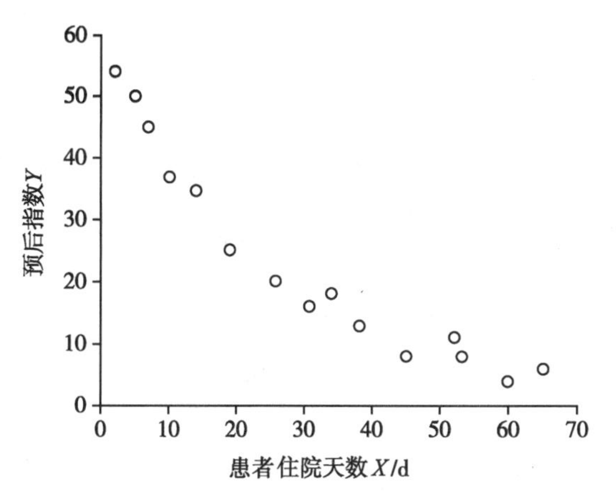

图 9-11 重伤患者的住院天数与预后指数的散点图

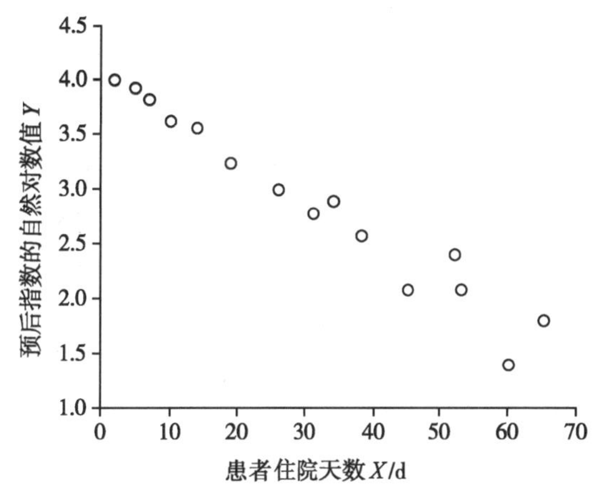

图 9-12 重伤患者的住院天数与预后指数的对数值的散点图

为了说明这个问题,通过本例计算结果可以作一比较。如果对此数据采用曲线直线化方法,得到的 Y' 与 X 之间普通最小二乘回归方程为 $\hat{Y}'=4.037-0.038X$。由于 $\hat{Y}=e^{\hat{Y}'}$,故 $\hat{Y}=e^{(4.037-0.038X)}=56.66e^{-0.038X}$。这样,计算出曲线直线化的残差平方和 $\sum(Y-\hat{Y})^2=56.08$。而采用软件中的非线性最小二乘估计方法,直接得到 Y 与 X 之间的回归方程为 $\hat{Y}=e^{(4.071-0.040X)}=58.62e^{-0.040X}$。上述结果的不同也反映在这两种方法的残差平方和不等,其中非线性最小二乘估计方法效果更好,其残差平方和为 $\sum(Y-\hat{Y})^2=49.87$(表 9-7)。

表 9-7 重伤患者数据的曲线直线化与非线性最小二乘法结果

Y	普通最小二乘法		非线性最小二乘法	
	$\hat{Y}$	$(Y-\hat{Y})^2$	$\hat{Y}$	$(Y-\hat{Y})^2$
54	52.52	2.19	54.11	0.01
50	46.87	9.82	47.99	4.02
45	43.44	2.44	44.30	0.48
37	38.76	3.10	39.29	5.26
35	33.30	2.89	33.48	2.30
25	27.54	6.45	27.41	5.83
20	1.11	1.24	20.72	0.52
16	17.46	2.13	16.96	0.93
18	15.58	5.85	15.05	8.73
13	13.39	0.15	12.82	0.03
8	10.26	5.11	9.69	2.86
11	7.87	9.82	7.32	13.52
8	7.57	0.18	7.04	0.93
4	5.80	3.26	5.32	1.74
6	4.80	1.44	4.35	2.71
合计	—	56.08	—	49.87

二、曲线拟合的用途

1. 定量刻画 Y 与 X 的曲线关系 采用适当方法得到曲线回归方程之后，就可以用 X 定量地预测相应的 Y 值或者进行逆估计。医学或生物学研究中经常可用此方法绘制实验室中的标准工作曲线，例如用分光光度计的光密度值测定溶液中某物质的浓度等。

2. 用相关指数反映两变量曲线关系的密切程度 把决定系数 R^2 开方，得到的 R 称为相关指数(correlation index)，其值在 0 到 1 之间，此数值离 1 越近，表示两变量间关系越密切。如果两变量 X 与 Y 为直线关系，则相关指数在数值上等于 X 与 Y 的积差相关系数 r 的绝对值；如果两变量 X 与 Y 为变换 X 之后可直线化的曲线关系，则相关指数在数值上等于变换后的 X' 与 Y 的积差相关系数 r 的绝对值；如果两变量 X 与 Y 为变换 Y 之后可直线化的曲线关系，那么相关指数须通过公式(9-28)定义的决定系数 R^2 开方得到，或者等于 Y 与 $\hat{Y}$ 的积差相关系数的绝对值，而不能等于 X 与 Y 或者 X 与 Y' 的积差相关系数 r 的绝对值。更一般地说，不论何种情况，Y 与 $\hat{Y}$ 的相关系数绝对值即相关指数 R，可以反映两变量曲线关系的密切程度。前面我们提到，积差相关系数 r 为 0 不一定表示两变量没有关系，而只是说没有直线关系，如果是曲线关系，可以用相关指数 R 来描述这种关系的密切程度。

例如对于例 9-9 数据(表 9-5)，X 与 Y 的相关系数就等于 Y 与 $\hat{Y}$ 的相关系数(其中 $\hat{Y}=a+b\lg X$)，也等于决定系数 R^2 开方，即$\sqrt{0.98}=0.99$。对于例 9-10 数据(表 9-6)，X 与 Y 的积差相关系数绝对值为 0.941，Y 与 $\hat{Y}$(其中 $\hat{Y}=e^{a+bX}$)的积差相关系数绝对值为 0.994，此例中决定系数 R^2 等于 0.987 4，开方后也是 0.994。显然这里的相关指数应该是 0.994，而不是 0.941。

三、常见的几种曲线拟合

无论进行何种曲线拟合，通常要考察原始数据的散点图来得到提示。图 9-13 列出了几种常见的曲线类型作为参考。

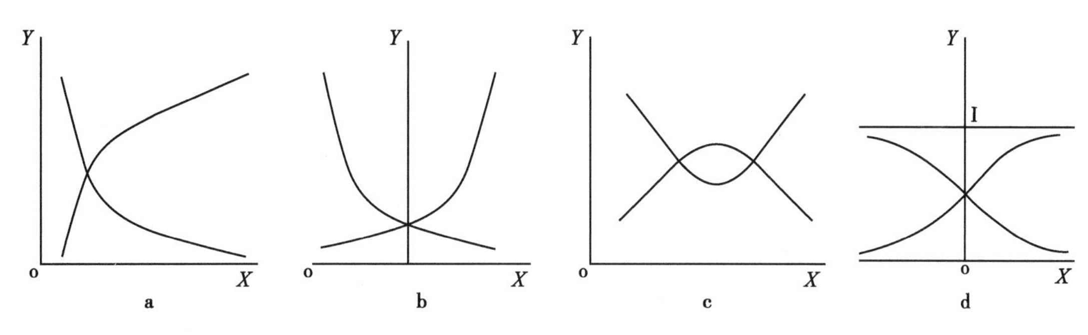

图 9-13 两变量关系中常见的几种曲线形式

图 9-13a 中所示即为例 9-9 中的对数曲线，为了使对数取值有意义，有时可以将自变量加上某个常数再作拟合。图 9-13b 中所示为例 9-10 中的指数曲线。图 9-13c 中所示称为抛物线，可以将其中自变量的高次项作为新的变量，采用第十五章的多元线性回归方法估计回归系数，称为多项式回归(polynomial regression)。由于这些高次的新变量之间常常会高度相关而使回归系数的普通最小二乘求解发生困难，可对这些变量进行恰当的变换使之互不相关，称为正交多项式回归(orthogonal polynomial regression)。图 9-13d 中所示的 S 型曲线称为 logistic 曲线，在生物医学中有很广泛的应用，其原理与估计方法见第十六章内容。

Summary

Simple regression is a method devised to assess the linear relationship between a numerical dependent variable and an independent variable. It can be used to predict and detect potential influencing factors of the dependent variable. Linear regression models are often fitted using the method of least squares. The assumptions of linear regression can be examined through residual plot.

Correlation, also called Pearson product-moment correlation, is aimed to describe the direction and closeness of the linear relationship between two numerical variables with a bivariate normal distribution. The Spearman correlation can be used when the assumptions of the Pearson correlation are violated or ordinal variables are involved .

练 习 题

一、最佳选择题

1. 直线回归中，如果自变量 X 乘以一个不为 0 或 1 的常数，则有(　　)

A. 截距改变　　B. 回归系数改变　　C. 两者都改变　　D. 两者都不改变　　E. 以上情况都可能

2. 利用直线回归方程估计 X 值所对应 Y 值的均数置信区间时，(　　)可以减小区间长度

A. 增加样本含量　　B. 令 X 值接近其均数　　C. 减小剩余标准差　　D. 减小置信度　　E. 以上都可以

3. 直线相关假设检验得到 $P>\alpha$,可认为(　　)

A. 两变量无关　B. 两变量有关　C. 两变量无直线关系

D. 两变量无曲线关系　E. 两变量有曲线关系

4. 如果直线相关系数 $r=1$,则一定有(　　)

A. $SS_{总}=SS_{残}$　B. $SS_{残}=SS_{回}$　C. $SS_{总}=SS_{回}$　D. $SS_{总}>SS_{回}$　E. 以上都不正确

5. 如果直线相关系数 $r=0$,则一定有(　　)

A. 直线回归的截距等于 0　B. 直线回归的截距等于 $\bar{Y}$ 或 $\bar{X}$

C. 直线回归的 $SS_{残}$ 等于 0　D. 直线回归的 $SS_{残}$ 等于 $SS_{总}$

E. 直线回归的 $SS_{残}$ 等于 $SS_{回}$

6. 如果两样本 $r_1=r_2$,$n_1>n_2$,那么(　　)

A. $b_1=b_2$　B. $t_{r1}>t_{r2}$　C. $b_1>b_2$　D. $t_{b1}=t_{r1}$　E. $t_{b1}=t_{b2}$

7. 用普通最小二乘法确定直线回归方程的原则是(　　)

A. 各观测点距回归直线的纵向距离相等　B. 各观测点距回归直线的纵向距离平方和最小

C. 各观测点距回归直线的垂直距离相等　D. 各观测点距回归直线的垂直距离平方和最小

E. 各观测点距直线的纵向距离最小

8. 曲线拟合时,决定系数 R^2 的大小一定是(　　)

A. Y 与 $\hat{Y}$ 的积差相关系数的平方　B. X 与 $\hat{Y}$ 的积差相关系数的平方

C. Y 与 X 的积差相关系数的平方　D. $\dfrac{l_{XY}^2}{l_{XX}l_{YY}}$

E. 以上都对

9. 求得 Y 关于 X 的线性回归方程后,对回归系数作假设检验的目的是对(　　)作出统计推断

A. 样本斜率　B. 总体斜率　C. 样本均数　D. 总体均数　E. 样本分布

10. 如果对简单线性回归模型进行假设检验的结果是不能拒绝 H_0,这就意味着(　　)

A. 该模型有应用价值　B. 该模型无应用价值　C. 该模型求解错误

D. X 与 Y 之间一定无关　E. 尚无充分证据证明 X 与 Y 之间有线性关系

二、简答题

1. 试问从样本数据判断总体回归关系是否成立的统计方法有哪些?

2. 现有根据 10 对数据算出的直线回归方程:$\hat{Y}=2.1+0.8X$,只有 X 和 Y 的均数、标准差,而原始数据丢失时如何判定回归方程是否成立?

3. 请计算直线回归中残差和自变量之间的积差相关系数。

4. 直线回归分析中应注意哪些问题?

5. 简述直线回归与直线相关的区别与联系。

6. 简述直线相关与秩相关的区别与联系。

7. 简述曲线拟合时的注意事项。

三、计算分析题

1. 某地 10 名一年级女大学生的胸围(cm)与肺活量(L)数据如表 9-8 所示。试建立肺活量 Y 与胸围 X 的回归方程,并估计胸围为 75cm 时相应肺活量均数的 95%置信区间以及个体值的 95%预测区间。

表 9-8　10 名一年级女大学生的胸围与肺活量

学生编号	胸围(X)/ cm	肺活量(Y)/ L	学生编号	胸围(X)/ cm	肺活量(Y)/ L
1	72.5	2.51	6	81.7	2.86
2	83.9	3.11	7	78.3	3.16
3	78.3	1.91	8	74.8	1.91
4	88.4	3.28	9	73.7	2.98
5	77.1	2.83	10	79.4	3.28

2. 某医师测得 10 名正常成年男性的血浆清蛋白含量(g/L)及其血红蛋白含量(g/L)数据如表 9-9 所示。请对这两项指标作相关分析并计算其相关系数的 95%置信区间。

表 9-9　10 名正常成年男性的血浆清蛋白含量及其血红蛋白含量　　单位:g/L

编号	血浆清蛋白含量	血红蛋白含量	编号	血浆清蛋白含量	血红蛋白含量
1	35.5	119.5	6	35.4	118.5
2	36.5	120.5	7	34.5	110.5
3	38.5	127.5	8	34.2	109.2
4	37.5	126.5	9	34.6	108.5
5	36.5	120.5	10	33.5	105.3

3. 两名放射科医师对 13 张肺部 X 线检查各自作出评定,评定方法是将 X 线检查按病情严重程度给出等级,结果如表 9-10 所示。问他们的等级评定结果是否相关?

表 9-10　两名放射科医师对 13 张肺部 X 线检查的评定结果

X 线检查编号	甲医师	乙医师	X 线检查编号	甲医师	乙医师
1	+	+	8	+++	++
2	++	++	9	++	+++
3	-	+	10	+++	+++
4	+	+	11	-	+
5	-	-	12	++	++
6	+	++	13	+	++
7	++	+++			

4. 用已知浓度的免疫球蛋白 A(IgA,μg/ml)作火箭电泳,测得火箭高度(cm)如表 9-11 所示。试采用恰当的回归方程描述火箭高度(Y)与 IgA 浓度(X)之间的关系,并求出相应的统计量来反映二者之间关系的密切程度。(提示:根据散点图建立对数回归方程并计算决定系数)

表 9-11　IgA 浓度与火箭高度

编号	IgA 浓度/(μg/ml)	火箭高度/cm	编号	IgA 浓度/(μg/ml)	火箭高度/cm
1	0.2	7.6	5	1.0	18.7
2	0.4	12.3	6	1.2	21.4
3	0.6	15.7	7	1.4	22.6
4	0.8	18.2	8	1.6	23.8

ER 9-1　第九章二维码资源

(王　彤)

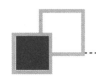

第十章　统计表与统计图

医学研究中收集到的第一手资料通常是“原生态”的，这些资料看似并无规律可言，让人无所适从。为了能够揭示这些资料的主要特征和分布规律，往往首先需要进行描述性的统计分析，其中，统计表和统计图是统计描述中不可缺少的工具，在描述性统计分析中发挥着重要的作用。

统计表(statistical table)是将研究指标或统计指标及其取值以特定表格的形式列出，以简洁明了、条理清晰的方式表达数据，便于阅读、比较和计算。统计图(statistical chart)是用“点、线、面、体”等各种几何图形来形象地表达和对比数据。在实际应用时，经常将二者结合起来使用。

第一节　统　计　表

一、统计表的意义与制作原则

1. 统计表的意义　在统计描述过程中，可以用统计表展示资料的数据结构、分布特征和规律，便于在进一步分析中选择和计算统计量。如在学术报告和论文中常用统计表代替冗长的文字叙述，表达主要的研究结果(包括数据、指标和统计量)，方便读者对研究进行了解和评价。

2. 制表原则　首先，统计表编制要重点突出。一张表一般只表达一个中心内容，与其把过多的内容放在一个庞杂的大表里，不如用多个表格表达不同的指标和内容。其次，统计表就如同完整的一句话，有其描述的对象(主语)和内容(宾语)。通常主语放在表的左边，作为横标目，宾语放在右边，作为纵标目。由左向右读，构成完整的一句话。最后，统计表应简单明了，一切文字、数字和线条都尽量从简。

3. 制表的基本要求

(1) 标题：概括表的主要内容，包括研究的时间、地点和研究内容，放在表的上方。如果整个表的指标统一时，可以将研究指标的单位标在标题后面。

(2) 标目：分别用横标目和纵标目来说明表格每行和每列内容或数字的意义，注意标明指标的单位。

(3) 线条：至少用三条线，表格的顶线和底线将表格与文章的其他部分分隔开来，纵标目下的横线将标目的文字区与表格的数字区分隔开来。部分表格可再用横线将合计分隔开，或用横线将二重纵标目分隔开。其他竖线和斜线一概省去。

(4) 数字：用阿拉伯数字表示。无数字用“—”表示，缺失数字用“…”表示，数值为0者记为“0”，不要留空项。数字按小数位对齐。

(5) 备注：表中数字区不要插入文字。必须说明者标“ * ”号，在表下方以备注的形式说明。

二、统计表的种类

统计表包括简单表、组合表、频数分布表和列联表等，其中频数分布表在第二章已作介绍，列联表在第七章有介绍，这里主要介绍简单表和组合表。

1. 简单表　统计表的主语只有一个层次，称简单表(simple table)。

例 10-1　某地进行喷昔洛韦软膏(试验组)治疗颜面单纯疱疹与阿昔洛韦软膏(对照组)比较的随机对照临床试验结果，具体见表 10-1。该表只有试验分组(即药物种类)一个层次，也就是说只有一个分组标志，属于简单表。

表 10-1　某年某地喷昔洛韦软膏治疗颜面单纯疱疹疗效比较

组别	例数	治愈例数	治愈率/%	治疗天数($\bar{X}\pm S$)
试验组	107	93	86.9	5.7±1.3
对照组	108	84	77.8	6.4±1.2

2. 组合表　统计表的主语有两个以上层次，称组合表。

例 10-2　某研究分析 2012 年 4 月 1 日至 6 月 30 日我国 223 612 例 2 型糖尿病患者资料。将研究对象按体重指数(BMI)和经济收入两个分组标志进行分层，见表 10-2。该表属于组合表。

表 10-2　2012 年我国部分 2 型糖尿病患者体重指数(BMI)和经济收入特征分析(n=223 612)

BMI/(kg/m^2)	高收入		中等收入		低收入	
	人数	构成比/%	人数	构成比/%	人数	构成比/%
<24.0	62 796	41.83	19 330	47.14	14 853	45.73
24.0~	70 731	47.11	17 844	43.51	14 126	43.49
≥28.0	16 599	11.06	3 834	9.35	3 499	10.78
合计	150 126	100.00	41 008	100.00	32 478	100.00

三、编制统计表的注意事项

统计表的目的是表达统计分析结果，因此只要能清晰地、有条理地展示数据，让读者清楚明了地理解结果，就达到目的了，不一定要完全拘泥于制表原则。制表过程中最常见的问题是由于发表文章的篇幅所限，作者希望能用较少的表格表达尽可能多的内容，从而导致统计表过大，内容过多，条理不清楚。

例 10-3　某地进行冠心病危险因素研究时，调查了居民的心理得分值及其与冠心病有关因素，结果列成表 10-3。问该表的编制存在哪些问题？

表 10-3　不同心理分值的冠心病危险因素水平比较

危险因素	心理得分值								P
	1(252 人)		2(253 人)		3(252 人)		4(253 人)		
	$\bar{X}\pm S$	%	$\bar{X}\pm S$	%	$\bar{X}\pm S$	%	$\bar{X}\pm S$	%	
年龄/岁	35.2±6.5		37.0±6.3		36.5±6.8		37.8±6.5		<0.05
收缩压/mmHg	120.7±13.4		121.2±13.2		121.1±13.2		120.4±12.8		<0.50
舒张压/mmHg	78.8±10.2		77.9±10.5		78.2±11.0		78.4±10.6		<0.39
体力活动	2.1±0.2		2.1±0.1		2.1±0.2		2.3±0.3		<0.08
体重指数	23.1±3.2		24.0±3.5		24.8±3.1		25.8±3.1		<0.01
吸烟率/%		70.8		69.4		70.7		71.1	<0.41
吸烟量/(支/d)	8.0±1.0		10.0±2.0		15.0±2.0		15.0±2.0		<0.001
饮酒率/%		52.3		55.5		53.1		52.8	<0.13
饮酒量/(g/d)	60.1±7.5		78.2±8.5		79.3±6.8		106.8±10.2		<0.001

续表

危险因素	心理得分值								P
	1(252人)		2(253人)		3(252人)		4(253人)		
	$\bar{X}\pm S$	%	$\bar{X}\pm S$	%	$\bar{X}\pm S$	%	$\bar{X}\pm S$	%	
受教育程度	4.5±0.8		4.2±0.9		3.5±0.8		3.4±0.8		<0.05
社会支持	8.7±1.2		7.5±1.1		7.0±1.2		7.0±1.2		<0.05
慢性疾患数构成/%									
0		81.6		79.3		77.5		73.9	<0.18
1		15.1		16.2		16.5		15.0	<0.43
≥2		3.3		4.5		6.0		11.1	<0.05

该表存在许多问题,首先将太多的内容放在一个表里,特别是将两种不同类型资料(定量资料和定性资料)的统计量放在同一表中,由于互不相容,分别占了不同的列,造成表中有许多空格,这都不符合制表原则和要求;其次,该表将主语放在表的右侧作为纵标目,宾语放在表的左侧作为横标目,也不符合制表原则;最后,由于表的内容较多,层次复杂,表格中数据罗列缺乏条理,较难读懂。可将该表资料分别制成两个统计表,见表10-4和表10-5。

表10-4 某年某地居民不同心理得分值的冠心病危险因素水平比较($\bar{X}\pm S$)

心理分值	例数	年龄/岁	收缩压/mmHg	舒张压/mmHg	体力活动	体重指数	吸烟量/(支/d)	饮酒量/(g/d)	受教育程度	社会支持
1	252	35.2±6.5	120.7±13.4	78.8±10.2	2.1±0.2	23.1±3.2	8.0±1.0	60.1±7.5	4.5±0.8	8.7±1.2
2	253	37.0±6.3	121.2±13.2	77.9±10.5	2.1±0.1	24.0±3.5	10.0±2.0	78.2±8.5	4.2±0.9	7.5±1.1
3	252	36.5±6.8	121.1±13.2	78.2±11.0	2.1±0.2	24.8±3.1	15.0±2.0	79.3±6.8	3.5±0.8	7.0±1.2
4	253	37.8±6.5	120.4±12.8	78.4±10.6	2.3±0.3	25.8±3.1	15.0±2.0	106.8±10.2	3.4±0.8	7.0±1.2
P	—	<0.05	0.50	0.39	0.08	<0.01	<0.001	<0.001	<0.05	<0.05

表10-5 某年某地居民不同心理得分值的冠心病危险因素水平比较

心理得分值	例数	吸烟率/%	饮酒率/%	慢性疾患数构成/%		
				0	1	≥2
1	252	70.8	52.3	81.6	15.1	3.3
2	253	69.4	55.5	79.3	16.2	4.5
3	252	70.7	53.1	77.5	16.5	6.0
4	253	71.1	52.8	73.9	15.0	11.1

可见,表10-4和表10-5条理清楚,简单整洁,总篇幅也不比原表格大。

第二节 统 计 图

一、统计图的意义与制作原则

1. 统计图的意义　统计图将统计数据形象化,不仅让读者更易于领会统计资料的核心内容,易于作分析比较,而且可以给读者留下深刻的印象。医学文献中应用统计图表达分析结果,能使文章更生动活泼，对读者更有吸引力。在教材、科普读物和宣传报道中使用统计图，将更富有教育意义和宣传作用。但统计图一般只能提供概略的情况，往往不能获得确切数值，因此不能完全代替统计表，常需要同时列出统计表作为统计图的数值依据。

2. 统计图的种类 统计图的种类很多，故应根据资料类型和统计分析目的，选用恰当的统计图。常用统计图有直条图、圆图、百分比条图、线图、散点图和统计地图等，还有在数据探索性分析中应用的箱式图、雷达图、误差条图、火山图等特殊分析图。

3. 统计图制作的一般原则

（1）根据资料性质和分析目的正确选用适当的统计图。例如分析比较独立的、不连续的、无数量关系的多个组或多个类别的统计量（如例数、相对数和均数等）宜选用直条图，分析某指标随时间或其他连续变量变化而变化的趋势宜选用线图，描述某定量资料的频数分布宜选用直方图，描述或比较不同事物内部构成时用圆图或百分条图等。

（2）与统计表相似，统计图必须有标题，概括统计图资料的时间、地点和主要内容，统计图的标题放在图的下方。

（3）统计图一般有横轴和纵轴，并分别用横标目和纵标目说明横轴和纵轴代表的指标和单位。一般将两轴的相交点即原点处定为0。纵横轴的比例一般以5∶7或7∶5为宜。

（4）统计图用不同线条和颜色表达不同事物和对象的统计量，需要附图例加以说明。图例可放在图的右上角空隙处或下方中间位置。

二、常用统计图

1. 直条图 直条图（bar chart）是用相同宽度的直条长短表示相互独立的某统计指标值的大小。直条图按直条是横放还是竖放分卧式条图和立式条图两种，按对象的分组是单层次还是两层次（或多层次）分单式条图和复式条图两种。

（1）单式条图：就是横轴上只有一个分组变量（通常是名义变量），图中有多少个长条，就表明该分组变量有多少个水平。单式条图通常简称为条图。

（2）复式条图：就是横轴上有两个或多个分组变量（通常是名义变量），图中有多少个长条组合，就表明这些分组变量有多少种水平组合。

直条图的直条尺度必须从0开始，各直条的宽度相等，间隔一般与直条等宽或为其一半。直条排列顺序可按指标值大小排列，也可按分组的自然顺序排列。

例10-4 图10-1显示三种不同膀胱灌注化疗方法治疗后膀胱癌的再发率情况。可见，不同灌注化疗方法是相互独立的不连续指标，因此可用直条图进行描述。该图只按灌注化疗方法分类，为单式立式直条图。

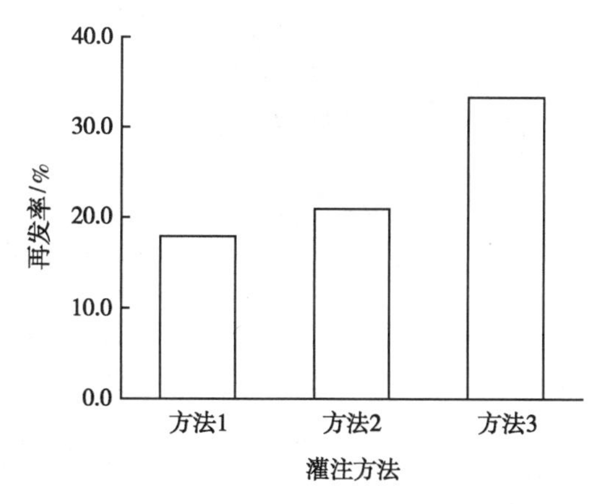

图10-1 某年某医院不同膀胱灌注化疗后膀胱癌再发率（%）

例 10-5 图 10-2 描述我国 2002 年和 2012 年居民高血压患病率(%)的数据。本例将不同年份的居民高血压患病率按男、女分别绘制直条,用以比较不同性别人群在不同年份的高血压患病率的大小。

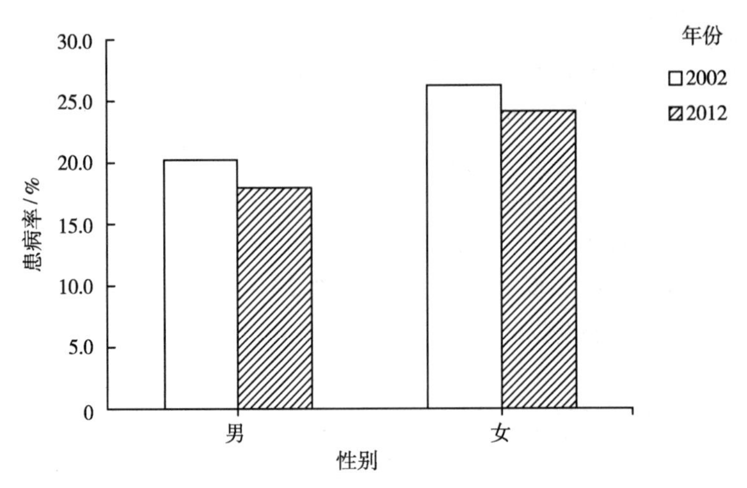

图 10-2 我国 2002 年和 2012 年居民高血压患病率(%)比较

2. 圆图和百分比条图 圆图(pie chart)是以圆形总面积作为 100%,将其分割成若干个扇面表示事物内部各构成部分所占的比例。百分比条图(percent bar chart)是以矩形总长度作为 100%,将其分割成不同长度的段表示各构成的比例。圆图和百分比条图适合描述分类变量资料的各类别所占的构成比。

圆图的绘制以圆形的 360°角为 100%,1%相当于 3.6°,以统计资料中各构成的百分比乘以 360°即得各构成扇面的角度。各扇面按大小顺时针方向排列,一般从 12 时位置作为起点,若分类变量取值含"其他"项时,"其他"项一般放最后。百分比条图以总长度 L 为 100%,将长度 L 乘以各类别的构成比得到各构成的长度,由大到小或按类别的自然顺序依次排列,"其他"项一般放最后。

不同的扇面或段用不同颜色或花纹区别,需要用图例说明各种颜色或花纹代表的类别,条件允许的情况下可以将各类别标目和构成比数值标在图中。

例 10-6 某年某医院对 327 例初次行人工髋关节置换术失败的案例进行分析,根据失败原因构成资料绘制成图 10-3(彩图见文末彩插)。从图中可见假体无菌性松动是置换术失败的首要原因,与感染、假体周围骨折三种原因共占失败案例的 92%,是人工髋关节置换术失败的主要原因。

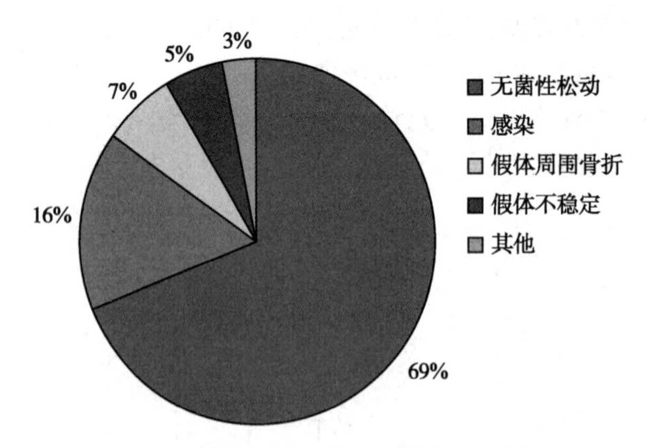

图 10-3 某年某医院 327 例初次行人工髋关节置换术失败原因构成(%)

另外,百分比条图特别适合作多个构成比的比较,将不同组别,不同时间或不同地区的某分类指标的构成比平行地绘制成多个百分比条图,可以方便地比较其构成比的差异。

例 10-7 根据 1990 年和 2016 年中国城市居民前五个病种死亡构成比(%)资料绘制成图 10-4,由百分比条图可见,与 1990 年相比,2016 年的恶性肿瘤导致的死亡构成比增加,呼吸系统疾病导致的死亡构成比减少。

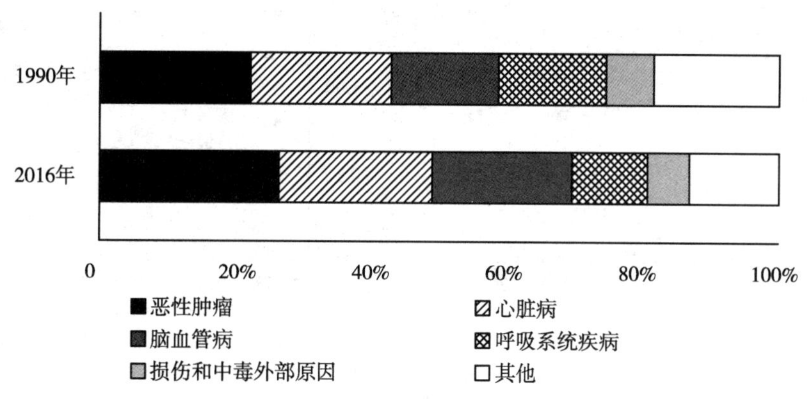

图 10-4 1990 年和 2016 年中国城市居民主要病种死亡构成比较

3. 线图 线图(line graph)是用线段的升降来表示数值的变化,适合于描述某统计量随另一连续性数值变量变化而变化的趋势,最常用于描述统计量随时间变化而变化的趋势。通常横轴是时间或其他连续性变量,纵轴是统计指标。如果横轴和纵轴都是算术尺度,称普通线图;纵轴是对数尺度,称半对数线图(semi-logarithmic line graph),特别适宜作不同指标变化速度的比较。普通线图的纵轴一般以 0 点作起点,否则需作特殊标记或说明,以防给读者造成假象。标记直线的连接点时要注意,如测定值是在某时间段或数值段的,应标记在段的中点;如测定值是在某时点或某一确定值,则标记在相应时点或数值上。不同指标或组别可以用不同的线段如实线、虚线等表示,各测定值标记点间用直线连接,不可修匀成光滑曲线。当图中有两条或多条折线时,通常人们关心的是哪一条折线随着时间的推移,变化得快一些。因此,为了使图形反映的情况与人们期望得到的结果相吻合,一般建议当图中有两条或多条折线时,绘制半对数线图为宜;若纵轴上的变量的变化范围较窄,取以 10 为底的对数,很可能会使很多数据重叠在一起,此时,可改用取以 2 为底的对数。

例 10-8 根据 2017 年《中国卫生和计划生育统计年鉴》,某监测地区 2011—2016 年城市和农村的婴儿死亡率(1/10 万)资料绘制普通线图 10-5。用于描述和比较不同地区婴儿死亡率随年份的变化趋势。

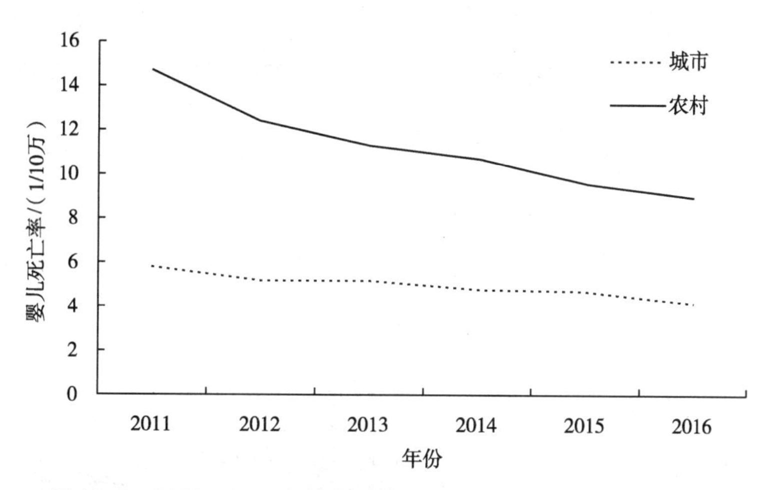

图 10-5 2011—2016 年某监测地区城市和农村的婴儿死亡率趋势

例 10-9 依 2017 年《中国卫生和计划生育统计年鉴》,我国 2012—2016 年农村地区孕产妇的产科出血与产褥感染死亡率(1/10 万)数据,分别绘制成普通线图(图 10-6a)和半对数线图(图 10-6b)。普通线图显示产科出血死亡率的变化幅度较大,但半对数线图则显示产褥感染死亡率的变化速度更快。

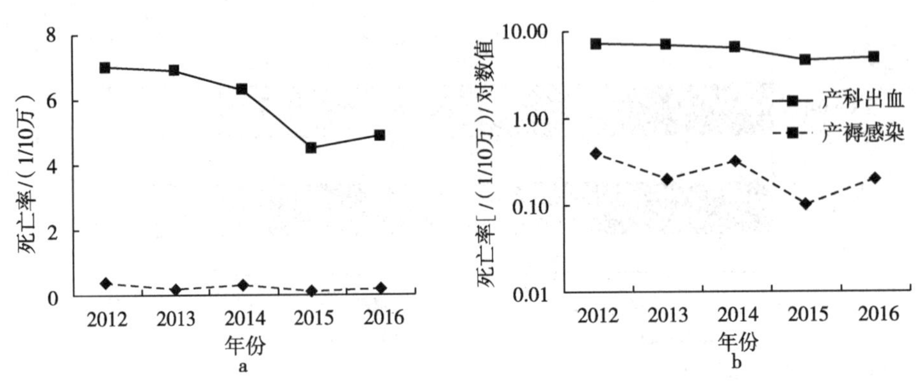

图 10-6 我国 2012—2016 年农村地区孕产妇产科出血与产褥感染死亡率的变化趋势

a. 纵轴为算术尺度；b. 纵轴为对数尺度

4. 直方图 直方图(histogram)是以各直方面积描述各组频数的多少,面积的总和相当于各组频数之和,适合表示连续型数值变量资料的频数分布。如第二章中用直方图描述成年女子红细胞数计数的频数分布(图2-1)。直方图的横轴尺度是数值变量值,纵轴是频数。注意如各组的组距不等时,要折合成等距后再绘图,即将频数除以组距得到单位组距的频数作为直方的高度,组距为直方的宽度。另一种表示数值变量资料频数分布的方式是将各组段观察频数除以总观察频数得到各组段的频率,以各组段频率除以组距得到的频率密度作为直方图高度,绘制的直方图称为频率直方图,它以各直方面积表示各组频率,其面积的总和为 1。

例 10-10 从某年某地进行的糖化血红蛋白达标率的临床流行病学调查研究数据库中,分层随机抽取获得 2 型糖尿病患者的身高资料,男、女各 200 例,其身高(cm)分布见表 10-6。绘制的直方图见图 10-7。

表 10-6 某年某地 400 例 2 型糖尿病患者不同性别身高分布

身高分组/cm	男	女	身高分组/cm	男	女
<150	0	3	168~	52	19
150~	0	5	171~	33	2
153~	2	19	174~	51	0
156~	1	36	177~	25	0
159~	3	60	180~	8	0
162~	1	41	183~	4	0
165~	17	15	≥186	3	0

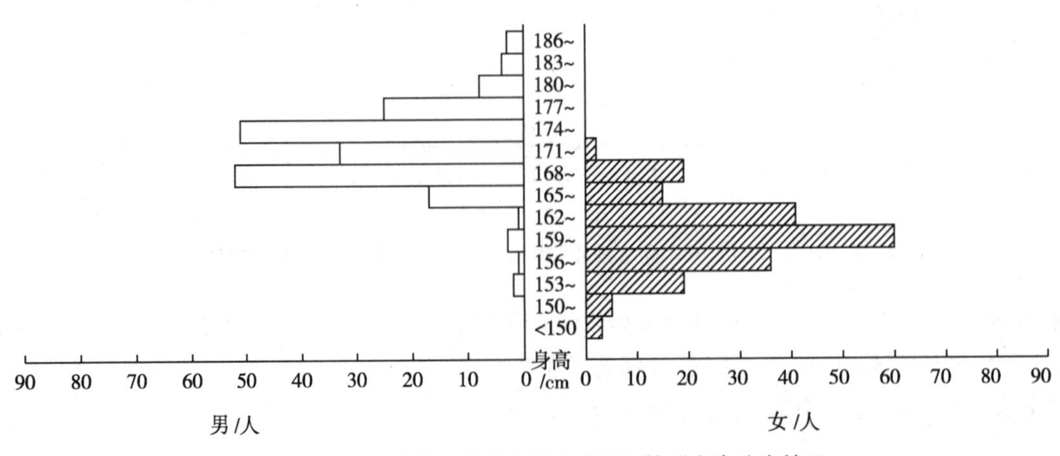

图 10-7 某年某地 2 型糖尿病患者不同性别身高分布情况

5. 统计地图　统计地图(statistical map)是用不同的颜色和花纹表示统计量的值在地理分布上的变化,适宜描述研究指标的地理分布。统计地图先绘制按行政区域或地理特征分区的地图,然后按各区域统计指标值分别标记不同颜色或花纹,并加上图例说明不同颜色或花纹的意义。注意颜色或花纹的选择最好与统计量数值增减的趋势一致,如颜色由浅入深代表统计量数值的增加。

6. 其他特殊分析图　在探索性数据分析中,一些特殊的统计图对于发现数据分布特征有着重要的意义。这里介绍常用的箱式图、雷达图、误差条图和火山图。

(1) 箱式图:箱式图(box plot)是使用5个统计量反映原始数据的分布特征,即数据分布中心位置、分布、偏度、变异范围和离群值。箱式图的箱子两端分别是上四分位数和下四分位数,中间横线是中位数,两端连线分别是除离群值外的最小值和最大值,另外标记可能的离群值。显然箱子越长,数据变异程度越大。若中间横线在箱子中点,则表明分布对称,否则不对称。箱式图将数据经验分布的重要特征展示出来,给人们一个直观的印象,由于使用的是中位数和四分位数,因此比均数和标准差更为稳健,箱式图特别适合于多组数据分布的比较。

例 10-11　某地调查不同类型化妆品厂车间内粉尘数,结果绘制成图10-8。该箱式图显示粉尘数的分布呈偏态分布,净化厂粉尘数较少,非净化厂粉尘数较多。

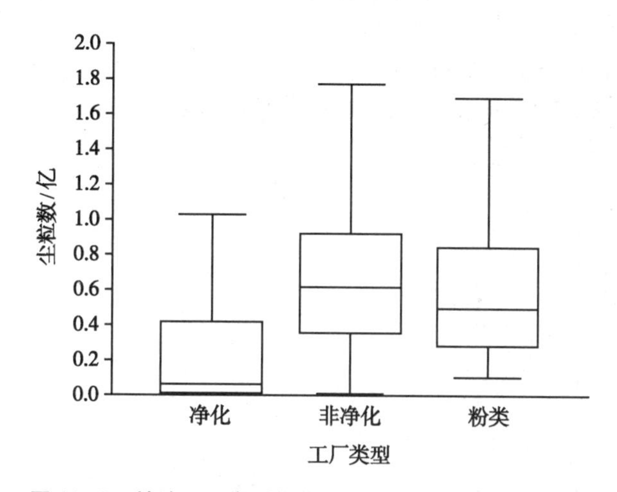

图 10-8　某地不同类型化妆品厂车间粉尘数分布箱式图

(2) 雷达图:雷达图(radar chart)是一种以二维形式展示多维数据的图形。又可称为蜘蛛网图(spider chart),顾名思义像张蜘蛛网一样,由中心向外辐射出多条坐标轴,每个多维数据在每一维度上的数值都占有一条坐标轴,并和相邻坐标轴上的数据点连接起来,形成一个个不规则多边形。雷达图可用于综合分析和评价,并寻找各组优势和弱势。

例 10-12　某地随机抽取100例糖尿病患者进行问卷调查,将调查项目分为6个维度,分别反映经济水平、疾病严重程度、医疗资源利用程度、生活方式、精神状态、社会融合度。每个维度里有若干相关问题,最后凝练出该维度的水平,均为两个水平;如经济水平分为好、不好,疾病严重程度分为轻、重等。将每名患者的问卷调查结果,通过聚类分析,分为3组,具体见表10-7。同组患者在不同维度的构成比连成一个封闭圆环,从图10-9中可以看出各组患者的特征。例如,组1患者"经济水平较好"的百分比为36%,即相比于其他组,该组患者经济水平偏低。

表 10-7　各组6个维度的特征构成情况　　单位:%

分组	经济水平较好	疾病较严重	医疗资源利用率高	生活方式健康	精神状态佳	社会融合好
组1	36	91	42	40	36	38
组2	62	72	68	20	36	78
组3	86	58	92	76	88	96

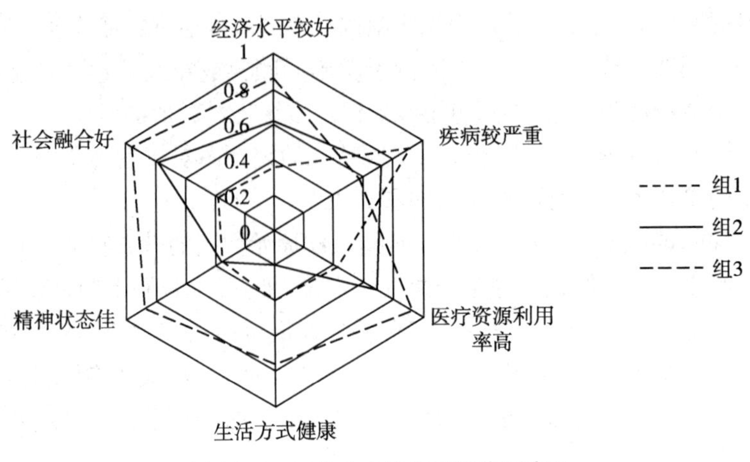

图 10-9 三组 6 个维度特征的雷达图

（3）误差条图：误差条图（error bar chart）是通过样本信息来描述总体，估计抽样误差大小的图形。特别适合比较多个样本间的差异情况。误差条图可以显示三种不同的区间：置信区间、$\bar{X}\pm S$ 和 $\bar{X}\pm S_{\bar{X}}$。

例 10-13 利用第四章例 4-2 的数据绘制误差条图，从图 10-10 中可见甲药组和乙药组之间甘油三酯降低量的均数差异不大，而丙药组的甘油三酯降低量均数低于甲药组和乙药组，差别有统计学意义。

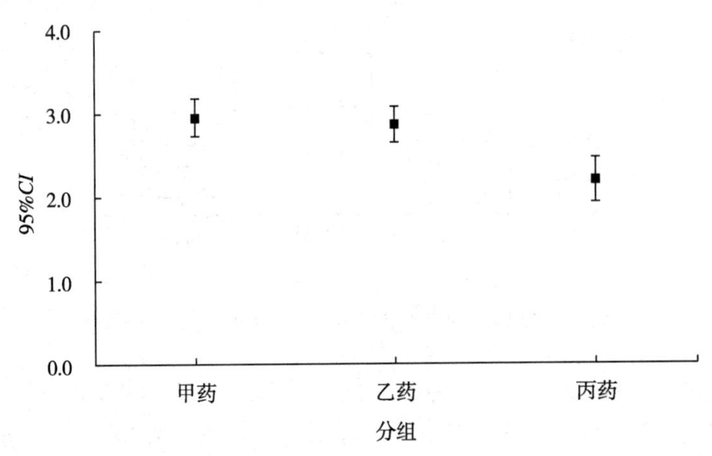

图 10-10 三种药物甘油三酯降低量的均数与 95%置信区间

（4）火山图：火山图（volcano plot）是一类用来展示组间差异数据的图形，因为在生物体发生变化时，从全局角度而言，大部分的基因表达没有或者发生了很小程度的变化，只有少部分基因表达发生了显著的变化。火山图常见于 RNA 表达谱和芯片的数据分析研究中，主要用于分析两组或多组之间多基因的差异表达。图形的横轴为组间基因表达量的比值[以 log2（组间基因表达量比值）表示]，在图中基因越偏离中心，代表差异越大；纵轴为-log10（P_调整），其中 P_调整为多重假设检验校正的 P，该值越大，组间差异越具有统计学意义，基因越位于图形的上方。

利用基因表达数据绘制火山图，如图 10-11（彩图见文末彩插）所示，横轴是 log2（组间基因表达量比值），纵轴是-log10（P_调整），每个点代表一个基因，平行于 Y 轴的两条绿色虚线分别是 $X=1$[$X=\log2(2)$]和 $X=-1$[$X=-\log2(2)$]，在 $X=-1$ 左侧的点是下调 2 倍以上的基因，在 $X=1$ 右侧是上调 2 倍以上的基因；平行于 X 轴的绿色虚线是 $Y=1.30$[$Y=-\log10(0.05)$]，在绿色虚线以上的点表示组间基因表达 $P<0.05$ 的基因；图中红色的点是表达差异显著的基因。

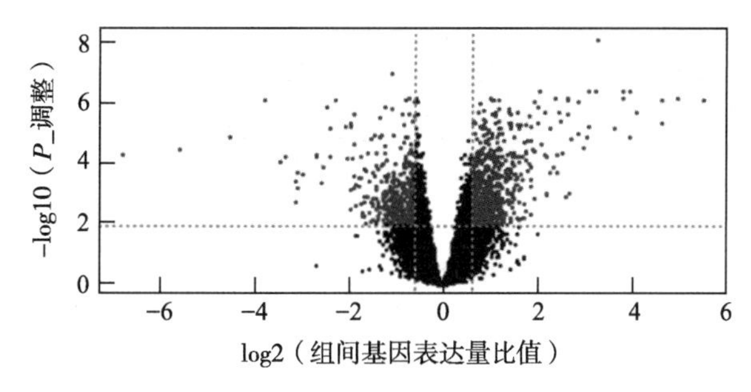

图 10-11 组间基因表达变化的火山图

当前,流行的图形绘制软件有很多,如 SPSS、Stata、SAS、R 软件和 ArcGIS 等。Excel 可视为最普及的绘图软件,适合简单场景如报表数据的基本汇总。相对于 Excel 而言,SPSS 绘图功能较多,适合更加专业的使用场景,其绘图的交互界面非常简单,可以根据需要通过点击图形来修改,简便易行。但是无法产生交互界面作图的一些效果,适用于初级用户。与 SPSS 一样,Stata 也可以通过鼠标点击的交互界面来绘图,虽然没有图形编辑器,但是它的绘图命令的语句很简单,功能也很强大。SAS 与上述三种绘图软件相比,SAS/Graph 模块提供了更强大的绘图功能。SAS/Graph 模块的学习也是非常专业而复杂的,图形的制作主要使用程序语言,适用于高级用户。R 与 SAS 的主要区别在于 R 软件是开源项目,可免费得到,处理更灵活,同时对编程要求较高。ArcGIS 主要应用于与空间信息、地图有关的领域,涉及宏观的区域规划、资源预测和微观的矿物结构等,主要进行空间分析和可视化。

总之,每个软件都有其各自特点,可以根据所处理问题的性质来选择不同的软件进行统计图的绘制。如火山图可以应用 R 软件绘制,统计地图采用 ArcGIS 软件绘制,雷达图应用 Excel 就能简单实现。常用的直方图、直条图、圆图、线图等,应用 SPSS、Stata、SAS、R 软件和 Excel 等软件基本都能绘制。

Summary

When we first collect data for some projects, it will usually be in a "raw" form. That is, the data is not organized in a scientific way; therefore people can not easily obtain a general understanding of the data. A series of procedures, such as statistical description using tables and statistical charts, should be performed to reveal the main features of the data. Statistical tables and statistical charts play an important role in descriptive statistics.

With simple but explicit form, statistical tables arrange the numeral and items properly, which make it convenient for reading, comparison, and calculation. Meanwhile, the distribution shape and principal characteristics of the data can also be presented, which is a clue to choose the most suitable approach when further analysis is needed. There are many kinds of statistical tables, such as frequency tables, contingency tables and so on.

In terms of describing data, choosing an appropriate visualization technique is very important. Statistical charts are used to present data, with geometry objects such as point, line, surface, and so on. A chart is often drawn to illustrate or explain a complex situation, where a form of words or a table might be clumsy, lengthy or inadequate and gives people an "impact" factor. In this chapter, some of the most common charts are introduced, such as bar chart, pie chart, line chart, histogram, box plot, and so on.

In a word, some data can be described with a table, some with a chart and some with both. How to choose an appropriate form to describe the data depends on the type of variable and the specific research target.

练 习 题

一、最佳选择题

1. 欲比较两地 20 年来冠心病和恶性肿瘤死亡率的上升速度,最好选用( )

A. 普通线图 B. 半对数线图 C. 条图 D. 直方图 E. 圆图

2. 调查某地 6 至 16 岁学生近视情况,需描述近视学生的年龄分布可用( )

A. 普通线图 B. 半对数线图 C. 条图 D. 直方图 E. 圆图

3. 比较某地在两个年份几种传染病的发病率可用( )

A. 构成比条图 B. 复式条图 C. 线图 D. 直方图 E. 圆图

4. 下列统计图适用于表示构成比关系的是( )

A. 直方图 B. 箱式图 C. 误差条图、条图 D. 散点图、线图 E. 圆图、百分条图

5. 研究三种不同种类的麻醉剂在麻醉后的镇痛效果,采用计量评分法,分数呈偏态分布,比较终点时分数的平均水平及个体变异程度,应使用的图形是( )

A. 复式条图 B. 复式线图 C. 散点图 D. 直方图 E. 箱式图

6. 观察某地 2010 年至 2018 年意外伤害发生率和摩托车数量的关系,宜选择的图形为( )

A. 直方图 B. 直条图 C. 散点图 D. 线图 E. 圆图

7. 在绘制统计表时,下列项目可以省略的是( )

A. 标题 B. 标目 C. 线条 D. 数字 E. 备注

8. 对比某种清热解毒药物和对照药物的疗效,其单项指标为口渴、身痛、头痛、咳嗽、流涕、鼻塞、咽痛和发热的有效率,应选用的统计图是( )

A. 圆图 B. 百分条图 C. 箱式图 D. 复式条图 E. 直方图

9. 关于统计表的制作,不正确的叙述是( )

A. 统计表不用竖线和斜线分隔表、标目和数据

B. 统计表的标题放在表的上方

C. 统计表包含的内容越多越好

D. 统计表中的数字按小数点位对齐

E. 统计表一般用纵标目和横标目说明数字的意义和单位

10. 关于统计图的制作,正确的叙述是( )

A. 统计图的标题放在图的上方

B. 线图中的线条越多越好

C. 直条图的纵轴必须从零开始

D. 直方图的组距不必相等

E. 以上都不对

二、简答题

1. 统计表与统计图有何联系和区别?

2. 统计表的制作原则和要求有哪些?

3. 统计图的制作原则和要求有哪些?

4. 常用的统计图有哪几种,各适用于什么类型资料?

5. 散点图和线图有何区别?

三、计算分析题

1. 某国产与进口分装注射用盐酸头孢替安治疗呼吸道感染的临床疗效比较研究中,研究对象是住院呼吸道感染(急性支气管炎、肺炎、慢性支气管炎急性发作、支气管扩张伴感染)患者 118 例,分为试验组 58 例,对照组 60 例。研究对象均根据症状、体征、实验室及病原学检查确诊为细菌性感染的患者。治疗后试验组和对照组临床疗效比较结果见下表。对下列统计表(表 10-8)提出意见,并绘制改进后的统计表。

2. 某丹参灌肠治疗溃疡性结肠炎临床观察中,确诊患者共 112 例,随机分为治疗组与对照组各 56 例。两组性别、年龄、病程比较结果见下表。请对该统计表(表 10-9)提出意见,并绘制修改后的统计表。

表 10-8　两组患者的临床疗效

项目	试验组					对照组				
	n	痊愈	显效	进步	无效	*n*	痊愈	显效	进步	无效
急性支气管炎	28	16	12	0	0	31	19	12	0	0
肺炎	15	11	3	1	0	13	9	4	0	0
慢性支气管炎急性发作	11	8	2	1	0	10	7	2	1	0
支气管扩张伴感染	4	3	1	0	0	6	3	2	1	0
痊愈率/%	65.5(38/58)					63.3(38/60)				
有效率/%	96.5(56/58)					96.6(58/60)				

表 10-9　两组临床资料比较结果

组别	性别		年龄/岁	平均年龄/岁	病程/月	平均病程/月	临床表现		
	男	女					轻	中	重
治疗组	30	26	24~66	38.8	2~11	4.81	21	28	7
对照组	29	27	23~64	38.6	3~12	4.78	22	26	8

3. 某地两年的三种死因别死亡率资料如表 10-10，请绘制合适的统计图描述该资料。

表 10-10　某地两年的三种死因别死亡率　单位：1/10 万

死因	1952 年	1992 年
肺结核	163.2	24.7
心脏病	72.5	83.4
恶性肿瘤	57.2	156.3

4. 表 10-11 为某年甲、乙两医院各科住院患者统计表，请绘制适宜的统计图描述该资料。

表 10-11　甲、乙两医院某年各科住院患者统计表[*n*(%)]

医院	内科	外科	妇科	儿科	合计
甲医院	850(30)	1 133(40)	425(15)	425(15)	2 833
乙医院	861(30)	1 126(39)	430(15)	437(15)	2 854

5. 根据表 10-12 分别绘制普通线图和半对数线图，并说明两种统计图形的意义。

表 10-12　某地某年食管癌不同性别与年龄别的发病率

年龄/岁	发病率/(1/10 万)		年龄/岁	发病率/(1/10 万)	
	男	女		男	女
40~	4.4	2.1	65~	50.2	16.4
45~	7.2	3.3	70~	68.5	12.5
50~	7.3	4.5	75~	86.2	19.9
55~	6.9	5.5	≥80	97.0	15.2
60~	19.3	6.7			

6. 三种不同人群的血浆总皮质醇测定资料见表 10-13,试选用合适的统计图将下面的资料表示出来。

表 10-13 三种人群的血浆总皮质醇测定值 单位:10^2 μmol/L

正常人	单纯性肥胖	皮质醇增多症	正常人	单纯性肥胖	皮质醇增多症
0.11	0.17	2.70	0.86	1.13	4.08
0.52	0.33	2.81	1.02	1.38	4.30
0.61	0.55	2.92	1.08	1.63	4.30
0.69	0.66	3.59	1.27	2.04	5.96
0.77	0.86	3.86	1.92	3.75	6.62

ER 10-1 第十章二维码资源

(马 骏 李长平)

第二篇　进　阶　篇

第十一章　多因素试验资料的方差分析
第十二章　重复测量设计资料的方差分析
第十三章　一般线性模型
第十四章　多变量数据常用统计量与组间差别检验
第十五章　多元线性回归分析
第十六章　logistic 回归分析
第十七章　广义线性模型
第十八章　生存分析
第十九章　聚类分析
第二十章　判别分析
第二十一章　主成分分析与因子分析
第二十二章　典型相关分析
第二十三章　结构方程模型
第二十四章　多水平模型
第二十五章　常用综合评价方法
第二十六章　生物信息学中的统计方法
第二十七章　实效比较与真实世界研究
第二十八章　健康医疗大数据简介

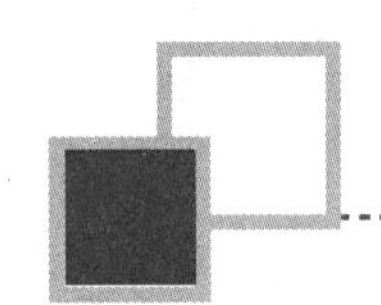

第十一章　多因素试验资料的方差分析

第四章介绍了完全随机设计资料、随机区组设计资料和拉丁方设计资料的方差分析方法。这 3 种方法是基本的试验设计方法，且 3 种设计都是单因素的处理，即只有 1 个处理因素（factor），k 个水平（level），$k \geqslant 2$。

当处理因素不止 1 个时，称为多因素试验。例如，比较 4 种饲料对小鼠体重增加量的影响，如果 4 种饲料是由脂肪含量和蛋白含量 2 个因素复合组成的，脂肪含量和蛋白含量各有 2 个水平（高、低），研究目的不仅是比较 4 种饲料的差别，还要分别分析脂肪含量高低、蛋白含量高低对小鼠体重的影响，就需要按照 2 个因素的多因素试验设计安排试验，用多因素试验资料的方差分析方法分析试验结果。

为了更好地理解本章多因素试验资料方差分析与第四章单因素试验资料方差分析的区别和联系，应注意弄清以下概念：

1. 完全随机设计、随机区组设计和拉丁方设计是 3 种基本的试验设计方法，在不作特殊说明的情况下，“处理”通常是单因素的。

2. 单因素与多因素是针对“处理”而言的，在不作特殊说明的情况下，多因素试验通常是完全随机分组。

3. 方差分析是针对试验结果的统计分析方法而言的，多因素试验资料采用多向分组方差分析（multi-way classification ANOVA），如两因素析因试验资料采用双向分类方差分析（two-way classification ANOVA），三因素析因试验资料采用三向分类方差分析（three-way classification ANOVA）。如果在单因素设计的试验中有“区组”，同样也用多向分组方差分析，如随机区组设计资料的双向分类方差分析，拉丁方设计资料（仅仅把拉丁字母设为处理因素）的三向分类方差分析。

第一节　析因设计资料的方差分析

一、2×2 两因素析因设计资料的方差分析

以完全随机设计 2 因素 2 水平的析因试验（factorial experiment）为例，A 因素有 2 水平，记作 a_1、a_2，B 因素也有 2 水平，记作 b_1、b_2，析因设计（factorial design）的处理组是 A、B 两个因素各个水平的全面交叉分组（fully-crossed）的结果，共形成以下 4 个处理组：

$$甲组=(a_1,b_1)，\quad 乙组=(a_1,b_2)$$
$$丙组=(a_2,b_1)，\quad 丁组=(a_2,b_2)$$

同理，设有 k 个因素，每个因素有 l_j 个水平（$j=1,2,\cdots,k$），析因设计的处理组是 k 个因素 l_j 个水平的全面交叉分组，称为 $l_1,l_2,\cdots,l_k$ 析因设计。如果 k 个因素的水平数都为 L，称为 L^k 析因设计。$2\times2=2^2$ 析因设计是形式上最为简单、方差分析结果最易于解释的一种析因设计。

例 11-1　将 20 只家兔随机等分为 4 组，每组 5 只，进行神经损伤后的缝合试验。处理由两个因素组合而成，A 因素为缝合方法，有两水平，一水平为外膜缝合，记作 a_1，另一水平为束膜缝合，记作 a_2；B 因素为缝合后的时间，有两水平，一水平为缝合后 1 个月，记作 b_1，另一水平为缝合后 2 个月，记作 b_2。

试验结果为每只家兔神经缝合后的轴突通过率(%),见表 11-1。欲比较不同缝合方法及缝合后时间对轴突通过率的影响,试作析因设计的方差分析。

表 11-1　家兔神经缝合后的轴突通过率

A(缝合方法)	外膜缝合(a_1)轴突通过率/%		束膜缝合(a_2)轴突通过率/%		合计
B(缝合后时间)	1 个月(b_1)	2 个月(b_2)	1 个月(b_1)	2 个月(b_2)	
	10	30	10	50	
	10	30	20	50	
	40	70	30	70	
	50	60	50	60	
	10	30	30	30	
$\bar{X}_i$	24	44	28	52	
T_i	120	220	140	260	740(ΣX)
ΣX_i^2	4 400	11 200	4 800	14 400	34 800(ΣX^2)

$C=740^2/20=27\ 380$, $SS_{总}=34\ 800-27\ 380=7\ 420$

将表 11-1 的 4 组数据的均数整理成图 11-1,通过分析图 11-1 中 4 个均数的差别分析,可得出 A 因素不同水平、B 因素不同水平的单独效应、主效应和交互作用。

A因素(两个水平)	B因素(两个水平) 缝合后1个月(b_1)	缝合后2个月(b_2)
外膜缝合(a_1)	24(a_1b_1)	44(a_1b_2)
束膜缝合(a_2)	28(a_2b_1)	52(a_2b_2)

图 11-1　2×2 析因试验示意图

1. 单独效应　单独效应(simple effect)是指其他因素的水平固定时,同一因素不同水平间的差别。如表 11-2 中,当 A 因素固定在 1 水平时,B 因素的单独效应为 20;A 因素固定在 2 水平时,B 因素的单独效应为 24。同理,B 因素固定在 1 水平时,A 因素的单独效应为 4;B 因素固定在 2 水平时,A 因素的单独效应为 8。结合图 11-1 解释,外膜缝合后 2 个月与 1 个月相比,神经轴突通过率提高了 20%,束膜缝合后 2 个月与 1 个月相比,神经轴突通过率提高了 24%。

表 11-2　2 因素 2 水平析因试验的均数(%)差别

A 因素	B 因素 b_1	b_2	平均	b_2-b_1
a_1	24	44	34	20
a_2	28	52	40	24
平均	26	48		22
a_2-a_1	4	8	6	

2. 主效应　主效应(main effect)指某一因素各水平间的平均差别。表 11-2 中,B 因素为 1 水平时,A 因素的单独效应为 4;B 因素为 2 水平时,A 因素的单独效应为 8,平均后得 A 因素主效应(4+8)/2=6。同理,B 因素主效应为(20+24)/2=22。结合图 11-1 解释,A 因素的主效应解释为:束膜缝合与外膜缝合相比(不考虑缝合时间),神经轴突通过率提高了 6%。B 因素的主效应解释为:缝合后 2 个月与 1 个月相比(不考虑缝合方法),神经轴突通过率提高了 22%。

3. 交互作用　当某因素的各个单独效应随另一因素变化而变化时,则称这两个因素间存在交互作用(interaction)。表 11-2 中,A 与 B 的交互作用表示为 $AB=[(a_2b_2-a_1b_2)-(a_2b_1-a_1b_1)]/2=(8-4)/2=2$,

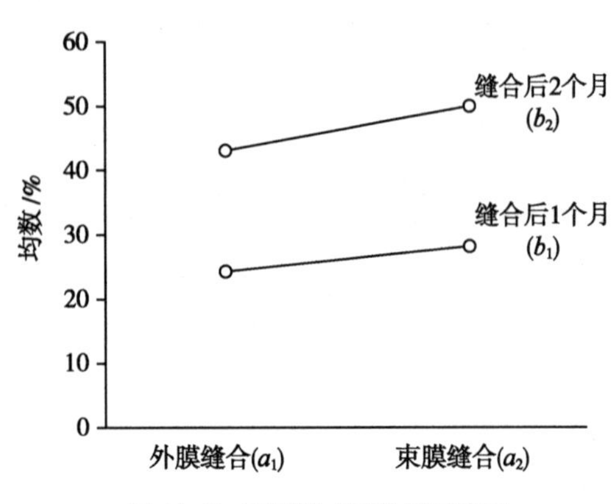

图 11-2　两因素交互作用示意图

B 与 A 的交互作用表示为 $BA=[(a_2b_2-a_2b_1)-(a_1b_2-a_1b_1)]/2=(24-20)/2=2$，即 AB=BA。结合图 11-1 解释，缝合后 2 个月后束膜缝合与外膜缝合神经轴突通过率的差异，仅比缝合后 1 个月提高了 2%，或者说，束膜缝合方法缝合后 2 个月与缝合后 1 个月的差异，仅比外膜缝合方法提高了 2%。如将图 11-1 的4 个均数作线图（图 11-2），可得两条几乎相互平行的直线，表示两因素交互作用很小。反之，若得两条相互不平行的直线，则说明两因素可能存在交互作用。

上述两因素的交互作用称为一阶交互作用，当因素个数大于 2 时，亦可计算二阶交互作用、三阶交互作用等。若存在交互作用，在统计分析时须逐一分析各因素的单独效应。反之，如果不存在交互作用，说明两因素的作用效果相互独立，逐一分析各因素的主效应即可。

4. 方差分析　由表 11-2 已经算出，A 因素（缝合方法）的主效应为 6%，B 因素（缝合时间）的主效应为 22%，AB 的交互作用表示为 2%。以上都是样本均数的比较结果，要推论总体均数是否有同样的特征，需要对试验结果进行方差分析后下结论。

暂且不考虑表 11-1 中是析因试验的结果，按第四章完全随机设计资料方差分析方法，由表 11-1 计算：$SS_{总}=34\ 800-27\ 380=7\ 420$，$SS_{处理}=2\ 620$，列出$(a_1b_1)$，$(a_1b_2)$，$(a_2b_1)$及$(a_2b_2)$4 个处理组均数比较的方差分析表，见表 11-3。

表 11-3　表 11-1 处理组均数比较的变异分解

变异来源	自由度	*SS*	*MS*	*F*	*P*
总变异	19	7 420			
处理组间	3	2 620			
误差	16	4 800	300		

析因设计的 $SS_{处理}$需要进一步分解为 A 因素（缝合方法）主效应的离均差平方和 SS_A，B 因素（缝合时间）主效应的离均差平方和 SS_B，与 AB 交互作用的离均差平方和 SS_{AB}三部分，见表 11-4。其中 T_1，T_2，T_3，T_4 分别为(a_1b_1)，(a_1b_2)，(a_2b_1)及(a_2b_2)4 个处理组神经轴突通过率的小计；A_1、A_2 分别表示外膜缝合与束膜缝合的小计，B_1、B_2 分别表示缝合后 1 个月和 2 个月的小计，$n=n_1=n_2=n_3=n_4=5$ 为各组例数。

用表 11-1 数据计算：

$$A_1=T_1+T_2=120+220=340,\quad A_2=T_3+T_4=140+260=400$$

$$B_1=T_1+T_3=120+140=260,\quad B_2=T_2+T_4=220+260=480$$

表 11-4　2×2 析因设计 $SS_{处理}$的变异分解

变异来源	自由度	*SS*
处理组间	3	$SS_{处理}=\frac{1}{n}(T_1^2+T_2^2+T_3^2+T_4^2)-C$
A 因素主效应	1	$SS_A=\frac{1}{2n}(A_1^2+A_2^2)-C$
B 因素主效应	1	$SS_B=\frac{1}{2n}(B_1^2+B_2^2)-C$
AB 交互作用	1	$SS_{AB}=SS_{处理}-SS_A-SS_B$

代入表 11-4,得

$$SS_A = \frac{1}{2n}(A_1^2 + A_2^2) - C = \frac{1}{2\times5}(340^2 + 400^2) - 27\ 380 = 180$$

$$SS_B = \frac{1}{2n}(B_1^2 + B_2^2) - C = \frac{1}{2\times5}(260^2 + 480^2) - 27\ 380 = 2\ 420$$

$$SS_{AB} = SS_{处理} - SS_A - SS_B = 2\ 620 - 180 - 2\ 420 = 20$$

将表 11-3 中处理组间的自由度和 SS 替换为 A 因素主效应、B 因素主效应和 AB 交互作用,得完全随机设计两因素两水平析因试验结果的方差分析表,见表 11-5。

表 11-5　表 11-1 析因试验结果的方差分析表

变异来源	自由度	SS	MS	F	P
总变异	19	7 420			
(处理组间)	(3)	(2 620)			
A 主效应	1	180	180	0.60	>0.05
B 主效应	1	2 420	2 420	8.07	<0.05
AB	1	20	20	0.07	>0.05
误差	16	4 800	300		

表 11-5 中,A 因素主效应所对应的检验假设为 H_0:A 因素主效应=0;B 因素主效应所对应的检验假设为 H_0:B 因素主效应=0;AB 交互作用所对应的检验假设为 H_0:AB 交互作用=0。方差分析的检验界值为 $F_{0.05,(1,16)}=4.49$、$F_{0.01,(1,16)}=8.53$,表 11-5 中只有 B 因素主效应达到 $0.01<P<0.05$,拒绝 H_0,接受 H_1。结合样本均数的比较结果,A 因素的主效应为 6%,AB 的交互作用为 2%,均不具有统计学意义。仅 B 因素(缝合后时间)的主效应 22%有统计学意义。结论为:尚不能认为两种缝合方法对神经轴突通过率有影响;可认为缝合后 2 个月与 1 个月相比,神经轴突通过率提高了。

需要特别说明的是,表 11-1 的测量值为百分率(%),可能导致 4 个处理组的总体方差不齐,如果方差分析表的 F 在检验界值 $F_{0.05,(1,16)}=4.49$ 附近,应将各测量值为百分率进行平方根反正弦变换后再作一次方差分析,即将表 11-1 的所有原始数据 p 取小数作弧度变换($X=\sin^{-1}(\sqrt{p})$)(见第三章第七节变量变换),用 X 的方差分析表下结论。本例平方根反正弦变换后的方差分析,$F_A=0.68$,$F_B=8.48$,$F_{AB}=0.02$,与表 11-5 结论相同。

二、$I\times J$ 两因素析因设计资料的方差分析

设 A 因素有 $I(\geqslant2)$ 个水平,B 因素有 $J(\geqslant2)$ 个水平,共有 $g=IJ$ 个处理组。例如,研究耐药基因与抗癌药物的作用关系,将人骨髓细胞分两类,一类转染耐药基因,一类作为对照;选 4 种抗癌药物:秋水仙碱、长春新碱、阿霉素、依托泊苷。A 因素为转染耐药基因,有两个水平,1 水平为转染耐药基因,2 水平为未转染耐药基因;B 因素为抗癌药物,有 1~4 个水平,依此为秋水仙碱、长春新碱、阿霉素、依托泊苷。共有 $g=2\times4=8$ 个处理组,分别记为 $T_1, T_2, \cdots, T_8$,见图 11-3。完全随机分组将供试验用的人骨髓细胞随机分为 8 组,并且要求各组例数相等。

转染耐药基因	抗癌药物(B因素,4个水平)			
(A因素,2个水平)	秋水仙碱、	长春新碱、	阿霉素、	依托泊苷
转染	T_1	T_2	T_3	T_4
未转染	T_5	T_6	T_7	T_8

图 11-3　2×4 两因素析因设计完全随机分组示意图

用第四章完全随机分组资料的方差分析计算方法，可计算出图 11-3 各个处理组的 $SS_{处理}$，析因设计方差分析的核心是要将 $SS_{处理}$进一步分解为 SS_A、SS_B 和 SS_{AB}。设 $A_i(i=1,2,\cdots,I)$为 A 因素各水平的小计，$B_j(j=1,2,\cdots,J)$为 B 因素各水平的小计，$T_m(m=1,2,\cdots,g)$为各处理组小计，n 为每组例数，$SS_{处理}$的分解方法见表 11-6。

表 11-6 完全随机设计两因素析因设计资料的方差分析表

变异来源	自由度	SS	MS	F	P
总变异	$gn-1$	ΣX^2-C			
A 主效应	$I-1$	$SS_A=\frac{1}{nJ}\Sigma A_i^2-C$	MS_A	$\frac{MS_A}{MS_E}$	
B 主效应	$J-1$	$SS_B=\frac{1}{nI}\Sigma B_j^2-C$	MS_B	$\frac{MS_B}{MS_E}$	
AB	$(I-1)(J-1)$	$SS_{AB}=\frac{1}{n}\Sigma T_i^2-C-SS_A-SS_B$	MS_{AB}	$\frac{MS_{AB}}{MS_E}$	
误差	$g(n-1)$	$SS_E=\Sigma X^2-\frac{1}{n}\Sigma T_i^2$	MS_E		

例 11-2 观察 A、B 两种镇痛药物联合运用在产妇分娩时的镇痛效果。A 药取 3 个剂量：1. 0mg、2. 5mg、5. 0mg；B 药也取 3 个剂量：5μg、15μg、30μg。共 9 个处理组。将 27 名产妇随机等分为 9 组，每组 3 名产妇，记录每名产妇分娩时的镇痛时间，结果见表 11-7。试分析 A、B 两药联合运用的镇痛效果。

表 11-7 A、B 两药联合运用的镇痛时间 单位：min

A 药剂量	B 药剂量		
	5μg	15μg	30μg
1. 0mg	105	115	75
	80	105	95
	65	80	85
2. 5mg	75	125	135
	115	130	120
	80	90	150
5. 0mg	85	65	180
	120	120	190
	125	100	160

（1）计算 9 个处理组镇痛时间的合计 T_m 和 A_i，B_j，见表 11-8。

表 11-8 镇痛时间的合计值（T_m）（$n=3$） 单位：min

A 药（$I=3$）	B 药（$J=3$）			合计（A_i）
	5μg	15μg	30μg	
1. 0mg	250	300	255	805
2. 5mg	270	345	405	1 020
5. 0mg	330	285	530	1 145
合计（B_i）	850	930	1 190	2 970

（2）将表 11-8 计算结果代入表 11-6，得方差分析表，见表 11-9。

表 11-9　A、B 两药联合运用的镇痛时间的方差分析表

变异来源	自由度	SS	MS	F	P
总变异	26	28 450.000			
A 药主效应	2	6 572.222	3 286.111	8.47	<0.01
B 药主效应	2	7 022.222	3 511.111	9.05	<0.01
A 药×B 药	4	7 872.222	1 968.056	5.07	<0.01
误差	18	6 983.333	387.963		

（3）结论：①A 药不同剂量的镇痛效果不同；②B 药不同剂量的镇痛效果不同；③A、B 两药有交互作用，A 药 5.0mg 和 B 药 30μg 时，镇痛时间持续最长。

三、$I\times J\times K$ 三因素析因设计资料的方差分析

设 A 因素有 $I(\geqslant 2)$ 个水平，B 因素有 $J(\geqslant 2)$ 个水平，C 因素有 $K(\geqslant 2)$ 个水平，称三因素析因设计，共有 $g=IJK$ 个处理组。完全随机分组是将 gn 个试验单位随机等分为 g 组，每组例数为 n。方差分析表见表 11-10。

表 11-10　完全随机设计三因素析因设计资料的方差分析表

变异来源	自由度	SS	MS	F	P
总变异	$gn-1$	ΣX^2-C			
A 主效应	$I-1$	$SS_A=\frac{1}{nJK}\Sigma A_i^2-C$	MS_A	$\frac{MS_A}{MS_E}$	
B 主效应	$J-1$	$SS_B=\frac{1}{nIK}\Sigma B_j^2-C$	MS_B	$\frac{MS_B}{MS_E}$	
C 主效应	$K-1$	$SS_C=\frac{1}{nIJ}\Sigma C_k^2-C$	MS_C	$\frac{MS_C}{MS_E}$	
AB	$(I-1)(J-1)$	$SS_{AB}=\frac{1}{nK}\Sigma T_{AB}^2-C-SS_A-SS_B$	MS_{AB}	$\frac{MS_{AB}}{MS_E}$	
AC	$(I-1)(K-1)$	$SS_{AC}=\frac{1}{nJ}\Sigma T_{AC}^2-C-SS_A-SS_C$	MS_{AC}	$\frac{MS_{AC}}{MS_E}$	
BC	$(J-1)(K-1)$	$SS_{BC}=\frac{1}{nI}\Sigma T_{BC}^2-C-SS_B-SS_C$	MS_{BC}	$\frac{MS_{BC}}{MS_E}$	
ABC	$(I-1)(J-1)(K-1)$	$SS_{ABC}=\frac{1}{n}\Sigma T_i^2-C-SS_A-SS_B-SS_C-SS_{AB}-SS_{AC}-SS_{BC}$	MS_{ABC}	$\frac{MS_{ABC}}{MS_E}$	
误差	$g(n-1)$	$SS_E=\Sigma X^2-\frac{1}{n}\Sigma T_i^2$	MS_E		

其中 T_{AB}、T_{AC}、T_{BC} 分别为 AB 两因素、AC 两因素和 BC 两因素交叉分组的合计

例 11-3　用 5×2×2 析因设计研究 5 种类型的军装在两种环境、两种活动状态下的散热效果，将 100 名受试者随机等分为 20 组，观察指标是受试者的主观热感觉（从“冷”到“热”按等级评分），结果见表 11-11。试进行方差分析。

表 11-11 受试者主观热感觉

活动环境	活动状态		军装类型					B_j
			a_1	a_2	a_3	a_4	a_5	
			0.25	0.30	0.75	0.20	-0.10	
			-0.25	0.10	-0.50	-1.00	0.00	
	静坐 (c_1)		1.25	0.50	0.60	0.85	2.50	
			-0.75	-0.35	0.40	-0.50	0.10	
			0.40	0.05	-0.20	0.90	-0.10	
干燥 (b_1)		$T_{1\sim5}$	0.90	0.60	1.05	0.45	2.40	112.77
			4.75	4.60	4.55	4.25	4.72	
			3.45	4.80	3.50	3.10	4.30	
	活动 (c_2)		4.00	4.00	4.25	4.00	4.10	
			4.85	5.20	4.10	5.00	4.80	
			4.55	4.30	4.40	4.20	3.60	
		$T_{6\sim10}$	21.60	22.90	20.80	20.55	21.52	
			0.50	1.50	0.75	-0.75	1.75	
			2.10	1.50	2.65	0.90	2.40	
	静坐 (c_1)		2.75	1.25	3.00	0.95	1.75	
			1.00	1.37	0.05	0.62	3.05	
			2.35	2.55	1.17	1.05	2.75	
潮湿 (b_2)		$T_{11\sim15}$	8.70	8.17	7.62	2.77	11.70	144.28
			3.75	4.00	4.10	3.27	4.80	
			4.00	4.05	5.00	4.25	4.02	
	活动 (c_2)		4.00	4.15	4.20	4.00	4.15	
			4.25	4.10	4.15	4.25	4.75	
			4.60	4.25	4.17	4.25	4.80	
		$T_{16\sim20}$	20.60	20.55	21.62	20.02	22.52	
A_i			51.80	52.22	51.09	43.79	58.14	

C 因素合计 $C_1=44.36, C_2=212.69$ $\sum X=257.06$, $\sum X^2=1\ 011.374\ 7$

(1) 计算两因素交叉分组的合计

A,B 交叉分组的合计 T_{AB}

	b_1	b_2
a_1	22.50	29.30
a_2	23.50	28.72
a_3	21.85	29.24
a_4	21.00	22.80
a_5	23.92	34.22

A,C 交叉分组的合计 T_{AC}

	c_1	c_2
a_1	9.60	42.20
a_2	8.77	43.45
a_3	8.67	42.42
a_4	3.22	40.57
a_5	14.10	44.40

B,C 交叉分组的合计 T_{BC}

	c_1	c_2
b_1	5.400	107.375
b_2	38.965	105.320

(2) 将以上计算的 T_{AB},T_{AC},T_{BC} 和表 11-11 中计算的 A_i,B_j,C_k 代入表 11-10,得方差分析表,见表 11-12。

表 11-12 受试者主观热感觉的方差分析表

变异来源	自由度	*SS*	*MS*	*F*	*P*
总变异	99	350.576 3			
A(军装类型)	4	5.208 8	1.302 2	3.03	<0.05
B(环境)	1	9.931 9	9.931 9	23.11	<0.01
C(活动状态)	1	283.333 0	283.333 0	659.22	<0.01
AB	4	1.941 8	0.485 5	1.13	>0.05
AC	4	1.479 5	0.369 9	0.86	>0.05
BC	1	12.691 4	12.691 4	29.53	<0.01
ABC	4	1.608 8	0.402 2	0.94	>0.05
误差	80	34.381 1	0.429 8		

(3) 结论:不同军装、不同环境和不同活动状态的主观热感觉的主效应都有差别,但尚不能认为军装类型的主观热感觉与其他两个试验因素(环境、活动状态)存在交互作用。进一步分析表 11-6 中 A 因素各水平的小计 51.8,52.2,51.1,43.8,58.1,第 4 种类型的军装具有散热效果,第 5 种类型的军装具有保温效果,其余 3 种类型的军装介于两者之间。

随机区组析因设计资料的方差分析,是在随机区组方差分析的基础上,将随机区组方差分析表中的 $SS_{处理}$ 和自由度进一步分解为主效应和交互作用项,原理与完全随机分组析因设计资料的方差分解相同。

第二节 正交设计与方差分析

析因设计的缺点是当因素个数较多时(3 个因素以上),所需试验单位数、处理组数、试验数和方差分析的计算量剧增。减少多因素试验次数的有效方法是采用正交设计。

一、正交设计的基本概念

正交设计(orthogonal design)与析因设计的区别:析因设计是全面试验,g 个处理组是各因素各水平的全面组合;正交设计则是非全面试验,g 个处理组是各因素各水平的部分组合,或称析因试验的部分实施。例如,对于有 A、B、C、D、E 五个因素,每个因素为两水平的试验,按析因设计共有 $g=2^5=32$ 个处理,但用正交设计,可选 $\frac{1}{2}$ 实施方案,只有 $\frac{1}{2}g=16$ 次试验,或 $\frac{1}{4}$ 实施,只有 $\frac{1}{4}g=8$ 次试验。由此可见,当试验因素较多时,采用正交设计可成倍地减少试验次数。但是也要注意,正交设计之所以能成倍地减少试验次数,是以牺牲分析各因素的部分或大部分交互作用为代价的。因此,在正交设计时要根据生物学和医学专业知识,只分析有意义的主效应和部分重要因素的一阶交互作用。

正交设计在医学研究中的用途相当广泛,如寻找疗效好的药物配方、医疗仪器多个参数的优化组合、医疗产品的生产工艺、生物体的培养条件等。在具体操作上,也比析因试验简单。

二、正交设计表的使用

正交设计各因素各水平的组合方式要查正交表决定。每个正交表都有一个表头符号 $L_N(m^k)$,表示正交表有 N 行 k 列,每一列由 1,2,…,m 个整数组成。用 $L_N(m^k)$ 安排试验,N 表示试验次数,k 表示最多可安排的因素个数,m 表示各因素的水平数。由于正交表的类型很多,限于篇幅,下面只介绍 $L_8(2^7)$

和 $L_{16}(2^{15})$ 两种正交表的使用，更详细的正交表需查阅有关专著，但基本原理都是相同的。

1. $L_8(2^7)$ 正交表　$L_8(2^7)$ 正交表由两个表组成。一个表是用来安排试验的，见表 11-13，每一列都可安排一个 2 水平的处理因素，最多可安排 7 个试验因素。另一个表是表头设计表，见表 11-14。当各因素间存在一阶交互作用，必须按照表 11-14 安排试验。例如，有 A、B、C、D 4 个因素，$L_8(2^7)$ 正交表的 3、5、6 列是用来分析一阶交互作用的，不能安排处理因素，第 7 列是用来分析 ABC 二阶交互作用的，在没有二阶交互作用的假定下，第 7 列才能用来安排处理因素。因此，根据表头设计 A、B、C、D 4 个因素只能安排在 $L_8(2^7)$ 正交表的 1、2、4、7 列。

表 11-13　$L_8(2^7)$ 正交设计表

处理	列号						
	1	2	3	4	5	6	7
1	1	1	1	1	1	1	1
2	1	1	1	2	2	2	2
3	1	2	2	1	1	2	2
4	1	2	2	2	2	1	1
5	2	1	2	1	2	1	2
6	2	1	2	2	1	2	1
7	2	2	1	1	2	2	1
8	2	2	1	2	1	1	2

表 11-14　$L_8(2^7)$ 正交设计表的表头设计

因素个数	实施比例*	列号						
		1	2	3	4	5	6	7
3	1	A	B	AB	C	AC	BC	ABC
4	1/2	A	B	AB=CD	C	AC=BD	BC=AD	D

*实施比例=1 时为析因试验，3 个因素（2 个水平）用 8 次试验；实施比例=1/2 时为正交试验，4 个因素（2 个水平）用 8 次试验

例 11-4　研究雌螺产卵的最优条件，在 20cm^2 的泥盒里饲养同龄雌螺 10 只，试验条件有 4 个因素（表 11-15），每个因素 2 个水平。试在考虑温度与含氧量对雌螺产卵有交互作用的情况下安排正交试验。

表 11-15　雌螺产卵条件因素与水平

因素 水平	A 因素 温度/℃	B 因素 含氧量/%	C 因素 含水量/%	D 因素 pH
1	5	0.5	10	6.0
2	25	5.0	30	8.0

选 $L_8(2^7)$ 正交表。按表 11-14 表头设计，AB 存在交互作用的情况下，A、B、C、D 只能安排在 $L_8(2^7)$ 正交表的 1、2、4、7 列。8 次试验的各因素各水平的搭配和试验结果见表 11-16。

表 11-16　雌螺产卵条件的正交试验

试验 序号	A 因素 温度/℃	B 因素 含氧量/%	C 因素 含水量/%	D 因素 pH	产卵 数量
1	5	0.5	10	6.0	86
2	5	0.5	30	8.0	95
3	5	5.0	10	8.0	91

续表

试验序号	A 因素 温度/℃	B 因素 含氧量/%	C 因素 含水量/%	D 因素 pH	产卵数量
4	5	5.0	30	6.0	94
5	25	0.5	10	8.0	91
6	25	0.5	30	6.0	96
7	25	5.0	10	6.0	83
8	25	5.0	30	8.0	88

2. $L_{16}(2^{15})$表　试验方案见表 11-17，表头设计见表 11-18。假定各因素间不存在一阶以上的高阶交互作用，则 $L_{16}(2^{15})$表最多可安排 8 个两水平的试验因素。

表 11-17　$L_{16}(2^{15})$正交设计表

处理	列号														
	1	2	3	4	5	6	7	8	9	10	11	12	13	14	15
1	1	1	1	1	1	1	1	1	1	1	1	1	1	1	1
2	1	1	1	1	1	1	1	2	2	2	2	2	2	2	2
3	1	1	1	2	2	2	2	1	1	1	1	2	2	2	2
4	1	1	1	2	2	2	2	2	2	2	2	1	1	1	1
5	1	2	2	1	1	2	2	1	1	2	2	1	1	2	2
6	1	2	2	1	1	2	2	2	2	1	1	2	2	1	1
7	1	2	2	2	2	1	1	1	1	2	2	2	2	1	1
8	1	2	2	2	2	1	1	2	2	1	1	1	1	2	2
9	2	1	2	1	2	1	2	1	2	1	2	1	2	1	2
10	2	1	2	1	2	1	2	2	1	2	1	2	1	2	1
11	2	1	2	2	1	2	1	1	2	1	2	2	1	2	1
12	2	1	2	2	1	2	1	2	1	2	1	1	2	1	2
13	2	2	1	1	2	2	1	1	2	2	1	1	2	2	1
14	2	2	1	1	2	2	1	2	1	1	2	2	1	1	2
15	2	2	1	2	1	1	2	1	2	2	1	2	1	1	2
16	2	2	1	2	1	1	2	2	1	1	2	1	2	2	1

表 11-18　$L_{16}(2^{15})$正交设计表的表头设计

因素个数	实施比例	列号														
		1	2	3	4	5	6	7	8	9	10	11	12	13	14	15
4	1	A	B	AB	C	AC	BC		D	AD	BD		CD			
5	1/2	A	B	AB	C	AC	BC	DE	D	AD	BD	CE	CD	BE	AE	E
6	1/4	A	B	AB || DE	C	AC || DF	BC || EF		D	AD || BE || CF	BD || AE	E	CD || AF	F		CE || BF

续表

因素个数	实施比例	列号														
		1	2	3	4	5	6	7	8	9	10	11	12	13	14	15
7	1/8	A	B	AB || DE || FG	C	AC || DF || EG	BC || EF || DG		D	AD || BF || CF	BD || AE || CG	E	CD || AF || BG	F	G	CE || BF || AG
8	1/16	A	B	AB || DE || FG || CH	C	AC || DF || EG || BH	BC || EF || DG || AH	H	D	AD || BE || CF || GH	BD || AE || CG || FH	E	CD || AF || BG || EH	F	G	CE || BF || AG || DH

例 11-5　研究高频呼吸机 A、B、C、D、E 5 个参数对通气量的影响，每个参数有高、低两个水平，试按正交设计安排试验。

用析因设计共需 $2^5=32$ 次试验，假定 5 个因素间没有高阶交互作用，选用 $L_{16}(2^{15})$ 正交表，共进行 $\frac{1}{2}\times32=16$ 次试验。按表 11-18 的表头设计方案，A、B、C、D、E 各因素分别安排在 $L_{16}(2^{15})$ 正交表的第 1、2、4、8、15 列。试验的具体安排和试验结果列于表 11-19。

表 11-19　高频呼吸机 5 个参数选择的正交设计与试验结果

试验序号	A (1)	B (2)	C (4)	D (8)	E (15)	通气量/(L/min)
1	1	1	1	1	1	16.26
2	1	1	1	2	2	19.38
3	1	1	2	1	2	23.60
4	1	1	2	2	1	28.43
5	1	2	1	1	2	20.28
6	1	2	1	2	1	34.88
7	1	2	2	1	1	49.10
8	1	2	2	2	2	47.44
9	2	1	1	1	2	18.32
10	2	1	1	2	1	24.85
11	2	1	2	1	1	39.45
12	2	1	2	2	2	32.08
13	2	2	1	1	1	45.50
14	2	2	1	2	2	50.30
15	2	2	2	1	2	55.26
16	2	2	2	2	1	66.64

表中(1)，(2)，(4)，(8)，及(15)为 $L_{16}(2^{15})$ 正交表的列号

三、试验结果分析

1. 直接分析　正交试验是一种非常实用的方法，当以筛选各因素各水平最佳组合条件为目的时，可不必作复杂的方差分析，只需对试验结果用“算一算”的方法快速得出结论。以表 11-16 雌螺产卵条件的 $L_8(2^7)$ 正交试验为例，将试验结果列于表 11-20 中，其中 T_{1k} 为第 k 列水平数为“1”时试验结果的合计，如 $k=1$ 时（温度），“1”水平为 5℃时的产卵数量 $T_{11}=86+95+91+94=366$。T_{2k} 为第 k 列水平数为“2”时试验结果的合计，如 $k=1$ 时（温度），“2”水平为 25℃时的产卵数量 $T_{21}=91+96+83+88=358$。$T_{21}>T_{11}$，故温度为 5℃比 25℃的产卵数量多。同理，$T_{12}(368)>T_{22}(356)$，说明含氧量 0.5%比含氧量 5.0%的产卵数量多；$T_{23}(372)>T_{13}(352)$，说明温度和含氧量存在较大的交互作用；$T_{24}(373)>T_{14}(351)$，说明含水量 30%比含水量 10%产卵数量多；$T_{27}(365)>T_{17}(359)$，说明 pH 为 8.0 时比 pH 为 6.0 时产卵数量多。

表 11-20　雌螺产卵条件的 $L_8(2^7)$ 正交试验结果

试验序号	$L_8(2^7)$ 正交表各列（试验因素）							试验结果
	1 (A)	2 (B)	3 (AB)	4 (C)	5	6	7 (D)	X
1	1	1	1	1	1	1	1	86
2	1	1	1	2	2	2	2	95
3	1	2	2	1	1	2	2	91
4	1	2	2	2	2	1	1	94
5	2	1	2	1	2	1	2	91
6	2	1	2	2	1	2	1	96
7	2	2	1	1	2	2	1	83
8	2	2	1	2	1	1	2	88
T_{1k}	366	368	352	351	…	…	359	
T_{2k}	358	356	372	373	…	…	365	724

以上单因素分析结果，结论是：温度 5℃、含氧量 0.5%、含水量 30%、pH 为 8.0 时产卵较多（95 个，表 11-16 第 2 次试验结果）。但由于温度和含氧量存在交互作用，还需再按表 11-20（A）和（B）两列的因素水平搭配“算一算”产卵数量合计：

		A 因素（温度）	
		5℃（a_1）	25℃（a_2）
B 因素	0.5%（b_1）	86+95=181	91+96=187
（含氧量）	5.0%（b_2）	91+94=185	83+88=171

结果是温度 25℃、含氧量 0.5%时产卵较多。因此，单因素分析的结论应改为温度 25℃（a_2）、含氧量 0.5%（b_1）、含水量 30%（c_2）、pH 8.0（d_2）时产卵较多。注意，这里之所以说“产卵较多”而不是“产卵最多”，是因为该结论是根据部分试验结果推论出来的，在表 11-16 的试验结果并没有设立（$a_2b_1c_2d_2$）的处理。值得指出的是，正交试验是析因试验的部分实施，不能用简单的“比一比”代替“算一算”。如“比一比”，表 11-16 中第 6 次试验结果（$a_2b_1c_2d_1$）产卵数量最多（96 个），那只是 $2^4=16$ 次析因试验中其中的 8 次试验结果，还有 8 次试验 $L_8(2^7)$ 正交表并没有安排。

2. 方差分析　方差分析是对试验结果进行统计推论。仍以 $L_8(2^7)$ 的正交试验为例，试验结果列于

表 11-21 中。其中 SS_k 为第 k 列试验结果的组间离均差平方和，可用下式计算

$$SS_k=\frac{1}{N}(T_{1k}-T_{2k})^2$$

例如，$SS_1=\frac{1}{8}(366-358)^2=8$，$SS_2=\frac{1}{8}(368-356)^2=18$，…

表 11-21　雌螺产卵条件的 $L_8(2^7)$ 正交试验方差分析计算表

试验序号	$L_8(2^7)$ 正交表各列(试验因素)							试验结果(X)	X^2
	1(A)	2(B)	3(AB)	4(C)	5	6	7(D)		
1	1	1	1	1	1	1	1	86	7 396
2	1	1	1	2	2	2	2	95	9 025
3	1	2	2	1	1	2	2	91	8 281
4	1	2	2	2	2	1	1	94	8 836
5	2	1	2	1	2	1	2	91	8 281
6	2	1	2	2	1	2	1	96	9 216
7	2	2	1	1	2	2	1	83	6 889
8	2	2	1	2	1	1	2	88	7 744
T_{1k}	366	368	352	351	361	359	359	724	65 668
T_{2k}	358	356	372	373	363	365	365		
SS_k	8	18	50	60.5	0.5	4.5	4.5		

将表 11-21 中的计算结果代入表 11-22，得方差分析表。

表 11-22　$L_8(2^7)$ 正交试验资料的方差分析表

变异来源	自由度	SS	MS	F	P
总变异	7	$\sum X^2-C$			
A(正交表第 1 列)	1	SS_1	SS_1	SS_1/MS_E	
B(正交表第 2 列)	1	SS_2	SS_2	SS_2/MS_E	
C(正交表第 4 列)	1	SS_4	SS_4	SS_4/MS_E	
D(正交表第 7 列)	1	SS_7	SS_7	SS_7/MS_E	
AB=CD(第 3 列)	1	SS_3	SS_3		
AC=BD(第 5 列)	1	SS_5	SS_5		
AD=BC(第 6 列)	1	SS_6	SS_6		

为了计算表 11-22 中的 F 和 P，研究者根据对试验因素的了解程度，必须指定方差分析表中某一个或某几个交互作用项为误差项，以计算误差均方 MS_E。如假定 AD(BC)没有交互作用，则指定 $SS_E=SS_6$，$\nu_E=1$，$MS_E=SS_6$。如假定 A、B、C、D 不存在一阶交互作用，则指定 $SS_E=SS_3+SS_5+SS_6$，$\nu_E=3$，$MS_E=SS_E/3$。在例 11-4 雌螺产卵条件的 $L_8(2^7)$ 正交试验中，假定只有 AB 存在一阶交互作用，则指定 $SS_E=SS_5+SS_6=0.5+4.5=5.0$，$\nu_E=2$，$MS_E=5.0/2=2.5$。相应的方差分析表见表 11-23。结论：雌螺产卵条件主要与泥土含水量、温度和含氧量的交互作用有关。

表 11-23　雌螺产卵条件的 $L_8(2^7)$ 正交试验方差分析表

变异来源	自由度	*SS*	*MS*	*F*	*P*
总变异	7	146.0			
A(温度)	1	8.0	8.0	3.2	>0.05
B(含氧量)	1	18.0	18.0	7.2	>0.05
C(含水量)	1	60.5	60.5	24.2	<0.05
D(pH)	1	4.5	4.5	1.8	>0.05
AB	1	50.0	50.0	20.0	<0.05
误差	2	5.0	2.5		

3. 注意事项　正交设计方差分析必须要有误差项，以计算误差均方。因此，在选择正交设计表时，正交设计表的列数(因素数)至少要保留 1 列用于误差估计，如表 11-20 中第 5、6 列用于误差估计。如果正交设计表的所有列数都安排了试验因素，没有空列计算误差，则需要安排重复试验。仍以表 11-20 为例，该表为 $L_8(2^7)$ 正交设计表，如果只考虑主效应，安排 7 个因素就没有空列计算误差，误差自由度为 0。此时，正交设计方差分析要利用每个试验的重复次数估计误差项。例如每个试验重复 2 次，用 $L_8(2^7)$ 正交设计表安排试验，共有 2×8=16 次试验，表 11-22 的方差分析表即可增加一行误差项，误差自由度为 15-7=8。

第三节　嵌套设计资料的方差分析

一、嵌套设计的基本概念

嵌套设计(nested design)又称窝设计或套设计，与析因设计不同的是，嵌套设计的处理不是各因素各水平的全面组合，而是各因素按其隶属关系系统分组，各因素水平没有交叉。例如，研究伞兵跳伞着陆时的冲击力，设 A 因素为受试者负荷，共 2 个水平，a_1 表示无负荷，a_2 表示负荷 26.5kg；B 因素为平台高度，其水平变化因 A 因素变化而异。当 a_1 时，平台高度有 3 个水平，分别为 0.5m、1.5m 和 2.0m；当 a_2 时，平台高度也有 3 个水平，分别为 0.5m、0.8m 和 1.0m。即 B 因素各水平的变化按 A 因素再进行系统分组，共构成 6 个处理组：

A 因素	无负荷(a_1)			有负荷(a_2)		
	0.5m	1.5m	2.0m	0.5m	0.8m	1.0m
B 因素	(b_{11})	(b_{12})	(b_{13})	(b_{21})	(b_{22})	(b_{23})

二、试验设计方法

在两因素的嵌套设计中，按照因素的隶属关系，A、B 两因素分别为一级处理因素和二级处理因素；在三因素的嵌套设计中，A、B、C 三因素分别为一级、二级、三级处理因素；更多因素的嵌套设计，因素间的隶属关系依次类推。试验的处理组数为最小级别处理因素水平数的合计。以两因素的嵌套设计为例，假定 A 因素有 I 个水平，在 A 因素第 i 个水平下，B 因素有 J_i 个水平($i=1,2,\cdots,I$)，则二级处理因素共有 $g=\sum_{i=1}^{I}J_i$ 个水平，所有试验单位应随机等分为 g 组，每组有 n 例。

三、试验结果的方差分析

设 A 因素有 I 水平，A 因素各水平下 B 因素都为 J 水平，$T_m(=1,2,\cdots,g=IJ)$ 为各处理组小计，n 为每组例数，方差分析表见表 11-24。

表 11-24 两因素嵌套设计资料的方差分析表

变异来源	自由度	SS	MS	F	P
总变异	$nIJ-1$	ΣX^2-C			
A(一级试验因素)	$I-1$	$SS_A=\frac{1}{nJ}\Sigma A_i^2-C$	MS_A	$\frac{MS_A}{MS_E}$	
B(二级试验因素)	$I(J-1)$	$SS_{(B/A)}=\frac{1}{n}\Sigma T_m^2-C-SS_A$	MS_B	$\frac{MS_B}{MS_E}$	
误差	$(n-1)IJ$	$SS_E=\Sigma X^2-\frac{1}{n}\Sigma T_m^2$	MS_E		

例 11-6 欲研究不同蛋白质饲料(大豆粉、脱脂奶粉、蛋清粉)在不同喂养量下对大鼠身长增长的短期影响。由于不同蛋白质饲料达到相同的蛋白质含量所需要的喂养量不一致,将饲料作为一级实验因素($I=3$),饲料的喂养量作为二级实验因素($J=3$),采用嵌套设计,每次喂养 3 只大鼠($n=3$),大鼠身长的净增长值见表 11-25,试作方差分析。

表 11-25 大鼠身长的净增长值　　单位:cm

喂养量(g)	大豆粉			脱脂奶粉			蛋清粉		
	10	12	14	10	11	12	8	9	10
净增长值(X)	6.91	7.08	7.41	7.33	7.33	8.78	8.35	9.11	10.14
	6.04	6.71	7.06	7.44	7.95	8.23	8.61	8.89	9.44
	6.48	6.88	6.54	8.21	7.82	8.55	9.25	9.39	10.22
T_m	19.43	20.67	21.01	22.98	23.10	25.56	26.21	27.39	29.80
A_i		61.11			71.64			83.40	

计算:$\Sigma X^2=1\ 764.7$,$C=1\ 730.4$,将表 11-25 计算结果代入表 11-24,得表 11-26。结论:不同蛋白质饲料影响大鼠的身长增长。对于同一种蛋白质饲料,不同喂养量对大鼠的身长增长亦有影响。

表 11-26 大鼠身长净增长值的方差分析表

变异来源	自由度	SS	MS	F	P
总变异	26	34.3			
饲料	2	27.6	13.8	96.41	<0.01
饲料/喂养量	6	4.1	0.7	4.78	<0.01
误差	18	2.6	0.1		

第四节 裂区设计资料的方差分析

一、裂区设计的基本概念

裂区设计(split-plot design)是析因设计的一种特殊形式。先看随机区组设计的 3×2 析因试验,设有 n 个区组,每个区组内有 6 个试验单位,按 3×2 析因安排处理,得表 11-27 设计方案。

表 11-27　3×2 析因试验全区设计举例

区组编号	A 因素(1)		A 因素(2)		A 因素(3)	
	B 因素(1)	B 因素(2)	B 因素(1)	B 因素(2)	B 因素(1)	B 因素(2)
1	a_1b_1	a_1b_2	a_2b_1	a_2b_2	a_3b_1	a_3b_2
2	a_1b_1	a_1b_2	a_2b_1	a_2b_2	a_3b_1	a_3b_2
⋮	⋮	⋮	⋮	⋮	⋮	⋮
n	a_1b_1	a_1b_2	a_2b_1	a_2b_2	a_3b_1	a_3b_2

()内为因素水平

表 11-27 的设计又称全区试验,因为 3×2=6 个处理全部在一个区组内安排完毕。但在医学试验或实验中,有时全部析因处理不能在同一个区组内安排完毕,需要两个或更多的区组才能安排完全部处理。例如,观察兔眼房水中环核苷酸含量,安排两个实验因素,A 因素是作用兔整体的全身药物,分别为 a_1、a_2、a_3,B 因素是作用于兔双眼的两种局部损伤,分别为 b_1、b_2。以家兔作为区组,每个区组只有两个实验单位(家兔眼睛)用来安排 b_1、b_2,将 3×2 析因处理安排完毕共需要 6 个区组,见表 11-28。比较表 11-27 和表 11-28 可知,裂区设计是将全区实验分解成 3 个裂区组安排 3×2=6 个析因处理。

表 11-28　3×2 析因试验裂区设计举例

家兔区组(全区组)	家兔(裂区组)	A 因素	B 因素	
			1 水平	2 水平
1	1	1 水平	a_1b_1	a_1b_2
	2	2 水平	a_2b_1	a_2b_2
	3	3 水平	a_3b_1	a_3b_2
2	4	1 水平	a_1b_1	a_1b_2
	5	2 水平	a_2b_1	a_2b_2
	6	3 水平	a_3b_1	a_3b_2
⋮	⋮	⋮	⋮	⋮
r	$n-2$	1 水平	a_1b_1	a_1b_2
	$n-1$	2 水平	a_2b_1	a_2b_2
	n	3 水平	a_3b_1	a_3b_2

裂区设计与析因设计的差别在于,析因设计的 g 个处理全部作用于同一级别的实验单位,如完全随机设计全部作用于一级实验单位,随机区组设计(全区设计)全部作用于二级实验单位;但裂区设计 A 因素的 I 个水平只作用于一级实验单位,只有 B 因素的 J 个水平作用于二级实验单位。如在表 11-28 中,同一家兔的药物必须相同(A 因素同一水平),但两只兔眼的损伤不同(B 因素不同水平)。

二、实验设计方法

设作用于一级实验单位(如家兔)的因素为 A 因素,共 I 个水平;作用于二级实验单位(如兔眼)的因素为 B 因素,共 J 个水平。根据一级实验单位是否可形成区组,又可分为完全随机裂区设计和随机区组裂区设计两种情形。

1. 完全随机 $I×J$ 裂区设计

(1) 将一级实验单位随机等分成 I 组,每组例数为 $n(\geqslant 2)$,分别接受 $a_1,a_2,\cdots,a_I$ 各水平的处理。

(2) 分别将各一级实验单位内的二级实验单位随机分配接受 $b_1,b_2,\cdots,b_J$ 的处理。

表 11-29 中 $I=3,J=2$,是完全随机 3×2 裂区设计的分组结果,共 6 个一级实验单位,$n=2$。

表 11-29 完全随机分组裂区设计举例

A 因素	裂区组编号（随机分配）	B 因素（随机分配）	
1 水平	1	a_1b_2	a_1b_1
	4	a_1b_1	a_1b_2
2 水平	2	a_2b_1	a_2b_2
	5	a_2b_2	a_2b_1
3 水平	3	a_3b_2	a_3b_1
	6	a_3b_1	a_3b_2

2. 随机区组 $I\times J$ 裂区设计

（1）将一级实验单位配成 r 个全区组，每个全区组有 I 个裂区组。

（2）分别将每个全区组内的 I 个裂区组（一级实验单位）随机分配给 A 因素的 I 个处理。

（3）分别将 rI 个裂区组的二级实验单位随机地分配给 B 因素的 J 个处理。

表 11-30 中 $I=4, J=2$，是随机区组 4×2 裂区设计的分组结果，共有 $r=3$ 个全区组，每个全区组内有 4 个裂区组（一级实验单位），每个裂区组内有两个二级实验单位。

表 11-30 随机区组裂区设计举例

全区组	一级实验单位（裂区组）		全区组	一级实验单位（裂区组）	
Ⅰ	$(a_3b_2\quad a_3b_1)$	$(a_1b_2\quad a_1b_1)$	Ⅲ	$(a_1b_2\quad a_1b_1)$	$(a_2b_2\quad a_2b_1)$
	$(a_2b_1\quad a_2b_2)$	$(a_4b_1\quad a_4b_2)$		$(a_4b_1\quad a_4b_2)$	$(a_3b_1\quad a_3b_2)$
Ⅱ	$(a_2b_1\quad a_2b_2)$	$(a_3b_2\quad a_3b_1)$			
	$(a_1b_2\quad a_1b_1)$	$(a_2b_1\quad a_2b_2)$			

三、实验结果的方差分析

将 n 个一级实验单位内的观察值合计 B_i 按完全随机设计方差分析分解为 $SS_{组间}$ 和 $SS_{组内}$，或将 n 个一级实验单位配成 r 个区组，按随机区组设计方差分析分解为 $SS_{区组}$、$SS_{组间}$ 和 $SS_{组内}$。按两因素析因设计（表 11-6）将 $SS_{处理}$ 分解 SS_A、SS_B 和 SS_{AB}，一级实验单位误差的 SS 和自由度为：

（1）完全随机设计：$SS_{一级单位误差}=SS_{组间}-SS_A, \nu=n-I$

（2）随机区组设计：$SS_{一级单位误差}=SS_{组间}-SS_{区组}-SS_A, \nu=n-r-I-1$

二级实验单位误差的 SS 和自由度为：

$$SS_{二级单位误差}=SS_{组内}-SS_A-SS_B, \nu=(n-I)(J-1)$$

$I\times J$ 裂区设计的方差分析由两部分组成，表示 A 因素主效应的 F_A 以 $MS_{一级单位误差}$ 作为误差均方，表示 B 因素主效应和 AB 交互作用的 F_B、F_{AB} 以 $MS_{二级单位误差}$ 作为误差均方，其余分析与 $I\times J$ 析因设计方差分析相同。

例 11-7 研究一种全身注射抗毒素对皮肤损伤的保护作用，将 10 只家兔随机等分为两组，一组注射抗毒素，一组注射生理盐水作对照。分组后，每只家兔取甲、乙两部位，分别随机分配注射低浓度毒素和高浓度毒素，观察指标为皮肤受损直径（mm），实验结果见表 11-31。试作方差分析。

本例为完全随机裂区设计。家兔为一级实验单位，注射部位为二级实验单位，$n=10, I=2, J=2$。计算结果见表 11-32。结论为：无论是低浓度毒素还是高浓度毒素所致的皮肤损伤，全身注射抗毒素的皮肤受损直径（mm）均小于对照组。全身注射抗毒素对皮肤损伤有保护作用。

表 11-31 家兔皮肤损伤直径 单位:mm

注射药物(A 因素)	随机化后家兔编号	毒素浓度(B 因素)		家兔小计
		低浓度(b_1)	高浓度(b_2)	
抗毒素(a_1)	1	15.75	19.00	34.75
	2	15.50	20.75	36.25
	3	15.50	18.50	34.00
	4	17.00	20.50	37.50
	5	16.50	20.00	36.50
生理盐水(a_2)	6	18.25	22.25	40.50
	7	18.50	21.50	40.00
	8	19.75	23.50	43.25
	9	21.50	24.75	45.25
	10	20.75	23.75	44.50
合计	10	179.00	214.50	393.50

表 11-32 家兔皮肤损伤直径的方差分析表

变异来源	自由度	*SS*	*MS*	*F*	*P*
二级单位总计	(19)	(146.137 5)			
家兔间(一级单位合计)	(9)	(81.012 5)			
注射药物(A)	1	63.012 5	63.012 5	28.01	<0.01
一级单位误差	8	18.000 0	2.250 0		
部位间(二级单位间合计)	(10)	(65.125 0)			
毒素浓度(B)	1	63.012 5	63.012 5	252.05	<0.01
AB	1	0.112 5	0.112 5	0.45	>0.05
二级单位误差	8	2.000 0	0.250 0		

Summary

A factorial experiment is an experiment whose design consists of two or more factors, each with discrete possible values or "levels", and whose experimental units take on all possible combinations of these levels across all such factors. A factorial design may also be called a fully-crossed design. A factorial experiment can be analyzed using ANOVA to examine the effect of each factor on the response variable, as well as the effects of interactions between factors on the response variable. As soon as the number of factors becomes more than three or four, the number of experiments needed for this type of design becomes extremely large. To avoid explosion of the number of experiments, the orthogonal design is used. The data can be analyzed using ANOVA for orthogonal design.

Sometimes it happens that levels of one factor have nothing to do with that of another factor. This type of experiments is called nested designs. The AVOVA analysis is a refinement of the one-way ANOVA.

The experiment is called the split-plot design when an experiment can have either of these features, two hierarchically nested factors, with additional crossed factors occurring within levels of the nested factor, or two sizes of experimental units, one *nested* within the other, with crossed factors applied to the smaller units. The split-plot is a multifactor experiment where it is not practical to completely randomize the order of the runs. The AVOVA analysis for the split-plot design is combined with the two-way ANOVA between experimental units and multi-way ANOVA cross factors within units.

练 习 题

一、简答题

1. 简述完全随机化设计析因试验的原理。

2. 简述正交试验与析因试验的联系与区别。

3. 简述嵌套试验、裂区试验与析因试验的联系与区别。

二、计算分析题

1. 研究不同负荷(A 因素)和不同航空供氧装置(B 因素)的呼吸阻力。A 因素有三个水平,即在自行车功量计上静坐、250kg/min 与 600kg/min 体力负荷;B 因素有两个水平,即 YX-1 与 YX-3 供氧系统。如有 12 名受试者,每人只能接受一种处理,应如何进行实验设计? 如果在一段时间内每人可重复接受所有的处理,又应如何设计? 试写出这两种条件下的随机化分组结果。

2. 表 11-33 为完全随机设计 3×3 析因试验结果。A 因素为阻断子宫动脉的程度(3 水平:轻度阻断、中度阻断、完全阻断),B 因素为阻断时间(3 水平:5、10、15min),分为 9 组($n=8$)。全部孕鼠胎儿宫内窘迫制模结束后,剖宫取出胎鼠,留取海马,采用高效液相色谱法检测受试胎鼠海马组织中谷氨酸浓度。试进行统计分析。

表 11-33 胎鼠海马组织中谷氨酸浓度 单位:μmol/g

阻断程度	阻断时间					
	5min		10min		15min	
轻阻断	64.04	59.29	54.07	52.09	68.42	73.70
	50.44	46.60	49.12	61.18	63.50	58.37
	39.85	43.76	57.92	53.95	75.34	58.87
	53.21	48.09	54.10	56.02	74.69	59.15
中度阻断	56.08	67.54	132.95	64.77	107.72	69.11
	77.44	84.60	75.29	63.00	105.00	129.73
	86.39	78.41	82.65	91.38	158.36	165.46
	61.55	74.90	78.48	61.44	114.15	139.48
完全阻断	153.11	125.61	169.30	183.21	172.00	192.72
	114.12	136.16	177.33	147.88	178.12	187.42
	106.31	127.49	153.13	201.07	204.28	163.08
	135.54	163.46	189.05	77.45	159.01	191.48

3. 研究高锰酸盐处理后对甘蓝叶核黄素浓度测量结果的影响,试验分 3 天进行,每天安排一次 2×2 的析因处理,A 因素为试样处理方式,B 因素为试样重量,试验结果见表 11-34。试进行析因方差分析。

表 11-34　甘蓝叶核黄素浓度测量结果　　单位:μg/g

试验日期	高锰酸盐处理		不处理	
	0.25g	1.00g	0.25g	1.00g
第1天	27.2	24.6	39.5	38.6
第2天	23.2	24.2	43.1	39.5
第3天	24.8	22.2	45.2	33.0

4. 试对例 11-4 的表 11-16 正交试验结果进行统计分析。

5. 按随机区组裂区设计,将10只家兔按体重配成5个区组,其余处理方式与例 11-7 相同,试验结果见表 11-35。试在例 11-7 计算的基础上列出随机区组裂区设计的方差分析表。

表 11-35　家兔皮肤损伤直径(mm)

家兔区组编号	家兔编号		毒素浓度(B因素)		家兔小计
			低浓度(b_1)	高浓度(b_2)	
1	1	(a_1)	15.75	19.00	34.75
	6	(a_2)	18.25	22.25	40.50
2	2	(a_1)	15.50	20.75	36.25
	7	(a_2)	18.50	21.50	40.00
3	3	(a_1)	15.50	18.50	34.00
	8	(a_2)	19.75	23.50	43.25
4	4	(a_1)	17.00	20.50	37.50
	9	(a_2)	21.50	24.75	46.25
5	5	(a_1)	16.50	20.00	36.50
	10	(a_2)	20.75	23.75	44.50
合计	10		179.00	214.50	393.50

ER 11-1　第十一章二维码资源

(颜艳　胡明)

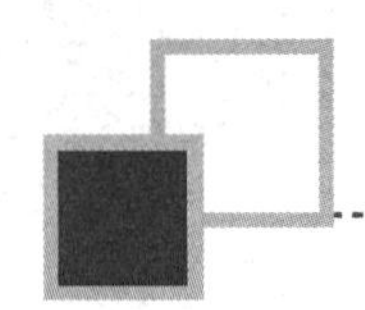

第十二章 重复测量设计资料的方差分析

大多数医学实验/试验都有重复测量记录，如果统计分析时只分析最后一次的测量结果，会丧失很多“过程”信息，通过记录不同时间点的重复观察数据可了解测量指标的时间变化趋势、药物在血中浓度变化的时间分布特征、不同时间的治疗效果等。在实际临床工作中，患者单个时间点的测量值或许都在正常参考值范围以内（或以外），但如果发现该测量值持续上升（或下降），说明患者的状态发生了改变。对于这些情况，在统计分析时，保留“处理”前的基线测量值非常必要。

第一节 重复测量资料的数据特征

一、未设立平行对照的前后测量设计

重复测量资料（repeated measurement data）最常见的情况是同一个试验对象前后 2 次测量，如表 12-1 中患者治疗前的舒张压为基线（baseline），许多临床试验都需要这样记录，也称前后测量设计（premeasure-postmeasure design）。

表 12-1 10 名高血压患者治疗前后的舒张压 单位：mmHg

编号	治疗前	治疗后	差值
1	130	114	16
2	124	110	14
3	136	126	10
4	128	116	12
5	122	102	20
6	118	100	18
7	116	98	18
8	138	122	16
9	126	108	18
10	124	106	18
$\bar{X}$	126.2	110.2	16.0
S	7.08	9.31	3.13

表 12-1 与第三章介绍的配对设计资料的形式完全相同，但却是两种不同类型的设计，其主要区别在于：

1. 配对设计中，同一对子中的两个观察单位可以随机分配不同的处理，两个观察单位可以同期记录试验结果。而前后测量设计是相同处理的随机分配，不能同期记录试验结果，虽然在前后测量之间安排了处理因素，但本质上比较的是前后两个时间点之间的差别。若要推论处理因素是否有

效，需假定测量时间对试验结果没有影响。这种假定有时是错误的，如某些疾病受病程影响或有自愈倾向。

2. 配对设计采用 t 检验进行分析时，要求同一对子的两次测量结果分别与差值相互独立，且差值服从正态分布。而前后测量设计的两次测量结果通常与差值不独立，大多数情况是第一次测量结果与差值存在负相关的关系，如表 12-1 中，治疗前舒张压与差值的相关系数为-0.602。

3. 配对设计用平均差值推论处理因素的作用；前后测量设计除了分析平均差值外，还可进行相关和回归分析，预测治疗后的舒张压。如表 12-1 中计算治疗前后舒张压的相关系数为 0.963，$P<0.01$，用治疗前舒张压（X）预测治疗后舒张压（Y）的回归方程为：$\hat{Y}=-49.534+1.266X$，截距和回归系数的假设检验 P 均小于 0.01。例如，如果治疗前的舒张压为 120mmHg，治疗后预测值为 102mmHg，即对于治疗前舒张压为 120mmHg 的人，治疗后可以平均下降 18mmHg。

二、设立平行对照的前后测量设计

表 12-1 中 10 名高血压患者治疗后的舒张压平均下降了 16mmHg，虽经配对设计 t 检验分析获得 $t=16.18$，$P<0.01$，但也未必能说明该治疗有效，因为 10 名高血压患者经住院休息、环境和情绪的改变等，同样可以使血压恢复平稳。因此，确定治疗效果的前后测量设计必须增加平行对照，如将 20 名高血压患者随机分配到处理组和对照组，试验结果见表 12-2。

表 12-2　20 名高血压患者治疗前后的舒张压

顺序号	处理组/mmHg			顺序号	对照组/mmHg		
	治疗前	治疗后	差值		治疗前	治疗后	差值
1	130	114	16	11	118	124	-6
2	124	110	14	12	132	122	10
3	136	126	10	13	134	132	2
4	128	116	12	14	114	96	18
5	122	102	20	15	118	124	-6
6	118	100	18	16	128	118	10
7	116	98	18	17	118	116	2
8	138	122	16	18	132	122	10
9	126	108	18	19	120	124	-4
10	124	106	18	20	134	128	6
合计	1 262	1 102		合计	1 248	1 206	
均数	126.2	110.2	16.0	均数	124.8	120.6	4.2
标准差	7.08	9.31	3.13	标准差	7.90	9.75	8.02

比较表 12-2 中处理组与对照组之间的差别，似乎可以用前后测量差值（d）作两组均数比较的 t 检验或秩和检验，但这样的分析却没有考虑治疗前基线值对差值的影响。如果处理组与对照组基线值（治疗前的舒张压）相差较大，利用差值大小作为组间比较的效应指标，可能会得到错误的结论。

三、重复测量设计

当前后测量设计的重复测量次数 $m\geqslant 3$ 时，称为重复测量设计（repeated measurement design）或重复测量数据（repeated measurement data）。如表 12-3 所示 4 个时间点糖尿病患者的糖化血红蛋白含量。

表 12-3 糖尿病患者治疗前后的糖化血红蛋白含量 单位:%

受试者编号	治疗前	治疗后		
		1 个月	3 个月	6 个月
1	8.42	8.24	7.62	7.01
2	7.24	7.03	6.38	6.32
3	9.41	8.96	8.56	7.23
4	9.03	8.76	8.46	7.21
5	8.13	7.94	7.54	6.82
6	7.48	7.23	6.82	6.74
7	8.01	7.94	7.34	6.87
8	7.16	7.03	6.93	6.72

重复测量设计与随机区组设计的区别在于:

1. 重复测量设计中,受试者内(区组内)的各时间点是固定的,不能随机分配,表 12-3 为单样本的重复测量数据资料。如果有不同的"处理",也只能在受试者间(区组间)随机分配。表 12-4 中,A、B 两种处理随机分配给各个患者后,每个患者重复测量的时间是固定相同的,测量值往往是相关的。随机区组设计则要求每个区组内观察单位彼此独立,"处理"只能在区组内随机分配,同一区组内的每个观察单位接受的处理是不相同的。

表 12-4 胰腺炎患者不同时间段外周血单个细胞核中 NF-κB 激活情况 单位:%

处理分组	处理前	处理后				
		1 天	3 天	5 天	7 天	10 天
甲	32.34	34.65	64.68	48.51	46.20	36.96
甲	30.03	78.54	94.71	66.99	62.37	38.54
甲	25.41	53.13	62.37	39.27	25.41	30.03
甲	25.41	32.34	23.10	36.96	21.79	48.51
乙	27.72	30.03	39.27	23.1	20.79	13.86
乙	78.54	76.23	78.54	78.54	48.51	34.65
乙	25.41	27.72	34.65	55.44	34.65	23.92
乙	36.96	27.72	73.92	53.13	53.13	34.65
乙	36.96	43.89	41.58	48.51	30.03	25.41
乙	25.41	23.10	27.72	20.79	18.48	13.86
乙	41.58	32.34	23.10	30.03	55.44	45.44

2. 重复测量设计区组内的观察单位彼此不独立,如表 12-3 中,每个糖尿病患者糖化血红蛋白的个体特征是用 4 个时间点测量值来描述的,见图 12-1。同一糖尿病患者的重复测量结果是高度相关的,相关系数见表 12-5。如果表 12-3 中的单样本重复测量数据用随机区组设计方差分析比较处理组间差异,其前提条件须满足"球对称"(sphericity)假设,即重复测量误差的协方差矩阵经正交变换后,与单位矩阵 $I_{4\times4}$成比例。表 12-3 中的数据进行 Mauchly"球对称"检验结果见表 12-6,$\chi^2=18.708$,$\nu=5$,$P=0.003$,拒绝"球对称"假设,可见表 12-3 数据不满足"球对称"的条件,故该资料不适合采用随机区组设计方差分析进行分析。对于该种情况,可对方差分析中组内效应的 F 界值进行校正,即采用"球对称"

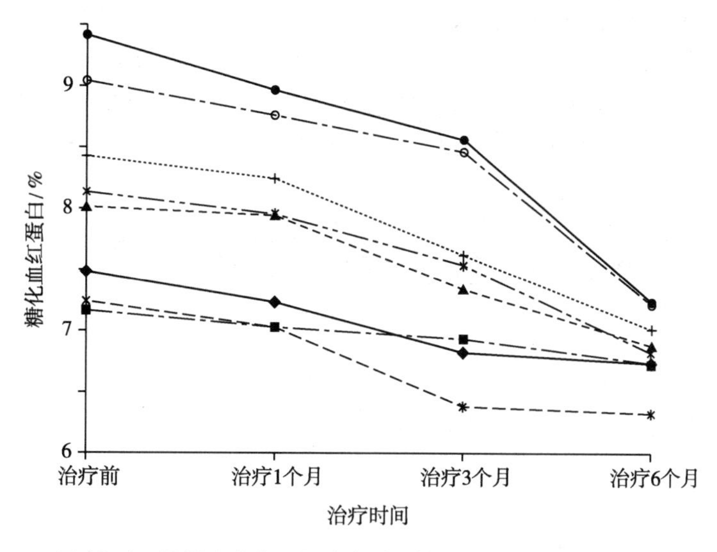

图 12-1 糖尿病患者不同治疗时间糖化血红蛋白含量的变化

表 12-5 不同治疗时间糖尿病患者糖化血红蛋白的相关系数

治疗时间/月	治疗时间/月			
	0	1	3	6
0	1	0.993**	0.969**	0.902**
1		1	0.970**	0.913**
3			1	0.955**
6				1

** $P<0.01$

表 12-6 "球对称"检验结果

χ^2	自由度	P	"球对称"系数(ε)		
			Greenhouse-Geisser	Huynh-Feldt	Lower-bound
18.708	5	0.003	0.418	0.466	0.333

系数 ε 乘以组内效应 F 界值的自由度 ν_1 和 ν_2，得校正后的自由度 $\tau_1=\nu_1\varepsilon$、$\tau_2=\nu_2\varepsilon$，用 $F_{\alpha,(\tau_1,\tau_2)}$ 作为校正后检验界值。"球对称"系数 ε 的常用估计方法有 Greenhouse-Geisser、Huynh-Feldt 和 Lower-bound 三种方法。由于系数 $\varepsilon<1$，校正后检验界值 $F_{\alpha,(\tau_1,\tau_2)}$ 往往要大于随机区组设计方差分析的检验界值。因此，当单样本重复测量数据不满足"球对称"假设，却采用随机区组设计方差分析时，往往会增大 I 型错误的概率。另外，需要注意的是，当样本含量较小时，Mauchly"球对称"检验效能较低，易发生 II 型错误，即不满足"球对称"检验而误判为满足"球对称"。对此，也可对组内效应 F 界值的自由度 ν_1 和 ν_2 进行校正，以得到可信的统计结论。

第二节 重复测量数据的两因素两水平分析

一、两因素离均差平方和分解

根据各因素各水平全面分组的概念，将重复测量设计的干预因素作为 A 因素，共两个水平，1 水平为"对照"，2 水平为"干预"；前后两次测量时间作为 B 因素，共两个水平，1 水平为"第 1 次测量时间"，

2 水平为“第 2 次测量时间”。共有(a_1b_1),(a_1b_2),(a_2b_1)及(a_2b_2)4 个“处理”组,各组观察值的合计分别用T_1、T_2、T_3、T_4表示,A 因素两水平的合计分别用A_1、A_2表示;B 因素两水平的合计分别用B_1、B_2表示,处理组和对照组的例数相等,即$n=n_1=n_2$;$SS_{处理}$可分解为 A 因素的离均差平方和SS_A,B 因素的离均差平方和SS_B和 AB 交互作用的离均差平方和SS_{AB}三部分,见表 12-7。

表 12-7　重复测量设计两因素两水平离均差平方和分解

变异来源	自由度	SS
处理变异	3	$SS_{处理}=\frac{1}{n}(T_1^2+T_2^2+T_3^2+T_4^2)-C$
干预分组(A 因素)	1	$SS_A=\frac{1}{2n}(A_1^2+A_2^2)-C$
测量时间(B 因素)	1	$SS_B=\frac{1}{2n}(B_1^2+B_2^2)-C$
AB	1	$SS_{AB}=SS_{处理}-SS_A-SS_B$

例 12-1　依据表 12-2 中 20 名高血压患者治疗前后舒张压的结果按表 12-7 进行两因素离均差平方和分解。

$$n=n_1=n_2=10$$

$$T_1=1\ 262,\quad T_2=1\ 102,\quad T_3=1\ 248,\quad T_4=1\ 206$$

$$A_1=1\ 262+1\ 102=2\ 364,\quad A_2=1\ 248+1\ 206=2\ 454$$

$$B_1=1\ 262+1\ 248=2\ 510,\quad B_2=1\ 102+1\ 206=2\ 308$$

$$C=\frac{(1\ 262+1\ 102+1\ 248+1\ 206)^2}{40}=580\ 328.1$$

主效应与交互作用的离均差平方和分解:

$$SS_{处理}=\frac{1}{10}(1\ 262^2+1\ 102^2+1\ 248^2+1\ 206^2)-580\ 328.1=1\ 570.7$$

$$SS_A=\frac{1}{2\times10}(2\ 364^2+2\ 454^2)-580\ 328.1=202.5$$

$$SS_B=\frac{1}{2\times10}(2\ 510^2+2\ 308^2)-580\ 328.1=1\ 020.1$$

$$SS_{AB}=1\ 507.7-202.5-1\ 020.1=348.1$$

二、组间、组内离均差平方和分解与方差分析

重复测量数据总变异来源由两部分组成:一是观察单位的个体之间差异,其离均差平方和记作$SS_{组间}$,二是每个观察单位前后两次观察之间的差异,其离均差平方和记作$SS_{组内}$。设两组观察单位都为n,每个观察单位前后两次观察的合计值为M_j,$SS_{组间}$和$SS_{组内}$的计算方法见表 12-8。

表 12-8　组间、组内离均差平方和分解

变异来源	自由度	SS
总变异	$4n-1$	$SS_{总}=\Sigma X^2-C$
组间变异(观察对象)	$2n-1$	$SS_{组间}=\frac{1}{2}(\Sigma M_j^2)-C$
组内变异(重复测量)	$2n$	$SS_{组内}=SS_{总}-SS_{组间}$

组间变异和组内变异进行分解后，就可以用方差分析对 A 因素主效应、B 因素主效应和 AB 交互作用进行假设检验了。由于 A 因素（干预分组）作用于观察对象，作用效应在 $SS_{组间}$，方差分析按表 12-9 进行。B 因素主效应（测量前后）和 AB 交互作用的效应在 $SS_{组内}$，方差分析按表 12-10 进行。

表 12-9　干预分组作用的方差分析表

变异来源	自由度	SS	MS	F	P
组间合计（观察对象）	$2n-1$	$SS_{组间}=\frac{1}{2}(\sum M_j^2)-C$			
干预分组（A 因素）	1	$SS_A=\frac{1}{2n}(A_1^2+A_2^2)-C$			
组间误差	$2(n-1)$	$SS_{组间}-SS_A$			

表 12-10　测量前后与交互作用的方差分析表

变异来源	自由度	SS	MS	F	P
组内合计（重复测量）	$2n$	$SS_{组内}=\sum X^2-\frac{1}{2}(\sum M_j^2)$			
测量前后（B 因素）	1	$SS_B=\frac{1}{2n}(B_1^2+B_2^2)-C$			
AB	1	$SS_{AB}=\frac{1}{n}\sum\sum T_{ij}^2-SS_B-SS_A-C$			
组内误差	$2(n-1)$	$SS_{组内}-SS_B-SS_{AB}$			

例 12-2　根据表 12-2 数据，对处理组与对照组、治疗前后舒张压的差别进行统计分析。

1. 计算 $SS_{组间}$、$SS_{组内}$　表 12-2 共有 20 名患者，每个患者治疗前后舒张压的合计为：

$$M_1=130+114=244, M_2=124+110=234, \cdots M_{19}=120+124=244, M_{20}=134+128=262$$

由例 12-1 已算出 $C=580\ 328.1$，按表 12-8 中的公式计算：

$$SS_{组间}=\frac{1}{2}(244^2+234^2+\cdots+244^2+262^2)-580\ 328.1=2\ 517.9$$

$$SS_{组内}=(130^2+114^2+\cdots+134^2+128^2)-\frac{1}{2}(\sum M_j^2)=1\ 702.0$$

2. 测量前后比较与交互作用分析　由例 12-1 已算出 $SS_B=1\ 020.1$，$SS_{AB}=348.1$，现 $SS_{组内}=1\ 702.0$，代入表 12-10，结果见表 12-11。

表 12-11　测量前后比较与交互作用的方差分析表

变异来源	自由度	SS	MS	F	P
组内合计（重复测量间）	20	1 702.00			
测量前后（B）	1	1 020.10	1 020.10	55.00	<0.01
交互作用（AB）	1	348.10	348.10	18.77	<0.01
组内误差	18	333.80	18.54		

3. 处理组与对照组比较　由例 12-1 已算出 $SS_A=202.5$，现 $SS_{组间}=2\ 517.9$，代入表 12-9，结果见表 12-12。

表 12-12 处理组与对照组比较的方差分析表

变异来源	自由度	*SS*	*MS*	*F*	*P*
组间合计(患者间)	19	2 517.90			
处理(A)	1	202.50	202.50	1.57	>0.05
组间误差	18	2 315.40	128.63		

4. 结论

(1) 由表 12-11 可见,治疗前后舒张压的主效应有差别($P<0.01$)。由表 12-2 计算,治疗前的平均舒张压为(126.2+124.8)/2=125.5mmHg,治疗后的平均舒张压为(110.2+120.6)/2=115.4mmHg,治疗前后舒张压主效应的估计值为 115.4-125.5=-9.6mmHg。

(2) 由表 12-12 可见,不考虑测量时间,处理组与对照组舒张压的主效应未见差别($P>0.05$)。由表 12-2 计算,处理组的平均舒张压为(126.2+110.2)/2=118.2mmHg,对照组的平均舒张压为(124.8+120.6)/2=122.7mmHg,处理组与对照组舒张压主效应的估计值为 118.2-122.7=-4.5mmHg。

(3) 由表 12-11 可见,测量前后与处理存在交互作用($P<0.01$),即处理组和对照组治疗前后舒张压的变化幅度不同。由第十一章单独效应、主效应、交互作用的概念可知,若存在交互作用,单独分析主效应意义不大,须逐一分析各因素的单独效应。按表 12-2 计算处理组和对照组的单独效应,处理组和对照组治疗前的基线数据没有统计学差别(图 12-2),但处理组的舒张压平均下降 16.0mmHg,对照组平均仅下降 4.2mmHg,AB 交互作用 $F=18.8$,$P<0.01$,说明处理组的降压效果优于对照组(表 12-11)。

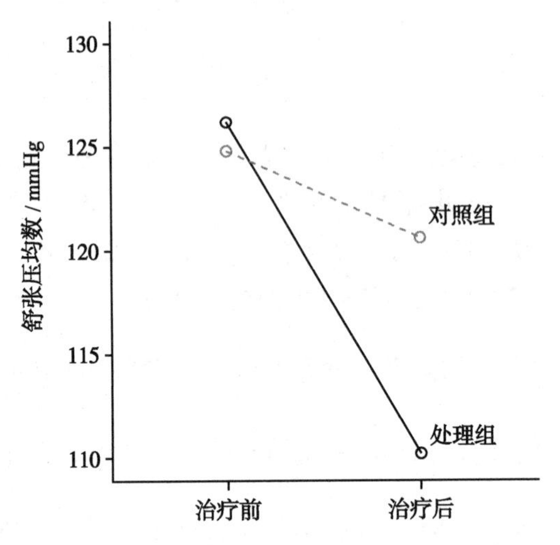

图 12-2 20 名高血压患者治疗前后舒张压的交互作用示意图

第三节 重复测量数据的两因素多水平分析

一、实验设计方法

一般地说,任何实验设计都可以采用重复测量设计,即在实验过程中定期记录观察结果。所谓重复测量数据的两因素多水平设计,两因素指干预因素(A 因素)和测量时间(B 因素),多水平指干预(A 因素)有 $g(\geqslant 2)$ 个水平,测量时间(B 因素)有 $m(\geqslant 2)$ 个水平(时间点),即每个观察对象有 m 个重复测量数据。如例 12-3,干预因素(A 因素)指不同成分药物,有 A、B、C 三个水平,$g=3$;测量时间(B 因素)指不同的治疗时间，有 T_0、T_1、T_2、T_3和 T_4五个时间点，$m=5$。随机化分组是将作用于观察对象的 g 个干预随机分配。表 12-2 数据是重复测量数据的两因素多水平设计的特例，即 $g=m=2$。

例 12-3　某研究者欲比较治疗厌食症的三种不同成分药物的效果，在已构建的厌食症模型大鼠中抽取 15 只成年雄性大鼠，随机分为 3 组，每组饲料中添加一种药物，药物有效成分含量相同，连续记录药物治疗前(T_0)和治疗后 1 天、3 天、5 天和 7 天的小鼠体重，结果如表 12-13。

表 12-13　不同药物治疗后小鼠体重　　单位:g

药物分类	小鼠编号	治疗前(T_0)	治疗时间			
			1 天(T_1)	3 天(T_2)	5 天(T_3)	7 天(T_4)
A	1	20.69	20.36	20.91	22.99	23.07
A	2	20.34	19.89	21.43	24.02	24.11
A	3	20.52	20.41	22.12	23.68	23.24
A	4	20.86	20.41	22.12	24.02	23.59
A	5	21.90	21.96	23.50	25.23	24.62
B	6	20.86	21.79	21.94	24.89	26.52
B	7	21.03	21.96	22.12	24.54	25.83
B	8	22.07	23.34	23.32	25.58	27.38
B	9	20.17	20.52	20.74	23.51	25.49
B	10	20.34	20.76	21.60	23.51	25.83
C	11	22.59	21.62	21.94	25.58	25.14
C	12	22.24	22.33	22.46	27.82	25.66
C	13	21.21	22.31	22.29	26.96	26.35
C	14	21.21	21.96	21.60	27.30	24.62
C	15	21.55	22.48	21.94	26.78	25.31

二、实验结果的方差分析

重复测量数据的统计分析可以用单变量方差分析(ANOVA)，也可以用多变量方差分析(MANOVA)。由于 ANOVA 是比较容易掌握、统计分析结论比较明确的一种方法，故通常采用 ANOVA 对重复测量数据进行统计分析。设有观察对象随机等分成 g 个干预组，每组例数为 n，重复测量次数为 m，每个观察对象测量值合计为 M_j；g 个干预组，每组的测量值合计为 A_i。表 12-14 为多个干预组比较的方差分析表。设 B_j 表示第 j 个时间的测量值合计，T_{ij}表示第 i 个干预、第 j 个时间的点测量值合计，多个时间点测量前后与交互作用的方差分析见表 12-15。

表 12-14　多个干预的重复测量数据方差分析表

变异来源	自由度	SS	MS	F	P
组间合计(观察对象)	$gn-1$	$SS_{组间}=\frac{1}{m}(\Sigma M_j^2)-C$			
干预分组(A 因素)	$g-1$	$SS_A=\frac{1}{nm}\Sigma A_i^2-C$		F_A	
组间误差	$g(n-1)$	$SS_{组间}-SS_A$			

表 12-15 多个时间点测量前后与交互作用的方差分析表*

变异来源	自由度	SS	MS	F	P
组内合计(重复测量)	$gn(m-1)$	$SS_{组内}=\Sigma X^2-\frac{1}{m}(\Sigma M_j^2)$			
测量前后(B 因素)	$m-1$	$SS_B=\frac{1}{gn}\Sigma B_j^2-C$		F_B	
交互作用(AB)	$(g-1)(m-1)$	$SS_{AB}=\frac{1}{n}\Sigma\Sigma T_{ij}^2-SS_B-SS_A-C$		F_{AB}	
组内误差	$g(n-1)(m-1)$	$SS_{组内}-SS_B-SS_{AB}$			

* $m>2$,且拒绝"球对称"假设时,F_B 和 F_{AB} 的自由度必须用"球对称"系数 ε 校正。如果不进行"球对称"检验,建议采用最保守的 Lower-bound 自由度校正方法,直接将 F_B 的界值定为 $F_{\alpha,[1,g(n-1)]}$,F_{AB} 的界值定为 $F_{\alpha,[g-1,g(n-1)]}$

根据例 12-3 资料,试分析治疗药物的主效应、治疗时间的主效应和两者的交互作用。

1. 分解 $SS_{组间}$,$SS_{组内}$ $g=3$,$m=5$,$n=5$,15 只小鼠不同治疗时间体重合计分别为

$$M_1=20.69+20.36+20.91+22.99+23.07=108.02,$$
$$M_2=20.34+19.89+21.43+24.02+24.11=109.79,$$
$$\vdots$$
$$M_{15}=21.55+22.48+21.94+26.78+25.31=118.06,$$

$\Sigma X^2=39\ 895.23$,校正数 39 577.54,按表 12-14、表 12-15 中的公式计算:

$$SS_{组间}=\frac{1}{5}(108.02^2+109.79^2+\cdots+118.06^2)-39\ 577.54$$
$$=39\ 629.63-39\ 577.54=52.09$$
$$SS_{组内}=39\ 895.23-39\ 629.63=265.60$$

2. 分解 SS_A、SS_B、SS_{AB} 分组计算不同药物、不同治疗时间的小鼠体重的合计值(T_{ij}),见表 12-16。

表 12-16 不同药物、不同治疗时间的小鼠体重的合计值(T_{ij})($n=5$) 单位:g

药物分类	治疗前	治疗时间				合计(A_i)
	T_0	T_1	T_2	T_3	T_4	
A	104.31	103.03	110.08	119.94	118.63	555.99
B	104.47	108.37	109.72	122.03	131.05	575.64
C	108.80	110.70	110.23	134.44	127.08	591.25
合计(B_i)	317.58	322.10	330.03	376.41	376.76	1 722.88

将上表结果代入表 12-14、表 12-15 计算公式,结果为

$$SS_A=\frac{1}{5\times5}(555.99^2+575.64^2+591.25^2)-39\ 577.54=24.97$$

$$SS_B=\frac{1}{3\times5}(317.58^2+322.1^2+\cdots+376.76^2)-39\ 577.54=232.98$$

$$SS_{AB}=\frac{1}{5}(104.31^2+103.03^2+\cdots+127.08^2)-24.97-232.98-39\ 577.54=24.51$$

3. 按表 12-14、表 12-15 列出方差分析表(表 12-17、表 12-18)。

表 12-17　表 12-15 的不同药物小鼠体重比较的方差分析表

变异来源	自由度	*SS*	*MS*	*F*	*P*
组间合计(小鼠间)	14	52.09			
不同药物(A 因素)	2	24.97	12.48	5.52	<0.05
小鼠间误差	12	27.12	2.26		

表 12-18　表 12-15 的治疗时间及其与不同药物交互作用的方差分析表

变异来源	自由度	自由度(校正)	*SS*	*MS*	*F*	*P*(校正后)
组内合计(小鼠内)	60		265.60			
治疗时间(B 因素)	4	1	232.98	58.24	344.61	<0.01
AB	8	2	24.51	3.06	18.11	<0.01
小鼠内误差	48	12	8.11	0.169		

4. F_B、F_{AB}检验界值校正　按表 12-15 的 Lower-bound 自由度校正方法，F_B的校正自由度 $\tau_1=1$、$\tau_2=g(n-1)=3\times(5-1)=12$，查 F 界值表，F_B的校正界值为 $F_{0.01,(1,12)}=9.33$（校正前 $F_{0.01,(4,48)}=3.74$）。F_{AB}的校正自由度 $\tau_1=g-1=2$、$\tau_2=g(n-1)=3\times(5-1)=12$，$F_B$的校正界值 $F_{0.01,(2,12)}=6.93$（校正前 $F_{0.01,(8,48)}=2.90$）。校正后的自由度和 P 值见表 12-18。

5. 结论　不同药物的小鼠体重存在差别（表 12-17），小鼠体重在不同药物下的不同治疗时间变化的趋势不同（表 12-18），其中 A 组不同治疗时间体重相对稳定（表 12-19）。

表 12-19　不同药物、不同治疗时间小鼠平均体重　　单位：g

药物分类		治疗前(T_0)	治疗时间				合计
			T_1	T_2	T_3	T_4	
A	$\bar{X}$	20.86	20.61	22.02	23.99	23.73	22.24
	S	0.61	0.79	0.97	0.81	0.64	1.60
B	$\bar{X}$	20.89	21.67	21.94	24.41	26.21	23.03
	S	0.75	1.12	0.93	0.90	0.75	2.18
C	$\bar{X}$	21.76	22.14	22.05	26.89	25.42	23.65
	S	0.63	0.35	0.34	0.83	0.64	2.21

三、注意事项

1. “球对称”检验　重复测量数据方差分析的“球对称”检验以及用“球对称”系数 ε 对 F 界值的自由度进行精确校正，一般需要借助 SPSS、SAS 和 STATA 等统计软件完成。

2. 无平行对照的单样本重复测量数据分析　对于单样本重复测量数据（表 12-3），应注意重复测量数据方差分析与随机区组方差分析的区别和联系。在实验设计上，单样本重复测量数据观察对象内的重复测量点不能随机分配，随机区组设计对重复测量点能随机分配不同的处理。在统计分析上，只有在满足“球对称”假设的情况下，单样本重复测量数据的方差分析才与随机区组方差分析等价。此外，如果不考虑单样本重复测量数据是否满足“球对称”假设的条件，可直接采用多变量方差分析进行统计学分析，见第十四章。

3. 与时间无关的重复测量数据　本章的表 12-1、表 12-2、表 12-3、表 12-4 和表 12-5 的重复测量数据，均是相同指标在不同时间点的重复测量，是重复测量数据在医学研究中最多的应用。但重复测量也包括一些与时间无关的重复测量，如一个学生不同课程的考试成绩、患者不同维度的健康评分等，也可看作是重复测量数据,在进行统计分析时要求测量的度量单位必须相同。

4. 计数资料的重复测量数据　本章介绍的重复测量数据都是连续型计量资料,在进行方差分析时都假定数据服从正态分布,但在许多情况下,重复测量数据是离散型资料或计数资料,如例 12-4,就不能采用本章介绍的重复测量数据的方差分析进行分析。对于定性资料的重复测量数据,基本假定数据服从二项分布、Poisson 分布或负二项分布,统计分析需采用广义估计方程(generalized estimating equation,GEE),具体分析过程请阅读相关专著或 SAS 等统计软件的操作手册。

例 12-4　下肢静脉栓塞患者经不同方式治疗,观察一段时间患侧血管通畅情况,1 代表通畅,0 代表不通畅(<10%认为不通畅),结果见表 12-20。

表 12-20　下肢静脉栓塞患者血管通畅情况

患者序号	治疗方式	治疗时间/月					
		0	1	3	6	9	12
1	A	0	0	1	0	1	1
2	A	0	0	1	1	1	1
3	B	0	1	0	1	1	1
4	C	1	0	1	1	1	1
5	B	0	0	1	0	1	1
⋮	⋮	⋮	⋮	⋮	⋮	⋮	⋮
67	A	0	1	0	1	1	1
68	C	0	0	1	0	1	1
69	C	0	1	1	1	1	1
70	B	0	0	1	0	1	1
71	B	0	0	0	1	1	1

第四节　重复测量数据的多重比较

重复测量数据的多重比较是一个比较复杂的问题,对不同研究有不同的要求。如例 12-3 方差分析结论,A、B、C 三种药物治疗效果存在差别,每组小鼠不同治疗时间体重的趋势不同(图 12-3 中 A、B、C 组体重均数随治疗时间变化的轮廓图),多重比较可能包括 3 种情况,一是 A、B、C 三组体重均数差别的两两比较,需重复检验 3 次(A-B,A-C,B-C);二是各组 T_0、T_1、T_2、T_3、T_4五个不同时间小鼠体重均数变化曲线是否有固定趋势($H_0:\mu_i=\mu, i=1,2,3,4,5, \mu$ 为体重均数),如果拒绝 H_0,对于 5 次重复测量结果,曲线经正交多项式(polynomial)变换,需检验正交多项式 1 次项(linear)、2 次项(quadratic)、3 次项(cubic)和 4 次项(order 4)是否为 0,图 12-3 中三条曲线共需要重复检验 12 次;三是各组 T_0、T_1、T_2、T_3、T_4五个时间点小鼠体重均数的两两比较,每组需要比较 10 次,3 组共要进行 30 次重复检验。因此,例 12-3 的多重比较需要进行 2+12+30=44 次,一般需要借助统计软件完成。以下用例 12-3 的多重比较作为实例,列出 SPSS 重复测量数据的多重比较的计算结果。

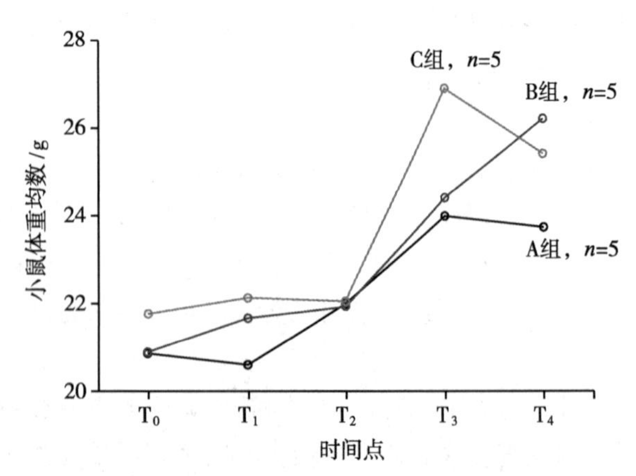

图 12-3　不同药物治疗后小鼠体重轮廓图

一、组间差别多重比较

表12-19，A、B、C三组小鼠体重均数分别为22.24g、23.03g、23.65g，两两比较与第四章介绍的多组均数多重比较方法相同，在SPSS\Analyze\Gereral Linear Model\Repeated Measurement…菜单选项中选"事后检验(Post Hoc…)"，可选择LSD、SNK、Bonferroni等多种比较方法。表12-21为LSD两两比较结果，A组与C组体重均数的差别有统计学意义(P<0.05)。

表12-21　三种药物小鼠体重LSD两两比较结果

(I)组号	(J)组号	均数的差值(I-J)	标准误	P	95%置信区间	
					下限	上限
A	B	-0.79	0.43	0.09	-1.71	0.14
	C	-1.41*	0.43	0.01	-2.34	-0.48
B	A	0.79	0.43	0.09	-0.14	1.71
	C	-0.62	0.43	0.17	-1.55	0.3
C	A	-1.41*	0.43	0.01	0.48	2.34
	B	0.62	0.43	0.17	-0.30	1.55

* 均数的差值在0.05的检验水准上是显著的

二、时间趋势比较

由表12-19可知，A组5个时间点体重均数分别为20.86g、20.61g、22.02g、23.99g、23.73g，轮廓图见图12-3。在SPSS\Analyze\Gereral Linear Model\Repeated Measurement…菜单选项中选"对比(contrasts…)"，选择Polynomial正交多项式。表12-22为A组体重均数5个治疗时间趋势检验结果，正交多项式1次项、3次项有统计学意义(P<0.05)，拒绝$H_0(\mu_i=\mu)$。B组和C组的时间趋势检验结果见表12-23和表12-24。

表12-22　A组5个治疗时间体重的时间趋势检验结果

因素1	Ⅲ型离均差平方和	自由度	均方	F	P
1次项	41.496	1	41.496	168.793	<0.001
2次项	0.108	1	0.108	0.572	0.492
3次项	7.605	1	7.605	173.888	<0.001
4次项	0.204	1	0.204	4.842	0.093

表12-23　B组5个治疗时间体重的时间趋势检验结果

因素1	Ⅲ型离均差平方和	自由度	均方	F	P
1次项	89.298	1	89.298	1 200.358	<0.001
2次项	6.421	1	6.421	68.343	0.001
3次项	0.011	1	0.011	0.305	0.610
4次项	2.202	1	2.202	25.522	0.007

表12-24　C组5个治疗时间体重的时间趋势检验结果

因素1	Ⅲ型离均差平方和	自由度	均方	F	P
1次项	72.722	1	72.722	167.394	<0.001
2次项	0.542	1	0.542	2.063	0.224
3次项	17.053	1	17.053	75.400	0.001
4次项	19.825	1	19.825	67.105	0.001

三、时间点多重比较

一些医学研究关心同一个处理重复测量数据时间点的两两差别，如例 12-3 中 A 组 5 个治疗时间 T_0、T_1、T_2、T_3和 T_4体重均数之间的差别。由于当时间点较多时，重复检验次数将难以承受，如假定 5 个处理组，10 个时间点，重复检验次数多达 5×45 = 225 次。因此，时间点多重比较通常采用事前检验(prior tests)的策略。事前检验与事后检验(post hoc tests)的不同之处在于：

（1）事前检验的检验次数在试验开始前就确定了，无论方差分析结论如何都执行重复检验，比较的时间点按专业意义设定，如试验后各时间点均数与基线比较，重复检验次数比较少。

（2）事后检验则是方差分析结果拒绝 H_0才进行的两两比较，通常所有的时间点都要比较，重复检验次数较多。

按照事前检验策略，例 12-3 中 A 组 5 个治疗时间体重均数差别的两两比较，只比较治疗后各时间点 T_1、T_2、T_3、T_4与治疗前 T_0的差别，只需要重复检验 4 次。采用 Bonferroni 多重比较方法，设定 α = 0.05，实际检验水准为 α' = 0.05/4 = 0.012 5。在 SPSS\Analyze\Compare Means\Paired Sample T Test… 菜单选项中选“配对变量(paired variables)”，选择 T_1-T_0、T_2-T_0、T_3-T_0、T_4-T_0。表 12-25 为 A 组药物治疗后 4 个时间点与治疗前比较的重复检验结果，有 T_2、T_3、T_4治疗时间的体重有所上升(P<0.012 5)。B 组治疗后 T_1、T_2、T_3、T_4时间点体重都增高(P<0.012 5，表 12-26)。C 组治疗后也是所有时间点体重都有增高，但 T_3、T_4体重增高有统计学意义(P<0.012 5，表 12-27)。因此，A 组药物治疗后体重的波动小于 B 组和 C 组，B 组药物治疗后体重稳定上升。

表 12-25　A 组 4 个治疗时间小鼠体重与基线比较的配对 t 检验结果

对子	差值均数	标准差	标准误	95%置信区间		t	自由度	双侧 P 值
				下限	上限			
T_1-T_0	-0.256	0.225	0.100	-0.535	0.023	-2.548	4	0.063
T_2-T_0	1.154	0.567	0.254	0.450	1.858	4.552	4	0.010
T_3-T_0	3.126	0.508	0.227	2.495	3.757	13.754	4	<0.001
T_4-T_0	2.864	0.528	0.236	2.209	3.519	12.132	4	<0.001

表 12-26　B 组 4 个治疗时间小鼠体重与基线比较的配对 t 检验结果

对子	差值均数	标准差	标准误	95%置信区间		t	自由度	双侧 P 值
				下限	上限			
T_1-T_0	0.780	0.387	0.173	0.299	1.261	4.505	4	0.011
T_2-T_0	1.050	0.281	0.126	0.700	1.400	8.340	4	0.001
T_3-T_0	3.512	0.322	0.144	3.112	3.912	24.384	4	<0.001
T_4-T_0	5.316	0.322	0.144	4.916	5.716	36.908	4	<0.001

表 12-27　C 组 4 个治疗时间小鼠体重与基线比较的配对 t 检验结果

对子	差值均数	标准差	标准误	95%置信区间		t	自由度	双侧 P 值
				下限	上限			
T_1-T_0	0.380	0.846	0.378	-0.671	1.431	1.004	4	0.372
T_2-T_0	0.286	0.619	0.277	-0.483	1.055	1.033	4	0.360
T_3-T_0	5.128	1.235	0.552	3.595	6.661	9.287	4	0.001
T_4-T_0	3.656	0.942	0.421	2.486	4.826	8.675	4	0.001

Summary

Repeated measurement data refer to multiple measurements of the same variable taken from the same experimental subject (animal, patient, equipment, etc.) at different times. Some statistical methods for analyzing the repeated measurement data, where the response variable is continuous, are introduced in this chapter.

Data obtained from a premeasure-postmeasure design experiment is the commonest type of repeated measurement data. There are some differences between the premeasure-postmeasure design and the paired design, but the data structures of the two designs are the same. In premeasure-postmeasure design, it is better to use a parallel control group to avoid the time effect on the response variable.

The classical data structure of the repeated measurement design is the same to the data structure of the randomized block design, except that the measurements are arranged with time order, and not arranged randomly as in randomized block design. However, ANOVA for randomized block design can still be applied to the analysis of the repeated measurement data, if the variance and covariance matrix meets thesphericity assumption. When the sphericity assumption is violated, there will be an increased probability of making type I errors, because the critical values in the F-table are too small. There are several different approaches to correcting for this bias, such as Geisser-Greenhouse correction, Huynh & Feldt correction, and Lower bound correction.

Experiment with repeated measurements usually concerns with both treatment and time factors. Different from the general variance analysis which has only one error term, ANOVA for repeated measurement data has two error terms, error among subjects and error within subjects. The former is the error corresponding to treatment, and the latter is the error corresponding to time and the interaction between treatment and time.

The repeated measurement data are very common in medical research but are often accompanied by misuse. Some warnings and common misuse of the repeated measurement data are summarized in the last part of this chapter.

练 习 题

一、简答题

1. 重复测量数据的主要特征是什么?

2. 前后测量设计与配对设计有什么区别?

3. 单因素重复测量设计与随机区组设计有什么区别?

4. 设立平行对照的前后重复测量资料欲采用两样本 t 检验分析时,应注意哪些问题?

5. 进行重复测量设计方差分析应注意的事项有哪些?

二、计算分析题

1. 某医生欲探讨奥美沙坦作为联合用药时是否有延缓左房重构的效果。将20名非瓣膜性阵发性心房颤动患者随机分配到对照组与处理组,对照组患者口服胺碘酮治疗,处理组患者是在胺碘酮治疗基础上加用奥美沙坦联合治疗,治疗期间不使用其他抗心律失常药物,采用彩色多普勒超声心动图仪检测所有患者治疗前后的左房前后径,并取其平均数作为左心房内径,测量结果如表12-28。试分析不同治疗方法的主效应、治疗时间的主效应和两者的交互作用。

表 12-28 两组患者治疗前后的左房前后径比较 单位:mm

顺序号	处理组		对照组	
	治疗前	治疗后	治疗前	治疗后
1	39.12	34.77	38.64	38.49
2	38.61	34.42	38.87	38.91
3	38.42	34.18	38.03	38.14
4	38.33	34.04	39.26	39.17
5	37.91	33.98	38.34	38.37
6	39.34	34.11	37.66	37.54
7	38.58	34.21	37.54	37.63
8	38.74	34.51	38.31	38.11
9	38.85	34.68	38.62	38.43
10	39.23	35.02	39.19	39.21

2. 将10名中度甲状腺功能亢进(甲亢)患者随机等分为两组,分别用甲巯咪唑和甲巯咪唑+普萘洛尔治疗,治疗前和治疗后4周的心率测量结果如表12-29。试分析治疗方法的主效应、治疗时间的主效应和两者的交互作用。

表 12-29 甲亢患者治疗前后的心率 单位:次/min

患者编号	治疗方法	治疗前	治疗后4周
1	甲巯咪唑	115	91
2	甲巯咪唑	120	94
3	甲巯咪唑	124	88
4	甲巯咪唑	116	82
5	甲巯咪唑	114	96
6	甲巯咪唑+普萘洛尔	117	83
7	甲巯咪唑+普萘洛尔	110	80
8	甲巯咪唑+普萘洛尔	118	92
9	甲巯咪唑+普萘洛尔	119	85
10	甲巯咪唑+普萘洛尔	122	84

3. 为探讨某中药对降血清中胆固醇的影响,研究者抽取雄性家兔14只,随机分为两组:处理组每天给予2次中药饮,对照组同期给予清水。分别在不同时间点抽血检测胆固醇含量,结果如表12-30。试分析两组数据处理因素与测量时间对家兔血清胆固醇浓度的影响。

表 12-30 家兔血清胆固醇浓度的自然对数 单位:mmol/L

家兔号	处理组			家兔号	对照组		
	实验前	5周后	10周后		实验前	5周后	10周后
1	4.394 4	5.663 0	6.271 0	8	4.025 4	4.317 5	4.219 6
2	4.553 8	5.703 8	5.278 1	9	4.644 4	4.234 1	4.110 9
3	4.007 3	4.787 5	5.846 4	10	4.248 5	4.605 2	4.248 5
4	4.727 4	5.598 4	5.888 9	11	4.369 4	5.003 9	4.682 1
5	4.234 1	5.318 1	4.634 7	12	3.806 7	3.895 8	4.262 7
6	4.634 7	5.575 9	6.565 3	13	4.510 9	4.532 6	4.406 7
7	4.700 5	5.288 3	4.875 2	14	4.521 8	4.204 7	4.189 7

4. 将手术要求基本相同的15名患者随机分为3组，在手术过程中分别采用A、B、C三种麻醉诱导方法，在T_0（诱导前）、T_1、T_2、T_3、T_4五个时相测量患者的收缩压，数据记录见表12-31。试分析不同处理和不同测量时间之间的差异，并阐述三种麻醉诱导方法的时间变化趋势。

表12-31　不同麻醉诱导时相患者的收缩压　　单位：mmHg

诱导方法	患者序号	麻醉诱导时相				
		T_0	T_1	T_2	T_3	T_4
A	1	120	108	112	120	117
A	2	118	109	115	126	123
A	3	119	112	119	124	118
A	4	121	112	119	126	120
A	5	127	121	127	133	126
B	6	121	120	118	131	137
B	7	122	121	119	129	133
B	8	128	129	126	135	142
B	9	117	115	111	123	131
B	10	118	114	116	123	133
C	11	131	119	118	135	129
C	12	129	128	121	148	132
C	13	123	123	120	143	136
C	14	123	121	116	145	126
C	15	125	124	118	142	130

5. 某医生欲了解不同的手术处理方式对患者预后的影响，20名患者分别接受了甲、乙、丙不同的手术处理方法，评价他们术前和术后不同时间点的症状评分，结果见表12-32。试分析不同手术处理方式患者预后的影响，并比较不同手术处理方式的时间变化趋势。

表12-32　20名接受不同手术处理的患者手术前后症状评分

患者序号	处理分组	手术前	手术后				
			10天	2个月	4个月	6个月	9个月
1	甲	0.60	0.67	2.84	2.10	2.00	1.90
2	甲	1.42	3.40	4.10	2.92	2.65	3.40
3	甲	0.90	2.30	2.70	1.70	1.10	1.30
4	甲	1.10	1.40	1.00	2.60	0.90	2.60
5	甲	2.30	2.20	3.80	3.50	2.50	3.10
6	甲	0.81	1.20	1.12	1.61	1.49	1.61
7	甲	1.20	1.10	1.13	3.49	1.57	1.54
8	乙	2.71	2.04	2.61	2.17	2.15	1.81
9	乙	1.02	1.43	1.61	1.70	2.82	1.55
10	乙	1.71	1.71	1.21	0.90	0.61	1.66
11	乙	1.16	0.78	0.51	0.85	0.88	0.49
12	乙	0.85	1.25	1.66	2.13	1.04	0.62

续表

患者序号	处理分组	手术前	手术后				
			10天	2个月	4个月	6个月	9个月
13	丙	0. 60	2. 50	2. 20	1. 20	1. 11	1. 00
14	丙	0. 90	0. 80	0. 70	1. 00	0. 80	0. 60
15	丙	3. 40	3. 30	3. 40	3. 40	2. 10	1. 50
16	丙	1. 10	1. 20	1. 50	2. 40	1. 50	3. 20
17	丙	4. 60	2. 80	3. 20	2. 30	2. 30	1. 50
18	丙	1. 60	0. 90	1. 80	2. 10	1. 30	1. 10
19	丙	0. 40	0. 96	1. 01	0. 71	0. 59	0. 60
20	丙	1. 80	2. 10	1. 00	1. 30	2. 40	2. 40

6. 为探讨某药新剂型的效果，招募16名健康志愿者参与药代动力学研究，其中7人服用旧剂型，9人服用新剂型，分别检测服药前和服药后4小时、8小时、12小时血中药物浓度，结果如表12-33。试分析：

（1）新旧剂型与测量时间对血药浓度的影响。

（2）采用事后检验策略，进行新旧剂型4个时间点血药浓度的两两比较。

表12-33 16名受试者服药后的血药浓度 单位：μmol/L

编号	旧剂型				编号	新剂型			
	0小时	4小时	8小时	12小时		0小时	4小时	8小时	12小时
1	90. 53	142. 12	65. 54	73. 28	9	68. 43	95. 27	133. 17	56. 90
2	88. 43	163. 17	48. 95	71. 77	10	57. 37	78. 43	83. 16	48. 34
3	100. 01	144. 75	86. 06	80. 01	11	105. 80	120. 54	136. 33	84. 03
4	46. 32	126. 33	48. 95	39. 54	12	80. 01	104. 75	114. 75	65. 61
5	73. 69	138. 96	70. 02	60. 89	13	56. 32	75. 27	96. 33	47. 52
6	105. 27	126. 33	75. 01	83. 66	14	53. 69	110. 02	138. 96	45. 44
7	86. 32	121. 06	78. 95	70. 24	15	85. 27	110. 01	126. 33	69. 47
8	70. 53	97. 38	112. 12	58. 50	16	66. 32	115. 27	129. 06	55. 29

ER 12-1 第十二章二维码资源

（刘红波 徐勇勇）

第十三章　一般线性模型

前面学习过的第三章两个样本均数比较的 t 检验、第四章多个样本均数比较的方差分析、第九章的双变量回归以及本章将要介绍的协方差分析、两个或多个回归直线的平行性比较都可以运用一般线性模型(general linear model,GLM)进行分析。

第一节　基本概念

本节将续例第三章和第四章中成组和多组样本设计总体均数比较的两个研究,例 3-7 和例 4-2 分别采用了成组 t 检验和单因素方差分析(one-factor ANOVA)F 检验来分析,实际上同样的问题还可以采用一般线性模型的方法来处理。本节将给出一般线性模型的公式、模型中指标变量数量化的方法以及模型的矩阵表达。

一、两个样本均数比较的一般线性模型

例 13-1　续第三章例 3-7,为探讨青藤碱抗兔动脉粥样硬化作用,采用单纯高脂饲料 12 周喂养方法,建立动脉粥样硬化家兔模型。将 16 只造模成功的家兔随机等分为两组。模型组给予高脂饲料 100g/d;青藤碱组给予高脂饲料 100g/d 加青藤碱 109mg/(kg·d),连续喂养 3 周。实验结束后心脏采血,测定心脏血液中高密度脂蛋白(HDL,mmol/L),结果见表 13-1。研究问题为青藤碱组家兔心脏血液中 HDL 含量的总体均数是否与模型组不同。

表 13-1　两组家兔心脏血液中 HDL 含量测定结果　　单位:mmol/L

分组	HDL 含量							
青藤碱组($n_1=8$)	0.66	0.76	0.79	0.88	0.78	0.66	0.75	0.88
模型组($n_2=8$)	0.58	0.69	0.59	0.70	0.69	0.68	0.58	0.60

该研究为成组设计的两独立样本资料,在本书第三章中采用 t 检验的方法进行假设检验,本章可以采用一般线性模型对同一个问题给出另一种解答方法。含有一个两分类变量的一般线性模型公式如下:

$$Y_i=\beta_0+\beta_1 X+\varepsilon_i \tag{13-1}$$

公式中残差 ε_i 独立且服从正态分布。i 代表样本序号,该例共有 16 个样本,$i=1,2,\cdots,16$;Y_i 是第 i 个家兔的心脏血 HDL 含量。β_0 和 β_1 是待估的未知参数,前者称为截距,后者称为回归系数。X 在模型中作为指示变量表示组别,是一个两分类变量。当 $X=0$ 时表示模型组,此时其家兔心脏血 HDL 含量的总体均数 $\mu_1=E(Y_i)=\beta_0$;当 $X=1$ 时,表示青藤碱组,此时家兔心脏血液中 HDL 含量的总体均数 $\mu_2=E(Y_i)=\beta_0+\beta_1$,$\beta_1$ 为两组家兔心脏血液中 HDL 含量的总体均数之差。如果两组家兔的 HDL 含量总体均数相同,则 $\beta_1=0$;反之,两组家兔的 HDL 含量总体均数不同,则 $\beta_1\neq 0$。因此,例 3-7 中的原假设 $H_0:\mu_1=\mu_2$ 在一般线性模型中可以转化为检验未知参数 β_1 是否为 0,该检验采用 F 检验。

$H_0:\beta_1=0$,即青藤碱组与模型组家兔心脏血液中 HDL 含量的总体均数相等

$H_1:\beta_1 \neq 0$,即青藤碱组与模型组家兔心脏血液中 HDL 含量的总体均数不等

$\alpha=0.05$

该检验的统计量 $F=MS_{回归}/MS_{残差}$,在 H_0 成立时,服从自由度为($\nu_{回归}$,$\nu_{残差}$)的 F 分布,该检验会在本书第十五章多元线性回归分析中详细阐述,故在此不再赘述。本例直接给出软件计算结果,如表 13-2。F 检验为总体回归方程是否成立的检验,在两独立样本资料时,其结果与 t 检验结果等价,且 $F=t^2$。

表 13-2　两组家兔心脏血液中 HDL 含量线性回归变异分解表

变异来源	自由度	*SS*	*MS*	*F*	*P*
总变异	15	0.140	0.009		
回归	1	0.069	0.069	13.609	0.002
残差	14	0.071	0.005		

$P=0.002$,按 $\alpha=0.05$ 水准,拒绝 H_0,接受 H_1,差异有统计学意义,即 $\beta_1 \neq 0$,可认为青藤碱组与模型组心脏血液中的 HDL 含量总体均数不同。最小二乘(least squares)求得截距 $\beta_0=0.639$、回归系数 $\beta=0.131$,即模型组家兔心脏血液 HDL 含量的总体均数估计为 $\beta_0=0.639$(mmol/L),而青藤碱组心脏血液中 HDL 含量的总体均数估计为 $\beta_0+\beta_1=0.770$(mmol/L)。这一结果与例 3-7 中两组的样本均数一致,由此可以认为青藤碱组心脏血液中 HDL 含量的总体均数高于模型组。

二、多个样本均数比较的一般线性模型

例 13-2　续第四章例 4-2,为了研究 3 种降血脂药物的临床疗效,按统一纳入标准选择 120 例高血脂患者,采用完全随机设计方法将患者等分为 3 组,随机安排服用的药物,进行双盲试验。以用药 6 周前后甘油三酯降低量(mmol/L)为评价指标,具体数据见表 13-3,研究问题为 3 组患者的甘油三酯降低量总体均数有无差别。

该研究为多组独立样本资料,在本书第四章中采用单因素方差分析的方法进行分析,也可以采用一般线性模型进行分析,模型如下:

$$Y_i=\beta_0+\beta_1X_1+\beta_2X_2+\varepsilon_i \tag{13-2}$$

表 13-3　三组患者甘油三酯降低量

分组	甘油三酯降低量/(mmol/L)										统计量			
											n	$\overline{X}_i$	$\sum X$	$\sum X^2$
甲药组	1.77	1.56	2.68	2.34	4.32	2.95	3.36	3.11	1.81	2.42	40	2.96	118.41	370.89
	2.97	2.65	2.17	2.93	2.86	2.72	2.63	2.22	2.90	1.98				
	2.96	3.52	3.85	3.56	3.53	4.07	4.04	3.93	4.19	3.30				
	2.31	2.80	2.98	2.27	2.52	3.72	2.56	3.57	4.02	2.36				
乙药组	2.68	3.21	2.48	2.28	2.39	2.28	2.28	3.23	2.32	2.86	40	2.87	114.73	346.21
	4.02	2.66	2.58	3.64	2.61	2.65	2.32	2.68	1.65	2.66				
	3.25	2.64	4.59	1.66	3.34	3.13	3.59	2.56	3.50	3.53				
	2.68	3.04	4.29	2.66	2.41	3.70	2.42	1.81	2.97	3.48				
丙药组	2.59	2.96	3.00	2.98	2.33	3.55	3.93	3.30	3.16	1.37	40	2.20	88.16	221.73
	2.52	0.94	2.97	3.37	2.16	1.69	1.74	2.11	2.81	1.98				
	1.72	1.19	1.63	1.27	1.08	1.89	1.06	2.17	2.28	0.89				
	3.71	2.47	3.19	1.41	1.88	1.92	2.51	1.02	2.10	1.31				

公式中残差 ε_i 独立且服从正态分布。i 代表样本序号，该例共有 120 个样本，$i=1.2,\cdots,120$；Y_i 是第 i 个患者的甘油三酯降低量。β_0 是截距，β_1 和 β_2 是待估的回归系数。X_1 和 X_2 在模型中作为指示变量表示组别，为取值(0-1)的两分类变量，其中 $X_1=\begin{cases}1 & 乙药\\0 & 其他\end{cases}$，$X_2=\begin{cases}1 & 丙药\\0 & 其他\end{cases}$。当 $X_1=X_2=0$ 时表示甲药，因此服用甲药患者甘油三酯降低量的总体均数 $\mu_1=\beta_0$；当 $X_1=1$ 且 $X_2=0$ 时表示乙药，服用乙药患者甘油三酯降低量的总体均数为 $\mu_2=\beta_0+\beta_1$；当 $X_1=0$ 且 $X_2=1$ 时表示丙药，服用丙药患者甘油三酯降低量的总体均数为 $\mu_3=\beta_0+\beta_2$。β_1 为服用乙药患者与服用甲药的患者相比，两组患者甘油三酯降低量的总体均数之差，如果两组患者甘油三酯降低量相同，则 $\beta_1=0$；β_2 为服用丙药患者与服用甲药的患者相比，两组患者甘油三酯降低量的总体均数之差，如果两组患者甘油三酯降低量相同，则 $\beta_2=0$。若三组患者服药后甘油三酯降低量的总体均数相同，则 $\beta_1=\beta_2=0$。例 4-2 中的原假设 $H_0:\mu_1=\mu_2=\mu_3$ 在一般线性模型中可以转化为检验未知参数 β_1、β_2 是否同时为 0，该检验采用 F 检验。

$H_0:\beta_1=\beta_2=0$，即 3 个试验组的总体均数相等

$H_1:\beta_1$、β_2 不全为 0，即 3 个试验组的总体均数不全相等

$\alpha=0.05$

(1) 计算检验统计量：软件输出结果见表 13-4。F 检验为总体回归方程是否成立的检验，在多组独立样本资料时，其结果与单因素方差分析 F 检验结果相同，且线性回归变异分解与方差分析变异分解等价，$SS_{回归}=SS_{组间}$，$SS_{残差}=SS_{组内}$，自由度分解也相同。

表 13-4 三组患者服药前后甘油三酯降低量线性回归变异分解表

变异来源	自由度	SS	MS	F	P
总变异	119	78.543	0.660		
回归	2	13.621	6.811	12.270	<0.001
残差	117	64.921	0.555		

(2) 作出推断结论：$P<0.001$，按 $\alpha=0.05$ 水准，拒绝 H_0，接受 H_1，即 β_1，β_2 不全为 0，差异有统计学意义，可认为服用 3 种药物的患者甘油三酯降低量总体均数不全相等。

各回归系数的估计和检验见表 13-5，服用甲药物的患者甘油三酯降低量的估计为 $\hat{\beta}_0=2.960$(mmol/L)；服用乙药物的患者甘油三酯降低量的估计为 $\hat{\beta}_0+\hat{\beta}_1=2.868$(mmol/L)；服用丙药物的患者甘油三酯降低量的估计为 $\hat{\beta}_0+\hat{\beta}_2=2.204$(mmol/L)。这一结果与例 4-2 中三组的样本均数一致。结合各回归系数的检验表明，尚不能认为服用甲药物和服用乙药物的患者甘油三酯降低量总体均数有所不同；而服用甲药物的患者甘油三酯降低量总体均数显著大于服用丙药物的患者；对 β_1、β_2 进一步检验得，$P=0.001$，按 $\alpha=0.05$ 水准拒绝 H_0，接受 H_1，即服用乙药物的患者甘油三酯降低量总体均数显著高于服用丙药物的患者。

表 13-5 三组患者服药前后甘油三酯降低量线性回归分析表

变量	回归系数	标准误	t	P	95%CI
β_0	2.960	0.118	25.13	0.000	(2.727, 3.194)
β_1	-0.092	0.167	-0.55	0.582	(-0.422, 0.238)
β_2	-0.756	0.167	-4.54	0.000	(-1.086, -0.426)

三、一般线性模型中指标的数量化

在残差服从正态分布的情况下，一般线性模型的一般形式为

$$Y_i=\beta_0+\beta_1X_1+\beta_2X_2+\cdots+\beta_{p-1}X_{p-1}+\varepsilon_i \tag{13-3}$$

模型中残差 ε_i 独立且服从正态分布;$\beta_0,\beta_1,\cdots,\beta_{p-1}$是未知参数;$Y_i$ 是应变量;$X_1,X_2,\cdots,X_{p-1}$是一组自变量,可以是连续性变量,也可以是分类变量,可以分别代表不同的自变量,也可以像例 13-1 和例 13-2 中代表同一变量的不同水平。下面就指标变量 X 的不同情形分别进行说明。

1. 自变量为连续性变量 通常情况下,连续变量以原始观察值的形式出现。当应变量 Y 与某个自变量 X 之间不呈线性关系时,可以考虑对 X 作某种变换,以改善回归方程的拟合优度。如果数据变换恰当,应使决定系数 R^2 有明显的增大。

2. 自变量为无序分类变量 如患者的性别、治疗方式等都可以是影响疾病预后的自变量,为了将这些指标引入回归分析中,必须对其进行数量化处理。数量化方法有多种方式,如果是两分类指标,如对性别变量 X 的赋值方法通常是

$$X=\begin{cases}0 & \text{男性}\\1 & \text{女性}\end{cases}$$

此时 X 对应的回归系数代表女性与男性相比应变量总体均数的差异。如果是无序多分类指标,假定有 p 类,则用 $p-1$ 个取值(0-1)的两分类变量来代表这些类别,这 $p-1$ 个变量称作哑变量(dummy variable)。在例 13-2 中,可用两个取值为 0-1 的两分类变量 X_1 和 X_2 来表示 3 个用药组。例如研究人种为白种人、黑种人和黄种人,可以用两个哑变量 X_1 和 X_2 来表示,赋值方法可以为

$$X_1=\begin{cases}0 & \text{其 他}\\1 & \text{黑种人}\end{cases} \quad \text{和} \quad X_2=\begin{cases}0 & \text{其 他}\\1 & \text{黄种人}\end{cases}$$

此时模型的截距项 β_0 代表白种人应变量 Y 的总体均数,X_1 和 X_2 相应的回归系数 β_1 和 β_2 分别代表黑种人和黄种人与白种人相比的应变量 Y 的总体均数之差。

3. 自变量为有序多分类变量 例如指标变量是病情,分为轻、中、重三种病情,一种方法是用一个变量 X 来代表三种病情,即

$$X=\begin{cases}1 & \text{轻}\\2 & \text{中}\\3 & \text{重}\end{cases}$$

变量 X 的赋值方法:假定病情每上升一个等级,应变量总体均数变化程度相同,但这往往与现实情况不相符,因此另一种方法是仍采用无序多分类变量时采用的哑变量方法,用两个哑变量 X_1 和 X_2 来表示三种病情,即

$$X_1=\begin{cases}0 & \text{其他}\\1 & \text{中}\end{cases} \quad \text{和} \quad X_2=\begin{cases}0 & \text{其他}\\1 & \text{重}\end{cases}$$

写成表格的形式更为清晰,即

分类	X_1	X_2
轻	0	0
中	1	0
重	0	1

四、一般线性模型的矩阵表达

矩阵语言在统计学中应用很广泛,在一般线性模型中,它可以系统且高效地表达一组变量和观测,简洁地写出估计参数和观测之间的运算和等式。矩阵是按照行和列排列成长方形的一组元素,一般由正体加粗的字母表示。对于公式(13-3),可定义以下矩阵:

$$\underset{n\times 1}{\mathbf{Y}}=\begin{pmatrix}Y_1\\Y_2\\\vdots\\Y_n\end{pmatrix}\underset{n\times p}{\mathbf{X}}=\begin{pmatrix}1 & X_{11} & \cdots & X_{1,p-1}\\1 & X_{21} & \cdots & X_{2,p-1}\\\vdots & \vdots & \ddots & \vdots\\1 & X_{n1} & \cdots & X_{n,p-1}\end{pmatrix}$$

$$\underset{p\times 1}{\boldsymbol{\beta}}=\begin{pmatrix}\beta_0\\\beta_1\\\vdots\\\beta_{p-1}\end{pmatrix}\underset{n\times 1}{\boldsymbol{\varepsilon}}=\begin{pmatrix}\varepsilon_1\\\varepsilon_2\\\vdots\\\varepsilon_n\end{pmatrix}$$

其中矩阵 **X** 称设计矩阵(design matrix),对于有 n 个样本 $p-1$ 个自变量的研究,含有截距项的一般线性模型的设计矩阵是一个 $n\times p$ 维的矩阵。设计矩阵的每一行代表一个样本,行数即代表样本量;各列按顺序代表模型中的各个自变量,第一列对应模型的截距项,取值均为 1。根据矩阵的乘法和加法规则,上述矩阵之间的关系可以写作 $\mathbf{Y}=\mathbf{X}\boldsymbol{\beta}+\boldsymbol{\varepsilon}$,这也是一般线性模型(13-3)的矩阵表达形式。

结合例 13-1 的数据来看,该例共有 16 个观测($n=16$),因此矩阵 **Y** 和 **X** 均有 16 行。前 8 行为青藤碱组的数据,后 8 行为模型组的数据,设计矩阵 **X** 共有两列,第一列对应截距项均为 1,第二列为模型组中 X 的取值(表 13-1)。$X=0$ 代表青藤碱组,因此该列前 8 行为 0,$X=1$ 代表模型组,该列后 8 行均为 1。

$$\underset{16\times 1}{\mathbf{Y}}=\begin{pmatrix}0.66\\0.76\\\vdots\\0.58\\0.60\end{pmatrix}\underset{16\times 2}{\mathbf{X}}=\begin{pmatrix}1 & 0\\1 & 0\\\vdots & \vdots\\1 & 1\\1 & 1\end{pmatrix}\underset{2\times 1}{\boldsymbol{\beta}}=\begin{pmatrix}\beta_0\\\beta_1\end{pmatrix}\underset{16\times 1}{\boldsymbol{\varepsilon}}=\begin{pmatrix}\varepsilon_1\\\varepsilon_2\\\vdots\\\varepsilon_{15}\\\varepsilon_{16}\end{pmatrix}$$

第二节 协变量方差分析模型

一、协方差分析的基本思想和应用条件

1. 基本思想 协方差分析(analysis of covariance,ANCOVA)是将线性回归分析与方差分析结合起来的一种统计分析方法。第四章所介绍的方差分析方法可用于比较两组或多组总体均数,方差分析要求各比较组除了所施加的处理因素不同外,其他对观察指标有影响的因素在各处理组间均衡分布,即控制对观察指标有影响的其他因素。但在实际工作中,有些因素无法加以控制,或者由于实验设计的疏忽和实验条件的限制等原因造成对观察指标有影响的个别因素未加控制或难以控制。例如,在降压药物疗效考核的临床试验中,患者的初始血压水平对服药一段时间后的血压下降量有影响,但患者的初始血压水平是难以控制的。如果不考虑各组患者初始血压水平的差异,直接用方差分析的方法比较不同处理组患者的平均血压下降量,以评价药物的降压效果是不恰当的。采用协方差分析的方法,在比较两组或多组均数的同时可以扣除或均衡这些不可控制因素的影响,降低观测的随机误差,提高估计的精确度(precision)。这些不可控制,但对观察指标存在影响的因素称为协变量(covariate)。

协方差分析既可以用于观察性研究,也可以应用于实验性研究。后者按不同实验设计类型,相应有不同的协方差分析,如有完全随机设计、随机区组(配伍组)设计、拉丁方设计和析因设计等类型的协方差分析;协变量可以有一个、两个或多个,分析方法略有不同,但其解决问题的基本思想相同。本节以含有一个协变量的观察性研究为例介绍协方差分析的思路和步骤。

2. 应用条件 协方差分析有两个重要的应用条件:一是与方差分析的应用条件相同,即理论上要

求残差独立、服从正态分布和方差齐性；二是各处理组客观存在应变量对协变量的线性回归关系且斜率相同（回归线平行），即要求各处理之间应变量对协变量的回归系数差别无统计学意义。因此，进行协方差分析时，要先对样本资料进行方差齐性检验和平行性检验，只有满足了这两个条件才可作协方差分析。

此外，协方差分析要求协变量是连续变量，是可能对观察结局存在影响的因素，且不能是影响处理的变量；其取值应在研究之前被观察，或者虽在研究中被观察，但不能受到处理的影响。常用的协变量包括试验前基线测量、年龄等。

二、应用举例

例 13-3 某研究需要了解成年人体重正常者和超重者的血清胆固醇（mmol/L）是否不同。在体检过程中对体重正常和超重的两类人各随机抽取 13 名体检者，比较两组的胆固醇含量，而胆固醇含量与年龄也有关。研究资料见表 13-6。

表 13-6 体重正常组和超重组的胆固醇含量和年龄

编号	体重正常组		超重组	
	年龄/岁	胆固醇/(mmol/L)	年龄/岁	胆固醇/(mmol/L)
1	48	3.5	58	7.3
2	33	4.6	41	4.7
3	51	5.8	71	8.4
4	43	5.8	76	8.8
5	44	4.9	49	5.1
6	63	8.7	33	4.9
7	49	3.6	54	6.7
8	42	5.5	65	6.4
9	40	4.9	39	6.0
10	47	5.1	52	7.5
11	41	4.1	45	6.4
12	41	4.6	58	6.8
13	56	5.1	67	9.2

此例为两样本成组设计的研究，研究因素为体重正常或超重；观察指标是体检者胆固醇含量，为应变量 Y；患者的年龄与观察指标胆固醇含量有关，是难以控制的定量因素，为协变量 X。将两组体检者的胆固醇含量观测值根据观测序号作散点图，并在图上标记出两类体检者的胆固醇含量总体均数，为两条水平直线（图 13-1）。

如果不考虑两组体检者年龄对胆固醇的影响，那么此例可以采用第三章介绍的成组设计的两样本 t 检验，或者本章第一节介绍的一般线性模型（13-1）分析，结果见表 13-7。F 检验 $P<0.05$，差别有统计学意义，体重正常组的胆固醇（样本均数 $\bar{Y}_1=5.092$mmol/L）含量总体均数低于超重组（样本均数 $\bar{Y}_2=6.785$mmol/L）；超重组胆固醇含量总体均数较体重正常组高出 1.693mmol/L。但是这样得出的结论是不恰当的，因为观察指标胆固醇含量受年龄的影响，因此需要采用协方差分析。含有一个协变量的协方差分析模型如下：

$$Y_i=\beta_0+\beta_1 Z+\beta_2 X+\varepsilon_i \tag{13-4}$$

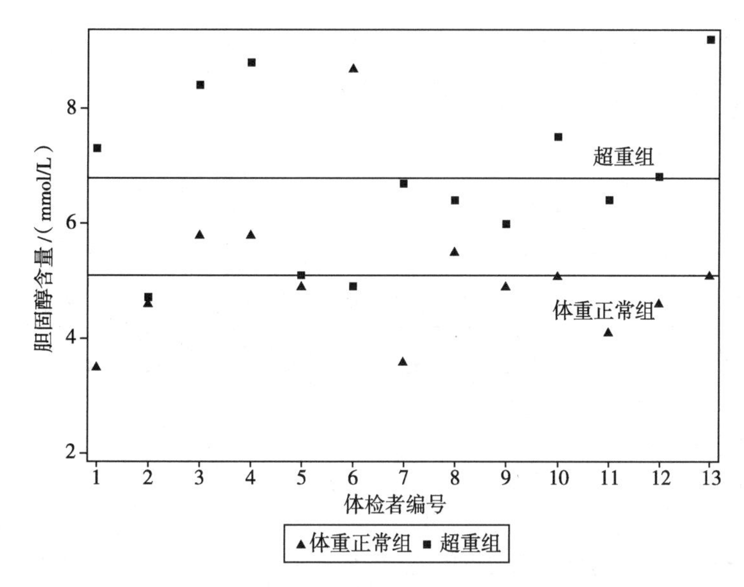

图 13-1 体重正常组和超重组胆固醇含量(mmol/L)

表 13-7 体重正常组和超重组血清胆固醇含量线性回归变异分解表

变异来源	自由度	*SS*	*MS*	*F*	*P*
总变异	25	64.042			
回归	1	18.615	18.615	9.840	0.005
误差	24	45.426	1.893		

公式中残差 ε_i 独立且服从正态分布。i 代表样本序号,该例共有 26 个样本,$i=1,2,\cdots,26$;Y_i 是第 i 个个体的胆固醇含量。β_0,β_1 和 β_2 是需要估计的未知参数,也称为回归系数。X 在模型中为协变量,代表年龄,是一个连续型变量。Z 表示组别,是一个两分类变量,当 $Z=0$ 时表示体重正常组,此时体重正常组的胆固醇含量的总体均数 $\mu_1=E(Y_i)=\beta_0+\beta_2X$;当 $Z=1$ 时,表示超重组,此时超重组的胆固醇含量的总体均数 $\mu_2=E(Y_i)=\beta_0+\beta_1+\beta_2X$。可以看出,协方差分析模型中各组的总体均数不再仅仅取决于组别,还取决于协变量 X 的取值;但两组之间总体均数之差 $\mu_2-\mu_1$ 不管在 X 取什么值的时候都等于 β_1。因此要研究体重正常者和超重者的血清胆固醇是否不同,即检验 β_1 是否为 0。

协方差分析所需要进行的检验包含两步:①对不同组别中应变量对协变量的回归系数是否相同进行检验,即平行性检验;②若满足平行性假定,则进一步检验两组间应变量总体均数是否存在差异。

1. 平行性检验 即检验组别变量和协变量之间是否存在交互作用,拟合以下模型:

$$Y_i=\beta_0+\beta_1Z+\beta_2X+\beta_3ZX+\varepsilon_i \tag{13-5}$$

H_0:$\beta_3=0$,即应变量对协变量的回归系数在两组间相同

H_1:$\beta_3\neq0$,即应变量对协变量的回归系数在两组间不同

$\alpha=0.05$

对于单个回归系数的检验采用 t 检验,$t=0.08$,$P=0.935>0.05$,即没有理由认为应变量对协变量的回归系数在两组间不同,该研究满足平行性假定。

2. 两组总体均数差异检验

H_0:$\beta_1=0$,即体重正常组与超重组体检者血清胆固醇含量的总体均数相等

H_1:$\beta_1\neq0$,即体重正常组与超重组体检者血清胆固醇含量的总体均数不等

$\alpha=0.05$

协方差分析回归变异分解见表 13-8,回归系数的估计见表 13-9。

表 13-8　体重正常组和超重组血清胆固醇含量协方差分析回归变异分解表

变异来源	自由度	SS	MS	F	P
总变异	25	64.042			
回归	2	42.995	21.498	23.49	<0.001
残差	23	21.047	0.915		

表 13-9　体重正常组和超重组血清胆固醇含量协方差分析回归系数估计

变量	回归系数	标准误	t	P	95%CI
β_0	0.761	0.880	0.86	0.397	(-1.060,2.581)
β_1	0.895	0.406	2.21	0.038	(0.056,1.735)
β_2	0.094	0.018	5.16	<0.001	(0.056,0.132)

$P=0.038$，按 $\alpha=0.05$ 水准，拒绝 H_0，接受 H_1，即 $\beta_1 \neq 0$，体重正常组与超重组体检者血清胆固醇含量的总体均数不等。与体重正常人群相比，超重人群的血清胆固醇总体均数要高出 0.895mmol/L，应变量与协变量在正常体重和超重体重人群中的回归线见图 13-2，$\beta_1=0.895$ 即两条平行线之间的垂直距离。与图 13-1 相比，图 13-2 各观测点更贴近总体均数回归线，协方差分析模型的 $MS_{残差}$ 也更小，说明校正协变量可以减少随机误差；且两组人群总体均数的差值估计也从 1.693mmol/L 减少到 0.895mmol/L，估计也更准确。

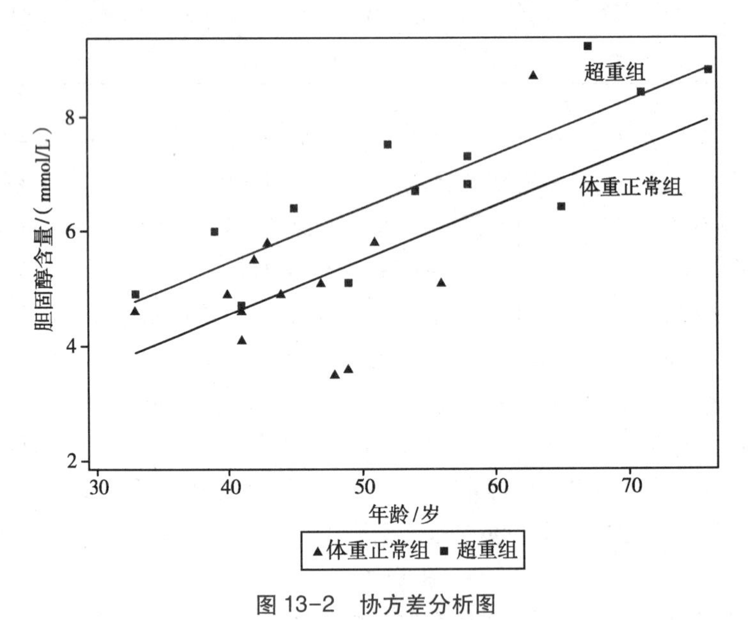

图 13-2　协方差分析图

Summary

In this chapter, we introduce the general linear model using two examples in which the effects of multiple groups are compared. The model could be used as an alternative to two-sample t-test and one-way ANOVA. Dummy variables are used to indicate the different group in the general linear model. We also give a brief introduction to the matrix language of general linear model and design matrix.

Covariance analysis combines the analysis of variance and linear regression. It can be used for either observational studies or experiments. Covariance analysis can be helpful in reducing large error term variances that sometimes present in the analysis of variance. The basic idea is to augment the analysis of variance by including covariates into the model. This augmentation is intended to make the analysis more precise and powerful in the test of treatment effects.

练　习　题

一、简答题

1. 若研究中共有 4 个试验组,需要几个哑变量？分别如何取值？

2. 协方差分析的基本思想是什么？它与方差分析有何区别与联系？

3. 协方差分析时需注意哪些应用条件与问题？

4. 在进行多组样本设计总体均数比较时,单因素方差分析和一般线性模型在变异分解、研究假设和统计检验上有何区别与联系？

5. 如何进行平行性检验？

二、计算分析题

1. 某医生为了研究一种降血脂新药的临床疗效,按统一纳入标准选择 120 名高血脂患者,采用完全随机设计方法将患者等分为 3 组,分别为安慰剂组、新药 3.6g 组和 6.0g 组,进行双盲试验。现以 6 周后测得低密度脂蛋白(mmol/L)作为试验结果(表 13-10),比较 3 个处理组患者的低密度脂蛋白含量总体均数有无差别,试进行统计分析。

表 13-10　三组用药 6 周后低密度脂蛋白含量　　单位:mmol/L

序号	6 周后低密度脂蛋白含量		
	安慰剂组	新药 3.6g 组	新药 6.0g 组
1	3.53	2.42	2.86
2	4.59	3.36	2.28
3	4.34	4.32	2.39
4	2.66	2.34	2.28
5	3.59	2.68	2.48
6	3.13	2.95	2.28
7	3.3	2.36	3.48
8	4.04	2.56	2.42
9	3.53	2.52	2.41
10	3.56	2.27	2.66
11	3.85	2.98	3.29
12	4.07	3.72	2.70
13	1.37	2.65	2.66
14	3.93	2.22	3.68
15	2.33	2.90	2.65
16	2.98	1.98	2.66

续表

序号	6周后低密度脂蛋白含量		
	安慰剂组	新药3.6g组	新药6.0g组
17	4.00	2.63	2.32
18	3.55	2.86	2.61
19	2.64	2.93	3.64
20	2.56	2.17	2.58

2. 表13-11资料是某地方病研究所测定8名正常儿童和8名大骨节病患儿的年龄与其尿肌酐含量的结果，现欲比较这两种儿童人群的尿肌酐含量是否不同，且同时要扣除年龄的影响，试进行统计分析。

表13-11　两组儿童年龄与尿肌酐含量

正常儿童		大骨节病患儿	
年龄(X)/岁	尿肌酐含量(Y)/(mmol/24h)	年龄(X)/岁	尿肌酐含量(Y)/(mmol/24h)
13	3.54	10	3.01
11	3.01	9	2.83
9	3.09	11	2.92
6	2.48	12	3.09
8	2.56	15	3.98
10	3.36	16	3.89
12	3.18	8	2.21
7	2.65	7	2.39

3. 某区级单位想要调查居民对辖区内4家社区卫生服务中心开展的大肠癌筛查项目的满意程度，在每家社区参与过该项目的居民中随机抽取20名进行回访调查，给项目满意度打分，满分100分，分数越高满意度越高，结果见表13-12。试分析该辖区内不同社区的项目开展满意度是否相同。

表13-12　四家社区居民满意度调查评分

序号	社区			
	1	2	3	4
1	89.1	90.7	89	89.8
2	90.8	93.9	92.8	81.4
3	92.8	95.5	85.4	97.0
4	92.9	90.4	93.3	91.7
5	85.5	85.4	89.8	85.3
6	86.4	95.8	86.2	89.3
7	85.7	94.3	88.2	89.8
8	91.0	89.1	90.2	89.7
9	93.3	89.9	88.1	89.4
10	87.5	91.3	85.4	88.5
11	90.3	95.0	93.5	87.5
12	88.3	87.9	88.6	91.1

续表

序号	社区			
	1	2	3	4
13	91.4	91.5	89.7	85.4
14	87.1	90.1	89.9	87.4
15	89.4	93.5	83.3	90.9
16	93.5	86.1	90.2	88.6
17	93.8	89.3	89.5	92.7
18	94.2	88.9	88.5	91.8
19	93.4	90.7	86.7	89.6
20	87.5	97.3	90.4	89.4

4. 为研究降血压药物氢氯噻嗪联合使用卡托普利或者硝苯地平能否进一步提高降血压的效果，采用随机对照试验，对符合入排标准的30例高血压患者分为三组，第一组为单用氢氯噻嗪治疗组，第二组为氢氯噻嗪联合卡托普利治疗组，第三组为氢氯噻嗪联合硝苯地平治疗组，每组10例患者，治疗1周，主要有效性指标为收缩压。测得每例患者入组前(X)和1周后(Y)的收缩压(mmHg)见表13-13，试分析3种治疗方法降收缩压效果是否不同。

表13-13　三组患者治疗前后的收缩压　　单位：mmHg

编号	第一组		第二组		第三组	
	X_1	Y_1	X_2	Y_2	X_3	Y_3
1	133	139	147	137	163	132
2	129	134	129	120	168	143
3	152	136	158	141	170	153
4	161	151	164	137	160	145
5	154	147	134	140	196	154
6	141	137	155	144	160	138
7	156	149	151	134	188	157
8	160	145	141	123	188	149
9	165	155	153	142	158	133
10	154	133	140	130	167	128

5. 某医学院为了评价某门课程三种不同教学模式的教学效果，将班级学生随机分入三种不同的教学模式组。第一组为单纯讲授课本，第二组为多媒体教学，第三组为课本授课加课题小组讨论。课后布置的作业相同，学期末对这30名学生进行所授课程的成绩测验。三组学生学期初的摸底测试成绩(X)和期末成绩(Y)的原始资料见表13-14，现欲推断三组教学模式中学生该门课程的期末成绩总体均数是否有差别，同时要扣除学生的基础成绩水平，即摸底测试成绩。

表13-14　摸底测试成绩和期末成绩(分数)

序号	A组		B组		C组	
	X_1	Y_1	X_2	Y_2	X_3	Y_3
1	70	79	80	79	83	83
2	80	90	78	76	82	80
3	84	91	85	89	73	76

续表

序号	A组		B组		C组	
	X_1	Y_1	X_2	Y_2	X_3	Y_3
4	60	66	68	72	78	79
5	70	75	67	68	82	80
6	72	78	75	79	76	80
7	90	89	95	92	80	85
8	85	93	80	78	73	74
9	78	82	77	77	76	79
10	85	92	80	81	70	76

ER 13-1 第十三章二维码资源

（秦国友）

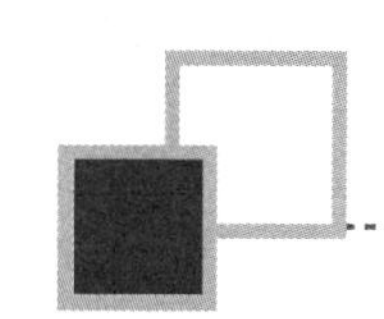

第十四章 多变量数据常用统计量与组间差别检验

在医学研究中，尤其在临床试验中，每个观察对象记录的观察结果通常有多个反应变量(response variable)。例如，血压记录有收缩压、舒张压、脉压等；血脂记录有胆固醇酯、甘油三酯、磷脂、未酯化脂肪酸等；心功能、肺功能、微循环的检测记录项目则可多达十几个乃至几十个，这种有多个反应变量的数据称为多变量数据(multivariate data)。这里要注意，本章的多变量数据与第十一章多因素试验的区别。多因素试验指有多个干预因素(分组因素)的试验，尽管析因设计方差分析和正交设计方差分析可以分析多个试验因素的作用，但试验结果只有一个反应变量，仍然是单变量数据(univariate data)。本章的所有统计描述与统计推断都与单变量分析有关，如单变量均数、单变量方差、单变量 t 检验、单变量方差分析等，只是采用了适合多个反应变量的向量和矩阵的表示方法。

第一节 描述统计量

一、均数向量与离差矩阵

1. 均数向量 设有 n 个观察对象，每个观察对象记录了 m 个反应变量，即

$$\mathbf{X}'_i=(X_{i1},X_{i2},\cdots,X_{im}),\quad i=1,2,\cdots,n$$

m 个反应变量的样本均数构成均数向量，记为

$$\bar{\mathbf{X}}'=(\bar{X}_1,\bar{X}_2,\cdots,\bar{X}_m)\tag{14-1}$$

其中 $\bar{X}_j=\dfrac{1}{n}\sum_{i=1}^{n}X_{ij},j=1,2,\cdots,m$

2. 离差矩阵 任意两个反应变量 X_j,X_k 的离均差积和 l_{jk} 构成一个 $m\times m$ 矩阵，称为离差矩阵，记为

$$\mathbf{L}=\begin{bmatrix} l_{11} & l_{12} & \cdots & l_{1m}\\ l_{21} & l_{22} & \cdots & l_{2m}\\ \vdots & \vdots & \vdots & \vdots\\ l_{m1} & l_{m2} & \cdots & l_{mm}\end{bmatrix}\tag{14-2}$$

其中 $l_{jj}=\sum_{i=1}^{n}(X_{ij}-\bar{X}_i)^2=\sum_{i=1}^{n}X_{ij}^2-\dfrac{\left(\sum_{i=1}^{n}X_{ij}\right)^2}{n},j=1,2,\cdots,m$

$$l_{jk}=\sum_{i=1}^{n}(X_{ij}-\bar{X}_j)(X_{ik}-\bar{X}_k)=\sum_{i=1}^{n}X_{ij}X_{ik}-\frac{\left(\sum_{i=1}^{n}X_{ij}\right)\left(\sum_{i=1}^{n}X_{ik}\right)}{n},\quad j\neq k$$

l_{jj} 为第 j 个反应变量的离均差平方和，l_{jk} 为第 j 个反应变量与第 k 个反应变量的离均差积和，并且有 $l_{jk}=l_{kj}$，$\mathbf{L}$ 是对称矩阵。离差矩阵 $\mathbf{L}$ 不仅是多变量数据统计描述的重要统计量，更是多变量数据统计分析最重要的中间结果。下面介绍的协方差矩阵和相关矩阵的计算都依赖离差矩阵 $\mathbf{L}$，第十五章以后的多元分析，如多元回归、判别分析、聚类分析等都要用到 $\mathbf{L}$ 矩阵。

二、协方差矩阵

任意两个反应变量 X_j,X_k 的样本协方差 S_{jk} 构成一个 $m\times m$ 矩阵,称为样本方差-协方差矩阵,简称样本协方差矩阵,记为

$$\mathbf{S}=\begin{bmatrix} S_{11} & S_{12} & \cdots & S_{1m} \\ S_{21} & S_{22} & \cdots & S_{2m} \\ \vdots & \vdots & \vdots & \vdots \\ S_{m1} & S_{m2} & \cdots & S_{mm} \end{bmatrix} \tag{14-3}$$

其中 $S_{jk}=\frac{1}{n-1}l_{jk}, j=1,2,\cdots,m, k=1,2,\cdots,m$

S_{jj}为第 j 个变量的样本方差,即 $S_{jj}=S_j^2$。$S_{jk}(j\neq k)$为反应变量 X_j 与反应变量 X_k 的样本协方差。由于 $S_{jk}=S_{kj}$,**S** 是对称矩阵。矩阵 **L** 与矩阵 **S** 有如下关系:

$$\mathbf{L}=(n-1)\times\mathbf{S} \tag{14-4}$$

三、相关矩阵

任意两个反应变量 X_j,X_k 样本相关系数 r_{jk}构成一个 $m\times m$ 样本相关矩阵(correlation matrix),记为

$$\mathbf{R}=\begin{bmatrix} r_{11} & r_{12} & \cdots & r_{1m} \\ r_{21} & r_{22} & \cdots & r_{2m} \\ \vdots & \vdots & \vdots & \vdots \\ r_{m1} & r_{m2} & \cdots & r_{mm} \end{bmatrix} \tag{14-5}$$

其中 $r_{jk}=\frac{l_{jk}}{\sqrt{l_{jj}l_{kk}}}=\frac{S_{jk}}{\sqrt{S_{jj}S_{kk}}}, j=1,2,\cdots,m, k=1,2,\cdots,m$

$r_{jk}(j\neq k)$为变量 X_j 和 X_k 的样本相关系数,$r_{jj}=1$。由于 $r_{jk}=r_{kj}$,**R** 也是对称矩阵。

例 14-1 对某医院呼吸科收治的 15 例急性下呼吸道感染患者进行肺功能指标的测定,包括用力肺活量(forced vital capacity,FVC)、第 1 秒用力呼气容积(forced expiratory volume in one second, FEV_1)和呼气流量峰值(peak expiratory flow,PEF),结果见表 14-1。试对这 3 个反应变量进行多变量描述。

表 14-1 15 名急性下呼吸道感染患者肺功能指标

序号	FVC(X_1)/L	FEV_1(X_2) /L	PEF(X_3)/(L/min)
1	2. 39	1. 66	3. 63
2	2. 37	2. 04	3. 78
3	2. 24	1. 52	3. 28
4	2. 29	1. 70	2. 87
5	2. 25	1. 58	3. 15
6	2. 36	1. 45	3. 76
7	2. 33	1. 37	4. 37
8	2. 43	1. 45	3. 20
9	2. 47	1. 65	3. 83
10	2. 34	2. 02	3. 62

续表

序号	FVC(X_1)/L	FEV$_1$(X_2) /L	PEF(X_3)/(L/min)
11	2.32	1.66	3.48
12	2.29	1.82	3.19
13	2.32	1.82	3.59
14	2.31	1.45	3.21
15	2.38	2.16	3.77

$$\bar{\mathbf{X}}'=(\bar{X}_1,\bar{X}_2,\bar{X}_3)=(2.34,1.69,3.52)$$

$$S_{11}=S_1^2=0.0039,\quad S_{22}=S_2^2=0.0575,\quad S_{33}=S_3^2=0.1399,$$

$$S_{12}=S_{21}=0.0018,\quad S_{13}=S_{31}=0.0104,\quad S_{23}=S_{32}=0.0064,$$

$$\mathbf{S}=\begin{bmatrix}S_{11} & S_{12} & S_{13}\\ S_{21} & S_{22} & S_{23}\\ S_{31} & S_{32} & S_{33}\end{bmatrix}=\begin{bmatrix}0.0039 & 0.0018 & 0.0104\\ 0.0018 & 0.0575 & 0.0064\\ 0.0104 & 0.0064 & 0.1399\end{bmatrix}$$

$$r_{12}=r_{21}=0.116,\quad r_{13}=r_{31}=0.443,\quad r_{23}=r_{32}=0.071$$

$$\mathbf{R}=\begin{bmatrix}1 & 0.116 & 0.443\\ 0.116 & 1 & 0.071\\ 0.443 & 0.071 & 1\end{bmatrix}$$

以上3个多元描述统计量，$\bar{\mathbf{X}}$描述3个测量指标的平均水平，$\mathbf{S}$描述3个指标的变异程度，$\mathbf{R}$描述3个指标的相关性。由$\mathbf{R}$可知，用力肺活量与第1秒用力呼气容积的相关系数为0.116(P=0.680)，用力肺活量与呼气流量峰值的相关系数为0.443(P=0.097)，第1秒用力呼气容积与呼气流量峰值的相关系数为0.071(P=0.800)。

四、多元正态分布

在单变量统计描述和推断中，通常假定数据服从正态分布。同理，在多变量统计描述和推断中，通常假定数据服从多元正态分布。设$\boldsymbol{\mu}$为m个反应变量的总体均数向量，σ_{jk}为第j个反应变量与第k个反应变量的总体协方差，$\sigma_{jk}(j,k=1,2,\cdots,m)$构成$m\times m$的总体协方差矩阵$\Sigma$。$m$维正态分布的概率密度函数为

$$f(\mathbf{X})=\frac{1}{(2\pi)^{\frac{1}{2}m}\,|\Sigma|^{\frac{1}{2}}}\exp\left[-\frac{1}{2}(\mathbf{X}-\boldsymbol{\mu})'\Sigma^{-1}(\mathbf{X}-\boldsymbol{\mu})\right] \qquad (14\text{-}6)$$

其中$|\Sigma|$表示Σ的行列式，Σ^{-1}表示Σ的逆矩阵(inverse matrix)。读者不难验证，当$m=1$时，公式(14-6)即为单变量正态分布$N(\mu,\sigma^2)$的概率密度函数。

第二节　组间差别比较

一、单组资料

对于单变量资料，假定样本观察值X服从正态分布$N(\mu,\sigma^2)$，则样本均数$\bar{X}$服从正态分布$N\left(\mu,\frac{\sigma^2}{n}\right)$，推断是否$\mu$不等于已知的总体均数$\mu_0$可采用$t$检验($H_0:\mu=\mu_0$)，计算公式为

$$t=\frac{\sqrt{n}\,(\bar{X}-\mu_0)}{S} \tag{14-7}$$

将公式(14-7)等号两边平方后稍加整理,有

$$t^2=n(\bar{X}-\mu_0)S^{-2}(\bar{X}-\mu_0) \tag{14-8}$$

当有多个反应变量时,公式(14-7)中的样本均数 $\bar{X}$ 改为样本均数向量 $\bar{\mathbf{X}}$,总体均数 μ_0 改为总体均数向量 $\boldsymbol{\mu}_0$,样本方差 S^2 改为样本协方差矩阵 $\mathbf{S}$,t^2 即推广为 Hotelling T^2,即

$$T^2=n(\bar{\mathbf{X}}-\boldsymbol{\mu}_0)'\mathbf{S}^{-1}(\bar{\mathbf{X}}-\boldsymbol{\mu}_0) \tag{14-9}$$

由于 $\mathbf{S}$ 是个矩阵,$\mathbf{S}^{-1}$表示 $\mathbf{S}$ 的逆矩阵。

已知当 $m=1$ 时,在 $H_0:\mu=\mu_0$ 成立条件下,检验统计量 $t^2=F$。当 $m>1$ 时,在 $H_0:\boldsymbol{\mu}=\boldsymbol{\mu}_0$ 成立条件下,Hotelling T^2 与 F 有如下关系:

$$F=\frac{n-m}{(n-1)m}T^2,\quad \nu_1=m,\quad \nu_2=n-m \tag{14-10}$$

因此,根据一个样本均数向量 $\bar{\mathbf{X}}$ 检验其总体均数向量是否为 $\boldsymbol{\mu}_0$,可采用公式(14-10)定义的 F 作为检验统计量。在 $H_0:\boldsymbol{\mu}=\boldsymbol{\mu}_0$ 成立条件下,该统计量服从 F 分布,当 n 较大时,近似地服从自由度为 m 的χ^2 分布。

例 14-2 在某蓄电池厂中随机选择 15 名铅作业人员,对肝功能指标丙氨酸氨基转移酶(ALT)、天冬氨酸氨基转移酶(AST)、谷氨酰转移酶(GGT)进行测定,已知该地正常人的 ALT、AST 和 GGT 均数分别为 23.9U/L、25.7U/L 和 26.7U/L,问该厂铅作业人员与正常人肝功能有无差别?

表 14-2 中列出了铅作业人员的 ALT、AST 和 GGT,如果其与正常人相比总体均数向量 $\boldsymbol{\mu}\neq\boldsymbol{\mu}_0$,则可认为该厂铅作业人员的肝功能与正常人相比有差别。

表 14-2 15 名铅作业人员的肝功能指标测定结果 单位:U/L

序号	ALT(X_1)	AST(X_2)	GGT(X_3)
1	59.4	17.9	56.7
2	68.0	22.8	26.9
3	12.3	32.1	37.9
4	50.8	27.9	40.5
5	21.5	45.3	20.3
6	11.8	29.7	41.0
7	20.0	24.5	30.7
8	43.0	31.4	89.2
9	45.0	25.8	46.1
10	25.4	14.4	42.1
11	19.6	41.9	57.1
12	15.2	22.8	22.5
13	12.2	50.0	70.9
14	27.3	24.2	52.6
15	47.3	38.3	67.1

计算：

$$n=15,\quad m=3,\quad \bar{\mathbf{X}}=\begin{bmatrix}31.920\\29.933\\46.773\end{bmatrix},\quad \boldsymbol{\mu}_0=\begin{bmatrix}23.900\\25.700\\26.700\end{bmatrix},\quad \bar{\mathbf{X}}-\boldsymbol{\mu}_0=\begin{bmatrix}8.020\\4.233\\20.073\end{bmatrix}$$

$$\mathbf{S}=\begin{bmatrix}347.733 & -68.918 & 55.380\\-68.918 & 102.170 & 53.775\\55.380 & 53.775 & 367.962\end{bmatrix}\quad \mathbf{S}^{-1}=\begin{bmatrix}0.004 & 0.003 & -0.001\\0.003 & 0.013 & -0.002\\-0.001 & -0.002 & 0.003\end{bmatrix}$$

检验假设 $H_0:\boldsymbol{\mu}=\boldsymbol{\mu}_0$，$H_1:\boldsymbol{\mu}\neq\boldsymbol{\mu}_0$，用公式(14-9)、公式(14-10)计算 Hotelling T^2 统计量和 F，得

$$T^2=n(\bar{\mathbf{X}}-\boldsymbol{\mu}_0)'\mathbf{s}^{-1}(\bar{\mathbf{X}}-\boldsymbol{\mu}_0)=15\times(8.020,4.233,20.073)\times\begin{bmatrix}0.004 & 0.003 & -0.001\\0.003 & 0.013 & -0.002\\-0.001 & -0.002 & 0.003\end{bmatrix}\begin{bmatrix}8.020\\4.233\\20.073\end{bmatrix}=18.686$$

$$F=\frac{n-m}{(n-1)m}T^2=\frac{15-3}{(15-1)\times 3}\times 18.686=5.339,\quad \nu_1=3,\quad \nu_2=12$$

查 F 界值表，$F_{0.05,(3,12)}=3.49$，$P<0.05$，拒绝 H_0，接受 H_1，可认为该厂铅作业人员与正常人肝功能有差别。由样本均数向量 $\bar{\mathbf{X}}=(31.920,29.933,46.773)$ 可知，该厂铅作业人员的 ALT、AST 和 GGT 水平高于正常人，结合临床知识可知此人群肝功能水平低于正常人。

二、两组比较

单变量假设检验时，如果两组样本观察值 X_1 和 X_2 分别来自正态总体 $N(\mu_1,\sigma^2)$ 和 $N(\mu_2,\sigma^2)$，则两样本均数 $\bar{X}_1$ 和 $\bar{X}_2$ 服从 $N(\mu_1,\sigma^2_{\bar{X}_1})$ 和 $N(\mu_2,\sigma^2_{\bar{X}_2})$ 的正态分布，对 $H_0:\mu_1=\mu_2$ 作假设检验，有

$$t=\frac{\bar{X}_1-\bar{X}_2}{\sqrt{\frac{n_1+n_2}{n_1n_2}S_c^2}}\tag{14-11}$$

将公式(14-11)等号两边平方后稍加整理，有

$$t^2=\frac{n_1n_2}{n_1+n_2}(\bar{X}_1-\bar{X}_2)S_c^{-2}(\bar{X}_1-\bar{X}_2)\tag{14-12}$$

当有多个反应变量时，公式(14-12)中的 $\bar{X}_1$ 和 $\bar{X}_2$ 分别改为两组样本的均数向量 $\bar{\mathbf{X}}_1$ 和 $\bar{\mathbf{X}}_2$，$\mathbf{S}_c^2$ 改为两组样本协方差矩阵 $\mathbf{S}_1$ 和 $\mathbf{S}_2$ 的合并矩阵 $\mathbf{S}_c$，t^2 即推广为 Hotelling T^2 统计量，即

$$T^2=\frac{n_1n_2}{n_1+n_2}(\bar{\mathbf{X}}_1-\bar{\mathbf{X}}_2)'\mathbf{S}_c^{-1}(\bar{\mathbf{X}}_1-\bar{\mathbf{X}}_2)\tag{14-13}$$

其中

$$\mathbf{S}_c=\frac{1}{n_1+n_2-2}[(n_1-1)\mathbf{S}_1+(n_2-1)\mathbf{S}_2]\tag{14-14}$$

在 $H_0:\boldsymbol{\mu}_1=\boldsymbol{\mu}_2$ 成立条件下，公式(14-13)中的 T^2 与 F 有如下关系：

$$F=\frac{(n_1+n_2-m-1)}{(n_1+n_2-2)m}T^2,\quad \nu_1=m,\quad \nu_2=n_1+n_2-m-1\tag{14-15}$$

当 n_1、n_2 较大时，F 近似地服从自由度为 m 的 χ^2 分布。

例 14-3　某医院为研究 A 药对心力衰竭的治疗作用，将 20 名心力衰竭患者随机分为两组，一组接受常规治疗，一组在常规治疗的基础上增加 A 药，下表是两组患者治疗后心功能指标左室射血分数(LVEF)、治疗后 6 分钟步行测试(6MWT)，已知 LVEF 及 6MWT 越低反映心功能受损越严重，问 A 药对治疗心力衰竭是否有效？

表 14-3 中用 2 个指标反映心力衰竭患者心功能，通过 A 药治疗组和对照组患者样本均数向量 $\bar{\mathbf{X}}_1$ 和 $\bar{\mathbf{X}}_2$ 的比较，推论两组总体均数向量 $\boldsymbol{\mu}_1$ 和 $\boldsymbol{\mu}_2$ 是否不等，进而得出 A 药对心力衰竭患者治疗是否有效的结论。

表 14-3 20 名心力衰竭患者治疗后的心功能指标

患者	对照组		患者	A 药治疗组	
	LVEF/%	6MWT/mm		LVEF/%	6MWT/mm
1	46.66	267.06	11	48.20	357.54
2	46.37	334.40	12	55.19	489.03
3	47.23	281.18	13	53.32	331.26
4	47.83	235.25	14	54.53	328.50
5	53.06	391.94	15	44.09	313.85
6	45.43	318.41	16	53.86	286.30
7	52.03	330.44	17	39.02	186.36
8	49.42	338.69	18	52.89	334.42
9	41.86	264.54	19	62.13	341.89
10	46.22	274.44	20	50.18	373.67

$$n_1=10, \quad n_2=10, \quad m=2$$

$$\bar{\mathbf{X}}_1=\begin{bmatrix}51.34\\334.28\end{bmatrix}, \quad \bar{\mathbf{X}}_2=\begin{bmatrix}47.61\\303.63\end{bmatrix}, \quad \bar{\mathbf{X}}_1-\bar{\mathbf{X}}_2=\begin{bmatrix}3.73\\30.65\end{bmatrix}$$

$$\mathbf{S}_1=\begin{bmatrix}40.072 & 264.950\\264.950 & 5\,637.824\end{bmatrix}, \quad \mathbf{S}_2=\begin{bmatrix}10.544 & 98.494\\98.494 & 2\,201.017\end{bmatrix}$$

$$\mathbf{S}_c=\frac{1}{10+10-2}\times(9\times\mathbf{S}_1+9\times\mathbf{S}_2)=\begin{bmatrix}25.808 & 181.722\\181.722 & 3\,919.420\end{bmatrix}$$

$$\mathbf{S}_c^{-1}=\begin{bmatrix}0.058 & -0.003\\-0.003 & 0.000\end{bmatrix}$$

检验假设 $H_0:\boldsymbol{\mu}_1=\boldsymbol{\mu}_2, H_1:\boldsymbol{\mu}_1\neq\boldsymbol{\mu}_2$，用公式（14-13）、公式（14-15）计算得

$$T^2=\frac{n_1n_2}{n_1+n_2}(\bar{\mathbf{X}}_1-\bar{\mathbf{X}}_2)'\mathbf{S}_c^{-1}(\bar{\mathbf{X}}_1-\bar{\mathbf{X}}_2)$$

$$=5[3.73 \quad 30.65]\begin{bmatrix}0.058 & -0.003\\-0.003 & 0.000\end{bmatrix}\begin{bmatrix}3.73\\30.65\end{bmatrix}=2.732$$

$$F=\frac{(n_1+n_2-m-1)}{(n_1+n_2-2)m}T^2=\frac{17}{36}\times2.732=1.290, \quad \nu_1=2, \quad \nu_2=17$$

查 F 界值表，$F_{0.05,(2,17)}=3.59$，$P>0.05$，不拒绝 H_0，尚不能认为 A 药治疗组与对照组心力衰竭患者治疗后心功能有差异。

三、多组比较

1. 多变量方差分析 单变量多个均数假设检验，假定 $g(\geqslant2)$ 组样本观察值分别来自正态总体 $N(\mu_1,\sigma^2), N(\mu_2,\sigma^2), \cdots, N(\mu_g,\sigma^2)$，根据样本均数 $\bar{X}_1, \bar{X}_2, \cdots, \bar{X}_g$ 推论 $H_0:\mu_1=\mu_2, \cdots=\mu_g$ 是否成立，采用多个均数比较的方差分析的方法（见第四章）。同理，当有多个反应变量时，通过 g 个均数向量 $\bar{\mathbf{X}}_1$，$\bar{\mathbf{X}}_2, \cdots, \bar{\mathbf{X}}_g$ 推论 $H_0:\boldsymbol{\mu}_1=\boldsymbol{\mu}_2, \cdots=\boldsymbol{\mu}_g$ 是否成立，相应的假设检验方法采用多变量方差分析（multivariate analysis of variance, MANOVA)。多变量方差分析与单变量方差分析原理完全相同，即将实验结果的总离差平方和 $SS_{总}$ 分解为 $SS_{组间}$ 和 $SS_{组内}$ 两部分，只不过多变量方差分析的 $SS_{总}$、$SS_{组间}$、$SS_{组内}$ 用矩阵表示。设 n_i、$\bar{\mathbf{X}}_i$、$\mathbf{S}_i$ 分别表示第 i 组的例数、均数向量和协方差矩阵，$\bar{\mathbf{X}}$ 表示全体总均数向量，g 个均数向量差别比较的多变量方差分析见表 14-4，其中 $\mathbf{H}_{组间}$ 相当于单变量方差分析中的 $SS_{组间}$，$\mathbf{E}_{组内}$ 相当于 $SS_{组内}$。

表 14-4　多变量方差分析表

变异来源	自由度	离均差平方和矩阵
总变异	$\sum_{i=1}^{g} n_i-1$	$\mathbf{H}+\mathbf{E}$
组间	$g-1$	$\mathbf{H}=\sum_{i=1}^{g} n_i(\bar{\mathbf{X}}_i-\bar{\mathbf{X}})(\bar{\mathbf{X}}_i-\bar{\mathbf{X}})'$
组内	$\sum_{i=1}^{g} n_i-g$	$\mathbf{E}=\sum_{i=1}^{g}(n_i-1)\mathbf{S}_i$

例 14-4　将患慢性胃炎的儿童随机分为三组，其中Ⅰ组、Ⅱ组为治疗组，另一组作为对照，试比较治疗药物对 T 细胞免疫功能(外周血 T_3、T_4、T_8 细胞百分比)的影响。表 14-5 是其中部分儿童的 T 细胞免疫功能的测量结果，试按表 14-4 计算 $\mathbf{H}_{组间}$、$\mathbf{E}_{组内}$。

表 14-5　三组慢性胃炎儿童的 T 细胞免疫功能　　单位：%

编号	治疗Ⅰ组			编号	治疗Ⅱ组			编号	对照组		
	T_3	T_4	T_8		T_3	T_4	T_8		T_3	T_4	T_8
1	63.6	30.2	31.2	1	53.4	22.5	25.0	1	72.4	42.5	29.9
2	60.0	30.0	33.4	2	46.5	20.0	14.6	2	75.0	49.5	29.3
3	63.2	35.3	27.9	3	38.1	25.9	18.1	3	75.9	30.0	40.0
				4	32.1	12.1	11.8	4	70.0	32.0	36.4
								5	72.8	36.7	33.1

计算：

$$n_1=3,\quad n_2=4,\quad n_3=5$$

$$\bar{\mathbf{X}}_1=\begin{bmatrix}62.267\\31.833\\30.833\end{bmatrix},\quad \bar{\mathbf{X}}_2=\begin{bmatrix}42.525\\20.125\\17.375\end{bmatrix},\quad \bar{\mathbf{X}}_3=\begin{bmatrix}73.220\\38.140\\33.740\end{bmatrix}$$

$$\bar{\mathbf{X}}=\frac{1}{12}\begin{bmatrix}63.6+60.0+63.2+53.4+\cdots+70.0+72.8\\30.2+30.0+35.3+22.5+\cdots+32.0+36.7\\31.2+33.4+27.9+25.0+\cdots+36.4+33.1\end{bmatrix}=\begin{bmatrix}60.250\\30.558\\27.558\end{bmatrix}$$

$$\bar{\mathbf{X}}_1-\bar{\mathbf{X}}=\begin{bmatrix}2.017\\1.275\\3.275\end{bmatrix},\quad \bar{\mathbf{X}}_2-\bar{\mathbf{X}}=\begin{bmatrix}-17.725\\-10.433\\-10.183\end{bmatrix},\quad \bar{\mathbf{X}}_3-\bar{\mathbf{X}}=\begin{bmatrix}12.970\\7.582\\6.182\end{bmatrix}$$

$$\mathbf{H}=3\times\begin{bmatrix}2.017\\1\ 275\\3\ 275\end{bmatrix}\begin{bmatrix}2.017 & 1.275 & 3.275\end{bmatrix}+4\times\begin{bmatrix}-17.725\\-10.433\\-10.183\end{bmatrix}\begin{bmatrix}-17.725 & -10.433 & -10.183\end{bmatrix}+$$

$$5\begin{bmatrix}12.970\\7.582\\6.182\end{bmatrix}\begin{bmatrix}12.970 & 7.582 & 6.182\end{bmatrix}=\begin{bmatrix}2\,110.008 & 1\,239.108 & 1\,142.693\\1\,239.108 & 727.703 & 671.848\\1\,142.693 & 671.848 & 638.042\end{bmatrix}$$

各组的协方差矩阵：

$$\mathbf{S}_1=\begin{bmatrix}3.893 & 2.607 & -4.033\\2.607 & 9.023 & -7.737\\-4.033 & -7.737 & 7.663\end{bmatrix}$$

$$\mathbf{S}_2=\begin{bmatrix}87.443 & 27.813 & 42.267\\27.813 & 34.469 & 22.461\\42.267 & 22.461 & 32.483\end{bmatrix}$$

$$\mathbf{S}_3=\begin{bmatrix}5.392 & 3.801 & 0.932\\3.801 & 63.523 & -33.387\\0.932 & -33.387 & 20.283\end{bmatrix}$$

$$\mathbf{E}=\sum(n_i-1)\mathbf{S}_i=\begin{bmatrix}7.786 & 5.214 & -8.066\\5.214 & 18.046 & -15.474\\-8.066 & -15.474 & 15.326\end{bmatrix}+\begin{bmatrix}262.329 & 83.439 & 126.801\\83.439 & 103.407 & 67.383\\126.801 & 67.383 & 97.449\end{bmatrix}+$$

$$\begin{bmatrix}21.568 & 15.204 & 3.728\\15.204 & 254.092 & -133.548\\3.728 & -133.548 & 81.132\end{bmatrix}=\begin{bmatrix}291.683 & 103.857 & 122.463\\103.857 & 375.545 & -81.639\\122.463 & -81.639 & 193.907\end{bmatrix}$$

$$\mathbf{H+E}=\begin{bmatrix}2\,110.008 & 1\,239.108 & 1\,142.693\\1\,239.108 & 727.703 & 671.848\\1\,142.693 & 671.848 & 638.042\end{bmatrix}+\begin{bmatrix}291.683 & 103.857 & 122.463\\103.857 & 375.545 & -81.639\\122.463 & -81.639 & 193.907\end{bmatrix}$$

$$=\begin{bmatrix}2\,401.691 & 1\,342.965 & 1\,265.156\\1\,342.965 & 1\,103.248 & 590.209\\1\,265.156 & 590.209 & 831.949\end{bmatrix}$$

将以上计算结果按表 14-4 的形式汇总，得表 14-6。

表 14-6 表 14-5 的多变量方差分析表

变异来源	自由度	离均差平方和矩阵
总变异	11	$\mathbf{H+E}=\begin{bmatrix}2\,401.691 & 1\,342.965 & 1\,265.156\\1\,342.965 & 1\,103.248 & 590.209\\1\,265.156 & 590.209 & 831.949\end{bmatrix}$
组间	2	$\mathbf{H}=\begin{bmatrix}2\,110.008 & 1\,239.108 & 1\,142.693\\1\,239.108 & 727.703 & 671.848\\1\,142.693 & 671.848 & 638.042\end{bmatrix}$
组内	9	$\mathbf{E}=\begin{bmatrix}291.683 & 103.857 & 122.463\\103.857 & 375.545 & -81.639\\122.463 & -81.639 & 193.907\end{bmatrix}$

2. Λ^* 统计量与 F Λ^* 统计量是 Wilks 于 1932 年提出的一种广义方差比，也称 Wilks Lambda 统计量。

$$\Lambda^*=\frac{|\mathbf{E}|}{|\mathbf{H+E}|} \tag{14-16}$$

其中分子、分母都是行列式。当 Λ^* 很小时，说明组间差异 **H** 大于随机效应 **E**，应怀疑零假设 $H_0:\boldsymbol{\mu}_1=\boldsymbol{\mu}_2,\cdots=\boldsymbol{\mu}_g$ 是否正确。表 14-6 中的 **H** 和 **E** 通过 Λ^* 可转变为 F（表 14-7），实现多变量的方差分析。

表 14-7　常见情况下 Λ^* 与 F 的关系

反应变量数	组数	转换关系	F 分布自由度
$m=1$	$g\geqslant2$	$F=\left(\frac{\sum n_i-g}{g-1}\right)\left(\frac{1-\Lambda^*}{\Lambda^*}\right)$	$\nu_1=g-1,\nu_2=\sum n_i-g$
$m=2$	$g\geqslant2$	$F=\left(\frac{\sum n_i-g-1}{g-1}\right)\left(\frac{1-\sqrt{\Lambda^*}}{\sqrt{\Lambda^*}}\right)$	$\nu_1=2(g-1),\nu_2=2(\sum n_i-g-1)$
$m\geqslant1$	$g=2$	$F=\left(\frac{\sum n_i-m-1}{m-1}\right)\left(\frac{1-\Lambda^*}{\Lambda^*}\right)$	$\nu_1=m,\nu_2=\sum n_i-m-1$
$m\geqslant1$	$g=3$	$F=\left(\frac{\sum n_i-m-2}{m}\right)\left(\frac{1-\sqrt{\Lambda^*}}{\sqrt{\Lambda^*}}\right)$	$\nu_1=2m,\nu_2=2(\sum n_i-m-2)$

由表 14-7 可知，对两组均数向量作假设检验时，除 Hotelling T^2 外，还可用多变量方差分析。正如单变量两组均数假设检验既可用 t 检验也可用方差分析一样。

多变量方差分析的计算十分烦琐，但用 SPSS 或 SAS 软件计算则非常简单，而且可以分析多因素设计时均数向量间的差别。在 SPSS 或 SAS 输出结果中，各种情况下的 Λ^* 以及本节介绍的单组、两组和多组比较的 Hotelling T^2 统计量，都可自动转换为读者熟悉的 F。

例 14-5　根据表 14-6 计算结果，比较三组慢性胃炎儿童 T 细胞免疫功能有无差别。

按公式（14-16）计算检验统计量

$$\Lambda^*=\frac{|\mathbf{E}|}{|\mathbf{H}+\mathbf{E}|}=\frac{\begin{vmatrix}291.683 & 103.857 & 122.463\\ 103.857 & 375.545 & -81.639\\ 122.463 & -81.639 & 193.907\end{vmatrix}}{\begin{vmatrix}2\,401.691 & 1\,342.965 & 1\,265.156\\ 1\,342.965 & 1\,103.248 & 590.209\\ 1\,265.156 & 590.209 & 831.949\end{vmatrix}}=0.088\,7$$

据表 14-7，当 $m\geqslant1,g=3$ 时，

$$F=\left(\frac{\sum n_i-m-2}{m}\right)\left(\frac{1-\sqrt{\Lambda^*}}{\sqrt{\Lambda^*}}\right)=\left(\frac{12-3-2}{3}\right)\left(\frac{1-\sqrt{0.088\,7}}{\sqrt{0.088\,7}}\right)=5.500$$

查 F 界值表，$F_{0.01,(6,14)}=4.46$，$P<0.01$，拒绝 $H_0:\boldsymbol{\mu}_1=\boldsymbol{\mu}_2=\boldsymbol{\mu}_3$，接受 H_1，认为三组慢性胃炎儿童 T 细胞免疫功能有差别。进一步比较治疗Ⅰ组、治疗Ⅱ组和对照组的 3 个均数向量，即

$$\bar{\mathbf{X}}_1=\begin{bmatrix}62.267\\31.833\\30.833\end{bmatrix},\quad \bar{\mathbf{X}}_2=\begin{bmatrix}42.525\\20.125\\17.375\end{bmatrix},\quad \bar{\mathbf{X}}_3=\begin{bmatrix}73.220\\38.140\\33.740\end{bmatrix}$$

结论：慢性胃炎儿童经药物治疗后，对 T 细胞免疫功能（%）有影响，治疗组的 T 细胞免疫功能（%）均比对照组低，其中治疗Ⅱ组已降低到接近正常参考值的下限。注：正常参考值 T_3 为（66.0%±9.9%），T_4 为（43.8%±9.0%），T_8 为（31.3%±7.0%）。

四、多变量分析与单变量分析

多变量分析是将 m 个反应变量作为一个整体，进行一次假设检验（Hotelling T^2 检验或 MANOVA），

对组间差别作出推断。虽然在大多数情况下，多变量假设检验结论与对 m 个反应变量进行 m 次单变量假设检验（t 检验或 ANOVA）的结论是一致的，即多变量假设检验拒绝 H_0，m 次单变量假设检验至少有一次拒绝 H_0，SPSS、SAS 等统计软件也是先给出多变量假设检验结果，再给出单变量假设检验结果，作为多变量分析的补充。但单变量假设检验不能代替多变量假设检验，主要理由：①m 次单变量假设检验增加假阳性错误的概率，设每次单变量假设检验的检验水准定为 α，做完 m 次检验Ⅰ型错误的概率增加为 $\alpha_m=1-(1-\alpha)^m$；②单变量假设检验只说明某一变量在数轴分布上的组间差别，不能反映多个变量在平面或空间上的差别，两者的意义不同，各自说明各自的问题，不能相互代替。

例 14-6　表 14-8 给出了两组新生儿出生时的体重与身长数据，试分别进行单变量与多变量分析。

表 14-8　两组新生儿出生时的体重与身长数据

编号	A 组		编号	B 组	
	体重/kg	身长/cm		体重/kg	身长/cm
1	3.10	46	1	4.10	60
2	3.20	50	2	3.50	48
3	3.50	62	3	3.35	50
4	3.00	46	4	3.35	49
5	3.85	67	5	3.20	48
6	3.15	48	6	3.55	50
7	3.00	46	7	3.50	60
8	3.50	55	8	3.60	56
$\bar{X}$	3.29	52.50		3.52	52.63
S	0.30	8.11		0.27	5.21
单变量 t 检验				1.62	0.04
组间差别的 P				0.13	0.97

分别对两组新生儿出生时的体重与身长作单变量 t 检验：体重 $t=1.62$，$P=0.13$，身长 $t=0.04$，$P=0.97$，都不能拒绝 H_0。但双变量的 Hotelling T^2 检验：$T^2=9.87$，$F=4.58$，$P=0.03$，拒绝 $H_0:\boldsymbol{\mu}_1=\boldsymbol{\mu}_2$，两组在平面分布上的差别如图 14-1 所示。

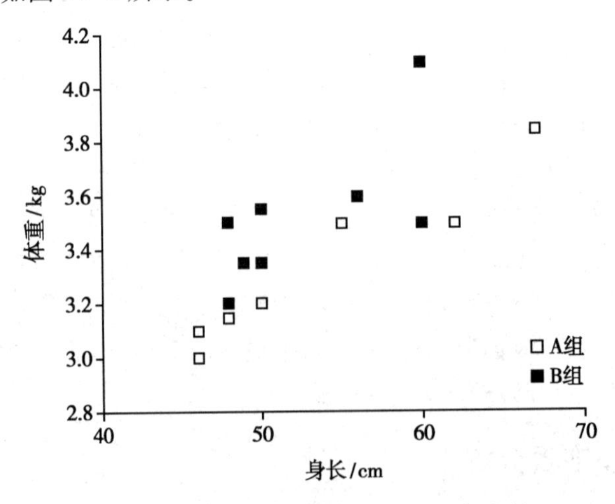

图 14-1　两组新生儿出生时的体重与身长

第三节　重复测量资料的多变量分析

第十二章已经介绍了重复测量资料的方差分析方法。如果不考虑重复测量数据是否满足"球对称"假设,可将每个观察对象的 m 次重复测量结果看作一个向量,直接采用多变量的 Hotelling T^2 检验。

例 14-7　10 名肥胖患者在医生指导下服用药物减肥,按统一标准记录服药前和服药后 1~4 周的体重(表 14-9),试分析减肥效果。

表 14-9　服药前后各次体重测量值　　单位:kg

肥胖症患者编号	服药前体重	服药 4 周体重			
		第 1 周	第 2 周	第 3 周	第 4 周
1	131.5	128.4	127.4	125.3	124.9
2	154.7	152.9	150.7	148.2	145.9
3	146.7	145.5	143.6	140.5	139.8
4	163.2	161.6	158.4	154.2	153.4
5	128.6	125.3	124.1	122.8	120.9
6	134.2	132.6	130.4	129.4	124.8
7	126.8	125.7	123.9	123.5	121.6
8	119.5	118.1	115.6	114.3	112.1
9	112.4	108.6	104.7	102.6	101.4
10	121.3	120.1	118.5	116.9	114.2
$\bar{X}$	133.9	131.9	129.7	127.8	125.9
S	16.2	16.6	16.6	15.9	16.1

1. 建立检验假设　如果减肥药物无效,各时间点体重的总体均数相等,即 $\mu_1=\mu_2=\mu_3=\mu_4=\mu_5$。所以有 $H_0:\mathbf{C\mu}=0,H_1:\mathbf{C\mu}\neq 0$,其中

$$H_0:\mathbf{C\mu}=\begin{bmatrix}1&-1&0&0&0\\1&0&-1&0&0\\1&0&0&-1&0\\1&0&0&0&-1\end{bmatrix}\begin{bmatrix}\mu_1\\\mu_2\\\mu_3\\\mu_4\\\mu_5\end{bmatrix}=\begin{bmatrix}\mu_1-\mu_2\\\mu_1-\mu_3\\\mu_1-\mu_4\\\mu_1-\mu_5\end{bmatrix}=\begin{bmatrix}0\\0\\0\\0\end{bmatrix}$$

$\mathbf{C}$ 为以初始时间为基线的重复测量对比矩阵(repeated contrasts)。

2. 计算 Hotelling　T^2 与 F 统计量

$$T^2=n(\mathbf{C\bar{X}})'(\mathbf{CSC}')^{-1}(\mathbf{C\bar{X}}) \tag{14-17}$$

$$F=\frac{n-m+1}{(n-1)(m-1)}T^2,\quad \nu_1=m-1,\quad \nu_2=n-m+1 \tag{14-18}$$

本例 $n=10,m=5$,

$$\bar{\mathbf{X}}=\begin{bmatrix}133.89\\131.88\\129.73\\127.77\\125.90\end{bmatrix},\quad \mathbf{S}=\begin{bmatrix}263.077 & 268.561 & 268.209 & 255.272 & 259.073\\268.561 & 275.040 & 274.793 & 261.867 & 265.281\\268.209 & 274.793 & 275.325 & 262.762 & 266.117\\255.272 & 261.867 & 262.762 & 251.422 & 253.999\\259.073 & 265.281 & 266.117 & 253.999 & 258.082\end{bmatrix}$$

代入公式(14-17)、公式(14-18)计算得

$$T^2=247.868,\quad F=\frac{10-5+1}{(10-1)\times(5-1)}\times247.868=41.31,\quad P<0.001$$

拒绝 H_0，接受 H_1，服药后 1~4 周的体重比服药前降低了。

3. 分析服药后 1~4 周体重降低的变化趋势　本例可将 10 名患者组内变异 $SS_{组内}$（自由度为 $\nu=4$）分解为多项式的 1 次项(linear)、2 次项(quadratic)、3 次项(cubic)、4 次项(order 4)，描述体重随时间变化的曲线趋势。SPSS 的输出结果为：

Tests of Within-Subjects Contrasts

Source	FACTOR1	Type Ⅲ *SS*	df	*MS*	*F*	*P*
	Linear	403.608	1	403.608	176.996	0.000
	Quadratic	0.158	1	0.158	0.186	0.676
	Cubic	0.053	1	0.053	0.090	0.771
	Order 4	0.026	1	0.026	0.100	0.759

只有 1 次项有意义($P<0.01$)，说明服药后患者体重降低是线性变化趋势(图 14-2)。

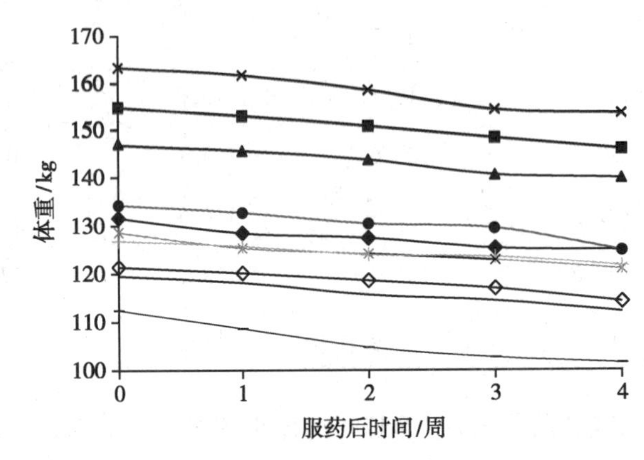

图 14-2　10 名肥胖患者服药前后体重的变化趋势

例 14-7 是对 10 名肥胖患者各自体重变化(组内变异)的分析。如果设立对照组，比较药物疗效要在患者间进行，即分析处理组和对照组的体重差异和变化趋势(组间变异)，分析方法同组内变异。

第四节　轮廓分析

轮廓分析是比较两组或多组多变量均数向量的轮廓是否相等。如将第十二章例 12-3 分别接受 3 种不同治疗厌食症药物的 3 组雄性大鼠在治疗前和治疗后 1 天、3 天、5 天和 7 天 5 个时间点的均数绘制所得的 3 条折线称为轮廓(profile)。第十二章例 12-3 为多组多变量均数向量轮廓比较的例子，本节介绍两组多变量均数比较的轮廓分析。

例 14-8　分别对 50 名硕士生和 30 名博士生进行健康状况抽样调查。调查问卷设计了如下 7 个问题：

1. 对自己健康状况的满意程度(X_1)。
2. 是否需要调养身体(X_2)?
3. 身体有不适或不舒服的感觉(X_3)?
4. 有生病的感觉(X_4)?
5. 有紧张情绪和压力感(X_5)?
6. 晚间休息感到不能很快入睡(X_6)?
7. 有时觉得胃口不好(X_7)?

每个问题的回答从好到差按4个等级记分(分别赋值1、2、3、4),调查结果见表14-10,7个问题的平均得分的轮廓图见图14-3。问每个问题硕士生和博士生的回答结果是否相同?

表 14-10　两组研究生健康调查问卷的平均得分

分组	均数或标准差	问题1	问题2	问题3	问题4	问题5	问题6	问题7
硕士生	$\bar{X}$	2.02	2.32	2.18	1.98	2.44	2.06	2.16
(n=50)	S	0.43	0.71	0.48	0.51	0.84	0.84	0.84
博士生	$\bar{X}$	2.03	2.30	2.27	1.90	2.27	1.90	2.13
(n=30)	S	0.49	0.65	0.52	0.55	0.91	0.76	0.86
合计	$\bar{X}$	2.03	2.31	2.21	1.95	2.38	2.00	2.15
(n=80)	S	0.45	0.69	0.50	0.53	0.86	0.81	0.84

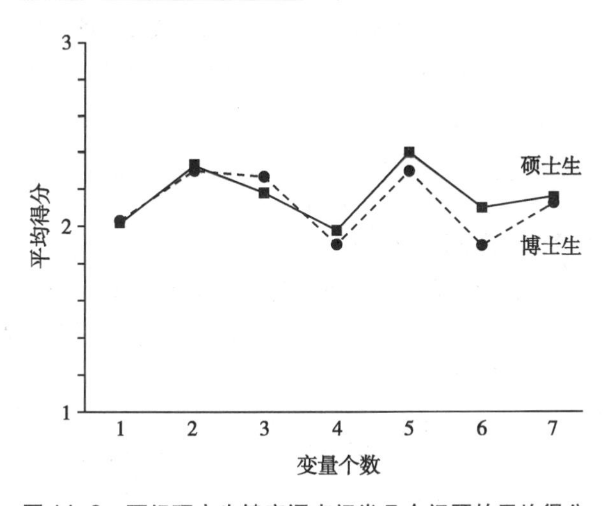

图 14-3　两组研究生健康调查问卷7个问题的平均得分

1. 平行检验　检验两个总体的轮廓是否为平行轮廓(parallel profile)。

检验假设:$H_0:\mathbf{C\mu_1}=\mathbf{C\mu_2}$,$H_1:\mathbf{C\mu_1}\neq\mathbf{C\mu_2}$,其中

$$H_o:\mathbf{C\mu_1}=\begin{bmatrix}-1&1&0&0&0&0&0\\0&-1&1&0&0&0&0\\0&0&-1&1&0&0&0\\0&0&0&-1&1&0&0\\0&0&0&0&-1&1&0\\0&0&0&0&0&-1&1\end{bmatrix}\begin{bmatrix}\mu_{11}\\\mu_{12}\\\mu_{13}\\\mu_{14}\\\mu_{15}\\\mu_{16}\\\mu_{17}\end{bmatrix}=\begin{bmatrix}\mu_{12}-\mu_{11}\\\mu_{13}-\mu_{12}\\\mu_{14}-\mu_{13}\\\mu_{15}-\mu_{14}\\\mu_{16}-\mu_{15}\\\mu_{17}-\mu_{16}\end{bmatrix}=\begin{bmatrix}\mu_{22}-\mu_{21}\\\mu_{23}-\mu_{22}\\\mu_{24}-\mu_{23}\\\mu_{25}-\mu_{24}\\\mu_{26}-\mu_{25}\\\mu_{27}-\mu_{26}\end{bmatrix}=\mathbf{C\mu_2}$$

C 为轮廓对比矩阵(parallel contrasts)。

计算 Hotelling T^2 与 F 统计量为

$$T^2=\frac{n_1n_2}{n_1+n_2}(\bar{\mathbf{X}}_1-\bar{\mathbf{X}}_2)'\mathbf{C}'(\mathbf{C}\mathbf{S}_c\mathbf{C}')^{-1}\mathbf{C}(\bar{\mathbf{X}}_1-\bar{\mathbf{X}}_2) \tag{14-19}$$

$$F=\frac{n_1+n_2-m}{(n_1+n_2-2)(m-1)}T^2,\quad \nu_1=m-1,\quad \nu_2=n_1+n_2-m \tag{14-20}$$

本例 $n_1=50, n_2=30, m=7$,

$$\bar{\mathbf{X}}_1-\bar{\mathbf{X}}_2=\begin{bmatrix}-0.0133\\0.0200\\-0.0867\\0.0800\\0.1733\\0.1600\\0.0267\end{bmatrix}$$

$$\mathbf{S}_c=\frac{1}{n_1+n_2-2}[(n_1-1)\mathbf{S}_1+(n_2-1)\mathbf{S}_2]=\begin{bmatrix}0.2045&0.1459&0.1225&0.1554&0.1063&-0.0251&-0.0294\\0.1459&0.4767&0.0605&0.1439&0.2636&0.1275&0.0544\\0.1225&0.0605&0.2467&0.1151&0.1014&0.0162&0.0191\\0.1554&0.1439&0.1151&0.2780&0.2339&0.0354&0.0713\\0.1063&0.2636&0.1014&0.2339&0.7457&0.3138&0.4027\\-0.0251&0.1275&0.0162&0.0354&0.3138&0.6605&0.2938\\-0.0294&0.0544&0.0191&0.0713&0.4027&0.2938&0.7204\end{bmatrix}$$

代入公式(14-19)、公式(14-20)计算,得

$$T^2=3.082,\quad F=\frac{50+30-7}{(50+30-2)\times(7-1)}\times2.9793=0.481,\quad P=0.82$$

尚不能拒绝 H_0,可认为两个总体的轮廓相互平行。

2. 相合检验　检验两个总体的轮廓是否为重合轮廓(coincident profile)。如果两个总体的轮廓相互平行,$\sum\mu_{1i}=\sum\mu_{2i}(i=1,2,\cdots,m)$ 相等时两个总体的轮廓重合。因此,检验假设 $H_0:\sum\mu_{1i}=\sum\mu_{2i}$,$H_1:\sum\mu_{1i}\neq\sum\mu_{2i}$,检验方法用单变量 t 检验:

$$t=\frac{\left|\sum\bar{X}_{1i}-\sum\bar{X}_{2i}\right|}{\sqrt{\left(\frac{1}{n_1}+\frac{1}{n_2}\right)\left(\sum\sum S_{ij}\right)}},\quad \nu=n_1+n_2-2 \tag{14-21}$$

其中 $\left|\sum\bar{X}_{1i}-\sum\bar{X}_{2i}\right|$ 为矩阵 $(\bar{\mathbf{X}}_1-\bar{\mathbf{X}}_2)$ 中所有数值合计的绝对值,$\sum\sum S_{ij}$ 为合并协方差矩阵 $\mathbf{S}_c$ 中所有数值的合计。

在本例中,平行检验已算出 $(\bar{\mathbf{X}}_1-\bar{\mathbf{X}}_2)$ 和 $\mathbf{S}_c$ 的数值,$\left|\sum\bar{X}_{1i}-\sum\bar{X}_{2i}\right|=0.36$,$\sum\sum S_{ij}=8.789$,代入公式(14-21)得

$$t=\frac{0.36}{\sqrt{\left(\frac{1}{50}+\frac{1}{30}\right)\times8.6569}}=0.53,\quad \nu=78,\quad P=0.60$$

尚不能拒绝 H_0,可认为两个总体的轮廓重合。

3. 水平轮廓检验　检验两个总体的轮廓是否为水平直线轮廓(level profile)。在两个总体的轮廓重合的假定下,两组多变量数据视为一个总体,合并后的总体均数为 $\boldsymbol{\mu}'=(\mu_1,\mu_2,\mu_3,\mu_4,\mu_5,\mu_6,\mu_7)$,并且有

$\mu_1-\mu_2=\mu_1-\mu_3=\mu_1-\mu_4=\mu_1-\mu_5=\mu_1-\mu_6=\mu_1-\mu_7=0$。按本章第三节的方法作假设检验，$H_0:\mathbf{C\mu}=0$，$H_1:\mathbf{C\mu}\neq 0$，

$$T^2=(n_1+n_2)(\mathbf{C\bar{X}})'(\mathbf{CSC}')^{-1}(\mathbf{C\bar{X}}) \tag{14-22}$$

$$F=\frac{n_1+n_2-m+1}{(n_1+n_2-1)(m-1)}T^2,\quad \nu_1=m-1,\quad \nu_2=n_1+n_2-m+1 \tag{14-23}$$

其中，$\mathbf{C}$ 为重复测量的对比矩阵，$\mathbf{\bar{X}}$、$\mathbf{S}$ 分别为两组样本合并后的均数向量和协方差矩阵。

本例 $n_1+n_2=80$，$m=7$，

$$\mathbf{C}=\begin{bmatrix}1&-1&0&0&0&0&0\\1&0&-1&0&0&0&0\\1&0&0&-1&0&0&0\\1&0&0&0&-1&0&0\\1&0&0&0&0&-1&0\\1&0&0&0&0&0&-1\end{bmatrix},\quad \mathbf{\bar{X}}=\begin{bmatrix}2.0250\\2.3125\\2.2125\\1.9500\\2.3750\\2.0000\\2.1500\end{bmatrix}$$

$$\mathbf{S}=\begin{bmatrix}0.2019&0.1440&0.1212&0.1532&0.1044&-0.0253&-0.0291\\0.1440&0.4707&0.0593&0.1424&0.2611&0.1266&0.0538\\0.1212&0.0593&0.2454&0.1120&0.0965&0.0127&0.0184\\0.1532&0.1424&0.1120&0.2759&0.2342&0.0380&0.0709\\0.1044&0.2611&0.0965&0.2342&0.7437&0.3165&0.3987\\-0.0253&0.1266&0.0127&0.0380&0.3165&0.6582&0.2911\\-0.0291&0.0538&0.0184&0.0709&0.3987&0.2911&0.7114\end{bmatrix}$$

代入公式(14-22)、公式(14-23)计算，得

$$T^2=69.997,\quad F=\frac{80-7+1}{(80-1)\times(7-1)}\times 70.008=10.928,\quad P<0.001$$

拒绝 H_0，两样本合并后总体的轮廓不是一条水平线，即健康问卷 7 个问题的回答，其分值有高有低，其中第 5 个问题(有紧张情绪和压力感)的平均得分最高，为 2.38，第 4 个问题(有生病的感觉)平均得分最低，为 1.95，见表 14-10。

结合轮廓分析平行检验和相合检验的结果，例 14-8 数据分析结果的总结论：对健康调查问卷 7 个问题的回答，硕士生和博士生没有差别。健康调查问卷每个问题回答的分值不同，其中第 5 个问题(有紧张情绪和压力感)的平均得分最高，第 4 个问题(有生病的感觉)平均得分最低。

Summary

The term multivariate is defined as "having or involving a number of independent variables". Multivariate statistics or multivariate analysis describes a procedure that involves data collection and analysis of more than one variable at a time.

The corresponding test for multivariate analysis is Hotelling's T-square. Hotelling's T-square tests whether the two vectors of means of the two groups are from the same population. Multivariate analysis of variance (MANOVA), an extension of univariate ANOVA, is the multivariate analog to Hotelling's T-square. The purpose of MANOVA is to test whether the vectors of means for the two or more groups are sampled from the same population.

In a repeated measurement design, data of each observation can be regarded as a vector and be analyzed using Hotelling's T-square test on condition that data satisfy the assumption of sphericity don't be considered.

Sometimes whether the profiles of the vectors of means of two or more groups are equivalent needs to be tested. This type of test is called profile analysis and includes the tests of parallel profile, coincident profile, and level profile.

练 习 题

一、最佳选择题

1. 多变量数据是指有多个(　　)的数据

A. 因素　　B. 变量　　C. 自变量　　D. 反应变量　　E. 水平

2. 多变量统计描述和推断中,通常假定数据服从(　　)

A. 超几何分布　　B. 二项分析

C. 泊松分布　　D. 偏态分布

E. 多元正态分布

3. 对多变量数据进行两组比较时,零假设为(　　)

A. 两总体均数相等　　B. 两总体中位数相等

C. 两样本均数向量相等　　D. 两总体均数向量不等

E. 两总体均数向量相等

4. 重复测量资料采用多变量 Hotelling T^2 检验时,下列**错误**的是(　　)

A. 将重复测量结果看作向量　　B. H_0:$\mathbf{C\mu}=0$

C. 必须满足“球对称”假设　　D. 不考虑是否满足“球对称”假设

E. 多组比较的 Hotelling T^2 统计量,都可转换为 F

5. 若两个总体的轮廓相互平行,(　　)时,两个总体的轮廓重合

A. $\mathbf{C\mu}_1=\mathbf{C\mu}_2$　　B. $\sum\mu_{1i}=\sum\mu_{2i}(i=1,2,\cdots,m)$

C. $\mathbf{C\mu}=0$　　D. $\sum\mu_{1i}\neq\sum\mu_{2i}(i=1,2,\cdots,m)$

E. $\bar{X}_1=\bar{X}_2$

二、简答题

1. 什么是单一反应变量？什么是多个反应变量？试举例说明。

2. 试举例说明单变量数据和多变量数据在进行统计描述和统计推断时有何不同。

3. 试解释多变量分析和多因素分析之间的区别。

4. 为什么多次单变量分析不能代替一次多变量分析？

5. 试解释轮廓分析和重复测量设计资料方差分析的异同。

三、计算分析题

1. 根据表 14-11 数据计算三组 2 型糖尿病患者检测指标 FPG(空腹血糖)、2hPG(餐后 2 小时血糖)和 HbA1c(糖化血红蛋白)的多元统计量,用 MANOVA 判断三组之间 3 个指标总体有无差异。

2. 根据表 14-12 中 15 名患者胸腺素治疗后免疫球蛋白的改善情况,试分析:

(1) 用单变量假设检验分析 IgG、IgA 和 IgM 治疗前后的差别。

(2) 说明采用单变量假设检验分析下表数据有何不足。

(3) 将每名患者 3 个测量结果作为一个观察向量,试计算均数向量和协方差矩阵。

(4) 用 Hotelling T^2检验推论胸腺素的治疗对降低免疫球蛋白是否有效。

表 14-11　2 型糖尿病患者的 FPG、2hPG 和 HbA1c

1 组			2 组			3 组		
FPG/(mmol/L)	2hPG/(mmol/L)	HbA1c/%	FPG/(mmol/L)	2hPG/(mmol/L)	HbA1c/%	FPG/(mmol/L)	2hPG/(mmol/L)	HbA1c/%
5.93	6.54	5.41	5.48	9.23	8.19	7.05	21.74	7.69
10.69	9.22	4.27	4.52	8.78	5.72	10.9	18.18	6.44
7.73	15.35	8.87	5.56	15.47	9.99	7.55	10.22	5.21
6.34	19.91	10.34	10.87	16.39	10.31	6.04	7.64	5.40
9.23	14.42	6.14	5.62	17.20	5.31	5.62	8.55	14.98
3.21	14.59	7.94	9.88	9.76	4.35	11.98	9.98	13.66
6.54	7.63	8.93	8.25	6.29	9.75	5.15	19.96	10.96
8.52	17.23	8.40	10.14	8.16	6.20	12.28	18.91	6.78
6.05	10.72	5.57	6.96	17.71	4.86			
5.02	9.00	8.78	5.40	19.46	8.56			
7.36	6.93	6.60						
9.81	13.45	4.12						

表 14-12　15 名患者胸腺素治疗后免疫球蛋白的改善情况　　单位:g/L

患者编号	IgG	IgA	IgM
1	-1.56	-500	-490
2	-1.76	-50	-140
3	-0.63	-120	-210
4	-1.28	-700	90
5	0.07	150	-180
6	-1.42	-620	190
7	-1.04	740	-240
8	-1.95	110	-40
9	-4.20	-540	160
10	-2.36	-600	-380
11	-2.14	-880	-220
12	-1.39	110	-220
13	-0.71	90	110
14	-1.56	-310	-40
15	-0.49	-50	-200

3. 某社区居民参与一项健康干预项目,为评估该项目的效果,记录干预后的居民健康素养得分(表 14-13),试将每个居民健康素养得分的变化情况作线图,并分析干预前后的差别和健康素养得分的变化趋势。(注:“球对称”检验,$\chi^2=14.685, P=0.014$)

表 14-13　社区居民干预后的健康素养得分

居民编号	基线	干预后		
		1 个月	3 个月	6 个月
1	56	69	78	84
2	79	86	90	92
3	67	84	88	96
4	88	88	92	98
5	76	83	89	92
6	49	68	72	78
7	80	84	84	90

4. 根据表 14-14 数据,将 20 名患者手术前后症状的平均评分绘样本轮廓图。问 A、B 两组的平均评分有无差别?手术前后的平均评分有无差别?

表 14-14　20 名患者手术前后症状评分

处理分组	手术前	手术后				
		10 天	2 个月	4 个月	6 个月	9 个月
A	0. 60	0. 67	2. 84	2. 10	2. 00	1. 60
A	1. 42	3. 40	4. 10	2. 92	2. 65	3. 40
A	0. 90	2. 30	2. 70	1. 70	1. 10	1. 30
A	1. 10	1. 40	1. 00	2. 60	0. 90	2. 10
A	2. 30	2. 20	3. 80	3. 50	2. 50	1. 80
A	0. 81	1. 20	1. 12	1. 61	1. 49	1. 61
B	1. 20	1. 10	1. 13	3. 49	1. 57	1. 54
B	2. 71	2. 04	2. 61	2. 17	2. 15	1. 81
B	1. 02	1. 43	1. 61	1. 70	2. 82	1. 55
B	1. 71	1. 71	1. 21	0. 90	0. 61	1. 66
B	1. 16	0. 78	0. 51	0. 85	0. 88	0. 49
B	0. 85	1. 25	1. 66	2. 13	1. 04	0. 62
B	0. 60	2. 50	2. 20	1. 20	1. 11	1. 00
B	0. 90	0. 80	0. 70	1. 00	0. 80	0. 60
B	3. 40	3. 30	3. 40	3. 40	2. 10	1. 50
B	1. 10	1. 20	1. 50	2. 40	1. 50	3. 20
B	4. 60	1. 20	3. 20	2. 30	2. 30	1. 50
B	1. 60	0. 90	1. 80	2. 10	1. 30	1. 10
B	0. 40	0. 96	1. 01	0. 71	0. 59	0. 60
B	1. 80	1. 40	1. 00	1. 30	2. 40	2. 40

5. 某大学对全校师生都关心的5个问题进行问卷调查，每个问题的回答采用线性模拟评分方法，让调查对象在他们认为适当的线性尺度位置上作出标记。例如，对“您对学校食堂的经营满意吗?”的回答如下：

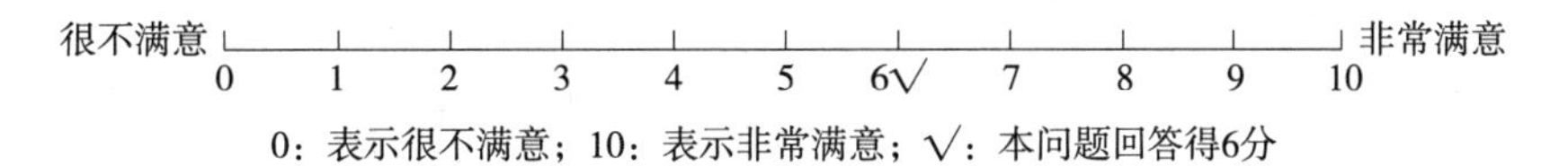

表14-15列出了对20名学生和20名教师的抽样调查结果。试将5个问题X_1、X_2、X_3、X_4、X_5的平均得分绘样本轮廓图。问学生和教师的调查结果是否吻合？最满意和最不满意的是哪两个问题?

表14-15　线性模拟问卷得分

学生调查结果						教师调查结果					
编号	X_1	X_2	X_3	X_4	X_5	编号	X_1	X_2	X_3	X_4	X_5
1	6	7	6	4	3	1	8	7	6	7	8
2	7	7	6	7	3	2	9	8	5	10	6
3	10	8	7	7	6	3	6	7	6	8	3
4	9	7	6	9	8	4	4	6	3	8	3
5	9	7	6	8	5	5	8	6	5	7	4
6	10	8	7	8	7	6	9	8	7	10	8
7	8	7	6	9	8	7	7	6	5	6	6
8	9	7	6	8	7	8	8	6	5	8	6
9	8	5	7	8	5	9	9	8	7	8	7
10	7	8	7	10	5	10	5	6	7	4	4
11	8	7	6	8	7	11	4	3	2	5	2
12	9	7	8	9	6	12	7	7	6	8	7
13	6	8	3	4	4	13	4	5	7	9	2
14	9	8	7	8	7	14	5	7	4	6	6
15	7	5	7	6	8	15	5	6	6	7	3
16	10	8	7	7	8	16	7	8	7	7	7
17	5	6	2	8	7	17	8	7	6	7	6
18	8	9	5	10	3	18	9	8	7	8	4
19	10	7	6	7	6	19	9	7	6	6	7
20	9	8	3	9	5	20	4	5	2	8	6

ER 14-1　第十四章二维码资源

（胡国清　徐勇勇）

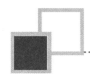

第十五章　多元线性回归分析

第九章介绍的双变量回归，描述的是一个应变量与一个自变量之间的线性关系。本章介绍的多元线性回归(multiple linear regression)，可用于描述一个应变量与多个自变量之间的线性关系。

第一节　多元线性回归

一、多元线性回归模型

假定对 n 例观察对象逐一测定了应变量 Y 与 m 个自变量 $X_1, X_2, \cdots, X_m$ 的数值，数据形式如表 15-1 所示。

表 15-1　多元回归分析数据格式

编号	X_1	X_2	…	X_m	Y
1	X_{11}	X_{12}	…	X_{1m}	Y_1
2	X_{21}	X_{22}	…	X_{2m}	Y_2
⋮	⋮	⋮	⋮	⋮	⋮
n	X_{n1}	X_{n2}	…	X_{nm}	Y_n

多元线性回归模型的一般形式为

$$Y=\beta_0+\beta_1X_1+\beta_2X_2+\cdots+\beta_mX_m+\varepsilon \tag{15-1}$$

式中 β_0 为常数项，又称截距，$\beta_1, \beta_2, \cdots, \beta_m$ 称为偏回归系数(partial regression coefficient)或简称回归系数。公式(15-1)表示数据中应变量 Y 可以近似地表示为自变量 $X_1, X_2, \cdots, X_m$ 的线性函数，而 ε 则是去除 m 个自变量对 Y 影响后的随机误差。偏回归系数 $\beta_j(j=1,2,\cdots,m)$ 表示在其他自变量保持不变时，X_j 增加或减少一个单位时 Y 的平均变化量。

多元线性回归模型的应用需要满足如下条件：①Y 与 $X_1, X_2, \cdots, X_m$ 之间具有线性关系；②扣除各自变量的影响后，各例观测值 $Y_i(i=1,2,\cdots,n)$ 相互独立；③随机误差 ε 服从均数为 0、方差为 σ^2 的正态分布，即对任意一组自变量 $X_1, X_2, \cdots, X_m$ 值，应变量 Y 具有相同方差，并且服从正态分布。

多元线性回归分析一般可分为两个步骤：

(1) 根据样本数据对模型参数 $\beta_0, \beta_1, \beta_2, \cdots, \beta_m$ 进行估计，从而得到多元线性回归方程，即

$$\hat{Y}=b_0+b_1X_1+b_2X_2+\cdots+b_mX_m \tag{15-2}$$

其中，$b_0, b_1, b_2, \cdots, b_m$ 为模型参数的估计值，$\hat{Y}$ 为 Y 的估计值，表示在一组自变量 $X_1, X_2, \cdots, X_m$ 取给定值时 Y 的平均数的点估计值。而 Y 与 $\hat{Y}$ 之差值通常被称为残差，即 $e=Y-\hat{Y}$。

(2) 对回归模型及参数作假设检验，并对方程的拟合效果及各自变量的作用大小作出评价。

二、多元线性回归方程的建立

与简单线性回归相同，多元线性回归模型的参数估计可以由最小二乘法(least squares method)得

到，即根据观察到的 n 例数据，使残差平方和达到最小，即式（15-3）中的 Q 达到最小。

$$Q=\sum_{k=1}^{n}(Y_k-\hat{Y}_k)^2=\sum_{k=1}^{n}[Y_k-(b_0+b_1X_{1k}+b_2X_{2k}+\cdots+b_mX_{mk})]^2 \quad (15-3)$$

由此可以得到由公式（15-4）定义的正规方程组，求解得到 $b_1,b_2,\cdots,b_m$，并按公式（15-5）求出回归方程的常数项 b_0。

$$\begin{cases} l_{11}b_1+l_{12}b_2+\cdots+l_{1m}b_m=l_{1Y} \\ l_{21}b_1+l_{22}b_2+\cdots+l_{2m}b_m=l_{2Y} \\ \cdots\cdots \\ l_{m1}b_1+l_{m2}b_2+\cdots+l_{mm}b_m=l_{mY} \end{cases} \quad (15-4)$$

$$b_0=\bar{Y}-(b_1\bar{X}_1+b_2\bar{X}_2+\cdots+b_m\bar{X}_m) \quad (15-5)$$

公式（15-4）中

$$l_{ij}=\sum(X_i-\bar{X}_i)(X_j-\bar{X}_j)=\sum X_iX_j-\frac{\sum X_i\sum X_j}{n},\quad i,j=1,2,\cdots,m \quad (15-6)$$

$$l_{jY}=\sum(X_j-\bar{X}_j)(Y-\bar{Y})=\sum X_jY-\frac{\sum X_j\sum Y}{n},\quad j=1,2,\cdots,m \quad (15-7)$$

分别为自变量的离均差平方和（$i=j$），两个自变量的离均差积和（$i\neq j$）及自变量 X_j 与应变量 Y 的离均差积和。

例 15-1 27 名糖尿病患者的血清总胆固醇（X_1，mmol/L）、甘油三酯（X_2，mmol/L）、空腹胰岛素（X_3，μU/ml）、糖化血红蛋白（X_4，%）和空腹血糖（Y，mmol/L）测量值列于表 15-2 中，试建立空腹血糖与其他几项指标的多元线性回归方程。

表 15-2 27 名糖尿病患者的空腹血糖及有关变量的测量结果

患者编号 i	总胆固醇/（mmol/L） X_1	甘油三酯/（mmol/L） X_2	空腹胰岛素/（μU/ml） X_3	糖化血红蛋白/% X_4	空腹血糖/（mmol/L） Y
1	5.68	1.90	4.53	8.2	11.2
2	3.79	1.64	7.32	6.9	8.8
3	6.02	3.56	6.95	10.8	12.3
4	4.85	1.07	5.88	8.3	11.6
5	4.60	2.32	4.05	7.5	13.4
6	6.05	0.64	1.42	13.6	18.3
7	4.90	8.50	12.60	8.5	11.1
8	7.08	3.00	6.75	11.5	12.1
9	3.85	2.11	16.28	7.9	9.6
10	4.65	0.63	6.59	7.1	8.4
11	4.59	1.97	3.61	8.7	9.3
12	4.29	1.97	6.61	7.8	10.6
13	7.97	1.93	7.57	9.9	8.4
14	6.19	1.18	1.42	6.9	9.6
15	6.13	2.06	10.35	10.5	10.9
16	5.71	1.78	8.53	8.0	10.1

续表

患者编号 i	总胆固醇/(mmol/L) X_1	甘油三酯/(mmol/L) X_2	空腹胰岛素/(μU/ml) X_3	糖化血红蛋白/% X_4	空腹血糖/(mmol/L) Y
17	6.40	2.40	4.53	10.3	14.8
18	6.06	3.67	12.79	7.1	9.1
19	5.09	1.03	2.53	8.9	10.8
20	6.13	1.71	5.28	9.9	10.2
21	5.78	3.36	2.96	8.0	13.6
22	5.43	1.13	4.31	11.3	14.9
23	6.50	6.21	3.47	12.3	16.0
24	7.98	7.92	3.37	9.8	13.2
25	11.54	10.89	1.20	10.5	20.0
26	5.84	0.92	8.61	6.4	13.3
27	3.84	1.20	6.45	9.6	10.4

按公式(15-6)和公式(15-7),由表15-2数据计算求得包括应变量在内的各变量离差矩阵为

$$\mathbf{L}=\begin{bmatrix} 66.0103 & 67.3609 & -53.9523 & 31.3687 & 67.6962 \\ 67.3609 & 172.3648 & -9.4929 & 26.7286 & 89.8025 \\ -53.9523 & -9.4929 & 350.3106 & -57.3863 & -142.4347 \\ 31.3687 & 26.7286 & -57.3863 & 86.4407 & 84.5570 \\ 67.6962 & 89.8025 & -142.4347 & 84.5570 & 222.5519 \end{bmatrix}$$

按公式(15-4)列出正规方程组求解后得

$$b_1=0.1424,\quad b_2=0.3515,\quad b_3=-0.2706,\quad b_4=0.6382$$

各变量的均数分别为

$$\bar{X}_1=5.8126,\quad \bar{X}_2=2.8407,\quad \bar{X}_3=6.1467,\quad \bar{X}_4=9.1185,\quad \bar{Y}=11.9259$$

按照公式(15-5)可求得常数项

$$b_0=11.9259-(0.1424\times5.8126+0.3515\times2.8407-0.2706\times6.1467+0.6382\times9.1185)$$
$$=5.9433$$

故所求多元线性回归方程为

$$\hat{Y}=5.9433+0.1424X_1+0.3515X_2-0.2706X_3+0.6382X_4$$

三、多元线性回归方程的假设检验及其评价

同简单线性回归,由样本数据得到回归方程后,为了确定回归方程及引入的自变量是否有统计学意义,必须进一步作假设检验。通过方差分析法对回归模型进行检验,即将回归方程中所有自变量 X_1, X_2,…,X_m 作为一个整体来检验它们与应变量 Y 之间是否具有线性关系,并对回归方程的预测或解释能力作出综合评价。在此基础上进一步评价各变量的重要性。

(一) 回归方程的假设检验及评价

1. 方差分析法

$$H_0:\beta_1=\beta_2,\cdots,=\beta_m=0$$
$$H_1:\beta_j(j=1,2,\cdots,m)\text{不全为}0$$

同简单线性回归,将应变量 Y 的总变异分解成两部分,即

$$\sum(Y-\bar{Y})^2=\sum(\hat{Y}-\bar{Y})^2+\sum(Y-\hat{Y})^2$$

其中 $\sum(\hat{Y}-\bar{Y})^2$ 为回归平方和,$\sum(Y-\hat{Y})^2$ 为残差平方和,上式可记作

$$SS_{总}=SS_{回}+SS_{残}$$

其中,回归平方和可用下式计算为

$$SS_{回}=b_1l_{1Y}+b_2l_{2Y}+\cdots+b_ml_{mY}=\sum b_jl_{jY} \tag{15-8}$$

残差平方和为

$$SS_{残}=SS_{总}-SS_{回}$$

将应变量 Y 的自由度也分解成两部分,即

$$\nu_{总}=\nu_{回}+\nu_{残}$$

其中 $\nu_{总}=n-1$,$\nu_{回}=m$ 为回归自由度,则 $\nu_{残}=n-m-1$ 为残差自由度。

用统计量 F 检验假设 H_0是否成立,即

$$F=\frac{MS_{回}}{MS_{残}}=\frac{SS_{回}/\nu_{回}}{SS_{残}/\nu_{残}}=\frac{SS_{回}/m}{SS_{残}/(n-m-1)}$$

方差分析见表 15-3。

表 15-3　多元线性回归方差分析表

变异来源	自由度	SS	MS	F	P
总变异	$n-1$	$SS_{总}$			
回归	m	$SS_{回}$	$SS_{回}/m$	$MS_{回}/MS_{残}$	
残差	$n-m-1$	$SS_{残}$	$SS_{残}/(n-m-1)$		

如果 $F\geq F_{\alpha,(m,n-m-1)}$,则在 α 水准上拒绝 H_0,接受 H_1,认为应变量 Y 与 m 个自变量 $X_1,X_2,\cdots,X_m$ 之间存在线性回归关系。

从例 15-1 数据建立回归方程后,计算各部分的变异:

$SS_{总}=222.5519$

$SS_{回}=0.1424\times67.6962+0.3515\times89.8025+0.2706\times142.4347+0.6382\times84.5570$

$=133.7107$

$SS_{残}=222.5519-133.7107=88.8412$

方差分析的结果如表 15-4。

表 15-4　例 15-1 的方差分析表

变异来源	自由度	SS	MS	F	P
总变异	26	222.551 9			
回归	4	133.710 7	33.427 7	8.28	<0.001
残差	22	88.841 2	4.038 2		

查 F 界值表得 $F_{0.01,(4,22)}=4.31$,$F>4.31$,$P<0.01$,在 $\alpha=0.05$ 检验水准上拒绝 H_0,接受 H_1,认为所拟合的回归方程具有统计学意义。

2. 决定系数 R^2　根据方差分析表中的结果,可以得到多元线性回归的决定系数 R^2,同简单线性回归,其计算公式为

$$R^2=\frac{SS_{回}}{SS_{总}}=1-\frac{SS_{残}}{SS_{总}} \tag{15-9}$$

$0 \leqslant R^2 \leqslant 1$，说明自变量 $X_1,X_2,\cdots,X_m$ 能够解释 Y 变异的百分比，其值越接近于 1，说明模型对数据的拟合程度越好。本例算得

$$R^2=\frac{133.7107}{222.5519}=0.6008$$

表明空腹血糖含量变异的 60.08%可由总胆固醇、甘油三酯、空腹胰岛素和糖化血红蛋白的变化来解释。

3. 复相关系数　$R=\sqrt{R^2}$ 称为复相关系数（multiple correlation coefficient），可用来度量应变量 Y 与多个自变量间的线性相关程度，亦即观察值 Y 与估计值 $\hat{Y}$ 之间的相关程度。本例复相关系数

$$R=\sqrt{0.6008}=0.7751$$

说明空腹血糖含量与总胆固醇、甘油三酯、空腹胰岛素和糖化血红蛋白的线性组合间的相关关系较强。

如果只有一个自变量时，$R=|r|$，r 为简单相关系数。

（二）各自变量的假设检验与评价

方差分析和决定系数是将所有自变量 $X_1,X_2,\cdots,X_m$ 作为一个整体来检验和说明它们与 Y 的相关程度及解释能力，并未指明方程中的每一个自变量对 Y 的影响如何，而在医学研究中往往更关心的是各自变量对 Y 的解释能力。可采用下面一些方法对每个自变量的作用进行检验并衡量它们对 Y 的作用大小。

1. 偏回归平方和与偏 *F* 检验　回归方程中某一自变量 X_j 的偏回归平方和（sum of squares for partial regression），表示模型中含有其他 $m-1$ 个自变量的条件下该自变量对 Y 的回归贡献，相当于从回归方程中剔除 X_j 后所引起的回归平方和的减少量，或在 $m-1$ 个自变量的基础上新增加 X_j 引起的回归平方和的增加量。偏回归平方和用 $SS_{回}(X_j|X_1,X_2,\cdots,X_{j-1},X_{j+1},\cdots,X_m)$ 表示，其值愈大说明相应的自变量愈重要。需要注意的是，$m-1$ 个自变量对 Y 的回归平方和由重新建立的新方程得到，而不是简单地在原方程基础上把 b_jX_j 剔除后算得。

利用某一自变量 X_j 的偏回归平方和进行检验即偏 F 检验（partial F test）。

$H_0:\beta_j=0$，$H_1:\beta_j\neq 0$。检验统计量为

$$F_j=\frac{SS_{回}(X_j|X_1,X_2,\cdots,X_{j-1},X_{j+1},\cdots,X_m)/1}{SS_{残}/n-m-1} \tag{15-10}$$

其中，

$$\begin{aligned}&SS_{回}(X_j|X_1,X_2,\cdots,X_{j-1},X_{j+1},\cdots,X_m)\\&=SS_{回}(X_1,X_2,\cdots,X_m)-SS_{回}(X_1,X_2\cdots,X_{j-1},X_{j+1},\cdots,X_m)\end{aligned}$$

如果 $F_j \geqslant F_{\alpha,(n-m-1)}$，则在给定的 α 检验水准上拒绝 H_0，接受 H_1，认为 Y 与 X_j 有线性关系。同理，也可以对回归方程中的部分自变量作假设检验，如对回归方程中的 X_j 和 X_{j+1} 检验 $H_0:\beta_j=\beta_{j+1}=0$，检验统计量为

$$F_j=\frac{SS_{回}(X_j,X_{j+1}|X_1,X_2,\cdots,X_{j-1},X_{j+2},\cdots,X_m)/2}{SS_{残}/n-m-1} \tag{15-11}$$

各自变量的偏回归平方和可以通过拟合包含不同自变量的回归方程计算得到，表 15-5 给出了例 15-1 数据分析的部分中间结果。根据表 15-5 的结果，可算出各自变量的偏回归平方和。

$$\begin{aligned}SS_{回}(X_1|X_2,X_3,X_4)&=SS_{回}(X_1,X_2,X_3,X_4)-SS_{回}(X_2,X_3,X_4)\\&=133.7101-133.0978\\&=0.6129\end{aligned}$$

$$\begin{aligned}SS_{回}(X_2|X_1,X_3,X_4)&=SS_{回}(X_1,X_2,X_3,X_4)-SS_{回}(X_1,X_3,X_4)\\&=133.7107-121.7480\\&=11.9627\end{aligned}$$

表 15-5 例 15-1 数据回归分析的部分中间结果

回归方程中包含的自变量	平方和(变异)	
	$SS_{回}$	$SS_{残}$
① X_1, X_2, X_3, X_4	133.710 7	88.841 2
② X_2, X_3, X_4	133.097 8	89.454 0
③ X_1, X_3, X_4	121.748 0	100.803 8
④ X_1, X_2, X_4	113.647 2	108.904 7
⑤ X_1, X_2, X_3	105.916 8	116.635 1

$$SS_{回}(X_3 | X_1, X_2, X_4) = SS_{回}(X_1, X_2, X_3, X_4) - SS_{回}(X_1, X_2, X_4) = 133.710\,7 - 113.647\,2 = 20.063\,5$$

$$SS_{回}(X_4 | X_1, X_2, X_3) = SS_{回}(X_1, X_2, X_3, X_4) - SS_{回}(X_1, X_2, X_3) = 133.710\,7 - 105.916\,8 = 27.793\,9$$

偏 F 检验结果为

$$F_1 = \frac{0.612\,9/1}{88.841\,2/(27-4-1)} = 0.15, \quad F_2 = \frac{11.962\,7/1}{88.841\,2/(27-4-1)} = 2.96,$$

$$F_3 = \frac{20.063\,5/1}{88.841\,2/(27-4-1)} = 4.97, \quad F_4 = \frac{27.793\,9/1}{88.841\,2/(27-4-1)} = 6.88$$

查 F 界值表，得 $F_{0.05,(1,22)} = 4.30$，由于 F_3、F_4 均大于 4.30，故在 $\alpha = 0.05$ 检验水准上拒绝 H_0，接受 H_1，认为扣除其他 3 个自变量的影响后，空腹血糖与空腹胰岛素(X_3)、糖化血红蛋白(X_4)有线性回归关系。

2. t 检验法 t 检验法是一种与偏 F 检验完全等价的方法，计算公式为

$$t_j = \frac{b_j}{S_{b_j}} \tag{15-12}$$

其中 b_j 为偏回归系数的估计值；S_{b_j} 是 b_j 的标准误，计算比较复杂，要应用矩阵运算获得，这里不作介绍。原假设 $H_0: \beta_j = 0$，t_j 服从自由度为 $\nu = n-m-1$ 的 t 分布。如果 $|t_j| \geq t_{\alpha/2, n-m-1}$，则在 α 检验水准上拒绝 H_0，接受 H_1，认为 $\beta_j \neq 0$，Y 与 X_j 有线性回归关系。

在例 15-1 中已计算得

$$b_1 = 0.142\,4, \quad b_2 = 0.351\,5, \quad b_3 = -0.270\,6, \quad b_4 = 0.638\,2$$

用统计软件可以算出

$$S_{b_1} = 0.365\,7, \quad S_{b_2} = 0.204\,2, \quad S_{b_3} = 0.121\,4, \quad S_{b_4} = 0.243\,3$$

故 t 为

$$t_1 = \frac{0.142\,4}{0.365\,7} = 0.390, \quad t_2 = \frac{0.351\,5}{0.204\,2} = 1.721$$

$$t_3 = \frac{-0.270\,6}{0.121\,4} = -2.229, \quad t_4 = \frac{0.638\,2}{0.243\,3} = 2.623$$

查 t 界值表，得 $t_{0.05/2,22} = 2.074$，t_3 和 t_4 的绝对值均大于 2.074，P 均小于 0.05，说明 b_4 和 b_3 有统计学意义，而 b_1 和 b_2 没有统计学意义。

对比偏 F 检验和 t 检验，发现它们的结论是一致的，实质上二者是等价的，可以验证 $F_j = t_j^2$。

同偏回归平方和，对于同一资料，不同自变量的 t 值间可以相互比较，t 的绝对值愈大，说明该自变量对 Y 的回归所起的作用愈大。通常统计软件在输出多元线性回归分析的结果时会同时给出 t 检验的结果。

3. 标准化偏回归系数 由于各自变量的测量单位不同，各偏回归系数的绝对值大小不能直接进行比较来说明各自变量对应变量的影响。若对数据标准化，即将原始数据减去相应变量的均数后再除以该变量的标准差，即

$$X_j' = \frac{(X_j - \overline{X}_j)}{S_j} \tag{15-13}$$

计算得到的回归方程称作标准化回归方程，相应的偏回归系数即为标准化偏回归系数，一般用 b_j' 表示。标准化回归方程的截距为 0，标准化偏回归系数与一般回归方程的偏回归系数之间的关系为

$$b_j' = b_j\sqrt{\frac{l_{jj}}{l_{YY}}} = b_j\left(\frac{S_j}{S_Y}\right) \tag{15-14}$$

式中 S_j 和 S_Y 分别为自变量 X_j 和应变量 Y 的标准差。同偏回归平方和与 t_j，标准化偏回归系数可以用来比较各个自变量 X_j 对 Y 的影响强度，通常在有统计学意义的前提下，标准化偏回归系数的绝对值愈大，说明相应自变量对 Y 的影响愈大。

对于例 15-1 数据，计算出各变量的标准差如下：

$$S_1 = 1.593\,4,\quad S_2 = 2.574\,8,\quad S_3 = 3.670\,6,\quad S_4 = 1.823\,4,\quad S_Y = 2.925\,7$$

代入公式（15-13）得

$$b_1' = 0.142\,4 \times \frac{1.593\,4}{2.925\,7} = 0.077\,6,\quad b_2' = 0.351\,5 \times \frac{2.574\,8}{2.925\,7} = 0.309\,3$$

$$b_3' = -0.270\,6 \times \frac{0.670\,6}{2.925\,7} = -0.339\,5,\quad b_4' = 0.638\,2 \times \frac{1.823\,4}{2.925\,7} = 0.397\,7$$

结果显示，对空腹血糖影响的大小顺序依次为糖化血红蛋白（X_4）、空腹胰岛素（X_3）、甘油三酯（X_2）和总胆固醇（X_1）。

第二节 自变量筛选方法

前面讨论的多元线性回归方程中所包括的自变量是研究者根据专业知识和经验事先选择好的。然而在许多回归分析的应用中，由于没有清晰的理论依据，回归模型所包含的自变量难以预先确定，如果将一些不重要的自变量也引入方程，会降低模型的精度，因此选择有意义的自变量常常是回归分析的第一步。选择自变量的方法有多种，其基本思路是尽可能将回归效果显著的自变量选入回归方程中，而将作用不显著的自变量排除在外。

一、全局择优法

全局择优法是对自变量各种不同组合所建立的回归方程进行比较，进而从全部组合中挑出一个“最优”的回归方程。下面给出两种具体的筛选方法。

1. 校正决定系数 R_c^2 法 决定系数 R^2 可以用来评价回归方程的优劣，但随着自变量个数的增加，R^2 将不断增大，若对两个具有不同个数自变量的回归方程进行比较，不能简单地用 R^2 作为评价回归方程的标准，还必须考虑方程所包含的自变量个数的影响。此时可计算 R_c^2，也称校正决定系数（adjusted coefficient of determination），其计算公式为

$$R_c^2 = 1 - \frac{MS_{残}}{MS_{总}} = 1 - (1 - R^2)\frac{n-1}{n-p-1} \tag{15-15}$$

式中 n 为样本含量,R^2 为包含 $p(p\leq m)$ 个自变量的回归方程的决定系数。可以看出,当 R^2 相同时,自变量个数越多,R_c^2 越小。所谓"最优"回归方程是指 R_c^2 最大者。

2. C_p 统计量法　C_p 统计量定义为

$$C_p=\frac{(SS_{残})_p}{(MS_{残})_m}-[n-2(p+1)] \tag{15-16}$$

其中$(SS_{残})_p$ 是由 $p(p\leq m)$ 个自变量作回归得到的误差平方和,$(MS_{残})_m$ 是从全部 m 个自变量的回归模型中得到的残差均方。可以证明,当由 p 个自变量拟合的方程理论上为最优时,C_p 的期望值是 $p+1$。因此应选择 C_p 最接近 $p+1$ 的回归方程为最优方程。注意:当 $p=m$ 时,必有 $C_m=m+1$,这种情况不在选择之列,即应有 $p<m$。

例 15-2　用全局择优法对例 15-1 数据的自变量进行筛选。

现有 4 个自变量,可以拟合 $2^4-1=15$ 个回归方程。对于所有 15 个方程的 R_c^2 和 C_p 按照 R_c^2 的大小顺序在表 15-6 中列出。可以看到在本例中由 R_c^2 和 C_p 选择变量组合的优劣顺序基本是一致的,且最优组合均为 X_2,X_3,X_4,即由甘油三酯、空腹胰岛素和糖化血红蛋白建立的线性回归方程最优。

表 15-6　例 15-1 的所有回归方程的 R^2、R_c^2 和 C_p 统计量值

方程中的自变量	R^2	R_c^2	C_p
X_2,X_3,X_4	0.598	0.546	3.15
X_1,X_2,X_3,X_4	0.601	0.528	5.00
X_1,X_3,X_4	0.547	0.488	5.96
X_1,X_2,X_4	0.511	0.447	7.97
X_1,X_4	0.484	0.441	7.42
X_2,X_4	0.483	0.440	7.51
X_3,X_4	0.479	0.435	7.72
X_1,X_2,X_3	0.476	0.408	9.88
X_2,X_3	0.453	0.408	9.14
X_1,X_3	0.423	0.375	10.78
X_4	0.372	0.347	11.63
X_1	0.312	0.284	14.92
X_1,X_2	0.331	0.275	15.89
X_3	0.260	0.231	17.77
X_2	0.179	0.210	20.53

二、逐步法

全局择优法建立的最优回归方程用于估计与预测的效果最好。但当自变量数目较大时,采用全局择优方法的计算量很大,即使只有 6 个自变量,也要考虑 $2^6-1=63$ 个方程,对于 10 个自变量,方程的个数增加到 $2^{10}-1=1\ 023$ 个;另外,用全局择优法建立的线性回归方程,不能保证回归方程内的各自变量都有统计学意义。逐步法可以克服这一不足,是实际应用中普遍使用的一类方法,该法按照选入变量的顺序不同分为前进法(forward selection)、后退法(backward elimination)和逐步回归法(stepwise regression)。它们的共同特点是每一步只引入或剔除一个自变量 X_j,决定其取舍则基于偏 F 检验,即

$$F_j=\frac{SS_{回}^{(l)}(X_j \mid X_1,X_2,\cdots,X_{j-1},X_{j+1},\cdots,X_m)}{SS_{残}^{(l)}/(n-p-1)} \tag{15-17}$$

其中，p 为进行到第 l 步时方程中自变量的个数，$SS_{回}^{(l)}(X_j \mid X_1,X_2,\cdots,X_{j-1},X_{j+1},\cdots,X_m)$ 为第 l 步时 X_j 的偏回归平方和，$SS_{残}^{(l)}$ 为第 l 步时的残差平方和。对给定的检验水准 α，若是方程外自变量，当 $F \geq F_{\alpha,(1,n-p-1)}$ 时在方程中引入该自变量；若是方程内自变量，当 $F<F_{\alpha,(1,n-p-1)}$，可从方程中剔除该自变量。

1. 前进法 回归方程中的自变量从无到有、由少到多，将自变量逐个引入回归方程。第一步，应变量 Y 对每一个自变量作直线回归，把回归平方和最大的自变量作偏 F 检验，若有统计学意义，则把该自变量引入方程。第二步，考虑在方程中引入第一个自变量基础上，计算其他自变量的偏回归平方和，选取偏回归平方和最大的一个自变量作偏 F 检验以决定是否引入该自变量，如果有统计学意义则方程中引入该自变量。第三步以同样的方式寻找第三个自变量，一直做下去，直到没有自变量可以引入为止。

前进法有一定的局限性，即后续变量的引入可能会使先引入方程的自变量变得无统计学意义。

2. 后退法 后退法与前进法正好相反，它是先将全部自变量选入方程，然后逐步剔除无统计学意义的自变量。剔除自变量的方法是在方程中选一个偏回归平方和最小的变量，作偏 F 检验决定是否将该自变量从方程中剔除，若无统计学意义则将其剔除，然后对剩余的自变量建立新的回归方程。重复这一过程，直至方程中所有的自变量都不能剔除为止。

后退法的优点是考虑到了自变量的组合作用；其缺点是当自变量数目较多或某些自变量高度相关时，可能得不出正确的结果，前进法则可以自动去掉高度相关的自变量。

3. 逐步回归法 逐步回归法是在前述两种方法的基础上，进行双向筛选的一种方法。该方法本质上是前进法，但每引入一个自变量进入方程后，要对引入方程中的所有自变量作偏 F 检验，看是否需要剔除一些退化为“不显著”的自变量，以确保每次引入新变量之前方程中只包含有“显著”作用的自变量。这一双向筛选过程反复进行，直到既没有自变量需要引入方程，也没有自变量从方程中剔除为止，从而得到一个局部最优的回归方程。

对引入和剔除自变量的偏 F 检验，可以设置相同或不同的检验水准，通常，小样本的 α 定为 0.10 或 0.15，大样本的 α 定为 0.05。α 定的越小表示选取自变量的标准越严，被选入的自变量个数相对越少；反之，α 值定得越大表示选取自变量的标准越宽，被选入的自变量个数也就相对越多。需要注意，在逐步回归法中引入自变量的检验水准 $\alpha_{入}$ 要小于或等于剔除自变量的检验水准 $\alpha_{出}$。

例 15-3 试用逐步回归方法分析例 15-1 数据（$\alpha_{入}=0.10$，$\alpha_{出}=0.15$）。

逐步回归的过程归纳如表 15-7，具体步骤如下。

表 15-7 例 15-1 的逐步回归过程

步骤 (l)	引入变量	剔除变量	变量个数 p	R^2	$SS_{回}^{(l)}(X_j \mid \cdots)$	$SS_{残}^{(l)}$	F	P
1	X_4		1	0.372	82.714	139.837	14.79	<0.001
2	X_1		2	0.484	25.076	114.762	5.24	0.031
3	X_3		3	0.547	13.958	100.804	3.19	0.088
4	X_2		4	0.601	11.963	88.841	2.96	0.099
5		X_1	3	0.598	0.613	88.841	0.15	0.701

第 1 步，Y 对各自变量作直线回归，回归平方和最大的是 X_4，$SS_{残}^{(1)}$ 的值为 Y 与 X_4 作回归的残差平方和，F 检验的结果为

$$F=\frac{SS_{回}^{(1)}(X_1)}{SS_{残}^{(1)}/(n-1-1)}=\frac{82.714\ 4}{139.837\ 5/(27-1-1)}=14.79$$

$F>F_{0.10,(1,25)}=2.92$，$P<0.10$，将 X_4 选入方程。

第 2 步，在方程中已存在 X_4 的基础上，拟合附加另一个自变量的回归方程，考察加入不同新自变量后回归平方和的改变量，其中 X_1 的偏回归平方和最大，偏 F 检验的结果为

$$F=\frac{SS_{回}^{(2)}(X_2 \mid X_1)}{SS_{残}^{(2)}/(n-2-1)}=\frac{25.075\ 9}{114.761\ 5/(27-2-1)}=5.24$$

$F>F_{0.10,(1,24)}=2.93$，$P<0.10$，将 X_1 也引入方程。

第 3 步，按先剔除后选入的原则，考虑是否有需要剔除的变量。偏 F 检验的结果为

$$考虑剔除\ X_1，\quad F=\frac{SS_{回}^{(3)}(X_1 \mid X_4)}{SS_{残}^{(3)}/(n-2-1)}=\frac{25.075\ 9}{114.761\ 5/(27-2-1)}=5.24$$

$$考虑剔除\ X_4，\quad F=\frac{SS_{回}^{(3)}(X_4 \mid X_1)}{SS_{残}^{(3)}/(n-2-1)}=\frac{38.365\ 2}{114.761\ 5/(27-2-1)}=8.02$$

说明方程中 X_1 的偏回归平方和最小，且 $F>F_{0.15,(1,24)}=2.21$，$P<0.15$，显然 X_1 是不能剔除的。因为方程中没有需要剔除的自变量，转而考虑从方程外引入自变量。在方程中已存在 X_1、X_4 的基础上，在方程中再加入一个偏回归平方和最大的自变量 X_3。偏 F 检验的结果为

$$F=\frac{SS_{回}^{(3)}(X_3 \mid X_1,X_4)}{SS_{残}^{(3)}/(n-3-1)}=\frac{13.957\ 7}{100.803\ 8/(27-3-1)}=3.18$$

$F>F_{0.10,(1,23)}=2.94$，$P<0.10$，将 X_3 引入方程。

第 4 步，同理没有需要剔除的变量，并引入变量 X_2。

第 5 步，仍先考虑是否有需要剔除的自变量，方程中 X_1 的偏回归平方和最小，偏 F 检验的结果为

$$F=\frac{SS_{回}^{(5)}(X_1 \mid X_2,X_3,X_4)}{SS_{残}^{(5)}/(n-4-1)}=\frac{0.612\ 9}{88.841\ 2/(27-4-1)}=0.15$$

$F<F_{0.15,(1,22)}=2.22$，$P>0.15$，将 X_1 从方程中剔除。

至此，既不能剔除也不能引入自变量，筛选自变量过程结束。

逐步回归分析可以方便地利用 SPSS 或 SAS 等统计软件实现，本例的主要输出结果见表 15-8 和表 15-9。

表 15-8　例 15-3 的方差分析表

变异来源	自由度	SS	MS	F	P
总变异	26	222.551 9			
回归	3	133.097 8	44.365 9	11.41	<0.001
残差	23	89.454 0	3.889 3		

表 15-9　例 15-3 的回归系数估计及检验结果

变量	b	S_b	b'	t	P
常数项	6.499 6	2.396 2	—	2.710 0	0.012
X_2	0.402 4	0.154 1	0.354 1	2.610 0	0.016
X_3	−0.287 0	0.111 7	−0.360 1	−2.570 0	0.017
X_4	0.663 2	0.230 3	0.413 3	2.880 0	0.008

最后有 3 个自变量选入方程，“最优”回归方程为

$$\hat{Y}=6.4996+0.4024X_2-0.2870X_3+0.6632X_4$$

结果表明，空腹血糖与甘油三酯、空腹胰岛素和糖化血红蛋白有线性回归关系，其中与胰岛素呈负相关。由标准化回归系数看出，糖化血红蛋白对空腹血糖的影响最大。

第三节　多元线性回归的应用及其注意事项

一、多元线性回归的应用

多元线性回归在医学上有着广泛的应用，大致可以归纳为如下几个方面。

1. 影响因素分析　影响因素分析是医学研究中经常遇到的问题，例如，影响基础代谢率的因素可能有年龄、身高、体重等，在影响基础代谢率的众多可疑因素中，需要研究哪些因素有影响，哪些因素影响较大。在临床试验中，则可能由于种种原因难以保证各组的指标基线相同，如在年龄、病情等指标不一致出现混杂的情况下，如何对不同的治疗方法进行比较等。这些问题都可以利用回归分析来处理。控制混杂因素（confounding factor）的一个简单办法就是将其引入回归方程中，与其他主要变量一起进行分析。

2. 估计与预测　有时建立回归方程是为了估计或预测，如由儿童的心脏横径、心脏纵径和心脏宽径估计心脏的表面积；由胎儿的孕龄、头颈、胸径和腹径预测出生儿体重等。在这种情况下，由回归方程得到的 $\hat{Y}$，是对应于一组给定的自变量观测值时 Y 的均数估计值，其置信区间为（$\hat{Y}-t_{\alpha/2,\nu}S_{\hat{Y}}$，$\hat{Y}+t_{\alpha/2,\nu}S_{\hat{Y}}$）；个体 Y 波动范围的预测区间，即个体 Y 的 $1-\alpha$ 容许区间为（$\hat{Y}-t_{\alpha/2,\nu}S_Y$，$\hat{Y}+t_{\alpha/2,\nu}S_Y$）。其中 $S_{\hat{Y}}$ 是自变量取给定值时 Y 的条件标准误，而 S_Y 为 Y 的条件标准差，计算时需要应用矩阵运算。建立用于预测目的的回归方程时，应选择具有较高 R^2 的方程。

3. 统计控制　统计控制是指利用回归方程进行逆估计，即通过控制自变量的值来实现应变量 Y 指定一个确定的值或者在一定范围内波动。例如，采用射频治疗仪治疗脑肿瘤，脑皮质的毁损半径与射频温度及照射时间有线性回归关系，建立回归方程后可以按预先给定的脑皮质毁损半径，确定最佳控制射频温度和照射时间。这种情况要求回归方程的 R^2 要大，回归系数的标准误要小。

二、多元线性回归应用的注意事项

多元线性回归涉及的问题很广，应用它解决医学实际问题时，需要注意以下几个方面。

1. 变量的类型　与第九章双变量回归相同，应用多元线性回归分析，一般要求应变量 Y 和自变量 X 都是连续变量。当多元线性回归中的自变量中包括分类变量时，如东部、中部、西部地区，或有序变量，如病情（轻、中、重），需要将这种分类变量和有序变量转换为哑变量，如表示东部、中部、西部地区的分类数是 3，需要建立 2 个哑变量，见第十三章第一节。常规的逐步回归方法不适用进行分类变量和有序变量的筛选。

2. 样本含量　理论上，多元线性回归样本含量 n 只要大于自变量个数 m 时就可以计算。但当 n 与 m 比较接近时，可能得到较大 R^2 的假象。样本含量越小，多元回归方程的回归系数越不稳定。因此，实际应用中应注意 n 与 m 的比例。有学者认为 n 至少应是方程中自变量个数 m 的 5～10 倍。Green（1991）则提出使用经验公式 $n\geqslant 8(1-R_e^2)/R_e^2+(m-1)$ 估计样本含量，其中 R_e^2 为多元线性回归预期的决定系数。如 $R_e^2=0.26$，$m=6$ 时所需要的样本含量为 $n\geqslant 8(1-0.26)/0.26+(6-1)\approx 28$。

3. 自变量筛选　逐步回归分析的“最优”回归方程只能作为参考，不同的方法也可能得到不同的“最优”回归方程。因此，研究者要结合问题本身和专业知识来判定、选择和解释结果，不要盲目信任计

算机软件提供的逐步回归结果。

4. 多重共线性(multicollinearity)　所谓多重共线性是指一些自变量之间存在较强的线性关系，例如成人的身高、体重和体重指数(body mass index，BMI)。因为BMI是身高和体重的派生变量，三者之间存在较强的线性关系。当存在多重共线性时，多元回归方程的回归系数通常无法解释。多重共线性的识别和处理，见第三十五章第四节。

5. 决定系数 R^2 与校正决定系数 R_c^2　R^2 表示 Y 的变异被回归方程解释的比例。回归方程包含的自变量越多，R^2 越大。R_c^2 因校正自变量个数对 R^2 的影响，更适合选择自变量个数少、R_c^2 较大的“最优”模型。

6. 偏相关系数　表示在一组变量中，扣除其他变量影响后，两个变量之间的线性相关情况。多元回归分析有时可以借助变量间的偏相关分析，得到应变量与任一自变量之间的关系。

多元回归应变量 Y 与任一自变量的 X_j 偏相关系数可以表示为 $r_{YX_j} \mid X_1,X_2,\cdots,X_{j-1},X_{j+1},\cdots,X_p$，可以用偏回归平方与相应残差平方和之比得到，即

$$r^2_{YX_j \mid X_1,X_2,\cdots,X_{j-1},X_{j+1},\cdots,X_p}=\frac{SS_{回}(X_j \mid X_1,X_2,\cdots,X_{j-1},X_{j+1},\cdots,X_m)}{SS_{残}(X_1,X_2,\cdots,X_{j-1},X_{j+1},\cdots,X_m)} \tag{15-18}$$

如例15-1中，Y 与 X_1，Y 与 X_3 的偏相关系数为

$$r_{YX_1 \mid X_2,X_3,X_4}=\sqrt{\frac{SS_{回}(X_1 \mid X_2,X_3,X_4)}{SS_{残}(X_2,X_3,X_4)}}=\sqrt{\frac{0.612\ 9}{89.454\ 0}}=0.082\ 8$$

$$r_{YX_3 \mid X_1,X_2,X_4}=-\sqrt{\frac{SS_{回}(X_3 \mid X_1,X_2,X_4)}{SS_{残}(X_1,X_2,X_4)}}=-\sqrt{\frac{20.063\ 5}{108.904\ 7}}=-0.429\ 2$$

同理，也可以计算多元线性回归自变量之间的偏相关系数。

7. 自变量之间的交互作用　回归方程中自变量之间是否存在交互作用，主要靠专业知识进行判断。检验两个自变量是否具有交互作用，可在多元回归方程中加入它们的乘积项。

8. 残差分析(residual analysis)　多元回归假定残差 e 是随机误差，服从均数0、方差为 σ^2 的正态分布。如果发现 e 存在系统误差，如 e 的散布范围不均匀，或 e 不服从正态分布，也说明多元回归模型的拟合优度差。

残差分析中标准化残差的计算公式为

$$e_i'=\frac{e_i}{\sqrt{MS_{残}}} \tag{15-19}$$

e_i' 近似服从均数为0、方差为1的标准正态分布。

残差分析以 e_i' 为纵坐标，以 $\hat{Y}_i$ 为横坐标作残差图进行分析。如果 e_i' 以0为中心，均匀地散布在一条直线的上下两侧，方差可以是常数。如果 e_i' 的分布随 $\hat{Y}_i$ 的增大而扩散或收敛，则说明方差不一定是常数(不符合方差=1的假定)。图15-1显示了对表15-2数据经自变量筛选建立回归方程 $\hat{Y}=6.499\ 6+0.402\ 4X_2-0.287\ 0X_3+0.663\ 2X_4$ 后的残差分布图。由图可见，残差图中散点分布并不十分理想，其中图15-1b残差 e_i 随 X_2 的增加有减少，不是均匀分布；图15-1d则显示残差有一个先下后上的趋势，也不是均匀分布。

9. 利用残差图发现离群值(outlier)　实际中常认为 e_i' 的绝对值大于2为离群值。从图15-1可以看出，有一个离群值。如果离群值是由于观测错误引起的，可将其删除后重新建立新方程；否则，不能轻易剔除，以免损失重要信息。

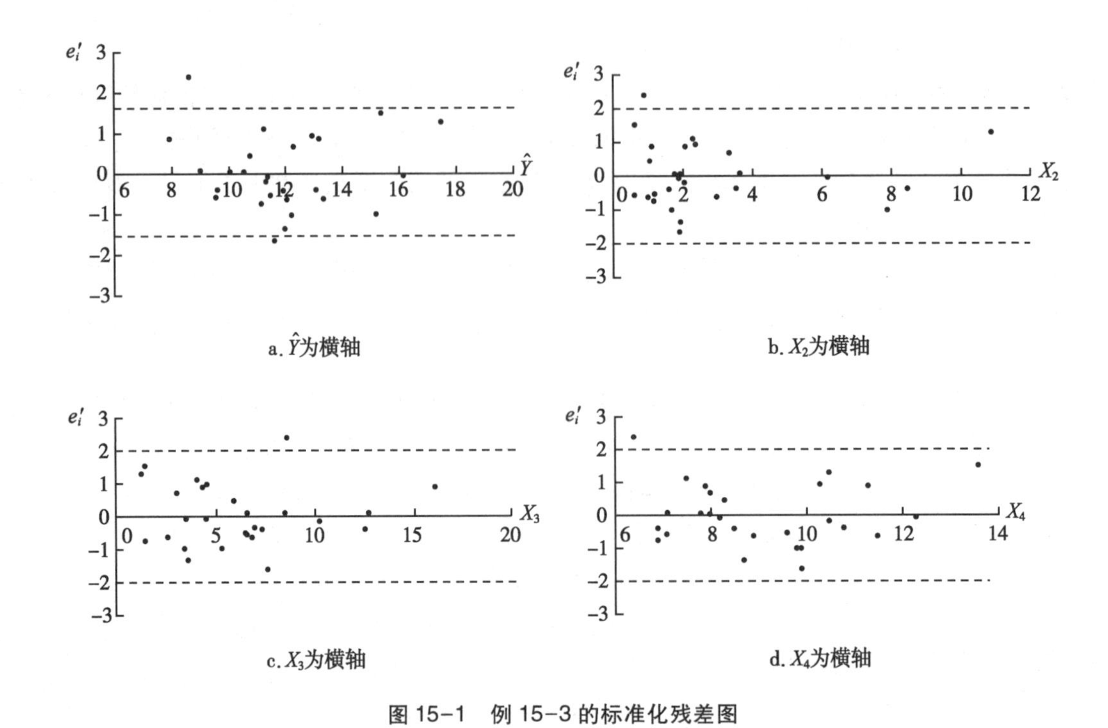

a. $\hat{Y}$为横轴　　b. X_2为横轴

c. X_3为横轴　　d. X_4为横轴

图 15-1　例 15-3 的标准化残差图

Summary

Multiple linear regression is a multivariable analysis method which studies the quantitative relationship between a dependent variable and two or more independent variables. The objective of multiple linear regression is to estimate the coefficients of independent variables and test whether they are statistically significant. The ordinary least squares method is a common technique for parameter estimation. F test is used to conduct hypothesis testing. The test statistic in an F-test is the ratio of two scaled sums of squares reflecting different sources of variability; that is, regression sum of squares and residual sum of squares. In addition, the coefficient of determination R^2 is interpreted as the proportion of response variation that can be explained by the independent variables in the model. Thus, $R^2=1$ indicates that the fitted model explains all variations of Y, while $R^2=0$ indicates no linear relationship between independent variables and dependent variable. Statistical independence of observations and homoscedasticity are two assumptions for multiple linear regression.

Sum of squares of partial regression, reflecting the specific contribution of one or more independent variables to the regression model, is an important concept in multiple linear regression. Partial F statistic can be used to test whether one or more explanatory variables are statistically significant and should be included in the model. The t statistic in t-test gives the same conclusion as partial F statistic for single variable selection. The selection methods of independent variables for multiple linear regression include optimal model selection and stepwise regression. The stepwise regression includes forward selection, backward elimination, and bidirectional elimination.

The response variables in multiple linear regression can be continuous, ordinal, or categorical. The explanatory variables in multiple linear regression are distribution-free. When an explanatory variable is categorical, it is necessary to convert it into a set of dummy variables. A residual plot is often used to test whether the fitted model satisfies the assumptions.

练　习　题

一、最佳选择题

1. 在医学研究中,采用多变量回归分析的主要目的是(　　)

A. 节省样本　　B. 提高精度　　C. 克服共线性影响

D. 控制异常值的影响　　E. 控制混杂因素的影响

2. 在多元线性回归分析中,选择自变量的主要目的是(　　)

A. 方便预测　　B. 筛选影响因素　　C. 控制混杂因素的影响

D. 提高决定系数　　E. 减少残差平方和

3. 在多元线性回归分析中,可用来评价回归效果的指标为(　　)

A. 决定系数　　B. 调整决定系数　　C. 标准化偏回归系数

D. 离均差积和　　E. 误差均方

4. 在多元线性回归分析中,**不可**用来衡量各变量重要性的统计量是(　　)

A. 离均差平方和　　B. 偏回归平方和　　C. 标准化偏回归系数

D. 偏相关系数　　E. 偏回归系数假设检验的 t

二、简答题

1. 为什么经常要作多元线性回归分析?
2. 多元线性回归可以使用哪些类型的自变量?
3. 多元线性回归分析中的统计推断内容有哪些?各用什么方法?
4. 多元线性回归分析中如何筛选自变量?你认为选用哪种方法更好些?
5. 决定系数和校正决定系数的联系与区别是什么?
6. 何谓多重共线性?它对多元线性回归分析有何影响?
7. 如何评价所建立的多元线性回归方程的优劣?残差分析有何作用?
8. 如何看待回归分析中的离群值?应如何处理?

三、计算分析题

为研究年龄(age,岁)、体重(weight,kg)、跑 1.5 英里(约 2.4 千米)所用的时间(runtime,min)、休息时的脉搏(rstpulse,次/min)、跑步时的脉搏(runpulse,次/min)与吸氧效率(Oxy,%)的关系,某研究者收集了 31 人的数据,详见表 15-10。

表 15-10　吸氧效率相关数据

编号	年龄/岁 X_1	体重/kg X_2	跑步时间/min X_3	休息脉搏/(次/min) X_4	跑步脉搏/(次/min) X_5	吸氧效率/% Y
1	44	89.47	11.37	62	178	44.609
2	40	75.07	10.07	62	185	45.313
3	44	85.84	8.65	45	156	54.297
4	42	68.15	8.17	40	166	59.571
5	38	89.02	9.22	55	178	49.874
6	47	77.45	11.63	58	176	44.811
7	40	75.98	11.95	70	176	45.681
8	43	81.19	10.85	64	162	49.091
9	44	81.42	13.08	63	174	39.442
10	38	81.87	8.63	48	170	60.055

续表

编号	年龄/岁 X_1	体重/kg X_2	跑步时间/min X_3	休息脉搏/(次/min) X_4	跑步脉搏/(次/min) X_5	吸氧效率/% Y
11	44	73.03	10.13	45	168	50.541
12	45	87.66	14.03	56	186	37.388
13	45	66.45	11.12	51	176	44.754
14	47	79.15	10.60	47	162	47.273
15	54	83.12	10.33	50	166	51.855
16	49	81.42	8.95	44	180	49.156
17	51	69.63	10.95	57	168	40.836
18	51	77.91	10.00	48	162	46.672
19	48	91.63	10.25	48	162	46.774
20	49	73.37	10.08	67	168	50.388
21	57	73.37	12.63	58	174	39.407
22	54	79.38	11.17	62	156	46.080
23	52	76.32	9.63	48	164	45.441
24	50	70.87	8.92	48	146	54.625
25	51	67.25	11.08	48	172	45.118
26	54	91.63	12.88	44	168	39.203
27	51	73.71	10.47	59	186	45.790
28	57	59.08	9.93	49	148	50.545
29	49	76.32	9.40	56	186	48.673
30	48	61.24	11.50	52	170	47.920
31	52	82.78	10.50	53	170	47.467

资料来源:高惠璇等,编译. SAS 系统:SAS/STAT 软件使用手册. 北京:中国统计出版社,1997.

用 SPSS 或 SAS 统计软件完成:

(1) 以 X_1,X_2,X_3,X_4,X_5 为自变量,Y 为应变量建立多元线性回归方程,并对回归方程和偏回归系数分别进行假设检验及评价。

(2) 分别用全局择优法、前进法、后退法筛选自变量,比较它们的结果是否一致。

(3) 进一步作残差分析,判断是否满足回归分析的条件和有无离群值。

(4) 根据上面的分析,从专业上用文字简要说明最后的分析结果。

ER 15-1 第十五章二维码资源

(方 亚 李 康)

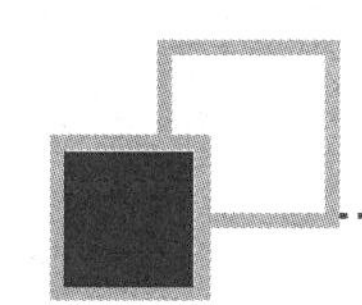

第十六章　logistic 回归分析

logistic 回归(logistic regression)属于概率型非线性回归,它是研究二分类(可扩展到多分类)观察结果与一些影响因素之间关系的一种多变量分析方法。在流行病学研究中,经常需要分析疾病与各危险因素之间的关系,如食管癌的发生与吸烟、饮酒、不良饮食习惯等危险因素的关系,为了正确说明这种关系,需要排除一些混杂因素的影响。传统上常使用 Mantel-Haenszel 分层分析方法,但这一方法适用于样本含量大、分析因素较少的情况。如果用线性回归分析,由于应变量 Y 是一个二值变量(通常取值为 1 或 0),不满足应用条件,尤其当各因素都处于低水平或高水平时,预测值 $\hat{Y}$ 可能超出 0~1 范围,出现不合理的现象。用 logistic 回归分析则可以较好地解决上述问题。

logistic 回归应用已有多年历史,最具代表性的是 Truett 等人 1967 年成功地用于冠心病危险因素的研究。目前,logistic 回归的应用已不局限在流行病学领域,还可以用于实验研究中药物或毒物的剂量-反应分析、临床试验评价及疾病的预后因素分析等。logistic 回归与线性回归分析的思路大致相同,而且模型的参数具有鲜明的实际意义,现已成为处理二分类或多分类反应数据的常用方法。

第一节　logistic 回归

一、基本概念

1. logistic 回归模型　设应变量 Y 是一个二值变量,取值为

$$Y=\begin{cases}1, & \text{出现阳性结果　(发病、有效、死亡等)}\\0, & \text{出现阴性结果　(未发病、无效、存活等)}\end{cases}$$

另有影响 Y 取值的 m 个自变量 $X_1,X_2,\cdots,X_m$。记 $P=P(Y=1|X_1,X_2,\cdots,X_m)$,表示在 m 个自变量作用下阳性结果发生的概率,logistic 回归模型可以表示为

$$P=\frac{1}{1+\exp[-(\beta_0+\beta_1X_1+\beta_2X_2+\cdots+\beta_mX_m)]} \tag{16-1}$$

其中 β_0 为常数项,$\beta_1,\beta_2,\cdots,\beta_m$ 为回归系数。若用 Z 表示 m 个自变量的线性组合,即

$$Z=\beta_0+\beta_1X_1+\beta_2X_2+\cdots+\beta_mX_m$$

则 Z 与 P 之间关系的 logistic 曲线如图 16-1 所示。从图中可以看出:当 Z 趋于$+\infty$时,P 渐近于 1;当 Z 趋于$-\infty$时,P 渐近于 0;P 的变化在 0~1 范围之内,并且随 Z 的增加或减少以点(0,0.5)为中心呈对称 S 形变化。logistic 模型的这些特点能够较好地拟合生物学反应资料。

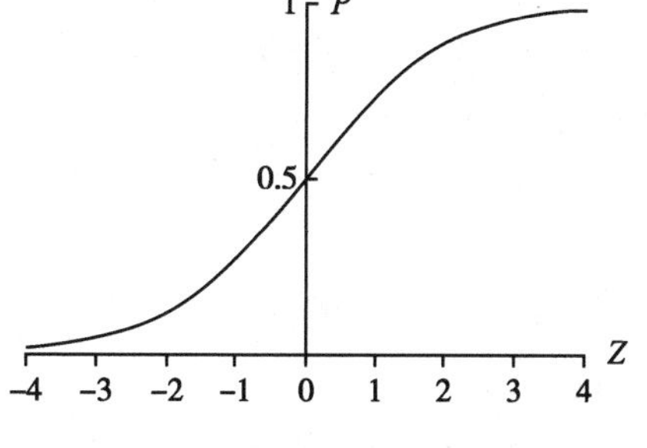

图 16-1　logistic 函数的图形

对公式(16-1)作对数变换,logistic 回归模型可以表示成如下线性形式:

$$\ln\left(\frac{P}{1-P}\right)=\beta_0+\beta_1X_1+\beta_2X_2+\cdots+\beta_mX_m \tag{16-2}$$

公式(16-2)左端为阳性与阴性结果发生概率之比的自然对数,

称为 P 的 logit 变换，记为 $\text{logit}P$。可以看出，概率 P 的取值范围在 0~1 之间，$\text{logit}P$ 则没有数值界限。

2. 模型参数的意义 以流行病学研究为例，说明模型参数的意义。由公式(16-2)看出，常数项 β_0 表示暴露剂量为 0 时个体发病与不发病概率之比的自然对数。回归系数 $\beta_j(j=1,2,\cdots,m)$ 表示自变量 X_j 改变一个单位时 $\text{logit}P$ 的改变量，它与衡量危险因素作用大小的比数比例亦称优势比(odds ratio, OR)有一个对应的关系。对比某一危险因素两个不同暴露水平 $X_j=c_1$ 与 $X_j=c_0$ 的发病情况(假定其他因素的水平相同)，其优势比的自然对数为

$$\begin{aligned}\ln OR_j &= \ln\left[\frac{P_1/(1-P_1)}{P_0/(1-P_0)}\right] \\ &= \text{logit}P_1-\text{logit}P_0 \\ &= \left(\beta_0+\beta_j c_1+\sum_{t\neq j}^{m}\beta_t X_t\right)-\left(\beta_0+\beta_j c_0+\sum_{t\neq j}^{m}\beta_t X_t\right) \\ &= \beta_j(c_1-c_0)\end{aligned} \tag{16-3}$$

即

$$OR_j=\exp[\beta_j(c_1-c_0)] \tag{16-4}$$

式中 P_1 和 P_0 分别表示在 X_j 取值为 c_1 及 c_0 时的发病概率，OR_j 称作多变量调整后的优势比(adjusted odds ratio)，表示扣除了其他自变量影响后危险因素的作用。特殊地，如果 X_j 赋值为

$$X_j=\begin{cases}1, & \text{暴露}\\0, & \text{非暴露}\end{cases}$$

则暴露组与非暴露组发病的优势比为

$$OR_j=\exp(\beta_j) \tag{16-5}$$

当 $\beta_j=0$ 时，$OR_j=1$，说明因素 X_j 对疾病发生不起作用；当 $\beta_j>0$ 时，$OR_j>1$，说明 X_j 是一个危险因子；当 $\beta_j<0$ 时，$OR_j<1$，说明 X_j 是一个保护因子。

由于 OR_j 与模型中的常数项无关，β_0 在危险因素分析中被视其为无效参数。对于慢性疾病如心脑血管疾病、恶性肿瘤等，由于其在人群中所占的比例 P 很小，优势比可以作为相对危险度(relative risk, RR)的近似估计，即

$$OR=\frac{P_1/(1-P_1)}{P_0/(1-P_0)}\approx\frac{P_1}{P_0}=RR \tag{16-6}$$

这是 logistic 回归用于流行病学调查资料的优点之一，即得到某一因素的回归系数估计值后，便可以得到该因素不同水平下优势比的估计值以及相对危险度的近似估计值。

二、logistic 回归模型的参数估计

1. 参数估计 根据一组实际观察资料估计 logistic 回归模型的参数时，通常用最大似然估计(maximum likelihood estimation, MLE)，即建立一个样本似然函数

$$L=\prod_{i=1}^{n}P_i^{Y_i}(1-P_i)^{1-Y_i} \tag{16-7}$$

式中 P_i 表示第 i 例观察对象在暴露条件下阳性结果发生的概率，如果实际出现的是阳性结果，取 $Y_i=1$，否则取 $Y_i=0$。根据最大似然原理，在一次抽样中获得现有样本的概率应该最大，即似然函数 L 应该达到最大值。为了简化计算，通常取似然函数的对数形式，即

$$\ln L=\sum_{i=1}^{n}[Y_i\ln P_i+(1-Y_i)\ln(1-P_i)] \tag{16-8}$$

形成要计算的目标函数 $\ln L$，然后采用 Newton-Raphson 迭代方法使对数似然函数达到极大值，此时参数的取值 $b_0,b_1,b_2,\cdots,b_m$ 即为 $\beta_0,\beta_1,\beta_2,\cdots,\beta_m$ 的最大似然估计值，同时得到参数估计值的方差-协方差矩阵(对角线元素开平方为标准误 $S_{b_0},S_{b_1},S_{b_2},\cdots,S_{b_m}$)。

如果是分层资料（表 16-1），设有 g 层，每层有 $n_k(k=1,2,\cdots,g)$ 例观察对象，其中有 d_k 个病例，则似然函数为

$$L=\prod_{k=1}^{g} P_k^{d_k}(1-P_k)^{n_k-d_k} \tag{16-9}$$

式中 P_k 表示第 k 层阳性结果发生的概率。上述求解过程可以利用统计软件完成。

2. 优势比估计 由公式(16-4)，某一因素两个不同水平(c_1,c_0)优势比的估计值为

$$OR_j=\exp[b_j(c_1-c_0)] \tag{16-10}$$

OR_j 的置信区间可以利用 b_j 的抽样分布来估计，在样本含量较大的情况下，它近似服从正态分布。特殊地，若自变量 X_j 只有暴露和非暴露两个水平，则优势比 OR_j 的 $1-\alpha$ 置信区间估计公式为

$$\exp(b_j \pm u_{\alpha/2}S_{b_j}) \tag{16-11}$$

例 16-1 表 16-1 是一个研究吸烟、饮酒与食管癌关系的病例-对照资料，试作 logistic 回归分析。

表 16-1 吸烟与食管癌关系的病例-对照调查资料

分层 K	吸烟 X_1	饮酒 X_2	观察例数 n_k	阳性例数 d_k	阴性例数 n_k-d_k
1	0	0	199	63	136
2	0	1	170	63	107
3	1	0	101	44	57
4	1	1	416	265	151

确定各变量的赋值或编码

$$X_1=\begin{cases}1, & \text{吸烟}\\0, & \text{不吸烟}\end{cases},\quad X_2=\begin{cases}1, & \text{饮酒}\\0, & \text{不饮酒}\end{cases},\quad Y=\begin{cases}1, & \text{病例}\\0, & \text{对照}\end{cases}$$

经 logistic 回归计算后得

$$b_0=-0.9099,\quad S_{b_0}=0.1358,\quad b_1=0.8856,\quad S_{b_1}=0.1500,\quad b_2=0.5261,\quad S_{b_2}=0.1572$$

吸烟与不吸烟的优势比

$$OR_1=\exp(b_1)=\exp(0.8856)=2.42$$

OR_1 的 95%置信区间

$$\exp(b_1 \pm u_{0.05/2}S_{b_1})=\exp(0.8856 \pm 1.96 \times 0.1500)=(1.81,3.25)$$

饮酒与不饮酒的优势比

$$OR_2=\exp(b_2)=\exp(0.5261)=1.69$$

OR_2 的 95%置信区间

$$\exp(b_2 \pm 1.96S_{b_2})=\exp(0.5261 \pm 1.96 \times 0.1572)=(1.24,2.30)$$

三、logistic 回归模型的假设检验

得到 logistic 回归方程后，还需要对其回归系数进行假设检验，以说明所研究的自变量对应变量 Y 的影响是否具有统计学意义。为此，需要对模型中的回归系数是否不全为 0 作出检验，检验假设为 $H_0:\beta_1=\beta_2=\cdots=\beta_m=0$，$H_1$：各 $\beta_j(j=1,2,\cdots,m)$ 不全为 0。更常见的问题是对一个回归系数的检验，检验假设为 $H_0:\beta_j=0$，$H_1:\beta_j \neq 0$。常用的检验方法有似然比检验（likelihood ratio test）、Wald 检验和计分检验（score test）。

1. 似然比检验 似然比检验的基本思想是比较在两种不同假设条件下的对数似然函数值，看其差别大小。具体做法是，先拟合一个不包含准备检验的变量在内的 logistic 回归模型，求出它的对数似然函数值 $\ln L_0$，然后把需要检验的变量加入模型中再进行配合，得到一个新的对数似然函数值 $\ln L_1$。假设

前后两个模型分别包含 l 个自变量和 p 个自变量，似然比统计量 G 的计算公式为

$$G=2(\ln L_1-\ln L_0) \tag{16-12}$$

当样本含量较大时，在零假设下得到的 G 统计量近似服从自由度为 $d(d=p-l)$ 的 χ^2 分布。若 $G\geqslant\chi^2_{\alpha,d}$ 时，表示新加入的 d 个自变量对回归方程有统计学意义。如果只对一个回归系数检验，则 $d=1$。

由例 16-1 可以算得

$$\ln L(X_1)=-585.326,\quad \ln L(X_2)=-597.436,\quad \ln L(X_1,X_2)=-579.711$$

符号 $L(X_1)$ 和 $L(X_2)$ 分别表示模型中只含有 X_1 和 X_2 的最大似然函数值，而 $L(X_1,X_2)$ 则表示模型中同时含有 X_1 和 X_2 的最大似然函数值。

对于 $H_0:\beta_1=0, H_1:\beta_1\neq 0$

$$G=2[\ln L(X_1,X_2)-\ln L(X_2)]=2[-579.711-(-597.436)]=35.45$$

查 χ^2 界值表得 $\chi^2_{0.05,1}=3.84$，$G>3.84$，故在 $\alpha=0.05$ 检验水准上拒绝 H_0，接受 H_1，说明控制了饮酒因素的影响后，食管癌与吸烟有显著性关系。

同理，对于 $H_0:\beta_2=0, H_1:\beta_2\neq 0$

$$G=2[\ln L(X_1,X_2)-\ln L(X_1)]=2[-579.711-(-585.326)]=11.23$$

$G>3.84$，拒绝 H_0，接受 H_1，说明控制了吸烟因素的影响后，食管癌与饮酒有显著性关系。

2. Wald 检验　Wald 检验只需将各参数 β_j 的估计值 b_j 与 0 比较，并用它的标准误 S_{b_j} 作为参照；为检验 $H_0:\beta_j=0, H_1:\beta_j\neq 0$，计算如下统计量：

$$u=\frac{b_j}{S_{b_j}} \tag{16-13}$$

或

$$\chi^2=\left(\frac{b_j}{S_{b_j}}\right)^2 \tag{16-14}$$

对于大样本资料，在零假设下 u 近似服从标准正态分布，而 χ^2 则近似服从自由度 $\nu=1$ 的 χ^2 分布。在本例中，

对于 $H_0:\beta_1=0, H_1:\beta_1\neq 0, \alpha=0.05$

$$\chi^2=\left(\frac{0.8856}{0.1500}\right)^2=34.86$$

对于 $H_0:\beta_2=0, H_1:\beta_2\neq 0, \alpha=0.05$

$$\chi^2=\left(\frac{0.5261}{0.1572}\right)^2=11.20$$

χ^2 均大于 3.84，说明食管癌与吸烟、饮酒有显著性关系，结论同前。

关于计分检验（score test），由于这种方法需要进行矩阵运算，此处没有给出具体的计算公式。三种方法中，似然比检验利用的是含有不同自变量模型之间的比较，既适合单个自变量的假设检验，又适合多个自变量的同时检验；Wald 检验比较适合单个自变量的检验，但是结果略偏于保守。计分检验有两个特点：一是它与传统的 Mantel-Haenszel 分层检验方法所得的结果十分接近；二是在小样本情况下，计分检验统计量的分布较似然比检验统计量更接近 χ^2 分布，应用它犯 I 型错误的可能性要小些。实际工作中应注意使用的统计软件采用的是何种检验统计量，采用不同方法所得到的结果可能会有所不同。在大样本情况下，使用三种方法得到的检验结果是一致的。

四、变量筛选

与多元线性回归分析类似，当自变量的个数较多时，为了使建立的 logistic 回归模型比较稳定和便于解释，应尽可能将回归效果显著的自变量选入模型中，将作用不显著的自变量排除在外。具体算法有

前进法、后退法和逐步法。logistic 逐步回归与线性逐步回归过程极为相似，但其中所用的检验统计量不再是 F 统计量，而是似然比统计量、Wald 统计量和计分统计量之一。例如使用似然比统计量，即利用

$$G=2(\ln L_1^{(l)}-\ln L_0^{(l)}) \tag{16-15}$$

在进行到第 l 步时，通过比较含有某一自变量 X_j 和不含有 X_j 的模型，决定 X_j 是否引入模型或从模型中剔除。

例 16-2 为了探讨冠心病发生的有关危险因素，对 26 例冠心病患者和 28 例对照者进行病例对照研究，各因素的说明及资料见表 16-2 和表 16-3，试用 logistic 逐步回归分析方法筛选危险因素（$\alpha_{入}=0.10$，$\alpha_{出}=0.15$）。

表 16-2 冠心病 8 个可能的危险因素与赋值

因素	变量名	赋值说明
年龄/岁	X_1	<45=1，45~=2，55~=3，≥65=4
高血压史	X_2	无=0，有=1
高血压家族史	X_3	无=0，有=1
吸烟史	X_4	不吸=0，吸=1
高血脂史	X_5	无=0，有=1
动物脂肪摄入情况	X_6	低=0，高=1
体重指数/(kg/m²)	X_7	<24=1，24~=2，≥26=3
A 型性格	X_8	否=0，是=1
冠心病	Y	对照=0，病例=1

表 16-3 冠心病危险因素的病例-对照调查资料

序号	X_1	X_2	X_3	X_4	X_5	X_6	X_7	X_8	Y
1	3	1	0	1	0	0	1	1	0
2	2	0	1	1	0	0	1	0	0
3	2	1	0	1	0	0	1	0	0
4	2	0	0	1	0	0	1	0	0
5	3	0	0	1	0	1	1	1	0
6	3	0	1	1	0	0	2	1	0
7	2	0	1	0	0	0	1	0	0
8	3	0	1	1	1	0	1	0	0
9	2	0	0	0	0	0	1	1	0
10	1	0	0	1	0	0	1	0	0
11	1	0	1	0	0	0	1	1	0
12	1	0	0	0	0	0	2	1	0
13	2	0	0	0	0	0	1	0	0
14	4	1	0	1	0	0	1	0	0
15	3	0	1	1	0	0	1	1	0
16	1	0	0	1	0	0	3	1	0
17	2	0	0	1	0	0	1	0	0
18	1	0	0	1	0	0	1	1	0

续表

序号	X_1	X_2	X_3	X_4	X_5	X_6	X_7	X_8	Y
19	3	1	1	1	1	0	1	0	0
20	2	1	1	1	1	0	2	0	0
21	3	1	0	1	0	0	1	0	0
22	2	1	1	0	1	0	3	1	0
23	2	0	0	1	1	0	1	1	0
24	2	0	0	0	0	0	1	0	0
25	2	0	1	0	0	0	1	0	0
26	2	0	0	1	1	0	1	1	0
27	2	0	0	0	0	0	1	0	0
28	2	0	0	0	0	0	2	1	0
29	2	1	1	1	0	1	2	1	1
30	3	0	0	1	1	1	2	1	1
31	2	0	0	1	1	1	1	0	1
32	3	1	1	1	1	1	3	1	1
33	2	0	0	1	0	0	1	1	1
34	2	0	1	0	1	1	1	1	1
35	2	0	0	1	0	1	1	0	1
36	2	1	1	1	1	0	1	1	1
37	3	1	1	1	1	0	1	1	1
38	3	1	1	1	0	1	1	1	1
39	3	1	1	1	1	0	1	1	1
40	3	0	1	0	0	0	1	0	1
41	2	1	1	1	1	0	2	1	1
42	3	1	0	1	0	1	2	1	1
43	3	1	0	1	0	0	1	1	1
44	3	1	1	1	1	1	2	0	1
45	4	0	0	1	1	0	3	1	1
46	3	1	1	1	1	0	3	1	1
47	4	1	1	1	1	0	3	0	1
48	3	0	1	1	1	0	1	1	1
49	4	0	0	1	0	0	2	1	1
50	1	0	1	1	1	0	2	1	1
51	2	0	1	1	0	1	2	1	1
52	2	1	1	1	0	0	2	1	1
53	2	1	0	1	0	0	1	1	1
54	3	1	1	0	1	0	3	1	1

从表 16-2 看出，年龄和体重指数是有序变量，其余均为二值变量。为便于进行逐步回归分析，对有序变量采用它们的秩作为得分，然后按连续变量处理，统计软件计算给出的结果如表 16-4。

表 16-4 例 16-2 进入方程中的自变量及有关参数的估计值

选入变量	b	S_b	Wald χ^2	P	b'	OR	OR 95%CI	
							下限	上限
常数项	-4.705	1.543	9.30	0.002 3				
X_1	0.924	0.477	3.76	0.052 5	0.401	2.52	0.99	6.41
X_5	1.496	0.744	4.04	0.044 3	0.406	4.46	1.04	19.18
X_6	3.136	1.249	6.30	0.012 1	0.703	23.00	1.99	265.95
X_8	1.947	0.847	5.29	0.021 5	0.523	7.01	1.33	36.83

最终进入模型的危险因素有 4 个，它们分别是年龄（X_1）、高血脂史（X_5）、动物脂肪摄入量（X_6）和 A 型性格（X_8）。表 16-4 中给出的标准回归系数可以用来比较各因素的相对重要性，$b_j'=b_j \cdot S_j/(\pi/\sqrt{3})$，$S_j$ 为变量 X_j 的标准差，$\pi=3.141\ 6$。

第二节 条件 logistic 回归

一、条件 logistic 回归的原理

上节介绍的 logistic 回归是针对成组资料而言的，本节介绍的条件 logistic 回归（conditional logistic regression）则是针对配对资料分析的一种方法。在流行病学的病例对照研究中，为了控制一些重要的混杂因素，常把病例和对照按照年龄、性别等条件进行配对，形成多个匹配组（每一匹配组可视为一个层）。从原理上讲，各匹配组的病例数和对照人数是任意的，但最常用的是每组中有一个病例和若干个对照，即 1 : M 配对研究（一般 $M \leqslant 3$）。

设有 n 个匹配组，每一组的第一个观察对象为病例，另有 M 个对照，用 X_{itj} 表示第 i 组第 t 个观察对象的第 j 个危险因素的观察值，1 : M 配对资料的数据格式如表 16-5。

表 16-5 1 : M 条件 logistic 回归数据的格式

匹配组号 i	组内编号* t	反应变量 Y	危险因素 X_1	X_2	…	X_m
1	0	1	X_{101}	X_{102}	…	X_{10m}
	1	0	X_{111}	X_{112}	…	X_{11m}
	2	0	X_{121}	X_{122}	…	X_{12m}
	⋮	⋮	⋮	⋮	⋮	⋮
	M	0	X_{1M1}	X_{1M2}	…	X_{1Mm}
⋮	⋮	⋮	⋮	⋮	⋮	⋮
n	0	1	X_{n01}	X_{n02}	…	X_{n0m}
	1	0	X_{n11}	X_{n12}	…	X_{n1m}
	2	0	X_{n21}	X_{n22}	…	X_{n2m}
	⋮	⋮	⋮	⋮	⋮	⋮
	M	0	X_{nM1}	X_{nM2}	…	X_{nMm}

* $t=0$ 为病例，其他为对照

用 P_i 表示第 i 层在一组危险因素作用下发病的概率，条件 logistic 模型可表示为

$$P_i=\frac{1}{1+\exp[-(\beta_{0i}+\beta_1X_1+\beta_2X_2+\cdots+\beta_mX_m)]},\quad i=1,2,\cdots,n \tag{16-16}$$

β_{0i}表示各层的效应，$\beta_1,\beta_2,\cdots,\beta_m$ 为待估计的参数。与非条件 logistic 回归模型不同之处在常数项上，不同匹配组的 β_{0i}可以各不相同，但内在假定了每个危险因素的致病能力在不同匹配组中相同。

条件似然函数的构造：用 $X_{it}=(X_{it1},X_{it2},\cdots,X_{itm})$ 表示第 i 层内第 t 个观察对象危险因素的观察值，考虑第 i 个匹配组中的 M+1 个观察对象有 1 名病例的条件下，恰好第一个观察对象属于病例组的条件概率为

$$L_i=\frac{P(X_{i0}\mid Y=1)\prod_{t=1}^{M}P(X_{it}\mid Y=0)}{\sum_{i=0}^{M}\left[P(X_{it}\mid Y=1)\prod_{t=0\ t\neq t}^{M}P(X_{it}\mid Y=0)\right]} \tag{16-17}$$

这等于观察到的第一组危险因素属于病例而其他危险因素属于对照的概率与各种可能组合情况下的概率的比值。利用条件概率公式和公式(16-16)有

$$L_i=\frac{1}{1+\sum_{t=1}^{M}\exp\left[\sum_{j=1}^{m}\beta_j(X_{itj}-X_{i0j})\right]} \tag{16-18}$$

综合 n 个匹配组的条件似然函数为

$$L=\prod_{i=1}^{n}\frac{1}{1+\sum_{t=1}^{M}\exp\left[\sum_{j=1}^{m}\beta_j(X_{itj}-X_{i0j})\right]} \tag{16-19}$$

可以看出，条件 logistic 回归分析只估计了表示危险因素作用的 β_j，表示匹配组效应的常数项 β_{0i}则被自动地消去了。

对上述条件似然函数 L 取自然对数后，可用 Newton-Raphson 迭代方法求得参数的估计值 $b_j(j=1,2,\cdots,m)$ 及其标准误 S_{b_j}。具体分析方法与上一节的非条件 logistic 回归完全相同。

二、条件 logistic 回归的应用实例

例 16-3 为研究某北方城市喉癌发病的危险因素，用 1∶2 配对的病例对照研究方法进行了调查。现选取了 6 个可能的危险因素并节录 25 对数据，各因素的赋值说明见表 16-6，资料列于表 16-7，试作条件 logistic 逐步回归分析（$\alpha_{入}=0.10$，$\alpha_{出}=0.15$）。

表 16-6 喉癌的危险因素与赋值说明

因素	变量名	赋值说明
咽炎	X_1	无=1，偶尔=2，经常=3
吸烟量/(支/d)	X_2	0=1，1~=2，5~=3，10~=4，20~=5
声嘶史	X_3	无=1，偶尔=2，经常=3
摄食新鲜蔬菜	X_4	少=1，经常=2，每天=3
摄食水果	X_5	很少=1，少量=2，经常=3
癌症家族史	X_6	无=0，有=1
是否患喉癌	Y	对照=0，病例=1

表 16-7 喉癌 1：2 配对病例-对照调查资料整理表

配对组号	应变量	危险因素						配对组号	应变量	危险因素					
i	Y	X_1	X_2	X_3	X_4	X_5	X_6	i	Y	X_1	X_2	X_3	X_4	X_5	X_6
1	1	3	5	1	1	1	0	14	1	1	3	1	3	2	1
	0	1	1	1	3	3	0		0	1	1	1	3	1	0
	0	1	1	1	3	3	0		0	1	2	1	3	3	0
2	1	1	3	1	1	3	0	15	1	1	4	1	3	2	0
	0	1	1	1	3	2	0		0	1	5	1	3	3	0
	0	1	2	1	3	2	0		0	1	5	1	3	3	0
3	1	1	4	1	3	2	0	16	1	1	4	2	3	1	0
	0	1	5	1	3	2	0		0	2	1	1	3	3	0
	0	1	4	1	3	2	0		0	1	1	3	3	2	0
4	1	1	4	1	2	1	1	17	1	2	3	1	3	2	0
	0	1	1	1	3	3	0		0	1	1	2	3	2	0
	0	2	1	1	3	2	0		0	1	2	1	3	2	0
5	1	2	4	2	3	2	0	18	1	1	4	1	3	2	0
	0	1	2	1	3	3	0		0	1	1	1	2	1	0
	0	2	3	1	3	2	0		0	1	2	1	3	2	0
6	1	1	3	1	3	2	1	19	1	1	3	2	2	2	0
	0	1	2	1	3	2	0		0	1	1	1	2	1	0
	0	1	3	2	3	3	0		0	2	2	2	3	1	0
7	1	2	1	1	3	2	1	20	1	1	4	2	3	2	1
	0	1	1	1	3	3	0		0	1	5	1	3	3	0
	0	1	1	1	3	3	0		0	1	4	1	3	2	0
8	1	1	2	3	2	2	0	21	1	1	5	1	2	1	0
	0	1	5	1	3	2	0		0	1	4	1	3	2	0
	0	1	2	1	3	1	0		0	1	2	1	3	2	1
9	1	3	4	3	3	2	0	22	1	1	2	2	3	1	0
	0	1	1	1	3	3	0		0	1	2	1	3	2	0
	0	1	4	1	3	1	0		0	1	1	1	3	3	0
10	1	1	4	1	3	3	1	23	1	1	3	1	2	2	0
	0	1	4	1	3	3	0		0	1	1	1	3	1	1
	0	1	2	1	3	1	0		0	1	1	2	3	2	1
11	1	3	4	1	3	2	0	24	1	1	2	2	3	2	1
	0	3	4	1	3	1	0		0	1	1	1	3	2	0
	0	1	5	1	3	1	0		0	1	1	2	3	2	0
12	1	1	4	3	3	3	0	25	1	1	4	1	1	1	1
	0	1	5	1	3	2	0		0	1	1	1	3	2	0
	0	1	5	1	3	3	0		0	1	1	1	3	3	0
13	1	1	4	1	3	2	0								
	0	1	1	1	3	1	0								
	0	1	1	1	3	2	0								

对上面 6 个危险因素按连续变量采用逐步法作变量筛选，最终进入方程的危险因素分别为 X_2，X_3，X_4 和 X_6，结果见表 16-8。

表 16-8 例 16-3 进入方程中的自变量及有关参数的估计值

选入变量	b	S_b	Wald χ^2	P	OR
X_2	1.487	0.551	7.291	0.006 9	4.423
X_3	1.917	0.944	4.119	0.042 4	6.798
X_4	-3.764	1.825	4.253	0.039 2	0.023
X_6	3.632	1.866	3.790	0.051 6	37.793

选入的 4 个危险因素分别为吸烟量（X_2）、声嘶史（X_3）、是否经常摄食新鲜蔬菜（X_4）及癌症家族史（X_6），其中摄食新鲜蔬菜为保护因素（$b_4<0$）。

第三节 有序和多分类 logistic 回归

一、基本概念

1. 有序 logistic 回归 在多变量分析中，当反应变量 Y 是一个有序分类变量时，例如流行病学中一些慢性病的危险因素研究，观察结果为“无、轻、中、重”；临床中的疗效评价，结果为“无效、好转、显效、治愈”不同等级进行分类等数据，均可以采用有序 logistic 模型（ordinal logistic model）进行分析。设 Y 是一个多项有序分类反应变量，取值为 0，1，2，…，c，分别表示 c+1 个由小至大排列的结果，有序 logistic 模型可表示为

$$P(Y\geqslant j\mid X)=\frac{1}{1+\exp[-(\beta_{0j}+\beta_1X_1+\beta_2X_2+\cdots+\beta_pX_p)]},\quad j=1,2,\cdots,c \tag{16-20}$$

或

$$\begin{aligned}\text{logit}[P(Y\geqslant j\mid X)]&=\ln\left[\frac{P(Y\geqslant j\mid X)}{1-P(Y\geqslant j\mid X)}\right]\\&=\beta_{0j}+\beta_1X_1+\beta_2X_2+\cdots+\beta_mX_m\end{aligned}$$

$P(Y\geqslant j\mid X)$ 表示在一组自变量为 $X=(X_1,X_2,\cdots,X_m)$ 时出现 $Y\geqslant j$ 的累积概率；β_{0j} 和 β_1，β_2，…，β_p 为模型的常数项和回归系数。模型表示依次将反应变量 Y 的 c+1 个有序分类合并为两类作 logistic 回归。例如反应变量 Y 有三个有序结果，取值为 0、1 或 2，对此可以用两个 logit 函数表达，即

$$\begin{aligned}\text{logit}(P_1)&=\ln\left[\frac{P(Y\geqslant 1\mid X)}{1-P(Y\geqslant 1\mid X)}\right]\\&=\beta_{01}+\beta_1X_1+\beta_2X_2+\cdots+\beta_mX_m\end{aligned} \tag{16-21}$$

$$\begin{aligned}\text{logit}(P_2)&=\ln\left[\frac{P(Y\geqslant 2\mid X)}{1-P(Y\geqslant 2\mid X)}\right]\\&=\beta_{02}+\beta_1X_1+\beta_2X_2+\cdots+\beta_mX_m\end{aligned} \tag{16-22}$$

两个二项分类模型的回归系数相同。

2. 多分类 logistic 回归 无序多项分类 logistic 回归模型（polytomous logistic regression model）是普通二项反应 logistic 回归模型的自然推广。实际中用得最多的是二项反应 logistic 模型，但当因变量的结果多于两个时，如研究胃炎、不典型增生和恶性病变与一些诊断变量之间的关系，简单的二项反应 logistic 模型就不适用了，这时可以使用多项分类 logistic 模型进行回归分析。为便于理解，可以把多

项分类 logistic 模型分解成若干个简单的二项分类 logistic 模型，只须注意这些模型的参数估计及假设检验是放在一起进行的。例如反应变量 Y 有三个结果，取值为 0、1 或 2，对此可以用两个 logit 模型表达，即

$$\text{logit}\left[P(Y=1 \mid X)\right]=\ln\left[\frac{P(Y=1 \mid X)}{P(Y=0 \mid X)}\right]$$

$$=\beta_{01}+\beta_{11}X_1+\beta_{12}X_2+\cdots+\beta_{1m}X_m \tag{16-23}$$

$$\text{logit}\left[P(Y=2 \mid X)\right]=\ln\left[\frac{P(Y=2 \mid X)}{P(Y=0 \mid X)}\right]$$

$$=\beta_{02}+\beta_{21}X_1+\beta_{22}X_2+\cdots+\beta_{2m}X_m \tag{16-24}$$

OR 的计算可以在两个模型中分别进行计算。

3. 回归模型参数估计和假设检验　有序 logistic 回归模型和无序多分类 logistic 回归模型的参数估计和假设检验的方法与前面二分类 logistic 回归模型类似。

二、应用实例

例 16-4　为了研究胃癌及癌前病变核仁组织变化情况，分析核仁组成区嗜银蛋白（AgNoR）染色颗粒数量及大小在胃炎、不典型增生和胃癌中的变化规律以及临床的诊断意义，检测了 129 例患者（表 16-9）。试作多分类 logistic 回归分析（按照有序和无序两种方式分析）。

表 16-9　三种胃疾病组织 AgNoR 染色颗粒检测结果

分层 g	颗粒数 X_1	颗粒大小 n_2	例数 $n_g r_{g2}$	胃炎 r_{g1}	不典型增生 r_{g2}	癌变 r_{g3}
1	1	1	9	9	0	0
2	1	2	19	18	1	0
3	1	3	23	15	8	0
4	2	1	3	0	3	0
5	2	2	19	2	15	2
6	2	3	18	0	14	4
7	3	1	1	0	1	0
8	3	2	14	0	2	12
9	3	3	23	0	0	23

各变量的取值标准为

$$\text{颗粒数 } X_1=\begin{cases}1, & \text{较少}\\ 2, & \text{中等}\\ 3, & \text{较多}\end{cases},\quad \text{颗粒大小 } X_2=\begin{cases}1, & \text{小}\\ 2, & \text{中}\\ 3, & \text{大}\end{cases}$$

（1）有序 logistic 模型分析：颗粒数目（X_1）和颗粒大小（X_2）都是有序变量，可以用不同的编码方法拟合模型，为了减少参数的个数，这里把 1、2、3 看作是自变量的得分，视为连续变量。同时，将胃炎、不典型增生和胃癌看作是胃癌的三个进展期，使用有序 logistic 模型进行分析，结果如表 16-10。结果显示：胃组织 AgNoR 染色的颗粒数目（X_1）和颗粒大小（X_2）对胃癌三个进展期的区分作用显著，具有统计学意义（$P<0.001$）。

表 16-10 有序 logistic 回归参数估计及检验

变量	参数估计	标准误	Wald χ^2	P	OR	OR 95%CI	
						下限	上限
常数项 1	16.715	2.641	40.071	<0.001			
常数项 2	11.184	1.981	31.874	<0.001			
X_1	5.042	0.697	52.375	<0.001	154.794	39.528	606.680
X_2	1.834	0.516	12.619	<0.001	6.257	2.275	17.219

（2）无序多分类 logistic 模型分析：将颗粒数目（X_1）和颗粒大小（X_2）都视为连续变量，同时将胃炎、不典型增生和胃癌视作无序多分类反应变量，分析结果见表 16-11。结果显示，X_1 和 X_2 对三种胃病的区分作用显著（$P<0.05$）；同时，两个 logistic 模型的回归系数有较大的不同，第二个 logistic 模型回归系数相对较大，说明 AgNoR 染色颗粒数目越多、颗粒越大，越倾向于不典型增生和恶性病变，尤其恶性病变最明显。

表 16-11 多项分类 logistic 回归参数估计及检验

模型	变量	参数估计	标准误	Wald χ^2	P	OR	OR 95%CI	
							下限	上限
1	常数项	-11.358	2.873	15.63	<0.001			
	X_1	5.291	1.117	22.42	<0.001	198.54	22.21	1 773.40
	X_2	1.776	0.703	6.39	0.012	5.91	1.49	23.41
2	常数项	-27.563	4.840	32.42	<0.001			
	X_1	10.012	1.490	45.15	<0.001	>1 000	>1 000	>1 000
	X_2	3.714	1.074	11.96	<0.001	41.02	5.00	336.51

第四节 logistic 回归的应用及其注意事项

一、logistic 回归的应用

1. 流行病学危险因素分析 logistic 回归分析的特点之一是参数意义清楚，即得到某一因素的回归系数 b_j 后，可以很快估计出这一因素在不同水平下的优势比或近似相对危险度，因此非常适合于流行病学研究。logistic 回归既适合于队列研究（cohort study），也适合于病例对照研究（case-control study），同样还可以用于横断面研究（cross-sectional study）。本章中 logistic 回归的基本公式虽然是在队列研究条件下给出的，但它完全适合其他情况，按三种不同抽样方式作 logistic 回归，除病例对照研究资料的常数项与另外两种不同外，回归系数的意义相同。对此可以通过下面的推导来说明。

设在病例对照研究中，用 P^* 表示在现有样本比例条件下一组自变量取值的发病概率，π_1 和 π_0 分别表示在病例和对照总体中各自抽样的比例，根据 Bayes 原理可以推得

$$P^*=\frac{\pi_1 P}{\pi_1 P+\pi_0(1-P)} \tag{16-25}$$

$$\ln\left(\frac{P^*}{1-P^*}\right)=\ln\left(\frac{\pi_1}{\pi_0}\right)+\ln\left(\frac{P}{1-P}\right)$$

$$=\ln\left(\frac{\pi_1}{\pi_0}\right)+\beta_0+\beta_1X_1+\beta_2X_2+\cdots+\beta_mX_m \tag{16-26}$$

即病例对照研究的常数项 β_0^* 与队列研究的常数项 β_0 之间仅差一个常数 $\ln(\pi_1/\pi_0)$。

在流行病学危险因素研究中，为了排除混杂因素的影响，可以通过拟合包含多变量的 logistic 模型，得到调整后的优势比 OR。

2. 临床试验数据分析 临床试验的目的是评价某种药物或治疗方法的效果，如果有其他影响疗效的非处理因素（如年龄、病情等）在试验组和对照组中分布不均衡，就有可能夸大或掩盖试验组的治疗效果。尽管在分组时要求按随机化原则分配，但由于样本含量有限，非处理因素在试验组和对照组内的分布仍有可能不均衡，需要在分析阶段对构成混杂的非处理因素进行调整。当评价指标为二值变量时（如有效和无效），可以利用 logistic 回归分析得到调整后的药物评价结果。对于按分层设计的临床试验可以用相同的方法对分层因素进行调整和分析。

3. 分析药物或毒物的剂量反应 在一些药物或毒物效价的剂量-反应实验研究中，每一只动物药物耐受量可能有很大的不同，不同剂量使动物发生"阳性反应"的概率分布常呈正偏态，将剂量取对数后则概率分布接近正态分布。由于正态分布函数与 logistic 分布函数十分接近，如果用 P 表示在剂量为 X 时的阳性率，可用下述模型表示它们之间的关系：

$$P=\frac{1}{1+\exp[-(\beta_0+\beta\ln X)]} \tag{16-27}$$

用这一模型可以求出任一剂量的阳性反应率，还可用于效量计算，如半数效量为

$$ED_{50}=\exp\left[-\left(\frac{\beta_0}{\beta}\right)\right] \tag{16-28}$$

进而可以算出 ED_{50} 的 95%置信区间。

如果药物或毒物不止一种，可以利用 logistic 模型作它们的联合作用分析，如有两种药物 A 和 B，可以选择模型

$$P=\frac{1}{1+\exp[-(\beta_0+\beta_1A+\beta_2B+\gamma AB)]} \tag{16-29}$$

若交互项系数 $\gamma\neq0$，说明两种药物除主效应外，还有协同或拮抗作用。

传统的一些方法往往对实验设计有严格的要求，如剂量按等比级数排列，各剂量组的例数必须相同等，采用 logistic 回归的方法则没有这些限制。

4. 预测与判别 logistic 回归是一个概率型模型，因此可以利用它预测某事件发生的概率 P。例如在临床上可以根据患者的一些检查指标，判断患某种疾病的概率有多大。

二、logistic 回归应用的注意事项

1. 变量的取值形式 对同一资料的分析，变量采用不同的取值形式，参数的含义、量值及符号都可能发生变化。在作危险因素分析时，若自变量是一个定量指标，最好将其按变量值的大小分成几组（如分 4 组），按顺序取值为 $1,2,\cdots,g$，否则参数的实际意义不够明确。例如对于年龄变量，$\exp(b)$ 表示每增加 1 岁时的优势比，实际意义不大；如果是白细胞数就显得有些荒谬了。这种情况将年龄或白细胞数分成几个不同的水平，容易解释，在处理上也比较灵活，分析时既可以按得分处理，也可以将其化作 $g-1$ 个哑变量，并在分析中对差别不大的水平作些必要的合并。

对于结果的解释，与哑变量的赋值方法有关。与线性回归相同，常用的方法有两种，如将年龄分成 4 组，赋值方法见表 16-12。

表 16-12 将年龄化作哑变量的两种方法

年龄/岁 X	水平	方法 1			方法 2		
		D_1	D_2	D_3	D_1	D_2	D_3
<40	1	0	0	0	1	0	0
40~	2	1	0	0	0	1	0
50~	3	0	1	0	0	0	1
60~70	4	0	0	1	-1	-1	-1

注意两种编码在使用上侧重点不同。方法 1 强调参数解释，由于水平 1 的 3 个哑变量赋值为 0，其他各水平对应的 $\exp(b_j)$ 恰为相对水平 1 的优势比，如水平 2 相对水平 1 的优势比为 $\exp(b_1)$，水平 3 相对水平 1 的优势比为 $\exp(b_2)$；任意两水平的优势比可以由相应的回归系数之差得到，如水平 4 相对水平 2 的优势比为 $\exp(b_3-b_1)$。方法 2 虽然也能获得这些量，但需要作一些换算，它采用的是方差分析编码的方法，便于分析交互作用，更注重的是假设检验，在使用软件时应对此有所了解。

另外，需要注意关于“阳性反应”的定义，如果反应变量 Y 的编码顺序相反，回归系数的绝对值不变，正负号相反。

2. 样本含量 logistic 回归的所有统计推断都建立在大样本基础上，因此要求有足够的样本含量。关于样本含量的确定，有一些计算公式和工具表可供参考。经验上，病例和对照的人数应至少各有 30~50 例，方程中变量的个数愈多需要的例数相应也愈大。对于配对资料，样本的匹配组数应为纳入方程中的自变量个数 p 的 20 倍以上，即 $n \geqslant 20p$。

3. 变量选择 与线性模型相似，在自变量较多的情况下，可以使用逐步回归分析的方法。但应注意，变量是否显著及作用大小与模型中包含的变量有关，如在模型中含有 $\{X_1\}$，$\{X_1, X_2\}$，$\{X_1, X_2, \cdots, X_p\}$ 3 种变量组合的情况下，X_1 的检验结果可能有很大不同。实际中最好根据专业背景和研究目的去选择变量，如分析某一个自变量 X_j 是否有显著性意义，为了对重要的混杂因素进行调整而需要将这些变量选入模型。

4. 有序 logistic 回归的平行性假设检验 在拟合有序 logistic 回归（应变量 Y 包括 g 个类别）时，需要对所拟合的 $g-1$ 个方程对应的累积概率曲线的平行性进行检验，即检验各自变量在不同累积概率模型中的回归系数是否相同。SPSS 和 SAS 统计软件采用似然比检验判断不同累积概率曲线是否平行。如果似然比检验结果为 $P>0.10$，说明满足了平行性假设；否则，说明平行性假设未得到满足。当平行性假设未满足时，说明资料不适合有序 logistic 回归模型，应该采用多分类 logistic 回归模型。

5. 模型拟合优度检验 目的是检验选择的模型与实际数据的吻合情况。模型拟合优度高说明自变量的预测能力强。模型拟合优度检验主要有下面 3 种方法。

（1）偏差：偏差（deviance）记为 D，按公式（16-25）计算，得

$$D=2(\ln L^*-\ln L)=2\sum_{k=1}^{g}\left[r_k\ln\left(\frac{r_k}{n_k\hat{P}_k}\right)+(n_k-r_k)\ln\left(\frac{n_k-r_k}{n_k-n_k\hat{P}_k}\right)\right] \tag{16-30}$$

其中，n_k、r_k、n_k-r_k 分别为各层的观察例数、阳性数和阴性数（表 16-10），$\hat{P}_k$ 表示各层概率的估计值，g 为层数。L^* 表示模型与实际资料完全拟合情况下的对数似然值（$\ln L^*=0$），L 为待检验模型的最大似然值，偏差概括了样本数据与 logistic 模型的拟合程度。

（2）Pearson χ^2

$$\chi^2=\sum_{k=1}^{g}\frac{(r_k-n_k\hat{P}_k)^2}{n_k\hat{P}_k(1-\hat{P}_k)} \tag{16-31}$$

公式中符号意义同前。

对于大样本资料，上述两个统计量的计算结果很接近，均近似服从自由度为 $\nu=g-p-1$ 的 χ^2 分布（g 为层数，p 为模型中自变量的个数）。对给定的检验水准 α，如果 $D\approx\chi^2>\chi^2_{\alpha,\nu}$，则说明数据与模型配合得不好。

需要注意：如果分层很多，会使一些层内观察个数过少（如 r_k 或 $n_k-r_k<2$），此时计算出的统计量可能偏离 χ^2 分布，下结论时应慎重。通常的做法是用偏差与自由度进行比较，如果 $D>\nu$ 则提示拟合不够理想。

现对例 16-1 资料分别算出偏差和 χ^2 统计量，各层的计算结果分别列于表 16-13 的最后两列。结果为 $D=3.420\,1$，$\chi^2=3.422$，自由度 $\nu=4-2-1=1$，$0.05<P<0.10$，在 $\alpha=0.20$ 检验水准上拟合不够理想，说明可能有其他危险因素未被包括到模型中。

表 16-13　例 16-1 资料配合模型的拟合优度检验

分层 k	吸烟 X_1	饮酒 X_2	观察例数 n_k	阳性例数 r_k	阴性例数 n_k-r_k	估计概率 $\hat{P}_k$	偏差 D_k	Pearson χ^2_k
1	0	0	199	63	136	0.287 0	0.834 1	0.850 4
2	0	1	170	63	107	0.405 2	0.853 7	0.845 2
3	1	0	101	44	57	0.493 9	1.376 2	1.371 8
4	1	1	416	265	151	0.622 9	0.356 2	0.354 4
合计			886	435	453	—	3.420 2(D)	3.421 8(χ^2)

（3）广义决定系数：广义决定系数（generalized coefficient of determination）类似于多元线性回归中的决定系数，由它提供了模型拟合优度的一种综合性指标。这种方法由 Cox 和 Snell（1989）提出，计算公式为

$$R^2=1-\left\{\frac{L_0}{L_1}\right\}^{\frac{2}{n}},\quad 0\leqslant R^2<1 \tag{16-32}$$

其中 L_0 为模型中不包含任何自变量的似然函数，L_1 为包含模型中所有自变量的似然函数值。R^2 越接近 1，说明实际数据与模型拟合得越好，它的最大值为 $R^2_{\max}=1-\{L_0\}^{2/n}$。为了使决定系数理论上能够等于 1，Nagelkerke（1991）提出了最大调整决定系数（max-rescaled R-square），即

$$R^2_{res}=\frac{R^2}{R^2_{\max}},\quad 0\leqslant R^2_{res}\leqslant 1 \tag{16-33}$$

使用 SPSS 和 SAS 软件可以直接计算出这一统计量，如对表 16-1 资料用非条件 logistic 模型拟合可得 $R^2=0.074\,4$，$R^2_{res}=0.099\,3$，表 16-3 资料用条件 logistic 模型拟合可得 $R^2=0.404\,0$，$R^2_{res}=0.778\,1$。

Summary

Logistic regression is a multivariate method which models the relationship between one response variable and one or more explanatory variables. The response variable could be a binary, ordinal, or multinomial variable. Logistic regression builds a linear relationship between the probability of an event and a group of independent variables through a logit transformationln $(P/(1-P))=\beta_0+\beta_1X_1+\beta_2X_2+\cdots+\beta_mX_m$. Logistic regression has two advantages: (1) it has no requirement for the distribution of data; and (2) it yields odds ratio(OR), a frequently used indicator for measuring the effect of an independent variable on the response variable. The maximum likelihood (ML) method is commonly used to estimate the parameters of the logistic regression model. The likelihood ratio test, deviance, and Pearson χ^2 can be used to assess the significance of a logistic regression model and its goodness of fit. Similar to multiple linear models, the method of independent variable selection consists of forward selection, backward elimination, and bidirectional elimination.

Conditional logistic regression is mainly used for matched data. Compared with non-conditional logistic regression, it uses matching to control the effects of confounding factors and has relatively high statistical power. Conditional logistic regression produces a specific model at each stratum. The stratum is defined according to the combination of values of matched variables. The conditional logistic regression coefficients of independent variables are identical for all logistic regression models, while the constant varies among the models.

In addition to binary regression, ordinal regression and multinomial regression are also included in this chapter. The ordinal regression applies to ordinal or ranked response variable and is created based on the cumulative probability of an event. The multinomial regression is applied to the case where the response variable is multinomial. Given a response variable with g ($g \geq 3$) categories, both ordinal regression and multinomial regression would yield $g-1$ models. For the ordinal regression models, the coefficients of independent variables are assumed to be the same for all the $g-1$ models, while the constant changes among the models. By contrast, the multinomial regression models do not yield the same coefficients for all $g-1$ models. Thus, the regression coefficient and constant for multinomial logistic regression might all vary among the models. Moreover, a categorical independent variable (with k categories) could be quantified through yielding $k-1$ dummy variables.

练　习　题

一、最佳选择题

1. logistic 回归分析适用于应变量为(　　)

A. 二分类变量资料　B. 连续型的计量资料　C. 正态分布资料　D. 正偏态分布资料　E. 负偏态分布资料

2. logistic 回归分析**不适合**应用的是(　　)

A. 是否发生疾病的预测　B. 慢性病的危险因素分析　C. 估计近似相对危险度　D. 多种药物的联合作用　E. 传染病的危险因素分析

3. 在 500 名病例与 500 名对照的匹配病例对照研究中，有 400 名病例与 100 名对照有暴露史。根据此资料，可以计算出优势比 OR 为(　　)

A. 4.0　B. 20　C. 18　D. 10　E. 16

4. logistic 回归分析，判断自变量对应变量作用大小应采用的统计量是(　　)

A. 标准回归系数　B. Wald 卡方值　C. 似然比值　D. 回归系数　E. t

5. 一项研究食管癌与吸烟、饮酒危险因素关系的数据分析结果表明，吸烟与不吸烟的优势比 $OR_1=2.42$，饮酒与不饮酒的优势比 $OR_2=1.69$，则同时吸烟和饮酒与两者皆无的优势比 OR 为(　　)

A. 4.09　B. 2.42　C. 1.69　D. 4.11　E. 0.73

二、简答题

1. logistic 回归与线性回归有什么不同？两种方法各有什么特点？
2. logistic 回归分析可以使用哪些类型的自变量？
3. logistic 回归的适用范围是什么？应注意哪些问题？
4. 对有序自变量应该如何处理？
5. 用逐步回归法得到的回归方程是否最优？为什么？
6. 条件 logistic 回归主要用于哪种类型的资料？

三、计算分析题

1. 某医院骨科在研究某种药物治疗骨折效果时，收集了 516 例病例资料，对每一患者采用相同的标准按照“好、差”作疗效评价。在评价时需要同时考虑骨折的类型、是否手术、是否服药和治疗时间 4 个因素对结果的影响，各因素的说明及部分计算结果如表 16-14～表 16-17 所示。

表 16-14 各因素与赋值说明

因素	变量名	赋值说明
骨折类型	X_1	闭合=0，开放=1
治疗方法	X_2	非手术=0，手术=1
服药情况	X_3	未服药=0，服药=1
治疗周数	X_4	1～=1，11～=2，21～=3
疗效评价	Y	差=0，好=1

表 16-15 将治疗周数化为哑变量

水平	X_{4-1}	X_{4-2}
1	0	0
2	1	0
3	0	1

模型 1：$\text{logit}P=\beta_0+\beta_1X_1+\beta_2X_2+\beta_3X_3+\beta_4X_{4-1}+\beta_5X_{4-2}$

表 16-16 logistic 回归参数估计（模型 1）

估计	X_1	X_2	X_3	X_{4-1}	X_{4-2}
回归系数（b_j）	-0.148	-0.006	2.220	2.654	4.745
标准误（S_{b_j}）	0.219	0.189	0.257	0.243	0.376
变量标准差（S_j）	0.701	0.668	0.776	0.768	0.666

模型对数似然函数值：$\ln L_1=-423.033$

模型 2：$\text{logit}P=\beta_0+\beta_1X_1+\beta_2X_2+\beta_3X_3+\beta_4X_{4-1}+\beta_5X_{4-2}+\beta_6X_1X_2$

表 16-17 logistic 回归参数估计（模型 2）

估计	X_1	X_2	X_3	X_{4-1}	X_{4-2}	X_1X_2
回归系数（b_j）	-1.092	-0.317	2.351	2.738	4.920	1.430
标准误（S_{b_j}）	0.384	0.215	0.263	0.247	0.384	0.474

模型对数似然函数值：$\ln L_2=-418.292$

（1）根据拟合模型 1 的结果说明：①在相同的治疗时间条件下，药物及手术的作用；②各因素对结果的影响大小顺序及不同治疗时间的优势比值。

(2) 根据拟合模型 2 的结果说明：①X_1X_2是否有必要考虑？手术究竟有无作用？②在开放性骨折中，药物和手术同时使用相对于单纯手术作用有多大？

2. 为了研究少年儿童肥胖症与胆固醇、甘油三酯等因素之间的关系，在一次现况调查中对某地 7~18 岁年龄段的 1 352 名中小学生的身体做了有关的检查。现把调查资料按性别分为 2 组，年龄分为 4 组，胆固醇含量分为 2 组，甘油三酯分为 2 组。各因素的编码方式说明如下，资料见表 16-18，试作非条件 logistic 回归分析。

$$X_1=\begin{cases}1 & \text{男}\\ 2 & \text{女}\end{cases},\quad X_2=\begin{cases}1 & 7(\text{岁})\sim\\ 2 & 10(\text{岁})\sim\\ 3 & 13(\text{岁})\sim\\ 4 & 16(\text{岁})\sim\end{cases}$$

$$X_3=\begin{cases}1 & <5.18(\text{mmol/L})\\ 2 & \geqslant 5.18(\text{mmol/L})\end{cases},\quad X_4=\begin{cases}1 & <0.50(\text{mmol/L})\\ 2 & \geqslant 0.50(\text{mmol/L})\end{cases}$$

表 16-18 少年儿童肥胖症危险因素调查资料表

分层 g	性别 X_1	年龄组 X_2	胆固醇 X_3	甘油三酯 X_4	观察例数	阳性例数	阴性例数
1	1	1	1	1	98	8	90
2	1	1	1	2	16	1	15
3	1	1	2	1	2	0	2
4	1	1	2	2	2	0	2
5	1	2	1	1	83	12	71
6	1	2	1	2	18	8	10
7	1	2	2	1	22	1	21
8	1	2	2	2	39	12	27
9	1	3	1	1	75	5	70
10	1	3	1	2	23	9	14
11	1	3	2	1	13	2	11
12	1	3	2	2	19	4	15
13	1	4	1	1	232	22	210
14	1	4	1	2	55	4	51
15	1	4	2	1	5	0	5
16	1	4	2	2	2	1	1
17	2	1	1	1	93	7	86
18	2	1	1	2	19	0	19
19	2	1	2	1	4	2	2
20	2	1	2	2	2	0	2
21	2	2	1	1	66	12	54
22	2	2	1	2	22	7	15
23	2	2	2	1	18	2	16
24	2	2	2	2	32	5	27
25	2	3	1	1	75	2	73
26	2	3	1	2	28	7	21

续表

分层 g	性别 X_1	年龄组 X_2	胆固醇 X_3	甘油三酯 X_4	观察例数	阳性例数	阴性例数
27	2	3	2	1	5	2	3
28	2	3	2	2	10	1	9
29	2	4	1	1	185	4	181
30	2	4	1	2	82	3	79
31	2	4	2	1	3	0	3
32	2	4	2	2	4	0	4

ER 16-1 第十六章二维码资源

（李 康）

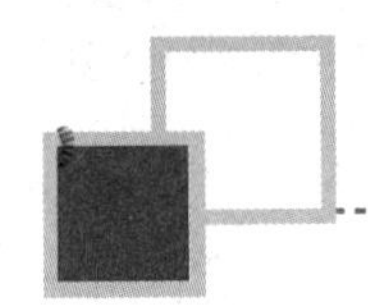

第十七章　广义线性模型

第九章介绍的双变量回归、第十三章介绍的一般线性模型和第十五章介绍的多元线性回归，都假定是因变量为连续型变量且服从正态分布。但在许多情况下，这种假定并不能满足，例如第十六章介绍的logistic 回归分析，因变量为分类变量。本章介绍的广义线性模型(generalized linear model, GLM)，因变量可以是连续型变量，也可以是分类变量或离散型变量。广义线性模型可以表示许多广泛应用的统计模型，如多元线性回归模型、logistic 回归模型、Probit 回归模型、Poisson 回归模型、负二项回归模型等。本章主要介绍对数线性模型、Poisson 回归模型和负二项回归模型。

第一节　基本概念

一、模型构造与连接函数

广义线性模型包括了以下三个组成部分：

1. 线性部分(linear component)　或自变量的线性预测值部分。

$$\eta=\beta_0+\beta_1X_1+\beta_2X_2+\cdots+\beta_mX_m=\sum_{j=0}^{m}\beta_jX_j \tag{17-1}$$

2. 随机部分(random component)　观察值 Y(因变量)是相互独立的随机变量，且服从指数分布族。

$$Y=\eta+e \tag{17-2}$$

指数分布族的方差可随其均数的变化而变化，主要包含正态分布、二项分布、负二项分布和 Poisson 分布等。

3. 连接函数(link function) $g(\cdot)$　因变量总体均数(μ)的函数，通过连接函数，η 可表示为自变量的线性预测值，即

$$\eta=g(\mu)=\sum_{j=0}^{m}\beta_jX_j \tag{17-3}$$

连接函数为严格单调上升或下降的函数，即 η 随 μ 的增加而增加，或随 μ 的增加而减少，只有当 $\mu_1=\mu_2$ 时，才有 $\eta_1=\eta_2$；反之亦然。

在一般线性模型中，$\eta=g(\mu)=\mu$，其连接函数为恒等函数(identity function)。如果因变量为二分类变量，且服从二项分布，其连接函数为 logit 函数，则有 $\eta=g(\pi)=\text{logit}(\pi)=\ln\left(\frac{\pi}{1-\pi}\right)=\sum_{j=0}^{m}\beta_jX_j$，也就是二分类 logistic 回归模型。连接函数的选择依赖于资料类型，表 17-1 显示了几种常见的因变量指数分布及其连接函数。

广义线性模型在以下两个方面对一般线性模型进行了推广：

1. 一般线性模型中要求因变量是连续的且服从正态分布的变量，在广义线性模型中，因变量的分布可扩展到非连续的资料，如二项分布、Poisson 分布、负二项分布等。

2. 一般线性模型中自变量的线性预测值就是因变量的估计值，而广义线性模型中自变量的线性预测值是因变量的函数估计值。

表 17-1　几种常见的因变量指数分布及其连接函数

分布	符号	均数	方差	连接函数	对应模型
正态分布	$N(\mu,\sigma^2)$	μ	σ^2	恒等函数，$\eta=\mu$	一般线性模型
二项分布	$B(n,\pi)$	$n\pi$	$n\pi(1-\pi)$	logit 函数，$\eta=\ln\pi/(1-\pi)$	logistic 回归模型
				Probit 函数，$\eta=\Phi^{-1}(\pi)$	Probit 回归模型
				$\eta=\ln(\mu)$	对数线性模型
				$\eta=\ln[h(t)/h_0(t)]$	Cox 回归模型
Poisson 分布	$P(\lambda)$	λ	λ	ln 函数，$\eta=\ln(\lambda)$	Poisson 回归模型
负二项分布	$P(\lambda)$	λ	$\lambda+k\lambda^2$	ln 函数，$\eta=\ln(\lambda)$	负二项回归模型

二、参数估计与检验

1. 参数估计　常用加权最小二乘（weighted least square，WLS）或者极大似然估计（maximum likelihood estimation，MLE）。一般分组资料用 WLS，未分组资料用 MLE。各回归系数 β 需用 Newton-Raphson 迭代方法求解。

2. 假设检验　模型比较用似然比检验，模型中回归系数的检验一般用似然比检验（likelihood ratio test）、Wald 检验和计分检验（score test）。

3. 拟合优度检验　偏差（deviance）和 Pearson χ^2（Pearson's chi-square）是两个较常用的检验统计量。

4. 残差分析　残差的作用是考察模型的合理性、稳定性，探测有无离群值或异常值。广义线性模型可计算 Pearson 残差、Anscomber 残差和偏差残差（deviance residual），其中偏差残差最常用。

logistic 回归模型的参数估计、假设检验、拟合优度检验和残差分析见第十六章。

第二节　对数线性模型

一、模型介绍

对数线性模型（log-linear model）是分析分类变量的一个重要模型，多用于列联表资料的分析。该模型将列联表资料中各个格子理论频数的自然对数表示为各个分类变量的主效应以及各个分类变量之间交互效应的线性模型，通过迭代计算估计模型中的参数，运用方差分析的思想检验各分类变量的主效应和交互效应的大小。

对数线性模型是列联表资料分析方法的拓展，应用于二维及二维以上多维列联表资料的分析，主要考察各分类变量间的交互作用（关联性），而 χ^2 检验仅用于二维列联表资料的分析，不能分析二维以上列联表中变量的关系。对数线性模型是分析高维列联表的一种非常有效的方法，它可以通过分析交互效应项来挖掘多个分类变量间的深层关系。应用对数线性模型对列联表资料进行分析时，不区分因变量和自变量，它强调的是模型的拟合优度检验和分类变量间交互效应的检验。

例 17-1　为研究男性吸烟对呼吸系统疾病的影响，收集了两个年龄组的男性，此资料由分类变量 X（是否吸烟）、Y（是否患有呼吸系统疾病）、Z（年龄组）构成的 2×2×2 三维列联表，X 为行变量、Y 为列变量、Z 为分层变量。资料见表 17-2，试对此资料中 3 个变量的关系进行分析。

表 17-2 不同年龄组的男性吸烟与呼吸系统疾病情况

年龄/岁	吸烟	呼吸系统疾病		合计
		无	有	
<40	否	540	15	555
	是	860	25	885
40~60	否	320	2	322
	是	780	68	848
合计		2 500	110	2 610

表 17-2 资料中,如果不考虑年龄的影响,对吸烟和呼吸系统疾病情况分别合并后得到$\chi^2=16.591$,$P<0.001$,即吸烟与呼吸系统疾病情况有关联。如果考虑年龄的影响,分别对两个年龄组进行假设检验,却发现<40 岁年龄组男性吸烟与呼吸系统疾病情况没有关联($\chi^2=0.019$,$P=0.891$),而 40~60 岁年龄组男性吸烟与呼吸系统疾病情况有关联($\chi^2=22.706$,$P<0.001$),可见基于不同年龄组的条件下吸烟与呼吸系统疾病情况的关联不同。这是因为年龄组和吸烟不是独立的($\chi^2=35.138$,$P<0.001$),这个例子说明吸烟不是一个独立的变量,因此对二维以上的列联表资料不能通过简单合并的方法进行χ^2 检验。

列联表 17-2 有 8 个格子,总频数 2 610 分布于这 8 个格子中。假设在列联表资料中,这种分布是随机变量,那么在总样本量、行合计、列合计和层合计均固定时,可以通过这种多项分布建立模型,描述变量之间的关系。即要着重介绍的列联表对数线性模型,将每个格子期望频数的自然对数与分类变量之间建立线性联系,分析分类变量之间的关系。具体统计分析过程包括建立对数线性模型、拟合优度检验及参数估计。

二、对数线性模型的建立

对数线性模型的建立一般以饱和模型(saturated model)开始,饱和模型包含了所有变量的主效应、低阶交互效应和高阶交互效应项。对数线性模型为层次模型,如果模型中包含了某几个变量的高阶交互效应项时,这几个变量的低阶交互效应项与主效应项也一定包含在模型中。通过后退法逐渐排除没有统计学意义的作用项,最后拟合最优的简化模型即非饱和模型(unsaturated model)。下面以 2×2 表为例介绍对数线性模型的建立,见表 17-3。

表 17-3 2×2 表资料的一般形式

行变量(X)	列变量(Y)		合计
	水平 1($j=1$)	水平 2($j=2$)	
水平 1($i=1$)	n_{11}	n_{12}	n_{1+}
水平 2($i=2$)	n_{21}	n_{22}	n_{2+}
合计	n_{+1}	n_{+2}	n

用(XY)表示饱和模型,饱和模型的公式为

$$\ln(\mu_{ij})=\mu+\lambda_i^X+\lambda_j^Y+\lambda_{ij}^{XY} \quad (i=1,2\ j=1,2) \tag{17-4}$$

$\ln(\mu_{ij})$是列联表中任意一个格子理论频数的对数。μ 是所有格子对数频数的总体均数,表示在没有 X 和 Y 变量影响时对数频数的状态。λ 是变量作用于每个格子的效应,λ_i^X 指 X 变量的主效应,λ_j^Y 指 Y 变量的主效应,λ_{ij}^{XY}指 X 和 Y 变量的交互效应,ij 指变量的分类或水平。μ、λ_i^X、λ_j^Y、λ_{ij}^{XY}为模型的参数,需满足 $\lambda_1^X+\lambda_2^X=\lambda_1^Y+\lambda_2^Y=0$,$\lambda_{11}^{XY}+\lambda_{12}^{XY}=0$,$\lambda_{12}^{XY}+\lambda_{22}^{XY}=0$,$\lambda_{11}^{XY}+\lambda_{21}^{XY}=0$,$\lambda_{21}^{XY}+\lambda_{22}^{XY}=0$ 的条件,或指定变量 X 和 Y 的第 2 个水平($i=2$,$j=2$)为参照。在此条件下,μ、λ_1^X、λ_2^X、λ_1^Y、λ_2^Y、λ_{11}^{XY}、λ_{12}^{XY}、λ_{21}^{XY}、λ_{22}^{XY}这 9 个参数中只有

4 个独立参数，即 μ、λ_1^X（描述变量 X 的 1 水平作用）、λ_1^Y（描述变量 Y 的 1 水平作用）、λ_{11}^{XY}（描述变量 X 和 Y 的交互作用），分别对应 4 个格子的理论频数，其他参数均可由这 4 个参数算得。这种独立参数个数等于列联表格子数的对数线性模型称为饱和模型，且理论频数和实际频数完全匹配。

每个格子的理论频数可表示为

$$\mu_{ij}=\exp(\mu+\lambda_i^X+\lambda_j^Y+\lambda_{ij}^{XY})\quad (i=1;j=1) \tag{17-5}$$

高维列联表的对数线性模型与 2×2 列联表的模型类似，建模思想是完全一样的，只是参数的个数不同。

三、拟合优度检验与参数估计

由于饱和模型的理论频数完全拟合了实际频数，在实际中意义不是很大，故目的是找到最简约的模型对变量之间的关系进行解释。从高阶交互效应项开始排除。模型的拟合先对饱和模型（XY）中的高阶交互效应项 λ_{11}^{XY} 进行假设检验。如果指定变量 X 和 Y 的第 2 个水平（$i=2,j=2$）为参照，即 $\lambda_2^X=\lambda_2^Y=\lambda_{21}^{XY}=\lambda_{12}^{XY}=\lambda_{22}^{XY}=0$，假设 $H_0:\lambda_{11}^{XY}=0$，因为

$$\begin{aligned}\ln(OR)&=\ln\frac{\mu_{11}/\mu_{12}}{\mu_{21}/\mu_{22}}\\&=\ln(\mu_{11})+\ln(\mu_{22})-\ln(\mu_{12})-\ln(\mu_{21})\\&=\mu+\lambda_1^X+\lambda_1^Y+\lambda_{11}^{XY}+\mu-(\mu+\lambda_1^X)-(\mu+\lambda_1^Y)\\&=\lambda_{11}^{XY}\end{aligned}$$

即可以为 $H_0:OR=1$，如果不拒绝 H_0，即交互效应项为 0，模型简化为（X,Y），即 $\ln(\mu_{11})=\mu+\lambda_1^X+\lambda_1^Y$，简化模型中只有变量 X、Y 的主效应。在三维及高维列联表资料中如拒绝高阶交互效应项可以进一步对低阶交互效应项进行逐步排除。

对交互效应项 $H_0:\lambda_{11}^{XY}=0$ 的假设检验，使用似然比 G^2 和 Pearson χ^2 统计量。似然比统计量 G^2 为两个似然函数值的比值，常用似然函数值比的两倍作为衡量数据与模型的拟合优度检验（goodness of fit tests），似然比 G^2 和 Pearson χ^2 为拟合模型的理论频数和实际频数的差别的统计量。对于对数线性模型，其统计量计算分别为

$$G^2=2\sum(\text{实际频数})\ln(\text{实际频数}/\text{理论频数})$$

$$\text{Pearson }\chi^2=\sum(\text{实际频数}-\text{理论频数})^2/\text{理论频数}$$

G^2 和 Pearson χ^2 在 H_0 为真时渐近服从自由度为 ν 的 χ^2 分布。自由度的取值为列联表总格子数与独立参数的总数之差，即饱和模型中独立参数总数减去拟合的简化模型独立参数的总数。独立参数的确定见表 17-4。

表 17-4　$I\times J\times K$ 列联表各参数对应的独立参数个数

参数	独立参数个数	参数	独立参数个数
λ	1	λ_{ik}^{XZ}	$(I-1)(K-1)$
λ_i^X	$I-1$	λ_{jk}^{YZ}	$(J-1)(K-1)$
λ_j^Y	$J-1$	λ_{ijk}^{XYZ}	$(I-1)(J-1)(K-1)$
λ_k^Z	$k-1$	合计	IJK
λ_{ij}^{XY}	$(I-1)(J-1)$		

确定最优简化模型后，通常用最大似然估计对拟合的简化模型参数进行估计。最大似然估计利用多项分布的原理，构造似然函数，再求对数似然函数。对数线性模型涉及的变量较多，计算较复杂，一般均利用统计计算软件包。常用的统计计算软件，如 R 软件、SAS 和 Stata 等软件中均有关于执行对数线性模型的过

程。本章有关对数线性模型建立、拟合优度检验及参数估计均通过 SAS 软件中的 GENMOD 过程实现。

四、应用实例

(一) 二维列联表的对数线性模型

例 17-2 采用病例对照研究探讨母亲文化程度对 5 岁以下儿童生长发育迟缓的影响,共调查病例(发育迟缓儿童)173 例,对照(发育正常儿童)173 例,调查了母亲文化程度,见表 17-5。

表 17-5 母亲文化程度与儿童生长发育迟缓关系的病例对照研究频数表

母亲文化程度(X)	发育迟缓(Y)		合计
	是($j=1$)	否($j=2$)	
初中及以下($i=1$)	86	81	167
高中($i=2$)	38	43	81
大学及以上($i=3$)	49	49	98
合计	173	173	346

本例涉及两个分类变量,一个是行变量 X,母亲文化程度(初中及以下、高中、大学及以上为变量 X 的 3 个水平,$i=1,2,3$);另一个是列变量 Y,发育迟缓(是、否为变量 Y 的 2 个水平,$j=1,2$)。分析母亲文化程度与儿童生长发育迟缓是否有关,即分析构成这个 3×2 表的两个分类变量 X、Y 是否独立。

1. 建立饱和模型(XY) 指定变量母亲文化程度(X)的第 3 水平"大学及以上"($i=3$)和变量发育迟缓(Y)的第 2 水平"否"($j=2$)为参照,饱和模型为

$$\ln(\mu_{ij})=\mu+\lambda_i^X+\lambda_j^Y+\lambda_{ij}^{XY} \quad (i=1,2;j=1)$$

相应格子的理论频数为

$$\mu_{ij}=\exp(\mu+\lambda_i^X+\lambda_j^Y+\lambda_{ij}^{XY}) \quad (i=1,2;j=1)$$

饱和模型(XY)中有 6 个独立参数,μ、λ_1^X、λ_2^X、λ_1^Y、λ_{11}^{XY}、λ_{21}^{XY},对应 6 个格子的理论频数。

2. 模型拟合优度检验 对以上饱和模型参数进行拟合优度检验,检验母亲文化程度是否与儿童发育迟缓有关,即 $H_0:\lambda_{ij}^{XY}=0(i=1,2;j=1)$ 进行假设检验,结果见表 17-6。

表 17-6 模型拟合优度检验结果

模型	df	G^2	P	Pearson χ^2	P
(XY)	0	0.000 0	—	0.000 0	—
(X,Y)	2	0.458 6	0.795 1	0.458 3	0.795 2
(X)	3	0.458 6	0.928 8	0.458 3	0.928 9
(Y)	4	34.927 0	<0.000 1	36.404 6	<0.000 1

在本例中,饱和模型有 6 个独立参数,交互效应项 λ_{ij}^{XY} 为 0 的简化模型有 4 个独立参数,两者独立参数个数之差为 2。当 H_0 为真时,统计量 G^2 渐近服从自由度为 2 的 χ^2 分布。$G^2=0.458\ 6$,$P=0.795\ 1$,不拒绝 H_0,λ_{ij}^{XY} 为 0,简化模型(X,Y)可以取代饱和模型(XY),但进一步分析发现变量 Y 的主效应为 0。

3. 参数估计

$$\ln(\mu_i)=\mu+\lambda_i^X \quad (i=1,2)$$

对参数 μ、λ_1^X、λ_2^X 进行最大似然估计结果为:3.891 8、0.533 0 和-0.190 5。

本例中,可得出以下结论:①母亲文化程度与儿童发育迟缓无关联;②各个格子的理论频数分布在是否发育迟缓之间没有差别;③在母亲文化程度之间的分布有差别,可见表 17-7 中的理论频数分布。

表 17-7　交互效应项及 Y 主效应为 0 时的理论频数与实际频数

母亲文化程度	发育迟缓	
	是	否
	实际频数(理论频数)	实际频数(理论频数)
初中及以下	86　(83.5)	81　(83.5)
高中	38　(40.5)	43　(40.5)
大学及以上	49　(49.0)	49　(49.0)

(二) 三维列联表的对数线性模型

例 17-3　有采用病例对照研究,研究避孕药与凝血因子 V *Leiden* 等位基因在静脉血栓发生中的作用。共调查 324 人,其中病例 155 例,对照 169 例,数据见表 17-8。试对避孕药与基因的交互作用进行分析。

表 17-8　凝血因子 V *Leiden* 等位基因与口服避孕药的病例对照研究频数表

口服避孕药	病例组($Z_1=1$)		对照组($Z_2=0$)	
	凝血因子 V *Leiden*(+)	凝血因子 V *Leiden*(-)	凝血因子 V *Leiden*(+)	凝血因子 V *Leiden*(-)
	($Y_1=1$)	($Y_2=0$)	($Y_1=1$)	($Y_2=0$)
+($X_1=1$)	25	84	2	63
-($X_2=0$)	10	36	4	100
合计	35	120	6	163

表 17-8 由 3 个分类指标构成三维列联表,行变量 X 为是否口服避孕药,有两个暴露水平 X_1、X_2,分别为口服避孕药和未口服避孕药;列变量 Y 为基因型,有两个暴露水平,Y_1 表示突变基因型,Y_2 表示野生基因型;分层变量 Z 有两个水平 Z_1、Z_2,分别表示病例组和对照组。

1. 建立模型　三维列联表可能存在以下几种模型。

(1) 三维列联表饱和模型(XYZ)指定变量 X 的第 2 个水平未口服避孕药($i=2$),变量 Y 的第 2 个水平野生基因型($j=2$),变量 Z 的第 2 个水平对照组($k=2$)为参照,饱和模型(XYZ)为

$$\ln(\mu_{ijk})=\mu+\lambda_j^X+\lambda_j^Y+\lambda_k^Z+\lambda_{ij}^{XY}+\lambda_{ik}^{XZ}+\lambda_{jk}^{YZ}+\lambda_{ijk}^{XYZ}\quad(i=1;j=1;k=1)$$

对应格子的理论频数为

$$\mu_{ijk}=\exp(\mu+\lambda_j^X+\lambda_j^Y+\lambda_k^Z+\lambda_{ij}^{XY}+\lambda_{ik}^{XZ}+\lambda_{jk}^{YZ}+\lambda_{ijk}^{XYZ})\quad(i=1;j=1;k=1)$$

模型共有 8 个参数:μ、λ_1^X、λ_1^Y、λ_1^Z、λ_{11}^{XY}、λ_{11}^{XZ}、λ_{11}^{YZ} 和 λ_{111}^{XYZ},对应 8 个格子的理论频数。

(2) 非饱和模型三维列联表以及高维列联表有如下几种非饱和模型。

无二阶交互效应模型(no second-order interaction model):此模型中不存在 3 个变量之间的交互效应,只有一阶交互效应,即(XY,XZ,YZ)。一阶交互效应不会随着第三个变量的水平变化。模型为

$$\ln(\mu_{ijk})=\mu+\lambda_j^X+\lambda_j^Y+\lambda_k^Z+\lambda_{ij}^{XY}+\lambda_{ik}^{XZ}+\lambda_{jk}^{YZ}\quad(i=1;j=1;k=1)$$

对应格子的理论频数为

$$\mu_{ijk}=\exp(\mu+\lambda_j^X+\lambda_j^Y+\lambda_k^Z+\lambda_{ij}^{XY}+\lambda_{ik}^{XZ}+\lambda_{jk}^{YZ})\quad(i=1;j=1;k=1)$$

条件独立模型(conditional independence model):条件独立考虑的是控制一个变量在某个水平的条件下,另外两个变量间的关系。例如,模型(XZ,YZ)、模型(XY,YZ)或者模型(XY,XZ)。对于模型(XY,YZ),X、Z 在 Y 的不同水平均是独立的。按照例 17-3,控制分组为病例组的条件下,口服避孕药与基因

型独立;同理,控制分组为对照组的条件下,口服避孕药与基因型亦独立。口服避孕药与基因型在不同分组水平下均独立,则称口服避孕药与基因型在给定分组条件下独立。模型为

$$\ln(\mu_{ijk})=\mu+\lambda_j^X+\lambda_j^Y+\lambda_k^Z+\lambda_{ij}^{XY}+\lambda_{jk}^{YZ} \quad (i=1;j=1;k=1)$$

对应格子的理论频数为

$$\mu_{ijk}=\exp(\mu+\lambda_j^X+\lambda_j^Y+\lambda_k^Z+\lambda_{ij}^{XY}+\lambda_{jk}^{YZ}) \quad (i=1;j=1;k=1)$$

这个模型提示,本例中如果忽视了人群分组变量 Z,将会得到另两个变量基因型和口服避孕药(X、Y)之间的虚假联系。

联合独立模型(joint independence model):联合独立模型也叫部分独立模型,此模型只存在一个一阶交互效应,变量 X 与 YZ 相互独立(X,YZ),或者变量 Y 与 XZ 相互独立(Y,XZ),或者变量 Z 与 XY 相互独立(Z,XY)。如果是 X 与 YZ 相互独立(X,YZ),那么对于所有的 i、j、k 取值,X、Y、Z 均有 $\lambda^{XY}=\lambda^{YZ}=\lambda^{XYZ}=0$,在此模型中只有 Y 与 Z 之间的交互效应 $\lambda^{YZ}\neq0$。模型为

$$\ln(\mu_{ijk})=\mu+\lambda_j^X+\lambda_j^Y+\lambda_k^Z+\lambda_{jk}^{YZ} \quad (i=1;j=1;k=1)$$

对应格子的理论频数为

$$\mu_{ijk}=\exp(\mu+\lambda_j^X+\lambda_j^Y+\lambda_k^Z+\lambda_{jk}^{YZ}) \quad (i=1;j=1;k=1)$$

完全独立模型(complete independence model):在此模型中,3 个变量相互独立,即 3 个变量中的任何一个与其他两个联合独立。变量 X 与 Y 相互独立,变量 X 与 Z 相互独立,变量 Y 与 Z 相互独立(X,Y,Z),即对于所有的 i、j、k 取值,X、Y、Z 均有 $\lambda^{XY}=\lambda^{XZ}=\lambda^{YZ}=\lambda^{XYZ}=0$,在此模型中没有一阶、二阶交互效应,只有主效应项,此模型的分析为单因素分析。指定 $i=2$, $j=2$, $k=2$ 为参照组,模型为

$$\ln(\mu_{ij})=\mu+\lambda_i^X+\lambda_j^Y+\lambda_k^Z \quad (i=1;j=1;k=1)$$

对应格子的理论频数为

$$\mu_{ijk}=\exp(\mu+\lambda_j^X+\lambda_j^Y+\lambda_k^Z) \quad (i=1;j=1;k=1)$$

2. 模型拟合与选择 表 17-9 为通过 SAS 软件 GENMOD 过程拟合所有可能的模型,并进行比较和选择结果。

表 17-9 模 型 比 较

模型	拟合变量*	自由度	似然比 G^2	P	ΔG^2	Δdf	P	BIC
M_1	(XYZ)	0	0.000 0	—	0.000 0	0	—	55.860 6
M_2	(XY,XZ,YZ)	1	0.096 1	0.756 6	0.096 1	1	0.756 5	53.877 3
M_3	(XY,YZ)	2	30.917 9	<0.000 1	30.821 8	1	<0.000 1	82.621 4
M_4	(XY,XZ)	2	25.909 3	<0.000 1	25.813 2	1	<0.000 1	77.611 0
M_5	(XZ,YZ)	2	0.097 0	0.953 0	0.000 6	1	0.976 3	51.798 8
M_6	(XZ,Y)	3	28.751 5	<0.000 1	28.654 5	1	<0.000 1	78.373 8
M_7	(YZ,X)	3	33.761 9	<0.000 1	33.664 9	1	<0.000 1	83.384 2

* X=口服避孕药暴露水平,Y=基因型,Z=人群分组

选择模型的标准很多,此处结合最大似然比统计量 G^2 和模型拟合过程中 G^2 的变化 ΔG^2 以及贝叶斯信息准则(Bayesian information criterion,BIC)统计量寻找可以拟合数据的最优简化模型。BIC 越小说明模型的拟合效果越好。通过 SAS 软件,建立饱和模型 $M_1$$\{XYZ\}$。通过后退法依次建立非饱和模型。首先去掉二阶交互效应项 $\lambda_{ijk}^{XYZ}(i=1,j=1,k=1)$,饱和模型简化为无二阶交互效应模型 M_2(XY,XY,YZ),似然比统计量 $G^2=0.0961$,自由度为 1,$P=0.7566$,不拒绝交互效应项 $\lambda_{ijk}^{XYZ}=0$ 的假设,交互效应没有意义。另外,从饱和模型到无二阶交互效应模型,似然比统计量的变化 $\Delta G^2_{(M2-M1)}=0.0961$,自由度变化为 $\Delta df=1$,$P=0.7584$,亦说明条件独立模型和饱和模型没有显著差异,可以选择较简单的无二阶交互效应模型 M_2(XY,XY,YZ)替代饱和模型。M_2 的 BIC 统计量(53.877 3)也小于 M_1 饱和模型的 BIC 统计量

(55.860 6)。这几个指标均说明无二阶交互效应模型拟合效果较好。

在无二阶交互效应模型 $M_2(XY,XY,YZ)$ 的基础上进一步拟合条件独立模型 $M_3(XY,YZ)$、$M_4(XY,XZ)$、$M_5(XZ,YZ)$，这 3 个条件独立模型为模型 M_2 分别去除 XZ,YZ,XY 的一阶交互效应。通过似然比检验，除模型 M_5 的 P 为 0.976 3 大于 0.05 之外，其他 P 值均小于 0.000 1，说明模型 M_5 拟合较好。同理，从无二阶交互效应模型到条件独立模型 ΔG^2 的变化、P 值的大小支持简化的条件独立模型 M_5 可以取代无二阶交互效应模型 M_2，而且 BIC 的值也支持了这一结果。

在条件独立模型 $M_5(XZ,YZ)$ 的基础上进一步拟合联合独立模型 $M_6(XZ,Y)$ 和 $M_7(YZ,X)$。不论是似然比统计量 G^2、ΔG^2，还是 BIC 均不支持简化的联合独立模型 M_6 和 M_7 取代条件独立模型 M_5，所以模型 M_5 为最优简化模型。

3. 参数估计与模型解释 (XZ,YZ) 为最优模型，对模型的参数进行最大似然估计，得到表 17-10 结果。结果中共有 μ、λ_1^X、λ_1^Y、λ_1^Z、λ_{11}^{XY}、λ_{11}^{YZ} 6 个参数（模型以 $i=2;j=2;k=2$ 为参照）。6 个参数 P 均小于 0.05，说明避孕药暴露水平、人群分组、基因型之间分别存在差异，人群分组和避孕药暴露之间以及人群分组和基因型之间存在交互效应，而避孕药暴露和基因型之间互相独立。由于避孕药的暴露水平和基因型是相互独立的，故在本例中可以考虑合并避孕药暴露水平、研究人群分组和基因型的联系，或者合并不同水平的基因型研究人群分组和避孕药暴露水平之间的联系。而避孕药暴露和基因型之间互相独立是基于人群分组条件的，故不能把病例组和对照组进行合并来研究避孕药暴露和基因型之间的联系。

表 17-10 拟合模型(XZ, YZ)参数最大似然估计

参数	自由度	估计值	95%置信区间		标准误	Wald χ^2	P
			下限	上限			
μ	1	4.608 2	4.413 9	4.806 2	0.099 2	2 159.61	<0.000 1
λ_1^X	1	-0.470 0	-0.779 9	-0.160 1	0.158 1	8.84	0.003 0
λ_1^Y	1	-3.302 0	-4.116 7	-2.487 2	0.415 7	63.10	<0.000 1
λ_1^Z	1	-1.035 5	-1.394 0	-0.677 0	0.182 9	32.05	<0.000 1
λ_{11}^{ZX}	1	1.332 7	0.869 3	1.796 2	0.236 5	31.77	<0.000 1
λ_{11}^{ZY}	1	2.069 8	1.172 3	2.967 4	0.457 9	20.43	<0.000 1

$OR_{11}^{ZX}=3.791\ 3$，$OR_{11}^{ZY}=7.923\ 2$，病例组口服避孕药与未口服避孕药人数比是对照组口服避孕药与未口服避孕药人数比的 3.791 3 倍。同理，病例组基因突变型与野生型人数比是对照组基因突变型与野生型人数比的 7.923 2 倍。

4. 残差分析 通过前面的模型拟合优度检验，已经选择了拟合较好的模型 $M_5(XZ,YZ)$，为了说明模型对资料的拟合效果，可进一步进行残差分析。残差分析结果见表 17-11。

表 17-11 拟合模型(XZ, YZ)的理论频数与残差

口服避孕药	凝血因子 V Leiden	病例组				对照组			
		实际频数	理论频数	Pearson 残差	校正残差	实际频数	理论频数	Pearson 残差	校正残差
(+)	(+)	25	24.612 9	0.078 0	0.162 8	2	2.307 7	-0.202 6	-0.262 9
	(-)	84	84.387 1	-0.042 1	-0.162 8	63	62.692 3	0.038 9	0.262 9
(-)	(+)	10	10.387 1	-0.120 1	-0.162 8	4	3.692 4	0.160 1	0.262 9
	(-)	36	35.612 9	0.064 9	0.162 8	100	100.307 7	-0.030 7	-0.262 9

表 17-11 中根据拟合的对数线性模型(XZ,YZ),对每个格子的理论频数进行估计,表中每个格子的残差的绝对值均小于 2,说明模型拟合效果较好。同理,校正残差均小于 2 也说明模型拟合效果较好。

五、对数线性模型的注意事项

1. 对数线性模型分析需要建立在如下假设的基础之上 ①观测值之间是独立和随机的,所有的变量均为分类变量;②有充足的样本量,在对数线性模型中,需要有 5 倍于格子数的样本量,例如 3×3×2 的列联表,样本量至少为 90。否则,需要增加样本量或者减少变量数;③基于一定理论频数的重复样本,其实际频数的分布满足正态性,所有格子的理论频数应当大于 1,并且不能有 20%以上格子的理论频数小于 5,否则会降低假设检验的效能。在实际工作中出现这种情况可以通过减少变量,从而减少列联表格子数的方法解决,但要注意不要将与其他变量有关联的变量删去。有时通过给每一个格子加一个固定的值(常见为 0.05),这样的方法见 SPSS 默认设置,一般不推荐这样的方法,因为这会使得检验效能下降,同时 I 型错误也会有所增加。

2. 对数线性模型的局限 ①在对数线性模型中,较多的变量经常使得模型的解释较为困难。在对数线性模型中没有明确定义的自变量和因变量。在实际应用中,变量的实际意义会导致有自变量和因变量之分。②对数线性模型只能分析分类变量之间的联系,待分析变量如有明确的自变量、因变量之分,或者有连续型变量不能转换为分类变量的,需要考虑采用 logistic 回归分析。从理论上讲,对数线性模型和 logistic 回归模型密切相关,其分析的结果也基本一致。对数线性模型适合于探索性分析,而 logistic 回归多用于流行病学等方面危险因素的筛选。

3. 模型的拟合优度检验 本章选择模型基于两个标准:似然比卡方 G^2、Pearson χ^2 以及似然比卡方的变化 ΔG^2 和 BIC 的大小。实际应用中,可以选择其他的拟合优度检验的统计量,但在嵌入式模型的选择中,似然比卡方是最通用的方法。BIC 统计量可以有助于在大样本的情况下寻找最简化的拟合模型。即使 G^2 拒绝了模型,依然可以通过 BIC 的大小判断是否接受它。

第三节 Poisson 回归

一、应用背景

人类稀有疾病或一些卫生事件,如恶性肿瘤、非遗传性先天性疾病、癫痫患者在两周内癫痫病发作次数、某地在一个月内因交通事故死亡人数、某病患者在一年内住院次数、1ml 水中大肠杆菌数、1L 空气中粉尘粒子数和放射性物质在一定时间内放射性质点数等计数资料(enumeration data),具有发病率低或者不像二项分布资料有分母能计算比例(proportion)等特点。因此,这些事件数的多少除了取决于事件的实际发生数(count)外,还取决于计数时研究者所观察的范围,即观察多长时间、多大人群、多少体积或面积等。使用发病密度(incidence density)等密度指标描述这些事件的群体特征比较合适。对于上述罕见事件的发生,如果事件之间彼此相互独立,观察样本含量较大时,则具有平均计数等于方差的特点,这类事件的发生次数往往服从 Poisson 分布。

Poisson 回归(Poisson regression)主要用于单位时间、单位面积、单位空间内某事件发生数的影响因素分析。

二、参数估计及其意义

设因变量 Y 服从参数为 λ 的 Poisson 分布,影响 λ 取值的 m 个因素为 $X_1,X_2,\cdots,X_m$。在广义线性模型中,对服从 Poisson 分布的因变量,连接函数一般取为自然对数,也就是

$$\ln(\lambda)=\beta_0+\beta_1X_1+\beta_2X_2+\cdots+\beta_mX_m \tag{17-6}$$

$$\text{或者 } \lambda=\exp(\beta_0+\beta_1X_1+\beta_2X_2+\cdots+\beta_mX_m) \tag{17-7}$$

该模型中假设各因素对事件数的影响是指数相乘的,故称为 Poisson 乘法模型。回归系数 β_j 的解释是:在控制其他因素或自变量不变时,自变量 X_i 每改变一个单位,平均事件数之对数的改变量。将回归系数 β_j 转化为相对危险度或发病密度比值(incident rate ratio,IRR)的估计值,其结果比较容易解释,即

$$RR=IRR=\exp(b_j)=\frac{\lambda_{j1}}{\lambda_{j0}} \tag{17-8}$$

RR 的基于 Wald 的 $1-\alpha$ 置信区间为

$$\exp(b_j\pm u_{\alpha/2}\times S_{b_j}) \tag{17-9}$$

其中,S_{b_j}为 b_j 的标准误。

对于观察范围(或总观察单位数,n_i)不同的资料,则相应的发生数估计值 $\hat{y}_i$ 为

$$\ln(\hat{y}_i)=\ln(n_i)+\beta_0+\beta_1X_{i1}+\beta_2X_{i2}+\cdots+\beta_mX_{im} \tag{17-10}$$

或者

$$\hat{y}_i=n_i\times\exp(\beta_0+\beta_1X_{i1}+\beta_2X_{i2}+\cdots+\beta_mX_{im}) \tag{17-11}$$

其中,$\ln(n_i)$被称为偏移量(offset),用于去除观察单位数不相等的影响。如果该模型用于个体层次的数据,则 i 指个体;如果用于分组数据,i 则指列联表中的一个单元格。

当连接函数取线性恒等式时,则

$$\lambda=\beta_0+\beta_1X_1+\beta_2X_2+\cdots+\beta_mX_m \tag{17-12}$$

该模型中假设各因素对事件数的影响是叠加的,故称为 Poisson 加法模型。回归系数 β_j 的解释是:在控制其他因素或自变量不变时,自变量 X_i 每改变一个单位,平均事件数的改变量。

Poisson 乘法模型将自变量的线性预测区间从$(-\infty,+\infty)$变换到$(0,+\infty)$,保证了平均事件数的估计值为正值,结果合理。而 Poisson 加法模型的自变量线性预测区间是$(-\infty,+\infty)$,因此可能会估计出负值,特别是在平均事件数较少的情形下。因此,在实际应用时多采用 Poisson 乘法模型。

通常用 Newton-Raphson 迭代法求参数的极大似然估计值。似然函数的构造如下:

$$L=\frac{\prod_{i=1}^{n}\left[\exp\left(\sum_{j=0}^{m}\beta_jx_{ij}\right)\right]^{y_i}\times\exp\left[-\exp\left(\sum_{j=0}^{m}\beta_jx_{ij}\right)\right]}{\prod_{i=1}^{n}y_i} \tag{17-13}$$

其中,y_i 为第 i 个观察单位的实际事件发生数。将公式(17-13)两边取自然对数,并就 $\ln L$ 分别对 β_0,β_1,$\cdots$,β_m 求偏导数,并令其等于零,得到 $m+1$ 个方程,采用迭代法解此方程组,即得各参数的估计值 b_0,b_1,$\cdots$,b_m。

三、拟合优度检验

考虑到数据离散程度(dispersion)ϕ 对模型拟合情况的影响,用尺度χ^2 统计量(scaled Pearson χ^2)或尺度残差偏移量(scaled deviance)对模型进行拟合优度检验较为适宜。

$$\text{Pearson } \chi^2=\sum_{1}^{i}\frac{w_i(y_i-\hat{y}_i)}{V(\hat{y}_i)} \tag{17-14}$$

$$\text{Scaled Pearson } \chi^2=\chi^2,\quad \phi=\chi^2/(n-g) \tag{17-15}$$

$$\text{Deviance}(D)=2\sum_{1}^{i}w_i\left[y_i\ln\left(\frac{y_i}{\hat{y}_i}\right)-(y_i-\hat{y}_i)\right] \tag{17-16}$$

$$\text{Scaled Deviance}(D)=D/\phi,\quad \phi=D/(n-g) \tag{17-17}$$

其中，w_i 为相同观察单位值重复的个数（即权重），$V(\hat{y}_i)$ 为模型预测值的方差，n 为观察值的个数，g 为模型中拟合参数的个数。它们的自由度均为 $n-g$；$P>0.05$ 表示所给资料拟合相应的 Poisson 回归模型是合适的；如果 $P\leqslant 0.05$，则不能选用 Poisson 回归模型分析该资料。

四、应用实例

例 17-4 某研究者为研究某冶炼厂的砷暴露与因呼吸道疾病死亡之间的关系，对该厂 1978—2009 年的职工进行了回顾性队列研究，其结果见表 17-12。请对该资料进行分析。

表 17-12 某冶炼厂 1978—2009 年职工因呼吸道疾病死亡情况

年龄/岁	死亡人数		观察人年数	
	无砷暴露	有砷暴露	无砷暴露	有砷暴露
40~49	14	7	38 336.7	11 026.1
50~59	38	42	31 019.1	10 792.1
60~69	58	59	17 495.5	6 897.9
≥70	41	17	6 842.4	2 580.9

统计分析中，相关变量赋值见表 17-13。

表 17-13 某冶炼厂 1978—2009 年职工因呼吸道疾病死亡分析中相关变量赋值

变量名称	字段名	赋值说明
砷暴露情况	X_1	无=0，有=1
年龄/岁		
50~59	X_2	40~49 岁=0，50~59 岁=1
60~69	X_3	40~49 岁=0，60~69 岁=1
≥70	X_4	40~49 岁=0，≥70 岁=1
死亡人数	Y	
人年数	N	

本例资料的观察单位为人年数，事件数（因变量）为因呼吸道疾病死亡人数，影响因素有两个，即砷暴露情况和年龄。由于观察单位不同，因此只能按公式（17-10）分析，其结果见表 17-14，得回归方程

$$\ln(\hat{y})=-8.0086+0.8109X_1+1.4702X_2+2.3661X_3+2.6238X_4$$

表 17-14 某冶炼厂 1978—2009 年职工因呼吸道疾病死亡情况的 Poisson 回归分析结果

因素	变量设置	回归系数	标准误	95%置信区间		χ^2	P
				下限	上限		
常数	—	−8.008 6	0.406 3	−8.804 9	−7.212 3	388.52	<0.000 1
砷暴露	无暴露为对照组						
	有暴露	0.810 9	0.220 2	0.379 3	1.242 5	13.56	0.000 2
年龄/岁	40~49 为对照组						
	50~59	1.470 2	0.446 2	0.595 6	2.344 8	10.86	0.001 0
	60~69	2.366 1	0.431 5	1.520 4	3.211 8	30.07	<0.000 1
	≥70	2.623 8	0.463 6	1.715 1	3.532 5	32.03	<0.000 1

结果解释：在控制年龄因素后，砷暴露组因呼吸道疾病死亡的风险是非暴露组的 exp(0.810 9)=2.25 倍(95%*CI*：1.461~3.464)。在控制砷暴露因素后，因呼吸道疾病死亡风险随着年龄增加越来越大，其中 50~59 岁年龄组因呼吸道疾病死亡风险是 40~49 岁年龄组的 exp(1.470 2)=4.35 倍(95%*CI*：1.814~10.431)，60~69 岁年龄组因呼吸道疾病死亡风险是 40~49 岁年龄组的 exp(2.366)=10.66 倍(95%*CI*：4.574~24.825)，70 岁以上年龄组因呼吸道疾病死亡风险是 40~49 岁年龄组的 exp(2.623 8)=13.79 倍(95%*CI*：5.558~34.208)。

基线发病密度(即所有自变量均为 0 时的发病密度)或 40~49 岁无砷暴露史人群因呼吸道疾病的死亡密度为 exp(−8.008 6)=33.260/10 万人年。40~49 岁有砷暴露史的人群因呼吸道疾病的死亡密度为 exp(−8.008 6+0.810 9×1+1.470 2×0+2.366 1×0+2.623 8×0)=74.831/10 万人年；其他各组的死亡密度计算与此类似。

本例的尺度残差偏移量为 3.000，尺度 χ^2 统计量为 2.928，其自由度为 8−5=3，查附表 3-9 的 χ^2 界值表得拟合优度检验的 P 均为 $0.25<P<0.5$，这表明用 Poisson 回归模型分析该资料比较合适。

第四节　负二项回归

一、模型介绍

Poisson 回归的应用条件之一是计数资料服从 Poisson 分布，即满足计数值的平均数等于方差。但是，有许多事件的发生是非独立的(如传染性疾病、遗传性疾病、地方病、致病生物的分布和一些原因不明疾病的空间聚集现象等)，它们的计数资料会发生方差远远大于平均数，即存在过离散现象(over-dispersion)。若用 Poisson 回归来分析这些事件的影响因素，会导致模型参数估计值的标准误偏小，参数检验的假阳性率增加。此时，宜选用负二项回归模型(negative binomial regression)来分析这些资料。

负二项回归模型是基于计数资料服从负二项分布的。负二项分布实际上是当 Poisson 分布中强度参数 λ 服从 Γ 分布(gamma distribution)时所得到的复合分布。在 Poisson 分布中，λ 是一个常数；在负二项分布中，λ 是一个随机变量，并服从 Γ 分布。因此，负二项分布又称 Γ-Poisson 分布(gamma-Poisson distribution)。

负二项回归模型为

$$\ln(y_i)=\log(n_i)+\beta_0+\beta_1X_{i1}+\beta_2X_{i2}+\cdots+\beta_mX_{im}+\log k_i \tag{17-18}$$

其中，k 为非负值，表示计数资料的离散程度。

负二项回归模型与 Poisson 回归类似，两者的均数相同，区别在于 Poisson 回归模型中方差等于 λ，而在负二项回归模型中方差等于 $\lambda(1+k\lambda)$。负二项回归比 Poisson 回归多了一个参数 k。当 $k\to0$ 时，负二项回归退化为 Poisson 回归。$k>0$，从统计学上讲，资料存在过离散现象。从应用上讲，可能原因有：事件的发生不是随机的，而是有聚集性(clustered)的，即资料服从负二项分布；或者有重要的解释变量没有考虑进入模型；或者数值有异常值存在等。可用 lagrange 乘子统计量(lagrange multiplier statistics)检验资料是否存在过离散，其服从自由度为 1 的 χ^2 分布。如果 $P\leqslant0.05$，则拒绝资料不存在过离散的原假设；应该选用负二项回归等方法校正过离散。因此，过离散在理解负二项回归中居于中心地位，负二项回归的每一个应用几乎都与 Poisson 回归分析中发现过离散现象有关。

二、应用实例

例 17-5　某学者为了研究居住地类型与蚊虫幼虫滋生的关系，对 299 个不同居住地的家庭进行调查，结果见表 17-15。请对该资料选择合适的统计方法进行分析。

表 17-15 不同居住地家庭蚊虫幼虫滋生情况

受滋生的容器数	不同居住地家庭数			合计
	农村	城市贫民区	城市	
0	136	38	67	241
1	23	8	5	36
2	10	2	0	12
3	5	0	0	5
4	2	0	0	2
5	1	0	0	1
6	1	0	0	1
11	1	0	0	1
合计	179	48	72	299

1. 负二项回归与 Poisson 回归模型的主要分析结果比较见表 17-16。

表 17-16 负二项回归与 Poisson 回归模型的主要分析结果比较

回归类型	过离散检验	模型拟合优度检验				回归系数(标准误)			
	χ^2 (P)	Deviance/自由度	χ^2/自由度	对数似然值	AIC	常数	贫民区家庭※	城市家庭	离散度
Poisson 回归	17.355 (<0.001)	1.229	2.318	-197.46	505.92	-0.710* (0.107)	-0.672* (0.308)	-1.957* (0.460)	3.330 (0.848)
负二项回归	—	0.528	1.006	-156.61	426.23	-0.710* (0.173)	-0.672 (0.427)	-1.957* (0.526)	0.000 (0.000)

※对照组为农村家庭；* P<0.05

表 17-16 显示 Poisson 回归模型中 lagrange 乘子统计量为 17.355,P<0.001,这表明该模型存在过离散情况。Poisson 回归模型中有关拟合优度评价指标如 Deviance、χ^2、AIC 和对数似然值等都大于负二项回归模型中相应的统计量值,这说明 Poisson 回归模型对该资料的拟合效果弱于负二项回归模型。两个模型的回归系数相同,但是,有关回归系数的标准误,负二项回归模型均大于 Poisson 回归模型。在 Poisson 回归模型中,贫民区家庭和城市家庭的蚊虫幼虫滋生数量都低于农村家庭。然而,在负二项回归模型中,只有城市家庭的蚊虫幼虫滋生数量显著低于农村家庭,贫民区家庭与城市家庭的蚊虫幼虫滋生数量没有统计学差异。

2. 负二项回归的分析结果见表 17-17。

表 17-17 不同居住地家庭蚊虫幼虫滋生情况的负二项回归分析结果

因素	变量设置	回归系数	标准误	95%置信区间		χ^2	P 值
				下限	上限		
常数	—	-0.710 0	0.173 1	-1.049 3	-0.370 7	16.82	<0.000 1
居住地	农村(对照组)						
	贫民区	-0.676 2	0.427 4	-1.513 9	0.161 5	2.50	0.113 6
	城市	-1.957 2	0.525 6	-2.987 4	-0.927 0	13.87	0.000 2
离散度	—	3.330 4	0.847 7	1.668 9	4.991 9	—	—

表 17-17 显示城市家庭和贫民区家庭滋生蚊虫幼虫机会都低于农村家庭,但是只有城市家庭才有统计学意义。或者,农村家庭滋生蚊虫幼虫机会是城市家庭的 exp(1.957 2)= 7.08 倍(95%CI:2.527~

19.834)，而与贫民区家庭之间没有差别。

三、Poisson 回归和负二项回归的应用及注意事项

1. 应用范围 对于稀有事件等计数资料的影响因素分析，宜用 Poisson 回归或负二项回归模型分析。这是因为选用其他方法分析该类型资料会存在诸多缺陷。例如，若用多重线性回归分析，估计平均事件数可能产生负值，其结果很难解释；若用 logistic 回归分析，会忽略不同观察单位对计数值的影响，其结果错误；若用 Cox 比例风险回归分析，其结果为相对危险度，且不能计算各组人群的发病密度。然而，使用 Poisson 回归分析这种类型的资料，则不会产生上述问题，而且可计算出基线发病密度和各组人群的发病密度比值。Poisson 回归或负二项回归模型是医学领域中应用最多的 5 个广义线性模型之一，另外 3 个分别是多重线性回归、logistic 回归和 Cox 比例风险回归。

2. 注意事项 在进行稀有事件等计数资料的影响因素分析时，应首先对资料的过离散情况进行判断或检验分析，然后选择正确的回归模型分析，才能得出正确的结果。一般地，先从专业方面判断，然后用统计学方法(如 SAS 软件中 lagrange 乘子统计量)检验资料是否存在过离散现象。如果资料存在过离散情况，选用负二项回归模型分析；如果资料无过离散情况，选用 Poisson 回归模型分析。

Summary

Generalized linear model (GLM) is a generalization of ordinary linear regression that allows for response variables that have error distribution models other than a normal distribution. The GLM generalizes linear regression by allowing the linear model to be related to the response variable via a link function and by allowing the magnitude of the variance of each measurement to be a function of its predicted value. Log-linear model, Poisson regression models and negative binomial regression models are all ordinary GLMs.

The log-linear model is a type of generalized linear models for Poisson-distributed data. Log-linear analysis is an extension of the two-way contingency table where the conditional relationship between two or more discrete, categorical variables is analyzed by taking the natural logarithm of the cell frequencies. Although log-linear models can be used to analyze the relationship between two categorical variables (two-way contingency tables), they are more commonly used to evaluate multi-way contingency tables that involve three or more variables. The variables investigated by log-linear models are all treated as response variables. In other words, no distinction is made between independent and dependent variables. Therefore, log-linear models only demonstrate association between variables.

Poisson regression deals with outcome variables that are counts in nature (whole numbers or integers). Independent covariates are similar to those in linear or logistic regression. Poisson regression assumes the response variable Y has a Poisson distribution, and assumes the logarithm of its expected value can be modeled by a linear combination of unknown parameters.

The negative binomial distribution is a more generalized form of distribution used for count data, allowing for greater dispersion or variance of counts. In practice, it is quite common for the variance of the outcome to be larger than the mean. This is called over dispersion. If a count variable is over dispersed, Poisson regression underestimates the standard errors of the predictor variables. When over dispersion is evident, one solution is to specify that the errors have a negative binomial distribution. The negative binomial regression gives the same coefficients as those from Poisson regression but with larger standard errors. The interpretation of the result is the same as that from Poisson regression.

练　习　题

一、简答题

1. 请简述广义线性模型的定义及其应用。

2. 对数线性模型分析的优缺点是什么？

3. 以三维列联表为例，简要说明对数线性模型的种类。

4. 请简述使用 Poisson 回归或负二项回归模型分析的应用背景。

5. 请简述 Poisson 回归和负二项回归分析时的注意事项。

6. 请简述在计数资料的影响因素分析时进行过离散程度分析的意义。

7. 请简述 Poisson 回归和负二项回归分析的应用条件和应用范围。

二、计算分析题

1. 采用病例对照研究探讨母亲孕期体重增加对 5 岁以下儿童生长发育迟缓的影响，共调查病例（发育迟缓儿童）173 例，对照（发育正常儿童）173 例，回顾收集了母亲孕期体重增重情况，见表 17-18。请分析母亲孕期体重增加与儿童生长发育迟缓的关系。

表 17-18　母亲孕期体重增加与儿童生长发育迟缓关系的病例对照研究频数表

体重增加(X)/kg	发育迟缓(Y)		合计
	是(j=1)	否(j=2)	
<9(i=1)	51	16	67
9~18(i=2)	101	134	235
>18(i=3)	21	23	44
合计	173	173	346

2. 研究某药物治疗呼吸系统疾病的效果，将急性气管炎、慢性气管炎、肺炎患者随机分为试验组和对照组，试验组使用某药，对照组使用常规药物，经治疗一段时间后观察疗效，结果见表 17-19。试分析此药物对呼吸系统疾病的治疗效果。

表 17-19　某药物治疗呼吸系统疾病效果

疾病种类 B	对照组 A_1				合计	试验组 A_2				合计
	治愈	显效	有效	无效		治愈	显效	有效	无效	
	C_1	C_2	C_3	C_4		C_1	C_2	C_3	C_4	
急性气管炎 B_1	14	8	11	3	36	8	7	9	2	26
慢性气管炎 B_2	14	10	11	5	40	9	11	9	6	35
肺炎 B_3	13	14	8	7	42	10	11	13	3	37
合计	41	32	30	15	118	27	29	31	11	98

3. 为研究男性吸烟对呼吸系统疾病的影响，收集了两个年龄组的男性，调查了吸烟和呼吸系统疾病患病情况，资料见表 17-20。试分析男性吸烟与呼吸系统疾病的关系。

4. 有一项关于冠心病的调查研究，共调查 1 330 个人，按照血压、血清胆固醇、冠心病 3 个变量进行了分类。其中血压有 4 个水平：正常血压、轻度高血压、中度高血压、重度高血压；血清胆固醇有 4 个水平：正常胆固醇、轻度高胆固醇、中度高胆固醇、重度高胆固醇；冠心病按“是否发生”有 2 个水平：是、否。具体数据见表 17-21。试探讨血压、血清胆固醇和冠心病之间的关系。

表 17-20　不同年龄组的男性吸烟与呼吸系统疾病情况

年龄/岁	吸烟	呼吸系统疾病		合计
		无	有	
<40	否	540	15	555
	是	860	25	885
40~60	否	320	2	322
	是	780	68	848
合计	—	2 500	110	2 610

表 17-21　冠心病相关因素的调查

血压	血清胆固醇	冠心病	
		是	否
正常血压	正常胆固醇	2	117
	轻度高胆固醇	3	121
	中度高胆固醇	3	47
	重度高胆固醇	4	22
轻度高血压	正常胆固醇	3	85
	轻度高胆固醇	2	98
	中度高胆固醇	1	43
	重度高胆固醇	3	20
中度高血压	正常胆固醇	8	119
	轻度高胆固醇	11	209
	中度高胆固醇	6	68
	重度高胆固醇	6	43
重度高血压	正常胆固醇	7	67
	轻度高胆固醇	12	99
	中度高胆固醇	11	16
	重度高胆固醇	11	33

5. 某研究者对 A 和 B 两城市妇女非黑色素瘤及皮肤癌发病水平进行比较研究，所得观测资料如表 17-22。请利用该资料对皮肤癌发生的影响因素进行分析。

6. 为了解某抗癫痫药之作用，某研究者对 58 名癫痫患者进行了临床试验。每个患者先观察 8 周，其间的发作次数作为基线（base line）。再将其随机分为两组，一组服用试验药，一组服用安慰剂，治疗8 周，观察最后两周的发作次数 Y。资料如表 17-23。其中，Trt 表示治疗方法（0 为安慰剂，1 为试验药），Base 表示试验前 8 周的基线期，Age 表示患者的实际年龄，Y 表示发作次数。请分析该抗癫痫药的疗效。

表 17-22　两城市妇女非黑色素瘤及皮肤癌发病情况调查资料

年龄组/岁	城市 A		城市 B	
	观察人数	发病人数	观察人数	发病人数
15~24	172 675	1	181 343	4
25~34	123 065	16	148 207	38
35~44	96 216	30	121 374	119
45~54	92 051	71	111 353	221
55~64	72 159	102	83 004	259
65~74	54 772	130	55 932	310
75~84	32 185	133	29 007	226
≥85	8 328	40	7 538	65

表 17-23　58 名癫痫患者临床试验观察结果

编号	Y/次	Trt	Base/次	Age/岁	编号	Y/次	Trt	Base/次	Age/岁	编号	Y/次	Trt	Base/次	Age/岁	编号	Y/次	Trt	Base/次	Age/岁
1	3	0	11	31	16	5	0	50	26	31	4	1	19	18	46	0	1	11	25
2	3	0	11	30	17	3	0	18	28	32	3	1	24	24	47	4	1	22	32
3	5	0	6	25	18	29	0	111	31	33	16	1	31	30	48	7	1	42	25
4	4	0	8	36	19	5	0	18	32	34	4	1	14	35	49	5	1	32	35
5	21	0	66	22	20	7	0	20	21	35	4	1	11	57	50	13	1	56	21
6	7	0	27	29	21	4	0	12	29	36	7	1	67	20	51	0	1	24	41
7	2	0	12	31	22	4	0	8	21	37	5	1	41	22	52	3	1	16	32
8	12	0	52	42	23	5	0	17	32	38	0	1	7	28	53	8	1	22	26
9	5	0	23	37	24	8	0	28	25	39	0	1	22	23	54	1	1	25	21
10	0	0	10	28	25	25	0	55	30	40	3	1	13	40	55	0	1	13	36
11	22	0	52	36	26	1	0	9	10	41	15	1	46	43	56	2	1	12	37
12	5	0	33	24	27	2	0	10	19	42	8	1	36	21	57	8	1	76	18
13	2	0	18	23	28	12	0	47	22	43	7	1	38	35	58	4	1	38	32
14	14	0	42	36	29	0	1	19	20	44	4	1	7	25					
15	9	0	87	26	30	3	1	10	20	45	8	1	36	26					

ER 17-1　第十七章二维码资源

（石武祥　宋桂荣）

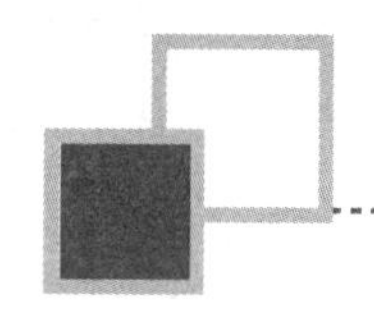

第十八章　生存分析

生存分析(survival analysis)是将事件的结果和出现这一结果所经历的时间结合起来分析的一类统计分析方法。不仅考虑事件是否出现,而且也考虑事件出现的时间长短,因此该类方法也被称之为事件时间分析(time-to-event analysis)。生存分析起源于医学与生物科学,研究的"事件"是"生存与死亡",生存分析因此而得名。生存分析也广泛应用于社会学、经济学、工程学等领域,社会学与经济学有时称之为事件历史分析(event history analysis),工程学称之为失效时间分析(failure time analysis)或可靠性分析(reliability analysis)。

第一节　基本概念

生存分析资料通常采用纵向随访观察获取,和一般资料相比较具有如下特点:①同时考虑生存时间和生存结局;②通常含有删失数据;③生存时间的分布通常不服从正态分布。下面利用实例说明这些特点及有关概念。

例 18-1　为了估计人类免疫缺陷病毒(HIV)阳性患者的生存时间,某研究者进行了临床随访研究。研究对象是 2002 年 1 月 1 日至 2004 年 12 月 31 日期间在某市确诊为 HIV 阳性者,随访这些对象直至死于艾滋病(AIDS)或其并发症(status=1 为死亡,0 为删失),研究截止日期为 2008 年 12 月 31 日。并记录每个研究对象的性别(sex=1 为男,0 为女)、年龄(age,岁)、用药情况(drug=1 为用药,0 为不用),结果见表 18-1 所示。

表 18-1　100 名 HIV 阳性患者的生存时间及其影响因素

个体 ID	起始日期 entdate	终点日期 enddate	生存时间/月 time	性别 sex	年龄/岁 age	药物使用 drug	生存结局 status
1	2004-10-07	2005-08-07	10	0	27	1	1
2	2002-06-29	2002-07-29	1	0	47	1	0
3	2004-08-02	2005-01-01	5	1	40	1	1
4	2004-04-05	2007-02-03	34	1	37	0	1
5	2004-10-01	2004-10-31	1	0	33	1	1
6	2003-12-12	2004-01-11	1	0	42	1	1
7	2003-12-08	2008-09-05	57	0	37	0	1
8	2003-02-14	2003-10-15	8	1	32	1	1
9	2002-01-10	2003-01-10	12	0	37	1	0
10	2002-12-17	2004-07-15	19	1	34	0	1
11	2003-05-13	2003-12-11	7	1	38	0	1
12	2003-08-20	2008-01-18	53	0	35	0	1

续表

个体 ID	起始日期 entdate	终点日期 enddate	生存时间/月 time	性别 sex	年龄/岁 age	药物使用 drug	生存结局 status
13	2004-04-17	2004-12-16	8	1	31	1	1
14	2004-06-08	2004-09-07	3	1	45	1	0
15	2003-03-17	2004-01-15	10	0	34	0	1
16	2003-09-13	2003-11-12	2	1	44	0	1
17	2002-01-14	2002-02-13	1	1	45	1	1
18	2003-08-06	2003-09-05	1	0	39	0	1
19	2002-05-08	2002-06-07	1	0	35	1	1
20	2004-12-22	2005-05-23	5	1	48	0	1
21	2003-04-28	2003-05-28	1	1	48	1	1
22	2004-05-17	2005-01-15	8	0	43	0	1
23	2003-09-28	2003-10-28	1	0	32	0	1
24	2003-06-07	2005-01-04	19	1	36	0	0
25	2003-03-30	2008-03-28	60	0	30	0	0
26	2004-05-07	2005-05-07	12	1	35	0	1
27	2004-07-05	2005-04-04	9	1	34	0	1
28	2004-05-18	2004-10-17	5	0	29	0	1
29	2003-03-01	2005-07-28	29	0	35	0	1
30	2003-09-28	2003-10-28	1	0	45	1	1
31	2002-12-28	2003-03-29	3	1	46	1	1
32	2003-12-01	2006-11-30	36	1	44	0	1
33	2002-03-17	2002-04-16	1	0	27	1	1
34	2003-05-06	2004-04-04	11	1	33	0	1
35	2004-02-08	2004-05-09	3	1	49	0	1
36	2004-08-18	2005-03-18	7	0	36	1	1
37	2002-11-22	2003-08-22	9	1	32	1	1
38	2002-09-05	2003-09-05	12	0	32	1	0
39	2004-05-25	2004-09-23	4	1	31	0	0
40	2002-03-02	2002-06-01	3	0	43	1	1
41	2002-04-23	2003-01-21	9	1	37	0	1
42	2004-12-14	2005-06-14	6	0	33	0	1
43	2002-11-08	2003-06-08	7	1	37	1	1
44	2003-12-02	2004-07-01	7	0	33	1	1
45	2002-06-19	2002-07-19	1	1	42	0	1
46	2004-04-24	2004-07-24	3	1	40	0	1
47	2002-08-07	2003-06-07	10	1	33	0	1
48	2003-04-24	2005-09-22	29	1	31	0	1
49	2004-02-13	2005-05-14	15	1	33	1	1

续表

个体 ID	起始日期 entdate	终点日期 enddate	生存时间/月 time	性别 sex	年龄/岁 age	药物使用 drug	生存结局 status
50	2003-04-05	2004-02-03	10	0	34	0	0
51	2003-07-27	2003-08-26	1	0	51	1	1
52	2004-08-22	2004-12-21	4	0	37	1	1
53	2004-01-28	2004-04-28	3	0	40	1	1
54	2002-06-13	2007-04-12	58	0	23	0	1
55	2004-03-05	2004-04-04	1	1	37	0	1
56	2004-12-03	2005-05-04	5	0	35	1	1
57	2004-03-20	2005-04-19	13	1	42	0	1
58	2002-05-26	2002-11-24	6	1	35	1	1
59	2002-04-17	2002-09-16	5	0	47	1	1
60	2002-11-08	2004-02-07	15	0	34	0	1
61	2003-11-07	2004-02-06	3	0	31	1	1
62	2003-04-08	2003-06-07	2	1	29	1	0
63	2003-10-08	2005-10-07	24	0	31	0	0
64	2004-01-04	2004-03-04	2	1	39	0	1
65	2004-11-16	2005-06-16	7	0	42	1	0
66	2004-06-06	2004-11-05	5	0	41	1	1
67	2004-06-18	2005-02-16	8	1	29	0	1
68	2002-08-28	2002-09-27	1	0	38	1	1
69	2003-07-31	2003-11-29	4	1	55	0	1
70	2004-05-12	2008-11-09	54	0	22	0	1
71	2003-09-26	2003-11-25	2	0	33	1	1
72	2004-02-27	2004-04-27	2	0	33	1	1
73	2004-12-24	2005-01-23	1	0	48	0	1
74	2002-09-08	2005-05-08	32	0	35	0	1
75	2002-07-15	2002-10-14	3	1	41	1	1
76	2004-01-29	2004-04-29	3	0	38	0	0
77	2002-08-26	2002-10-25	2	1	41	0	0
78	2002-05-10	2005-12-07	43	0	26	0	1
79	2002-04-17	2003-03-17	11	0	40	1	1
80	2004-11-07	2005-01-06	2	0	45	0	0
81	2002-09-09	2002-12-09	3	0	39	1	1
82	2004-03-14	2004-04-13	1	1	33	1	0
83	2002-09-15	2004-07-15	22	1	37	0	1
84	2004-04-27	2004-06-26	2	0	36	1	0
85	2004-01-15	2004-04-15	3	0	40	1	1
86	2004-09-06	2004-11-05	2	1	43	1	0
87	2002-08-08	2003-08-08	12	1	48	0	1
88	2003-12-24	2004-02-22	2	1	52	0	1
89	2003-11-13	2008-12-31	61	1	26	0	0

续表

个体 ID	起始日期 entdate	终点日期 enddate	生存时间/月 time	性别 sex	年龄/岁 age	药物使用 drug	生存结局 status
90	2003-04-07	2003-08-06	4	0	36	0	1
91	2002-09-16	2003-03-17	6	1	36	1	0
92	2003-12-31	2004-03-31	3	1	31	1	1
93	2003-05-19	2008-01-16	56	1	21	1	0
94	2002-07-14	2003-02-11	7	0	37	1	1
95	2003-05-12	2003-10-11	5	1	47	0	1
96	2002-02-16	2002-06-17	4	1	43	1	1
97	2003-04-08	2004-03-07	11	1	32	0	1
98	2004-07-29	2004-08-28	1	0	35	1	1
99	2002-09-12	2003-04-12	7	0	34	1	1
100	2004-01-16	2005-03-16	14	0	30	0	1

一、生存时间

"事件"可细分为起始事件(initial event)与终点事件(terminal event),从起始事件到终点事件之间所经历的时间跨度为生存时间(survival time),常记为随机变量 T, $T \geqslant 0$,其取值记为 t。例 18-1 的起始事件是"确诊 HIV 阳性",感兴趣终点事件为"死于 AIDS 或其并发症"。表 18-1 中的起始日期(entdate)至终点日期(enddate)之间的月数就是生存时间(time)。如编号 ID = 1个体的生存时间 $t=10$ 个月。

其他的生存时间例子有:急性白血病患者从发病到死亡所经历的时间跨度、冠心病患者两次发作之间的时间间隔、戒烟开始到重新吸烟之间的时间长短、接触危险因素到发病的时间跨度等。生存时间的度量单位可以是小时、日、月、年等。起始事件、终点事件、时间单位应在研究设计阶段明确定义。

生存时间的分布通常不呈正态分布,而呈偏态分布,如呈指数分布、Weibull 分布、Gompertz 分布、对数 logistic 分布等。例 18-1 的生存时间分布见图 18-1 所示的直方图,由该图的生存时间(time)获得,组距为 6 个月,横轴是生存时间,纵轴是频率(%,其分子为频数,分母为总例数)。

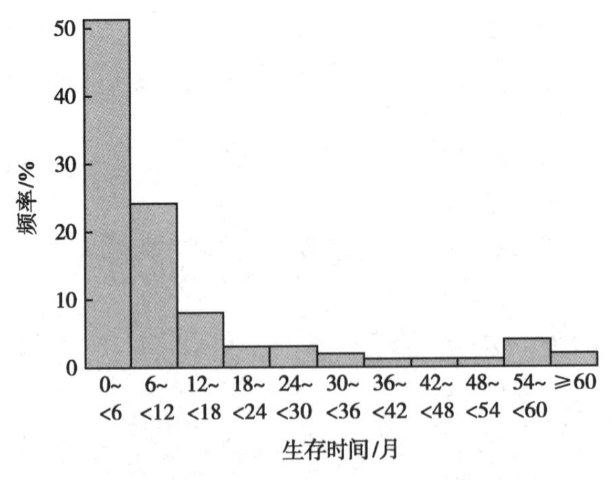

图 18-1 例 18-1 生存时间的分布

广义的"生存时间"甚至可以是从住院到出院之间所花费的医疗费用(元)、从购买到失效之间某医疗设备被使用的次数、从购买到第一次维修某车辆所行驶的总里程(公里)。

二、删失

生存结局(status)分为"死亡"与删失两类,"死亡"是感兴趣终点事件(如例 18-1 的"死于 AIDS 或其并发症"),其他终点事件或生存结局都归类为删失(censoring,也称截尾或终检)。产生删失的可能原因有:①研究截止日期时,感兴趣终点事件仍未出现;②因搬迁或出国等原因失去联系,不知感兴趣终点事件何时发生或是否会发生;③因其他各种原因(如患者不配合、医生改变治疗方案等)中途退出;④死于其他"事件",如死于交通事故或其他疾病。

删失可分为左删失(left censored)、区间删失(interval censored)和右删失(right censored)3 类。如果只知道感兴趣终点事件会在目前知晓时间(如截止时间、死于其他疾病时间)之前发生,则称为左删失;如果只知道感兴趣终点事件会在某一区间内发生,则称为区间删失;如果只知道感兴趣终点事件会在知晓时间之后发生,则称为右删失。右删失在实际工作中最常见,即大多数情况下获得的删失个体生存时间应该比知晓的时间更长。如表 18-1 的 ID=2 个体的生存时间为 1 个月,因为是删失个体,所以该个体至少可以活 1 个月,记为 $t=1^{+}$(月),采用"+"号表示个体为右删失。

个体的生存时间可以确切获得的数据称为完全数据(complete data);个体的生存时间为删失值,得不到确切的生存时间,称为不完全数据(incomplete data)。在生存分析研究中,删失值所占的比例不宜太大,且删失的模式应该是随机的。

三、生存时间图示

起始时间是指每一个体进入随访队列的时间。当起始时间不相同时,一般应规定一个时间范围,如例 18-1 规定为 2002 年 1 月 1 日至 2004 年 12 月 31 日。同时,通常也会规定研究截止时间,如例 18-1 规定为 2008 年 12 月 31 日。为了采用图形说明生存时间,特从表 18-1 中取出了 5 个个体(表 18-2)。生存结局根据记录的"终点事件"获得。生存时间通过第 2 列和第 3 列的起始日期与终点日期计算获得(注:年、月、天的关系:平均每年 365.25 天,平均每月 30.4375 天)。

表 18-2 例 18-1 的 5 个个体的原始记录及其生存时间

个体 ID	起始日期 entdate	终点日期 enddate	性别 sex	年龄/岁 age	药物使用 drug	终点事件	生存结局 status	生存时间/月 time
4	2004-04-05	2007-02-03	男	37	不用	死于 AIDS	1	34
29	2003-03-01	2005-07-28	女	35	不用	死于 AIDS	1	29
38	2002-09-05	2003-09-05	女	32	使用	失访	0	12^{+}
78	2002-05-10	2005-12-07	女	26	不用	死于 AIDS	1	43
89	2003-11-13	2008-12-31	男	26	不用	截止日期	0	61^{+}

图 18-2 分别采用年历时间(图 18-2a)和生存时间(图 18-2b)反映了表 18-2 中 5 个个体的生存情况。用"×"表示"死亡","o"表示"删失"。第 4、29、78 号个体"死于 AIDS",即死于感兴趣的终点事件,其终点标记为"×"。第 38、89 号个体为删失,其终点标记为"o"。第 38 号个体删失的原因为"失访";第 89 号个体删失的原因为已到"截止日期",感兴趣终点事件仍没有发生。

四、生存率

如果对图 18-1 的生存时间直方图拟合一条光滑曲线(图 18-3),则这条曲线就是死亡概率密度函数(probability density function,PDF)曲线,死亡概率密度函数记为 $f(t)$,其定义为

$$f(t)=\lim_{\Delta t\to 0}\frac{P(t\leqslant T<t+\Delta t)}{\Delta t} \tag{18-1}$$

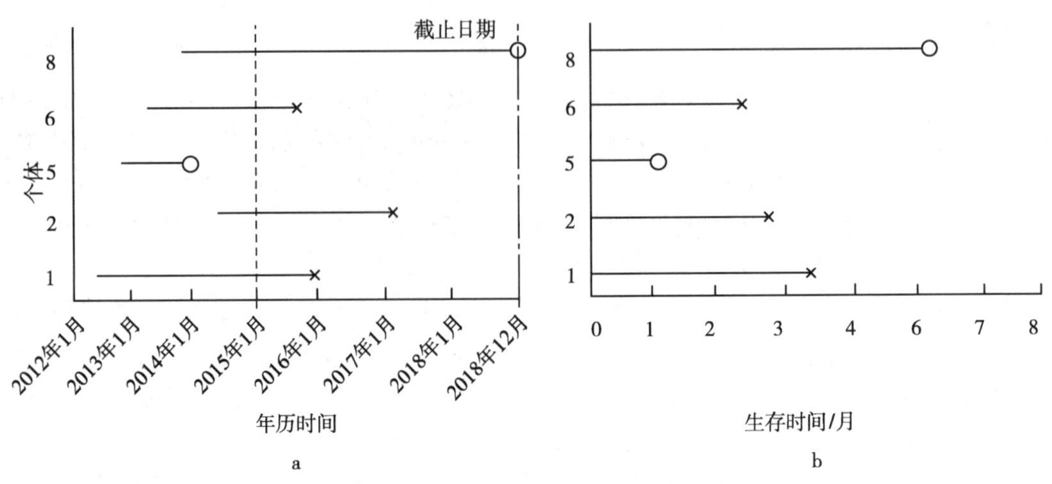

图 18-2 例 18-1 的 5 个个体的生存时间

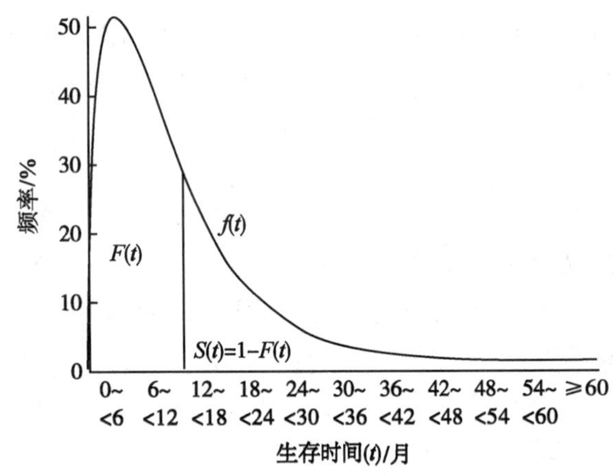

图 18-3 死亡概率密度函数与生存率

即所有观察对象在 t 时刻的瞬时死亡率(instantaneous rate)。$f(t)$ 曲线下全部面积为 1,从开始观察到时间 t 为止的曲线下面积就是死亡累积分布函数(cumulative distribution function, CDF)或累积死亡概率,记为 $F(t)$。时间 t 以右的曲线下面积就是生存累积分布函数或累积生存概率(cumulative survival probability),简称生存率(survival rate)或生存函数(survival function),记为 $S(t)$。当生存时间 $t=0$ 时, $S(t)=1$;如果个体全部"死亡",则 $S(t)=0$。生存率与累积死亡概率之间的关系为

$$S(t)=1-F(t) \tag{18-2}$$

如果资料中无删失数据,则生存率为

$$S(t)=P(T\geqslant t)=\frac{t\text{ 时刻仍存活的例数}}{\text{观察总例数}} \tag{18-3}$$

若含有删失数据,则须分时段计算生存概率。假定观察对象在各个时段的生存事件独立,用概率乘法定理将各时段的生存概率相乘得到生存率,即

$$S(t)=p_1\cdot p_2\cdots p_i\cdots p_k=S(t_{k-1})\cdot p_k \tag{18-4}$$

式中 $P_i(i=1,2,\cdots,k)$ 为各时段的生存概率。

对于以区间表示的生存时间资料,可采用 $f(t_i)=[S(t_{i-1})-S(t_i)]/w_i$ 计算死亡概率密度函数值。其中 w_i 为第 i 区间的时间宽度, $S(t_{i-1})$、$S(t_i)$ 分别为时间 t_{i-1}、时间 T_i 的生存率。

五、生存概率与死亡概率

生存概率(probability of survival)表示某时段开始时存活的个体,到该时段结束时仍存活的可能性。如年生存概率表示年初尚存人口存活满 1 年的可能性,即

$$p=\frac{\text{活过该年人数}}{\text{某年年初人口数}} \tag{18-5}$$

死亡概率(probability of death)表示某时段开始时存活的个体,在该时段内死亡的可能性。如年死亡概率表示年初尚存人口在今后 1 年内死亡的可能性,即

$$q=\frac{\text{该年内死亡人数}}{\text{某年年初人口数}} \tag{18-6}$$

显然，死亡概率 $q=1-p$。

死亡概率与一般死亡率（death rate 或 mortality rate）有所不同，如年死亡率

$$m=\frac{\text{该年内死亡人数}}{\text{某年平均人口数}} \tag{18-7}$$

其分母不同，为“某年平均人口数”，但分子相同。

六、风险函数

风险率（hazard rate）或风险函数（hazard function）记为 $h(t)$，定义为

$$h(t)=\lim_{\Delta t\to 0}\frac{P[(t\leqslant T<t+\Delta t)\mid(T\geqslant t)]}{\Delta t}=\frac{f(t)}{S(t)} \tag{18-8}$$

即已生存到时间 t 的观察对象在 t 时刻的瞬时死亡率。为非负数，且可以大于 1。当 $\Delta t=1$ 时，$h(t)\approx P(t\leqslant T<t+1\mid T\geqslant t)$，此时的风险率就是时刻 t 存活的个体在此后一个单位时段内的死亡概率。

累积风险函数（cumulative hazard function）记为 $H(t)$，与生存函数之间的关系为

$$H(t)=-\ln S(t) \tag{18-9}$$

$$\text{或 } S(t)=e^{-H(t)}$$

对于以区间表示的生存时间资料，可采用 $h(t_i)=2q_i/[w_i(1+p_i)]$ 计算风险函数。其中 w_i 为第 i 区间的时间宽度，q_i、p_i 分别为第 i 区间的死亡概率、生存概率。

第二节　生存分析的统计方法

由于生存时间一般不呈正态分布，且需考虑是否为删失值，所以生存分析有其独特的统计方法。

1. 描述分析　根据样本生存资料估计总体生存率及其他有关指标。如估计使用某药物的 HIV 阳性患者的生存率、生存曲线以及中位生存时间等。常采用 Kaplan-Meier 法（也叫乘积极限法）进行分析，对于频数表资料则采用寿命表法进行分析。计算生存率需考虑生存时间的顺序，属于非参数统计方法。

2. 比较分析　对不同组生存率进行比较分析，如比较使用与不用某药物的 HIV 阳性患者的生存率是否有所不同，常采用 log-rank 检验与 Breslow 检验。检验无效假设是两组或多组总体生存时间分布相同，而不对其具体的分布形式作要求，所以也属于非参数统计方法。

3. 影响因素分析　通过生存分析模型来探讨影响生存时间的因素，通常以生存时间和生存结局作为应变量，而将其影响因素，比如年龄、性别、药物使用等作为自变量。通过拟合生存分析模型，筛选影响生存时间的保护因素和有害因素。

方法有半参数法和参数法两类。常用的半参数法为 Cox 比例风险模型。参数法有指数分布法、Weibull 分布法、Gompertz 分布法和对数 logistic 分布法等回归模型，见表 18-3 所示。其中 $f(t)$、$h(t)$、$H(t)$、$S(t)$ 分别为前面提到的概率密度函数、风险函数、累积风险函数、生存函数，λ、p、a、b 为相应分布的参数。本章主要介绍半参数法，对于参数法将不作进一步展开。

表 18-3　参数分布及其有关函数的计算公式

分布	$f(t)$	$h(t)$	$H(t)$	$S(t)$
指数	$\lambda e^{-\lambda t}$	λ	λt	$e^{-\lambda t}$
Weibull	$\lambda pt^{p-1}e^{-\lambda t^p}$	λpt^{p-1}	λt^p	$e^{-\lambda t^p}$
Gompertz	$ae^{bt}e^{[-a/b(e^{bt}-1)]}$	ae^{bt}	$a/b(e^{bt}-1)$	$e^{[-a/b(e^{bt}-1)]}$
对数 logistic	$abt^{b-1}/(1+at^b)^2$	$abt^{b-1}/(1+at^b)$	$\ln(1+at^b)$	$1/(1+at^b)$

第三节 生存率的估计与生存曲线

常采用 Kaplan-Meier 法估计生存率，对于频数表资料可采用寿命表法估计生存率。

一、Kaplan-Meier 法

Kaplan-Meier 法由 Kaplan 和 Meier 于 1958 年提出，该方法也叫乘积极限法（product-limited method），下面通过实例说明估计生存率及其标准误，计算置信区间，绘制生存曲线图的方法。

1. 生存率及其标准误

例 18-2 为了比较不同手术方法治疗肾上腺肿瘤的疗效，某研究者随机将 43 例患者分成两组，甲组 23 例、乙组 20 例的生存时间（月）如下所示：

甲组：1，3，5(3)，6(3)，7，8，10(2)，14^+，17，19^+，20^+，22^+，26^+，31^+，34，34^+，44，59
乙组：1(2)，2，3(2)，4(3)，6(2)，8，9(2)，10，11，12，13，15，17，18

其中有"+"者是删失数据，表示患者仍生存或失访，括号内为重复死亡数

试计算甲组的生存率与标准误（表 18-4）。

表 18-4 甲种手术方式的生存率与标准误

序号 i (1)	时间/月 t_i (2)	死亡数 d_i (3)	删失数 c_i (4)	期初例数 n_i (5)	死亡概率 q_i (6)	生存概率 p_i (7)	生存率 $\hat{S}(t_i)$ (8)	生存率标准误 $SE[\hat{S}(t_i)]$ (9)
1	1	1	0	23	0.043 5	0.956 5	0.956 5	0.042 5
2	3	1	0	22	0.045 5	0.954 5	0.913 0	0.058 8
3	5	3	0	21	0.142 9	0.857 1	0.782 6	0.086 0
4	6	3	0	18	0.166 7	0.833 3	0.652 2	0.099 3
5	7	1	0	15	0.066 7	0.933 3	0.608 7	0.101 8
6	8	1	0	14	0.071 4	0.928 6	0.565 2	0.103 4
7	10	2	0	13	0.153 8	0.846 2	0.478 3	0.104 2
8	14	0	1	11	0.000 0	1.000 0	0.478 3	0.104 2
9	17	1	0	10	0.100 0	0.900 0	0.430 4	0.104 1
10	19	0	1	9	0.000 0	1.000 0	0.430 4	0.104 1
11	20	0	1	8	0.000 0	1.000 0	0.430 4	0.104 1
12	22	0	1	7	0.000 0	1.000 0	0.430 4	0.104 1
13	26	0	1	6	0.000 0	1.000 0	0.430 4	0.104 1
14	31	0	1	5	0.000 0	1.000 0	0.430 4	0.104 1
15	34	1	0	4	0.250 0	0.750 0	0.322 8	0.121 6
16	34	0	1	3	0.000 0	1.000 0	0.322 8	0.121 6
17	44	1	0	2	0.500 0	0.500 0	0.161 4	0.129 3
18	59	1	0	1	1.000 0	0.000 0	0.000 0	0.000 0

（1）表 18-4 的第（1）栏中的 $i=1,2,\cdots,18$ 为不同时点的编号，第（2）栏为生存时间 t_i。将生存时间 t_i 由小到大排列，生存时间点不重复排列，遇相同生存时间点只排一个即可，如表 18-4 第（2）栏中生存时间 5、6、10 分别有 3、3、2 个，但只需列出 1 个。生存时间 $t=34$（月）既是完全数据，也是删失数据，

所以分别列为时点 15 与时点 16。

(2) 第(3)~(5)栏分别为不同时点的死亡数 d_i、删失数 c_i、期初例数 n_i。

(3) 第(6)和(7)栏分别为不同时点的死亡概率与生存概率。根据公式(18-6),死亡概率 $q_i=d_i/n_i$,即第(3)栏与第(5)栏之比。生存概率可直接由第(6)栏的死亡概率获得,即 $p_i=1-q_i$。

(4) 第(8)栏的生存率可根据公式(18-4)获得,即活过某时点 t_i 的生存率是第 i 时点及以前各时点的生存概率连乘积。

(5) 第(9)栏的生存率标准误的计算公式为

$$SE[\hat{S}(t_i)]=\hat{S}(t_i)\sqrt{\sum_{j=1}^{i}\frac{d_j}{n_j(n_j-d_j)}} \tag{18-10}$$

2. 置信区间 假定生存率近似服从正态分布,则总体生存率的$(1-\alpha)$置信区间为

$$\hat{S}(t_i)\pm u_{\alpha/2}\cdot SE[\hat{S}(t_i)] \tag{18-11}$$

如表 18-4 资料中第 4 时点生存率 $\hat{S}(t_4)$ 的标准误为

$$SE[\hat{S}(t_4)]=0.652\ 2\times\sqrt{\frac{1}{23\times(23-1)}+\frac{1}{22\times(22-1)}+\frac{3}{21\times(21-3)}+\frac{3}{18\times(18-3)}}=0.099\ 3$$

其总体生存率 95%置信区间为:$0.652\ 2\pm1.96\times0.099\ 3=(0.457\ 6,0.846\ 8)$。

按公式(18-11)估计得到的生存率置信区间下限值有可能小于 0 或上限值有可能大于 1,如表 18-4 序号 1 的置信区间为(0.873 1,1.039 8),序号 17 的置信区间为(-0.092 0,0.414 8)。为了避免得到这种不合理值,Kalbfleisch 和 Prentice 于 1980 年提出采用基于对数生存率 $\ln[-\ln\hat{S}(t)]$ 来计算置信区间。$\ln[-\ln\hat{S}(t_i)]$ 的渐近标准误为

$$SE[\ln[-\ln\hat{S}(t_i)]]=\frac{SE[\hat{S}(t_i)]}{|\ln\hat{S}(t_i)|\hat{S}(t_i)}$$

其总体 95%的置信区间为

$$\ln[-\ln\hat{S}(t_i)]\pm1.96\times\frac{SE[\hat{S}(t_i)]}{|\ln\hat{S}(t_i)|\hat{S}(t_i)}$$

由此可得到总体生存率 $S(t_i)$ 的 95%置信区间为

$$\exp\left\{-\exp\left[\ln[-\ln\hat{S}(t_i)]\pm1.96\times\frac{SE[\hat{S}(t_i)]}{|\ln\hat{S}(t_i)|\hat{S}(t_i)}\right]\right\} \tag{18-12}$$

对于表 18-4 的时点 4,其总体生存率 $S(t_4)$ 的 95%置信区间为

$$\exp\left\{-\exp\left[\ln(-\ln0.652\ 2)\pm1.96\times\frac{0.099\ 3}{|\ln0.652\ 2|\times0.652\ 2}\right]\right\}=(0.423\ 5,0.808\ 5)$$

同理,利用公式(18-12),可得到时点 1 的总体生存率 $S(t_1)$ 的 95%置信区间为(0.729 3,0.993 8),时点 16 的总体生存率 $S(t_{16})$ 的 95%置信区间为(0.013 4,0.462 6),从而解决了总体生存率 95%置信区间在(0,1)范围之外的问题。

3. 生存曲线 以生存时间为横轴、生存率为纵轴绘制的阶梯状图形称为 Kaplan-Meier 生存曲线(survival curve),简称 K-M 曲线。下面采用例 18-2 绘制甲、乙两种手术方式的生存曲线。

首先,根据上述方法计算乙种手术方式的生存率及其标准误,见表 18-5。

以表 18-4 和表 18-5 的第(2)栏生存时间为横轴,第(8)栏生存率为纵轴,绘制的生存曲线见图 18-4。由图可以获得以下信息:①随着生存时间的递增,生存率曲线从 1 到 0 逐渐呈阶梯状下降,乙种手术方式曲线下降陡峭;②甲种手术方式的生存曲线在乙种手术方式之上,且没有交叉,直观表明甲

种手术方式的生存率高于乙种手术方式；③50%生存率的生存时间（即中位生存时间），甲种手术方式（约为 10 个月）较乙种手术方式（约为 6 月个）长；④甲种手术方式的两年生存率约为 43%，而乙种手术方式为 0%；⑤甲种手术方式有较多删失个体，其散布在第 2、3 两年，而乙种手术方式没有删失（注：生存曲线图需要标出删失数据点，免得丢失了有关信息）。

表 18-5 乙种手术方式的生存率与标准误

序号 i (1)	时间/月 t_i (2)	死亡数 d_i (3)	删失数 c_i (4)	期初例数 n_i (5)	死亡概率 q_i (6)	生存概率 p_i (7)	生存率 $\hat{S}(t_i)$ (8)	生存率标准误 $SE[\hat{S}(t_i)]$ (9)
1	1	2	0	20	0.100 0	0.900 0	0.900 0	0.067 1
2	2	1	0	18	0.055 6	0.944 4	0.850 0	0.079 8
3	3	2	0	17	0.117 6	0.882 4	0.750 0	0.096 8
4	4	3	0	15	0.200 0	0.800 0	0.600 0	0.109 5
5	6	2	0	12	0.166 7	0.833 3	0.500 0	0.111 8
6	8	1	0	10	0.100 0	0.900 0	0.450 0	0.111 2
7	9	2	0	9	0.222 2	0.777 8	0.350 0	0.106 7
8	10	1	0	7	0.142 9	0.857 1	0.300 0	0.102 5
9	11	1	0	6	0.166 7	0.833 3	0.250 0	0.096 8
10	12	1	0	5	0.200 0	0.800 0	0.200 0	0.089 4
11	13	1	0	4	0.250 0	0.750 0	0.150 0	0.079 0
12	15	1	0	3	0.333 3	0.666 7	0.100 0	0.067 1
13	17	1	0	2	0.500 0	0.500 0	0.500 0	0.048 7
14	18	1	0	1	1.000 0	0.000 0	0.000 0	0.000 0

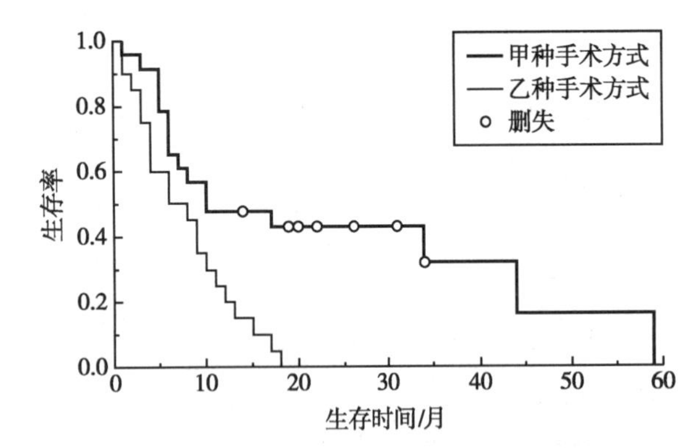

图 18-4 两种手术治疗方式术后患者生存曲线的比较

4. 中位生存时间　中位生存时间（median survival time）又称为生存时间的中位数，表示刚好有 50%的个体其存活期达到的时间。它是生存分析中最常用的描述统计量。计算中位生存时间的方法有两种，即图解法和线性内插法。图解法是利用生存曲线图（图 18-4），从纵轴生存率为 0.5 处划一条与横轴平行的线，并与生存率曲线相交，然后自交点划垂线与横轴相交，此交点对应的时间即为中位生存时间。图解法比较简单直观，但其结果较粗略，在例数较少时，结果的误差较大。另一方法是线性内插法，首先找出两个生存率 $S(t_{i-1})$ 和 $S(t_i)$，使得 $S(t_{i-1})>0.5$、$S(t_i)<0.5$，然后计算中位生存时间。如由表 18-4 可知，$S(8)=0.565\ 2$，$S(10)=0.478\ 3$，故其中位生存时间为 $(8-10)/(8-t)=(0.565\ 2-0.478\ 3)/(0.565\ 2-0.50)$，$t=9.50$（月）。根据同样的原理可以计算出不同百分位数的生存时间。

二、寿命表法

前面介绍的 Kaplan-Meier 法，适用于小、大样本，应用非常广泛。如果生存资料没有原始数据，频数表资料或大样本生存资料则可采用寿命表（life table）法。寿命表法与 Kaplan-Meier 法很相似，下面采用实例说明寿命表法估计生存率及其标准误，计算置信区间，绘制生存曲线图的方法。

1. 生存率及其标准误

例 18-3 某研究者随访收集了某地男性心绞痛患者 2 418 例，其整理后的资料列于表 18-6 的第(1)~(4)栏，试计算该地男性心绞痛患者的生存率及其标准误。

表 18-6 2 418 例男性心绞痛患者的生存率及其标准误

生存时间/年 t_i (1)	期内死亡数 d_i (2)	期内删失数 c_i (3)	期初例数 n_i' (4)	有效期初数 n_i (5)=(4)-(3)/2	死亡概率 q_i (6)=(2)/(5)	生存概率 p_i (7)=1-(6)	生存率 $\hat{S}(t_i)$ (8)	生存率标准误 $SE[\hat{S}(t_i)]$ (9)
0~	456	0	2 418	2 418.0	0.188 6	0.811 4	0.811 4	0.008 0
1~	226	39	1 962	1 942.5	0.116 3	0.883 7	0.717 0	0.009 2
2~	152	22	1 697	1 686.0	0.090 2	0.909 8	0.652 4	0.009 7
3~	171	23	1 523	1 511.5	0.113 1	0.886 9	0.578 6	0.010 1
4~	135	24	1 329	1 317.0	0.102 5	0.897 5	0.519 3	0.010 3
5~	125	107	1 170	1 116.5	0.112 0	0.888 0	0.461 1	0.010 4
6~	83	133	938	871.5	0.095 2	0.904 8	0.417 2	0.010 5
7~	74	102	722	671.0	0.110 3	0.889 7	0.371 2	0.010 6
8~	51	68	546	512.0	0.099 6	0.900 4	0.334 2	0.010 7
9~	42	64	427	395.0	0.106 3	0.893 7	0.298 7	0.010 9
10~	43	45	321	298.5	0.144 1	0.855 9	0.255 7	0.011 1
11~	34	53	233	206.5	0.164 6	0.835 4	0.213 6	0.011 4
12~	18	33	146	129.5	0.139 0	0.861 0	0.183 9	0.011 8
13~	9	27	95	81.5	0.110 4	0.889 6	0.163 6	0.012 3
14~	6	33	59	42.5	0.141 2	0.858 8	0.140 5	0.013 7
15~	0	20	20	10.0	0.000 0	1.000 0	0.140 5	0.013 7

(1) 表 18-6 的第(1)~(4)栏为需记录资料，第(1)栏为生存时间区间$[t_{i-1}, t_i]$，第(2)栏为在该区间内死亡人数 d_i，第(3)栏为在该区间内删失人数 c_i，第(4)栏为时点 t_{i-1} 的生存人数，即该区间的期初例数 n_i'。

(2) 生存时间是区间值，需要对期初例数校正来获得有效期初数 n_i。假定删失者平均每人观察了区间宽度的一半，因此从期初例数 n_i' 中减去 $c_i/2$ 作为校正的观察人数，即

$$n_i = n_i' - c_i/2 \tag{18-13}$$

(3) 其他计算与 Kaplan-Meier 法相同，如第(6)栏死亡概率 $q_i = d_i/n_i$，第(7)栏生存概率 $p_i = 1-q_i$，第(8)栏的生存率 $\hat{S}(t_i)$ 根据公式(18-4)计算，第(9)栏的生存率标准误根据公式(18-10)计算。生存率置信区间的计算可采用公式(18-12)，在此不再详述。

2. 生存曲线 K-M 法估计所有死亡时点的生存率，两个相邻死亡时点之间的生存率都等于前一个较早死亡时点的生存率，因此 K-M 法生存曲线用水平线连接，呈阶梯形。寿命表法估计每个时间区间右端点的生存率，因每个时间区间内生存率的变化规律未知，所以寿命表法生存曲线采用折线连接。以表 18-6 中第(1)栏生存时间为横轴，第(8)栏生存率为纵轴所绘制的生存率曲线见图 18-5 所

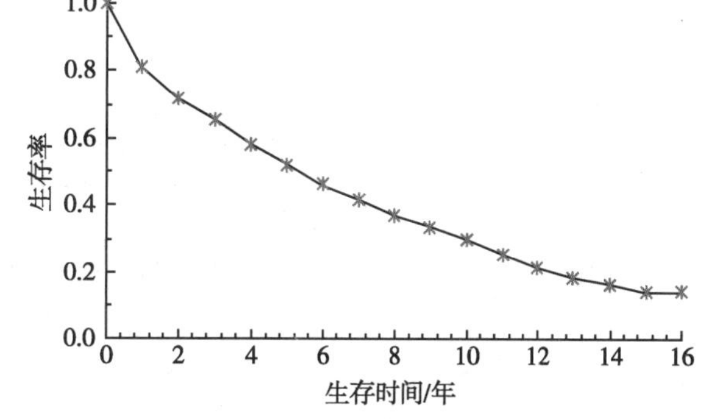

图 18-5 男性心绞痛患者的生存曲线

示。由图可见，男性心绞痛患者的中位生存时间为 5 年以上，5 年生存率约为 50%。

与 K-M 法生存曲线一样，寿命表法生存曲线也可以采用图解法和线性内插法计算其中位生存时间。

第四节 生存率的比较

对于两组或多组生存率的比较，最常用的方法有 log-rank 检验（也称 Mantel-Cox 检验）和 Breslow 检验（也称 Wilcoxon 检验）。

1. log-rank 检验

例 18-4 根据例 18-2 资料，试比较甲、乙两种手术方式的生存率有无差别（表 18-7）。

表 18-7 两种手术方式生存率比较的 log-rank 检验计算表

序号	时间/月	甲手术组				乙手术组				合计	
i	t_i	n_{1i}	d_{1i}	c_{1i}	T_{1i}	n_{2i}	d_{2i}	c_{2i}	T_{2i}	n_i	d_i
(1)	(2)	(3)	(4)	(5)	(6)	(7)	(8)	(9)	(10)	(11)	(12)
1	1	23	1	0	1.604 7	20	2	0	1.395 3	43	3
2	2	22	0	0	0.550 0	18	1	0	0.450 0	40	1
3	3	22	1	0	1.692 3	17	2	0	1.307 7	39	3
4	4	21	0	0	1.750 0	15	3	0	1.250 0	36	3
5	5	21	3	0	1.909 1	12	0	0	1.090 9	33	3
6	6	18	3	0	3.000 0	12	2	0	2.000 0	30	5
7	7	15	1	0	0.600 0	10	0	0	0.400 0	25	1
8	8	14	1	0	1.166 7	10	1	0	0.833 3	24	2
9	9	13	0	0	1.181 8	9	2	0	0.818 2	22	2
10	10	13	2	0	1.950 0	7	1	0	1.050 0	20	3
11	11	11	0	0	0.647 1	6	1	0	0.352 9	17	1
12	12	11	0	0	0.687 5	5	1	0	0.312 5	16	1
13	13	11	0	0	0.733 3	4	1	0	0.266 7	15	1
14	14	11	0	1	0.000 0	3	0	0	0.000 0	14	0
15	15	10	0	0	0.769 2	3	1	0	0.230 8	13	1
16	17	10	1	0	1.666 7	2	1	0	0.333 3	12	2
17	18	9	0	0	0.900 0	1	1	0	0.100 0	10	1
18	19	9	0	1	0.000 0	0	0	0	0.000 0	9	0
19	20	8	0	1	0.000 0	0	0	0	0.000 0	8	0
20	22	7	0	1	0.000 0	0	0	0	0.000 0	7	0
21	26	6	0	1	0.000 0	0	0	0	0.000 0	6	0
22	31	5	0	1	0.000 0	0	0	0	0.000 0	5	0
23	34	4	1	0	1.000 0	0	0	0	0.000 0	4	1
24	34	3	0	1	0.000 0	0	0	0	0.000 0	3	0
25	44	2	1	0	1.000 0	0	0	0	0.000 0	2	1
26	59	1	1	0	1.000 0	0	0	0	0.000 0	1	1
合计	—	—	16	7	23.808 3	—	20	0	12.191 7	—	36

$$H_0: S_1(t)=S_2(t)，即两种手术方式的患者生存率相同$$
$$H_1: S_1(t)\neq S_2(t)，即两种手术方式的患者生存率不同$$

$\alpha=0.05$

（1）按生存时间大小将各组资料混合排序：将表18-4和表18-5两组的生存时间混合后由小到大统一排序，相同时点，只排一次，不重排列，但如果死亡与删失的时点相同需要分别安排，见表18-7的第(1)及(2)栏。

（2）期初例数、死亡数与删失数：用n_{1i}、n_{2i}分别表示两组观察的期初例数，$n_i=n_{1i}+n_{2i}$为期初例数合计值；d_{1i}、d_{2i}分别表示两组观察的死亡数，$d_i=d_{1i}+d_{2i}$为死亡数合计值；c_{1i}、c_{2i}分别表示两组观察的删失数。例18-2资料的n_{1i}、d_{1i}、c_{1i}和n_{2i}、d_{2i}、c_{2i}分别为第(3)～(5)栏和(7)～(9)栏，合并指标n_i、d_i见第(11)及(12)栏。不同时点的期初例数等于其前一个时点的期初例数减去相应死亡数与删失数，即$n_i=n_{i-1}-d_{i-1}-c_{i-1}$。

（3）计算各组的理论死亡数：d_{1i}、d_{2i}对应的理论死亡数分别为$T_{1i}=n_{1i}\times\frac{d_i}{n_i}$、$T_{2i}=n_{2i}\times\frac{d_i}{n_i}$。例如，第$i=1$时点生存时间$t_1=1$个月的甲、乙两手术组的期初例数分别为$n_{11}=23$、$n_{21}=20$，两组合计期初例数$n_1=43$，两组合计死亡数$d_1=3$，则甲种手术方式组的理论死亡数为$T_{11}=23\times\frac{3}{43}=1.6047$，乙种手术方式组的理论死亡数为$T_{21}=20\times\frac{3}{43}=1.3953$。两组其他时点的理论死亡数分别列于第(6)及(10)栏。

（4）计算方差估计值：第$k(k=1,2,\cdots,g)$组的方差估计值为

$$V_{ki}=\frac{n_{ki}}{n_i}\left(1-\frac{n_{ki}}{n_i}\right)\left(\frac{n_i-d_i}{n_i-1}\right)d_i \tag{18-14}$$

如$V_{11}=\frac{23}{43}\times\left(1-\frac{23}{43}\right)\times\left(\frac{43-3}{43-1}\right)\times3=0.7108$。

（5）计算χ^2：

$$\chi^2=\frac{(\sum d_{ki}-\sum T_{ki})^2}{\sum V_{ki}},\quad \nu=组数-1 \tag{18-15}$$

甲种手术方式$\sum d_{1i}=16$，$\sum T_{1i}=23.8083$，$\sum V_{1i}=6.9649$，得

$$\chi^2=\frac{(16-23.8083)^2}{6.9649}=8.75,\quad \nu=1,\quad P=0.003$$

按$\alpha=0.05$水准，拒绝H_0，接受H_1，可认为两种手术方式的生存率有差别。如果按照其他组计算，结果会完全相同，读者可自己计算乙种手术方式的χ^2。

2. Breslow 检验

$$\chi^2=\frac{(\sum w_i d_{ki}-\sum w_i T_{ki})^2}{\sum w_i^2 V_{ki}} \tag{18-16}$$

其中，权重$w_i=n_i$，即各期初例数合计值，见表18-7第(11)栏。对于甲种手术方式组，$\sum w_i d_{ki}$为表18-7的第(11)栏与第(4)栏乘积之和，即$\sum w_i d_{1i}=379$；$\sum w_i T_{ki}$为第(11)栏与第(6)栏乘积之和，即$\sum w_i T_{1i}=560$。

$$\sum w_i^2 V_{1i}=43^2\times0.7108+40^2\times0.2475+39^2\times0.6988+\cdots+1^2\times0=6429.328$$

所以，Breslow检验得到

$$\chi^2=\frac{(379-560)^2}{6429.328}=5.10,\quad \nu=1,\quad P=0.024$$

按$\alpha=0.05$水准，拒绝H_0，接受H_1，可以认为甲、乙两种手术方式的生存率有差别。

当权重 $w_i=n_i$ 时为 Breslow 检验，$w_i=1$ 时为 log-rank 检验。n_i 随着生存时间增大而逐渐减小，所以 Breslow 检验给观察早期差别更大权重，即对观察早期差别敏感；而 log-rank 检验对观察后期差别给相同权重，即对观察后期差别敏感。

第五节 Cox 比例风险回归模型

前面介绍的 Kaplan-Meier 法与寿命表法可以进行单个分组变量的生存分析，为了同时分析众多变量对生存时间和生存结局的影响，需要采用多因素生存分析方法。多因素生存分析方法主要有参数模型和半参数模型两类。参数法需要以特定分布，如 Weibull 分布、指数分布为基础建立回归模型，应用有其局限性；而半参数法的假定相对较少，特别是 Cox 比例风险回归模型（Cox proportional hazard regression model），是目前进行多因素生存分析的主要方法。

一、Cox 回归模型的基本形式

Cox 比例风险回归模型简称 Cox 回归模型，于 1972 年由英国统计学家 Cox 提出，模型的基本形式为

$$h(t,X)=h_0(t)\exp(\beta'X)=h_0(t)\exp(\beta_1X_1+\beta_2X_2+\cdots+\beta_mX_m) \tag{18-17}$$

其中，$h(t,X)$ 是具有协变量 X 的个体在时刻 t 时的风险函数，t 为生存时间，$X=(X_1,X_2,\cdots,X_m)$ 是可能影响生存时间的有关因素，也称协变量，这些变量可以是定量的，也可以是定性的，在整个观察期间内不随时间的变化而变化。$h_0(t)$ 是所有协变量取值为 0 时的风险函数，称为基线风险函数（baseline hazard function）。$\beta=(\beta_1,\beta_2,\cdots,\beta_m)'$ 为 Cox 模型的回归系数。

由于公式（18-17）右侧的 $h_0(t)$ 不需要服从特定的分布形状，具有非参数的特点，而指数部分 $\exp(\beta'X)$ 具有参数模型的形式，故 Cox 模型又称为半参数模型（semi-parametric model）。

如果采用生存率表示，则模型可写为

$$S(t,X)=S_0(t)^{\exp(\beta'X)}=S_0(t)^{\exp(\beta_1X_1+\beta_2X_2+\cdots+\beta_mX_m)} \tag{18-18}$$

其中，$S(t,X)$ 是具有协变量 X 的个体在时刻 t 时的生存率，$S_0(t)$ 为在时刻 t 的基线生存率，其他符号与公式（18-17）相同。

二、参数的估计与假设检验

借助偏似然函数（partial likelihood function），采用最大似然估计获得 Cox 回归模型参数。偏似然函数的计算公式为

$$L=q_1q_2\cdots q_i\cdots q_k=\prod_{i=1}^{k}q_i=\prod_{i=1}^{k}\frac{\exp(\beta_1X_{i1}+\beta_2X_{i2}+\cdots+\beta_mX_{im})}{\sum\limits_{S\in R(t_i)}\exp(\beta_1X_{s1}+\beta_2X_{s2}+\cdots+\beta_mX_{sm})} \tag{18-19}$$

式中，q_i 为第 i 死亡时点的条件死亡概率，其分子部分为第 i 个个体在 $t_i(t_1\leqslant t_2\leqslant\cdots\leqslant t_i\leqslant\cdots\leqslant t_k)$ 死亡时点的风险函数 $h(t_i)$；分母部分为处于风险的个体，即生存时间 $T\geqslant t_i$ 的所有（既包括死亡，也包括删失）个体的风险函数之和 $\sum\limits_{j=i}^{n}h_j(t)$。分子和分母中的基线风险函数 $h_0(t)$ 正好抵消，$h_0(t)$ 无论等于多少，都对偏似然函数的结果不产生影响。一般的似然函数应包含所有 n 个个体点，而公式（18-19）只含有 k 个死亡时点，忽略了删失时点的似然函数，故称之为偏（或部分）似然函数。

对偏似然函数取对数，得到对数似然函数 $\ln L$，求 $\ln L$ 关于 $\beta_j(j=1,2,\cdots,m)$ 的，并求 $\frac{\partial \ln L}{\partial \beta_j}=0$ 的解，便可获得 β_j 的最大似然函数估计值 b_j。

类似于 logistic 回归，常用的回归系数假设检验方法有似然比检验、Wald 检验和计分检验，见第十六章第一节。

三、参数的意义及其解释

1. **回归系数与相对危险度** 由公式(18-17)可以得到

$$h(t,X)/h_0(t)=\exp(\beta_1X_1+\beta_2X_2+\cdots+\beta_mX_m)$$
$$\text{或}\quad \ln[h(t,X)/h_0(t)]=\beta_1X_1+\beta_2X_2+\cdots+\beta_mX_m \qquad (18\text{-}20)$$

β_j 与风险函数 $h(t,X)$ 之间有如下关系：①$\beta_j>0$，则 X_j 取值越大时，$h(t,X)$ 的值越大，表示患者死亡的风险越大；②$\beta_j<0$，则 X_j 取值越大时，$h(t,X)$ 的值越小，表示患者死亡的风险越小；③$\beta_j=0$，则 X_j 的取值对 $h(t,X)$ 没有影响。

两个分别具有协变量 X_i 与 X_j 的个体，其风险函数（亦称为危险度）之比称为相对危险度(relative risk，RR)或风险比(hazard ratio，HR)，是一个与时间无关的量，即

$$h(t,X_i)/h(t,X_j)=\exp[\beta(X_i-X_j)] \qquad (18\text{-}21)$$

如 X_i 是暴露组观察对象对应各因素的取值，X_j 是非暴露组观察对象对应各因素的取值，求得 β 的估计值后，则根据公式(18-21)可以求出暴露组对非暴露组的相对危险度估计值。

下面用一个实例来说明 Cox 回归模型中危险度和相对危险度的计算。为探讨胃癌患者的预后，对是否施行手术治疗(X_1，是=1，否=0)和是否接受放射治疗(X_2，是=1，否=0)的效果进行了分析，其对应的回归系数 b_1 和 b_2 分别为-0.360 和-0.333，则接受治疗患者的危险度估计值为

$$h_0(t)\exp(-0.360\times1-0.333\times1)=0.5h_0(t)$$

未接受治疗患者的危险度估计值为

$$h_0(t)\exp(-0.360\times0-0.333\times0)=h_0(t)$$

两者的比值，即相对危险度估计值为

$$RR=0.5h_0(t)/h_0(t)=0.5$$

经过两种方法治疗的患者其死亡的风险是未治疗患者的一半。由此可以推断在任何生存时间上，一组患者的危险度都是其参照组危险度的倍数。β_j 的流行病学含义是：在其他协变量不变的情况下，协变量 X_j 每改变一个测定单位时所引起的相对危险度的自然对数的改变量。

当协变量 X_j 取值为 0、1 时，按公式(18-21)，其对应的 RR 为

$$RR=\exp(b_j)$$

当协变量取值为连续性变量时，用 X_j 和 X_j^* 分别表示在不同情况下的取值，按公式(18-21)，则其对应的 RR 为

$$RR=\exp[b_j(X_j-X_j^*)]$$

RR 的 $1-\alpha$ 置信区间为

$$\exp(b_j\pm z_{\alpha/2}\times S_{b_j}) \qquad (18\text{-}22)$$

2. **个体预后指数** Cox 回归模型的线性部分 $\beta_1X_1+\beta_2X_2+\cdots+\beta_mX_m$ 与风险函数 $h(t)$ 成正比，即风险越大，$\beta_1X_1+\beta_2X_2+\cdots+\beta_mX_m$ 也越大，因此模型的线性部分反映了一个个体的预后，称 $PI=\beta_1X_1+\beta_2X_2+\cdots+\beta_mX_m$ 为预后指数(prognosis index，PI)。预后指数越大，患者风险越大，预后越差；反之，预后指数越小，预后越好。

如果对各变量进行标准化转换后再拟合 Cox 模型，则可得到标准化的预后指数，当标准化 $PI'=0$ 时，表示该患者的死亡风险达到平均水平；当标准化 $PI'>0$ 时，表示该患者的死亡风险高于平均水平；当标准化 $PI'<0$ 时，表示该患者的死亡风险低于平均水平。

四、因素的初步筛选与最佳模型的建立

1. **因素的筛选** 影响生存时间和结局发生的因素称为协变量，当协变量较多时，在配合模型以前可对这些协变量进行筛选，即可进行 Cox 回归模型单变量分析。对于分类协变量也可采用 log-rank 检

验进行单变量分析。单变量分析筛选出的有统计学意义的变量,可继续进行多元 Cox 回归模型分析。另外,如果某些协变量有明确的专业意义,无论它们在单变量分析中有无统计学意义均可纳入模型。如果研究的协变量不多,也未发现变量之间有明显的共线性,也可以直接将各协变量纳入模型进行逐步 Cox 回归模型分析。

2. 最佳模型的建立 为建立最佳模型常需对研究的因素进行筛选,筛选因素的方法有前进法、后退法和逐步回归法,实际工作中要根据具体情况选择使用。在逐步筛选变量建立多元 Cox 回归模型时需规定检验水准,以确定方程中引入哪些因素和剔除哪些因素,一般情况下确定引入检验水准为 0.05,剔除检验水准为 0.1,剔除水准应大于等于引入水准,以便引入后的变量不易被剔除。如果研究课题要求特别严格,可将引入检验水准定为 0.01;如果研究课题要求比较宽松,可将引入检验水准定为 0.2。检验各因素是否有统计学意义的方法有似然比检验、Wald 检验和计分检验,在实际工作中可根据具体的情况而定。

五、比例风险假定的检验

Cox 比例风险回归模型的主要前提条件是假定风险比值 $h(t)/h_0(t)$ 为固定值,即协变量对生存率的影响不随时间的改变而改变。只有该条件得到满足,Cox 回归模型的结果才有效。检验这一假定条件的方法有:①如果分类协变量的每一组别的 Kaplan-Meier 生存曲线间无交叉,则满足比例风险假定;②以生存时间 t 为横轴,以对数对数生存率 $\ln[-\ln\hat{S}(t)]$ 为纵轴,绘制分类协变量每一组别的生存曲线,如果协变量各组别对应的曲线平行,则满足风险比例条件;③对于连续型协变量,可将每个协变量与对数生存时间的交互作用项($X\ln(t)$)放入回归模型中,如果交互作用项无统计学意义,则满足风险比例条件。

当风险比例的假定条件不成立时,可采用如下方法来解决:①将不成比例关系的协变量作为分层变量,然后再用其余变量进行多元 Cox 回归模型分析;②采用参数回归模型替代 Cox 回归模型进行分析。

六、应用实例

例 18-5 为探讨某恶性肿瘤的预后,某研究者收集了 63 例患者的生存时间、生存结局及影响因素。影响因素包括患者年龄、性别、组织学类型、治疗方式、淋巴结转移、肿瘤浸润程度,生存时间 t 以月计算。变量的赋值和所收集的资料分别见表 18-8 和表 18-9。试用 Cox 回归模型进行分析。

表 18-8 某恶性肿瘤的影响因素与赋值

因素	变量名	赋值说明
年龄/岁	X_1	实测值
性别	X_2	女=0,男=1
组织学类型	X_3	低分化=0,高分化=1
治疗方法	X_4	传统疗法=0,新型疗法=1
淋巴结转移	X_5	否=0,是=1
肿瘤浸润程度	X_6	未突破浆膜层=0,突破浆膜层=1
生存时间/月	t	实测值
生存结局	Y	删失=0,死亡=1

表 18-9　63 名某恶性肿瘤患者的生存时间及影响因素

病例编号	X_1	X_2	X_3	X_4	X_5	X_6	t	Y	病例编号	X_1	X_2	X_3	X_4	X_5	X_6	t	Y
1	54	0	0	1	1	0	52	0	33	62	0	0	0	1	0	120	0
2	57	0	1	0	0	0	51	0	34	40	1	1	1	0	1	40	1
3	58	0	0	0	1	1	35	1	35	50	1	0	0	1	0	26	1
4	43	1	1	1	1	0	103	0	36	33	1	1	0	0	0	120	0
5	48	0	1	0	0	0	7	1	37	57	1	1	1	0	0	120	0
6	40	0	1	0	0	0	60	0	38	48	1	0	0	1	0	120	0
7	44	0	1	0	0	0	58	0	39	28	0	0	0	1	0	3	1
8	36	0	0	0	1	1	29	1	40	54	1	0	1	1	0	120	1
9	39	1	1	1	0	1	70	0	41	35	0	1	0	1	1	7	1
10	42	0	1	0	0	1	67	0	42	47	0	0	0	1	0	18	1
11	42	0	1	0	0	0	66	0	43	49	1	0	1	1	0	120	0
12	42	1	0	1	1	0	87	0	44	43	0	1	0	0	0	120	0
13	51	1	1	1	0	0	85	0	45	48	1	1	0	0	0	15	1
14	55	0	1	0	0	1	82	0	46	44	0	0	0	1	0	4	1
15	49	1	1	1	0	1	76	0	47	60	1	1	1	0	0	120	0
16	52	1	1	1	0	1	74	0	48	40	0	0	0	1	0	16	1
17	48	1	1	1	0	0	63	0	49	32	0	1	0	0	1	24	1
18	54	1	0	1	1	1	101	0	50	44	0	0	0	1	1	19	1
19	38	0	1	0	0	0	100	0	51	48	1	0	0	1	0	120	0
20	40	1	1	1	0	1	66	1	52	72	0	1	0	1	0	24	1
21	38	0	0	0	1	0	93	0	53	42	0	0	0	1	0	2	1
22	19	0	0	0	1	0	24	1	54	63	1	0	1	1	0	120	0
23	67	1	0	1	1	0	93	0	55	55	0	1	1	0	0	12	1
24	37	0	0	1	1	0	90	0	56	39	0	0	0	1	0	5	1
25	43	1	0	0	1	0	15	1	57	44	0	0	0	1	0	120	0
26	49	0	0	0	1	0	3	1	58	42	1	1	1	0	0	120	0
27	50	1	1	1	1	1	87	0	59	74	0	0	0	1	1	7	1
28	53	1	1	1	0	0	120	0	60	61	0	1	0	1	0	40	1
29	32	1	1	1	0	0	120	0	61	45	1	0	1	1	0	108	0
30	46	0	1	0	0	1	120	0	62	38	0	1	0	0	0	24	1
31	43	1	0	1	1	0	120	0	63	62	0	0	0	1	0	16	1
32	44	1	0	1	1	0	120	0									

以生存时间和生存结局为应变量，以 $X_1 \sim X_6$ 为协变量，进行多元逐步 Cox 回归模型分析，定 $\alpha_{入}=0.05$，$\alpha_{出}=0.1$，得到的回归模型拟合结果见表 18-10。从协变量 X_4（治疗方法）来看，其对应的相对危险度为 0.171 8，说明新型疗法好于传统疗法，即新型疗法的死亡风险只是传统疗法的 0.171 8 倍（或 17.18%）。或者说传统疗法的死亡风险是新型疗法的 1/0.171 8 = 5.821 9 倍。协变量 X_5 对应的相对危险度为 2.537 9，说明有淋巴结转移者的死亡风险是无淋巴结转移患者的 2.5 倍。

表 18-10　逐步 Cox 回归模型分析结果

变量	b_j	S_{b_j}	Wald χ^2	df	D	RR	RR 95%CI	
							下限	上限
X_4	-1.761 6	0.547 9	10.337 3	1	0.001 3	0.171 8	0.058 7	0.502 7
X_5	0.931 3	0.444 6	4.389 0	1	0.036 2	2.537 9	1.061 9	6.065 6

将变量 X_4、X_5 分别绘制 Kaplan-Meier 生存曲线或对数对数生存曲线，比例风险的假定基本上成立。

七、三种回归模型的比较

前面章节已经学习了多元线性回归和 logistic 回归，Cox 回归模型与前两种有许多相同之处：①自变量可以是连续变量、有序分类变量和无序分类变量，为了将无序分类变量代入回归模型，需要进行哑变量化，哑变量在回归模型中是一个整体，必须同时引入模型或同时从模型中剔除；②当自变量之间存在较强相关关系时可能会导致共线性现象；③自变量之间可能会存在交互作用，通常采用两个或两个以上自变量相乘的积作为交互作用项；④均可采用逐步回归筛选变量，其思路均是先考虑单变量分析再进行多元回归分析；⑤均可进行影响因素的分析、混杂因素的校正、预测分析等。

但由于处理的资料有较大区别，所以也存在如表 18-11 所示的差异。

表 18-11　多元线性回归、logistic 回归和 Cox 回归的区别

项目	多元线性回归	logistic 回归	Cox 回归
应变量	连续变量	分类变量	两分类变量和生存时间
分布	正态分布	二项分布	无特定要求
删失	不允许	不允许	允许
模型结构	$Y=\beta_0+\sum\beta_jX_j$	$\mathrm{logit}\ (\pi)=\beta_0+\sum\beta_jX_j$	$h(t)=h_0(t)\exp(\sum\beta_jX_j)$
参数估计	最小二乘法	最大似然法	最大似然法
参数检验	F 检验；t 检验	似然比检验；计分检验；Wald 检验	似然比检验；计分检验；Wald 检验
参数解释	其他变量不变条件下，变量 X_j 每增加一个单位所引起的 Y 的平均改变量	其他变量不变条件下，变量 X_j 每增加一个单位所引起的优势比 OR 的自然对数改变量	其他变量不变条件下，变量 X_j 每增加一个单位所引起的相对危险度 RR 的自然对数改变量
预测指标	$\hat{Y}(-\infty\leqslant\hat{Y}\leqslant\infty)$	$\hat{\pi}(0\leqslant\hat{\pi}\leqslant1)$	$\hat{S}(t)(0\leqslant\hat{S}(t)\leqslant1)$
样本含量	至少 5~10 倍的自变量个数	至少 15~20 倍的自变量个数	至少 15~20 倍的自变量个数

八、样本含量的估计

在表 18-11 中，根据变量的个数给出了 Cox 回归模型的经验样本含量的估算，但如果已知危险因素的相对危险度或风险比，也可以采用下列的方法估算 log-rank 两生存率比较或相应 Cox 回归建模所需的样本含量 n。

$$n=\frac{\text{事件数}}{\Pr\ (\text{事件})} \tag{18-23}$$

其中

$$\text{事件数}=\frac{\left[\dfrac{z_{\alpha/2}+z_\beta}{\ln HR}\right]^2}{k_1k_2} \tag{18-24}$$

式中 $u_{\alpha/2}$ 为双侧标准正态分位数，如 $u_{0.05/2}=1.96$；$1-\beta$ 为检验功效，如 $1-\beta=90\%$，$u_\beta=1.282$；k_1、k_2 分别为两比较组的样本含量分配比例，$k_1+k_2=100\%$，一般情况下令两组样本含量相等，即 $k_1=k_2=50\%$；$\ln HR$ 中 ln 为自然对数符号，HR 为风险比[hazard ratio，参见公式(18-21)]。如果 $\alpha=0.05$，$1-\beta=90\%$，$k_1=k_2=50\%$，$HR=0.5$（或 $HR=1/0.5=2$，采用倒数可进行保护因素与危险因素的 HR 变换）时，利用公式(18-24)得到的双侧检验需要事件数为 88，单侧检验需要事件数为 72。

对于呈指数分布的事件发生概率（不同分布的计算公式不同），有

$$\Pr(\text{事件})=1-[k_1\exp(-IR)+k_2\exp(-HR\times IR)] \tag{18-25}$$

其中 IR（incidence rate）为人年发生率，例如 100 人年出现 10 个事件，则 $IR=0.1$。如果 $\alpha=0.05$，$1-\beta=90\%$，$k_1=k_2=50\%$，$HR=0.5$，利用公式(18-25)得到 Pr（事件）为 0.072 0。再根据公式(18-23)，可以得到双侧检验样本含量为 1 216（即每组至少需要随访 608 个病例），单侧检验需要样本含量为 991（即每组至少需要随访 496 个病例）。

第六节 寿 命 表

寿命表（life table）又称生命表，是根据某特定人群的年龄组死亡率计算出来的一种统计表。由此获得的期望寿命（life expectancy）指标既能综合地反映各个年龄组的死亡水平，又能以期望寿命长短的形式说明人群的健康水平，是评价不同国家或不同地区社会卫生状况的主要指标之一。

一、寿命表的类型与有关概念

根据编制目的和资料来源不同，可将寿命表分为现时寿命表（current life table）与队列寿命表（cohort life table）两大类，前者用于分析横断面资料，后者用于队列资料的分析。由于人的生命周期很长，用队列寿命表的方法去研究人群的生命过程，不仅随访人数要很多，而且随访时间要数十年，甚至上百年。因此，在编制人群寿命表时，一般较少使用队列寿命表，而使用较多的是现时寿命表。

依据年龄分组不同，现时寿命表可分为完全寿命表（complete life table）和简略寿命表（abridged life table）。完全寿命表年龄分组的组距是 1 岁；简略寿命表习惯上的组距是 5 岁，但 0 岁作为一个独立组。

现时寿命表编制的原理是：假定有同时出生的一代人（一般为 10 万人），按照一定的年龄组死亡率先后死去，直至死完为止，计算出这一代人在不同年龄组的“死亡概率”、“死亡人数”、刚满某一年龄时的“生存人数”及“期望寿命”（life expectancy）等指标。由于寿命表是根据年龄组死亡率计算出来的，因此它的各项指标不受人口年龄构成的影响，不同人群的寿命表指标具有良好的可比性。

根据获得资料的范围，可以编制全国的、某一地区的寿命表；也可以编制城市的、农村的寿命表。因为不同性别的人口，其年龄组死亡率和期望寿命有差异，故应分别进行编制。

编制寿命表一般以日历年度的人口资料为依据，统计数字的准确与否，直接影响到寿命表指标的准确性与可靠性。因此对于编制寿命表的人口、死亡基本资料，尤其是婴儿死亡率必须认真核查，补漏和校正。

二、寿命表的指标及其计算方法

1. 寿命表的分析指标及其意义

（1）死亡概率（${}_nq_X$）：指同时出生的一代人死于 $X\sim(X+n)$ 岁年龄组的概率。

（2）生存人数（l_X）：指同时出生的一代人刚满 X 岁时尚能生存的人数，亦称尚存人数。

（3）死亡人数（${}_nd_X$）：指同时出生的一代人按死亡概率 ${}_nq_X$ 在 $X\sim(X+n)$ 岁年龄组内的死亡人数。它与各年龄组的实际死亡人数 ${}_nD_X$ 是有区别的，是“理论”死亡人数。

（4）生存人年数（${}_nL_X$）：指同时出生的一代人在 $X\sim(X+n)$ 岁期间生存的人年数，亦称寿命表人

年数。

(5) 生存总人年数(T_X):指同时出生的一代人中活满 X 岁时今后尚能生存的总人年数。

(6) 期望寿命(e_X):指同时出生的一代人活满 X 岁时今后尚能生存的平均剩余年数(即岁数)。

2. 寿命表的编制方法

(1) 计算${}_nq_X$：${}_nq_X$ 与${}_nm_X$ 的关系为

$$ {}_nq_X=\frac{2n\cdot{}_nm_X}{2+n\cdot{}_nm_X} \tag{18-26}$$

式中${}_nm_X$ 为年龄组死亡率,婴儿死亡概率${}_1q_0$ 可用婴儿死亡率${}_1m_0$ 代替,最后一组的死亡概率为 1。

(2) 计算${}_nd_X$ 及 l_X:各年龄组死亡人数(${}_nd_X$)及 X 岁时生存人数(l_X),可分别按公式(18-27)和(18-28)计算,得

$$ {}_nd_X=l_X\cdot{}_nq_X \tag{18-27}$$

$$ l_{X+n}=l_X-{}_nd_X \tag{18-28}$$

其中 $l_0=100\ 000$。

(3) 计算${}_nL_X$:0 岁组生存人年数为

$$ {}_1L_0=l_1+a_0\times{}_1d_0 \tag{18-29}$$

式中 a_0 为当地每个死亡婴儿的平均存活年数,根据我国部分地区的婴儿死亡资料计算得出 a_0,男性为 0.145,女性为 0.152,男女合计为 0.15。

其他年龄组生存人年数(${}_nL_X$)为

$$ {}_nL_X=\frac{n}{2}(l_X+l_{X+n}) \tag{18-30}$$

最后一个年龄组的生存人年数为

$$ L_w=\frac{l_w}{m_w} \tag{18-31}$$

其中 l_w 和 m_w分别为最后一个年龄组的生存人数和年龄组死亡率。

(4) 计算 T_X 及 e_x: X 岁的生存总人年数(T_X)及期望寿命(e_X)可按公式(18-32)及(18-33)计算,得

$$ T_X=\sum_X^w {}_nL_X,\quad T_w=L_w \tag{18-32}$$

$$ e_X=\frac{T_X}{l_X} \tag{18-33}$$

其中 T_w、L_w 分别表示最后一个年龄组 w 的生存总人年数、生存人年数。

如果已有完整、准确的年龄组平均人口数与死亡人数资料,即可按上述方法先后计算各项寿命表指标,按男、女性分别编制寿命表。

例 18-6 以 2016 年某地级市男女合计居民(表 18-12)为例说明寿命表各项指标的具体计算步骤与方法。

表 18-12 中第(2)栏平均人口数与第(3)栏实际死亡人数是编制寿命表的基础资料,它来自死亡统计资料,其中婴儿死亡率对期望寿命的影响最大,必须经过严格核对后才能使用。

第(4)栏年龄组死亡率(${}_nm_X$),由各年龄组死亡人数(${}_nD_X$)除以相应年龄组平均人口数(${}_nP_X$)得到。

第(5)栏年龄组死亡概率(${}_nq_X$)按公式(18-26)求得。如

$$ {}_4q_1=\frac{2\times4\times{}_4m_1}{2+4\times{}_4m_1}=\frac{2\times4\times0.000\ 251}{2+4\times0.000\ 251}=0.001\ 002$$

$$ {}_5q_5=\frac{2\times5\times{}_5m_5}{2+5\times{}_5m_5}=\frac{2\times5\times0.000\ 149}{2+5\times0.000\ 149}=0.000\ 744$$

表 18-12 2016 年某地级市男女合计居民简略寿命表

年龄组/岁 X (1)	平均人口数 ${}_nP_X$ (2)	实际死亡人数 ${}_nD_X$ (3)	年龄组死亡率 ${}_nm_X$ (4)	死亡概率 ${}_nq_X$ (5)	尚存人数 l_X (6)	死亡人数 ${}_nd_X$ (7)	生存人年数 ${}_nL_X$ (8)	生存总人年数 T_X (9)	期望寿命/年 e_X (10)
0~	62 446	40	0.000 641	0.000 641	100 000	64	99 945	7 660 178	76.60
1~	63 843	16	0.000 251	0.001 002	99 936	100	399 544	7 560 233	75.65
5~	60 426	9	0.000 149	0.000 744	99 836	74	498 993	7 160 689	71.72
10~	61 568	13	0.000 211	0.001 055	99 761	105	498 544	6 661 696	66.78
15~	79 123	24	0.000 303	0.001 515	99 656	151	497 904	6 163 152	61.84
20~	106 682	37	0.000 347	0.001 733	99 505	172	497 095	5 665 248	56.93
25~	87 596	43	0.000 491	0.002 451	99 333	244	496 055	5 168 153	52.03
30~	80 525	71	0.000 882	0.004 399	99 089	436	494 357	4 672 098	47.15
35~	94 797	122	0.001 287	0.006 414	98 653	633	491 685	4 177 741	42.35
40~	104 754	236	0.002 253	0.011 201	98 021	1 098	487 358	3 686 056	37.60
45~	97 798	333	0.003 405	0.016 881	96 923	1 636	480 523	3 198 698	33.00
50~	59 819	319	0.005 333	0.026 313	95 286	2 507	470 164	2 718 175	28.53
55~	67 980	559	0.008 223	0.040 287	92 779	3 738	454 552	2 248 011	24.23
60~	48 794	659	0.013 506	0.065 323	89 041	5 816	430 666	1 793 459	20.14
65~	32 079	764	0.023 816	0.112 389	83 225	9 354	392 741	1 362 793	16.37
70~	22 917	863	0.037 658	0.172 087	73 871	12 712	337 576	970 052	13.13
75~	11 819	847	0.071 664	0.303 878	61 159	18 585	259 333	632 476	10.34
80~	9 089	783	0.086 148	0.354 411	42 574	15 089	175 149	373 143	8.76
85~	6 771	683	0.100 871	0.402 784	27 485	11 071	109 750	197 995	7.20
90~	2 499	378	0.151 261	0.548 780	16 415	9 008	59 553	88 244	5.38
95~	1 870	380	0.203 209	0.673 759	7 407	4 990	24 558	28 691	3.87
≥100	130	76	0.584 615	1.000 000	2 416	2 416	4 133	4 133	1.71

其余各年龄组${}_nq_X$类推，第一组的死亡概率${}_1q_0$可用婴儿死亡率代替，本例为 0.000 641，最后一组的死亡概率为 $q_w=1.000\ 000$。

第(6)栏生存人数与第(7)栏死亡人数分别按公式(18-27)与公式(18-28)计算，如

$$ {}_1d_0=l_0\cdot{}_1q_0=100\ 000\times 0.000\ 641\approx 64 $$

$$ l_1=l_0-{}_1d_0=100\ 000-64=99\ 936 $$

$$ {}_4d_1=l_1\cdot{}_4q_1=99\ 936\times 0.001\ 002\approx 100 $$

$$ l_5=l_1-{}_4d_1=99\ 936-100=99\ 836 $$

余以此类推。

第(8)栏生存人年数${}_nL_X$按公式(18-29)与公式(18-30)求得

$$ {}_1L_0=l_1+a_0\cdot{}_1d_0=l_1+0.145\cdot{}_1d_0=99\ 936+0.145\times 64\approx 99\ 945 $$

$$_4L_1=\frac{4}{2}(l_1+l_5)=\frac{4}{2}(99\ 936+99\ 836)=399\ 544$$

余以此类推。最后一个年龄组的生存人年数(L_{100})按公式(18-31)求得

$$L_{100}=\frac{l_{100}}{m_{100}}=\frac{2\ 416}{0.584\ 615}\approx 4\ 133$$

第(9)栏生存总人年数(T_X)按公式(18-32)求得

$$T_{100}=L_{100}=4\ 133$$

$$T_{95}=T_{100}+{}_5L_{95}=4\ 133+24\ 558=28\ 691$$

余以此类推。

第(10)栏期望寿命按公式(18-33)求得

$$e_0=\frac{T_0}{l_0}=\frac{7\ 660\ 178}{100\ 000}\approx 76.60$$

$$e_1=\frac{T_1}{l_1}=\frac{7\ 560\ 233}{99\ 936}\approx 75.65$$

余以此类推。

三、寿命表指标的应用分析

寿命表指标 l_X、$_nd_X$、$_nq_X$、e_X 都可以用来评价居民健康状况,尤其是期望寿命(e_X),已成为国内外评价不同地区或不同时期居民健康水平的重要指标之一。它不仅可以评价社会卫生状况,而且可用于研究生育、发育及人口再生产情况。根据它的基本原理拓展的其他统计方法,也广泛应用于医学科研的各个方面。

1. 生存人数 寿命表生存人数反映在一定年龄组死亡率基础上,同时出生的一代人的生存过程。以年龄为横轴,生存人数为纵轴绘制的曲线可较好地反映这一生存过程。分析时要注意曲线的高度和曲度,尤其是曲线头部曲度的变化。年龄组死亡率较低,生存人数曲线会较高;婴儿死亡率较低,曲线头部的曲度会较小。不同地区或同一地区不同性别、不同年度的生存人数曲线的对比可对其生存现状及其规律进行探讨。

2. 死亡概率 取决于各年龄组死亡率。由于各年龄组死亡概率相差较大,故以年龄为横轴,以各年龄组死亡概率的对数值为纵轴,绘制半对数线图。婴幼儿组及老年组死亡概率较高,10~14 岁组较低。健康水平高的地区,死亡概率曲线较低。

3. 期望寿命 利用寿命表可以预测各年龄的平均剩余寿命,它是评价居民健康状况的最主要指标。刚满 X 岁者的期望寿命(e_X),受 X 岁以后所有年龄组死亡率的综合影响。出生期望寿命(life expectancy at birth)e_0 是各年龄组死亡率的综合反映,可概括地说明人群的健康水平。以年龄为横轴,期望寿命为纵轴,可以绘制期望寿命曲线图。分析不同地区或同一地区不同时期人群的期望寿命曲线时,要注意曲线的起点,曲线头部的曲度(反映婴幼儿死亡率的高低),以及整个曲线的高度和曲度的变化。如果各年龄组死亡率下降,尤其是婴儿死亡率下降,则期望寿命曲线的起点上升,曲线头部的弯度变小,整个曲线位置上移。

出生期望寿命是以各年龄组死亡人数作为权重计算出来的平均生存余年数,其大小取决于各年龄组死亡率高低。如果低年龄组死亡率高,死亡人数的比重增大,则出生期望寿命就会降低;反之,如果低年龄组死亡率低,死亡人数的比重减少,高年龄组死亡人数增多,出生期望寿命就会增加。任何一个年龄组的死亡水平变化都会影响出生期望寿命,但低年龄组死亡率对出生期望寿命影响较大。根据寿命表计算出来的出生期望寿命不受人口年龄构成的影响,不同地区的寿命表可以直接比较。

Summary

Because of the non-normality of time-to-event data and the presence of censored observations, specific techniques are needed to analyze this kind of data. These techniques were primarily developed in medical and biological sciences, but they are also widely used in social and economic sciences as well as in engineering. We can use the Kaplan-Meier method and life table to estimate the survival rate and median survival time and to plot the survival curve. In addition, we can use the log-rank test and Breslow test to compare the survival curves between two or more groups. The effects of covariates on survival time can be assessed using the Cox proportional hazards model. A current life table can produce many useful indexes, such as life expectancy based on a set of age-specific mortality rates. Life expectancy at birth, which is frequently applied all over the world, represents the average life span of a newborn and is a useful indicator of the overall health of a country.

练 习 题

一、最佳选择题

1. 为了研究膀胱癌患者化疗后的生存情况,进行纵向随访收集资料时,以下生存结局不能当删失数据处理的是(　　)

A. 死于膀胱癌或其并发症　　B. 死于意外事故

C. 死于其他肿瘤　　D. 因患者不配合主动退出

E. 以上都可作为删失数据

2. 采用 log-rank 检验分析肺癌发病资料,其中吸烟和慢性支气管炎都有统计学意义,由此可认为(　　)

A. 吸烟与肺癌有因果联系　　B. 慢性支气管炎与肺癌有因果联系

C. 2 个因素与肺癌有因果联系　　D. 2 个因素与肺癌有交互作用

E. 2 个因素都有可能是肺癌发病的危险因素

3. log-rank 检验与 Breslow 检验相比(　　)

A. log-rank 检验对随访早期的组间差别敏感　　B. Breslow 检验对随访早期的组间差别敏感

C. Breslow 检验对随访后期的组间差别敏感　　D. 二者对随访早期的组间差别同样敏感

E. 二者对随访观察后期的组间差别同样敏感

4. Cox 回归模型要求两个不同个体在不同时刻 t 的风险函数之比(　　)

A. 随时间增加而增加

B. 随时间增加而减小

C. 开始随时间增加而增加,后来随时间增加而减小

D. 不随时间改变

E. 视具体情况而定

5. 多元线性回归、logistic 回归和 Cox 比例风险回归分析都可用于(　　)

A. 预测自变量　　B. 预测应变量 Y 取某个值的概率 P

C. 预测风险函数 H　　D. 筛选影响因素(自变量)

E. 克服共线性

二、简答题

1. 在临床实践中,有时用 Cox 模型分析的结果与医学实际不一致,原因有哪些? 试举例说明应用 Cox 模型的注意事项。

2. 随访资料的分析中,单因素和多因素分析的统计分析方法各有何特点?

3. 举例说明生存分析方法在临床疗效评价、疾病发生和预后分析中的应用。其结果变量各是什么?

4. 线性回归、logistic 回归和 Cox 模型有何异同点?

5. 简述期望寿命的含义及其应用。

6. 在肿瘤预后分析中,死于非肿瘤患者的数据怎样处理?

7. 生存分析可用于发病资料的分析吗? 请举例说明。

8. 生存时间能计算平均数、标准差吗?

三、计算分析题

1. 某研究者分别用免疫疗法、药物与免疫结合疗法治疗黑色素瘤患者,经随访得到各患者的生存时间(月)见表 18-13。

表 18-13　患者生存时间　　单位:月

BCG 治疗组	33.7^{+}	3.8	6.3	2.3	6.4	23.8^{+}	1.8	5.5	16.6^{+}	33.7^{+}	17.1^{+}	
药物和 BCG	4.3	26.9^{+}	21.4^{+}	18.1^{+}	5.8	3.0	11.0^{+}	22.1	23.0^{+}	6.8	10.8^{+}	2.8
结合治疗组	9.2	15.9	4.5	9.2	8.2^{+}	8.2^{+}	7.8^{+}					

(1) 试采用乘积极限法计算其生存率及其标准误。

(2) 对两组的生存率进行 log-rank 检验。

(3) 绘制生存曲线。

2. 研究者收集的女性心绞痛患者的生存数据见表 18-14。

(1) 试计算其生存率及其标准误。

(2) 绘制生存曲线并估计其中位生存时间。

表 18-14　女性心绞痛患者的生存时间(年)资料

诊断后时间/年	期初观察人数	失访人数	死亡人数
0~	555	0	82
1~	473	8	30
2~	435	8	27
3~	400	7	22
4~	371	7	26
5~	338	28	25
6~	285	31	20
7~	234	32	11
8~	191	24	14
9~	153	27	13
10~	113	22	5
11~	86	23	5
12~	58	18	5
13~	35	9	2
14~	24	7	3
≥15	14	11	3

3. 28名志愿者参加了一项戒烟计划来帮助他们戒烟(原先所有的都是吸烟者),随访了35周,另外收集了性别、年龄、教育年数等因素,见表18-15。其中戒烟成功赋值为1,戒烟失败为0;男性赋值为1,女性为2。试分析这些因素和戒烟成功时间是否有关。

表18-15 28名志愿者参与戒烟干预计划的情况

戒烟时间/周	戒烟成功与否	性别	年龄/岁	教育时间/年
1	0	1	61	10
1	0	1	65	18
3	0	1	52	12
4	0	1	56	9
5	0	1	63	9
5	0	1	58	10
8	0	1	56	9
8	1	1	58	8
8	0	1	52	8
8	0	1	49	10
23	0	1	52	10
6	0	2	67	11
7	0	2	58	17
9	1	2	56	12
13	0	2	62	10
15	1	2	50	11
16	0	2	67	7
20	1	2	55	14
22	0	2	58	13
32	1	2	52	10
19	1	2	49	14
24	0	2	58	10
25	0	2	55	9
11	0	1	55	10
17	0	1	49	10
28	1	2	48	16
35	1	2	48	12
23	0	2	47	9

ER 18-1 第十八章二维码资源

(宇传华 李秀央)

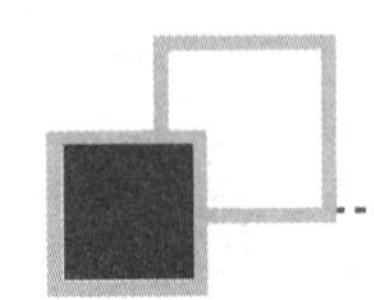

第十九章 聚类分析

分类(classification)是人类认识世界的重要手段。研究多变量分类问题有两种不同的统计分析方法,一种是分类情况未知,根据事物本身的特性进行分类,属无监督分类(unsupervised classification),如聚类分析(cluster analysis);另一种是已知分类情况,将未知个体归入正确类别,属有监督分类(supervised classification),如第十六章介绍的logistic回归和第二十章介绍的判别分析。本章主要介绍聚类分析常用的三种方法:系统聚类、k均值聚类和两步聚类。

第一节 概 述

一、聚类分析的基本思想

聚类分析的目的是把分类对象按照一定规则分成若干类,这些类不是事先给定的,而是根据数据的特征确定的,对类的数目和类的结构不作任何假定。聚类分析的基本思想是认为各事物具有不同程度的相似性,按照相似性归成若干类别,同一个类别内的事物之间具有较高的相似度,不同类别之间具有较大的差异性。

二、常用的聚类分析方法

用于聚类分析的原始资料包括 n 个观察单位(样品),每个样品测量了 p 个变量。例如,2017年度我国31个省市自治区医疗卫生服务观察指标的赋值和计量单位见表19-1,相关统计数据见表19-2。

表19-1 7个观察指标赋值和计量单位

指标	符号	计量单位
每千人口拥有医疗卫生机构床位数	X_1	张/千人
急诊病死率	X_2	%
居民平均就诊次数	X_3	次
病床使用率	X_4	%
出院者平均住院日	X_5	天
每千人口拥有卫生技术人员数	X_6	人/千人
居民年住院率	X_7	%

1. 按聚类对象划分

(1) 样品聚类:又称Q型聚类,相当于对表19-1数据中的行即“地区”分类,目的是找出样品间的共性以指导实际工作。

(2) 变量聚类:又称R型聚类,相当于对表19-1数据中的列即“指标”分类,目的是降维后便于在每类中选择有代表性的变量,或者利用少数几个重要变量进一步进行其他分析,如回归分析、Q型聚类或判别分析。

表 19-2 2017 年度我国 31 个省市自治区医疗卫生服务相关统计数据

地区	X_1	X_2	X_3	X_4	X_5	X_6	X_7
北京	5.56	0.09	10.35	82.44	10.08	11.33	15.10
天津	4.39	0.08	7.80	78.10	10.06	6.48	10.20
河北	5.25	0.15	5.75	83.72	8.79	5.66	15.60
山西	5.34	0.14	3.64	77.58	10.44	6.30	12.30
内蒙古	5.94	0.13	4.13	74.71	9.82	7.13	14.40
辽宁	6.83	0.13	4.59	81.98	10.47	6.66	16.80
吉林	5.66	0.10	3.99	77.59	9.38	6.18	14.10
黑龙江	6.38	0.40	3.11	78.93	10.45	6.05	16.00
上海	5.57	0.11	10.99	95.43	10.13	7.73	16.20
江苏	5.84	0.04	7.28	87.45	9.50	6.82	17.70
浙江	5.54	0.03	10.52	89.36	9.80	8.13	16.80
安徽	4.89	0.07	4.48	86.20	8.68	5.01	15.90
福建	4.66	0.03	5.79	83.09	8.63	5.92	14.10
江西	5.06	0.04	4.67	85.79	8.86	5.10	17.90
山东	5.84	0.16	6.44	83.41	8.63	6.88	18.20
河南	5.85	0.09	6.12	88.39	9.64	6.08	18.30
湖北	6.37	0.06	6.03	92.71	9.51	6.77	21.70
湖南	6.59	0.03	3.94	85.22	9.06	6.06	21.50
广东	4.41	0.03	7.49	84.03	8.69	6.33	14.60
广西	4.94	0.03	5.34	87.66	8.63	6.25	18.40
海南	4.53	0.03	5.36	81.09	8.88	6.52	12.60
重庆	6.71	0.08	5.06	84.13	9.31	6.23	22.30
四川	6.79	0.07	5.85	91.34	10.45	6.39	22.00
贵州	6.51	0.05	4.26	79.93	8.15	6.31	20.50
云南	5.72	0.04	5.30	83.19	8.51	5.91	18.60
西藏	4.78	0.05	4.75	72.09	8.72	4.90	9.90
陕西	6.29	0.08	4.99	83.67	9.05	8.09	19.60
甘肃	5.58	0.11	5.12	81.55	8.81	5.59	16.70
青海	6.41	0.18	4.26	70.64	8.98	6.98	16.30
宁夏	5.84	0.13	5.88	80.81	8.91	7.29	17.20
新疆	6.85	0.14	4.60	85.01	8.47	7.12	22.40

实质上,Q 型聚类和 R 型聚类在数学上是对称的,没有什么不同。从几何角度看,表 19-2 中的每一行或每一列表示空间中的一个点或一个向量。

2. 按聚类算法划分

(1) 系统聚类(hierarchical clustering):又称分层聚类。先将每个观测各自看成一类,然后按照一定的法则进行聚类,每次减少一类,直至所有的观测聚成一类为止。

(2) k 均值聚类(k-means clustering):是先给出一个初始的聚类方案,再按照某种最优法则逐步调整,直到得出最优的聚类方案。

（3）两步聚类(two step clustering):属于近年针对海量数据和复杂数据类型而发展出的智能聚类法,可自动判断聚类数,计算速度快。

三、相似性的度量

聚类分析方法是按观测(样品或变量)的数据特征进行分类的,同一类的观测在某种意义上倾向于彼此相似,而在不同类的观测倾向于彼此不相似。度量相似性(similarity)的统计量有两种:一种是距离,将 n 个样品中的每一个样品看作 p 维空间的一个点,在 p 维空间中定义距离,距离较近的点归为一类;另一种是相似系数,根据这个统计量将比较相似的变量归为一类。实际问题中,对样品聚类常用距离,对变量聚类常用相似系数。

1. 距离 第 i 个样品与第 j 个样品之间的距离用 d_{ij} 表示, d_{ij} 一般应满足下列条件: $d_{ij}=0(i=j)$,即样品自身间的距离为零; $d_{ij}\geqslant 0$,即距离值不为负值; $d_{ij}=d_{ji}$,即两点间的距离与方向无关; $d_{ij}\leqslant d_{ik}+d_{kj}$,即直线距离最近。

最常用的距离有欧氏距离、明氏距离和马氏距离。

（1）欧氏距离(Euclidean distance)

$$d_{ij}=\left(\sum_{k=1}^{p}(X_{ik}-X_{jk})^{2}\right)^{\frac{1}{2}} \tag{19-1}$$

其中 X_{ik} 和 X_{jk} 分别为第 i 个样品的第 k 个变量和第 j 个样品的第 k 个变量值, $i,j=1,2,\cdots,n$。

（2）明氏距离(Minkowski distance)

$$d_{ij}=\left(\sum_{k=1}^{p}|X_{ik}-X_{jk}|^{g}\right)^{1/g} \tag{19-2}$$

其中 g 一般为 1 或 2, $g=1$ 时为绝对值距离, $g=2$ 时为欧氏距离。

（3）马氏距离(Mahalanobis distance)

$$d_{ij}^{2}=(\mathbf{X}_i-\mathbf{X}_j)'\mathbf{S}^{-1}(\mathbf{X}_i-\mathbf{X}_j) \tag{19-3}$$

其中 $\mathbf{X}_i$ 和 $\mathbf{X}_j$ 分别为第 i 个样品和第 j 个样品的 p 个元素组成的向量, $\mathbf{s}$ 为 n 个样品的 $p\times p$ 协方差矩阵。当 $\mathbf{S}=\mathbf{I}$(单位阵)时,马氏距离就是欧氏距离的平方。

距离选择的基本原则:

（1）要考虑所选择的距离公式在实际应用中有明确的意义。如欧氏距离有非常明确的空间距离概念,马氏距离有消除量纲影响的作用。

（2）要综合考虑对样本观测数据的预处理和将要采用的聚类分析方法。如在进行聚类分析之前已经对变量作了标准化处理,则通常可采用欧氏距离。

（3）应根据研究对象的不同特点作出具体分析。实际中,聚类分析前可探索性地多选择几个距离公式分别进行聚类,然后对聚类分析的结果进行对比分析,以确定最合适的距离测度方法。

2. 相似系数 变量间的相似性,可以从它们的方向趋同性或"相关性"进行考察。相似系数应满足下列条件: $|S_{ij}|\leqslant 1$,即相似系数的大小在 -1 与 1 之间; $S_{ij}=S_{ji}$,即相似系数的大小与方向无关; $S_{ij}=\pm 1 \Leftrightarrow X_i=aX_j$, $a\neq 0$,即相似系数为 1,则两变量成比例关系; S_{ij} 越接近 1,变量 X_i 与变量 X_j 的关系越密切,性质越相近。

常用的相似系数有夹角余弦和相关系数。

（1）夹角余弦:夹角余弦作为变量间的相似性度量,没有考虑各变量的绝对长度,着重从形状方面反映它们之间的关系。记变量 X_i 与 X_j 的夹角余弦为 $\cos\theta_{ij}$,其中 $i,j=1,2,\cdots,p$,则有

$$S_{ij}=\cos\theta_{ij}=\frac{\sum_{k=1}^{n}X_{ik}X_{jk}}{\left(\sum_{k=1}^{n}X_{ik}^{2}\sum_{k=1}^{n}X_{jk}^{2}\right)^{\frac{1}{2}}} \tag{19-4}$$

（2）相关系数：变量 X_i 与 X_j 的 Pearson 相关系数为

$$S_{ij}=r_{ij}=\frac{\sum_{k=1}^{n}(X_{ik}-\overline{X}_i)(X_{jk}-\overline{X}_j)}{\left[\sum_{k=1}^{n}(X_{ik}-\overline{X}_i)^2\sum_{k=1}^{n}(X_{jk}-\overline{X}_j)^2\right]^{\frac{1}{2}}} \tag{19-5}$$

其中 $\overline{X}_i$ 表示第 i 个变量的平均数。

适用于等级变量的相关系数有 Spearman 秩相关系数和 Kendall 秩相关系数。对于分类变量，常用列联系数表示其相似程度。

第二节 系统聚类

一、基本思想

系统聚类是目前使用最多的一种聚类方法，可以用于样品聚类和变量聚类。其基本思想是：先将需要聚类的观测（样品或变量）各自看成一类，计算类间相似性度量矩阵，选择最接近的两类合并成一个新类，计算新类与其他各类之间的距离，再选择最接近的两类合并成一个新类，直到所有的观测都合并成一类为止。

系统聚类不指定具体的类别个数，而只关注类之间的远近，最终会形成一个树形图或谱系图（dendrogram）。谱系图中聚类结果呈嵌套关系或者层次关系，分层聚类由此得名。有关该方法的研究内容相当丰富，而且许多统计软件（如 SAS、SPSS、Stata、R）中都有专门的程序。

二、类间距离

系统聚类过程中，当对观测进行了第一次归类后，某一类含有多个观测，就需要定义新类与其余类间的距离。由于类的形状多种多样，所以类与类之间的距离也有多种计算方法。类与类之间距离的定义不同，即指定类的邻近准则不同，得到计算类之间距离的公式也不同，最终计算出的距离大小也就不同。

常用的六种距离计算方法如下：

（1）最短距离法以两类间最近的两样品之间的距离作为类间距离。

（2）最长距离法以两类间最远的两样品之间的距离作为类间距离。

（3）中间距离法是介于最短距离与最长距离两者中间的距离。

（4）重心法以两类重心（均数）之间的距离作为类间距离。

（5）类平均法以两类样品两两之间平方距离的平均数作为类间距离。由于该方法较好地利用了所有样品之间的信息，通常被认为是一种较好的聚类算法。

（6）离差平方和法又称 Ward 法。类中各样品到类重心的平方欧氏距离之和称为（类内）离差平方和。随着类的不断合并，类内的离差平方和会不断增大，选择使离差平方和增加最小的两类进行合并。该方法计算的类间距离受两类中样品数的影响较大，两个大类之间由于有较大的距离不易合并，这往往正符合对聚类的实际要求。

用 G_p、G_q 分别表示两类，各自含有 n_p、n_q 个样品或变量。设某一步把类 G_p 和 G_q 合并为 G_r，G_r 与其他类 C_k 的六种距离计算公式，维希特（Wishart，1969）用统一形式表示为

$$D_{kr}^2=a_pD_{kp}^2+a_qD_{kq}^2+\beta D_{pq}^2+\gamma\left|D_{kp}^2-D_{kq}^2\right| \tag{19-6}$$

其中，D_{ij} 为类 G_i 和类 G_j 之间的距离，a_p、a_q、β 和 γ 针对不同的类间距离计算方法的取值见表 19-3。

表 19-3 类间距离统一公式参数表

方法	a_p	a_q	β	γ
最短距离法	1/2	1/2	0	-1/2
最长距离法	1/2	1/2	0	1/2
中间距离法	1/2	1/2	-1/4	0
重心法	n_p/n_r	n_q/n_r	$-(n_p/n_r)(n_q/n_r)$	0
类平均法	n_p/n_r	n_q/n_r	0	0
离差平方和法	$\frac{n_k+n_p}{n_k+n_r}$	$\frac{n_k+n_q}{n_k+n_r}$	$-\frac{n_k}{n_k+n_r}$	0

注意:以上六种方法的选取没有一个统一的标准,类平均法和离差平方和法最常用,重心法和离差平方和法只能用于样品聚类且必须用欧氏距离。

三、实例分析

例 19-1 试用系统聚类法将表 19-2 中 31 个地区和 7 个指标分别进行聚类分析。

1. 样品聚类 样品聚类属于 Q 型聚类,为了消除原始数据量纲的影响,将原始数据进行标准正态变换处理。样品间相似性选择欧氏距离,类间距离选择离差平方和法进行聚类。聚类谱系图见图 19-1,可以看出聚为四类效果较好。

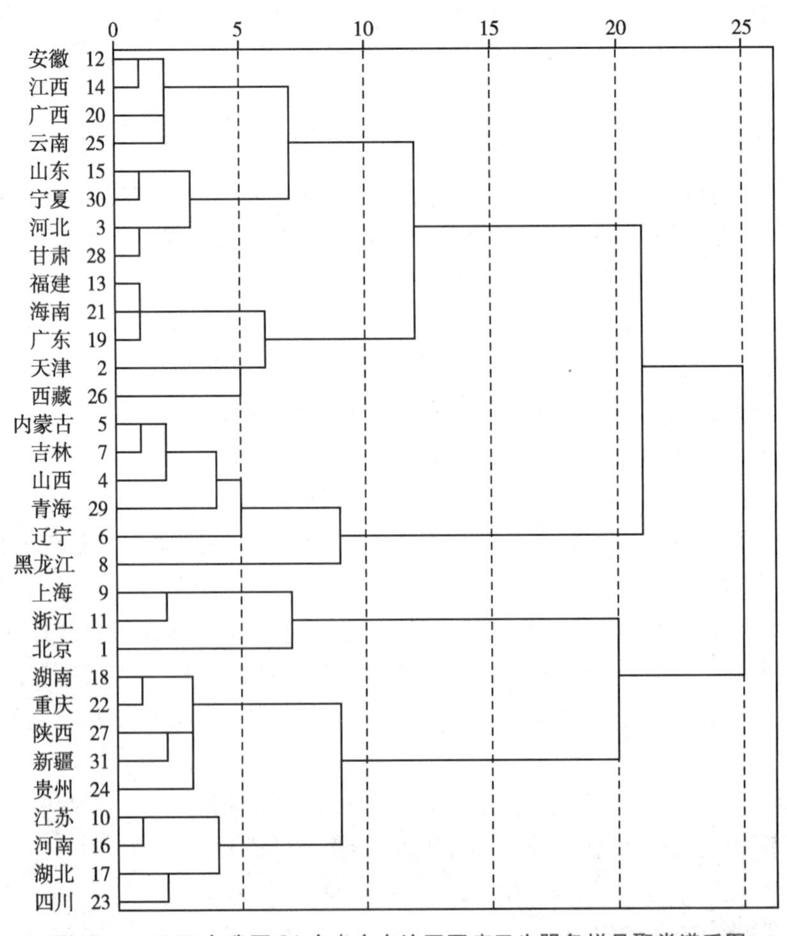

图 19-1 2017 年我国 31 个省市自治区医疗卫生服务样品聚类谱系图

最终聚类结果为：

第一类：安徽，江西，广西，云南，山东，宁夏，河北，甘肃，福建，海南，广东，天津，西藏。

第二类：内蒙古，吉林，山西，青海，辽宁，黑龙江。

第三类：上海，浙江，北京。

第四类：湖南，重庆，陕西，新疆，贵州，江苏，河南，湖北，四川。

分类结果表明我国 31 个省市自治区总体医疗卫生资源分配很不均衡。北京、上海以及浙江 3 个地区的医疗卫生资源利用率较高，卫生服务条件在全国居于领先；中西部几个经济比较落后的省份（自治区、直辖市）医疗卫生服务条件以及卫生资源不理想，其他地区医疗卫生资源及服务条件尚可。

2. 变量聚类 变量聚类属于 R 型聚类，变量间相似性选择 Pearson 相关系数，类间距离采用类平均法进行聚类分析。聚类谱系图见图 19-2，可以看出聚为三类效果较好。

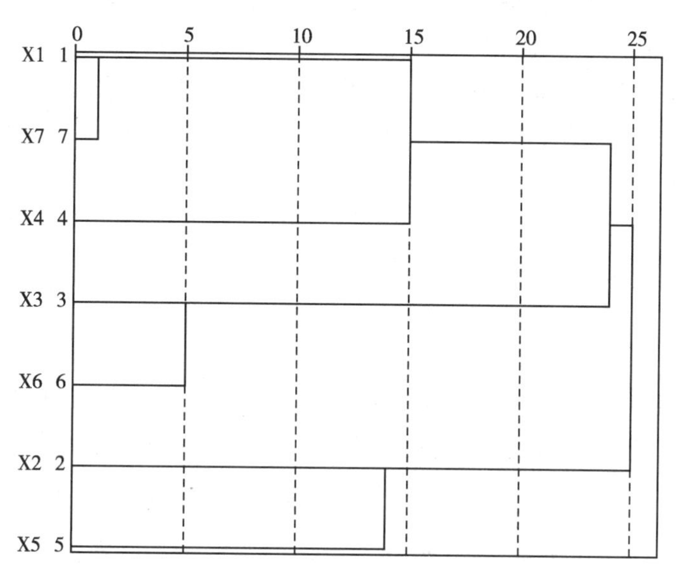

图 19-2 2017 年我国 31 个省市自治区医疗卫生服务指标聚类谱系图

最终聚类结果为

第一类：X_1 每千人口拥有医疗卫生机构床位数，X_4 病床使用率，X_7 居民年住院率。

第二类：X_3 居民平均就诊次数，X_6 每千人口拥有卫生技术人员数。

第三类：X_2 急诊病死率，X_5 出院者平均住院日。

第三节 k 均值聚类与两步聚类

系统聚类特别适用于小样本情形，需要嵌套聚类并得到有意义的层次结构。对样品聚类，如果样本量很大，用系统聚类法的计算量极大，作出的树状图也十分复杂，不便于分析，此时可采用 k 均值聚类或两步聚类。

一、k 均值聚类

1. 基本思想 k 均值聚类中的 k 表示聚类算法中的分类数，k 均值聚类即用均数算法把样品分成 k 个类的聚类方法。k 均值聚类分析事先要给定类别数 k，进行初始分类；然后按照某种准则对这一初始分类进行逐步修改，直到分类的结果比较合理（稳定）为止。见图 19-3。

2. 方法步骤

（1）选择初始凝聚点（质心）：从数据中随机抽取 k 个点作为初始聚类的中心来代表各个类。

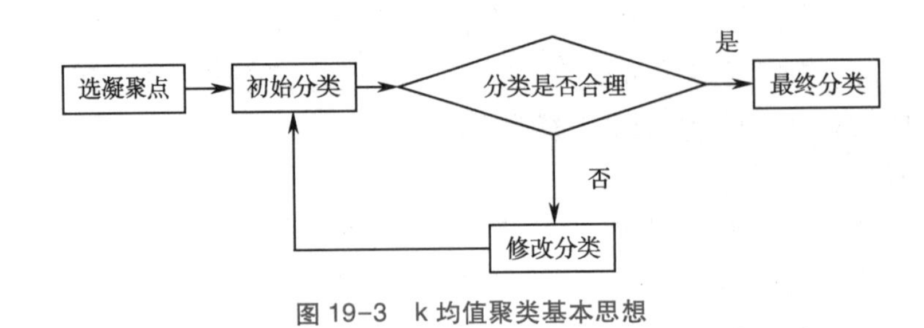

图 19-3　k 均值聚类基本思想

（2）初始分类：根据欧氏距离最小原则，将每个数据点划分到离它最近的那个凝聚点所代表的类中。

（3）重新计算凝聚点：根据均数等方法，重新计算每个类的质心。

（4）修改分类：重复第二步和第三步，用计算出的凝聚点重新进行聚类。

（5）聚类完成：每一类均稳定即凝聚点不再发生变化时，聚类过程结束，得到最终分类。

聚类修改过程中，每一步都要修改每一类的凝聚点，重新扫描待分类的全部样品，这样每一样品不再唯一归属于聚类过程中形成的某一临时的类（中间类）；反之，每一中间类也不再拥有固定不变的样品，每一样品在每一步均可按某种原则出入每一中间类，这样每一中间类的样品在每一步都是可变的、动态的，在这个意义上称为动态聚类或逐步聚类。该方法计算速度较快，因此也称为快速聚类法。

3. 实例分析

例 19-2　测得 219 名 65 岁以上老年人 5 项认知及行为量表得分，分别为临床痴呆量评定量表（CDR）、阿尔茨海默病评定量表（ADAS）、简易精神状态量表（MMSE）、功能活动调查表（FAQ）、听觉词语学习测验量表（RAVLT），见表 19-4。试用 k 均值聚类法将 219 名老年人进行分类。

表 19-4　219 名老年人 5 项认知及行为量表得分

ID	CDR	ADAS	MMSE	FAQ	RAVLT
1	2.0	13.00	24	5	22
2	2.0	14.67	25	3	23
3	1.0	4.67	28	1	22
4	1.0	20.33	27	2	25
5	5.0	19.00	22	17	18
6	0.5	9.00	28	3	27
7	4.0	24.33	23	15	17
8	1.5	16.00	25	2	20
9	1.0	25.00	26	6	13
10	2.0	14.33	26	6	20
⋮	⋮	⋮	⋮	⋮	⋮
218	6.0	24.00	24	23	18
219	5.0	8.00	28	16	17

从原始数据可以看出，尽管都是量表得分，其量纲相同，但分布差异较大，需先将数据进行标准正态变换处理。采用 SPSS 软件分析，指定分类数为 2，经过数次迭代，聚类中心没有改动或改动较小达到收敛，得到最终的类别凝聚点，实质为每个类别中各个变量上的均数，见表 19-5。

表 19-5 k 均值聚类各类别凝聚点

聚类编号	频数	CDR	ADAS	MMSE	FAQ	RAVLT
1	137	1.887	11.661	26.781	4.285	28.329
2	82	3.707	18.366	23.963	11.366	20.671
合计	219	2.569	14.172	25.726	6.936	25.461

最终得到各类别的聚类特征如下：

第一类，共 137 人，MMSE、RAVLT 得分较高，CDR、ADAS、FAQ 得分较低，此类中的老年人精神状态较好、学习能力较强、社会活动能力较强、阿尔茨海默病评分较低，是正常老化的老年人。

第二类，共 82 人，CDR、ADAS、FAQ 得分较高，MMSE、RAVLT 得分较低，此类中的老年人精神状态和大脑学习能力较差、社会活动能力较弱、阿尔茨海默病评分较高，是认知能力较差的老年人。

4. 注意事项

（1）类别数 k 值的估计：k 均值聚类算法的一个特点是需要事先预测类别的个数，也就是确定 k 的取值。实际问题中，可以尝试 k 取不同的值，然后在具体问题中评价这几个聚类的效果，最后取效果较好的 k 值。也可与系统聚类结合，即首先采用系统聚类法确定一个粗的类别个数，并找到一个初始聚类，然后用 k 均值聚类来改进该聚类。

（2）初始质心的选取：k 均值聚类的结果依赖于初始质心的选择。常见的方法是随机选取初始质心，或者从系统聚类中提取 k 个类，并用这些类的质心作为初始质心。

（3）距离的度量：常用的距离度量方法为欧氏距离。欧氏距离会受变量不同单位量纲的影响，所以一般需要先进行标准化，距离越大，样品间差异越大。

（4）算法停止条件：一般是目标函数达到最优或者达到最大的迭代次数即可终止。对于不同的距离度量，目标函数往往不同。当采用欧氏距离时，目标函数一般为最小化样品到其类质心距离的平方和。

（5）其他：k 均值聚类方法只适用于样品聚类，且只能使用连续型变量。另外该方法对离群值（outlier）敏感，少量的离群值就能够对均数产生较大影响，从而影响聚类结果。

二、两步聚类

1. 基本思想 两步聚类是针对快速处理大数据集而发展出的智能聚类法。两步聚类顾名思义就是将聚类过程分成两个步骤进行，第一步是预聚类，也就是初步归类，此时最大类别数可以由用户自己指定；第二步是正式聚类，在第一步结果的基础上进行再聚类并确定最终的聚类方案。

2. 方法步骤

（1）预聚类：即构建和修改聚类特征（cluster feature，CF）树。开始时将第一个观测放在树的叶节点上，它有该观测的变量信息，随后每个观测按照相似性准则，即距离最短原则，被加到一个最相似的节点上或形成一个新节点，包括多个观测的节点综合了这些观测的变量信息。因此 CF 树包含了所有观测的变量信息。

（2）正式聚类：用系统聚类算法将 CF 树的叶节点分组，它可以产生聚类数的一个范围。根据贝叶斯信息准则（Bayesian information criterion，BIC）的大小，以及类间最短距离的变化情况来自动确定最佳的类别数。BIC 值越小越好，当结果中出现 BIC 值随着聚类数增加而减少时，需要同时权衡 BIC 变化比率和距离测量比率，一个较为理想的聚类结果要求二者均比较大。

3. 实例分析

例 19-3 试采用两步聚类对例 19-2 的数据进行分类。

采用 SPSS 软件,自动确定分类数为 2 时,BIC 值虽然随着类数增加而减少,但 BIC 变化比率和距离测量比率均达到最大,因此分成两类是合适的,见表 19-6。

表 19-6 不同聚类数的聚类统计量

聚类数	BIC	BIC 变化量[a]	BIC 变化比率[b]	距离测量比率[c]
1	810.384	—	—	—
2	665.223	-145.161	1.000	2.964
3	651.947	-13.276	0.091	1.121
4	645.929	-6.018	0.041	2.094
5	671.210	25.281	-0.174	1.011
6	696.790	25.579	-0.176	1.335
7	729.474	32.684	-0.225	1.270
8	766.670	37.196	-0.256	1.100
9	805.387	38.717	-0.267	1.079
10	845.215	39.828	-0.274	1.040
11	885.587	40.373	-0.278	1.012
12	926.126	40.539	-0.279	1.120
13	968.100	41.974	-0.289	1.063
14	1010.780	42.680	-0.294	1.035
15	1053.835	43.055	-0.297	1.056

[a] 与上一个聚类数相比 BIC 的变化量;[b] 与聚类数为 2 相比 BIC 的变化率;[c] 与上一个聚类相比距离测量的比值

表 19-7 给出各类别中各个变量的质心,实质为各类别各变量的均数,有助于分析各类别的具体特征。第一类 133 人,第二类 86 人,两类的类内特征与 k 均值聚类结果相似,不再赘述。

表 19-7 两步聚类各类别质心

聚类编号	例数	CDR	ADAS	MMSE	FAQ	RAVLT
1	133	1.805	11.752	26.722	3.940	28.022
2	86	3.750	17.914	24.186	11.570	21.500
合计	219	2.569	14.179	25.726	6.936	25.461

4. 注意事项

(1) 距离测量:两步聚类的两个步骤中都采用了距离测度,如果聚类变量只含连续变量,样品间距离可以使用欧氏距离,也可以使用对数极大似然值;如果同时包含连续变量和分类变量,则必须使用对数似然值进行样品间距离测量。

(2) 类别数的确定:两步聚类可以根据 BIC 或 AIC 等指标自动确定最佳聚类个数,有利于研究者在无任何先验知识时进行探索性聚类分析。

(3) 聚类变量:两步聚类能够同时对连续变量和分类变量进行聚类,前提假设是变量间彼此独立,分类变量服从多项分布,连续变量服从正态分布。

第四节 聚类分析中应注意的问题

一、聚类分析的一般步骤

1. **定义聚类问题** 聚类分析广泛应用于模式识别、数据挖掘、图像处理和市场分析等领域。如根据儿童生长发育指标对其营养状态进行分类；对新发现的物种进行属性的归类；生物信息学中进行序列分析和遗传聚类；对居民人均年生活消费支出情况分类；用于医疗图像分割；发现不同的客户群及其特征等。聚类分析也可以作为其他算法的预处理步骤。

2. **选择聚类的变量及其预处理** 选择可能对识别和理解数据中不同观测的分类有重要影响的变量。由于不同变量可能有不同的量纲或变化范围，通常需对变量作标准化变换或极差变换，以免那些变化范围大的变量对结果有不成比例的影响。其他预处理方法还有剔除无效变量（变量值变化很小）和缺失值过多的变量等。

3. **选定某种相似性度量** 虽然不同的聚类算法差异很大，但是通常需要首先计算被聚类的样品之间的距离或变量之间的相似系数。

4. **选择聚类方法** 针对不同类型和不同样本量的数据，选择不同的聚类方法。一般小样本数据可以用系统聚类，大样本数据用 k 均值聚类，当聚类变量既有连续变量又有分类变量时，可以用两步聚类。本章介绍的三种常用聚类方法的比较见表 19-8。

表 19-8 三种常用的聚类方法比较

优缺点	系统聚类	k 均值聚类	两步聚类
优点	能够直观展现数据层次结构，易于理解 可以基于层次选择类别数或者类别的范围 可以对样品或者变量进行聚类 提供的聚类统计量包括相似性和类间距离非常丰富	适用于大样本 属于快速聚类，计算效率高 属于动态聚类，确定最终分类之前，中间类的样品是可变的	适用于大样本 数据可同时包含连续变量和分类变量 可以自动给出聚类数 显示聚类变量重要性和各类别的特征
缺点	反复计算距离，当样本量太大或变量较多时，运算速度较慢，不适合样本量大的情形 一旦样品或变量被划定在了某一类，之后其分类结果不会更改	需要事先指定类的个数 聚类变量为连续变量 只能用于样品聚类。对离群值敏感	只能用于样品聚类 对数据要求较高，所有变量独立，且分类变量服从多项分布，连续变量服从正态分布

5. **确定最佳分类（类别数）** 在确定最终聚类方案时必须确定类的数目，通常尝试不同的类别数并进行比较。衡量一个聚类结果的好坏主要有以下两个方面：①在同一类别的内部，观测是否具有高度的相似性；②不同类别的观测间是否几乎不具有相似性。

6. **聚类结果的分析与验证** 对结果进行描述与解释，是聚类分析的一个重要环节。获得最终的聚类解决方案后，结合专业知识和结果的可视化，通过类别特征的描述等评估聚类结果。分类后单变量时应用方差分析，多变量时应用多元方差分析检验类间差异有无统计学意义。对聚类方案的验证，是指如果采用不同的聚类方法或者不同的样本，是否会产生相同的类。

二、注意事项

1. **分类数的确定** 分类数的确定是聚类分析的重要问题之一。由于类的结构难以统一定义，加上聚类分析本质是探索性分析，仅提供一些辅助确定类别个数的方法作为实际参考。①当样品只有两个或三个变量时，可参考观测数据的散点图来确定类别个数。②通过观察系统聚类的谱系图，征求专家的意见，给定一个合适的类间距的阈值 d^*，要求类与类之间的距离大于 d^*。③使用统计量，如 R^2 统计量、半偏 R^2 统计量、伪 F 统计量、伪 t^2 统计量、立方聚类准则（cubic clustering criterion，CCC）等。比较理想的聚类结果是 R^2 和伪 F 统计量尽可能大而类的个数尽可能少；半偏 R^2 或伪 t^2 统计量的值越大，说明上一步合并后停止合并的效果较好；在均匀的原假设下，大的 CCC 值表示好的聚类，峰值表示建议分类数。

SAS 的 PROC CLUSTER 过程输出 PSEUDO 选项和 CCC 选项。PSEUDO 选项要求计算伪 F、伪 t^2、R^2 和半偏 R^2 统计量，CCC 选项要求计算 R^2、半偏 R^2 和 CCC 统计量。以上统计量的计算请参考专业书籍。

2. 聚类结果的稳定性 聚类分析可采用不同的相似性度量，不同的聚类方法，加上最终类别数的确定，会得到不同的聚类结果。选择最终的聚类方案需要研究者的主观判断和后续的分析。研究者在使用聚类分析时应特别注意可能影响结果的因素，如增加或删除一些变量对聚类的影响；离群值对结果通常有较大影响；聚类算法要比距离测量方法对聚类结果影响更大。实际工作中，可以对同一数据集使用不同的聚类方法，并通过类别的数量、各类别中样品的分布、类别特征等方面观察比较聚类结果的稳定性。

3. 代表性变量的选择 变量聚类后，如果各类中变量较多，可从每类中选一个代表性变量。一个简单的方法是计算每一变量与同类其他变量的相关指数（即相关系数平方）的平均数，取其中较大者对应的变量作为该类的代表性变量。

4. 其他聚类方法 有关其他传统聚类方法，如模糊聚类和有序样品聚类等请参考专业书籍。其中有序样品聚类适用于原始资料中样品按某种特征有序排列，聚类时不能打乱原有次序。例如，为了表示不同年龄段儿童的生长发育规律，根据某些能反映生长发育特征的变量，按年龄段进行聚类时，年龄次序不能打乱。对有序样品聚类的方法采用最优分割法。

5. 聚类分析与其他方法的关系 多元回归分析中，自变量较多而相关性又较大时，可以先对自变量进行变量聚类选出代表性变量，然后再与因变量作回归分析。样品聚类也可与回归分析结合使用，即先对样品进行聚类，然后对每类各自拟合一个回归方程。

对未知分类的总体，经常根据已有观测先进行聚类分析建立分类，再对新的观测进行判别分析，即先聚类后判别。另外，传统的聚类和判别分析已经比较成功地解决了低维数据的分类问题，对于高维数据的分类更多采用机器学习的方法，如决策树、支持向量机、随机森林、最近邻分类、神经网络等，请参见第二十八章健康医疗大数据简介。

Summary

This chapter addresses a classification problem which aims to discover some natural subgroups or clusters ofobservations in a multivariate data set. The goal of performing a cluster analysis is to classify observations into groups in such a way that objects in the same group are more similar to each other than to those in other groups. Section 1 introduces the key ideas underlying cluster analysis, clustering methods, and similarity measures. Typically, the data used to form clusters is a table where each column represents a variable and each row represents an observation. A similarity measure is defined to measure the "closeness" of the observations. The "closer" they are, the more similar they are. Section 2 introduces hierarchical clustering algorithms which are frequently used in practice. They start from the finest possible structure (each data point forms a cluster), then compute the distance matrix for the clusters and merge the clusters that have the smallest distance. This step is repeated until all points are grouped in one cluster. The result of hierarchical clustering is often visualized using a tree-like diagram called a dendrogram. Section 3 introduces non-hierarchical clustering techniques, including k-means clustering and two-step clustering. For k-means clustering, the number of clusters is pre-defined, then an iterative process is repeated until a certain score is optimized. Two-step clustering is best for handling larger datasets that would otherwise take too much time to compute with hierarchical methods. Section 4 summarizes some considerations while performing cluster analysis.

练 习 题

一、简答题

1. 简述系统聚类的基本思想及其聚类过程。
2. 简述 k 均值聚类的聚类过程,指出其优缺点。
3. 实际应用中如何合理选择聚类分析方法?

二、计算分析题

1. 对 10 名女排运动员的 7 项运动指标进行测定,分别为 800 米跑、立定三级跳远、仰卧起坐、3 米折返跑、思维灵敏性、运动知觉和适竞感的时间,用 $X_1 \sim X_7$ 表示,见表 19-9。试用系统聚类法分别将 7 项运动指标和 10 名运动员归类,绘制谱系图。

表 19-9 女排运动员 7 项运动指标测定

编号	X_1	X_2	X_3	X_4	X_5	X_6	X_7
1	145.03	8.30	60.00	9.35	0.58	0.04	5.60
2	146.25	7.81	62.00	9.56	0.63	0.05	6.00
3	146.13	7.65	61.50	9.69	0.66	0.06	6.30
4	147.13	7.83	61.00	9.73	0.70	0.05	6.43
5	148.34	7.95	61.00	9.68	0.70	0.06	6.76
6	149.20	8.29	62.00	9.86	0.68	0.05	7.10
7	149.84	8.22	61.80	9.72	0.72	0.06	6.93
8	150.76	7.14	61.00	9.80	0.77	0.07	7.42
9	148.42	7.83	62.00	9.60	0.80	0.07	7.70
10	148.39	8.21	62.50	9.68	0.81	0.07	7.75

2. 对例 19-1 的数据进行样品聚类,选择欧氏距离下的最长距离法进行系统聚类并绘制谱系图,对比聚类结果是否有差异。

3. 有研究者对 10 名小学生进行了六项智力测验,分别为常识、算术、理解、填图、积木、译码,用 $X_1 \sim X_6$ 表示,见表 19-10。试对 10 名小学生进行分类。

表 19-10　某小学 10 名小学生六项智力测验记分表

编号	X_1	X_2	X_3	X_4	X_5	X_6
1	14	13	28	14	22	39
2	10	14	15	14	34	35
3	11	12	19	13	24	39
4	7	7	7	9	20	23
5	13	12	24	12	26	38
6	19	14	22	16	23	37
7	20	16	26	21	38	69
8	9	10	14	9	31	46
9	9	8	15	13	14	46
10	9	9	12	10	23	46

4. 寻找一个实例，运用不同方法进行聚类分析，并比较聚类结果。

ER 19-1　第十九章二维码资源

（余红梅　刘沛）

第二十章　判别分析

聚类分析和判别分析是多变量数据分类的两种基本方法。上一章聚类分析是对未知分类的数据进行分类,而本章介绍的判别分析(discriminant analysis)是对已知分类的数据建立分类规则,然后把未知分类的样本归类到已知的类别中。

第一节　距离判别

一、类与距离

假定已知有2个类 G_1, G_2,均数向量和协方差矩阵分别为 $\boldsymbol{\mu}_1$, Σ_1 和 $\boldsymbol{\mu}_2$, Σ_2。对于一个新样本 $\mathbf{X}$,定义 $\mathbf{X}$ 的 G_1、G_2 的距离函数(常用距离函数见第十九章第一节有关"相似性的度量"内容)分别为 $d(\mathbf{X},G_1)$ 和 $d(\mathbf{X},G_2)$。

如果 $d(\mathbf{X},G_1)<d(\mathbf{X},G_2)$,则 $\mathbf{X}\in G_1$;

如果 $d(\mathbf{X},G_2)<d(\mathbf{X},G_1)$,则 $\mathbf{X}\in G_2$;

如果 $d(\mathbf{X},G_1)=d(\mathbf{X},G_2)$,则不能区分。

假定训练样本有 k 个类,采用马氏距离(公式19-3)作为距离函数,计算 $\mathbf{X}$ 与各类的距离:

$$d^2(\mathbf{X},G_i)=(\mathbf{X}-\boldsymbol{\mu}_i)'\Sigma_i^{-1}(\mathbf{X}-\boldsymbol{\mu}_i),\quad i=1,2,\cdots,k \tag{20-1}$$

二、判别函数与判别准则

1. 当 $\Sigma_1=\Sigma_2=\Sigma$ 时

$$d^2(\mathbf{X},G_2)-d^2(\mathbf{X},G_1)=2\left[\mathbf{X}-\frac{1}{2}(\boldsymbol{\mu}_1+\boldsymbol{\mu}_2)\right]'\Sigma^{-1}(\boldsymbol{\mu}_1-\boldsymbol{\mu}_2) \tag{20-2}$$

令 $\bar{\boldsymbol{\mu}}=\frac{1}{2}(\boldsymbol{\mu}_1+\boldsymbol{\mu}_2)$,建立判别函数

$$W(\mathbf{X})=(\mathbf{X}-\bar{\boldsymbol{\mu}})'\Sigma^{-1}(\boldsymbol{\mu}_1-\boldsymbol{\mu}_2) \tag{20-3}$$

判别准则:

$$\begin{cases}\text{当 } W(\mathbf{X})>0\text{,即 } d^2(\mathbf{X},G_2)>d^2(\mathbf{X},G_1)\text{ 时, } \mathbf{X}\in G_1\\ \text{当 } W(\mathbf{X})<0\text{,即 } d^2(\mathbf{X},G_2)<d^2(\mathbf{X},G_1)\text{ 时, } \mathbf{X}\in G_2\\ \text{当 } W(\mathbf{X})=0\text{,即 } d^2(\mathbf{X},G_2)=d^2(\mathbf{X},G_1)\text{ 时,不能区分}\end{cases}$$

当 Σ, $\boldsymbol{\mu}_1$, $\boldsymbol{\mu}_2$ 已知时,用公式(20-3)计算 $W(X)$。当 Σ, $\boldsymbol{\mu}_1$, $\boldsymbol{\mu}_2$ 未知时,可通过样本统计量来估计,即

$$W(\mathbf{X})=(\mathbf{X}-\bar{\mathbf{X}}_c)'\mathbf{S}_c^{-1}(\bar{\mathbf{X}}_1-\bar{\mathbf{X}}_2) \tag{20-4}$$

其中 $\bar{\mathbf{X}}_c=\frac{1}{2}(\bar{\mathbf{X}}_1+\bar{\mathbf{X}}_2)$, $\mathbf{S}_c$ 为合并样本协方差矩阵。

2. 当$\Sigma_1 \neq \Sigma_2$时

$$W(\mathbf{X}) = d^2(\mathbf{X},G_2) - d^2(\mathbf{X},G_1)$$
$$= (\mathbf{X}-\mu_2)'(\Sigma_2)^{-1}(\mathbf{X}-\mu_2) - (\mathbf{X}-\mu_1)'(\Sigma_1)^{-1}(\mathbf{X}-\mu_1) \quad (20\text{-}5)$$

按距离最近准则,类似地有

$$\begin{cases} 当 W(\mathbf{X})>0,即 d^2(\mathbf{X},G_2)>d^2(\mathbf{X},G_1)时, \mathbf{X}\in G_1 \\ 当 W(\mathbf{X})<0,即 d^2(\mathbf{X},G_2)<d^2(\mathbf{X},G_1)时, \mathbf{X}\in G_2 \\ 当 W(\mathbf{X})=0,即 d^2(\mathbf{X},G_2)=d^2(\mathbf{X},G_1)时,待判 \end{cases}$$

公式(20-4)为线性判别函数(linear discriminant function),公式(20-5)为非线性判别函数。

3. 对判别效果作检验　距离判别分析是假设两组样品取自不同类别,如果两个类的均数向量差异无统计学意义,作判别分析意义不大。所谓判别效果的检验就是检验两个正态总体的均数向量是否相等,检验统计量为

$$F = \frac{(n_1+n_2-2)-p+1}{(n_1+n_2-2)p}T^2 \quad (20\text{-}6)$$

式中

$$T^2 = (n_1+n_2-2)\left[\sqrt{\frac{n_1 n_2}{n_1+n_2}}(\bar{\mathbf{X}}_1-\bar{\mathbf{X}}_2)'\mathbf{S}_c^{-1} \cdot \sqrt{\frac{n_1 n_2}{n_1+n_2}}(\bar{\mathbf{X}}_1-\bar{\mathbf{X}}_2)\right] \quad (20\text{-}7)$$

F服从$F_{(p,n_1+n_2-p-1)}$分布,得到检验统计量F后,可查F界值表作结论。

例 20-1　复杂的结构性心脏病需要进行体外循环心脏手术,这类患者一般手术时间长,病情危重,术后感染风险大。某研究者欲通过患者手术时体外循环转流时间X_1(min)、阻闭时间X_2(min)和手术当日引流量X_3(ml)三个指标对患者术后是否会发生感染进行分类预测,以便为做好预防提供参考,特收集了54例手术患者的数据,其中发生感染18例,未发生感染36例(表20-1),试作判别分析。

表 20-1　54 例心脏手术患者术后感染情况判别分析结果*

类别	编号	观测值			$W(\mathbf{X})$	判别结果
		X_1/min	X_2/min	X_3/ml		
0	1	121	85	200	2.71	0
0	2	93	50	210	4.11	0
⋮	⋮	⋮	⋮	⋮	⋮	⋮
1	50	132	72	410	1.94	0
1	51	180	111	195	-1.06	1
1	52	242	118	330	-5.21	1
1	53	260	96	315	-16.53	1
1	54	239	116	250	-5.13	1

* 类别=0表示未发生感染,类别=1表示发生感染

(1) 计算两类的均数向量、协方差矩阵及合并协方差矩阵。

第一类(未感染)均数向量和协方差矩阵:

$$\bar{\mathbf{X}}_1 = \begin{bmatrix} 118.31 \\ 58.81 \\ 525.14 \end{bmatrix}, \quad \mathbf{S}_1 = \begin{bmatrix} 1\,295.93 & 771.63 & 1\,911.96 \\ 771.63 & 588.16 & 1\,386.74 \\ 1\,911.96 & 1\,386.74 & 168\,963.55 \end{bmatrix}$$

第二类(感染)均数向量和协方差矩阵:

$$\bar{\mathbf{X}}_2=\begin{bmatrix}206.17\\99.56\\462.50\end{bmatrix},\quad \mathbf{S}_2=\begin{bmatrix}1\,720.85 & 655.37 & 1\,008.97\\655.37 & 562.85 & 1\,181.77\\1\,008.97 & 1\,181.77 & 49\,306.62\end{bmatrix}$$

合并协方差矩阵

$$\mathbf{S}_c=\begin{bmatrix}1\,434.85 & 733.62 & 1\,616.75\\733.62 & 579.89 & 1\,319.73\\1\,616.75 & 1\,319.73 & 129\,844.94\end{bmatrix}$$

合并协方差矩阵的逆

$$\mathbf{S}_c^{-1}=\begin{bmatrix}0.001\,973\,461\,0 & -0.002\,498\,501\,1 & 0.000\,000\,822\,2\\-0.002\,498\,501\,1 & 0.004\,928\,526\,3 & -0.000\,018\,983\,2\\0.000\,000\,822\,2 & -0.000\,018\,983\,2 & 0.000\,007\,884\,2\end{bmatrix}$$

（2）判别归类：两类均数向量的差为

$$\bar{\mathbf{X}}_1-\bar{\mathbf{X}}_2=\begin{bmatrix}-87.86\\-40.75\\61.64\end{bmatrix}$$

$$\bar{\mathbf{X}}=\frac{1}{2}(\bar{\mathbf{X}}_1+\bar{\mathbf{X}}_2)=\begin{bmatrix}162.24\\79.19\\494.32\end{bmatrix}$$

$$\mathbf{S}_c^{-1}(\bar{\mathbf{X}}_1-\bar{\mathbf{X}}_2)=\begin{bmatrix}-0.071\,523\,725\\0.017\,510\,740\\0.001\,187\,313\end{bmatrix}$$

代入公式(20-4)得

$$\begin{aligned}W(\mathbf{X})&=(\mathbf{X}-\bar{\mathbf{X}})'\mathbf{S}_c^{-1}(\bar{\mathbf{X}}_1-\bar{\mathbf{X}}_2)\\&=(X_1-162.24\quad X_2-79.185\quad X_3-494.32)\begin{bmatrix}-0.071\,523\,725\\0.017\,510\,740\\0.001\,187\,313\end{bmatrix}\\&=-0.071\,5X_1+0.017\,5X_2+0.001\,2X_3+9.63\end{aligned}$$

代入样品值，表 20-1 中 $W(\mathbf{X})>0$ 为第一类，即未感染组；$W(\mathbf{X})<0$ 为第二类，即感染组。

（3）判别效果检验：原分类和距离判别分类的交叉表列于表 20-2，共 5 个错判，错判率为 9.26%。

表 20-2　例 20-1 资料的原分类与距离判别分类

原分类	距离判别分类		合计
	未感染	感染	
未感染	33	3	36
感染	2	16	18
合计	35	19	54

第二节　Fisher 判别

Fisher 判别分析法是英国统计学家 Fisher 于 1936 年提出的，该方法的基本思想是，从两个总体中抽取若干个指标的样本观测数据，借助方差分析的思想建立一个判别函数（discriminant function）：

$Y=C_1X_1+C_2X_2+\cdots+C_pX_p$，其中，系数 $C_1,C_2,\cdots,C_p$，称为判别系数，确定的原则是使两类间的区别尽可能大，而使每个类内的变异尽可能小。有了判别函数后，对于一个新的样本，将它的 p 个指标值代入判别函数中，求出 Y 值，然后与判别临界值进行比较，判别它应属于哪一个总体。

一、判别函数

假设训练样本有 p 个变量，2 个类 G_1、G_2，第一个类和第二个类的样本量 n_1、n_2。Fisher 判别函数为

$$Y=C_1X_1+C_2X_2+\cdots+C_pX_p \tag{20-8}$$

现将属于两个不同类的样本观测值代入判别式中，则得到

$$Y_{1i}=C_1X_{i1}^{(1)}+C_2X_{i2}^{(1)}+\cdots+C_pX_{ip}^{(1)},\quad i=1,2,\cdots,n_1$$

$$Y_{2i}=C_1X_{i1}^{(2)}+C_2X_{i2}^{(2)}+\cdots+C_pX_{ip}^{(2)},\quad i=1,2,\cdots,n_2$$

对以上两式的计算结果求样本均数，得到两个类的重心

第一个类重心：$\bar{Y}_1=\sum\limits_{i=1}^{p}C_i\bar{X}_i^{(1)},\quad i=1,2,\cdots,n_1$

第二个类重心：$\bar{Y}_2=\sum\limits_{i=1}^{p}C_i\bar{X}_i^{(2)},\quad i=1,2,\cdots,n_2$

为了使判别函数能够很好地区别来自不同总体的样本，希望：

（1）来自不同类的两个平均数 $\bar{Y}_1$ 和 $\bar{Y}_2$ 相差愈大愈好。

（2）对于来自第一个类的 Y_{1i}，要求它们的离均差平方和 $\sum\limits_{i=1}^{n_1}(Y_{1i}-\bar{Y}_1)^2$ 愈小愈好，同样对于来自第二个总体的 Y_{2i}，也要求 $\sum\limits_{i=1}^{n_2}(Y_{2i}-\bar{Y}_2)^2$ 愈小愈好，即

$$\lambda=\frac{|\bar{Y}_1-\bar{Y}_2|}{\sum\limits_{i=1}^{n_1}(Y_{1i}-\bar{Y}_1)^2+\sum\limits_{i=1}^{n_2}(Y_{2i}-\bar{Y}_2)^2} \tag{20-9}$$

愈大愈好。

二、确定判别临界值

在两总体先验概率相等的假设下，一般常取 Y_0 为 $\bar{Y}_1$ 和 $\bar{Y}_2$ 的平均数或加权平均数，即

$$Y_0=(\bar{Y}_1+\bar{Y}_2)/2 \tag{20-10}$$

或

$$Y_0=\frac{n_1\bar{Y}_1+n_2\bar{Y}_2}{n_1+n_2} \tag{20-11}$$

由原始数据求得 $\bar{Y}_1$ 和 $\bar{Y}_2$，如果 $\bar{Y}_1>\bar{Y}_2$，则判别准则为：对一个新样本 $\mathbf{X}=(X_1,X_2,\cdots,X_p)$ 代入判别函数求得 Y，若 $Y>Y_0$，则判定 $\mathbf{X}\in G_1$；若 $Y<Y_0$，则判定 $\mathbf{X}\in G_2$。相反，如果 $\bar{Y}_1<\bar{Y}_2$，则判别准则为：若 $Y>Y_0$，则判定 $\mathbf{X}\in G_2$；若 $Y<Y_0$，则判定 $\mathbf{X}\in G_1$。两种情况下，如果 $Y=Y_0$，则判为尚不能区分。

三、判别效果的评价

判别效果一般用误判率 P 或正确判别率 $1-P$ 来衡量。$P=P(G_1|G_2)+P(G_2|G_1)$，其中 $P(G_1|G_2)$ 是将 G_2 类误判成 G_1 类的条件概率，$P(G_2|G_1)$ 是将 G_1 类误判成 G_2 类的条件概率。一般要求判别函数的误判率小于 0.1 或 0.2 才有应用价值。误判率可通过回顾性或前瞻性两种方式获得估计。所谓回

顾性误判率估计是指用建立判别函数的样本回代判别。回顾性误判率估计往往夸大判别效果。一般而言，建立判别函数前要将样本随机分成两个部分，分别占总样本量的 85%和 15%。前者用于建立判别函数，称为训练样本(training set)；后者用于考核判别函数的判别效果，称为验证样本(testing set)。用验证样本计算的误判率作为前瞻性误判概率估计，前瞻性误判概率估计则比较客观。

另外一种值得推荐的误判概率估计的方法称为交叉验证法(cross validation)。其中留一交叉验证法(leave-one-out cross validation)或刀切法(jackknife)的具体步骤为：①顺序剔除一个样品，用余下的 $n-1$ 个样品建立判别函数；②用判别函数判别被剔除样品的类别；③重复以上步骤 n 次，得到误判率。

这种估计法的优点是充分利用了样本的信息建立和验证判别函数。

例 20-2　试对例 20-1 数据作 Fisher 判别分析(表 20-3)。

表 20-3　54 例心脏手术患者术后感染情况 Fisher 判别分析结果*

类别	编号	观测值			Y	Fisher 判别结果
		X_1/min	X_2/min	X_3/min		
0	1	121	85	200	-0.821	0
0	2	93	50	210	-1.426	0
⋮	⋮	⋮	⋮	⋮	⋮	⋮
1	50	132	72	410	-0.610	0
1	51	180	111	195	0.772	1
1	52	242	118	330	2.448	1
1	53	260	96	315	3.157	1
1	54	239	116	250	2.452	1

* 类别=0 表示未发生感染，类别=1 表示发生感染

1. 计算变量的类均数及标准差，计算结果列于表 20-4。

表 20-4　不同类别变量的均数及标准差

类别	例数	X_1/min	X_2/min	X_3/min
0	36	118.3±36.0	58.8±24.2	525.1±411.0
1	18	206.2±41.5	99.6±23.7	462.5±222.0

2. 经统计软件计算得判别函数的标准化判别系数为 $C'_1=1.140$，$C'_2=-0.177$，$C'_3=-0.181$。

标准化的判别函数为

$$Y'=1.140Z_1-0.177Z_2-0.181Z_3$$

上式中变量 Z_i 均为原始变量经 $(X_i-\bar{X}_i)/S_i$ 标准化后的变量。

标准化的判别函数使用不方便，转换为原始变量的判别函数

$$Y=-3.656+0.030X_1-0.007X_2-0.001X_3$$

将各例患者指标值代入原始变量判别函数式，计算判别函数值 Y_i，列于表 20-3 中的 Y 列，同时计算出 $\bar{Y}_1=-0.792$，$\bar{Y}_2=1.584$。

3. 确定界限值，进行两类判别。按公式(20-9)计算 $Y_0=(-0.792+1.584)/2=0.396$，将 $Y_i<0.396$ 判为 0 类(未感染)，$Y_i>0.396$ 判为 1 类(感染)。判别结果列于表 20-3 的最后一列，有 4 例错判。判错率=4/54=7.4%，判断正确率为 92.6%，列于表 20-5。

表 20-6 给出的是交叉验证的结果，与表 20-5 相比，表 20-6 的错判率为 6/54=11.1%，判别正确率为 48/54=88.9%，略低一些。因判断正确率较高，判错率较低，用于分类预测效果较好。

表 20-5 例 20-2 资料的原分类与 Fisher 判别分类

原分类	Fisher 判别分类		合计
	未感染	感染	
未感染	35	1	36
感染	3	15	18
合计	38	16	54

表 20-6 例 20-2 资料的原分类与留一交叉验证分类

原分类	Fisher 判别分类		合计
	未感染	感染	
未感染	32	4	36
感染	2	16	18
合计	34	20	54

四、Fisher 判别法的优缺点

Fisher 判别法先将各类的样本向一维方向作投影，使投影后来自不同总体的样本数据（不同类）之间的距离尽可能散开，而同一总体内的样本数据尽可能靠近。这样得到投影规则，然后将观测样品点也按此投影规则投影下去，再依据距离最近原则确定样品属于哪一类。这种判断方法计算比较烦琐，但是它能解决各类数据差异不明显的实际问题。另外，Fisher 判别法适用于判别指标为定量指标，对各类数据的分布无特殊要求。

第三节 Bayes 判别

Bayes 判别在距离判别的基础上考虑先验概率大小以及错判带来的损失来进行判别，其前提条件是已经取得了对所关注对象相应的认识，即获得了先验概率的分布。再得样本后，就可以根据样本所包含的信息修正之前所获得的先验概率分布，进而获得新的后验概率分布。之后就可以通过新的后验概率分布进行各种统计推断。Bayes 判别要求各类总体服从多元正态分布。多类判别时多采用此方法。

一、Bayes 准则

设有 k 个总体 $G_1,G_2,\cdots,G_k$，分别为 $X_1,X_2,\cdots,X_p$ 的多元正态分布。对于任何一个包含 p 个观察指标的样本 X，要求判断该样本属于哪一个总体。如果制定一个分类规则，难免出现错分现象。把实际属于 i 类的样本错分到 j 类的概率记为 $P(G_j|G_i)$，这种错分造成的损失记为 $C(G_j|G_i)$。Bayes 判别使得属于第 i 类的样品在第 i 类中取得最大的后验概率。基于此准则，寻找一种判别分类的规则就是 Bayes 判别。

二、判别函数

1. 当各类的协方差阵相等时，可得到线性 Bayes 判别函数为

$$\begin{cases} Y_1=C_{10}+C_{11}X_1+C_{12}X_2+\cdots+C_{1p}X_p \\ Y_2=C_{20}+C_{21}X_1+C_{22}X_2+\cdots+C_{2p}X_p \\ \vdots \\ Y_k=C_{k0}+C_{k1}X_1+C_{k2}X_2+\cdots+C_{kp}X_p \end{cases} \tag{20-12}$$

其中，$C_{j0},C_{j1},\cdots,C_{jp}$是判别系数($j=1,2,\cdots,k$)。

判别函数建立后，通用的判别准则为：欲判断某样本属于上述 k 类中的哪一类，可将该样品的各 X_i ($i=0,1,\cdots,p$)代入公式(20-12)，分别算得 $Y_1,Y_2,\cdots,Y_k$，其中，如果 Y_f为最大，则该样品属于第 f 类的概率最大，故判它属于第 f 类。

2. 当各类的协方差阵不等时，得到非线性二次型 Bayes 判别函数，此时判别函数形式比较复杂，只能用矩阵的形式写出，本节不作介绍。

三、先验概率

先验概率(prior probability)又称为事前概率。如在某一总体中任取一个样本，该样本属于该总体中 Y_j 类别的概率为 $P(Y_j)$，则称它为类别 Y_j 的先验概率。公式(20-12)的判别函数并未考虑先验概率。当考虑先验概率时，判别函数为

$$\begin{cases}Y_1=C_{10}+C_{11}X_1+C_{12}X_2+\cdots+C_{1p}X_p+\ln[P(Y_1)]\\Y_2=C_{20}+C_{21}X_1+C_{22}X_2+\cdots+C_{2p}X_p+\ln[P(Y_2)]\\\vdots\\Y_k=C_{k0}+C_{k1}X_1+C_{k2}X_2+\cdots+C_{kp}X_p+\ln[P(Y_k)]\end{cases}\tag{20-13}$$

考虑先验概率可适当提高类别的敏感性，但困难在于先验概率往往不容易知道。如果训练样本是从所研究总体中随机抽取的，则可用训练样本中各类的发生频率 $P(Y_j)=\frac{n_j}{n}$来估计各类别的先验概率 $P(Y_j)$。如果先验概率未知，而且也不可能用 $P(Y_j)$来估计各类别的先验概率 $P(Y_j)$，就只能将先验概率取为相等，即取 $P(Y_j)=\frac{1}{k}$。

四、后验概率

后验概率(posterior probability)又称事后概率。如果已知某样本中各个指标 X_i 的观察值为 S_i，则在该条件下，样本属于 Y_j 类别的概率 $P(Y_j\mid S_1,S_2,\cdots,S_p)$称为事后概率。获得了某样本观察值 $X_1,X_2,\cdots,X_p$ 后，可用后验概率描述该样品属于 Y_j 类别的概率。即可将各指标的取值代入判别函数，求得各类别的 Y 值。然后，计算每一例属于第 j 类的后验概率。

$$P_j=\frac{\exp(Y_j-Y_c)}{\sum_{i=1}^{k}\exp(Y_i-Y_c)}\tag{20-14}$$

其中，$Y_c=\max(Y_j)$，依据计算得到的后验概率，将判别对象判为后验概率值最大的那一类。

五、Bayes 判别应用

例 20-3　声带息肉、声带结节临床常见，其确诊需要通过喉镜检查，患者不适感明显。某研究者欲通过嗓音测试这种无创检查办法来鉴别诊断声带息肉和声带结节，随机选取了 30 例已确诊的声带息肉患者和 30 例已确诊的声带结节患者，同时选取了年龄、性别、文化程度相匹配的 40 名正常健康体检者为对照，分别通过声音测试获取最长发声时间 X_1(s)、声音的基频 X_2(%)、最小声压级 X_3(dB)，并通过量表对每个人的嗓音进行了评价，获取嗓音指数 X_4(VHI)。基于这些测试数据(表 20-7)，研究者能否区分声带正常、声带结节和声带息肉？

从 100 例中随机抽取 85 例作为训练样本，15 例作为验证样本。由 85 例计算如下：

1. 计算各指标的类内均数、总均数与合并协方差阵 **S**(表 20-8)。

表 20-7 4 个指标的观测数据与判别结果

编号	X_1	X_2	X_3	X_4	原分类	后验概率			判别结果
						1 类	2 类	3 类	
1	16	0.88	51	0	1	0.978	0.010	0.012	1
2	16	0.62	53	2	1	0.960	0.017	0.023	1
⋮	⋮	⋮	⋮	⋮	⋮	⋮	⋮	⋮	⋮
41	11	1.48	58	29	2	0.001	0.817	0.182	2
42	10	0.92	54	20	2	0.027	0.367	0.606	3
⋮	⋮	⋮	⋮	⋮	⋮	⋮	⋮	⋮	⋮
84	4	0.54	58	105	3	0.000	0.114	0.886	3
85	17	0.85	49	39	3	0.550	0.114	0.336	1

表 20-8 各指标类内均数与总均数

指标	第一类	第二类	第三类	总均数
X_1	20.117 7	12.396 3	10.250 0	15.575 4
X_2	0.866 5	1.146 7	0.845 0	0.950 9
X_3	52.300 0	56.703 7	55.222 2	54.317 6
X_4	2.750 0	40.703 7	44.166 7	23.576 5

$$\mathbf{S}=\begin{pmatrix}15.169 & 0.062 & 0.028 & 1.026\\ 0.062 & 0.157 & -0.022 & -0.623\\ 0.028 & -0.022 & 7.063 & 5.439\\ 1.026 & -0.623 & 5.439 & 320.727\end{pmatrix}$$

2. 先验概率取等概率 $P(Y_1)=P(Y_2)=P(Y_3)=\dfrac{1}{3}$。

3. 计算判别系数，得 Bayes 判别函数

$$\begin{cases}Y_1=-212.653+1.297X_1+5.624X_2+7.504X_3-0.112X_4\\ Y_2=-238.802+0.769X_1+8.156X_2+8.048X_3+0.004X_4\\ Y_3=-223.391+0.634X_1+6.301X_2+7.824X_3+0.015X_4\end{cases}$$

4. 计算各例的后验概率列入表 20-7，例如第一例属于第三类的后验概率分别为 0.978、0.010、0.012；属于第一类的后验概率最大，故将第一例判为第一类，判别结果列入表 20-7 最后一列。

5. 判别效果评价 误判概率 17/85=20.00%（回顾性估计，见表 20-9）。误判概率的留一交叉验证的误判率为 23.5%。对 15 例验证样本进行判断，结果误判概率 3/15=20.00%。

表 20-9 回顾性判别效果评价

原分类	判别分类			合计
	1	2	3	
1	39	1	0	40
2	0	17	10	27
3	1	5	12	18
合计	40	23	22	85

六、Bayes判别的优缺点

Bayes判别法对判别结果的可能性作出数量化的评价,它在距离判别的基础上考虑先验概率大小以及错判带来的损失来进行判别。与距离判别法相比,它的判别质量更高,拥有更广泛的应用,可以用于多类判别。但Bayes判别法需要采集的数据信息较多,而且如果给定的先验概率不符合客观实际时,Bayes判别法也可能会导致错误的结论。

第四节　判别分析中应注意的问题

1. 样本有较好的代表性,样本量足够大,样本的原始分类必须正确无误。判别指标(变量)的选择要适当,必要时可用逐步判别法(stepwise discriminant)对判别指标进行筛选。各指标的测量值越精确,所建立的判别函数就越有效,用于新样品的判别分类就越可靠。

2. 先验概率可以用训练样本中各类的构成比进行估计,但要注意样本构成比是否具有代表性。如果样本存在选择性偏倚,就不能用构成比来估计先验概率,不如把各类别的发生视为等概率事件,先验概率取$1/k$更为稳妥。

3. 判别函数的判别能力不能只由训练样本的回代情况得出结论,判别规则必须经过前瞻性考核合格才能应用于实践。有的研究因为样本量少而省略了前瞻性考核,建立的判别函数回代时可能误判率较小,回顾性考核效果较好,但对训练样本以外的样品误判率不一定小,因此要预留足够的验证样品或采用新样品以考察判别函数的判别能力。

4. 建立了判别函数可在实际的判别应用中不断积累新的资料,利用新积累的资料对判别函数和规则不断进行修正,使其逐步完善。

5. 对于两类判别,Fisher判别和Bayes判别是等价的,其判别函数都是线性的。

6. 判别分析结果不可能达到100%的正确率,常见影响判别分析效果的因素有:①选择的判别分析方法不同;②类别数多,判别效果也相应降低;③类间协方差矩阵相等或不等,变量的特异性等。

Summary

Unlike cluster analysis, discriminant analysis can be used when groups are known apriori. The aim of discriminant analysis is to classify observations into these known groups. Each observation must have a score on each quantitative predictor measures, and a score on a group measure.

Classical discriminant analysis methods include Fisher's discriminant, distance discriminant and Bayes discriminant. These methods have evolved over the years. Distance discriminant is introduced in Section 1. Fisher discriminant method, which is introduced in Section 2, is to search the optimal projection direction, in which the variation between the classes increases and the variation within the classes decreases. Bayes discriminant is introduced Section 3. The purpose of discriminant analysis cannot be achieved unless the training sample is large enough. The question of choosing proper discriminant variables is considered. And Section 4 tells the caveats in the application of discriminant analysis.

练 习 题

一、简答题

1. 简述 Fisher 判别准则。Fisher 判别的优缺点有哪些?
2. 简述 Bayes 判别准则。Bayes 判别的优缺点有哪些?
3. 如何对判别效果进行评价?
4. 常见影响判别分析效果的因素有哪些?
5. 简述判别分析中应注意的问题。

二、计算分析题

1. 为研究舒张期血压与血浆胆固醇对冠心病的影响,测定了 50~59 岁女工冠心病患者(类别 A)15 例和健康人(类别 B)16 例的舒张期血压(X_1)和血浆胆固醇(X_2),结果见表 20-10,试作判别分析。

表 20-10　15 例冠心病患者和 16 例健康人舒张期血压与血浆胆固醇

类别	编号	观测值	
		X_1/kPa	X_2/(mmol/L)
A	1	9.86	5.18
A	2	13.33	3.73
A	3	14.66	3.89
A	4	9.33	7.10
A	5	12.80	5.49
A	6	10.66	4.09
A	7	10.66	4.45
A	8	13.33	3.63
A	9	13.33	5.96
A	10	13.33	5.70
A	11	12.00	6.19
A	12	14.66	4.01
A	13	13.33	4.01
A	14	12.80	3.63
A	15	13.33	5.96
B	16	10.66	2.07
B	17	12.53	4.45
B	18	13.33	3.06
B	19	9.33	3.94
B	20	10.66	4.45
B	21	10.66	4.92
B	22	9.33	3.68
B	23	10.66	2.77
B	24	10.66	3.21
B	25	10.66	5.02
B	26	10.40	3.94
B	27	9.33	4.92
B	28	10.66	2.69
B	29	10.66	2.43
B	30	11.20	3.42
B	31	9.33	3.63

2. 为了明确诊断出小儿肺炎3种类型，某研究单位测得32名结核性、13名化脓性和18名细菌性肺炎患儿共63名的7项生理、生化指标（表20-11），试用Bayes判别建立判别函数并判别之（本资料由空军军医大学西京医院小儿科提供）。

表20-11　63例3种类型小儿肺炎7项生理、生化指标观测结果

X_1	X_2	X_3	X_4	X_5	X_6	X_7	肺炎类型	X_1	X_2	X_3	X_4	X_5	X_6	X_7	肺炎类型
3.0	0	0	1	2	7.0	0.683	1	4.0	1	0	0	0	7.0	4.571	1
7.0	0	0	0	0	46.0	2.857	1	84.0	1	0	1	1	48.0	1.700	2
3.0	1	0	0	1	8.0	0.667	1	30.0	1	2	0	1	21.0	1.840	2
8.0	1	0	0	1	50.0	4.500	1	96.0	0	0	0	1	30.0	11.333	2
14.0	0	0	1	1	91.5	2.150	1	132.0	1	0	0	1	75.5	5.571	2
13.0	1	0	1	1	15.0	8.500	1	96.0	0	0	0	1	48.0	7.000	2
24.0	1	0	1	2	12.0	7.600	1	96.0	1	2	0	0	73.0	4.556	2
4.0	1	0	1	2	7.0	1.625	1	120.0	1	0	0	1	41.0	4.111	2
2.0	0	0	1	1	20.0	9.250	1	60.0	0	0	0	2	77.5	1.429	2
6.0	0	0	1	1	42.0	6.071	1	144.0	0	0	0	0	43.0	0.500	2
10.0	0	0	1	1	18.0	0.278	1	18.0	1	0	0	0	60.0	1.727	2
1.3	1	0	1	0	30.0	19.500	1	24.0	1	2	0	0	22.5	3.100	2
24.0	1	0	1	1	12.0	9.500	1	48.0	0	0	1	1	65.0	2.100	2
0.3	1	0	0	1	10.0	6.750	1	84.0	0	0	0	1	74.0	4.375	2
2.0	0	0	0	0	29.0	0.306	1	108.0	0	0	0	0	6.0	17.200	3
7.5	0	2	1	0	18.0	3.111	1	3.0	1	0	0	0	68.0	3.500	3
8.0	0	0	1	1	32.0	0.167	1	36.0	1	0	0	0	70.0	10.667	3
34.0	0	1	1	1	4.0	4.333	1	3.0	1	0	0	1	25.0	2.222	3
8.0	0	0	0	0	32.0	0.400	1	12.0	1	0	0	0	23.0	4.167	3
7.0	1	1	1	1	20.0	8.600	1	24.0	1	0	0	1	78.0	3.417	3
3.0	1	0	0	2	51.0	13.000	1	36.0	0	0	0	0	43.0	10.533	3
10.0	1	2	0	0	81.0	42.000	1	24.0	1	0	0	0	53.0	24.000	3
5.0	1	0	0	1	30.0	3.000	1	12.0	1	1	0	0	78.0	13.667	3
42.0	1	0	1	2	15.5	0.102	1	120.0	0	0	0	0	25.0	5.667	3
4.0	1	2	1	2	45.0	2.200	1	72.0	1	0	0	0	39.0	46.000	3
1.0	1	0	0	2	50.5	1.579	1	84.0	0	0	0	0	15.0	12.000	3
1.5	1	0	0	1	10.5	0.733	1	21.0	1	0	1	1	74.0	9.667	3
6.0	0	0	0	0	14.0	16.000	1	18.0	1	0	0	0	84.0	12.667	3
14.0	1	0	1	1	5.0	0.563	1	12.0	1	2	0	0	37.5	3.857	3
7.0	1	2	1	1	17.5	0.933	1	120.0	1	0	0	0	50.0	27.000	3
10.0	0	0	1	1	75.0	1.067	1	19.0	1	0	0	0	70.0	10.000	3
								18.0	1	0	0	0	89.0	5.857	3

ER 20-1　第二十章二维码资源

（尚磊　王玖　夏结来）

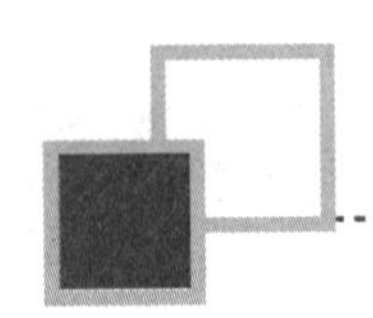

第二十一章　主成分分析与因子分析

为了更好地处理和解释多变量数据，当变量个数较多时，可采用主成分分析(principal components analysis)进行数据降维(data reduction)，采用因子分析(factor analysis)通过分析变量之间的相关关系，找出隐含在多变量数据中少数不可观测的核心因子。

第一节　主成分分析

一、主成分的概念

在医学研究中，为了客观、全面地分析问题，通常需要记录多个观察指标并考虑众多的影响因素。如果只是研究其中少数几个指标，不能充分利用已有的数据信息，其结论往往是片面的；若是直接研究全部指标，势必工作量明显增大，不利于进一步的统计分析。事实上，在实际工作中，所涉及的众多指标之间经常是有相互联系和影响的，从这一点出发，希望通过对原始指标相互关系的研究，找出少数几个综合指标，这些综合指标是原始指标的线性组合称为主成分(principal components)，它既保留了原始指标的主要信息，又互不相关。

二、主成分的数学模型及几何意义

(一) 主成分的数学模型

设有 m 个指标 $X_1,X_2,\cdots,X_m$，欲寻找可以概括这 m 个指标主要信息的综合指标 $Z_1,Z_2,\cdots,Z_m$。从数学上讲，就是寻找一组常数 $a_{i1},a_{i2},\cdots,a_{im}(i=1,2,\cdots,m)$，使这 m 个指标的线性组合

$$\begin{cases} Z_1=a_{11}X_1+a_{12}X_2+\cdots+a_{1m}X_m \\ Z_2=a_{21}X_1+a_{22}X_2+\cdots+a_{2m}X_m \\ \quad\vdots \qquad\qquad\quad \vdots \\ Z_m=a_{m1}X_1+a_{m2}X_2+\cdots+a_{mm}X_m \end{cases} \tag{21-1}$$

能够概括 m 个原始指标 $X_1,X_2,\cdots,X_m$ 的主要信息，且各 $Z_i(i=1,2,\cdots,m)$ 互不相关。为叙述方便，我们引入如下的矩阵形式，

令

$$\mathbf{Z}=\begin{pmatrix} Z_1 \\ Z_2 \\ \vdots \\ Z_m \end{pmatrix},\quad \mathbf{A}=\begin{pmatrix} a_{11} & a_{12} & \cdots & a_{1m} \\ a_{21} & a_{22} & \cdots & a_{2m} \\ \vdots & \vdots & \vdots & \vdots \\ a_{m1} & a_{m2} & \cdots & a_{mm} \end{pmatrix} \triangleq \begin{pmatrix} \boldsymbol{\alpha}_1' \\ \boldsymbol{\alpha}_2' \\ \vdots \\ \boldsymbol{\alpha}_m' \end{pmatrix},\quad \mathbf{X}=\begin{pmatrix} X_1 \\ X_2 \\ \vdots \\ X_m \end{pmatrix}$$

则公式(21-1)可表示为

$$\mathbf{Z}=\mathbf{AX} \tag{21-2}$$

或

$$\begin{cases} Z_1=\boldsymbol{\alpha}_1'\mathbf{X} \\ Z_2=\boldsymbol{\alpha}_2'\mathbf{X} \\ \quad\vdots \\ Z_m=\boldsymbol{\alpha}_m'\mathbf{X} \end{cases} \tag{21-3}$$

如果 $Z_1=\boldsymbol{\alpha}_1'\mathbf{X}$ 满足$\boldsymbol{\alpha}_1'\boldsymbol{\alpha}_1=1$，且 $Var(Z_1)=\max\limits_{\alpha_1'\alpha_1=1}\{Var(\alpha'X)\}$，则称 Z_1 是原始指标 $X_1,X_2,\cdots,X_m$ 的第一主成分。

一般地，如果 $Z_i=\boldsymbol{\alpha}_i'\mathbf{X}$ 满足

（1）$\boldsymbol{\alpha}_i'\boldsymbol{\alpha}_i=1$，当 $i>1$ 时，$\boldsymbol{\alpha}_i'\boldsymbol{\alpha}_j=0(j=1,2,\cdots,i-1)$

（2）$Var(Z_i)=\max\limits_{\alpha'\alpha=1,\alpha'\alpha_j=1,(j=1,2,\cdots,i-1)}\{Var(\alpha'X)\}$

则称 Z_i 是原始指标的第 i 主成分($i=1,2,\cdots,m$)。

由上述定义可知，当 $i\neq j$ 时，主成分 Z_i 与 Z_j 是互不相关的，并且 Z_1 是原始指标 $X_1,X_2,\cdots,X_m$ 的一切线性组合中方差最大者；Z_2 是与 Z_1 不相关的、除 Z_1 以外的 $X_1,X_2,\cdots,X_m$ 的一切线性组合中方差最大者；Z_m 是与 $Z_1,Z_2,\cdots,Z_{m-1}$都不相关的、除 $Z_1,Z_2,\cdots,Z_{m-1}$以外的 $X_1,X_2,\cdots,X_m$ 的一切线性组合中方差最大者。从理论上讲，求得的主成分个数最多可有 m 个，这时，m 个主成分就反映了全部原始指标所提供的信息。鉴于主成分分析的目的主要是用较少个数的综合指标来反映全部原始指标中的主要信息，因此在实际工作中，所确定的主成分个数总是小于原始指标的个数。

（二）主成分的几何意义

为讨论方便，以 $m=2$ 为例来讨论主成分分析的几何意义。设个体具有两个观测指标 X_1 和 X_2，它们之间具有较强的相关性。测量 n 例个体的 X_1 和 X_2，将所得的 n 对数据在以 X_1 为横轴、X_2 为纵轴的二维坐标平面中描点，得到如图 21-1a 所示的散点图。

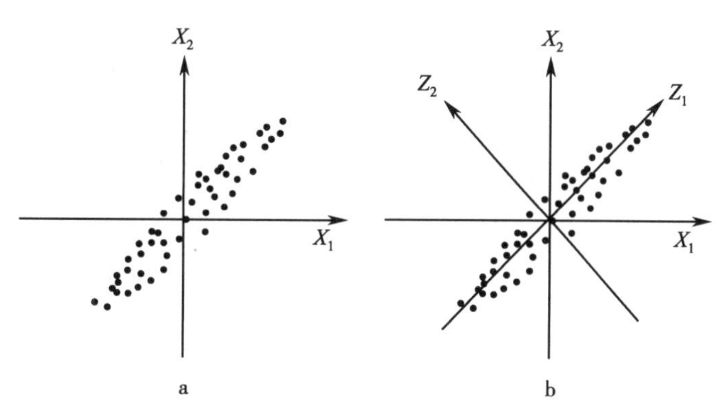

图 21-1　主成分分析示意图

由图 21-1a 可以看出，由于 X_1 与 X_2 具有较强的相关性，这 n 个点的分布呈现出直线化的趋势；同时，它们沿 X_1 轴和 X_2 轴方向都具有较大的变异度。一个指标的变异度越大，就越能有效区分不同的个体，即包含个体的信息就越多。个体在某个方向上的变异度可用该方向上相应观测变量的方差来定量地表示。显然，如果只考虑 X_1、X_2 中任何一个方向上的方差，将损失原始观测数据中很大一部分的信息。

如果我们将坐标轴 X_1、X_2 同时按逆时针方向作一个旋转（如图 21-1b，得到新的坐标轴 Z_1、Z_2，使得在新的坐标平面上，这 n 个点的分布基本上不再具有相关性，且它们的变异主要集中在 Z_1 方向上，而在 Z_2 方向上则变异较小。这时，若取 Z_1 作为第一主成分，则 Z_1 就反映了原始指标 X_1、X_2 所包含的主要信息。

三、主成分的求法及性质

(一) 主成分的求法

下面考虑主成分的求法。由主成分的定义可知,各主成分互不相关,即任意两个主成分 Z_i、Z_j 的协方差

$$Cov\ (Z_i,Z_j)=0,\quad i\neq j \tag{21-4}$$

且各主成分的方差满足

$$Var\ (Z_1)\geqslant Var\ (Z_2)\geqslant\cdots\geqslant Var\ (Z_m) \tag{21-5}$$

于是由公式(21-2)定义的随机向量 **Z** 的协方差矩阵为

$$Cov(\mathbf{Z})=Cov(\mathbf{AX})=\mathbf{A}'\ Cov\ (\mathbf{X})\mathbf{A}=\begin{bmatrix} Var\ (Z_1) & & & 0 \\ & Var\ (Z_2) & & \\ & & \ddots & \\ 0 & & & Var\ (Z_m) \end{bmatrix}$$

由主成分定义中的条件(1)可知,这里的方阵 **A** 是正交阵,即$\mathbf{A}'\mathbf{A}=\mathbf{I}$(**I** 为单位矩阵)。由此可解得

$$Cov\ (\mathbf{X})\mathbf{A}=\mathbf{A}\begin{bmatrix} Var\ (Z_1) & & & 0 \\ & Var\ (Z_2) & & \\ & & \ddots & \\ 0 & & & Var\ (Z_m) \end{bmatrix} \tag{21-6}$$

由公式(21-6)知,求原始指标 $X_1,X_2,\cdots,X_m$ 的主成分问题,实际上就是要求满足上述条件的正交阵 **A**,即随机向量 $\mathbf{X}=(X_1,X_2,\cdots,X_m)'$的协方差矩阵 Cov (**X**)的特征值(eigenvalue)与特征向量(eigenvector)。

下面讨论怎样由一组 $X_1,X_2,\cdots,X_m$ 的样本观测值求出主成分。假设收集到的原始数据共有 n 例,每例测得 m 个指标的数值,记录如表 21-1 的形式。

表 21-1 主成分分析的原始数据表

样品号	观测指标			
	X_1	X_2	…	X_m
1	X_{11}	X_{12}	…	X_{1m}
2	X_{21}	X_{22}	…	X_{2m}
⋮	⋮	⋮	⋮	⋮
n	X_{n1}	X_{n2}	…	X_{nm}

1. **对各原始指标数据进行标准化** 先按下式

$$X'_{ij}=\frac{X_{ij}-\overline{X}_j}{S_j},\quad j=1,2,\cdots,m$$

将原始指标标准化,其中, $\overline{X}_j$ 和 S_j 分别表示第 j 个原始指标的均数和标准差,然后用标准化的数据 X'_{ij} 来计算主成分。为方便计,仍用 X_{ij}表示标准化后的指标数据, **X** 为标准化后的数据矩阵,则

$$\mathbf{X}=\begin{pmatrix} X_{11} & X_{12} & \cdots & X_{1m} \\ X_{21} & X_{22} & \cdots & X_{2m} \\ \vdots & \vdots & \vdots & \vdots \\ X_{n1} & X_{n2} & \cdots & X_{nm} \end{pmatrix}$$

2. 求出 X 的相关矩阵 R　标准化后，$\mathbf{X}$ 的相关矩阵即为协方差矩阵 $Cov(\mathbf{X})$，即

$$\mathbf{R}=Cov(\mathbf{X})=\begin{pmatrix} r_{11} & r_{12} & \cdots & r_{1m} \\ r_{21} & r_{22} & \cdots & r_{2m} \\ \vdots & \vdots & \ddots & \vdots \\ r_{m1} & r_{m2} & \cdots & r_{mm} \end{pmatrix}=\begin{pmatrix} 1 & r_{12} & \cdots & r_{1m} \\ r_{21} & 1 & \cdots & r_{2m} \\ \vdots & \vdots & \ddots & \vdots \\ r_{m1} & r_{m2} & \cdots & 1 \end{pmatrix}$$

3. 求出相关矩阵的特征值和特征值所对应的特征向量　由公式(21-6)知，求主成分的问题，实际上就是要求出 $\mathbf{X}$ 的协方差矩阵 $Cov(\mathbf{X})$（这里即为 $\mathbf{X}$ 的相关矩阵 $\mathbf{R}$）的特征值和特征向量。由于 $\mathbf{R}$ 为半正定矩阵，故可由 $\mathbf{R}$ 的特征方程

$$|\mathbf{R}-\lambda\mathbf{I}|=0$$

求得 m 个非负特征值，将这些特征值按从大到小的顺序排列为

$$\lambda_1\geqslant\lambda_2\geqslant\cdots\geqslant\lambda_m\geqslant 0$$

再由

$$\begin{cases}(\mathbf{R}-\lambda_i\mathbf{I})\boldsymbol{\alpha}_i=0 \\ \boldsymbol{\alpha}_i'\boldsymbol{\alpha}_i=1\end{cases}\quad i=1,2,\cdots,m$$

解得每一特征值 λ_i 对应的单位特征向量 $\boldsymbol{\alpha}_i=(a_{i1},a_{i2},\cdots,a_{im})'$，从而求得各主成分

$$Z_i=\boldsymbol{\alpha}_i'\mathbf{X}=a_{i1}X_1+a_{i2}X_2+\cdots+a_{im}X_m\quad i=1,2,\cdots,m$$

（二）主成分的性质

1. 各主成分互不相关　即 Z_i 与 Z_j 的相关系数

$$r_{Z_i,Z_j}=\frac{Cov(Z_i,Z_j)}{\sqrt{Cov(Z_i,Z_i)\ Cov(Z_j,Z_j)}}=0\quad(i\neq j)\tag{21-7}$$

于是，各主成分间的相关系数矩阵为单位矩阵。

2. 主成分的贡献率和累积贡献率　可以证明，各原始指标 $X_1,X_2,\cdots,X_m$ 的方差和与各主成分 $Z_1,Z_2,\cdots,Z_m$ 的方差和相等，即

$$\sum_{i=1}^{m}Var(X_i)=\sum_{i=1}^{m}Var(Z_i)\tag{21-8}$$

将数据标准化后，原始指标的方差和为 m，各主成分的方差和为 $\sum_{i=1}^{m}\lambda_i$，即有 $\sum_{i=1}^{m}\lambda_i=m$。

各指标所提供的信息量是用其方差来衡量的。由此可知，主成分分析是把 m 个原始指标 $X_1,X_2,\cdots,X_m$ 的总方差分解为 m 个互不相关的综合指标 $Z_1,Z_2,\cdots,Z_m$ 的方差之和，使第一主成分的方差达到最大（即变化最大的方向向量所对应的线性函数），最大方差为 λ_1。$\lambda_1\Big/\sum_{i=1}^{m}\lambda_i$ 表明了第一主成分 Z_1 的方差在全部方差中所占的比值，称为第一主成分的贡献率，这个值越大，表明 Z_1 这个指标综合原始指标 $X_1,X_2,\cdots,X_m$ 的能力越强。也可以说，由 Z_1 的差异来解释 $X_1,X_2,\cdots,X_m$ 的差异的能力越强。正是因为这一点，才把 Z_1 称为 $X_1,X_2,\cdots,X_m$ 的第一主成分，也就是 $X_1,X_2,\cdots,X_m$ 的主要部分。了解到这一点，就可以明白为什么主成分是按特征值 $\lambda_1,\lambda_2,\cdots,\lambda_m$ 的大小顺序排列的。

一般地，称

$$\frac{\lambda_i}{\sum_{i=1}^{m}\lambda_i}=\frac{\lambda_i}{m},\quad i=1,2,\cdots,m\tag{21-9}$$

为第 i 主成分的贡献率；而称

$$\sum_{i=1}^{m} \frac{\lambda_i}{m} \quad (k \leqslant m) \tag{21-10}$$

为前 k 个主成分的累积贡献率。

3. 主成分个数的选取 通常并不需要全部的主成分，只用其中的前几个。一般说来，主成分的保留个数按以下原则来确定：

（1）以累积贡献率来确定：当前 k 个主成分的累积贡献率达到某一特定的值时（一般以大于 70%为宜），则保留前 k 个主成分。

（2）以特征值大小来确定：即若主成分 Z_i 对应的特征值 $\lambda_i \geqslant 1$，则保留 Z_i，否则就去掉该主成分。

在实际工作中，究竟取前几个主成分，除了考虑以上两个原则之外，还要结合各主成分的实际含义来定。一般说来，保留的主成分个数要小于原始指标的个数。

4. 因子载荷 为了解各主成分与各原始指标之间的关系，在主成分的表达式（21-1）中，第 i 主成分 Z_i 对应的特征值的平方根 $\sqrt{\lambda_i}$ 与第 j 原始指标 X_j 的系数 a_{ij} 的乘积

$$q_{ij} = \sqrt{\lambda_i}\, a_{ij} \tag{21-11}$$

为因子载荷（factor loading）。由因子载荷所构成的矩阵

$$\mathbf{Q} = (q_{ij})_{m \times m} = \begin{pmatrix} \sqrt{\lambda_1}\, a_{11} & \sqrt{\lambda_1}\, a_{12} & \cdots & \sqrt{\lambda_1}\, a_{1m} \\ \sqrt{\lambda_2}\, a_{21} & \sqrt{\lambda_2}\, a_{22} & \cdots & \sqrt{\lambda_2}\, a_{2m} \\ \vdots & \vdots & \vdots & \vdots \\ \sqrt{\lambda_m}\, a_{m1} & \sqrt{\lambda_m}\, a_{m2} & \cdots & \sqrt{\lambda_m}\, a_{mm} \end{pmatrix}$$

称为因子载荷阵。事实上，因子载荷 q_{ij} 就是第 i 主成分 Z_i 与第 j 原始指标 X_j 之间的相关系数，它反映了主成分 Z_i 与原始指标 X_j 之间联系的密切程度与作用的方向。

5. 样品的主成分得分 对于具有原始指标测定值（$X_{i1}, X_{i2}, \cdots, X_{im}$）的任一样品，可先用标准化变换式 $X'_{ij} = \frac{X_{ij} - \overline{X}_j}{S_j}$，$(j=1,2,\cdots,m)$ 将原始数据标准化，然后代入各主成分的表达式

$$Z_i = a_{i1}X_1 + a_{i2}X_2 + \cdots + a_{im}X_m \quad i=1,2,\cdots,m$$

求出该样品的各主成分值。这样求得的主成分值称为该样品的主成分得分。选取部分主成分，利用样品的主成分得分来代替原始指标观测值进行进一步的统计分析。

四、应用实例

例 21-1 为研究鹿茸的品质特征，某研究者检测了 39 批鹿茸商品中的天冬氨酸（Asp）、谷氨酸（Glu）、丝氨酸（Ser）、精氨酸（Arg）、甘氨酸（Gly）、苏氨酸（Thr）、脯氨酸（Pro）、丙氨酸（Ala）和缬氨酸（Val）共 9 种氨基酸含量（表 21-2）。试利用主成分分析找出少数几个相互独立的主成分。

表 21-2 39 批鹿茸样品中氨基酸的含量测定结果 单位：%

编号	Asp X_1	Glu X_2	Ser X_3	Arg X_4	Gly X_5	Thr X_6	Pro X_7	Ala X_8	Val X_9
1	3.68	5.07	1.90	3.66	8.82	1.71	4.42	4.12	2.24
2	4.30	6.58	2.85	4.50	10.60	2.10	5.81	5.10	2.81
3	4.80	6.66	2.52	4.13	8.96	2.44	5.03	4.77	3.21
4	4.16	6.52	2.29	3.93	8.61	2.06	4.29	4.11	2.61

续表

编号	Asp X_1	Glu X_2	Ser X_3	Arg X_4	Gly X_5	Thr X_6	Pro X_7	Ala X_8	Val X_9
5	6.14	10.70	3.58	8.34	23.60	2.29	12.10	8.85	2.91
6	3.87	5.85	2.07	3.93	9.56	1.87	5.20	4.47	2.38
7	3.91	6.20	2.31	4.00	10.10	1.90	5.39	4.80	2.49
8	3.37	5.52	1.86	3.75	9.45	1.58	5.00	4.03	1.94
9	5.99	10.30	3.58	8.08	23.30	2.24	11.90	8.75	2.94
10	2.37	4.12	1.27	3.14	8.98	0.96	4.66	3.46	1.13
11	2.99	5.20	1.77	3.76	10.00	1.32	5.31	3.97	1.52
12	3.65	5.22	2.05	3.37	8.25	1.73	3.99	4.05	2.38
13	4.06	6.47	2.29	3.92	8.41	2.00	4.61	4.05	2.52
14	4.53	6.42	2.45	3.86	7.97	2.24	4.54	4.30	3.05
15	4.11	6.64	2.34	4.53	10.60	2.00	5.79	4.68	2.46
16	3.96	6.05	2.18	3.55	7.98	1.95	4.52	4.02	2.53
17	3.69	6.14	2.16	3.41	7.24	1.84	4.08	3.47	2.22
18	3.58	5.77	1.95	3.09	6.56	1.82	3.75	3.36	2.27
19	6.18	10.90	3.84	8.24	24.00	2.32	12.20	8.97	2.97
20	4.59	7.21	2.44	4.19	8.76	2.34	5.00	4.48	3.05
21	3.94	6.26	2.16	3.71	8.01	1.95	4.53	3.89	2.43
22	3.98	6.70	2.30	4.37	10.40	1.87	5.73	4.50	2.30
23	6.61	10.90	4.05	6.45	12.00	3.44	6.69	5.88	4.10
24	4.54	6.47	2.38	4.10	9.26	2.27	5.17	4.74	3.01
25	4.30	6.94	2.32	4.26	10.20	2.04	5.58	4.79	2.68
26	5.37	8.73	3.16	4.56	7.59	2.88	4.63	4.44	3.64
27	3.86	6.15	2.16	3.36	7.12	1.95	4.09	3.60	2.45
28	6.13	10.80	3.81	8.30	24.10	2.30	12.30	8.98	2.90
29	4.11	6.84	2.32	4.60	11.10	1.95	5.91	4.78	2.34
30	3.52	5.57	2.00	2.90	5.98	1.79	3.44	3.15	2.21
31	3.81	6.02	2.18	3.45	7.19	1.88	4.14	3.65	2.45
32	5.24	8.76	3.16	4.86	9.51	2.73	5.36	4.76	3.34
33	4.38	7.03	2.36	4.50	10.50	2.13	5.79	4.83	2.66
34	4.76	8.27	3.03	5.36	12.10	2.33	6.58	5.26	2.84
35	4.64	6.71	2.71	4.01	8.02	2.39	4.57	4.36	3.16
36	4.62	8.86	2.92	6.38	19.20	1.00	9.63	7.31	2.28
37	4.10	6.64	2.22	4.25	9.98	1.96	5.44	4.54	2.49
38	3.68	5.92	1.70	3.91	9.58	1.68	5.17	4.22	2.09
39	4.49	8.59	2.86	5.84	17.20	1.73	8.79	6.87	2.46

分析前先将原始数据进行标准化处理，利用SAS统计分析软件，可得表21-3、表21-4和图21-2的结果。

表21-3 相关系数矩阵的特征值

序号	特征值	距离	贡献率/%	累积贡献率/%
1	6.867	4.899	76.302	76.302
2	1.969	1.901	21.872	98.174
3	0.067	0.005	0.745	98.920
4	0.062	0.038	0.686	99.606
5	0.024	0.017	0.264	99.870
6	0.007	0.003	0.073	99.943
7	0.003	0.001	0.034	99.977
8	0.002	0.002	0.021	99.997
9	0.000		0.003	100.000

表21-4 相关系数矩阵的特征值对应的特征向量

指标	Z_1	Z_2	Z_3	Z_4	Z_5	Z_6	Z_7	Z_8	Z_9
X_1	0.366	0.195	0.118	-0.032	-0.308	-0.680	-0.483	0.015	-0.150
X_2	0.374	0.036	-0.629	-0.075	-0.552	0.367	-0.016	-0.135	-0.008
X_3	0.368	0.136	-0.435	-0.308	0.737	-0.081	-0.105	0.034	-0.008
X_4	0.367	-0.186	-0.056	0.212	-0.030	-0.398	0.782	0.063	-0.082
X_5	0.327	-0.365	0.187	0.099	0.062	0.002	-0.142	-0.388	0.735
X_6	0.218	0.570	0.076	0.736	0.161	0.212	-0.040	-0.085	0.001
X_7	0.336	-0.333	0.145	0.148	0.005	0.259	-0.198	0.792	0.007
X_8	0.354	-0.255	0.395	-0.106	0.098	0.301	-0.043	-0.415	-0.607
X_9	0.251	0.523	0.425	-0.518	-0.131	0.189	0.284	0.141	0.249

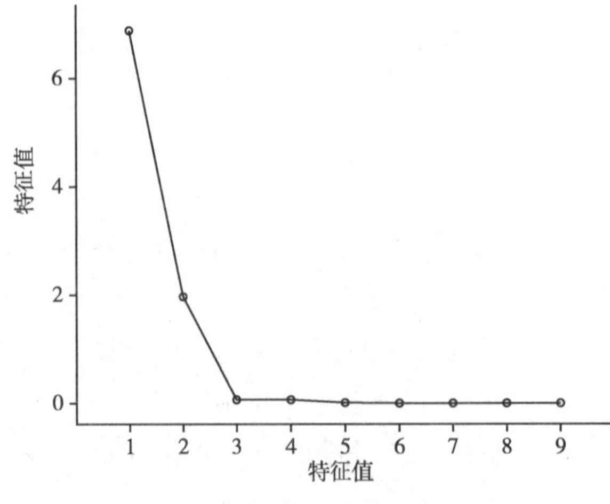

图21-2 特征值的碎石图

对计算结果的解释：

1. 主成分个数的选取　由表 21-3 和图 21-2 可知，只有前面两个特征值大于 1，第一主成分对应的特征值 $\lambda_1=6.867$，解释了原始变量总变异的 76.302%；第二主成分对应的特征值 $\lambda_2=1.969$，解释了原始变量总变异的 21.872%。故取前两个主成分较为适宜，此时累积贡献率为 98.174%，只有不到 2.000%信息不能由前面两个主成分所解释。

2. 列出主成分的表达式　由表 21-4，根据各主成分所对应的特征向量，可得前两个主成分为

$$\begin{cases} Z_1=0.366X_1+0.374X_2+0.368X_3+0.367X_4+0.327X_5+0.218X_6+0.336X_7+0.354X_8+0.251X_9 \\ Z_2=0.195X_1+0.036X_2+0.136X_3-0.186X_4-0.365X_5+0.570X_6-0.333X_7-0.255X_8+0.523X_9 \end{cases}$$

其中，Z_1 和 Z_2 分别表示第一主成分和第二主成分，$X_i(i=1,2,\cdots,9)$ 表示原始变量标准化之后的变量。

3. 求出因子载荷阵　由公式(21-11)求得因子载荷矩阵(表 21-5)。

表 21-5　因子载荷矩阵

指标	Z_1	Z_2	Z_3	Z_4	Z_5	Z_6	Z_7	Z_8	Z_9
X_1	0.958	0.273	0.030	-0.008	-0.048	-0.055	-0.027	0.001	-0.002
X_2	0.981	0.050	-0.163	-0.018	-0.085	0.030	-0.001	-0.006	0.000
X_3	0.965	0.191	-0.113	-0.076	0.114	-0.007	-0.006	0.001	0.000
X_4	0.962	-0.261	-0.014	0.053	-0.005	-0.032	0.043	0.003	-0.001
X_5	0.857	-0.512	0.049	0.024	0.010	0.000	-0.008	-0.017	0.011
X_6	0.570	0.800	0.021	0.183	0.025	0.017	-0.002	-0.004	0.000
X_7	0.882	-0.467	0.038	0.037	0.001	0.021	-0.011	0.034	0.000
X_8	0.927	-0.358	0.102	-0.027	0.015	0.024	-0.002	-0.018	-0.009
X_9	0.657	0.734	0.109	-0.129	-0.020	0.015	0.016	0.006	0.004

由此可知，第一主成分 Z_1 在各原始指标上的因子载荷较为均匀，故可认为该主成分反映的是各原始指标的综合信息；第二主成分 Z_2 在 X_6(苏氨酸)、X_9(缬氨酸)上的因子载荷较大，故可认为该主成分主要反映的是苏氨酸和缬氨酸的信息。

由以上讨论可知，经主成分分析，在基本保留原数据信息量的前提下，将 9 个具有一定相关性的原始指标降维为 2 个相互独立主成分，这就为利用主成分作进一步的统计分析奠定了基础。

五、主成分分析的应用

根据主成分分析的定义及性质，已大体上能看出主成分分析的一些应用。概括地说，主成分分析主要有以下几方面的应用。

1. 对原始指标进行综合　即以较少个数的主成分来反映原始指标的主要信息。从方法学上讲，主成分分析的主要作用是在基本保留原始指标信息的前提下，以互不相关的较少个数的综合指标来反映原始指标所提供的信息，这就为进一步的统计分析奠定了基础。

2. 探索多个原始指标对个体特征的影响作用　主成分分析可以视为一种探索性方法，对于多个原始指标，求出主成分后，可以利用因子载荷阵的结构，进一步探索各主成分与多个原始指标之间的相互关系，弄清原始指标对各主成分的影响，这在医学研究中具有较为广泛的用途。

3. 主成分回归(principle component regression)　在多元线性回归中，若需将多个存在多元共线性的自变量引入回归方程，由于共线性的存在，直接建立的多元线性回归方程具有不稳定性，严重时可

导致正规方程组的系数矩阵为奇异矩阵，从而无法求得偏回归系数。若采用逐步回归，则不得不删除一些自变量，这亦与初衷相悖。如果将主成分分析与多元线性回归结合使用，则可解决这类问题。这种将主成分分析与多元线性回归分析结合使用的方法称为主成分回归。

具体做法是：先对多个自变量作主成分分析，综合出少数几个主成分，然后以这几个主成分为自变量与因变量建立回归方程。这样，既减少了回归分析中自变量的个数，而且作为自变量的各主成分互不相关，保证了回归方程的稳定性；同时，由于主成分是各原始变量的线性组合，因此通过主成分建立的回归方程实际上亦可视为因变量与各原始自变量之间的线性回归方程。这样就可把存在多元共线性的多个自变量引入回归方程。

例 21-2 测得某地 50 例婴幼儿的年龄、身长、体重的数据如表 21-6，试建立体重与年龄、身长的回归关系。

表 21-6 某地 50 例婴幼儿的年龄、身长、体重的实测数据

编号	年龄/月 X_1	身长/cm X_2	体重/kg Y	编号	年龄/月 X_1	身长/cm X_2	体重/kg Y
1	3.0	62.0	8.30	26	14.0	85.2	11.50
2	4.0	66.0	6.30	27	14.0	74.5	7.90
3	4.0	65.5	7.78	28	14.0	72.0	8.74
4	5.0	63.5	7.00	29	14.0	74.0	8.95
5	6.0	68.2	9.65	30	15.0	82.0	10.25
6	6.0	65.6	7.80	31	15.0	81.2	11.30
7	6.0	68.9	9.15	32	15.0	64.0	7.60
8	6.0	67.5	8.35	33	15.0	80.8	10.00
9	7.0	70.7	9.60	34	16.0	76.3	9.40
10	7.0	68.5	8.25	35	16.0	75.5	9.45
11	7.0	68.7	6.95	36	16.0	74.7	9.40
12	8.0	72.3	10.00	37	17.0	77.5	9.17
13	8.0	68.0	7.90	38	17.0	80.9	10.50
14	8.0	70.0	8.80	39	17.0	82.5	11.40
15	8.0	69.6	10.72	40	17.0	73.8	8.30
16	9.0	73.0	9.70	41	18.0	84.2	12.65
17	9.0	68.3	8.10	42	19.0	78.4	10.20
18	9.0	75.5	11.80	43	19.0	83.2	10.80
19	10.0	73.5	10.30	44	20.0	88.5	13.95
20	10.0	69.8	7.70	45	21.0	81.1	10.90
21	11.0	74.2	11.20	46	22.0	92.8	15.20
22	11.0	77.8	10.90	47	23.0	84.0	10.40
23	11.0	76.5	11.65	48	24.0	97.7	17.00
24	12.0	79.0	11.80	49	24.0	84.6	11.10
25	13.0	74.1	8.30	50	25.0	98.3	17.30

如果基于原始数据直接建立多元线性回归方程，则有

$$\hat{Y}=-14.216-0.166X_1+0.349X_2$$

此时，自变量 X_1、X_2 的回归系数对应的 P 均小于 0.001。因此，可以认为年龄、身长均有统计学意义。但是，回归方程中 X_1 的系数为负值，即婴幼儿的年龄与体重呈负相关，这与实际的情况不符。通过计算，X_1、X_2 的相关系数为 0.866，经共线性诊断，自变量间存在共线性的问题，此即多元回归方程中 X_1 的系数为负的原因。

计算自变量 X_1、X_2 相关系数矩阵的特征值与特征向量得

$$\lambda_1=1.866,\quad Z_1=(0.707,\quad 0.707)$$

$$\lambda_2=0.134,\quad Z_2=(0.707,-0.707)$$

2 个特征值的贡献率分别为 93.30%、6.70%。可见第一特征根接近于 2，包含了变量 X_1、X_2 的 93.30% 的信息。以第一主成分为自变量与因变量建立回归方程

$$\hat{Y}=10.027+1.357Z_1$$

这里 $Z_1=0.707X'_1+0.707X'_2$，X'_1、X'_2分别是自变量 X_1、X_2 标准变化后的变量。再将 Z_1 与原始自变量 X_1、X_2 的关系代入第一主成分与因变量所建立的回归方程，即得主成分回归方程

$$\hat{Y}=-0.816+0.163X_1+0.115X_2$$

在新的回归方程中，不合理的符号消失了。这里虽然丢掉了原始自变量 6.70%的信息，但所得的回归方程更符合实际情况。当取全部主成分与因变量作回归，所得的回归方程和用原始自变量与因变量作回归所得方程一样。

第二节　因 子 分 析

一、因子分析的基本思想

多变量的实测数据中呈现出的相关性，可能对应同一个不可观测的潜在因素，称之为潜变量（latent variable）或因子（factor）。例如脑部疾病患者的语言能力、辨识能力、记忆能力、理解能力、思维的逻辑能力是可观测变量（observed variable），对应的因子可能是患者的意识状态（潜变量）。因子分析是从一组实测数据（可观测数据）出发，找出隐含在多变量数据中起支配作用的少数核心因子，也称探索性因子分析（exploratory factor analysis，EFA）。

二、因子分析的数学模型

先来看一个例子。观察 5 个生理指标：X_1 收缩压、X_2 舒张压、X_3 心跳间隔、X_4 呼吸间隔、X_5 舌下温度。从生理知识知道，这 5 个指标是受自主神经的交感神经和副交感神经支配的，而交感神经和副交感神经状态又不能直接测定。若用 F_1、F_2 分别表示交感神经和副交感神经的 2 个因子，则可以设想，可测指标 X_i 是不可测因子 F_j 的线性函数，即 F_j 对各 X_i 的影响是线性的，再加上其他对这些 X_i 有影响的因子 e_i，则各 X_i 与 F_1、F_2 的关系可表示为

$$\begin{cases}X_1=a_{11}F_1+a_{12}F_2+e_1\\X_2=a_{21}F_1+a_{22}F_2+e_2\\X_3=a_{31}F_1+a_{32}F_2+e_3\\X_4=a_{41}F_1+a_{42}F_2+e_4\\X_5=a_{51}F_1+a_{52}F_2+e_5\end{cases}\tag{21-12}$$

由于 F_1、F_2 与每一个 X_i 都有关,故称 F_1、F_2 为各 X_i 的公因子(common factor),又称为共性因子,而各 e_i 只与相应的一个 X_i 有关,故 e_i 称为 X_i 的特殊因子(specific factor),又称为个性因子。

假设对 n 例样品观测了 m 个指标 $X_1, X_2, \cdots, X_m$,如表 21-1 所示。通过分析实测数据 $X_1, X_2, \cdots, X_m$ 之间的相关性,存在 q 个不可观测的公因子 $F_1, F_2, \cdots, F_q (q \leqslant m)$,则可建立如下模型(假设各 X_i 为标准化数据)

$$\begin{cases} X_1 = a_{11}F_1 + a_{12}F_2 + \cdots + a_{1q}F_q + e_1 \\ X_2 = a_{21}F_1 + a_{22}F_2 + \cdots + a_{2q}F_q + e_2 \\ \quad \vdots \qquad\qquad \vdots \\ X_m = a_{m1}F_1 + a_{m2}F_2 + \cdots + a_{mq}F_q + e_m \end{cases} \tag{21-13}$$

在上式中,令

$$\mathbf{X} = \begin{pmatrix} X_1 \\ X_2 \\ \vdots \\ X_m \end{pmatrix}, \quad \mathbf{A} = \begin{pmatrix} a_{11} & a_{12} & \cdots & a_{1q} \\ a_{21} & a_{22} & \cdots & a_{2q} \\ \vdots & \vdots & \ddots & \vdots \\ a_{m1} & a_{m2} & \cdots & a_{mq} \end{pmatrix}, \quad \mathbf{F} = \begin{pmatrix} F_1 \\ F_2 \\ \vdots \\ F_q \end{pmatrix}, \quad \mathbf{e} = \begin{pmatrix} e_1 \\ e_2 \\ \vdots \\ e_m \end{pmatrix},$$

则公式(21-13)可写成如下的矩阵形式:

$$\underset{m\times1}{\mathbf{X}} = \underset{m\times q}{\mathbf{A}}\ \underset{q\times1}{\mathbf{F}} + \underset{m\times1}{\mathbf{e}}$$

且需满足如下的条件:

1. 各 X_i 的均数为 0,方差为 1($\bar{X}_i = 0, S_i^2 = 1$);各公因子 F_j 的均数为 0,方差为 1($\bar{F}_j = 0, S_{F_j}^2 = 1$);各特殊因子 e_i 的均数为 0,方差为 σ_i^2,即 $\bar{e}_i = 0, S_{e_i}^2 = \sigma_i^2$。

2. 各公因子之间的相关系数为 0,即 $r_{F_i,F_j} = 0$;各特殊因子之间的相关系数为 0,即 $r_{e_i,e_j} = 0$;各公因子与各特殊因子之间的相关系数为 0,即 $r_{F_j,e_i} = 0$。

即原始指标向量 $\mathbf{X}$ 的协方差矩阵 $\Sigma_{\mathbf{X}}$ 为相关矩阵;公因子向量 $\mathbf{F}$ 的协方差矩阵(此时为相关矩阵)$\Sigma_{\mathbf{F}}$ 为单位阵;特殊因子向量 $\mathbf{e}$ 的协方差矩阵 $\Sigma_{\mathbf{e}}$ 为对角阵。

$$\Sigma_{\mathbf{X}} = \mathbf{R}_{\mathbf{X}},\ \Sigma_{\mathbf{F}} = \mathbf{R}_{\mathbf{F}} = \mathbf{I}_{q\times q}, \quad \Sigma_{\mathbf{e}} = \begin{pmatrix} \sigma_1^2 & & & \\ & \sigma_2^2 & & \\ & & \ddots & \\ & & & \sigma_m^2 \end{pmatrix} \tag{21-14}$$

由此可知,求公因子的问题,就是求满足上述条件的 $m \times q$ 阶矩 $\underset{m\times q}{\mathbf{A}}$。

三、因子模型的性质

由上述条件 1 和条件 2 可知 $\mathbf{X}$ 的协方差阵为

$$\Sigma_{\mathbf{x}} = \mathrm{E}(\mathbf{AF}+\mathbf{e})(\mathbf{AF}+\mathbf{e})' = \mathbf{AA}' + \Sigma_{\mathbf{e}} \tag{21-15}$$

1. 矩阵 A 的统计意义

(1) 公共度:由公式(21-13)、公式(21-14)及公式(21-15)得到

$$\begin{cases} X_i = \sum\limits_{k=1}^{q} a_{ik}F_k + e_i \\ 1 = Var(X_i) = \sum\limits_{k=1}^{q} a_{ik}^2 + \sigma_i^2 \end{cases}, \quad i = 1, 2, \cdots m \tag{21-16}$$

记 $h_i^2 = \sum\limits_{k=1}^{q} a_{ik}^2$,则有 $1 = h_i^2 + \sigma_i^2, i = 1, 2, \cdots, m$。

h_i^2 的大小反映了全体公因子对原始指标 X_i 的影响，称为公共度（communality），又称或"共性方差"。当 $h_i^2=1$ 时，$\sigma_i^2=0$，即 X_i 只由公因子的线性组合来表示，而与特殊因子无关；当 h_i^2 接近于 0 时，表明原始指标 $X_1, X_2, \cdots, X_m$ 受公因子的影响不大，而主要是由特殊因子来描述的。因此"公共度"h_i^2 反映了原始指标 X_i 对所有公因子的依赖程度。

（2）因子贡献及因子贡献率：另一方面，考虑指定的一个公因子 F_j 对各原始指标的影响。矩阵 $\mathbf{A}$ 中第 j 列元素 $g_j^2=\sum_{i=1}^{m} a_{ij}^2$ 反映了第 j 个公因子 F_j 对所有原始指标的影响，称 g_j^2 为公因子 F_j 对所有原始指标的"贡献"。显然，g_j^2 的值越大，则 F_j 对原始指标的影响也越大。

注意到数据标准化后，全部原始指标的总方差为指标个数 m，故称

$$\frac{g_j^2}{m}=\frac{\sum_{i=1}^{m} a_{ij}^2}{m}$$

为公因子 F_j 对原始指标的方差贡献率。

（3）因子载荷及因子载荷阵：由公式（21-16）可得原始指标 X_i 与公因子 F_j 之间的协方差为

$$Cov\ (X_i, F_j)=\sum_{k=1}^{q} a_{ik}\ Cov\ (F_k, F_j)\ +\ Cov\ (\mathrm{e}_i, F_j)=a_{ij}$$

由于假定各原始指标与各公因子的方差均为 1，故有

$$a_{ij}=r_{X_i, F_j}$$

即 a_{ij} 就是 X_i 与 F_j 之间的相关系数。

2. 因子载荷 a_{ij}　a_{ij} 作为 X_i 与 F_j 之间的相关系数反映了 X_i 与 F_j 之间相互联系的密切程度；另一方面，a_{ij} 作为公式（21-13）中公因子的系数，它又体现了原始指标 X_i 的信息在公因子 F_j 上的反映，因此称 a_{ij} 为原始指标 X_i 在公因子 F_j 上的因子载荷，而称矩阵 $\mathbf{A}=(a_{ij})_{m\times q}$ 为因子载荷矩阵。

四、因子载荷阵的求解及计算步骤

（一）因子载荷阵的求解

若已知原始指标的相关矩阵 $\mathbf{R_X}$ 和 $\Sigma_{\mathbf{e}}$，则由式（21-15）知

$$\mathbf{R_X}-\Sigma_{\mathbf{e}}=\mathbf{AA}'$$

记 $\mathbf{R}^*=\mathbf{R_X}-\Sigma_{\mathbf{e}}=(r_{ij}^*)_{m\times m}$，称 $\mathbf{R}^*$ 为约相关矩阵（reduced correlation matrix）。注意，$\mathbf{R}^*$ 中对角线元素是 h_i^2 而不是 1，其余非对角元素则与 $\mathbf{R_X}$ 完全一样。现在依次求出矩阵 $\mathbf{A}$ 的各列，使各因子贡献按如下顺序排列：

$$g_1^2 \geqslant g_2^2 \geqslant \cdots \geqslant g_q^2$$

由于 $\mathbf{R}^*=(r_{ij}^*)_{m\times m}=\mathbf{AA}'$，故有

$$r_{ij}^*=\sum_{k=1}^{q} a_{ik}a_{jk},\quad i,j=1,2,\cdots,m \qquad (21\text{-}17)$$

欲求矩阵 $\mathbf{A}$ 的第一列元素 $a_{11}, a_{21}, \cdots, a_{m1}$，使 $g_1^2=a_{11}^2+a_{21}^2+\cdots+a_{m1}^2$ 达到最大。这是一个条件极值问题，按条件极值的求解法可得

$$\begin{pmatrix} r_{11}^* & r_{12}^* & \cdots & r_{1m}^* \\ r_{21}^* & r_{22}^* & \cdots & r_{2m}^* \\ \vdots & \vdots & \ddots & \vdots \\ r_{m1}^* & r_{m2}^* & \cdots & r_{mm}^* \end{pmatrix}\begin{pmatrix} a_{11} \\ a_{21} \\ \vdots \\ a_{m1} \end{pmatrix}=g_1^2\begin{pmatrix} a_{11} \\ a_{21} \\ \vdots \\ a_{m1} \end{pmatrix} \qquad (21\text{-}18)$$

这表明 g_1^2 是约相关矩阵 $\mathbf{R}^*$ 的（最大）特征值，$\mathbf{a_1}=(a_{11}, a_{21}, \cdots, a_{m1})'$ 是 g_1^2 所对应的特征向量。若

取约相关矩阵 $\mathbf{R}^*$ 的最大特征值 $\lambda_1(=g_1^2)$ 以及 λ_1 所对应的单位特征向量 $\mathbf{l}_1$（$\mathbf{l}_1$ 为 $m\times1$ 阶列向量），则 $\mathbf{l}_1$ 不能满足 $\mathbf{l}_1'\mathbf{l}_1=\lambda_1$ 的条件（因为 $\mathbf{l}_1'\mathbf{l}_1=1$），但由特征值与特征向量的关系知，对于任意常数 c，$c\mathbf{l}_1$ 还是 λ_1 的特征向量，故只需取 $\mathbf{a}_1=\sqrt{\lambda_1}\mathbf{l}_1$，则有 $\mathbf{a}_1'\mathbf{a}_1=\lambda_1\mathbf{l}_1'\mathbf{l}_1=\lambda_1=g_1^2$，故 $\mathbf{a}_1=\sqrt{\lambda_1}\mathbf{l}_1$ 满足要求。类似地，可求得 $g_2^2=\lambda_2$，$\mathbf{a}_2=\sqrt{\lambda_2}\mathbf{l}_2$。一般地，有 $g_j^2=\lambda_j$，$\mathbf{a}_j=\sqrt{\lambda_j}\mathbf{l}_j$，$j=1,2,\cdots,q$（注意，由于 $\mathbf{R}^*$ 是非负定矩阵，且 $\mathbf{R}^*$ 的秩为 q，故 $\mathbf{R}^*$ 只有前 q 个特征值大于零，即 $\lambda_1\geqslant\lambda_2\geqslant\cdots\geqslant\lambda_q>0$），从而得

$$\mathbf{A}=(\sqrt{\lambda_1}\mathbf{l}_1\sqrt{\lambda_2}\mathbf{l}_2\cdots\sqrt{\lambda_q}\mathbf{l}_q)_{m\times q}$$

$\mathbf{A}$ 就是我们要求的解。

上面求解过程的前提是原始指标的相关阵及特殊因子的协方差阵 $\mathbf{R_X}$ 和 $\Sigma_{\mathbf{e}}$ 均为已知，但对于一个实际问题，通常只有 $\mathbf{R_X}$ 为已知，而 $\Sigma_{\mathbf{e}}$ 则是未知的。因此，在实际问题中欲建立因子分析模型，必须对约相关矩阵 $\mathbf{R}^*$ 进行估计。我们知道，约相关矩阵 $\mathbf{R}^*$ 与相关矩阵 $\mathbf{R_X}$ 除主对角元素外是完全相同的，因此只需对 $\mathbf{R}^*$ 的主对角元素 h_i^2 进行估计，估计的方法不同，所进行的因子分析方法就不同。下面介绍两种常用的约相关矩阵 $\mathbf{R}^*$ 的估计方法。

1. 主成分解　取 $h_i^2=1$，这时 $\mathbf{R}^*=\mathbf{R_X}$，进行分析的结果即为主成分分析的结果，按相应规则保留一定数目的主成分，所得主成分就是公因子。这样所得的解称为因子分析的主成分解。

2. 主因子解　先估计 h_i^2，一般可用：

（1）h_i^2 取为第 T 个指标与其他所有指标的多元复相关系数的平方。

（2）h_i^2 取为 $\mathbf{R_X}$ 第 i 行上各相关系数绝对值的最大值（主对角元除外）。

（3）确定 $\mathbf{R_X}$ 第 i 行上最大的两个值（主对角元除外），如第 i 行上最大的两个相关系数为 r_{ik}，r_{il}，取 $h_i^2=\dfrac{r_{ik}r_{il}}{r_{kl}}$。

（4）取 $h_i^2=1$，它等价于主成分解。

（5）由分析者自行确定。

由此估计出约相关矩阵，进行因子分析的计算，所得结果即为主因子解。

注意，公因子的主成分解和主因子解实际上均为近似解，为了得到近似程度更好的解，常常采用迭代法，即将上述 h_i^2 的各种取值视为共性方差的初始估计值，求得的因子载荷矩阵 $\mathbf{A}$ 则为初始解，再由解得的 $\mathbf{A}$，按 $h_i^2=\sum_{k=1}^{q}a_{ik}^2$ 计算出共性方差，重复上述步骤，直至解稳定为止。

此外，还可以用极大似然法来估计因子载荷阵。假定公因子 $\mathbf{F}$ 和特殊因子 $\mathbf{e}$ 服从正态分布，则可以利用迭代方法求得因子载荷矩阵 $\mathbf{A}$ 和特殊因子协方差阵 $\Sigma_{\mathbf{e}}$ 的极大似然估计 $\hat{\mathbf{A}}$ 和 $\hat{\Sigma}_{\mathbf{e}}$，所得的解称为公因子的极大似然解。该法需要较多的计算，有时还可能不收敛，但所获得的结果具有较好的统计性质。

（二）主要计算步骤

1. 搜集原始数据并整理为表 21-1 的形式。

2. 对各指标标准化。

3. 求指标间的相关系数矩阵。

4. 求指标间的约相关矩阵 $\mathbf{R}^*$。

（1）$\mathbf{R}^*$ 的非对角元素与相关矩阵 $\mathbf{R_X}$ 的非对角元素相等，即

$$r_{ij}^*=r_{ij},\quad i\neq j$$

（2）$\mathbf{R}^*$ 的对角线元素为共性方差 h_i^2，即 $r_{ii}^*=h_i^2$。由此得

$$\mathbf{R}^*=\begin{pmatrix} h_1^2 & r_{12} & \cdots & r_{1m} \\ r_{21} & h_2^2 & \cdots & r_{2m} \\ \vdots & \vdots & \ddots & \vdots \\ r_{m1} & r_{m2} & \cdots & h_m^2 \end{pmatrix}$$

5. 求出约相关矩阵 $\mathbf{R}^*$ 所有大于零的特征值及相应的特征向量。由 $\mathbf{R}^*$ 的特征方程

$$|\mathbf{R}^* - \lambda \mathbf{I}| = 0$$

求得 m 个特征值，取前 q 个大于 0 者，并按从大到小的顺序排列为

$$\lambda_1 \geqslant \lambda_2 \geqslant \cdots \geqslant \lambda_q > 0$$

再由矩阵方程

$$(\mathbf{R}^* - \lambda_j \mathbf{I})\mathbf{l_j} = 0_{m\times 1}, \quad j=1,2,\cdots,q$$

求得各 λ_j 所对应的特征向量 $\mathbf{l}_j$，并将 $\mathbf{l}_j$ 单位化，仍记为 $\mathbf{l}_j$。

6. 写出因子载荷阵 $\mathbf{A}$，并得出原始指标 $\mathbf{X}$ 的公因子表达式，即

$$\mathbf{A} = (\sqrt{\lambda_1}\mathbf{l_1}\sqrt{\lambda_2}\mathbf{l}_2 \cdots \sqrt{\lambda_q}\mathbf{l}_q)_{m\times q} = \begin{pmatrix} a_{11} & a_{12} & \cdots & a_{1q} \\ a_{21} & a_{22} & \cdots & a_{2q} \\ \vdots & \vdots & \ddots & \vdots \\ a_{m1} & a_{m2} & \cdots & a_{mq} \end{pmatrix}$$

$$\begin{cases} X_1 = a_{11}F_1 + a_{12}F_2 + \cdots + a_{1q}F_q \\ X_2 = a_{21}F_1 + a_{22}F_2 + \cdots + a_{2q}F_q \\ \quad \vdots \qquad\qquad \vdots \\ X_m = a_{m1}F_1 + a_{m2}F_2 + \cdots + a_{mq}F_q \end{cases}$$

注意，这里得到的原始指标 $\mathbf{X}$ 的公因子表达式实际上仍是近似的。

根据因子模型的性质及因子载荷阵的求解过程可知，在进行因子分析时我们总是希望：

（1）保留的公因子个数 q 远小于原始指标个数 m，一般按以下原则来确定：①若 $\lambda_j \geqslant 1$，则保留其对应的公因子；②若前 k 个公因子的累积贡献率达到一特定的数量（一般认为达到 70%以上为宜），则保留前 k 个公因子，使 m 个原始指标的总方差基本上能被所保留的公因子解释。

（2）各共性方差 $h_i^2(i=1,2,\cdots,m)$ 接近于 1，即各原始指标 X_i 的方差绝大部分能由所保留的公因子解释。

（3）各原始指标在同一公因子 F_j 上的因子载荷的绝对值 $|a_{ij}|$（$i=1,2,\cdots,m$，即竖读因子载荷阵 $\mathbf{A}$）之间的差别应尽可能大，使得公因子 F_j 的意义主要由一个或几个 $|a_{ij}|$ 值大的原始指标所表达。

五、应用实例

例 21-3　某医院为了合理地评价该院各月的医疗工作质量，收集了 3 年有关门诊人次、出院人数、病床利用率、病床周转次数、平均住院天数、治愈好转率、病死率、诊断符合率和抢救成功率 9 个指标数据，如表 21-7。现采用因子分析方法，探讨其综合指标体系。

表 21-7　某医院 3 年的医疗工作质量有关指标实测值

年月 X_0	门诊人次 X_1	出院人数 X_2	病床利用率/% X_3	病床周转次数 X_4	平均住院天数 X_5	治愈好转率/% X_6	病死率/% X_7	诊断符合率/% X_8	抢救成功率/% X_9
1991-01	4.34	389	99.06	1.23	25.46	93.15	3.56	97.51	61.66
1991-02	3.45	271	88.28	0.85	23.55	94.31	2.44	97.94	73.33
⋮	⋮	⋮	⋮	⋮	⋮	⋮	⋮	⋮	⋮
1993-12	3.77	627	86.47	1.24	23.22	91.17	3.40	98.98	89.80

1. **主成分解** 利用SAS统计分析软件，所得结果见表21-8至表21-11。

表21-8 约相关矩阵的特征值

统计量	X_1	X_2	X_3	X_4	X_5	X_6	X_7	X_8	X_9
特征值	2.807 4	1.991 1	1.448 3	0.785 1	0.680 7	0.541 3	0.453 0	0.174 5	0.118 6
前后特征值差值	0.816 3	0.542 8	0.663 2	0.104 4	0.139 4	0.088 2	0.278 5	0.056 0	—
贡献率	0.311 9	0.221 2	0.160 9	0.087 2	0.075 6	0.060 1	0.050 3	0.019 4	0.013 2
累积贡献率	0.311 9	0.533 2	0.694 1	0.781 3	0.857 0	0.917 1	0.967 4	0.986 8	1.000 0

表21-9 因子载荷阵

指标	因子1	因子2	因子3	因子4
X_1	-0.254 58	0.770 00	0.007 76	0.470 17
X_2	0.765 87	0.127 68	0.090 55	0.508 44
X_3	0.244 34	0.776 39	-0.085 74	-0.443 04
X_4	0.689 27	0.660 58	-0.070 59	-0.019 73
X_5	-0.724 23	0.124 57	0.440 13	0.189 39
X_6	0.039 29	-0.070 76	0.888 21	-0.008 86
X_7	-0.404 62	-0.163 81	-0.663 26	0.242 70
X_8	-0.622 76	0.401 90	0.041 32	-0.116 35
X_9	0.737 32	-0.365 90	0.058 94	0.020 89

表21-10 由每个公因子所解释的方差 g_j^2

公因子1	公因子2	公因子3	公因子4
2.807 424	1.991 130	1.448 322	0.785 073

表21-11 主成分因子分析后的公共度 h_i^2

X_1	X_2	X_3	X_4	X_5	X_6	X_7	X_8	X_9
0.878 8	0.869 6	0.866 1	0.916 8	0.769 6	0.795 6	0.689 4	0.564 6	0.681 4

由表21-8可知，前3个特征值大于1，但其累积贡献率仅为0.694 1，不足70%，故考虑取前4个公因子，这时累积贡献率为0.781 3。

如表21-9所提供的因子载荷阵，发现因子1在多数原始指标上都有较大的载荷；因子2在门诊人次(X_1)、病床利用率(X_3)、病床周转次数(X_4)、诊断符合率(X_8)、抢救成功率(X_9)等指标上有较大的载荷；因子3在治愈好转率(X_6)、病死率(X_7)、平均住院天数(X_5)等指标上有较大的载荷；因子4在出院人数(X_2)、门诊人次(X_1)、病床利用率(X_3)等指标上有较大的载荷。由此可知，除因子1可初步认定为综合因子外，其余3个因子的意义不明显。

由表21-11可知，各共性方差均超过50%，其中绝大多数都接近或超过70%，这说明4个公因子已经能够较好地反映各指标所包含的大部分信息。

2. 主因子解(取初始 h_i^2 为主成分解所得的各共性方差，见表21-12至表21-15)

表 21-12 约相关矩阵的特征值

统计量	X_1	X_2	X_3	X_4	X_5	X_6	X_7	X_8	X_9
特征值	2.586 2	1.831 7	1.211 2	0.643 7	0.398 4	0.225 7	0.177 6	0.012 4	-0.054 9
前后特征值差值	0.754 5	0.620 5	0.567 5	0.245 3	0.172 7	0.048 1	0.165 3	0.067 3	—
贡献率	0.367 8	0.260 5	0.172 2	0.091 5	0.056 7	0.032 1	0.025 3	0.001 8	-0.007 8
累积贡献率	0.367 8	0.628 3	0.800 5	0.892 0	0.948 7	0.980 8	1.006 1	1.007 8	1.000 0

表 21-13 因子载荷阵

指标	因子 1	因子 2	因子 3	因子 4
X_1	-0.206 03	0.778 69	0.028 06	0.444 56
X_2	0.769 75	0.052 91	0.114 20	0.448 64
X_3	0.291 43	0.731 45	-0.068 17	-0.453 77
X_4	0.738 01	0.596 34	-0.049 36	-0.046 15
X_5	-0.685 85	0.176 01	0.406 04	0.107 82
X_6	0.030 84	-0.081 00	0.840 54	-0.082 62
X_7	-0.377 69	-0.097 03	-0.562 19	0.127 71
X_8	-0.524 13	0.370 69	0.029 01	-0.030 89
X_9	0.657 97	-0.384 08	0.044 99	0.032 05

表 21-14 由每个公因子所解释的方差 g_j^2

因子 1	因子 2	因子 3	因子 4
2.586 164	1.831 703	1.211 202	0.643 692

表 21-15 因子分析后的公共度 h_i^2

X_1	X_2	X_3	X_4	X_5	X_6	X_7	X_8	X_9
0.847 2	0.809 6	0.830 5	0.904 8	0.677 9	0.720 8	0.484 4	0.413 9	0.583 5

由表 21-12 知，本例主因子解的前 3 个特征值均大于 1，且它们提供的累积贡献率已达到 80%，本可只取前 3 个公因子即可，但注意到本例用主因子法求解时，约相关矩阵对角线元素的取值为主成分解所得的共性方差，而本例主成分解中又取了 4 个公因子，因此本例主因子解中仍应取 4 个公因子为宜。

再由表 21-13 的因子载荷阵可以发现，本例主因子解与主成分解没有大的区别，除因子 1 可初步认定为综合因子外，其余 3 个因子的专业意义尚不明显。

从共性方差的角度看，由表 21-15 知，大多数指标的共性方差都较为理想（接近或超过 60%），但病死率（X_7）、诊断符合率（X_8）这两个指标所对应的共性方差偏低（不足 50%）。

六、因子旋转

建立因子分析模型的目的不仅是找出公因子，更重要的是弄清各公因子的专业意义，以便对实际问题进行分析。然而在很多情况下，因子分析的主成分解、主因子解和极大似然解中的各公因子的典型代表变量并不是很突出，容易使各公因子的专业意义难于解释，从而达不到因子分析的主要目的。

对于这个问题，可以通过因子旋转来解决。对任一正交阵 **T** 而言，若矩阵 **A** 是一个因子载荷阵，则 **AT** 仍是因子载荷阵。从这个意义上讲，因子分析的解是不唯一的。利用这一点，在实际工作中，如果求得的因子载荷阵 **A** 不甚理想，则可右乘一个正交阵 **T**，使 **AT** 能有更好的实际意义。这样一种变换因子载荷矩阵的方法，称为因子轴的正交旋转，或称因子正交旋转。

正交旋转具有下列性质：①保持各指标的共性方差不变；②旋转后所得的公因子保持互不相关。

可以按不同的原则来求得正交变换矩阵，相应地就有不同的正交旋转方法。常用的是方差最大法（varimax），该法通过旋转使每一公因子上因子载荷的平方向 0 和 1 两极分化，造成尽可能大的差别，以使各公因子尽可能支配不同的原始指标，从而使各公因子具有较为清晰的专业意义。

其他的正交旋转还有四次方最大旋转（quartimax）、均方最大旋转（equamax）等。

除正交旋转外，有时还可进行斜交旋转，即 **A**→**AP**，**P** 不限于正交阵，但要求 **P** 为满秩阵。斜交旋转不能保证各公因子的互不相关性，且对因子载荷的解释要复杂得多，但在加大因子载荷平方的差别上，取得的效果一般要比正交旋转的效果好。

例 21-4 （续例 21-3）对例 21-3 所得主成分解的因子载荷阵进行四次方最大正交旋转。

在主成分解的基础上，进行四次方最大正交旋转，得表 21-16 至表 21-19。

表 21-16 正交变换阵

-0. 897 94	0. 395 61	0. 152 82	0. 117 68
0. 410 70	0. 783 27	0. 026 71	0. 465 94
0. 115 33	-0. 139 95	0. 980 37	0. 077 41
-0. 108 32	-0. 458 69	-0. 121 71	0. 873 53

表 21-17 旋转后的因子载荷阵

指标	因子 1	因子 2	因子 3	因子 4
X_1	0. 494 80	0. 285 66	-0. 067 96	0. 740 13
X_2	-0. 679 89	0. 157 10	0. 147 34	0. 600 77
X_3	0. 137 56	0. 920 01	0. 027 94	-0. 003 14
X_4	-0. 353 63	0. 809 02	0. 056 17	0. 366 21
X_5	0. 731 72	-0. 337 41	0. 301 09	0. 172 32
X_6	0. 039 06	-0. 160 12	0. 875 97	0. 032 67
X_7	0. 193 26	-0. 306 88	-0. 745 98	0. 036 72
X_8	0. 741 63	0. 116 01	-0. 029 77	0. 015 54
X_9	-0. 807 81	-0. 012 74	0. 158 14	-0. 060 91

表 21-18 由每个公因子所解释的方差 g_j^2

因子 1	因子 2	因子 3	因子 4
2. 627 932	1. 854 502	1. 470 625	1. 078 891

表 21-19 因子分析后的公共度 h_i^2

X_1	X_2	X_3	X_4	X_5	X_6	X_7	X_8	X_9
0. 878 8	0. 869 6	0. 866 1	0. 916 8	0. 769 6	0. 795 6	0. 689 4	0. 564 6	0. 681 4

对旋转后的因子载荷阵表 21-17 进行分析，可以看出：因子 1 在门诊人次(X_1)、出院人数(X_2)、病床周转次数(X_4)、平均住院天数(X_5)、诊断符合率(X_8)、抢救成功率(X_9)等多个指标上有较大的因子载荷；因子 2 在病床利用率(X_3)、病床周转次数(X_4)两个指标上的载荷最大；因子 3 在治愈好转率(X_6)、病死率(X_7)上的载荷最大，且治愈好转率为正值，病死率为负值，与其专业意义相吻合；因子 4 在门诊人次(X_1)、出院人数(X_2)两指标上的载荷最大。因此可以认为，因子 1 反映了该院医疗工作质量各方面的情况，称为综合因子，因子 2 则反映了病床利用情况，可称为病床利用因子，因子 3 反映的是医疗水平，故称为水平因子，而因子 4 反映的是就诊患者数量，所以称为数量因子。

将旋转后的因子载荷阵与主成分解的因子载荷阵进行比较，可以看出，经四次方最大旋转后，除因子 1 的载荷仍较为均匀地分布多数指标上外，其余 3 个因子的载荷都明显地集中在少数指标上，这说明该旋转对因子载荷起到了明显的分离作用，从而使各因子具有了较为清晰的专业意义。

由表 21-19 可知，各指标的共性方差均较为理想(除个别指标外均接近或超过 70%)，这说明 4 个公因子已经能够较好地反映各指标所包含的大部分信息。

七、注意事项

1. 因子分析的解不唯一　这里所说的因子分析的解不唯一具有两个方面的意义。

(1) 同一问题可以有不同的因子分析解：如主成分解、主因子解、极大似然解等。在处理实际问题时，可根据具体情况选择不同的方法来获得符合客观实际的解。

(2) 可以通过各种方法进行因子旋转以获得更为满意的解：这里，选用何种方法进行因子旋转，亦需根据专业意义来确定。需要指出的是，如果一次旋转所得结果不够理想，可以用迭代的方法进行多次旋转，直到最后相邻两次旋转所得的因子载荷阵改变不大时即可停止。

2. 因子得分问题　因子模型建立起来后，是否可以将各公因子 F_j 表示为原始指标 $X_1, X_2, \cdots, X_m$ 的线性组合，从而进一步根据原始指标的观测值求各公因子的得分呢？这个问题，从数学模型上看，就是要建立如下的模型：

$$\underset{q\times 1}{\mathbf{F}} = \underset{q\times m}{\mathbf{B}}\ \underset{m\times 1}{\mathbf{X}}$$

上式中的矩阵 $\underset{q\times m}{\mathbf{B}}$ 称为因子得分阵，一般说来，因子得分阵不能直接计算，但可以用不同的方法进行估计，常用的方法是最小二乘意义下的回归法，具体计算方法可查阅有关的参考文献。

3. 主成分分析与因子分析之间的关系

(1) 两者的分析重点不一致：从数学模型上看，主成分的数学模型为

$$\mathbf{Z}=\mathbf{AX}$$

即主成分为原始变量的线性组合；而因子分析的数学模型为

$$\mathbf{X}=\mathbf{AF}+\mathbf{e}$$

即原始变量为公因子与特殊因子的线性组合。由此可见，两者的分析重点不一致，主成分分析重点在综合原始变量的信息，而公因子分析则重在解释原始变量之间的关系。此外，主成分分析中各主成分的得分是可以准确计算的，而因子分析中各公因子得分只能进行估计。

(2) 两者之间具有密切的联系：在主成分分析模型两端同时左乘 $\mathbf{A}^{-1}$(即 $\mathbf{A}'$)，则有 $\mathbf{X}=\mathbf{A}'\mathbf{F}$，此即为无特殊因子的公因子模型；另一方面，在公因子分析的约相关矩阵 $\mathbf{R}^*$ 中，如果取 $h_i^2(i=1,2,\cdots,m)$，则因子分析的结果(主成分解)即为主成分分析的结果。此外，因子分析的主因子解也常常由主成分分析的结果作为 h_i^2 的初始值来计算。

4. 因子分析的样本量　因子分析没有样本量的确切计算公式。有的学者认为，因子分析所需样本量需要达到变量的 10 倍以上。有的学者认为，因子分析和主成分分析都是基于相关系数矩阵的，故只要样本相关系数是稳定、可靠的，则不必苛求太多的样本量，而因子分析的关键是协方差结构是否可以合理解释。

Summary

Principal components analysis (PCA) is a multivariable method that transforms a number of correlated variables into a smaller number of uncorrelated variables. The purpose of PCA is to reduce the dimensionality of the data while retaining as much as possible the information present in the original data. Based on the correlation matrix R of the original variables, the eigenvalues (λ_i) in descending order and eigenvectors of R can be obtained, and then the principal components can be figured out. The principal components are uncorrelated with each other and include decreasing variance or information. Factor loading matrix is used to express the correlations between the principal components and the original variables. The factor loading $q_{ij}=\sqrt{\lambda_i}a_{ij}$ is the correlation coefficient between the ith principal component Z_i and the jth original variable X_j. In practice, the number of components retained is determined by the following two criteria. First, retain components with $\lambda_i \geq 1$. Second, retain components until the cumulative contribution is at least 70%, i.e., $\sum_{i=1}^{k} \frac{\lambda_i}{m} \geq 70\%$.

Factor analysis is a method to study the intercorrelations among a number of original variables by postulating a set of unobserved latent variables or common factors, which contain all the essential information about the correlations or covariances among the measured variables. Based on the correlation matrix R of the original variables, the eigenvalues (λ_i) in descending order and eigenvectors of the reduced correlation matrix R^* derived from R can be obtained, then retain all eigenvalues larger than zero and the corresponding eigenvectors. The factor model and the factor loading matrix **A**, i.e. $\mathbf{A}=(a_{ij})$, can be figured out from the eigenvalues and the corresponding eigenvectors. The element a_{ij} of the factor loading matrix **A** is the correlation coefficient for the original variable X_i and the common factor F_j, and it also reflects the information of the variable X_i which embodied in the common factor F_j. The communality for variable X_i, i.e., $h_i^2=\sum_{k=1}^{q} a_{ik}^2$, which can be computed after the element a_{ij} is determined, is the variance in variable X_i explained by the whole common factors. It reflects the influence of the whole common factors on the original variable X_i. The contribution of a common factor, i.e., $g_j^2=\sum_{j=1}^{m} a_{ij}^2$, is the variance in all variables explained by the common factor. It reflects the importance of the common factor F_j to the original variables. In practice, the number of factors retained is determined by the following two criteria. First, retain factors with eigenvalues greater thanl. Second, retain factors until the cumulative contribution is at least 70%, i.e., $\sum_{j=1}^{k} \frac{g_j^2}{m} \geq 70\%$.

Principal componentsanalysis focuses on reducing the dimensionality of data to integrate information from original variables, while factor analysis focuses on explaining the intercorrelations among original variables.

练　习　题

一、简答题

1. 简述主成分分析的基本思想。
2. 为什么主成分是按特征值的大小顺序排列的？
3. 在主成分分析中，为什么要求各主成分之间互不相关？
4. 简述因子分析的基本思想。
5. 在进行了初步的因子分析后，再作因子旋转有什么作用？
6. 因子分析与主成分分析有何区别与联系？
7. 无论是从相关矩阵出发还是从协方差矩阵出发计算主成分，“原变量方差之和都等于主成分的方差之和”是否正确？并说明理由。
8. 简述主成分分析主要有哪些方面的应用。

二、名词解释

1. 公共度
2. 因子贡献及因子贡献率
3. 因子载荷及因子载荷阵
4. 主成分的贡献率
5. 前 k 个主成分的累积贡献率

三、计算分析题

现测得某医院 30 例脑出血患者治疗前后 5 项指标的相对改变值，数据如表 21-20。

1. 试作主成分分析，找出少数几个相互独立的主成分。
2. 试作因子分析，探讨脑出血患者治疗指标体系。

表 21-20　某医院脑出血患者治疗前后 5 项指标的相对改变值*

编号	和肽素（CPP）	颅内压（ICP）	平均动脉压（MAP）	收缩压（SBP）	舒张压（DBP）
1	0.13	0.41	0.16	0.04	0.28
2	-0.02	-0.19	-0.05	-0.06	-0.04
3	0.01	-0.21	-0.02	0.00	-0.04
4	0.25	-0.08	0.21	0.16	0.24
5	-0.09	0.68	-0.02	-0.06	0.01
6	0.09	-0.07	0.07	0.07	0.07
7	0.07	-0.53	-0.03	-0.16	0.09
8	-0.01	0.18	0.01	-0.05	0.06
9	-0.07	-0.18	-0.10	-0.13	-0.08
10	-0.09	-0.06	-0.09	-0.07	-0.11
11	0.24	0.00	0.22	0.15	0.28
12	-0.15	-0.04	-0.13	0.07	-0.28
13	0.26	-0.23	0.14	0.05	0.22
14	-0.07	0.22	-0.03	-0.11	0.06

续表

编号	和肽素（CPP）	颅内压（ICP）	平均动脉压（MAP）	收缩压（SBP）	舒张压（DBP）
15	0.34	-0.12	0.29	0.22	0.35
16	0.10	-0.19	0.06	-0.08	0.22
17	0.05	-0.07	-0.89	-0.01	0.07
18	-0.27	-0.15	-0.25	-0.26	-0.24
19	0.14	0.15	0.14	0.03	0.27
20	-0.15	-0.20	-0.15	-0.19	-0.12
21	0.44	-0.01	0.32	0.29	0.35
22	0.12	0.00	0.11	0.08	0.13
23	0.02	-0.11	0.00	-0.10	0.11
24	0.14	0.19	0.15	0.06	0.25
25	-0.13	0.00	-0.12	-0.10	-0.13
26	0.00	-0.09	-0.02	-0.08	0.04
27	-0.13	-0.17	-0.13	-0.10	-0.17
28	0.03	-0.26	0.00	-0.01	0.01
29	0.17	-0.10	0.14	0.13	0.14
30	0.13	0.41	0.16	0.04	0.28

* 相对改变值 $=\frac{\text{治疗后测量值-治疗前测量值}}{\text{治疗前测量值}}$

ER 21-1　第二十一章二维码资源

（钟晓妮　陈 强　田考聪）

第二十二章 典型相关分析

第九章介绍的双变量回归与相关，描述的是两个变量之间的相关关系。本章介绍的典型相关分析(canonical correlation analysis)用于描述两组变量之间相关关系，即两个随机向量 $\mathbf{X}_{p\times 1}$ 和 $\mathbf{Y}_{q\times 1}$ 的相关性。

第一节 基本思想

在研究两个变量之间的相关关系时，第九章双变量回归与相关引入了简单相关系数。在研究一个因变量与多个自变量之间的相互关系时，第十五章多元线性回归分析引入了复相关系数。典型相关分析描述的是两组变量之间的相关关系。例如，某种药物的不同剂型、剂量、给药途径、给药时间等是一组变量，给药后人体各系统(如神经系统、循环系统、呼吸系统、消化系统等)所产生的作用为另一组变量。

典型相关分析借助主成分分析的思想，对两组变量分别寻找线性组合，使生成的新的综合变量能代表原始变量大部分的信息，且两组变量生成的新的两个综合变量的相关程度最大，这样新的综合变量成为第一对典型相关变量。同样的方法可以找到第二对、第三对或者更多对的典型相关变量。利用各对综合变量之间的相关性更加全面地反映原来两组变量之间的整体相关性。

第二节 基本概念

设有两组变量 $X_1, X_2, \cdots, X_p$ 与 $Y_1, Y_2, \cdots, Y_q$，考虑它们如下的线性组合：

$$\begin{cases} U = a_1X_1 + a_2X_2 + \cdots + a_pX_p \equiv \mathbf{a}'\mathbf{X} \\ V = b_1Y_1 + b_2Y_2 + \cdots + b_qY_q \equiv \mathbf{b}'\mathbf{Y} \end{cases} \tag{22-1}$$

若存在非零常数向量 $\mathbf{a}_1 = (a_{11}, a_{12}, \cdots, a_{1p})'$ 和 $\mathbf{b}_1 = (b_{11}, b_{12}, \cdots, b_{1q})'$ 使得

$$U_1 = a_{11}X_1 + a_{12}X_2 + \cdots + a_{1p}X_p = \mathbf{a}_1'\mathbf{X}$$

$$V_1 = b_{11}Y_1 + b_{12}Y_2 + \cdots + b_{1q}Y_q = \mathbf{b}_1'\mathbf{Y}$$

之间的相关系数达到最大，且 U_1、V_1 的方差均为 1，即满足如下条件：

$$r_{U_1,V_1} = r(\mathbf{a}_1'\mathbf{X}, \mathbf{b}_1'\mathbf{Y}) = \underset{\substack{\mathrm{Var}(\mathbf{a}'\mathbf{X})=1 \\ \mathrm{Var}(\mathbf{b}'\mathbf{Y})=1}}{\mathrm{Max}} r(\mathbf{a}'\mathbf{X}, \mathbf{b}'\mathbf{Y}) \tag{22-2}$$

则称 U_1、V_1 为 $X_1, X_2, \cdots, X_p$ 与 $Y_1, Y_2, \cdots, Y_q$ 的第一对典型相关变量，U_1、V_1 之间的相关系数 r_{U_1,V_1} 称为第一典型相关系数。通常，称 U_i、V_i 为第 i 对典型相关变量(canonical correlation variable)，称 r_{U_i,V_i} 为第 i 典型相关系数(canonical correlation coefficient)。如果

1. $\mathrm{Cov}(U_i, U_j) = \begin{cases} 1, & i=j \\ 0, & i\neq j \end{cases}$，$\mathrm{Cov}(V_i, V_j) = \begin{cases} 1, & i=j \\ 0, & i\neq j \end{cases}$，$\mathrm{Cov}(U_i, V_j) = 0$，$i\neq j$；

2. U_i 与 V_i 之间的相关系数 $r_{U_i,V_i} = \mathrm{Cov}(U_i, V_i) \neq 0$ 是除前 $i-1$ 个相关系数 $r_{U_j,V_j}(j=1,2,\cdots,i-1)$ 以外的最大者。

那么，由上面的定义可知，同一组变量的各典型相关变量之间互不相关，即 U_i 与 $U_j(i\neq j)$ 互不相关，V_i 与 $V_j(i\neq j)$ 互不相关；不同组变量的典型相关变量 U_i 与 $V_j(i\neq j)$ 互不相关；各典型相关变量的方

差为 1,即 U_i 和 V_i 的方差均为 1;且典型相关系数是按其绝对值从大到小排序的。因此,第 i 典型相关系数 r_{U_i,V_i}反映了两组变量中存在的多种相关信息中第 i 大的一种。这样定义的典型相关变量就反映了两组变量 $X_1,X_2,\cdots,X_p$ 与 $Y_1,Y_2,\cdots,Y_q$ 之间在线性意义下相关的情况。

第三节 基本理论

首先,考虑典型相关变量及典型相关系数的求法。设第一组变量为 $\mathbf{X}=(X_1,X_2,\cdots,X_p)'$,第二组变量为 $\mathbf{Y}=(Y_1,Y_2,\cdots,Y_q)'$(不妨设 $p\leqslant q$),求出 $\mathbf{X},\mathbf{Y}$ 的协方差矩阵为

$$\mathrm{Cov}\begin{pmatrix}\mathbf{X}\\\mathbf{Y}\end{pmatrix}=\mathbf{\Sigma}=\begin{pmatrix}\mathbf{\Sigma_{XX}} & \mathbf{\Sigma_{XY}}\\\mathbf{\Sigma_{YX}} & \mathbf{\Sigma_{YY}}\end{pmatrix}$$

其中 $\mathbf{\Sigma_{xx}}$为 $p\times p$ 阶矩阵,是第一组变量的协方差矩阵; $\mathbf{\Sigma_{YY}}$为 $q\times q$ 阶矩阵,是第二组变量的协方差矩阵; $\mathbf{\Sigma_{XY}}=\mathbf{\Sigma'_{YX}}$为 $p\times q$ 阶矩阵,是第一组变量与第二组变量之间的协方差矩阵。且当 $\mathbf{\Sigma}$ 为正定阵时, $\mathbf{\Sigma_{xx}}$, $\mathbf{\Sigma_{YY}}$也是正定阵。

求典型相关变量 U,V 的问题,即在 U,V 的方差均为 1 的条件下,求适当的 $\mathbf{a},\mathbf{b}$,使得 U,V 之间的相关系数

$$r_{U,V}=\frac{\mathrm{Cov}(U,V)}{\sqrt{\mathrm{Var}(U)\mathrm{Var}(V)}}=\frac{\mathrm{Cov}(\mathbf{a'X},\mathbf{b'Y})}{\sqrt{\mathrm{Var}(\mathbf{a'X})\mathrm{Var}(\mathbf{b'Y})}}$$

达到最大。

由于 U,V 的方差均为 1,即

$$\begin{cases}\mathrm{Var}(U)=\mathrm{Var}(\mathbf{a'X})=\mathbf{a}'\sum_{11}\mathbf{a}=1\\\mathrm{Var}(V)=\mathrm{Var}(\mathbf{b'Y})=\mathbf{b}'\sum_{22}\mathbf{b}=1\end{cases}\tag{22-3}$$

从而

$$r_{U,V}=\mathrm{Cov}(\mathbf{a'X},\mathbf{b'Y})=\mathbf{a}'\mathrm{Cov}(\mathbf{X},\mathbf{Y})\mathbf{b}=\mathbf{a}'\mathbf{\Sigma_{XY}}\mathbf{b}\tag{22-4}$$

于是,问题即为在公式(22-3)的约束下,求 p 维向量 $\mathbf{a}$, q 维向量 $\mathbf{b}$,使得由公式(22-4)确定的相关系数达到最大。

由条件极值的 lagrange 乘数法可知,这等价于求解方程组

$$\begin{cases}-\lambda\mathbf{\Sigma_{XX}}\mathbf{a}+\mathbf{\Sigma_{XY}}\mathbf{b}=0\\\mathbf{\Sigma_{YX}}\mathbf{a}-\mu\mathbf{\Sigma_{YY}}\mathbf{b}=0\end{cases}\tag{22-5}$$

其中 λ,μ 为 lagrange 乘数。

用 $\mathbf{a}'$和 $\mathbf{b}'$分别左乘上式中的两个方程,则有

$$\begin{cases}\mathbf{a}'\mathbf{\Sigma_{XY}}\mathbf{b}=\lambda\mathbf{a}'\mathbf{\Sigma_{XX}}\mathbf{a}=\lambda\\\mathbf{b}'\mathbf{\Sigma_{YX}}\mathbf{a}=\mu\mathbf{b}'\mathbf{\Sigma_{YY}}\mathbf{b}=\mu\end{cases}$$

注意到$(\mathbf{a}'\mathbf{\Sigma_{XY}}\mathbf{b})'=\mathbf{b}'\mathbf{\Sigma_{YX}}\mathbf{a}$,故有

$$\mu=\mathbf{b}'\mathbf{\Sigma_{YX}}\mathbf{a}=(\mathbf{a}'\mathbf{\Sigma_{XY}}\mathbf{b})'=\lambda$$

即 λ 恰好等于 U,V 之间的相关系数。于是公式(22-5)可改写为

$$\begin{cases}-\lambda\mathbf{\Sigma_{XX}}\mathbf{a}+\mathbf{\Sigma_{XY}}\mathbf{b}=0\\\mathbf{\Sigma_{YX}}\mathbf{a}-\lambda\mathbf{\Sigma_{YY}}\mathbf{b}=0\end{cases}$$

或

$$\begin{pmatrix}-\lambda\mathbf{\Sigma_{XX}} & \Sigma_{\mathbf{XY}}\\\mathbf{\Sigma_{YX}} & -\lambda\mathbf{\Sigma_{YY}}\end{pmatrix}\begin{pmatrix}\mathbf{a}\\\mathbf{b}\end{pmatrix}=\begin{pmatrix}\mathbf{0}\\\mathbf{0}\end{pmatrix}\tag{22-6}$$

而上式有非零解的充要条件为系数行列式

$$\begin{vmatrix} -\lambda \mathbf{\Sigma}_{\mathbf{XX}} & \mathbf{\Sigma}_{\mathbf{XY}} \\ \mathbf{\Sigma}_{\mathbf{YX}} & -\lambda \mathbf{\Sigma}_{\mathbf{YY}} \end{vmatrix} = 0 \tag{22-7}$$

公式(22-7)实际上是一个关于 λ 的一元 $p+q$ 次方程,即

$$f(\lambda)=c_0\lambda^{p+q}+c_1\lambda^{p+q-1}+\cdots+c_{p+q-1}\lambda+c_{p+q}=0$$

在协方差矩阵 $\mathbf{\Sigma}$ 非负定的条件下,可以证明,方程 $f(\lambda)=0$ 的根均是非负的,且均不大于1。

求出它的所有非零根(设有 k 个),并按从大到小的顺序排列为

$$1\geqslant\lambda_1\geqslant\lambda_2\geqslant\cdots\geqslant\lambda_k>0$$

取最大根 λ_1 代入公式(22-6)得

$$\begin{pmatrix} -\lambda_1 \mathbf{\Sigma}_{\mathbf{XX}} & \Sigma_{\mathbf{XY}} \\ \mathbf{\Sigma}_{\mathbf{YX}} & -\lambda_1 \mathbf{\Sigma}_{\mathbf{YY}} \end{pmatrix}\begin{pmatrix}\mathbf{a}\\ \mathbf{b}\end{pmatrix}=\begin{pmatrix}\mathbf{0}\\ \mathbf{0}\end{pmatrix}$$

由此求得非零解 $\mathbf{a}_1$,$\mathbf{b}_1$,并按公式(22-3)进行了正规化,从而得出第一对典型相关变量 $U_1=\mathbf{a}_1'\mathbf{X}$,$V_1=\mathbf{b}_1'\mathbf{Y}$,且 U_1,V_1 具有最大的相关系数 λ_1(即 r_{U_1,V_1})。类似地,取第 i 大根 λ_i 代入公式(22-6),可解得第 i 对典型相关变量 U_i,V_i,使其具有第 i 大的相关系数 λ_i(即 r_{U_i,V_i})$(i=1,2,\cdots,k)$。

其次,考虑典型相关系数的假设检验。由于第 i 典型相关系数 λ_i 反映了两组变量中存在的多种相关信息中第 i 大的一种,因此通常采用逐个检验的方法,即首先检验 λ_1,其检验统计量为

$$Q_1=-\left[n-1-\frac{1}{2}(p+q+1)\right]\ln\Lambda_1,\quad \Lambda_1=\prod_{i=1}^{k}(1-\lambda_i^2)$$

当 $\mathbf{X}$ 与 $\mathbf{Y}$ 不相关时,统计量 Q_1 近似地服从自由度为 $p\times q$ 的 χ^2 分布。若 $Q_1\geqslant\chi^2_{\alpha,p\times q}$,则认为 λ_1 在水准 α 下有统计学意义。

然后再检验 λ_2,此时,计算

$$Q_2=-\left[n-2-\frac{1}{2}(p+q+1)\right]\ln\Lambda_2,\quad \Lambda_2=\prod_{j=2}^{k}(1-\lambda_j^2)$$

当 $\mathbf{X}$ 与 $\mathbf{Y}$ 不相关时,统计量 Q_2 近似地服从自由度为$(p-1)(q-1)$的 χ^2 分布。若 $Q_2\geqslant\chi^2_{\alpha,(p-1)\times(q-1)}$,则认为 λ_2 在水准 α 下有统计学意义。

通常当检验第 i 典型相关系数 λ_i 时,则计算

$$Q_i=-\left[n-i-\frac{1}{2}(p+q+1)\right]\ln\Lambda_i,\quad \Lambda_i=\prod_{j=i}^{k}(1-\lambda_j^2),i=1,2,\cdots,k \tag{22-8}$$

当 $\mathbf{X}$ 与 $\mathbf{Y}$ 不相关时,由公式(22-8)定义的 Q 统计量近似地服从自由度为$(p-i+1)\times(q-i+1)$的 χ^2 分布。若 $Q_j\geqslant\chi^2_{\alpha,(p-i+1)\times(q-i+1)}$,则认为 λ_i 在水准 α 下有统计学意义。若 $Q_j<\chi^2_{\alpha,(p-i+1)\times(q-i+1)}$,则认为 λ_i 在水准 α 下无统计学意义,当然,也就不必对 λ_{i+1} 进行检验了。

如果前 m 个典型相关系数在水准 α 下有统计学意义,而其余的典型相关系数都不具有统计学意义,则可以认为前 m 对典型相关变量(U_1,V_1),(U_2,V_2),$\cdots(U_m,V_m)$已经把 $\mathbf{X}$ 与 $\mathbf{Y}$ 之间存在的全部相关信息进行了分解并提取出来了。

在SAS统计分析系统中,Cancorr过程使用Wilk λ 统计量(Wilks' Lambda)、Pillai迹(Pillai's Trace)、Hotelling-Lawley迹(Hotelling-Lawley Trace)以及Roy极大根(Roy's Greatest Root)所构造的近似 F 统计量来进行典型相关系数的假设检验。一般说来,在小样本情况下,近似的 F 统计量的检验结果比上述近似的 χ^2 统计量检验结果要好,但在进行 F 近似检验时,要求两组变量 $\mathbf{X}$,$\mathbf{Y}$ 中至少有一组近似地服从正态分布,以使得到的概率水平有效。

第四节 一 般 步 骤

典型相关分析的一般步骤包括：确定典型相关分析的目标；设计典型相关分析；检验典型相关分析的基本假设；估计典型模型；解释典型变量；验证模型。

限于篇幅，下面仅讨论怎样由 $\mathbf{X}=(X_1,X_2,\cdots,X_p)$ 与 $\mathbf{Y}=(Y_1,Y_2,\cdots,Y_q)$ 的样本观测值求出典型相关系数和典型相关变量。假设收集到的原始数据共有 n 例，每例测得 $p+q$ 个指标的数值，记录如表 22-1 的形式。

表 22-1 典型相关分析的原始数据表

观察的样本号	观测指标							
	X_1	X_2	…	X_p	Y_1	Y_2	…	Y_q
1	X_{11}	X_{12}	…	X_{1p}	Y_{11}	Y_{12}	…	Y_{1q}
2	X_{21}	X_{22}	…	X_{2p}	Y_{21}	Y_{22}	…	Y_{2q}
⋮	⋮	⋮	⋮	⋮	⋮	⋮	⋮	⋮
n	X_{n1}	X_{n2}	…	X_{np}	Y_{n1}	Y_{n2}	…	Y_{nq}

1. 对各原始指标数据进行标准化并仍用 $\mathbf{X}=(X_1,X_2,\cdots,X_p)$ 与 $\mathbf{Y}=(Y_1,Y_2,\cdots,Y_q)$ 表示标准化后的指标数据。

2. 求出 $\mathbf{X},\mathbf{Y}$ 的相关矩阵 $\mathbf{R}_{\mathbf{XX}}$，$\mathbf{R}_{\mathbf{YY}}$ 及 $\mathbf{X}$ 与 $\mathbf{Y}$ 的相关矩阵 $\mathbf{R}_{\mathbf{XY}}$（标准化后所求得的各相关矩阵即为相应的协方差矩阵），从而得

$$\mathrm{Cov}\begin{pmatrix}\mathbf{X}\\ \mathbf{Y}\end{pmatrix}=\mathbf{R}=\begin{pmatrix}\mathbf{R}_{\mathbf{XX}} & \mathbf{R}_{\mathbf{XY}}\\ \mathbf{R}_{\mathbf{YX}} & \mathbf{R}_{\mathbf{YY}}\end{pmatrix}$$

3. 由

$$\begin{vmatrix}-\lambda\mathbf{R}_{\mathbf{XX}} & \mathbf{R}_{\mathbf{XY}}\\ \mathbf{R}_{\mathbf{YX}} & -\lambda\mathbf{R}_{\mathbf{YY}}\end{vmatrix}=0$$

解出所有非零根，从而得各典型相关系数，并按大小顺序排列

$$\lambda_1\geqslant\lambda_2\geqslant\cdots\geqslant\lambda_k>0$$

4. 取最大根 λ_1，并由

$$\begin{pmatrix}-\lambda_1\mathbf{R}_{\mathbf{XX}} & \mathbf{R}_{\mathbf{XY}}\\ \mathbf{R}_{\mathbf{YX}} & -\lambda_1\mathbf{R}_{\mathbf{YY}}\end{pmatrix}\begin{pmatrix}\mathbf{a}\\ \mathbf{b}\end{pmatrix}=\begin{pmatrix}\mathbf{0}\\ \mathbf{0}\end{pmatrix}$$

求得非零解 $\mathbf{a}_1'=(a_{11},a_{12},\cdots,a_{1p})$，$\mathbf{b}_1'=(b_{11},b_{12},\cdots,b_{1q})$。

5. 写出第一对典型相关变量

$$\begin{cases}U_1=a_{11}X_1+a_{12}X_2+\cdots+a_{1p}X_p=\mathbf{a}_1'\mathbf{X}\\ V_1=b_{11}Y_1+b_{12}Y_2+\cdots+b_{1q}Y_q=\mathbf{b}_1'\mathbf{Y}\end{cases}$$

类似地，可求出第 i 对典型相关变量

$$\begin{cases}U_i=a_{i1}X_1+a_{i2}X_2+\cdots+a_{ip}X_p=\mathbf{a}_i'\mathbf{X}\\ V_i=b_{i1}Y_1+b_{i2}Y_2+\cdots+b_{iq}Y_q=\mathbf{b}_i'\mathbf{Y}\end{cases}$$

6. **典型相关系数的假设检验** 如果第一典型相关系数 λ_1 无统计学意义，则可认为两组指标 $\mathbf{X}$ 与 $\mathbf{Y}$ 之间互不相关，不能进行典型相关分析。在实际应用中，究竟取几对典型相关变量，除了以典型相关系数有无统计学意义作为参考外，通常还要结合典型相关变量对的专业意义来考虑。一般说来，第一对

典型相关变量的专业意义较为明显，便于解释，而其余典型相关变量对的专业意义则不甚明了，难于解释；另一方面，在多数情况下，第一典型相关系数也足以表达两组指标之间的相关信息。因此，在实际应用中通常只取第一对典型相关变量。

第五节　应用实例

例 22-1　为了探讨心理健康状况与幸福感之间的相互关系，某高校对一年级新生的心理健康及主观幸福感状况进行了调查。现对 674 名学生的三项心理健康指标（抑郁评分、焦虑评分、压力状态评分）与两项主观幸福感指标（生活态度评分和情绪状态评分）进行典型相关分析。实测数据如表 22-2。

表 22-2　某高校 674 名学生的心理健康指标与主观幸福感指标的实测值

学生编号	心理健康*			主观幸福感◆	
	抑郁评分 X_1	焦虑评分 X_2	压力评分 X_3	生活态度评分 Y_1	情绪状态评分 Y_2
1	2	14	16	11	70
2	6	2	10	12	58
3	6	6	8	16	60
⋮	⋮	⋮	⋮	⋮	⋮
673	6	8	10	17	65
674	0	0	2	16	56

* 心理健康评分采用《抑郁-焦虑-压力量表中文精简版（DASS-21）》；◆ 主观幸福感采用《国际大学调查（ICS）-主观幸福感量表》，此处将主观幸福感总分按照两个模块计分，用于典型相关分析

利用 SAS 统计分析系统的 Cancorr 过程，可得如下结果（表 22-3 至表 22-5）。

表 22-3　典型相关系数

序号	典型相关系数	校正的典型相关系数	近似标准误	典型相关系数的平方
1	0.709	0.707	0.019	0.502
2	0.058	0.045	0.038	0.003

表 22-4　各典型相关系数的近似 F 检验

序号	似然比	近似 F	分子自由度	分母自由度	P
1	0.496	93.635	6	1 338	<0.001
2	0.997	1.122	2	670	0.326

表 22-5　第一典型相关系数的几种近似 F 检验

统计量	统计量值	F	分子自由度	分母自由度	P
Wilks' Lambda	0.496	93.635	6	1 338.00	<0.001
Pillais Trace	0.506	75.573	6	1 340.00	<0.001
Hotelling-Lawley Trace	1.013	112.832	6	890.22	<0.001
Roys Greatest Root	1.009	225.421	3	670.00	<0.001

由表 22-3 知，各典型相关系数依次为：$\lambda_1=0.709$，$\lambda_2=0.058$。并由检验结果可知，只有第一典型相关系数 λ_1 在 $\alpha=0.05$ 的水平下具有统计学意义。因此，只取第一对典型相关变量。

利用表 22-6 至表 22-9 可以写出原始的和标准化的典型相关变量。

表 22-6 原始的 U 典型相关变量

指标	U_1	U_2
X_1	-0.082	-0.250
X_2	-0.003	0.289
X_3	-0.085	-0.011

表 22-7 原始的 V 典型相关变量

指标	V_1	V_2
Y_1	0.007	0.261
Y_2	0.096	-0.073

表 22-8 标准化的 U 典型相关变量

指标	U_1	U_2
X_1	-0.479	-1.470
X_2	-0.018	1.682
X_3	-0.553	-0.074

表 22-9 标准化的 V 典型相关变量

指标	V_1	V_2
Y_1	0.032	1.230
Y_2	0.981	-0.742

原始的第一对典型相关变量为

$$\begin{cases} U_1=-0.082X_1-0.003X_2-0.085X_3 \\ V_i=0.007Y_1+0.096Y_2 \end{cases}$$

标准化的第一对典型相关变量为（仍用原来的符号来记标准化后的变量）

$$\begin{cases} U_1=-0.479X_1-0.018X_2-0.553X_3 \\ V_i=0.032Y_1+0.981Y_2 \end{cases}$$

由标准化的典型相关变量可知，U_1 主要受 X_1（抑郁评分）和 X_3（压力评分）的影响，而 V_1 则在 Y_2（情绪状态评分）上的权数较大。并且，在 U_1 的线性表达中各变量的系数符号为负，这意味着 V_1 中的各指标变量与 U_1 中各变量呈负相关（因为 V_1 中各变量的系数全为正）。这说明抑郁评分和压力评分越高的一年级新生主观幸福感中情绪状态评分越低。

由表 22-10 可知，第一典型变量 U_1 与各心理健康指标相关性较高，而第二典型变量 U_2 与各心理健康指标相关性较低，因此可以用第一典型变量全面衡量心理健康状况；同理，由表 22-11 可知，第一典型变量 V_1 与各主观幸福感得分之间的相关性较高，其中 V_1 与 Y_2（情绪状态评分）相关性高于 Y_1（生活态度评分）。因此，由以上结果可以得出，本研究中情绪状态评分与心理健康状况之间具有较好的相关性。

表 22-10　心理健康指标与其典型变量 U 之间的相关性

指标	U_1	U_2
X_1	-0.945	-0.183
X_2	-0.869	0.441
X_3	-0.960	0.144

表 22-11　主观幸福感指标与其典型变量 V 之间的相关性

指标	V_1	V_2
Y_1	0.603 0	0.798
Y_2	0.999 7	-0.026

进一步分析表明，心理健康指标与第一主观幸福感典型变量 V_1 相关性较高，见表 22-12；同时，由表 22-13 可知，主观幸福感指标与第一心理健康典型变量 U_1 之间的相关性也较高，且 U_1 与 Y_2（情绪状态评分）相关性高于 Y_1（生活态度评分）。再次表明，本研究中情绪状态评分与心理健康状况之间具有较好的相关性。

表 22-12　心理健康指标与其典型变量 V 之间的相关性

指标	V_1	V_2
X_1	-0.670	-0.011
X_2	-0.616	0.026
X_3	-0.680	0.008

表 22-13　主观幸福感指标与其典型变量 U 之间的相关性

指标	U_1	U_2
Y_1	0.428	0.046
Y_2	0.709	-0.002

Summary

Canonical correlation analysis is a multivariate statistical method which seeks the associations between two sets of variables.It focuses on the correlations between two sets of linear combinations of variables. The idea is to compute principal components of the two sets of variables separately, to ensure that principal components from different sets are highly correlated but those from the same set are independent, and then use the correlated principal components to describe linear relationships of two sets of variables. All pairs of principal components are called canonical variables, and their correlations are called canonical correlations. Canonical correlation analysis was originally developed by Hotelling in 1936 and has been widely used to study the associations between two sets of variables. This chapter introduces the theory of canonical correlation analysis and discusses its application in medical research.

练 习 题

一、简答题

1. 简述典型相关分析的基本思想。

2. 什么是典型相关变量与典型相关系数?

3. 如果第一典型相关系数没有统计学意义,为什么可以认为两组指标之间互不相关,从而不宜进行典型相关分析?

4. 简述典型相关系数假设检验的基本方法和过程。

5. 什么是典型变量? 它具有哪些性质?

6. 简述典型相关分析的一般步骤。

7. 简述典型相关分析中典型变量选取的具体实施步骤。

8. 什么是第一典型相关系数?

9. 简述一组变量的典型变量与其主成分的联系与区别。

二、计算分析题

1. 表 22-14 是某健身俱乐部 20 名中年男性会员的资料,它包括一组生理变量(体重、腰围和脉搏速度)和一组运动变量(拉单杠成绩、仰卧起坐次数和跳高成绩)。试对这两组变量进行典型相关分析。

表 22-14 某健身俱乐部 20 名中年男性会员的生理变量和运动变量资料

编号	体重/kg X_1	腰围/cm X_2	脉搏速度/(次/min) X_3	拉单杠成绩/个 Y_1	仰卧起坐次数/(次/min) Y_2	跳高成绩/cm Y_3
1	86.6	91.4	50	5	162	60
2	85.7	94.0	52	2	110	60
3	87.5	96.5	58	12	101	101
4	73.5	88.9	62	12	105	37
5	85.7	88.9	46	13	155	58
6	82.6	91.4	56	4	101	42
7	95.7	96.5	56	8	101	38
8	75.8	86.4	60	6	125	40
9	79.8	78.7	74	15	200	40
10	69.9	83.8	56	17	251	150
11	76.7	86.4	50	17	120	38
12	75.3	83.8	52	13	210	115
13	69.9	86.4	64	14	215	105
14	112.0	116.8	50	1	50	50
15	87.5	91.4	46	6	70	31
16	91.6	94.0	62	12	210	120
17	79.8	94.0	54	4	60	25
18	71.2	81.3	52	11	230	80
19	70.8	83.8	54	15	225	73
20	62.6	83.8	68	2	110	43

2. 为了探讨销售人员的销售业绩与智力的相互关系，某企业对员工的销售及智力情况进行了调查。现对 50 名员工的三项业绩指标（一年内销售增长率、销售收益率、新客户销售额占比）与四项智力评分（创造力、机械推理能力、抽象推理能力、数学运算能力）进行典型相关分析。实测数据如表 22-15。

表 22-15 某企业 50 名员工的销售业绩指标与智力得分指标的实测值

编号	销售增长率/% X_1	销售收益率/% X_2	新客户销售额占比/% X_3	创造力评分 Y_1	机械推理能力评分 Y_2	抽象推理能力评分 Y_3	数学运算能力评分 Y_4
1	93.0	96.0	97.8	9	12	9	20
2	88.8	91.8	96.8	7	10	10	15
3	95.0	100.3	99.0	8	12	9	26
4	101.3	103.8	106.8	13	14	12	29
5	102.0	107.8	103.0	10	15	12	32
6	95.8	97.5	99.3	10	14	11	21
7	95.5	99.5	99.0	9	12	9	25
8	110.8	122.0	115.3	18	20	15	51
9	102.8	108.3	103.8	10	17	13	31
10	106.8	120.5	102.0	14	18	11	39
11	103.3	109.8	104.0	12	17	12	32
12	99.5	111.8	100.3	10	18	8	31
13	103.5	112.5	107.0	16	17	11	34
14	99.5	105.5	102.3	8	10	11	34
15	100.0	107.0	102.8	13	10	8	34
16	81.5	93.5	95.0	7	9	5	16
17	101.3	105.3	102.8	11	12	11	32
18	103.3	110.8	103.5	11	14	11	35
19	95.3	104.3	103.0	5	14	13	30
20	99.5	105.3	106.3	17	17	11	27
21	88.5	95.3	95.8	10	12	7	15
22	99.3	115.0	104.3	5	11	11	42
23	87.5	92.5	95.8	9	9	7	16
24	105.3	114.0	105.3	12	15	12	37
25	107.0	121.0	109.0	16	19	12	39
26	93.3	102.0	97.8	10	15	7	23
27	106.8	118.0	107.3	14	16	12	39
28	106.8	120.0	104.8	10	16	11	49
29	92.3	90.8	99.8	8	10	13	17
30	106.3	121.0	104.5	9	17	11	44
31	106.0	119.5	110.5	18	15	10	43
32	88.3	92.8	96.8	13	11	8	10

续表

编号	销售增长率/% X_1	销售收益率/% X_2	新客户销售额占比/% X_3	创造力评分 Y_1	机械推理能力评分 Y_2	抽象推理能力评分 Y_3	数学运算能力评分 Y_4
33	96.0	103.3	100.5	7	15	11	27
34	94.3	94.5	99.0	10	12	11	19
35	106.5	121.5	110.5	18	17	10	42
36	106.5	115.5	107.0	8	13	14	47
37	92.0	99.5	103.5	18	16	8	18
38	102.0	99.8	103.3	13	12	14	28
39	108.3	122.3	108.5	15	19	12	41
40	106.8	119.0	106.8	14	20	12	37
41	102.5	109.3	103.8	9	17	13	32
42	92.5	102.5	99.3	13	15	6	23
43	102.8	113.8	106.8	17	20	10	32
44	83.3	87.3	96.3	1	5	9	15
45	94.8	101.8	99.8	7	16	11	24
46	103.5	112.0	110.8	18	13	12	37
47	89.5	96.0	97.3	7	15	11	14
48	84.3	89.8	94.3	8	8	8	9
49	104.3	109.5	106.5	14	12	12	36
50	106.0	118.5	105.0	12	16	11	39

销售增长率=本年销售增长额/上年销售总额=(本年销售额-上年销售额)/上年销售总额×100%;销售收益率=(收益/销售收入×100%)

ER 22-1 第二十二章二维码资源

(凌 莉)

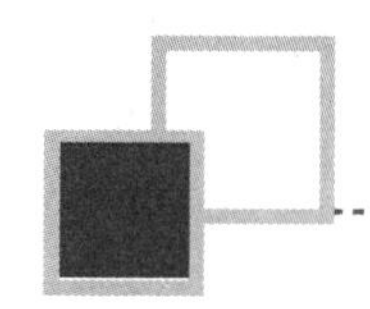

第二十三章　结构方程模型

第二十一章第二节因子分析介绍了可观测变量(observed variable)、潜变量(latent variable)和探索性因子分析(exploratory factor analysis,EFA)的相关概念。与探索性因子分析对应的是验证性因子分析(confirmatory factor analysis,CFA)。本章介绍的结构方程模型(structural equation model,SEM)主要用于验证性因子分析。

第一节　概　　述

一、验证性因子分析

验证性因子分析,研究者事先就对可观测变量对应哪些因子(维度)有预先设计好的模型和系统架构,多用于量表设计,如例23-1《脑卒中患者报告临床结局量表》。在一个设计好的量表中,条目(观测变量)与维度(潜变量)往往具有层次结构,不同条目只在所隶属的维度(潜变量)上有因子载荷,且允许维度之间相关(图23-1a)。验证性因子分析的主要目的是验证预先设计的模型、因子个数或量表结构是否与实际数据吻合。

探索性因子分析,研究者事先不一定清楚数据隐含几个因子,通过调查数据本身的相关性寻找公共因子,事后确定因子个数、因子命名和因子解释。探索性因子分析要求各个公共因子之间相互独立,各个条目在所有维度上都有因子载荷(图23-1b)。探索性因子分析的主要目的是数据降维和数据解释。

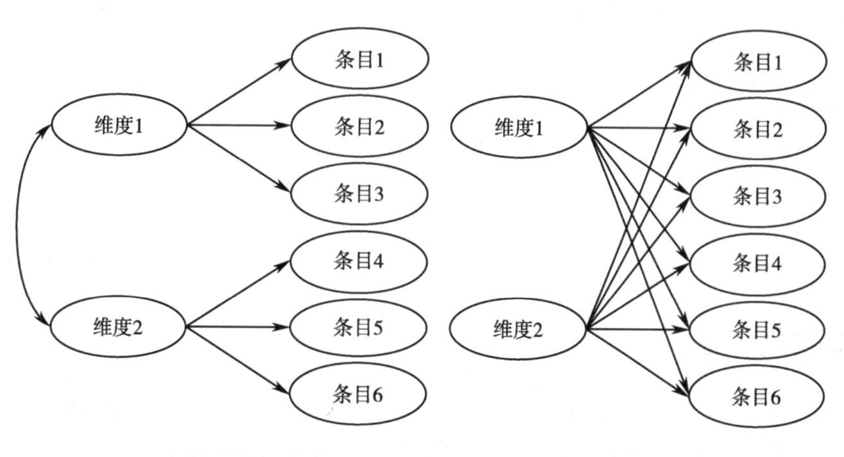

图23-1　验证性因子分析与探索性因子分析区别示意图

例23-1　某课题组采用了脑卒中患者报告临床结局量表(下文简述Stroke-PRO量表)调查了295例脑卒中患者,用以评估其治疗结局。Stroke-PRO量表中,生理领域包含4个维度、20个条目;心理领域包含3个维度、14个条目;社会领域包含2个维度、7个条目;治疗领域包含1个维度、5个条目。量表结构见表23-1。

表 23-1 Stroke-PRO 量表结构说明

领域	维度	变量名	条目数	包含条目
生理领域	躯体症状	SOS	7	PHD1-、PHD2-、……、PHD6-、PHD7-
	认知能力	COG	4	PHD8-、PHD9-、PHD10-、PHD11
	言语交流	VEC	4	PHD12-、PHD13-、PHD14、PHD15
	自理能力	SHS	5	PHD16、PHD17、PHD18、PHD19、PHD20
心理领域	焦虑	ANX	5	PSD1-、PSD2-、PSD3-、PSD4-、PSD5-
	抑郁	DEP	5	PSD6-、PSD7-、PSD8-、PSD9-、PSD10-
	回避	AVO	4	PSD11-、PSD12-、PSD13-、PSD14-
社会领域	社会交往	SOC	3	SOR1-、SOR2-、SOR3-
	家庭支持	FAS	4	SOR4、SOR5、SOR6、SOR7
治疗领域	满意度	SAT	5	THA1、THA2、THA3、THA4、THA5

"-"表示反向计分条目

表 23-1 中每个条目是一个观测变量，每个维度是一个潜变量。拟探讨脑卒中患者生理领域的躯体症状、认知能力和心理领域的焦虑、抑郁、回避之间的相互作用关系，将上述维度作为潜变量，各条目作为观测变量，主要从以下两方面着手分析：①采用验证性因子分析评价量表的结构效度；②采用结构方程模型分析不同维度间的关联关系。

以生理领域中躯体症状(SOS)维度为例，患者的躯体症状无法直接测量，需通过一些相关条目获取，如采用 Likert 5 级计分，维度与条目信息见表 23-2。

表 23-2 Stroke-PRO 量表躯体症状维度条目

编号	条目	从来没有	偶尔有	约一半时间有	经常有	总有
1	口唇或肢体麻木	0	1	2	3	4
2	肢体有异常感觉(如烧灼感)	0	1	2	3	4
3	患侧肢体无力	0	1	2	3	4
4	面部偏瘫，流口水	0	1	2	3	4
5	吞咽困难	0	1	2	3	4
6	吃饭、喝水时常发生呛咳	0	1	2	3	4
7	拿东西时手颤抖	0	1	2	3	4

二、变量与变量类型

结构方程模型中的变量有特定术语，根据其变量来源、对应关系和因果关系，既有观测变量，也有潜在变量；既有外生变量(exogenous variable)，也有内生变量(endogenous variable)。

1. 观测变量与潜变量 观测变量是指可直接观测或度量的变量，又称为显变量(manifest variable)，如量表中的条目：口唇或肢体麻木；潜变量是指不能直接测量，需要测量多个相关的观测变量来推测，又称为潜在变量、隐变量或因子，如量表中的躯体症状、认知能力等。

2. 内生变量与外生变量 内生变量指模型需要解释的变量，在模型中被看作应变量或效应变量，包括内生显变量(一般用 Y 表示)与内生潜变量(用 η 表示)；外生变量指能够对内生变量产生影响的变量，在模型中被看作自变量或解释变量，包括外生显变量(一般用 X 表示)与外生潜变量(用 ξ 表示)。

三、结构方程模型的组成

结构方程模型包括两个部分：第一部分是测量模型（measurement model），依据预先设计理论模型，构建观测变量（每个条目的实测值）与各潜变量（维度）之间的联系；第二部分是结构模型（structural model），其数学模型是各潜变量之间的回归模型。

1. 基本模型　欲探究患者躯体症状（SOS）与心理焦虑（ANX）之间的相互作用关系，需先构建理论模型，如图 23-2 所示。PHD1～PHD7 为躯体症状维度包含的 7 个条目，PSD1～PSD5 为焦虑维度包含的 5 个条目。躯体症状与心理焦虑不可直接测量，分别由各条目反映其内涵，通过结构方程模型来分析躯体症状（SOS）对心理焦虑（ANX）的影响大小。

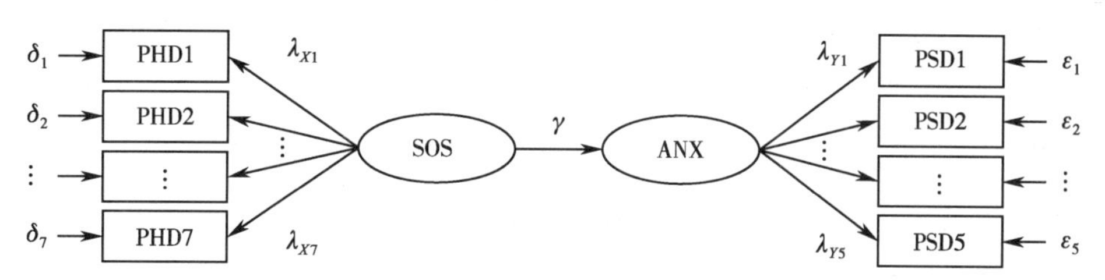

图 23-2　结构方程模型理论模型

结构方程模型的路径图（path diagram）能够直观地描绘出变量之间的相互关系，由两个测量模型和一个结构模型组成，如图 23-3。第一个测量模型描述外生潜变量 ξ 与其观测变量 X 之间的关系；第二个测量模型描述内生潜变量 η 与其观测变量 Y 之间的关系；结构模型描述了外生潜变量 ξ 与内生潜变量 η 之间的结构关系。

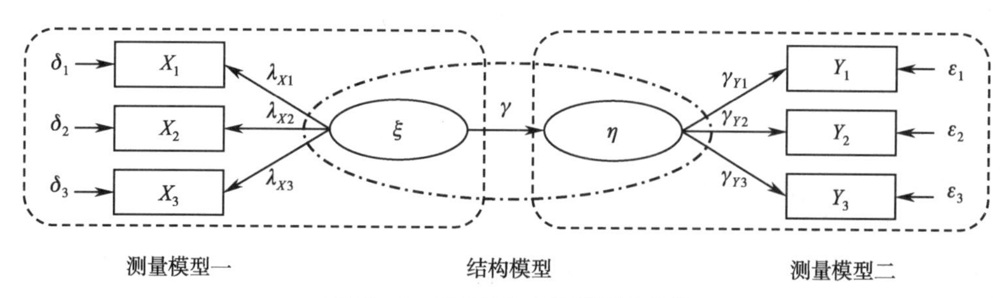

图 23-3　简单结构方程模型路径图

2. 完整的结构方程模型　图 23-3 是只包含了一个外生潜变量和一个内生潜变量的最简单情形，而图 23-4 则是包含了所有参数的完整的结构方程模型路径图。

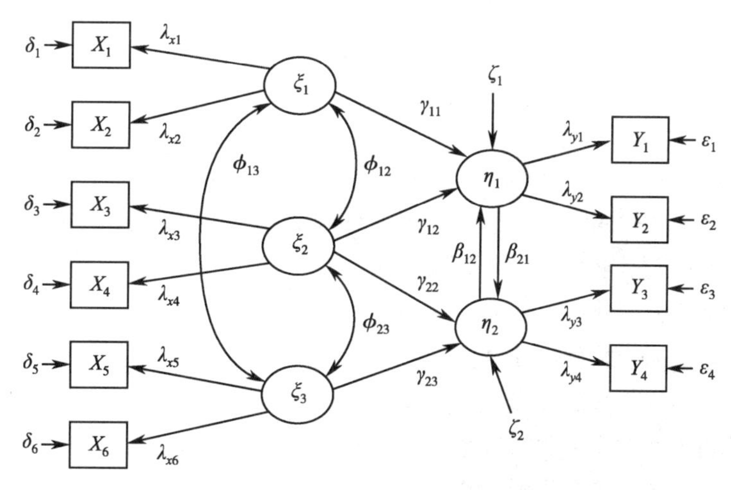

图 23-4　完整结构方程模型路径图

图 23-4 包括了四个类型的变量(X、ξ、Y、η)、两类因子载荷(λ_X、λ_Y)、三类结构系数(ϕ、γ、β)和三类误差方差(δ、ε、ζ)。表 23-3 列出了结构方程模型路径图常用图标的含义。

表 23-3 结构方程模型路径图常用图标的含义

图标	含义
⬭	外生潜变量 ξ 和内生潜变量 η
□	外生指示变量 X 和内生指示变量 Y
→□	外生指示变量 X 的测量误差,用 δ 表示
□←⬭	指示变量对潜变量的回归路径,其系数为因子载荷
□←	内生指示变量 Y 的测量误差,用 ε 表示
⬭←⬭	外生潜变量 ξ 对内生潜变量 η 的影响
⬭←	用 ξ 预测 η 的剩余误差,用 ζ 表示
⬭↔⬭	两个变量 ξ 间的相关关系,用 ϕ 表示

四、结构方程模型的表达式

图 23-4 的完整结构方程模型图的数学表达式为

$$\mathbf{X}=\boldsymbol{\Lambda}_X\boldsymbol{\xi}+\boldsymbol{\delta} \qquad \begin{aligned} X_1&=\lambda_{X_1}\xi_1+\delta_1\\ X_2&=\lambda_{X_2}\xi_1+\delta_2\\ X_3&=\lambda_{X_3}\xi_2+\delta_3\\ X_4&=\lambda_{X_4}\xi_2+\delta_4\\ X_5&=\lambda_{X_5}\xi_3+\delta_5\\ X_6&=\lambda_{X_6}\xi_3+\delta_6 \end{aligned} \qquad (23-1)$$

$$\mathbf{Y}=\boldsymbol{\Lambda}_Y\boldsymbol{\eta}+\boldsymbol{\varepsilon} \qquad \begin{aligned} Y_1&=\lambda_{Y_1}\eta_1+\varepsilon_1\\ Y_2&=\lambda_{Y_2}\eta_1+\varepsilon_2\\ Y_3&=\lambda_{Y_3}\eta_2+\varepsilon_3\\ Y_4&=\lambda_{Y_4}\eta_2+\varepsilon_4 \end{aligned} \qquad (23-2)$$

$$\boldsymbol{\eta}=\mathbf{B}\boldsymbol{\eta}+\boldsymbol{\Gamma}\boldsymbol{\xi}+\boldsymbol{\zeta} \qquad \begin{aligned} \eta&=\gamma\xi+\zeta\\ \eta&=\beta\eta^{*}+\zeta \end{aligned} \qquad (23-3)$$

公式(23-1)与公式(23-2)为测量模型,公式(23-3)为结构模型表达式,由图 23-4 与上式可见,对结构方程模型的参数估计就是求解一系列矩阵,包括:

(1) 外生观测变量的因子载荷矩阵 $\boldsymbol{\Lambda}_\mathbf{x}$。

(2) 内生观测变量的因子载荷矩阵 $\boldsymbol{\Lambda}_\mathbf{y}$。

(3) 内生潜变量的结构系数矩阵 $\mathbf{B}$。

(4) 外生潜变量与内生潜变量的结构系数矩阵 $\boldsymbol{\Gamma}$。

(5) 外生潜变量 ξ 的方差协方差矩阵 $\boldsymbol{\Phi}$。

（6）结构残差 ζ 的方差协方差矩阵 $\mathbf{\Psi}$。

（7）外生观测变量 **X** 的测量误差 $\boldsymbol{\delta}$ 的方差协方差矩阵 $\mathbf{\Theta}_{\delta}$。

（8）内生观测变量 **Y** 的测量误差 $\boldsymbol{\varepsilon}$ 的方差协方差矩阵 $\mathbf{\Theta}_{\varepsilon}$。

这八个参数矩阵构成了结构方程的基本元素。其中后四个矩阵是有效地对模型进行拟合和检验所必需的参数矩阵。

五、分析软件

目前有很多分析工具可以进行潜变量分析，其中被公认为最专业的结构方程模型分析工具是由Jöreskog与其合作研究者Sörbom共同开发的LISREL。LISREL是线性结构关系分析（analysis of linear structural relationship）的缩写。LISREL构建模型可以通过编程与非编程两种方式完成，前者有lisrel与simplis两种编程语言，后者有菜单操作和路径图的方式，通过绘制路径图直观地构造结构模型是LISREL的一个重要特点。其他常用分析软件还有SAS CALIS、MPLUS、AMOS（SPSS）、EQS、R等。本章实例分析采用LISREL8.7。

第二节 验证性因子分析与结构效度评价

验证性因子分析其本质为结构方程模型中的测量模型，常用于评价某个测验或量表的结构效度（construct validity），又称构念效度。验证性因子分析包括理论模型设定、参数估计、模型评价、模型修正和结果解释等一系列的过程，皆与结构方程模型原理类似。

例 23-2 采用验证性因子分析评价Stroke-PRO量表生理领域即其躯体症状（SOS）、认知能力（COG）、言语交流（VEC）及自理能力（SHS）的结构效度。该领域共有4个维度，即4个潜在因子（潜变量）。采用LISREL软件建模，最大似然估计法来评价量表不同维度的结构效度。结果见表23-4，标准化路径图见图23-5。

表 23-4 Stroke-PRO 量表生理领域验证性因子分析结果

潜变量（维度）	观测变量（条目）	因子载荷	标准误	t	误差方差	R^2
SOS	PHD1	1.000	—	—	1.720	0.210
	PHD2	0.970	0.160	6.250	1.240	0.260
	PHD3	1.090	0.180	5.920	1.970	0.220
	PHD4	1.420	0.190	7.630	0.590	0.610
	PHD5	1.430	0.180	7.800	0.420	0.690
	PHD6	1.360	0.180	7.770	0.410	0.680
	PHD7	1.120	0.170	6.710	1.140	0.340
COG	PHD8	1.000	—	—	0.740	0.540
	PHD9	1.110	0.087	12.700	0.600	0.640
	PHD10	1.090	0.086	12.610	0.610	0.630
	PHD11	0.800	0.084	9.540	1.030	0.350
VEC	PHD12	1.000	—	—	0.910	0.520
	PHD13	0.970	0.081	11.920	0.790	0.540
	PHD14	0.660	0.066	10.050	0.690	0.390
	PHD15	0.780	0.071	11.000	0.710	0.460

续表

潜变量（维度）	观测变量（条目）	因子载荷	标准误	t	误差方差	R^2
SHS	PHD16	1.000	—	—	0.900	0.540
	PHD17	1.230	0.080	15.440	0.510	0.760
	PHD18	1.390	0.090	15.540	0.620	0.770
	PHD19	1.390	0.089	15.680	0.570	0.780
	PHD20	1.410	0.085	16.460	0.350	0.860
拟合指数	χ^2=680.880, df=164				RMSEA=0.100	
	AIC=772.880				CAIC=988.490	
	GFI=0.810				CFI=0.940	

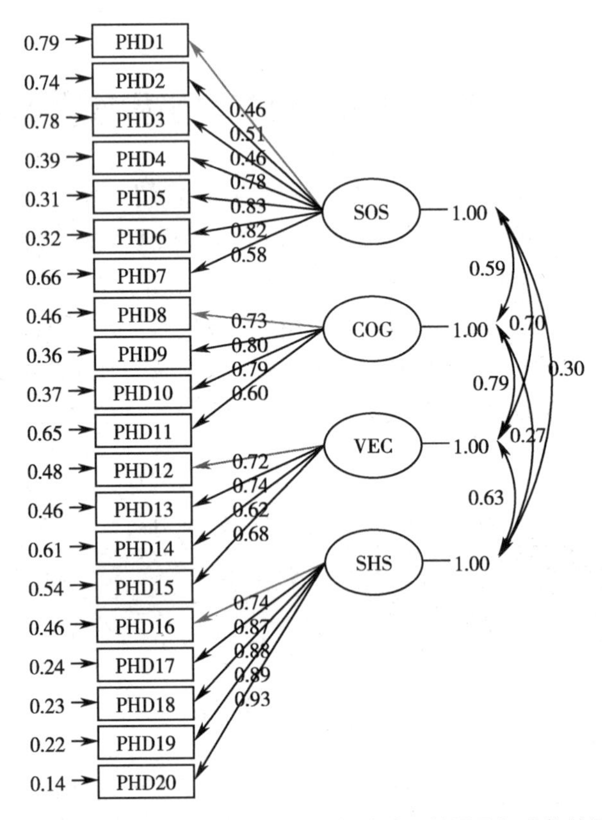

图 23-5 Stroke-PRO 量表生理领域验证性因子标准化结果

由表 23-4 可见，潜变量（如躯体症状，SOS）与各条目之间的关系可通过因子载荷反映，所有维度与条目间因子载荷均有统计学意义。拟合指数结果提示拟合效果尚可接受，评判标准参见表 23-5。为便于估计和比较，通常将每个维度第一个条目的因子载荷作为约束参数。从图 23-5 可见，所有的因子载荷均大于 0.4，介于 0.46～0.93 之间。因子载荷越大，表示该条目度量性越好（但并非越接近 1 越好）。另外，图 23-5 还报告了各潜变量间的相关性，由标化系数可反映其相关强弱。如认知与语言交流具有较强的相关，认知与自理能力相关性较弱。

模型的整体拟合效果评价采用拟合指数，拟合指数有很多，其计算及意义不尽相同，大致可以分为：绝对拟合指数（absolute fit index）、相对拟合指数（comparative fit index）、信息标准指数（information criteria fit index）、节俭拟合指数（parsimony fit index），评判标准参见表 23-5。由拟合指数可知，该模型拟合效果较好。

表 23-5 拟合指标及其判断准则

拟合指标	判断准则
绝对拟合指数	
拟合优度指数(GFI)	取值在 0~1 之间;GFI>0.9,拟合效果好
调整的拟合优度指数(AGFI)	取值在 0~1 之间;AGFI>0.9,拟合效果好
近似误差均方根(RMSEA)	<0.05 拟合效果好;0.08~0.10 效果一般;>0.10 效果不好
均方根残差(RMR)	取值在 0~1 之间;RMR<0.05 拟合效果好
卡方自由度比值(χ^2/df)	χ^2/df<3 拟合效果好
相对拟合指数	
规范拟合指数(NFI)	取值在 0~1 之间,NFI>0.90 拟合效果好
不规范拟合指数(NNFI)	NNFI>0.90 拟合效果好
增值拟合指数(IFI)	IFI>0.90 拟合效果好
比较拟合指数(CFI)	取值在 0~1 之间,CFI>0.90 拟合效果好
信息标准指数	
赤池信息量准则(AIC)	取值越小表示拟合效果越好,无准确界限
一致性赤池信息量准则(CAIC)	取值越小表示拟合效果越好,无准确界限
期望交叉验证指数(ECVI)	取值越小表示拟合效果越好,无准确界限
节俭拟合指数	
节俭拟合指数(PGFI)	>0.90 模型节俭
节俭规范拟合指数(PNFI)	>0.90 模型节俭

第三节 结构方程模型分析

结构方程模型可分析潜变量之间的关联,挖掘各维度之间的内在联系。其分析步骤包括理论模型的设定、参数估计、模型评价、模型修正及模型解释等一系列过程。下面结合实例,从简单模型到复杂模型介绍结构方程模型的建模方法。

一、简单结构方程模型实例分析

例 23-3 为了研究 Stroke-PRO 量表生理领域与心理领域中不同维度之间的内在联系以及各维度之间的因果关联,采用该量表收集 295 例脑卒中患者生理领域及心理领域的数据。以生理领域的躯体症状(SOS)和心理领域的焦虑(ANX)构建一个最简单的结构方程模型如图 23-2。模型只包含一个外生潜变量和内生潜变量。测量模型结果见表 23-6,结构模型见表 23-7,标准化路径图见图 23-6。

表 23-6 脑卒中患者躯体症状与焦虑测量模型结果

潜变量(维度)	观测变量(条目)	因子载荷	标准误	t	误差方差	R^2
SOS	PHD1	1.000	—	—	1.690	0.220
	PHD2	0.950	0.150	6.370	1.240	0.260
	PHD3	1.060	0.180	6.030	1.970	0.220
	PHD4	1.380	0.180	7.880	0.580	0.620
	PHD5	1.380	0.170	8.010	0.440	0.680
	PHD6	1.320	0.170	8.010	0.410	0.680
	PHD7	1.080	0.160	6.830	1.150	0.330

续表

潜变量（维度）	观测变量（条目）	因子载荷	标准误	t	误差方差	R^2
ANX	PSD1	1.000	—	—	0.800	0.520
	PSD2	0.920	0.079	11.730	0.690	0.520
	PSD3	1.000	0.075	13.360	0.410	0.680
	PSD4	0.990	0.084	11.700	0.800	0.520
	PSD5	1.110	0.080	13.860	0.380	0.740

表 23-7 脑卒中患者躯体症状与焦虑结构模型结果

$\xi \rightarrow \eta$	结构系数（标准误）	误差方差（标准误）	R^2
SOS-ANX	0.790(0.130)	0.570(0.087)	0.350
拟合指数	χ^2=178.890, df=53	RMSEA=0.090	
	AIC=228.890	CAIC=346.060	
	GFI=0.910	CFI=0.970	

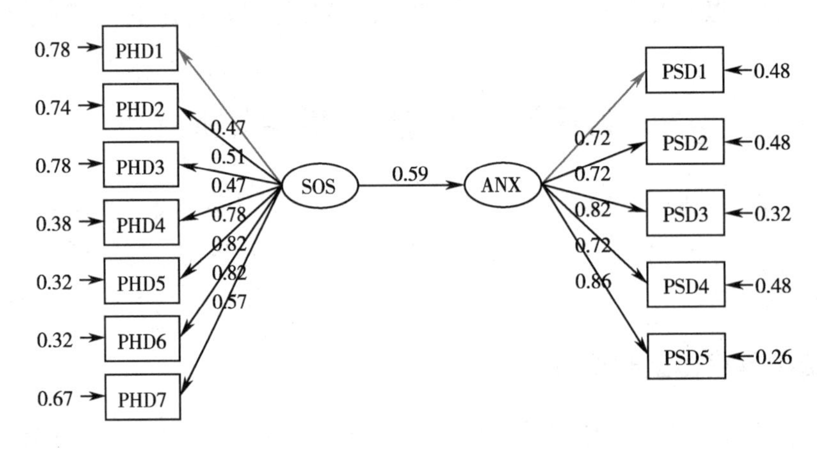

图 23-6 躯体症状与焦虑结构方程模型标准化结果

测量模型结果表明各条目均有统计学意义，结构模型表明两因子间存在关联，躯体不适可引起焦虑。由拟合指数得知，该模型拟合效果尚可接受，拟合指数评判标准参见表 23-5。LISREL 软件结果同时给出模型修正建议，可以通过模型修正提高拟合效果，但模型修正需建立在理论依据之上，具体修正方法可参见其他专业书籍。

二、完整结构方程模型实例分析

例 23-4 某一理论模型假设脑卒中患者躯体不适可以引起焦虑，并间接引起抑郁和回避。试采用结构方程模型验证此理论假设。以脑卒中患者生理领域的躯体症状（SOS）、认知功能（COG）两个维度和心理领域的焦虑（ANX）、抑郁（DEP）、回避（AVO）三个维度采用最大似然估计法构建结构方程模型。测量模型结果见表 23-8，结构模型结果见表 23-9，简化模型（总效应）结果见表 23-10，标准化路径图见图 23-7。

表 23-8 Stroke-PRO 量表生理领域与心理领域测量模型结果

潜变量（维度）	观测变量（条目）	因子载荷	标准误	t	误差方差	R^2
SOS	PHD1	1.000	—	—	1.700	0.220
	PHD2	0.970	0.150	6.430	1.230	0.270
	PHD3	1.080	0.180	6.080	1.950	0.220
	PHD4	1.390	0.180	7.840	0.590	0.610
	PHD5	1.380	0.170	7.960	0.450	0.670
	PHD6	1.310	0.170	7.940	0.430	0.660
	PHD7	1.110	0.160	6.900	1.120	0.350
COG	PHD8	1.000	—	—	0.740	0.540
	PHD9	1.130	0.088	12.840	0.550	0.670
	PHD10	1.070	0.086	12.370	0.640	0.610
	PHD11	0.780	0.084	9.250	1.060	0.340
ANX	PSD1	1.000	—	—	0.830	0.510
	PSD2	0.930	0.080	11.570	0.700	0.510
	PSD3	1.020	0.076	13.360	0.400	0.690
	PSD4	1.010	0.086	11.750	0.780	0.530
	PSD5	1.120	0.082	13.730	0.390	0.730
DEP	PSD6	1.000	—	—	0.510	0.590
	PSD7	1.100	0.070	15.660	0.320	0.730
	PSD8	1.080	0.080	13.640	0.620	0.580
	PSD9	0.990	0.080	12.370	0.740	0.490
	PSD10	1.040	0.067	15.480	0.310	0.720
AVO	PSD11	1.000	—	—	0.280	0.780
	PSD12	0.960	0.052	18.520	0.370	0.720
	PSD13	0.870	0.059	14.670	0.670	0.530
	PSD14	0.800	0.063	12.720	0.830	0.440

表 23-9 Stroke-PRO 量表生理与心理领域结构模型结果

$\xi \to \eta$	结构系数（标准误）	误差方差（标准误）	R^2
SOS-ANX	0.830(0.130)	0.510(0.080)	0.390
ANX-DEP	0.340(0.058)	0.150(0.026)	0.800
AVO-DEP	0.370(0.058)	—	—
COG-DEP	0.220(0.047)	—	—
ANX-AVO	0.610(0.071)	0.440(0.057)	0.560
COG-AVO	0.360(0.063)	—	—
拟合指数	χ^2=761.070, df=268	RMSEA=0.079	
	AIC=875.070	CAIC=1 142.220	
	GFI=0.830	CFI=0.970	

表 23-10 Stroke-PRO 量表生理心理领域简化模型(总效应)结果

$\xi \rightarrow \eta$	直接效应	间接效应	总效应
SOS-ANX	0.830	—	0.830
SOS-DEP	—	0.470	0.470
COG-DEP	0.220	0.140	0.360
SOS-AVO	—	0.510	0.510
COG-AVO	0.360	—	0.360

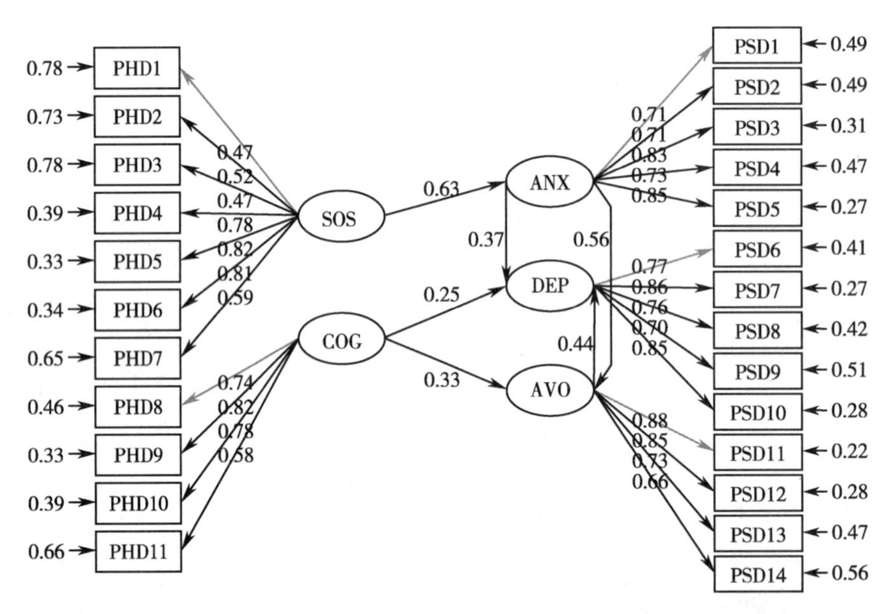

图 23-7 Stroke-PRO 量表生理心理领域结构方程模型标准化结果

由上文结构方程模型结果可知,测量模型表明各条目均有统计学意义;结构模型拟合结果提示,模型拟合较好。拟合指数评判标准参见表 23-5。

结构模型可表达如下:

$$ANX = 0.83\ SOS$$

$$DEP = 0.34\ ANX + 0.37 AVO + 0.22\ COG$$

$$AVO = 0.61\ ANX + 0.36\ COG$$

结果表明,理论模型成立,躯体不适可引起患者心理焦虑,并可间接引起抑郁和回避,认知水平下降可直接或间接引起抑郁,并造成患者回避。表 23-10 的简化模型更易于解读变量之间总效应。

第四节 应用结构方程模型需注意的问题

一、结构方程模型的完整分析步骤

结构方程模型具有理论先验性,为理论驱动,而非数据驱动,即在一定的构念上建立一套有待检验的假设模型。完整的结构方程模型分析步骤,应包括从理论模型到结果解释完整的路径。结合以上实例分析,结构方程模型的分析流程如图 23-8。

结构方程模型的分析步骤一般包括模型设定、模型识别、模型估计、模型评价和模型修正。

1. 模型设定　根据研究目的建立起观测变量与潜变量以及潜变量之间的关系，即为模型设定（model specification），有三种方式。

（1）直接确定模型：对研究者提出的单一的假设模型进行验证。

（2）选择最优模型：对研究者提出的若干个理论模型中选出一个拟合优度最佳的模型。

（3）导出模型：先提出一个或几个理论模型，结合专业知识进行修正，如此反复直至模型很好地拟合数据为止。

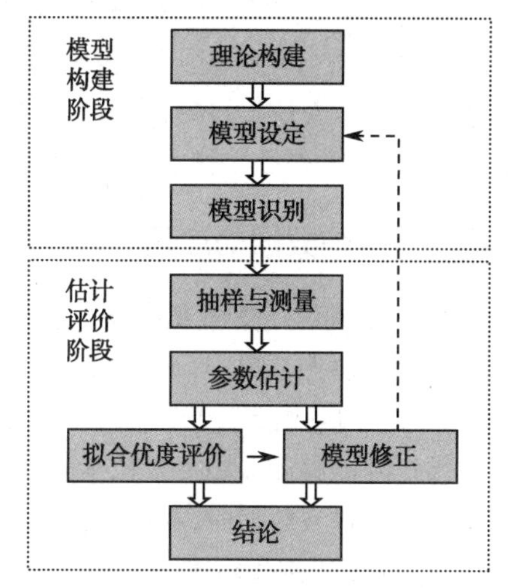

图 23-8　结构方程模型应用流程图

2. 模型识别　设定模型时要考虑到模型的识别问题。模型识别（model identification）是较复杂的过程，涉及样本矩（sample moment）与总体矩（population moment）的计算。样本矩是相应总体矩的一致性估计值，而设定的模型提示总体矩是模型参数的函数。因此，选择一组合适的样本矩（通常是观测变量的方差协方差）组成向量 $\mathbf{S}$，与其对应的总体矩组成向量 $\boldsymbol{\sigma}$，由参数组成向量 $\boldsymbol{\theta}$，则可以得到向量方程式 $\mathbf{S}=\boldsymbol{\sigma}(\boldsymbol{\theta})$，$\boldsymbol{\sigma}(\boldsymbol{\theta})$ 是作为 $\boldsymbol{\theta}$ 的函数的总体矩，在 SEM 中称为矩结构（moment structure）。参数可以通过解方程组 $\mathbf{S}=\boldsymbol{\sigma}(\boldsymbol{\theta})$ 而得以估计。模型识别就是考虑模型中每一个自由参数能否由样本矩求得唯一的解作为估计值。如果我们能够从模型中求出参数的唯一解，则这个参数即为可识别参数，如果模型中所有的未知参数（自由参数）都是识别参数，那么这个模型就是可识别模型。

3. 模型估计　模型估计（model estimation）过程不同于传统的统计方法。它不是追求尽量缩小样本中因变量的个体预测值与观测值之间的差异，而是追求尽量缩小样本的方差协方差与模型隐含的理论方差协方差之间的差异，二者的差值构成了结构方程模型的残差。常用估计参数的方法有最大似然估计（maximum likelihood estimation，MLE）、未加权最小二乘（unweighted least square，ULS）等。

4. 模型评价　在获得了参数估计值后需要对拟合效果进行模型评价（model evaluation）。一般需提供几个方面的信息：参数估计的合理性及假设检验结果、测量模型及整体模型的评价。模型的参数估计与假设检验采用 t 检验，模型的整体评价采用表 23-5 中的拟合优度指数。在实际应用中建议采用多个拟合优度指数评价模型拟合效果。

5. 模型修正　对初始理论模型可进行调整，以得到拟合效果较佳的模型。可通过模型修正（model modification）指数，适当地改变模型中某些变量之间的关系，或设定某些误差项，或限制某些结构参数。MacCallum（1986）曾给出一些建议：

（1）首先，在描述结构模型的问题前，需先解决测量模型的设定误差。

（2）一次只能进行一个修正，以免影响其他参数的估计。

（3）修正过程应先增加有意义的参数，如果需要，再减少无意义的参数。在进行模型修正时，应该有实际理论作指导，不可随意推断。

二、样本含量的要求

在采用结构方程模型分析时，为获得稳定可靠、有意义的结果和准确的参数估计值，需要有较大的样本含量。其原因在于：①SEM 的估计方法采取渐近理论来估计参数；②为使所估参数能够满足一致性以及正态分布的假定，样本必须足够大；③小样本时，模型拟合检验统计量偏离卡方分布；④随着样本量的增大，协方差估计的准确性增强，使得 SEM 分析能够得到可靠的结果。因此，样本量必须达到一定要求，各种拟合指标、分布、检验及其功效才有意义，才能对模型进行合理的评价。

样本量具体多大尚无统一规定，确定研究的样本量，一般需考虑样本代表性、模型估计和模型评价

3 个方面的需要。有学者建议样本例数与模型中需要估计的参数比例最小应达 5：1，如果数据偏离正态应达到 10：1，且随着所选用的估计方法和数据条件发生变化。Stevens 认为，样本含量至少应该是观测变量或指示变量数目的 15 倍。SEM 分析方法在实际应用中，样本含量应大于 200，否则分析结果不稳定，也缺乏准确性。样本量不够大的时候建议选择更稳健、恰当的估计方法。

三、矩阵数据的应用

SEM 分析最好使用方差协方差矩阵，而非相关系数矩阵。相关系数是将协方差除以标准差所得。一组变量的协方差矩阵，不仅可以计算出方差和协方差，也可以计算相关系数；而利用相关系数矩阵来进行 SEM 分析，则无法导出协方差的数据，除非给 LISREL 另行提供各变量的标准差。也就是说，方差协方差矩阵能够涵盖相关系数矩阵，最重要的是能够导出 SEM 分析所需要的各种重要数据。利用协方差矩阵作为输入数据时，在报告结果时，还应附上矩阵数据，以利复核数据。除了矩阵之外，SEM 分析也可以直接读取原始资料来进行分析。

四、数据的分布特征

SEM 分析是建立在一定的统计前提假设之上的，即要求数据服从多元正态分布；若违反前提假定，SEM 分析结果应受质疑。因此，在报告结果时，建议说明数据的分布特征与假设检验结果。如果研究者是以矩阵数据作为输入数据，由于缺乏各变量的原始数据而无法判断数据的分布特征，更需在结果报告中说明分布类型是正态分布或多变量正态分布。在实际应用中类似 Likert 等级评分的量表，在大样本前提下一般以近似正态分布处理。

五、结构方程模型扩展

潜变量分析最早起源于因子分析的思想，由于研究事物的复杂性，真实世界中存在的数据往往具有多类型和高维度的特点。变量既有连续型变量，也有离散型变量。为适应不同类型的变量与资料类型，便于数据整合和信息萃取，进一步寻找潜在因子，以获得观测变量后潜在的构念或结构。根据观测变量与潜变量的变量类型，可以产生出以下 4 种潜变量模型，如表 23-11。

表 23-11 不同类型的潜变量模型

观测变量	潜变量	代表模型	应用
数值	连续	结构方程模型、验证性因子分析	评价量表结构效度，广泛应用于教育、管理、心理领域的关联分析
	分类	潜在轮廓分析、潜在剖面分析	利用定量多维指标对人群进行潜在聚类，可用于高危人群识别
分类	连续	潜在特质分析、项目反应理论	对分类指标进行降维量化评分，可用于危险度评价等
	分类	潜在类别分析、潜在聚类分析	利用分类指标进行潜在聚类，可用于高危人群识别

表 23-11 中的各类模型与前面章节有关内容有着密切的联系，如主成分与因子分析为结构方程模型中的测量模型，回归分析与通径分析为结构方程模型中的结构模型；潜在轮廓分析（latent profile model）在传统聚类分析基础上，进行了降维，并可对潜在类别赋予含义；潜在特质模型（latent trait model）的理论基础与 logistic 模型有密切联系；潜在聚类分析（latent class model）为分类变量的聚类分析，其理论与对数线性模型又有内在联系。

Summary

Structural equation modeling (SEM) is a statistical technique for testing and estimating causal relationships using a combinationof path diagram of statistical data and qualitative causal assumptions. SEM encourages confirmatory rather than exploratory modeling; thus, it is suited for theory testing rather than theory development. It usually starts with a hypothesis, represents it as a model, constructs the interest with a measurement instrument, and tests the model.

SEM models have two basiccomponents: a measurement model and a structural equation model. The measurement model describes the indicators (observed measures) of latent variables. This corresponds to a confirmatory factor analysis, in which a measurement model is tested. The structural model delineates the direct and indirect effects among latent variables, specifying how the latent variables or hypothetical constructs are measured in terms of the observed variables.

All SEM analyses follow a logical sequence of these five steps: modelspecification, model identification, model estimation, model testing, and model modification.

练 习 题

一、最佳选择题

1. 下面有关对结构方程模型表述**不正确**的是(　　)

A. 该模型可分析直接效应与间接效应
B. 模型可消除测量误差的影响
C. 该模型适合分析潜变量数据
D. 该模型可用于构念效度的评价
E. 结构系数有统计学意义则必有因果关系存在

2. 结构方程模型修正的正确做法为(　　)

A. 模型修正应先去掉无统计学意义的参数
B. 模型修正应有实际理论为指导
C. 简便起见,可同时对多个参数同时修正
D. 模型修正主要依据样本提供的信息
E. 模型修正需反复进行

3. 模型评价常用拟合指数判定标准,以下说法**错误**的是(　　)

A. RMSEA 越接近 0,拟合效果越好
B. NNFI 越接近 1,拟合效果越好
C. CFI 越接近 1,拟合效果越好
D. AGFI 越接近 0,拟合效果越好
E. AIC 值越小,拟合效果越好

4. 模型评价指标的选择依据为(　　)

A. 选择拟合指数结果最好的模型
B. 选择多个拟合指数综合反映拟合效果
C. 相对拟合指数优于其他拟合指数
D. 信息标准主要评价单个模型的拟合效果
E. 模型整体效果评价等价于模型参数检验

二、简答题

1. 简述验证性因子分析与探索性因子分析的区别。
2. 简述结构方程模型的分析流程。
3. 简述结构方程模型的基本结构。

三、计算分析题

1. 采用验证性因子分析评价该量表心理领域即其焦虑(ANX)、抑郁(DEP)及回避(AVO)的结构效度(数据见

ER 23-1)。该领域共有3个维度,即3个潜在因子。采用LISREL软件建模,用似然估计法来评价量表不同维度的结构效度,给出标准化路径图并进行结果解释。

2. 用Stroke-PRO量表收集295例患者数据(ER 23-1),以生理领域躯体症状(SOS)、自理能力(SHS)为外生潜变量,焦虑(ANX)、抑郁(DEP)、回避(AVO)为内生潜变量构建结构方程模型,探究上述各潜变量间相互作用关系及因果关联。理论模型图构建如图23-9。试采用结构方程模型验证此理论是否合理,用最大似然法估计模型参数评价模型拟合优劣,并给出标准化路径图并进行结果解释。

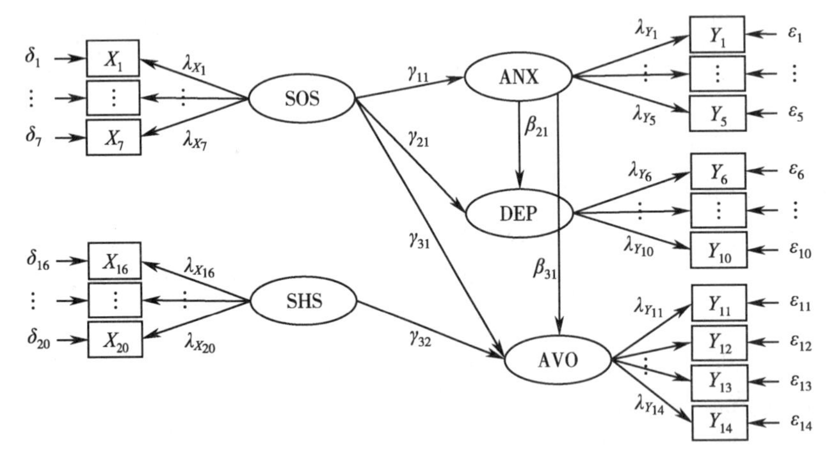

图23-9 Stroke-PRO量表生理心理领域结构方程模型理论图

ER 23-1 第二十三章二维码资源

(张岩波)

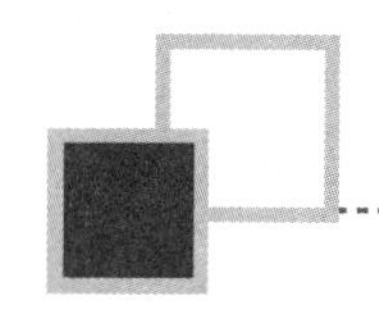

第二十四章　多水平模型

自然界与人类社会广泛存在着层次结构现象，如生物系统具有自然的等级或组群结构。多水平模型复杂的误差结构适应并匹配了数据的层次结构，因此多水平模型在医学卫生领域具有十分广阔的应用前景。本章主要介绍常用的混合模型（mixed model）、方差成分模型（variance component model）、随机系数模型（random coefficient model）和离散数据的多水平模型。多水平模型的预备知识固定效应（fixed effects）、随机效应（random effects）和混合模型的基本概念也在本章介绍。

第一节　混合模型

第十三章介绍的一般线性模型只含有固定因素，组间差别均为固定效应，如两组和多组样本均数比较的一般线性模型以及协方差分析一般线性模型。

当数据存在两层次结构时，根据不同分析目的，一般线性模型（linear model）可分别表示为固定效应模型（fixed effects model）、随机效应模型（random effects model）或既有固定效应又有随机效应的混合模型。

例 24-1　第十二章表 12-1 是 10 名患者治疗前后的舒张压。如果研究者仅说明这 10 个患者治疗前后舒张压的变化情况，建立固定效应模型：

$$Y_{ij}=\beta_0+\beta_j S_j+\gamma X+\varepsilon_{ij}$$

公式中 Y_{ij} 为舒张压测量值，$i=0$ 表示治疗前，$i=1$ 表示治疗后，$j(j=1,2,3,\cdots,10)$ 表示患者，β_0 表示 10 个患者的总体均数（截距），$\beta_j(j=2,3,\cdots,10)$ 是以第一名患者的测量值作为对比，其他患者测量值的改变量（$X_j=0$ 表示不是第 j 个患者，$X_j=1$ 表示第 j 个患者），γ 是治疗后的改变量（$X=0$ 表示治疗前，$X=1$ 表示治疗后）。ε_{ij} 为用患者间误差和治疗前后不能解释的其他随机误差项。模型拟合结果见表 24-1，方差分析表见表 24-2，对应随机区组设计一般线性模型。该模型拟合优度 $R^2=0.98$，说明仅针对这 10 个患者，固定效应模型解释了舒张压 98% 的变异，不能用患者个体差异和治疗前后解释的随机误差仅占 2%。

表 24-1　表 12-1 资料固定效应模型拟合结果

参数估计	变量	估计参数	标准误	t	P
固定效应	截距（患者 1）	130.00	1.10	118.18	<0.01
	患者 2-患者 1	-5.00	1.48	-3.37	<0.01
	患者 3-患者 1	9.00	1.48	6.07	<0.01
	患者 4-患者 1	0.00	1.48	0.00	>0.05
	患者 5-患者 1	-10.00	1.48	-6.74	<0.01
	患者 6-患者 1	-13.00	1.48	-8.76	<0.01
	患者 7-患者 1	-15.00	1.48	-10.11	<0.01
	患者 8-患者 1	8.00	1.48	5.39	<0.01
	患者 9-患者 1	-5.00	1.48	-3.37	<0.01
	患者 10-患者 1	-7.00	1.48	-4.72	<0.01
	治疗后-治疗前	-16.00	0.66	-24.12	<0.01
随机效应	方差	4.88	1.48	3.30	<0.01

表 24-2　表 12-1 资料固定效应方差分析表

变异来源	自由度 ν	平方和 SS	均方 MS	F	P
总变异	19	2 511.20			
患者间	9	1 187.20	131.91	27.03	<0.01
治疗前后	1	1 280.00	1 280.00	262.29	<0.01
误差	9	44.00	4.88		

如果表 12-1 中的 10 名同类型患者是一个随机样本，研究者的目的是推论同类型患者治疗前后舒张压的变化情况，则随机效应模型为

$$Y_{ij}=\beta_0+u_j+\gamma X+\varepsilon_{ij}$$

β_0 是 10 个患者总体均数(截距)，$u_j(j=1,2,3,\cdots,10)$是所有同类患者测量值的随机误差项，表示患者的个体差异，γ 是治疗后改变量($X=0$ 表示治疗前，$X=1$ 表示治疗后)。ε_{ij} 为其他随机误差，表示所有同类患者测量值的组内差异。模型拟合结果见表 24-3，方差分析表见表 24-4，对应第十三章两个样本均数比较的一般线性模型。该模型拟合优度 $R^2=0.51$，说明针对全部同类患者，随机效应模型仅解释患者舒张压 51%的变异，尚不能解释的随机误差占 49%。表 24-3 随机效应部分的方差合计为 63.51+4.89=68.40，是将表 24-4 方差分析表中去除固定效应后的总均方 68.40，分解为患者间变异(方差 1)和其他误差(方差 2)两个部分。

表 24-3　表 12-1 资料随机效应模型拟合结果

参数估计	变量	估计参数	标准误	t	P
固定效应	截距(均数)	126.20	2.62	48.25	<0.01
	治疗后-治疗前	-16.00	0.99	-16.18	<0.01
随机效应	患者间变异(方差 1)	63.51	7.97	7.97	<0.01
	其他误差(方差 2)	4.89	2.21	2.21	<0.05

表 24-4　表 12-1 资料固定效应方差分析表

变异来源	自由度 ν	平方和 SS	均方 MS	F	P
总变异	19	2 511.20			
治疗前后	1	1 280.00	1 280.00	18.71	<0.01
误差	18	1 231.20	68.40		

大多数随机效应模型同时包括固定效应和随机效应两个部分，如表 24-3。所以表 24-3 也称为混合模型的模型拟合结果。

第二节　方差成分模型

一、基本概念

方差成分模型是多水平模型中最基本和最简单的一种，也可将其理解为随机截距模型(random intercept model)。以两水平的层次结构数据为例，医院为水平 2 单位，患者为水平 1 单位，Y_{ij}为第 j 个医院第 i 个某病患者的住院费用，X_{ij}是第 j 个医院第 i 个患者的住院时间(解释变量)。m 个医院模型的

固定效应模型为

$$Y_{ij}=\beta_{0j}+\beta_1 X_{ij}+e_{0ij} \tag{24-1}$$

$$j=1,2,\cdots,m,表示水平 2 单位(医院)$$

$$i=1,2,\cdots,n_j,表示水平 1 单位(患者)$$

公式(24-1)中固定效应为 $\beta_{0j}(j=1,2,\cdots,m)$ 和 β_1,共有 $m+1$ 个参数。e_{0ij} 为通常的随机误差项,即患者水平的随机误差。

如果假定 m 个样本医院是来自该地 45 所三级甲等医院的随机样本,公式(24-1)中 β_{0j} 是一个不可观测的随机变量

$$\beta_{0j}=\beta_0+u_{0j}$$

$$E(\beta_{0j})=\beta_0,\quad Var(\beta_{0j})=\sigma_{u_0}^2$$

其中 β_0 为平均截距,u_{0j} 为医院水平残差的误差项。对 u_{0j} 的假定是

$$E(u_{0j})=0,\quad Var(u_{0j})=\sigma_{u_0}^2 \tag{24-2}$$

患者水平残差 e_{0ij} 与一般线性模型的假定一致,有

$$E(e_{0ij})=0,\quad Var(e_{0ij})=\sigma_{e_0}^2$$

且 $Cov(u_{0j},e_{0ij})=0$。

该地 45 所三级甲等医院住院费用的混合模型为

$$Y_{ij}=(\beta_0+\beta_1 X_{ij})+(u_{0j}+e_{0ij}) \tag{24-3}$$

固定效应为 $\beta_0+\beta_1 X_{ij}$,随机效应为 $u_{0j}+e_{0ij}$, $E(Y_{ij})=\beta_0+\beta_1 X_{ij}$。

此模型除需估计两个固定效应 β_0 和 β_1 外,还需估计两个随机误差项的方差 $\sigma_{u_0}^2$ 和 $\sigma_{e_0}^2$, $\sigma_{u_0}^2$ 即为医院水平的方差成分, $\sigma_{e_0}^2$ 即为患者水平的方差成分。

下面从最基本的两水平数据来考察应变量向量的协方差结构,即在方差成分模型(24-1)中,仅估计截距的随机效应。因变量方差为

$$\begin{aligned}Var(Y_{ij})&=Var(u_{0j}+e_{0ij})\\&=Var(u_{0j})+Var(e_{0ij})+Cov(u_{0j},e_{0ij})=\sigma_{u_0}^2+\sigma_{e_0}^2\end{aligned}$$

此即水平 2 和水平 1 方差之和,该模型表示每个患者的总方差是一定的,且同一医院中的两个患者(用 i_1、i_2 表示)间的协方差为

$$Cov(u_{0j}+e_{0i_1j},u_{0j}+e_{0i_2j})=Cov(u_{0j},u_{0j})=\sigma_{u_0}^2 \tag{24-4}$$

因为假定水平 1 残差是独立的,故这两个患者间的相关性为

$$\rho=\frac{\sigma_{u_0}^2}{\sigma_{u_0}^2+\sigma_{e_0}^2}$$

ρ 测量了医院之间方差占总方差的比例,实际上它反映的是医院内患者住院费用的相关性,即水平 1 单位(患者)在水平 2 单位(医院)中的聚集性或相似性,一般将其称为单位内相关系数(intra-unit correlation)。由于模型中不止一个残差项,这就产生了非零的单位内相关。若 ρ 为 0,表明数据不具有层次结构,可忽略医院间变异的存在,或患者在医院内不存在聚集性,他们的测量值不具有相关性,模型即简化为传统的单水平模型;反之,若存在非零的 $\sigma_{u_0}^2$,则不能忽略医院间变异的存在,这时采用常用的普通最小二乘(ordinary least square,OLS)进行参数估计是不适宜的。进一步,如果数据具有 3 个水平的层次结构,比如医院、主治医生和患者 3 个水平的模型,则将有两个这样的相关系数,即反映医院之间方差比例的医院内相关,以及反映医生之间方差比例的医生内相关。

二、固定参数与随机参数的估计

进一步考察两水平数据的协方差结构。矩阵(24-5)表示同一医院中 3 名患者的协方差阵。对于

两个医院而言,若一个医院有 3 名患者,另一个医院有 2 名患者,则具有两个医院的应变量向量 **Y** 的总协方差阵可表达为矩阵(24-6)。

$$\begin{pmatrix} \sigma_{u_0}^2+\sigma_{e_0}^2 & \sigma_{u_0}^2 & \sigma_{u_0}^2 \\ \sigma_{u_0}^2 & \sigma_{u_0}^2+\sigma_{e_0}^2 & \sigma_{u_0}^2 \\ \sigma_{u_0}^2 & \sigma_{u_0}^2 & \sigma_{u_0}^2+\sigma_{e_0}^2 \end{pmatrix} \tag{24-5}$$

$$\begin{pmatrix} \sigma_{u_0}^2+\sigma_{e_0}^2 & \sigma_{u_0}^2 & \sigma_{u_0}^2 & & \\ \sigma_{u_0}^2 & \sigma_{u_0}^2+\sigma_{e_0}^2 & \sigma_{u_0}^2 & & \\ \sigma_{u_0}^2 & \sigma_{u_0}^2 & \sigma_{u_0}^2+\sigma_{e_0}^2 & & \\ & & & \sigma_{u_0}^2+\sigma_{e_0}^2 & \sigma_{u_0}^2 \\ & & & \sigma_{u_0}^2 & \sigma_{u_0}^2+\sigma_{e_0}^2 \end{pmatrix} \tag{24-6}$$

矩阵的这种分块对角结构表达了不同医院所诊疗的患者之间的协方差为 0,可以将其进一步扩展到任意多的医院数,现将(24-6)表达为下面更简略的形式

$$\mathbf{V}_{(2)}=\begin{bmatrix} \sigma_{u_0}^2\mathbf{J}_{(3)}+\sigma_{e_0}^2\mathbf{I}_{(3)} & 0 \\ 0 & \sigma_{u_0}^2\mathbf{J}_{(2)}+\sigma_{e_0}^2\mathbf{I}_{(2)} \end{bmatrix} \tag{24-7}$$

$\mathbf{J}_{(n)}$ 为 n 维的 1 矩阵, $\mathbf{I}_{(n)}$ 为 n 维的单位阵,**V** 的下标 2 表明为两水平模型, **V** 的维数即水平 2 单位数,主对角线块的维数即水平 1 单位数,它们均为方阵。在普通最小二乘估计中, $\sigma_{u_0}^2$ 为 0,则该协方差阵退化为标准形式的 $\sigma_{e0}^2\mathbf{I}$ 或 $\sigma^2\mathbf{I}$,σ^2 即通常的残差方差。

现以两水平方差成分模型为例来阐明固定参数与随机参数估计的基本思想与步骤。

$$Y_{ij}=\beta_0+\beta_1X_{1ij}+u_{0j}+e_{0ij} \tag{24-8}$$

如果已知方差 $\sigma_{u_0}^2$ 的值,则可构造分块对角阵 $\mathbf{V}_{(2)}$,这里简记为 **V**。直接采用通常的广义最小二乘(generalized least square,GLS)可获得固定系数的估计。

$$\hat{\beta}=(\mathbf{X}^T\mathbf{V}^{-1}\mathbf{X})^{-1}\mathbf{X}^T\mathbf{V}^{-1}\mathbf{Y} \tag{24-9}$$

这里

$$\mathbf{X}=\begin{pmatrix} 1 & X_{11} \\ 1 & X_{21} \\ \vdots & \vdots \\ 1 & X_{n_mm} \end{pmatrix}, \quad \mathbf{Y}=\begin{pmatrix} Y_{11} \\ Y_{21} \\ \vdots \\ Y_{n_mm} \end{pmatrix} \tag{24-10}$$

它表示共有 m 个医院,在第 j 个医院中有 n_j 个患者。在参数估计的初始阶段,一般先假定 $\sigma_{u_0}^2$ 为 0,即假定数据不具有层次结构,固定参数的初始估计值来自普通最小二乘估计 $\hat{\beta}_{(0)}$,这就可得到患者(水平 1 单位)的粗残差为

$$\tilde{Y}_{ij}=Y_{ij}-\hat{Y}_{ij}=Y_{ij}-(\hat{\beta}_0+\hat{\beta}_1X_{ij}) \tag{24-11}$$

$\hat{Y}_{ij}$ 为模型固定部分的预测值, $\hat{Y}_{ij}=X_{ij}\boldsymbol{\beta}=(\mathbf{X}\boldsymbol{\beta})_{ij}$。

将粗残差向量记为

$$\tilde{\mathbf{Y}}=\{\tilde{Y}_{ij}\}$$

进一步将粗残差向量形成交叉乘积矩阵 $\tilde{\mathbf{Y}}\tilde{\mathbf{Y}}^T$,然后再形成交叉乘积矩阵 $\tilde{\mathbf{Y}}\tilde{\mathbf{Y}}^T$ 的向量化算子,记为 $Vec(\tilde{\mathbf{Y}}\tilde{\mathbf{Y}}^T)$。相应地,也可以形成应变量协方差阵 **V** 的向量化算子,记为 $Vec(\mathbf{V})$。对应于矩阵(24-6),

即两个医院,一个医院诊疗3名患者,另一个医院诊疗2名患者,则 $Vec(\tilde{\mathbf{Y}}\tilde{\mathbf{Y}}^T)$ 和 $Vec(\mathbf{V})$ 均具有 $3^2+2^2=13$ 个元素。$\tilde{\mathbf{Y}}\tilde{\mathbf{Y}}^T$ 的期望为 $\mathbf{V}$,即

$$Vec(\tilde{\mathbf{Y}}\tilde{\mathbf{Y}}^T)=Vec(\mathbf{V})+\mathbf{R}$$

可将这些向量之间的关系表达为以下线性模型

$$\begin{pmatrix} \tilde{Y}_{11}^2 \\ \tilde{Y}_{21}\tilde{Y}_{11} \\ \tilde{Y}_{31}\tilde{Y}_{11} \\ \tilde{Y}_{11}\tilde{Y}_{21} \\ \tilde{Y}_{21}^2 \\ \vdots \\ \tilde{Y}_{12}\tilde{Y}_{22} \\ \tilde{Y}_{22}^2 \end{pmatrix} = \begin{pmatrix} \sigma_{u_0}^2+\sigma_{e_0}^2 \\ \sigma_{u_0}^2 \\ \sigma_{u_0}^2 \\ \sigma_{u_0}^2 \\ \sigma_{u_0}^2+\sigma_{e_0}^2 \\ \vdots \\ \sigma_{u_0}^2 \\ \sigma_{u_0}^2+\sigma_{e_0}^2 \end{pmatrix} +\mathbf{R}=\sigma_{u_0}^2\begin{pmatrix} 1 \\ 1 \\ 1 \\ 1 \\ 1 \\ \vdots \\ 1 \\ 1 \end{pmatrix}+\sigma_{e_0}^2\begin{pmatrix} 1 \\ 0 \\ 0 \\ 0 \\ 1 \\ \vdots \\ 0 \\ 1 \end{pmatrix}+\mathbf{R} \tag{24-12}$$

这里,$\mathbf{R}$ 为一个残差向量。将粗残差作为模型的应变量向量,模型右边包含两个已知的解释变量,其系数即待估计的随机参数 $\sigma_{u_0}^2$ 和 $\sigma_{e_0}^2$。通过GLS方法获得 $\sigma_{u_0}^2$ 和 $\sigma_{e_0}^2$ 的估计,回到公式(24-9)则获得固定系数新的估计,在随机与固定参数估计间反复迭代直至收敛,此即1986年Goldstein提出的"迭代广义最小二乘"(iterative generalized least square,IGLS)的基础。在残差满足正态性假设的条件下,IGLS给出的估计为极大似然估计(maximum likelihood,ML),估计量一般是一致的,但在小样本时,其估计有偏,因为此算法未考虑固定参数的抽样变异。1989年,Goldstein进一步提出了无偏的"限制性迭代广义最小二乘"(restricted iterative generalized least square,RIGLS),可得到参数的限制性极大似然(restricted maximum likelihood,REML)估计,其估计是无偏的。

三、残差估计

在传统单水平模型中,单一残差项 e_i 的通常估计就是 $\tilde{Y}_i$,即粗残差。在多水平模型中,不同水平上一般有几个残差,如两水平方差成分模型中就有两个残差。值得指出的是,水平2单位的残差估计从某种程度上反映了该单位对水平1单位应变量的随机效应,在许多应用中,人们常对水平2单位的残差估计感兴趣,因为它在实际工作中具有一定实际意义。

下面以两水平方差成分模型说明残差估计的基本思路。在给定的参数估计条件下,第 j 个水平2单位的残差 u_{0j} 估计

$$\hat{u}_{0j}=E(u_{0j}\mid\mathbf{Y},\hat{\beta},\hat{\mathbf{\Omega}}) \tag{24-13}$$

一般将其称为估计或预测残差(estimated or predicted residuals),采用贝叶斯术语,即后验残差估计。如果忽略公式(24-13)中关于参数估计的抽样变异,则有

$$\left.\begin{aligned} Cov(\tilde{Y}_{ij},u_{0j})&=Var(u_{0j})=\sigma_{u_0}^2 \\ Cov(\tilde{Y}_{ij},e_{0ij})&=\sigma_{e_0}^2 \\ Var(\tilde{Y}_{ij})&=\sigma_{u_0}^2+\sigma_{e_0}^2 \end{aligned}\right\} \tag{24-14}$$

将公式(24-13)看作为 u_{0j} 对第 j 个水平 2 单位的 $\{\tilde{Y}_{ij}\}$ 子集的线性回归,公式(24-14)则定义了用来估计回归系数即 $\hat{u}_{0j}$ 的量。以 $\tilde{Y}_j$ 表示水平 2 单位的平均粗残差,$\tilde{Y}_j=\frac{1}{n_j}\sum_{i=1}^{n_j}\tilde{Y}_{ij}$,则对于方差成分模型,可得到

$$\hat{u}_{0j}=\frac{n_j\sigma_{u_0}^2}{(n_j\sigma_{u_0}^2+\sigma_{e_0}^2)}\tilde{Y}_j$$

$$\tilde{e}_{0ij}=\tilde{Y}_{ij}-\hat{u}_{0j} \tag{24-15}$$

这里,n_j 为第 j 个水平 2 单位中水平 1 单位的数目。

从公式(24-15)可以看出,$\hat{u}_{0j}$ 为该水平 2 单位平均粗残差估计 $\tilde{Y}_j$ 乘以一个系数,这个系数即

$$\frac{n_j\sigma_{u_0}^2}{n_j\sigma_{u_0}^2+\sigma_{e_0}^2}\text{或}\frac{\sigma_{u_0}^2}{\sigma_{u_0}^2+\sigma_{e_0}^2/n_j}$$

它的大小与 n_j、$\sigma_{u_0}^2$ 和 $\sigma_{e_0}^2$ 有关,一般小于或等于 1,也即 $\hat{u}_{0j}$ 总小于或等于 $\tilde{Y}_j$。当 n_j 较大或 $\sigma_{u_0}^2$ 远较 $\sigma_{e_0}^2$ 为大时,其含义是当数据具有较明显的层次结构时,这个系数的估计接近于 1,$\hat{u}_{0j}$ 接近于 $\tilde{Y}_j$;当某个水平 2 单位的水平 1 数目减少时,相应的 $\hat{u}_{0j}$ 的估计变小;在极端的情形下,即数据不存在层次结构时,$\sigma_{u_0}^2$ 为 0。因此,可将该系数称为残差的"收缩因子"(shrinkage factor)。

对这一问题亦可从另一角度理解,对公式(24-15)作进一步推导,可得到

$$\frac{n_j\sigma_{u_0}^2}{n_j\sigma_{u_0}^2+\sigma_{e_0}^2}=\frac{n_j\rho}{1+(n_j-1)\rho}$$

可见,残差收缩因子即 $n_j*\rho$,ρ 即单位内相关系数。

$$n_j^*=\frac{n_j}{1+(n_j-1)\rho}$$

当 ρ 趋近于 0 时,$n_j^*\approx n_j$,$\hat{u}_{0j}\to 0$;当 ρ 趋近于 1 时,$n_j^*=1$,$\hat{u}_{0j}\to\tilde{Y}_j$。

若某个水平 2 单位(如医院)中水平 1 单位(如医生)较少,表明该水平 2 单位的信息相对缺乏,多水平模型则将该水平 2 单位的残差估计收缩至总均数水平,即使得预测残差接近于固定部分所给出的总体值。因此,多水平分析对水平 2 单位的残差估计是有联系的,当某个水平 2 单位所包含的信息极为有限时,则将其与全部样本中所包含的信息联系起来进行估计,这种估计利用了一种"相互借助的力量"(borrowing force),从而有效地"节制"了极端的估计。这对于那些只有很少水平 1 单位的水平 2 单位而言,多水平模型比只用这些单位的信息进行估计的方法可以获得更为精确的残差估计。实际上,我们可将 n_j 理解为权重,多水平模型是根据水平 2 单位中水平 1 单位的数目大小赋值进行残差估计的。

这些残差的基本解释是,作为具有某种分布的随机变量,其参数估计值提供了水平 2 单位之间变异的信息,同时有助于给出固定系数的有效估计。其次,如果水平 2 单位属于某一总体,研究者欲预测它们的值,残差估计则提供了每一个水平 2 单位的单个估计。此外,在传统的单水平模型中,我们可以采用残差估计来检验模型的假设,同样,多水平模型亦可通过残差估计来检验模型的正态性假设和常数方差假设。水平 1 残差一般实用意义不大,但将其标准化后亦可用于模型假设的检验。

四、假设检验与区间估计

对于固定参数的假设检验，需定义一个$(r \times p)$的比较矩阵 **C**，用它来构造模型中 p 个固定参数的线性函数，即$f=\mathbf{C}\boldsymbol{\beta}$，这样，矩阵 **C** 的每一行就定义了一个特定的函数，r 为待比较的参数个数，不需要检验的参数在矩阵 **C** 中的相应元素则设置为 0。此方法可检验某些参数同时等于 0 的假设，亦可检验某些参数相等的假设。

现定义

$$\mathbf{C}=\begin{pmatrix} C_{11} & C_{12} & \cdots & C_{1p} \\ \vdots & \vdots & \cdots & \vdots \\ C_{r1} & C_{r2} & \cdots & C_{rp} \end{pmatrix}, \quad \hat{\boldsymbol{\beta}}=\begin{pmatrix} \hat{\beta}_1 \\ \vdots \\ \hat{\beta}_p \end{pmatrix}$$

一般的无效假设为

$$H_0: f=k, \quad k=\{0\}$$

构造以下的检验统计量

$$\mathbf{R}=(\hat{f}-k)^T [\mathbf{C}(\mathbf{X}^T\hat{\mathbf{V}}^{-1}\mathbf{X})^{-1}\mathbf{C}^T]^{-1}(\hat{f}-k)$$

式中，$\hat{f}=\mathbf{C}\hat{\beta}$，$(\mathbf{X}^T\hat{\mathbf{V}}^{-1}\mathbf{X})^{-1}$为估计的固定系数协方差阵。统计量 **R** 近似服从自由度为 r 的χ^2 分布。注意，此处的 **R** 与公式(24-12)中的残差向量 **R** 不同。

若用 $\mathbf{C}_i$ 表示 **C** 的第 i 行，则 $\mathbf{C}_i\boldsymbol{\beta}$ 的$(1-\alpha)\%$置信区间可表达为

$$\mathbf{C}_i\boldsymbol{\beta} \pm d_i$$

这里，$d_i=[\mathbf{C}_i(\mathbf{X}^T\hat{\mathbf{V}}^{-1}\mathbf{X})^{-1}\mathbf{C}_i^T x^2_{q,(\alpha)}]^{0.5}$，式中，$\chi^2_{q,(\alpha)}$为$\chi^2_q$ 分布的 $\alpha\%$界值。

对于随机参数的假设检验，若样本较大亦可采用上述方法，但统计量 **R** 中的$(\mathbf{X}^T\hat{\mathbf{V}}^{-1}\mathbf{X})^{-1}$应替换为$(\mathbf{Z}^T\hat{\mathbf{V}}^{-1}\mathbf{Z})^{-1}$，$f$ 应替换为$(\sigma^2_{u_0},\cdots,\sigma^2_{e_0})^T$。当然，在方差成分模型中，此项为$(\sigma^2_{u_0},\sigma^2_{e_0})^T$。此外，似然比检验也可用于固定参数与随机参数的检验，亦可用于模型的拟合优度检验。对于无效假设 H_0，以及相对应的拟合了其他参数的备择假设 H_1，应构造对数似然比统计量或偏差度统计量，即

$$D_{01}=-2\ln(\lambda_0/\lambda_1)$$

这里，λ_0 和 λ_1 分别为无效与备择假设的似然值，D_{01}服从χ^2 分布，其自由度为两个模型所拟合参数个数的差值 q。

五、应用实例

meta 分析(meta-analysis)是指对具有相同研究假设的多项独立研究结果所进行的合并分析，在合并不同来源的研究资料时可能引入异杂方差(heterogeneous variance)，因此其数据可看成具有两个水平的层次结构，即研究水平(水平 2)与研究对象水平(水平 1)。meta 分析的主要目的是得到比单一研究更精确的结果估计，进一步的目的则是分析影响研究结果间差异的因素。目前，meta 分析主要根据研究的“效应尺度”(effect magnitude)的齐性检验结果，而决定采用固定效应模型或随机效应模型来合并每项研究的“效应尺度”，但一般难以分析影响研究结果间差异的因素。这里，将多水平模型应用于 meta 分析，拟通过具有解释变量的两水平方差成分模型的建模，估计各项研究的平均“效应尺度”及其置信区间，同时探讨与研究结果差异有关的影响因素。

例 24-2 某研究欲采用 meta 分析了解偏头痛对成人抑郁症的影响，检索文献截止到 2018 年 1 月底，最终纳入了 16 篇符合条件的文献。各项研究独立且研究假设相同，可以得到的数据包括各项研究的 OR，以及研究水平上的有关解释变量包括样本含量、是否进行教育程度调整、研究地区等，如表 24-5 所示。

表 24-5 16 项偏头痛与成人抑郁症的研究结果

研究 J	OR	样本含量 n_j	教育程度调整 $X_{1,j}$（0=未调整,1=调整）	研究地区 $X_{2,j}$（0=非欧洲地区,1=欧洲）
1	3.20	1 007	1	0
2	2.20	457	1	1
3	1.51	36 016	1	0
4	1.19	9 288	0	0
5	2.14	11 792	1	0
6	4.70	1 285	1	1
7	1.98	1 729	1	0
8	1.70	3 032	1	0
9	2.60	130 000	0	0
10	1.23	728	1	1
11	1.60	1 321	0	0
12	1.77	4 181	1	1
13	1.30	2 100	0	0
14	1.29	1 337	1	1
15	1.90	51 383	1	1
16	2.40	1 421	0	0

值得指出，尽管可将数据看成具有两个水平的层次结构，但 meta 分析中能够得到的数据一般是研究结果即“效应尺度”及其标准误以及样本含量等，研究对象即个体的数据通常是不可得的，换言之，一般只能得到水平 2 单位的数据，而不能得到水平 1 单位的数据。因此，根据 meta 分析资料的特点，拟合加权的水平 2（聚集水平）模型，其建模方法具有其特殊性，基本模型可表达为

$$Y_{\cdot j}=\beta_0+u_{\cdot j}+e_{\cdot j}$$
$$Var(u_{\cdot j})=\sigma_u^2$$
$$Var(e_{\cdot j})=\sigma_e^2/n_j$$

因 OR 不服从正态分布，将其对数转换值 $\ln(OR)$ 作为应变量，故 $Y_{\cdot j}$ 为第 j 个研究的 $\ln(OR_j)$。总方差为 $\sigma_u^2+\sigma_e^2/n_j$，式中 n_j 为第 j 项研究的样本含量，可通过对随机效应 $u_{\cdot j}$ 和 $e_{\cdot j}$ 定义两个设计变量来拟合模型，即

$$z_0=1,\quad z_{1j}=1/\sqrt{n_j}$$

其随机系数分别为 σ_u^2 和 σ_e^2。如果每项研究中的研究对象数目相等，则只需一个设计变量 z_0，但这种情形几乎不存在。反之，则需使用设计变量 z_{1j}。

根据资料的特点，考虑以下两个模型：模型（24-16）无任何解释变量，模型（24-17）引入了研究水平的解释变量。

$$Y_{\cdot j}=\beta_0+u_{\cdot j}+e_{\cdot j}z_{1j} \tag{24-16}$$

$u_{\cdot j}$ 为第 j 个研究的随机效应，其分布为 $u_{\cdot j}\sim N(0,\sigma_u^2)$，$e_{\cdot j}$ 为与第 j 个研究有关的随机误差，其分布为 $e_{\cdot j}\sim$

$N(0,\sigma_e^2/n_j)$，$Cov(u_{.j},e_{.j})=0$。

$$Y_{.j}=\beta_0+\beta_1X_{1.j}+\beta_2X_{2.j}+u_{.j}+e_{.j}z_{1j} \tag{24-17}$$

将教育程度调整和研究地区两个解释变量先后引入模型，分别对应于 $X_{1.j}$ 和 $X_{2.j}$，将其效应拟合为固定效应，以解释研究结果间的差异，用一个随机成分 $u_{.j}$ 拟合其剩余部分（表 24-6 至表 24-8）。

表 24-6 模型（24-16）的拟合结果

参数	估计值	标准误	χ^2	P
固定参数 β_0	0.643 4	0.090 1	50.951	<0.001
随机参数 σ_u^2（水平 2）	0.129 4	0.046 0	7.898	0.005
σ_e^2（水平 1）	1.000 0	0.000 0	—	—

表 24-7 模型（24-17）中引入教育程度调整的拟合结果

参数	估计值	标准误	χ^2	P
固定参数 β_0	0.547 5	0.158 5	11.933	<0.001
β_1	0.139 6	0.191 2	0.533	0.465
随机参数 σ_u^2（水平 2）	0.125 2	0.044 6	7.897	0.005
σ_e^2（水平 1）	1.000 0	0.000 0	—	—

表 24-8 模型（24-17）中同时引入教育程度调整与研究地区的拟合结果

参数	估计值	标准误	χ^2	P
固定参数 β_0	0.547 6	0.158 3	6.646	0.010
β_1	0.161 7	0.223 9	0.009	0.921
β_2	-0.040 9	0.214 5	0.708	0.400
随机参数 σ_u^2（水平 2）	0.124 9	0.044 5	7.895	0.005
σ_e^2（水平 1）	1.000 0	0.000 0	—	—

$\hat{\beta}_0$ 为合并全部 $\ln(\hat{OR}_j)$ 的平均估计值，根据

$$\ln(\hat{OR})\pm u_\alpha SE_{\ln(\hat{OR})}\rightarrow \hat{OR}\cdot e^{\pm u_\alpha SE_{\ln(\hat{OR})}}$$

可计算平均“效应尺度”OR 的估计为 $e^{\hat{\beta}_0}=e^{0.643\,4}=1.902\,9$，95%置信区间为 $1.902\,9\times e^{\pm1.96\times0.090\,1}$。$\hat{\sigma}_u^2$ 为各项研究之间的方差估计值，为 0.129 4，标准误为 0.046 0。

可见，研究的“效应尺度”与教育程度是否调整有关，其系数估计为正，表明教育程度调整后 $\ln(OR)$ 升高。调整教育程度的 OR 估计为 $e^{\hat{\beta}_0+\hat{\beta}_1}=e^{0.687\,1}=1.987\,9$，未调整教育程度的 OR 估计为 $e^{\hat{\beta}_0}=e^{0.547\,5}=1.728\,9$。同时，研究间方差估计从 0.129 4 下降为 0.125 2，表明教育程度这一因素解释了部分研究结果间的变异（表 24-7）。Wald χ^2 检验显示，虽然教育程度是否调整对 OR 的影响无统计学意义，但由于其在一定程度上降低了随机效应，因而保留在模型中。

结果表明，研究的“效应尺度”与教育程度调整和研究地区有关，前者影响略大，两者系数估计值符号相反，表明教育程度调整和非欧洲地区研究的 $\ln(OR)$ 较高。根据两个解释变量的取值可分别计算得到，未调整教育程度的非欧洲地区研究的 OR 估计为 1.729 1，未调整教育程度的欧洲地区研究的 OR 估计为 1.660 3，调整教育程度的非欧洲地区研究的 OR 估计为 2.032 6，调整教育程度的欧洲地区研究的 OR 估计为 1.951 1。研究间方差估计从 0.125 2 进一步下降为 0.124 9，表明地区的不同亦解释了部分研究结果间变异。研究间方差目前最低为 0.124 9，还有进一步降低的空间，提示尚存在其他

因素导致研究结果间的变异。如果可得到这些研究水平的影响因素,则可通过多水平模型进一步评价其效应。

第三节 随机系数模型

一、基本概念

所谓随机系数模型是指变量的系数估计不是固定的而是随机的,换言之,解释变量对应变量的效应在不同的水平 2 单位间是不同的。这里,仍以上节医院与患者的两水平数据结构来说明随机系数模型的基本结构与假设。以医院为水平 2,患者为水平 1。

$$Y_{ij}=\beta_{0j}+\beta_{1j}X_{ij}+e_{0ij} \tag{24-18}$$

这一模型与上节方差成分模型的区别在于β_{1j}。在方差成分模型中变量X_{ij}的系数估计为固定的β_1,表示解释变量X_{ij}对应变量的效应是固定不变的,而在随机系数模型中解释变量X_{ij}的系数估计为β_{1j},表示每个医院都有其自身的斜率估计,这表明解释变量X_{ij}对应变量的效应在各个医院间是不同的,假定$\beta_{0j}=\beta_0+u_{0j}$, $\beta_{1j}=\beta_1+u_{1j}$,这里, u_{0j}和u_{1j}亦为随机变量。

$$\begin{gathered}
E(u_{0j})=E(u_{1j})=0\\
E(\beta_{0j})=\beta_0, Var(\beta_{0j})=Var(\beta_0+u_{0j})=Var(u_{0j})=\sigma_{u_0}^2\\
E(\beta_{1j})=\beta_1, Var(\beta_{1j})=Var(\beta_1+u_{1j})=Var(u_{1j})=\sigma_{u_1}^2\\
Cov(\beta_{0j}+u_{0j},\beta_{1j}+u_{1j})=Cov(u_{0j}u_{1j})=\sigma_{u_{01}}
\end{gathered} \tag{24-19}$$

β_{0j}仍表示当X取 0 时,第j个医院在基线水平时Y的均数,β_0为此时所有Y的总均数(平均截距);β_{1j}则表示第j个医院的Y随X变化的斜率,β_1表示全部医院的Y随X变化的斜率的均数(平均斜率)。$\sigma_{u_0}^2$指各医院Y的均数$\hat{\beta}_{0j}$的方差,称为截距的方差;$\sigma_{u_1}^2$指各医院的Y随X变化的斜率β_{1j}的方差,称为斜率的方差。而$\sigma_{u_{01}}$指上述截距与斜率离差值的协方差,反映了它们之间的相关关系。

在多水平模型中,以Ω_i表示水平i的随机系数协方差阵,故u_{0j}与u_{1j}的方差与协方差由随机系数协方差矩阵Ω_2给出,$u_{kj}\sim N(0,\Omega_2)$,N为多元正态分布。u_{0j}表示第j个医院Y的平均估计值与平均截距的离差值,u_{1j}表示第j个医院的斜率与平均斜率的离差值。

将模型(24-18)写为

$$Y_{ij}=(\beta_0+\beta_1X_{ij})+(u_{0j}+u_{1j}X_{ij}+e_{0ij}) \tag{24-20}$$

e_{0ij}表示患者水平的随机误差

$$E(e_{0ij})=0,\quad Var(e_{0ij})=\sigma_{e_0}^2$$

模型(24-20)表达为固定部分$\beta_0+\beta_1X_{ij}$与随机部分$u_{0j}+u_{1j}X_{ij}+e_{0ij}$之和。其中,固定效应用均数描述,它决定了全部医院的平均回归线,这条直线的截距即平均截距β_0,直线的斜率即平均斜率β_1。而随机效应用方差描述,它反映了各医院之间Y的变异与解释变量X的关系。

模型(24-20)的随机部分具有多个残差项,需估计的随机参数有 4 个,即方差$\sigma_{u_0}^2$、$\sigma_{u_1}^2$和$\sigma_{e_0}^2$以及协方差$\sigma_{u_{01}}$。

模型(24-20)的应变量方差函数为

$$\begin{aligned}
Var(Y_{ij})&=Var(u_{0j}+u_{1j}X_{ij}+e_{0ij})\\
&=\sigma_{u_0}^2+2\sigma_{u_{01}}X_{ij}+\sigma_{u_1}^2X_{ij}^2+\sigma_{e_0}^2
\end{aligned}$$

这表明各个医院间Y的变异与解释变量X有关,即每条回归线不仅截距不同,而且斜率也不同。换言之,当X取 0 时,每个医院Y的平均估计值β_{0j}不同,且每个医院Y随X变化的斜率β_{1j}亦不同。

二、参数估计的有关理论与算法

现将模型(24-20)的固定部分记为以下矩阵形式：

$$E(\mathbf{Y})=\mathbf{X}\boldsymbol{\beta},\quad \mathbf{Y}=\{Y_{ij}\}$$

$$E(Y_{ij})=\mathrm{X}_{ij}\boldsymbol{\beta}=(\mathbf{X}\boldsymbol{\beta})_{ij},\quad \mathbf{X}=\{\mathrm{X}_{ij}\}$$

为使模型中每个系数都有一个相应的解释变量，可对截距β_0及其残差u_{0j}定义一个解释变量X_{0ij}，取值为1，为简化模型，常省略该解释变量。

下面考察包括随机系数的一般形式的两水平模型，即将公式(24-20)扩展为纳入其他固定部分解释变量的形式，有

$$Y_{ij}=\beta_0+\beta_1X_{1ij}+\sum_{h=2}^{p}\beta_hX_{hij}+(u_{0j}z_{0ij}+u_{1j}z_{1ij}+e_{0ij}z_{0ij})$$

进一步简化为

$$Y_{ij}=X_{ij}\beta+\sum_{h=0}^{1}u_{hj}z_{hij}+e_{0ij}z_{0ij}\tag{24-21}$$

这里，对模型随机部分采用了新的解释变量，实际上，$z_{0ij}=X_{0ij}=1$，$z_{1ij}=X_{1ij}$。将其更一般地记为

$$Z=\{Z_0\quad Z_1\}$$

式中，$Z_0=1$，$Z_1=\{X_{1ij}\}$。

模型随机部分的解释变量常为其固定部分的一个子集，但亦可以不是，即可以在任何水平上测量固定部分或随机部分的解释变量。

对于具有随机截距与斜率的两水平模型，其应变量协方差阵具有以下典型的分块结构：

$$\mathbf{X}_j\ \boldsymbol{\Omega}_2\ \mathbf{X}_j^T+\begin{pmatrix}\boldsymbol{\Omega}_1 & 0\\ 0 & \boldsymbol{\Omega}_1\end{pmatrix}\tag{24-22}$$

式中，$\mathrm{X}_j=\begin{pmatrix}1 & X_{1j}\\ 1 & X_{2j}\end{pmatrix}$，$\boldsymbol{\Omega}_2=\begin{pmatrix}\sigma_{u_0}^2 & \sigma_{u01}\\ \sigma_{u01} & \sigma_{u_0}^2\end{pmatrix}$，$\boldsymbol{\Omega}_1=\sigma_{e_0}^2$。矩阵 $\boldsymbol{\Omega}_2$ 为水平2的随机截距与斜率的协方差阵，即随机系数协方差阵，矩阵$\boldsymbol{\Omega}_1$为水平1的随机系数协方差阵。这里，水平1只有一个单一的方差项，可进一步采用$\boldsymbol{\Omega}=\{\boldsymbol{\Omega}_i\}$表示这些协方差矩阵集。将公式(24-22)展开即得到

$$\begin{pmatrix}\sigma_{u_0}^2+2\sigma_{u01}X_{1j}+\sigma_{u_1}^2X_{1j}^2+\sigma_{e_0}^2 & \sigma_{u_0}^2+\sigma_{u01}(X_{1j}+X_{2j})+\sigma_{u_1}^2X_{1j}X_{2j}\\ \sigma_{u_0}^2+\sigma_{u01}(X_{1j}+X_{2j})+\sigma_{u_1}^2X_{1j}X_{2j} & \sigma_{u_0}^2+2\sigma_{u01}X_{2j}+\sigma_{u_1}^2X_{2j}^2+\sigma_{e_0}^2\end{pmatrix}$$

这是一个具有分块结构的两水平模型的应变量协方差阵。此即构造应变量协方差阵的一般模式，它同时也概括了拟合水平1复杂变异的可能性。

下面以一般的两水平随机系数模型来说明模型参数估计的有关理论与算法。

$$\mathbf{Y}=\mathbf{X}\boldsymbol{\beta}+\mathbf{E}\tag{24-23}$$

$$\mathbf{Y}=\{Y_{ij}\},\mathbf{X}=\{X_{ij}\},\quad X_{ij}=\{X_{0ij},X_{1ij},\cdots,X_{pij}\}$$

$$\mathbf{E}=\mathbf{E}_1+\mathbf{E}_2=\{e_{ij}\},\quad e_{ij}=e_{ij}^{(1)}+e_j^{(2)}$$

$$e_{ij}^{(1)}=\sum_{h=0}^{q1}z_{hij}^{(1)}e_{hij}^{(1)},\quad e_j^{(2)}=\sum_{h=0}^{q2}z_{hij}^{(2)}e_{hj}^{(2)}$$

将上式简记为

$$e_{ij}^{(1)}=e_{ij},\quad e_j^{(2)}=u_j$$

$$\mathbf{Y}=\mathbf{X}\boldsymbol{\beta}+\mathbf{Z}^{(2)}\mathbf{u}+\mathbf{Z}^{(1)}\mathbf{e}$$

残差矩阵 $\mathbf{E}_1$，$\mathbf{E}_2$ 具有零期望，并有

$$\mathbf{E}(\mathbf{E}_1\mathbf{E}_1^T)=\mathbf{V}_{2(1)},\quad \mathbf{E}(\mathbf{E}_2\mathbf{E}_2^T)=\mathbf{V}_{2(2)} \tag{24-24}$$

$$\mathbf{E}(\mathbf{E}_1\mathbf{E}_2^T)=0,\quad \mathbf{V}_2=\mathbf{V}_{2(1)}+\mathbf{V}_{2(2)}$$

式中，$\mathbf{V}_2$为两水平模型的应变量向量协方差阵，$\mathbf{V}_{2(1)}$、$\mathbf{V}_{2(2)}$分别为两水平模型应变量向量协方差阵的水平 1 和水平 2。标准模型中，假定水平 1 残差在水平 1 单位间是独立的，故 $\mathbf{V}_{2(1)}$为对角阵

$$Var(e_{ij})=\sigma_{e_{ij}}^2=\mathbf{Z}_{ij}^{(1)T}\boldsymbol{\Omega}_e\mathbf{Z}_{ij}^{(1)},\quad \boldsymbol{\Omega}_e=Cov(e_h^{(1)})$$

假定水平 2 残差在水平 2 单位间是独立的，故 $\mathbf{V}_{2(2)}$为具有 j 个块的分块对角阵

$$V_{2(2)j}=\mathbf{Z}_{ij}^{(1)T}\boldsymbol{\Omega}_u\mathbf{Z}_j^{(2)},\quad \boldsymbol{\Omega}_u=Cov(e_h^{(2)})$$

因此，$\mathbf{V}_2$的第 j 个块为

$$\mathbf{V}_{2j}=\oplus_i\sigma_{eij}^2+\mathbf{V}_{2(2)j} \tag{24-25}$$

式中，$\oplus$为直和算子。

对于已知的 $\mathbf{V}_2$(为方便起见省略其下标)，固定系数的广义最小二乘(GLS)估计则为

$$\hat{\beta}=(\mathbf{X}^T\mathbf{V}^{-1}\mathbf{X})^{-1}\mathbf{X}^T\mathbf{V}^{-1}\mathbf{Y} \tag{24-26}$$

固定系数的协方差阵即为

$$(\mathbf{X}^T\mathbf{V}^{-1}\mathbf{X})^{-1}$$

对于已知的 β，可以构造

$$\mathbf{Y}^*=\tilde{\mathbf{Y}}\tilde{\mathbf{Y}}^T,\quad \tilde{\mathbf{Y}}=\mathbf{Y}-\mathbf{X}\beta=\mathbf{E}_1+\mathbf{E}_2 \tag{24-27}$$

我们有 $\mathrm{E}(\mathrm{Y}^*)=\mathrm{V}$，现记为

$$\mathbf{Y}^{**}=Vec(\mathbf{Y}^*)$$

这里，Vec 为矩阵$\mathbf{Y}^*$的向量化算子。随机参数的线性模型如下，随机参数为 $\boldsymbol{\Omega}_u$，$\boldsymbol{\Omega}_e$ 的元素。

$$\mathbf{E}(\mathbf{Y}^{**})=\mathbf{Z}^*\theta \tag{24-28}$$

这里，$\mathbf{Z}^*$为随机系数的解释变量矩阵。现在对 θ 作广义最小二乘分析，即

$$\hat{\theta}=(\mathbf{Z}^{*T}\mathbf{V}^{*-1}\mathbf{Z}^*)\mathbf{Z}^{*T}\mathbf{V}^{*-1}\mathbf{Y}^{**} \tag{24-29}$$

$$\mathbf{V}^*=\mathbf{V}\otimes\mathbf{V}$$

上式为矩阵 $\mathbf{V}$ 的克罗内克积，也即 $Vec(\tilde{\mathbf{Y}}\tilde{\mathbf{Y}}^T)$的协方差阵。

$\hat{\theta}$ 的协方差阵为

$$(\mathbf{Z}^{*T}\mathbf{V}^{*-1}\mathbf{Z}^*)^{-1}\mathbf{Z}^{*T}\mathbf{V}^{*-1}Cov(\mathbf{Y}^{**})\mathbf{V}^{*-1}\mathbf{Z}^*(\mathbf{Z}^{*T}\mathbf{V}^{-1}\mathbf{Z}^*)^{-1}$$

现有

$$\mathbf{Y}^{**}=Vec(\tilde{\mathbf{Y}}\tilde{\mathbf{Y}}^T)=\tilde{\mathbf{Y}}\otimes\tilde{\mathbf{Y}}$$

上式为矩阵 $\tilde{\mathbf{Y}}$的克罗内克积，也即交叉乘积矩阵 $\tilde{\mathbf{Y}}\tilde{\mathbf{Y}}^T$ 的向量化排列。采用标准的结果，则有

$$Cov(\tilde{\mathbf{Y}}\otimes\tilde{\mathbf{Y}})=(\mathbf{V}\otimes\mathbf{V})(\mathbf{I}+\mathbf{S}_N)$$

式中，$\mathbf{S}_N$为向量排列矩阵。1992 年，Goldstein 和 Rasbash 指出，矩阵 $\mathbf{A}$ 为对称阵，$\mathbf{Z}^*=Vec(\mathbf{A})$，因此

$$\mathbf{V}^{*-1}\mathbf{Z}^*=(\mathbf{V}^{-1}\otimes\mathbf{V}^{-1})Vec(\mathbf{A})=Vec(\mathbf{V}^{-1}\mathbf{A}\mathbf{V}^{-1})$$

因为 $\mathbf{V}^{-1}\mathbf{A}\mathbf{V}^{-1}$是对称的，故

$$\mathbf{S}_N\mathbf{V}^{*-1}\mathbf{Z}^*=\mathbf{V}^{*-1}\mathbf{Z}^*$$

在上述表达式中替代 $Cov(\hat{\theta})$后得到

$$Cov(\hat{\theta})=2(\mathbf{Z}^{*T}\mathbf{V}^{*-1}\mathbf{Z}^*)^{-1} \tag{24-30}$$

1986 年，Goldstein 提出的迭代广义最小二乘(IGLS)，即采用固定参数与随机参数的当前估计值进

行迭代运算,收敛后得到固定与随机参数的估计。1987 年,美国普林斯顿大学教育考试服务中心的 Longford 提出了 Fisher scoring 算法。1994 年 Raudenbush、1995 年 Rodriguez 和 Goldman 都证明了 IGLS 和 Fisher scoring 两种算法在一般情形下是等价的。

1992 年,美国密歇根大学教育心理学系的 Raudenbush 和 Bryk,提出了另一种不同的算法即 EM 算法。它属于 Bayes 学派的理论,"完全 Bayes 估计"方法需假定具有水平 1 和水平 2 随机参数先验分布的信息,而"经验 Bayes 估计"方法忽略随机参数的先验分布,将其作为推论目的是已知的。在正态分布情形下,这些估计与 IGLS 或 RIGLS 相同。

另一种类似于上述所有方法的算法理论,是 1988 年美国 Liang 和 Zeger 提出的"广义估计方程"(generalized estimating equation,GEE)方法。GEE 方法采用实际计算得到的粗残差函数的简单回归而获得 **V** 的估计,其特征是参数为一致性估计量,而且在通常情形下可以较快地获得参数估计。但由于 GEE 方法对 **V** 的结构假定较少,所以它主要是拟合固定系数及其随机效应而不重探讨数据随机成分的层次结构。目前,GEE 方法可扩展用于包括多水平广义线性模型在内的绝大多数多水平模型。

随着计算机技术的迅猛发展,1991 年,以 Clayton 等人为代表的 Bayes 模型派将 Gibbs Sampling 应用于多水平模型研究。Gibbs Sampling 属"马尔科夫链蒙特卡罗"(markov chain monte carlo,MCMC)算法体系中的一种方法,这一技术在小样本中尤其具有优越性。因为它在算法中考虑了与随机参数估计有关的不确定性,并提供了这种不确定性的精确测量,而极大似然法由于忽略这种不确定性而趋向于高估精确性,这在残差的"后验"估计中特别重要。虽然 Gibbs Sampling 在计算上较为费时,需要上百甚至上千次迭代以探查模型对数据的拟合情况,但目前这一方法在计算上已变得可行和方便,几乎可应用于现有的所有模型。对于随机参数估计的不确定性,1987 年 Laird 和 Louis 将 Bootstrap 方法应用于多水平模型研究,获得了标准误及置信区间更精确的估计,目前这一技术也显示出较大的应用前景。上述算法在模型的有效构造,误差分解的水平以及运算速度等方面存在一定差别,其中 IGLS 可灵活构造多个水平上的误差结构,这是除 Bayes 方法外的其他算法不易实现的特点。

三、应用实例

交叉设计(cross-over design)是临床试验中比较两种处理措施 A 和 B 效果的常用方法,它可分析试验结果在处理措施间、阶段间以及个体间的差别,尤其是可将个体间变异从处理措施的比较中排除。一般认为,A、B 两种处理先后试验的机会均等,故平衡了试验顺序对结果的影响。如果 A、B 两种处理均对下一阶段无影响或影响相同,则结果与试验顺序无关;反之,则不然。例如,A 处理的效应影响下一阶段 B 处理的效应,而 B 不影响 A,或者 A 处理对下一阶段 B 处理的影响不等于 B 对 A 的影响,则两种顺序的效应不同。因此,顺序效应(sequence effect)实质上反映了残留效应(carry-over effect)的大小,即上一阶段的处理由于效应去除时间(wash-out time)不足或其他原因干扰了下一阶段的处理效果。目前交叉设计常用的统计方法,一般未考虑试验顺序对试验结果可能产生的影响,这在很多情形下是不能忽略的。

例 24-3 为研究 A、B 两种治疗方案对白细胞减少症患者疗效的差别,用随机的方法让 50 名患者先以 A 方案治疗,间隔一段时间后再以 B 方案治疗,另外 50 名患者则先用 B 方案,间隔同样时间再用 A 方案治疗,同时记录治疗后的白细胞值,如表 24-9 所示。

这是临床试验中常见的双交叉设计,它对每个受试对象作两次重复测量,如前所述,重复测量数据具有两个水平的结构,即患者水平(水平 2)与重复测量点(水平 1)。多水平模型则从测量值的随机误差中分解出患者间的随机变异,并为进一步拟合患者水平的复杂误差结构提供了可能性。这里,将两水平随机系数模型应用于交叉设计资料的分析,估计处理效应以及顺序效应的大小及其在患者间的变异。

表 24-9 A、B 两种治疗方案对白细胞减少症患者的疗效比较

j	i	白细胞数/(10^9/L) Y_{ij}	治疗方案(A 方案为 0, B 方案为 1) X_{1ij}	试验阶段(阶段 1 为 0, 阶段 2 为 1) X_{2ij}	试验顺序(BA 为 0, AB 为 1) δ_{3j}
1	1	7.18	0	0	1
1	2	7.00	1	1	1
⋮	⋮	⋮	⋮	⋮	⋮
100	1	6.97	1	0	0
100	2	6.24	0	1	0

现以 Y_{ij}表示第 j 个患者的第 i 次白细胞测量值,以 X_{1ij}表示 A、B 两种治疗方案(处理)的哑变量,X_{2ij}表示两个试验阶段的哑变量,它们均为 0、1 变量。拟合的第 1 个模型为(24-31),在模型的水平 2 随机部分拟合了 X_{1ij}的随机系数,它表示处理组间的差别在水平 2 的患者间存在变异,其实际意义是两种治疗方案对每个患者升白细胞的作用存在着差异。模型中 $j=1,2,\cdots,100$,表示患者(水平 2 单位);$i=1,2$,表示重复测量值(水平 1 单位)。

$$Y_{ij}=\beta_0+\beta_1X_{1ij}+\beta_2X_{2ij}+u_{0j}+u_{1j}X_{1ij}+e_{ij} \tag{24-31}$$

如上所述,交叉设计可能存在的主要问题,是所谓的残留效应,即先前治疗方案的效应或多或少地影响到某些患者对第二种治疗方案的反应,换言之,u_{1j}或许依赖于实施处理的顺序。为了拟合这种顺序效应,可在模型的随机部分添加一个额外项 $u_{3j}\delta_{3j}$。δ_{3j}为表示试验顺序的哑变量,若为 AB 顺序,δ_{3j}取 1;反之,BA 顺序则取 0,其随机系数 u_{3j}的参数估计值 $\sigma^2_{u_3}$即为顺序效应的估计。它将水平 2 方差拟合为处理顺序的函数,即顺序不同,试验结果在患者间的变异不同,实际上是在患者间变异中进一步分解出顺序的效应。拟合的模型即

$$Y_{ij}=\beta_0+\beta_1X_{1ij}+\beta_2X_{2ij}+u_{0j}+u_{1j}X_{1ij}+u_{3j}\delta_{3j}+e_{ij} \tag{24-32}$$

值得指出,模型随机部分的解释变量可以与固定部分解释变量相同,亦可以不同,可根据实际资料特征灵活地拟合模型。这里,表示试验顺序的哑变量 δ_{3j}为模型随机部分的解释变量,未出现在模型的固定部分(表 24-10、表 24-11)。此外,根据专业知识与资料性质,模型(24-31)与(24-32)均未拟合水平 2 随机变量间的协方差,故其随机系数的协方差结构分别为

模型(24-31):$\begin{pmatrix}\sigma^2_{u_0} & \\ 0 & \sigma^2_{u_1}\end{pmatrix}$;模型(24-32):$\begin{pmatrix}\sigma^2_{u_0} & & \\ 0 & \sigma^2_{u_1} & \\ 0 & 0 & \sigma^2_{u_3}\end{pmatrix}$

表 24-10 模型(24-31)的拟合结果

参数	估计值	标准误	χ^2	P
固定部分				
β_0	5.976 0	0.151 0	1 566.272	<0.001
β_1	1.401 6	0.234 0	35.877	<0.001
β_2	0.162 4	0.187 5	0.750	0.25<P<0.5
随机部分				
水平 2 $\sigma^2_{u_0}$	2.004 0	0.493 6	16.483	<0.005
$\sigma^2_{u_1}$	12.970 0	1.416 0	83.898	<0.001
水平 1 $\sigma^2_{e_0}$	2.161 0	0.493 1	19.206	<0.005
-2log-likelihood *	1 964.02	—	—	—

*:(-2)倍的对数似然函数值,越小越好

表 24-11 模型(24-32)的拟合结果

参数	估计值	标准误	χ^2	P
固定部分				
β_0	6.043 0	0.135 4	1 991.902	<0.001
β_1	1.421 0	0.240 7	34.853	<0.001
β_2	0.141 3	0.182 6	0.599	$0.25<P<0.5$
随机部分				
水平 2 $\sigma^2_{u_0}$	1.376 0	0.508 0	7.337	$0.005<P<0.01$
$\sigma^2_{u_1}$	13.840 0	1.454 0	66.309	<0.001
$\sigma^2_{u_3}$	1.888 0	0.648 3	8.481	<0.005
水平 1 $\sigma^2_{e_0}$	1.745 0	0.471 5	13.697	<0.005
-2log-likelihood *	1 955.92	—	—	—

*:(-2)倍的对数似然函数值,越小越好

结果提示,处理效应即 A、B 两种治疗方案的疗效不同,系数估计为 1.401 6,标准误为 0.234 0,假设检验有统计学意义。疗效在患者间存在较大的变异,其方差估计为 12.97。但两个试验阶段的疗效差别不明显,其系数估计为 0.162 4,标准误为 0.187 5,经假设检验无统计学意义。

顺序效应的方差估计为 1.888 0,顺序效应具有统计学意义。同时,水平 1 的方差估计从模型(24-31)的 2.161 0 下降为模型(24-32)的 1.745 0,亦表明顺序效应解释了部分随机误差。模型(24-32)随机部分的拟合结果表明,水平 2 总方差为 X_{1ij} 和 δ_{3j} 的函数,即试验结果在患者间的总变异随着治疗方案和试验顺序的变化而变化。

第四节 离散数据的多水平模型

前面两节所介绍的模型,都是假定应变量为连续分布,而在医学和公共卫生领域,许多应变量是离散型的,例如个体的健康状态可能与吸烟、饮酒、锻炼等日常生活方式有关。在离散型应变量的情形下,若数据具有层次结构特征,则最低水平的观察单位发生某事件的概率并不完全相互独立,故不再服从二项分布或 Poisson 分布,而服从超二项(extra-binomial)分布或超 Poisson(extra-Poisson)分布。因此,在拟合这种类型的模型时,结局的聚集效应和离散型误差的复杂分布应考虑在模型中。

假定在某试验中对某事件的测量为发生与不发生,即二分类的资料,若将其作为应变量,则在多水平框架内,处理这类资料的统计模型一般称为多水平广义线性模型。两水平模型可记为以下一般形式:

$$P_{ij}=f(X_{ij}\beta_j) \tag{24-33}$$

这里,P_{ij} 为第 j 个水平 2 单位中第 i 个水平 1 单位阳性反应概率的期望,f 为“线性预测因子”(linear predictor)$X_{ij}\beta_j$ 的非线性函数,即 $f^{-1}(P_{ij})=X_{ij}\beta_j$,可通过了解应变量观察值 $Y_{ij}\mid P_{ij}$ 的分布来设置此模型。当应变量为比数(率)时,一般采用二项分布;当应变量为计数时,则采取 Poisson 分布。此模型也允许在水平 2 上有随机系数,即拟合随机系数模型。表 24-12 列出了非线性连接函数 f 的一些常用选择。此外,也可选择“恒等”函数 $f^{-1}(P)=P$ 的形式,它允许预测的计数或比数(率)分别小于 0 或超出 (0,1) 范围。在许多情形下,采用恒等函数拟合的结果,与采用非线性函数所获得的结果有少许差异,但仍可以接受。

表 24-12　常用的非线性连接函数

应变量	$f^{-1}(P)$	名称
比数(率)	$\ln[(P)/(1-P)]$	logit
比数(率)	$\ln[-\ln(1-P)]$	互补的重对数
比数(率)的向量	$\ln(P_S/P_t), S=1,\cdots,t-1$	多变量 logit
计数	$\ln(P)$	对数

一、二分类应变量的多水平模型

下面考虑只有一个单一解释变量的两水平方差成分模型,应变量为二分类,期望比率以 logit 连续函数来拟合,表达为

$$P_{ij}=\{1+\exp[-(\beta_0+\beta_1X_{1ij}+u_{0j})]\}^{-1} \tag{24-34}$$

$$\text{logit } P_{ij}=\ln\left(\frac{P_{ij}}{1-P_{ij}}\right)=\beta_{0j}+\beta_1X_{1ij}$$

$$\beta_{0j}=\beta_0+u_{0j}$$

假定应变量观察值 Y_{ij} 为具有标准二项分布的比率,则有

$$Y_{ij}\sim B(P_{ij},n_{ij}) \tag{24-35}$$

这里,n_{ij} 为比率的分母,在未分组的情形下,$n_{ij}=1$。

Y_{ij} 的条件方差为

$$Var(Y_{ij}\mid P_{ij})=P_{ij}(1-P_{ij})/n_{ij} \tag{24-36}$$

现将包括水平 1 变异的两水平 logit 模型记为以下一般形式:

$$Y_{ij}=P_{ij}+e_{ij}z_{ij}$$

$$z_{ij}=\sqrt{P_{ij}(1-P_{ij})/n_{ij}}$$

采用解释变量 z,并约束与之有关的水平 1 方差 $\sigma_e^2=1$,可得到公式(24-36)中所需的二项方差(binomial variance)。在拟合模型时,亦可允许水平 1 方差为待估参数,将方差估计与 1 相比较可检验水平 1 变异是否具有超二项变异。

在参数估计中,P_{ij} 的真实值未知,利用每次迭代中参数的当前估计值 $\hat{\beta}$ 来预测 $\hat{P}_{ij}$,再计算 $\hat{P}_{ij}(1-\hat{P}_{ij})/n_{ij}$ 的值,因迭代中仅用到二项分布的均数与方差进行估计,这种参数估计方法称为"拟似然法"(quasi-likelihood)。

二、二分类两水平 logit 模型应用实例

问卷调查是现场收集资料的常用方式,因调查员和调查对象双方复杂的心理活动与社会关系,问卷调查中常存在各种人为的偏倚,并导致调查结果的偏差。不同调查员对相同调查对象调查相同问题,可能得到不相同的回答,将这种现象称为"调查员变异"(interviewer variability),它反映了问卷调查的信度。目前已有许多常规统计分析方法用于问卷信度研究,这些方法通常存在以下问题:一是需要重复调查,这不仅花费额外的成本,而且因调查时间的间隔、调查员和调查对象两方面的心理因素等,可能给调查结果引入新的偏倚;二是忽略了调查员和调查对象本身的特征对调查结果的影响。

例 24-4　采用 20 名调查员对 135 名农村社区医生的某次问卷调查资料,对以下 3 个问题进行分析:①"患者常要求医生开某种抗生素,您遇到过这种情况吗?";②"假如患者要求您开某种抗生素,您同意吗?";③"有的医生认为,对于能报销药费的患者可多开些抗生素或较贵的抗生素,您同意这种意

见吗?”。对上述 3 个问题的回答均为“是”或“不是”,即应答为二分类,上述问题均未经重复调查,结果如表 24-13 所示。每个调查员调查的医生数不等,即数据是不平衡的。

表 24-13 对 135 名农村社区医生抗生素使用情况的问卷调查

调查员 j	社区医生 i	Y_{ij}(0=不是,1=是)		
		问题 1	问题 2	问题 3
1	1	1	0	1
1	2	1	1	1
1	3	1	0	0
⋮	⋮	⋮	⋮	⋮
20	1	0	1	1
20	2	1	1	0

1. 如果调查员的某种特征影响到调查对象对问题的应答,如某个调查员可能较之其他调查员更趋向于诱导该问题的某种应答,或某个调查员所犯的“错误”是相同的或相似的,那么该调查员所调查的那些调查对象对该问题的应答就具有某种相似性或聚集性。如果上述推论成立,则形成了数据两个水平的层次结构,即调查员为水平 2 单位,调查对象为水平 1 单位。将调查对象对上述问题的阳性应答赋值为 1。假定 P_{ij}为第 i 个调查对象对第 j 个调查员阳性应答概率的期望,采用 logit 连接函数拟合期望比例为

$$\ln[P_{ij}/(1-P_{ij})]=\beta_{0j}=\beta_0+u_{0j}$$

采用 MLwiN 软件对每个问题分别拟合最基本的两水平 logit 模型,模型中无解释变量,称为“零模型”(null model)或空模型(empty model),模型为

$$P_{ij}=\{1+\exp[-(\beta_0+u_{0j})]\}^{-1} \tag{24-37}$$

参数估计方法采用 IGLS 和“边际拟似然法”(marginal quasi-likelihood, MQL),此法未考虑水平 2 残差估计对参数估计的影响,分析结果见表 24-14。

表 24-14 零模型的拟合结果

参数		问题 1		问题 2		问题 3	
		估计值	标准误	估计值	标准误	估计值	标准误
固定部分	β_0	2. 897 0	0. 400 4	-0. 148 6	0. 303 5	-1. 756 0	0. 418 1
随机部分							
水平 2	$\sigma^2_{u_0}$	0. 281 0	1. 083 0	3. 117 0	0. 589 9	3. 913 0	1. 130 0
水平 1	$\sigma^2_{e_0}$	0. 978 1	0. 129 0	0. 669 5	0. 088 7	0. 718 6	0. 094 1

表 24-14 为 3 个模型的拟合结果。模型固定部分参数估计值是对问题阳性应答平均数的估计,3 个问题阳性应答比例的平均预测值,可采用 $\hat{P}=[1+\exp(-\beta_0)]^{-1}$转换得到,其结果分别为 0. 947 7、0. 462 9 和 0. 147 3,与实际阳性应答比例一致;模型随机部分水平 2 参数估计值 $\sigma^2_{u_0}$为水平 2 残差方差,反映了不同调查员调查同一对象同一问题时应答概率的变异情况,即调查员变异,因模型中无解释变量,所以是指尚未被调查员和调查对象特征所解释的变异。

模型拟合结果与推论一致,较大的 $\sigma^2_{u_0}$估计值表明数据存在层次结构特征,即对于相同调查员而言,不同的调查对象在各个问题的应答上具有程度不同的相似性或聚集性。换言之,各个问题存在不同程度的调查员变异。问题 1 的调查员变异较小,问题 2 和问题 3 呈现出较大变异,以问题 3 变异最大。对

于问题 1,94.77%的医生回答遇到过患者要求开药的现象,如此高的阳性应答,决定了很小的调查员变异;问题 2 和问题 3 是较敏感的社会问题,调查对象对问题的应答受到调查对象本身和调查员多方面因素的影响,因此调查对象和调查员的某些特征可能与应答具有联系。

2. 在本资料中,每个调查员平均调查 6.75 个医生,即每个水平 2 单位中的水平 1 单位是较少的,且水平 2 单位只有 20 个样本。在这种情形下,IGLS 给出的估计一般说来是有偏的。因此,这里进一步采用 RIGLS 与二阶 PQL 算法拟合两水平 logit 模型,以此校正样本含量偏小而引起的随机参数估计偏差,结果见表 24-15。

表 24-15　采用 RIGLS 与二阶 PQL 算法拟合两水平 logit 模型的结果

参数		问题 1*		问题 2		问题 3	
		估计值	标准误	估计值	标准误	估计值	标准误
固定部分	β_0	2.687 0	0.711 0	−0.164 2	0.450 3	−1.822 0	0.614 6
随机部分							
水平 2	$\sigma^2_{u_0}$	1.129 0	1.546 0	3.117 0	1.241 0	3.913 0	2.174 0
水平 1	$\sigma^2_{e_0}$	1.085 0	0.067 3	0.843 5	0.109 4	0.825 8	0.106 8

* 经 500 次迭代未收敛的值

与表 24-14 的结果相比,问题 2 和问题 3 固定参数估计改变不明显,随机部分尤其是水平 2 随机参数改变较大。MQL 低估随机参数估计值,而 PQL 在计算上不够稳健。1995 年,Goldstein 采用模拟的方法比较了 MQL 和 PQL 两种算法。结果表明,基于 IGLS 的一阶 MQL 模型低估了所有参数值,尤其是在 n_{ij}较小时,采用 RIGLS 法得到非常相似的固定系数估计,而对于水平 2 方差,二阶 PQL 模型的估计接近于真实值,但其模拟数据是基于平衡的数据(即每个水平 2 单位有相同数目的水平 1 单位)。如果许多水平 2 单位只有少量的水平 1 单位,而极少数的水平 2 单位含有较多的水平 1 单位,在平均观察概率非常小(或非常大),且当应变量为二项分类时,则将有许多水平 2 单位的应变量值全为 0(或 1)。在此情形下,常常得不到收敛,即使获得了估计,一般也不是无偏的。本资料中,问题 1 阳性应答比例为 94.77%,如果一些调查员只调查了较少的研究对象,或者只有较少的调查员调查了较多的研究对象,则将有许多调查员其应变量取值全为 1,这可能是问题 1 未得到收敛的原因。Goldstein 指出,如果拥有足够多的水平 2 单位,就具有足够多的应变量的不同组成,此问题可得以避免。而且即使平均概率很小或很大,只要获得收敛,其估计在统计上也更有效且更少偏性。

3. 如前所述,调查对象对问题的应答受到调查对象本身和调查员多方面因素的影响,因此调查对象和调查员的某些特征可能与应答具有联系。现在每个问题的模型中分别引入水平 1 变量即调查对象特征,包括医生学历(是否接受正规医学教育)、从医年限、性别,然后引入水平 2 变量即调查员性别、年龄、学历、身份(县卫生行政部门和县医疗机构)。模型为

$$P_{ij}=\left\{1+\exp\left[-\left(\sum_{h=0}^{2}\beta_h X_{hij}+u_{0j}\right)\right]\right\}^{-1} \tag{24-38}$$

分析结果见表 24-16。

对于问题 1,引入医生学历后 $\sigma^2_{u_0}$为 0,表明不存在调查员变异,学历的固定参数估计为 1.427 0,提示少数未接受正规医学教育(主要在乡村)的医生未遇到患者要求开药的现象,因而这一变量解释了全部调查员变异,表中未列出问题 1 的分析结果。对于问题 2 和问题 3,除医生学历、调查员学历和身份外,其余变量均无统计学意义。表中为模型拟合的最后结果,其中问题 2 的 β_1 和 β_2 分别对应于医生学历和调查员身份,问题 3 的 β_1 和 β_2 分别对应于医生学历和调查员学历。与表 24-15 的分析结果相比,在引入与应答有关的解释变量后,$\sigma^2_{u_0}$明显减小,问题 2 从 3.117 0 下降到 2.201 0,问题 3 从 3.913 0 下降到 2.741 0,提示这些变量解释了一部分调查员变异。

表 24-16　引入各水平有关解释变量的两水平 logit 模型

参数		问题 2		问题 3	
		估计值	标准误	估计值	标准误
固定部分					
	β_0	-5.091 0	1.793 0	-4.716 0	1.486 0
	β_1	1.017 0	0.476 0	0.960 5	0.667 7
	β_2	1.729 0	0.658 2	1.067 0	0.647 4
随机部分					
水平 2	$\sigma_{u_0}^2$	2.201 0	0.972 0	2.741 0	1.052 0
水平 1	$\sigma_{e_0}^2$	0.850 2	0.109 3	0.974 4	0.124 6

参数估计的含义：①固定参数，水平 2 固定参数估计（调查员特征）是对调查员之间系统差别的调整。水平 1 固定参数估计（医生特征）的解释较为复杂，假定两种极端情形，一是如果具有不同特征的调查对象的应答概率具有完全相同的分布，则它是应答偏倚的测量；二是如果不存在任何应答偏倚，则它是具有不同特征的调查对象之间应答概率差别的测量，而实际情况是这两种情形的混合体。②随机参数，水平 2 随机参数 σ_{u0}^2 的含义，是对假定不同调查员调查同一研究对象某问题时应答概率变异的估计。例如，若某个医生问题 2 拟合的 logit(P)为 1，就意味着该医生如果接受不同的调查员调查，那么对该医生拟合的 logit(P)的分布就为 $N(1,2.201\ 0)$。因此，σ_{u0}^2 实际上反映了由于调查员的作用而使调查对象应答某问题时所丧失的精度。

离散数据的多水平模型在问卷信度的评价研究中具有特殊的应用价值。首先，在不重复调查的情况下，可评价问卷项目应答的信度，也可评价调查员和调查对象特征对调查结果的影响，因而克服了重复调查在实践中难以避免的各种偏倚以及额外成本。其次，这种评价有助于更完善的调查研究设计。通过比较同一问卷中不同问题之间的 σ_{u0}^2，可提示某些问题在项目设计、调查方式或调查员训练等方面存在着某些缺陷，这就提供了改进的可能性。因此，它在决定不同的问题类型、不同的调查方式（如面访、信访或电话）以及调查员的选择与训练等方面具有一定的实用价值。

值得指出，调查员对研究对象的调查通常是采取方便或就近的原则，因此某个调查员所调查的对象往往同在一个社区，如果社区特征对调查对象的应答具有某种效应，那么这种效应就混杂在调查员所起的作用中。但是，只要能区分资料中更高水平的层次结构，例如某社区中的若干调查员，或某调查员调查的若干社区，那么采用多水平分析技术就可方便地将社区效应分解出来，从而有效地评价调查员变异问题。

Summary

This chapter introduces the multilevel statistical model, arecently developed technique that is aimed at analyzing longitudinal data with hierarchical structure and missing data. Compared with traditional regression models, multilevel statistical models offer more credible results because this kind of models considers the characteristic of hierarchically structured data. In the first section, we briefly introduce the recent development of multilevel statistical models and statistical software for multilevel analysis. Three types of multilevel models are presented, including two - level variance component model, random coefficient model and multilevel models for discrete response variables. The terms as well as the basic structure for multilevel analysis are described. The residuals from high-level units are discussed because they cannot be obtained in the fixed models and traditional regression models. Multilevel models differ from variance component models because they permit random change of intercepts and slopes(regression coefficients). This kind of models is illustrated with a cross-over clinical trial. When the discrete response variables are concerned, we fitted both univariate models and bivariate and even multinomial response models.

练 习 题

一、简答题

1. 简述多水平统计模型与单水平统计模型的区别和联系。

2. 随机系数模型和方差成分模型有何不同?

3. 何谓二分类两水平 logit 模型的零模型?

二、计算分析题

1. 在某项儿童生长的随访研究中,研究者欲从小腿长度评价儿童生长情况,测量了 27 名儿童在 10、11、12、13 岁时的小腿长度(cm),测量结果在表 24-17 中列出。试拟合多水平模型回答以下问题:

(1) 男孩与女孩的小腿长度是否有差异?

(2) 不同年龄的小腿长度是否有差异?

(3) 男孩和女孩的小腿长度随年龄的变化趋势是否有差异?

(4) 水平 2 上的随机效应是否与年龄有关?

表 24-17 27 名儿童不同年龄的小腿长度 单位:cm

编号	性别	10 岁	11 岁	12 岁	13 岁
1	女	30.0	31.0	31.5	33.0
2	女	31.0	31.5	34.0	35.5
3	女	30.5	34.0	34.5	36.0
4	女	33.5	34.5	35.0	36.5
5	女	31.5	32.0	32.5	33.5
6	女	30.0	31.0	31.0	32.5
7	女	31.5	32.5	33.0	35.0
8	女	33.0	33.0	33.5	34.0
9	女	30.0	31.0	32.0	32.5
10	女	26.5	29.0	29.0	29.5
11	女	34.5	35.0	38.0	38.0
12	男	26.0	28.0	31.0	36.0
13	男	31.5	32.5	33.0	36.5
14	男	33.0	33.5	34.0	37.5
15	男	35.5	36.0	36.5	37.0
16	男	30.0	31.5	32.5	36.0
17	男	34.5	35.5	37.0	38.5
18	男	32.0	32.0	34.5	36.5
19	男	30.0	31.5	34.5	35.5
20	男	33.0	34.5	37.0	39.0

续表

编号	性别	10 岁	11 岁	12 岁	13 岁
21	男	27.5	28.0	31.0	31.5
22	男	33.0	33.0	33.5	35.0
23	男	31.5	33.5	34.0	38.0
24	男	27.0	34.5	36.0	39.5
25	男	32.5	35.5	35.5	36.0
26	男	33.0	34.5	36.0	38.0
27	男	32.0	32.5	33.5	35.0

2. 在一项关于评价移动应用程序在糖尿病患者血糖中控制效果的医学文献系统综述中，搜集了均以糖化血红蛋白为结果变量的 20 项随机对照试验，见表 24-18、表 24-19。第 j 项研究中试验组和对照组的糖化血红蛋白的均数、方差和样本含量分别用 $\bar{X}_{1j}$、$\bar{X}_{2j}$，S_{1j}^2、S_{2j}^2，n_{1j}、n_{2j} 表示，两组合并方差为 S_j^2，两组总样本量为 n_j，效应尺度为标准化均差 $d_j\left(d_j=\dfrac{\bar{X}_{1j}-\bar{X}_{2j}}{S_j}\right)$，权重为 $w_j(w_j=1/\sqrt{n_j})$。试以 d_j 为应变量，根据下列数据拟合多水平 meta 分析模型评价移动应用程序在糖尿病患者血糖中的控制效果。

表 24-18　20 项关于移动应用程序控制糖尿病患者血糖研究结果独立信息

编号	试验组			对照组		
j	n_{1j}	$\bar{X}_{1j}$	S_{1j}^2	n_{2j}	$\bar{X}_{2j}$	S_{2j}^2
1	45	8.56	2.69	36	8.93	2.59
2	33	8.326	0.18	33	8.252	0.14
3	60	8.63	1.14	61	9.1	1.35
4	51	7.8	1.21	50	8.2	1.96
5	20	7.7	2.56	20	8.9	4.84
6	72	7.9	1.69	65	8.2	1.69
7	30	6.75	0.90	30	6.78	0.85
8	36	7.8	0.01	36	8.58	1.35
9	51	7.4	0.01	52	7.82	0.03
10	50	7.3	0.81	50	7.9	1.44
11	20	7.5	0.16	20	8.1	0.09
12	13	7.48	1.08	13	8.37	1.08
13	62	7.9	2.89	56	8.5	3.24
14	161	7.4	2.04	167	7.35	1.90
15	27	6.7	0.49	27	7.1	1.21
16	57	7.1	0.64	54	7.6	1.00
17	50	7.91	2.50	50	8.97	4.33
18	63	6.36	2.28	63	7.68	3.13
19	96	7.11	1.12	58	7.13	1.21
20	50	6.64	1.82	50	7.22	1.61

表 24-19　20 项关于移动应用程序控制糖尿病患者血糖研究结果合并信息

编号 j	样本含量 n_j	合并方差 S_j^2	效应尺度 d_j	设计变量 w_j	国家	干预时间/月
1	81	2.65	−0.227	0.111 1	英国	1.5
2	66	0.16	0.186	0.123 1	新加坡	6.0
3	121	1.25	−0.421	0.090 9	法国	6.0
4	101	1.58	−0.318	0.099 5	挪威	12.0
5	40	3.70	−0.624	0.158 1	美国	3.0
6	137	1.69	−0.231	0.085 4	英国	9.0
7	60	0.87	−0.032	0.129 1	波兰	1.5
8	72	0.68	−0.949	0.117 9	澳大利亚	6.0
9	103	0.02	−3.004	0.098 5	韩国	6.0
10	100	1.13	−0.566	0.100 0	韩国	6.0
11	40	0.13	−1.697	0.158 1	韩国	6.0
12	26	1.08	−0.856	0.196 1	美国	3.0
13	118	3.06	−0.343	0.092 1	美国	12.0
14	328	1.97	0.036	0.055 2	西班牙	12.0
15	54	0.85	−0.434	0.136 1	日本	3.0
16	111	0.82	−0.554	0.094 9	韩国	3.0
17	100	3.41	−0.574	0.100 0	中国	3.0
18	126	2.71	−0.802	0.089 1	中国	12.0
19	154	1.16	−0.019	0.080 6	中国	12.0
20	100	1.72	−0.443	0.100 0	中国	3.0

3. 某单位欲研究苯妥英致畸试验，将 36 只孕鼠随机分为甲、乙两组，甲组在孕早期每天给予苯妥英 100mg/kg，乙组每天给予生理盐水，18 天后解剖孕鼠，观察其仔鼠右前爪和左前爪指骨是否骨化，结果见表 24-20。试比较两组仔鼠骨骼骨化发生情况是否相同。

表 24-20　不同处理的孕鼠所孕仔鼠骨骼骨化发生情况*

组别	结果
甲组	1/9,4/9,3/7,4/7,0/7,0/4,1/8,1/7,2/7,2/8,1/7,0/2,3/10,3/7,2/7,0/8,0/8,1/10,1/1
乙组	8/9,7/10,10/10,1/6,6/6,1/9,8/9,6/7,5/5,7/9,2/5,5/6,2/8,1/8,0/2,7/8,5/7

* 表中数字分子为骨化仔鼠数，分母为孕仔鼠数

ER 24-1　第二十四章二维码资源

（李晓松）

第二十五章　常用综合评价方法

所谓评价(evaluation),是指通过对照某些标准来判断观测结果,并赋予这种结果以一定的意义和价值的过程。一般而言,观测结果仅能反映现状,只有通过评价之后,才能对现状的意义加以判断。

单一因素的评价只要按一定的准则给研究对象一个评价和决策等级或分数,依等级或分数高低,便可排出优劣顺序;但是在医疗卫生实际工作中,对于复杂的状况,评价和决策同时受到多种因素的影响,必须综合考察多个因素,依据多个有关指标对评价对象进行评价,并排出优劣顺序,这就是综合评价(synthetical evaluation)。

本章主要介绍综合评分法、综合指数法、层次分析法、TOPSIS 法和秩和比法。

第一节　基本概念

一、综合评价的分类

综合评价是基于评价目的在一个复杂系统中采用多个指标进行总评价的一类方法。例如某儿童的营养状况评价,就是综合分析所摄入的食物种类、数量、配比、吸收、疾病情况,以及身体发育、形态、功能、智力、遗传等有关因素后,而得到的总的评价。当然,综合评价不同于多个指标分析的简单相加,而是在掌握有关历史资料的基础上,将各有关因素的信息集中,依据其内在联系进行适当加工提炼,并密切结合医疗卫生工作实践,用数理统计方法制定出恰当的评价模型,以谋求对评价对象的类别或优劣等级进行较为客观的判断,为医疗卫生工作决策提供依据。

1. 根据评价手段可分为定量评价(quantitative evaluation)与定性评价(qualitative evaluation)。定量评价较为客观、全面,易为人们所接受。

2. 根据评价领域可分为临床评价(clinical evaluation)、卫生评价(health evaluation)和管理评价(administrative evaluation)等。

(1) 临床评价包括:①诊断性试验和方法评价,用以评估某种诊断手段的应用价值,通常结合考察其敏感性、特异性与准确性进行综合评定,例如心电图运动试验对诊断冠状动脉狭窄的应用价值评定;②疗效评价,用以评估各种临床治疗药物或疗法对某种或某类疾病的治疗效果,往往根据选定的多个疗效指标,对其有效性及安全性进行综合评定,例如内科疗法与外科疗法对颈总动脉病变所致一过性脑缺血的疗效评价;③预后及转归评价,用以评估某些临床措施或病程中呈现的某些征象对疾病预后和转归的影响等。

(2) 卫生评价包括:①环境评价,用以对生活环境或生产环境的优劣进行评估,例如大气质量、水质、土质污染程度的评价;②营养评价,用以评估群体或个体营养状况,以及某些食品的营养价值等,例如婴幼儿营养状况评价;③生长发育评价,用以对不同发育阶段的儿童及青少年体格发育与行为智力发育状况进行评价。此外还包括疾病防治效果评价、生活质量评价等。

(3) 管理评价包括宏观管理评价与微观管理评价。前者又包括卫生状况评价与卫生实力评价,以及卫生政策评价与卫生经济评价等。两者往往结合在一起,对医疗卫生政策、医疗卫生措施、医疗卫生单位管理水平、政策措施、科研方案等的优劣取舍进行综合评定。

3. 按评价时间节点可分为预评价(pre-event evaluation)、中期评价(interim evaluation)和终结评价(after-event evaluation)。

(1) 预评价:是在制订某项医疗措施计划时进行评价。这时还未开展大量的实验(试验)研究工作,还缺乏来源于实践的数据,主要是参考有关资料,汇集各方面意见,通盘考虑方案中的各种问题并制订切实可行的方案,这种评价具有预测性质,属探索性评价。

(2) 中期评价:是在大量进行试验研究工作之后进行的,着重验证设计或方案的正确性与可行性,研究暴露出来的问题,并采取必要的措施或对策,以决定在原计划或方案中应保留、改进或摒弃的部分。

(3) 终结评价:是在试验研究工作全部完成以后进行的,推广应用前的评价,着重全面审查研究成果,并与同类成果或技术在科学性、先进性、实用性、经济性等各方面进行综合比较,以决定优劣取舍。

对某一具体事件的评价,可能既涉及某一种分类的内容,又涉及另一种分类的内容;既包含对整个系统的评价,也包含对可靠性、可行性方面的评价;而且对于同一事件,依不同对象、不同目的往往有不同的评价标准,这就使得评价工作复杂化和多样化。

二、综合评价的步骤

对某事件进行多因素综合评价的过程,实质上就是一个科学研究与决策的过程,原则上应包括设计、收集资料、整理资料和分析资料几个基本阶段。在确定评价对象后,实施中应着重注意以下几个基本环节:①识别决策问题,明确评价目的;②根据评价目的选择恰当的评价指标(evaluation indicator),需要的话,合理确定各单个指标的评价等级(evaluation grade)及其界限;③根据评价目的,确定诸评价指标在综合评价中的相对重要性,即各指标的权重;④根据评价目的和数据特征,选择适当的综合评价方法,并根据已掌握的历史资料建立综合评价模型(evaluation model),计算综合指标;⑤确定综合指标的等级数量界限;⑥敏感性分析;⑦结果报告,辅助决策。并在对同类事物综合评价的应用实践中,对选用的评价模型进行考察,不断修改补充,使之具有一定的科学性、实用性与先进性,然后推广应用。其中,①②④⑤是综合评价必备的基本步骤。

例如,评估新生儿缺氧状况的 Apgar 评分方法,就是综合评价方法成功应用的例证之一。首先,为评价新生儿的身体状况,根据医学理论与临床经验,选择心率、呼吸等 5 个体征作为评价指标,并赋予相等的权重;然后,依据理论与实践,确定各单指标 3 个评价等级的界限及 0、1、2 三个分值的评分标准,建立如表 25-1 所示的评价模型;最后,确定以累加法计算评估对象各指标评分,并确定正常、轻度缺氧、重度缺氧 3 个等级的数量界限。通过实践检验,该模型仍然是产科临床用以判断新生儿有无窒息及窒息程度的常用方法。

表 25-1 新生儿 Apgar 评分标准

体征	生后 1min 内评分		
	0	1	2
心率	无	<100 次/min	≥100 次/min
呼吸	无	浅慢,不规则	佳,哭声响
肌张力	松弛	四肢稍屈曲	四肢屈曲,活动好
反射	无	皱眉	啼哭
皮肤颜色	青紫、苍白	躯干粉红、肢端紫	全身红润

以累加法累计总分:8~10 分为正常;4~7 分为轻度缺氧;0~3 分为重度缺氧。

(一) 识别决策问题

清晰明了地阐述决策问题,准确清楚地定义评价目的是确保综合评价后续步骤顺利进行的关键环节。

（二）评价指标的筛选

1. 在对某事件进行评价时，必然要综合考察诸多因素的影响。必须对可选指标进行分析，力图分清主次，抓住主要指标，剔除次要指标。一方面使得建立的评价模型简单化，能就事件的主流或本质进行评价；另一方面，还可以节省计算量，并有利于提高评价模型的精度与准确度。

目前，筛选评价指标主要根据有关的专业理论和实践来分析各评价指标对结果的影响，挑选那些代表性、确定性好，有一定区别能力又互相独立的指标组成评价指标体系。所谓代表性，指各层次的指标对所选的各层次特征能最好地表达；所谓确定性，即指标值确定，而且其高低在评价中有确切的含义；所谓区别能力，或敏感性，即指标值有一定的波动范围，不同评价等级间有一定的差距；所谓独立性，即选入的指标各有所用，相互不能替代。

2. 系统分析法（systematic analysis method）是一种常用的凭经验挑选指标的方法。这种方法从整体出发，将与评价结果有关的诸指标按系统（或属性、类别）划分，在对各系统的指标进行分析的基础上，通过座谈的方法或填写调查表的方法获得对各指标的专家评分，确定其主次，再从各系统内挑选主要指标作为评价指标。在缺乏有关历史资料，或指标难以数量化时，此法可较简便地确定评价指标集。此外，尚可采用文献资料分析优选法，即全面查阅有关评价指标设置的文献资料，分析各指标的优缺点并加以取舍。

3. 为保证筛选指标的客观性，可采取以下几种辅助方法进行指标初筛。

（1）逐个指标进行假设检验的方法：在掌握有关历史资料的基础上，依据可能的评价结果将评价对象分组，并逐个指标进行假设检验，挑选那些在某一概率水准上有统计学意义的指标作为评价指标。

（2）多元回归与逐步回归的方法：在掌握有关历史资料的基础上，以全体可能的评价指标作为自变量，以可能的评价结果作为应变量进行多元线性回归分析，计算诸影响指标的标准化偏回归系数，在具统计学意义的基础上，依据其绝对值大小，可将诸影响指标排序；或对计算出的偏回归系数逐个进行假设检验，在某一概率水准上挑选那些对评价结果作用显著的指标作为评价指标。逐步回归是多元回归的发展和深化，它是在考虑对回归平方和的贡献大小的基础上，逐个选入或剔除自变量，在最终建立的回归方程中，只包含那些对应变量作用显著的自变量，因而本方法有自动挑选主要影响指标的功能，是目前较常用的指标挑选方法。

（3）指标聚类法：在存在众多指标的情况下，将相似指标聚成类，然后每类找一个典型指标作为该类指标的代表，从而用几个典型指标代表原来众多的指标建立评价模型。

在实际工作中，往往综合使用多种方法进行指标筛选，在获得较为满意的专业解释的基础上，优先考虑那些被多种方法同时选入的指标。

（三）评价指标的权重估计

利用挑选出来的评价指标建立评估模型时，还应考虑各指标对评价结果的影响大小，即各个评价指标在评价模型中的权重。

目前用于确定指标权重的方法很多，归纳起来有两类：主观定权法和客观定权法。前者主要包括专家评分法、成对比较法、Saaty 权重法等；后者主要包括模糊定权法、秩和比法、熵权法、相关系数法等。不论哪一种方法所定权重分配有相对合理的一面，又有局限的一面。这表现为：定权带有一定的主观性，而且用不同方法确定的权重分配，可能不尽一致，这将导致权重分配的不确定性，最终可能导致评价结果的不确定性。因而在实际工作中，不论用哪种方法确定权重，都应当依赖于较为合理的专业解释。

以下介绍几种较为常用而简便的定权方法。

1. 专家评分法

（1）评分方式：可分别采用专家个人判断、专家会议等方式。个人判断，即分别征求专家个人意见，在专家各自单独给评价指标的相对重要性打分的基础上，进行统计处理，以确定各指标的权重。该法的主要优点是专家打分时不受外界影响，没有心理压力，可以最大限度地发挥个人创造能力；主要缺点在于仅凭个人判断，易受专家知识深度与广度的影响，难免带有片面性。专家会议，即召开所有被挑选专家会议，以集体讨论的方式进行评分，然后再以统计手段确定各指标的权重。该法目前较为常用，其主要优点是可以交换意见，相互启发，弥补个人之不足。然而专家会议也有明显的缺点，即易受心理因素的影响，如屈从于权威和大多数人的意见、受劝说性意见的影响、不愿公开修正已发表的意见等。

（2）评价指标权重的确定：首先由参加评估的专家给各评价指标的相对重要性打分，通常用 100 分制或 10 分制评分法；有时也可根据需要采用等差或等比评分法。例如将权重分为极重要、重要、一般和不重要四级时，各级权数评分之比可按等差（例如 4∶3∶2∶1）给分，或按等比（例如 16∶8∶4∶2）给分。然后计算每一评价指标的平均分数，如果不考虑专家的权威程度，则据各评价指标的平均分数便可确定各指标的权数；如果考虑专家的权威程度，则应计算每一指标的加权平均分数，并以此确定各指标的权重。

例 25-1 选定 6 位专家对 4 个评价指标进行权重评估，得分见表 25-2。

表 25-2 6 位专家对 4 个评价指标的评价结果得分

评价对象	1	2	3	4	5	6	平均分
指标 A	100	70	80	60	90	50	75.0
指标 B	50	40	60	70	80	40	56.7
指标 C	30	40	50	30	20	30	33.3
指标 D	10	20	30	10	30	10	18.3

如不考虑各专家权威程度，则各评价指标的权重比例为 $W_A : W_B : W_C : W_D = 75 : 57 : 33 : 18$，经归一化处理后，权重分配为 $W_A : W_B : W_C : W_D = 0.41 : 0.31 : 0.18 : 0.10$。

在实际工作中，常用专家擅长系数和专家意见一致性系数等指标来估计专家评分方法所定权重分配的相对合理性。

1）擅长系数：某一评估专家的水平可用对擅长领域中所提问题作出正确应答的概率，即擅长系数来表示。

$$q = 1 - 2p \tag{25-1}$$

式中 q 为擅长系数，p 为错答率。

若答对与答错的频率相等（$p=0.5$），则 $q=0$；理想的"绝对正确"评估专家，$p=0$，$q=1$。通常在选择评估专家时，其擅长系数 q 不应低于 0.80。

2）专家意见一致性系数：假设参与权重评估的专家数为 m，待评价指标数为 n，则反映 m 个专家对全部 n 个指标权重评估一致程度的指标称为一致性系数，以 w 表示。现以例 25-1 说明其计算方法，见表 25-3。

表 25-3 6 位专家对 4 个评价指标评价结果的一致性系数计算表

评价对象	1	2	3	4	5	6	秩和（T_i）
指标 A 评分	100	70	80	60	90	50	
秩（R_1）	1	1	1	2	1	1	7
指标 B 评分	50	40	60	70	80	40	
秩（R_2）	2	2.5	2	1	2	2	11.5
指标 C 评分	30	40	50	30	20	30	
秩（R_3）	3	2.5	3	3	4	3	18.5
指标 D 评分	10	20	30	10	30	10	
秩（R_4）	4	4	4	4	3	4	23

按专家对各指标评分编秩，遇相等评分时，取平均秩，并按指标计算秩和，然后再计算各指标的平均秩和，即

$$T_i = \sum R_{ij} \tag{25-2}$$

式中 T_i 为第 i 个评价指标的秩和，R_{ij}为第 j 个专家对第 i 个评价指标评分的秩。

$$\bar{T} = \frac{\sum_{i=1}^{n} T_i}{n} \tag{25-3}$$

式中 $\bar{T}$ 为各评价指标的平均秩和。

本例评价指标 A 的秩和为

$$T_A = \sum_{j=1}^{6} R_{Aj} = 1+1+1+2+1+1 = 7$$

指标 B、C 和 D 的秩和类推。

各评价指标平均秩和为

$$\bar{T} = \sum_{i=1}^{4} T_i / n = (7+11.5+18.5+23)/4 = 15$$

计算一致性系数

$$w = \sum d_i^2 / (\sum d_i^2)_{max} \tag{25-4}$$

式中

$$\sum d_i^2 = \sum (T_i - \bar{T})^2 \tag{25-5}$$

$$(\sum d_i^2)_{Max} = \frac{1}{12} m^2 (n^3 - n) \tag{25-6}$$

当有相同秩时，要对 w 进行校正

$$w_c = \frac{12}{m^2(n^3-n) - m\sum(t_k^3 - t_k)} \sum d_i^2 \tag{25-7}$$

式中t_k 为第 k 个相同秩的个数。

一致性系数 w 在 0~1 之间取值，越接近于 1，表示所有专家对全部评价指标评分的协调程度越好；反之，则意味着专家们协调程度较差，说明专家之间对各评价指标相对重要性的认识存在较大的不一致性。当然，一致性系数越大越好，这说明各评价因子的权重估计较为稳定可靠。本例因有相同秩，用校正公式

$$w_c = \frac{12}{6^2(4^3-4) - 6\times(2^3-2)} \times [(7-15)^2 + (11.5-15)^2 + (18.5-15)^2 + (23-15)^2] = 0.862$$

2. Saaty 权重法　系 Saaty 在层次分析法中提出的权重计算方法，见本章第四节。

3. 客观方法　用某些统计方法进行资料分析时，可得到有关因素权重分配的客观信息，例如在多元回归分析及逐步回归分析中，各自变量的标准化偏回归系数值以及由此而推算的贡献率，即可视为各因子权重分配的依据。此外，如计数资料判别分析中的指数，计量资料判别分析中各因子的贡献率，主成分分析中得到的因子载荷和贡献率等，都可为确定因子权重提供必要的信息；某些特定的统计方法，例如去某死因后期望寿命的增量、PYLL 计算中各年龄组尚存年数等，都可为各死因的相对重要性提供有关权重分配的信息；还可根据专业需要，自行设计权重计算的公式。例如，拟选用 DO、BOD、COD、酚、CN 五项指标进行水污染程度的综合评价，考虑到各单项指标在总体污染中的作用，对于不同用途的水，应有不同侧重，因而对各单项指标应给予一定的权重。某单位采用根据分指标超标情况进行加权的方法，其计算公式为

$$W_i = C_i / S_i \tag{25-8}$$

式中 C_i 为第 i 种污染物在水中的浓度；S_i 为第 i 种污染物对于某种用途水的浓度标准值；W_i 为该污染物或该项评价指标在综合评价中的权重。由于 DO 指标与其他指标相反，其值愈大说明水质愈好，故计算权重时取其倒数。为了评价的方便，最后将各指标的权重值进行归一化处理。

4. 组合权重 当评价指标可分层时，即某项或某几项评价指标可再分为次级评价指标时，则次级评价指标的权重既应考虑其本身在所有次级评价指标中的权重分配，又要考虑其高层评价指标在所有评价指标中的权重分配，即所谓组合权重(combined weight)，现介绍代数和法和乘积法。

(1) 代数和法：以某型彩色 B 超机的质量评估为例说明。如表 25-4 所示，第(1)栏为第一层评价指标，有声音、图像、经济性、安全性、造型 5 个指标。设第一层 5 个指标又可分为 3 个第二层评价指标，即声像系统、控制系统和驱动系统，试计算 3 个次级指标(即第二层指标)的组合权重。

表 25-4 组合权重计算表

评价指标	权重 q	声像系统		控制系统		驱动系统	
		权重 S_1	$q \cdot S_1$	权重 S_2	$q \cdot S_2$	权重 S_3	$q \cdot S_3$
(1)	(2)	(3)	(4)	(5)	(6)	(7)	(8)
声音	0.18	0.4	0.072	0.3	0.054	0.3	0.054
图像	0.32	0.6	0.192	0.3	0.096	0.1	0.032
经济性	0.28	0.3	0.084	0.4	0.112	0.3	0.084
安全性	0.12	0.2	0.024	0.2	0.024	0.6	0.072
造型	0.10	0.1	0.010	0.5	0.050	0.4	0.040
合计	1.00	—	0.382	—	0.336	—	0.282

计算步骤：①用直接评分法确定第一层、第二层评价指标的权重分配，如表 25-4 第(2)，(3)，(5)及(7)栏所示；②计算 3 个次级指标的组合权重，见表 25-4 第(4)，(6)及(8)栏合计。

例如，声像系统的组合权重 = 0.18×0.4+0.32×0.6+0.28×0.3+0.12×0.2+0.1×0.1 = 0.382。

(2) 乘积法：指 T.L.Saaty 在层次分析法中提出的计算各层评价指标组合权重的方法。例如，拟对某市 6 所综合医院进行质量评估，用 Saaty 法求得各层次评价指标权重及最后评价指标的组合权重，如图 25-1 所示。对“医疗工作”而言，最后一层评价指标的组合权重等于各层指标权重的连乘积。例如，治疗有效率的组合权重 = ×医疗工作权重×医疗质量权重×治疗有效率 = 0.637 0×0.539 6×0.666 7 = 0.229 2。

(四) 综合评价方法

广义说来，多种医学统计方法及其衍生的方法都可用于综合评价，因为任何统计指标都综合了一定的信息。例如平均预期寿命，就综合了某地某年居民健康状况、卫生状况、经济文化状况以及社会政治因素等多方面的信息，或者说这个指标可用于对某人群上述几方面的状况进行综合评价。此外，多维列联表分析方法、析因试验分析方法和正交试验分析方法等，都可综合多个因素对某一结果进行综合评价。

近年来，电子计算机的迅猛发展促进了多元统计分析方法的应用，如多元回归分析、逐步回归分析、判别分析、因子分析、主成分分析和聚类分析等，已经在很多疾病的诊断、治疗、预后估计、危险因素分析以及青少年生长发育评价等方面得到成功的应用，无疑可作为综合评价的范例。近 30 年来随着模糊数学的发展而发展起来的模糊多元分析方法，如模糊聚类、模糊判别和模糊综合评判等方法，也丰富了综合评价方法学的内容。

此外，在医疗卫生工作实践中，人们还采用了一些较为简单、快速、实用而具有非参数色彩的综合评价方法，如综合指数法、综合系数法、综合评分法、秩和比法、交叉积差法、综合图形法、优序法、TOPSIS

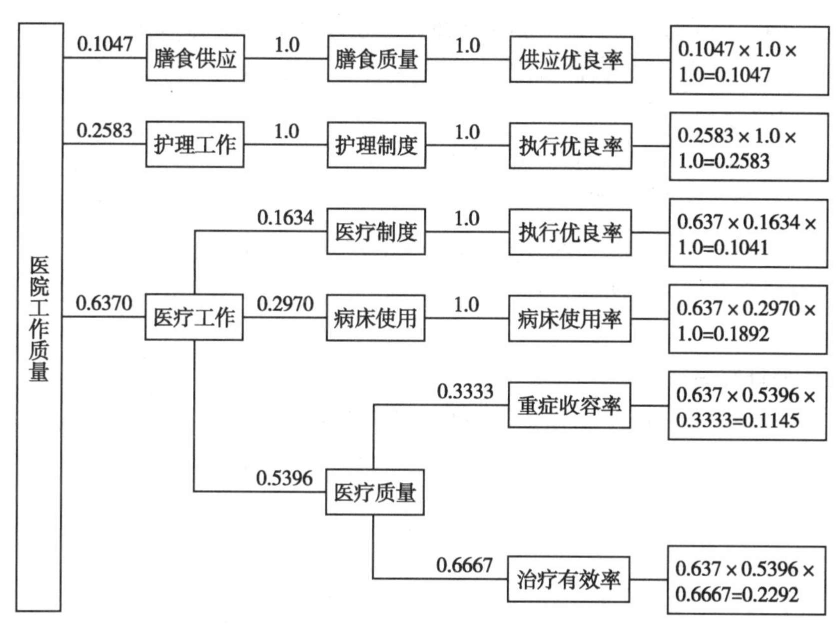

图 25-1　乘积法求各层次评价指标的组合权重

法、灰色模型法、层次分析法、密切值法和百分位次累加法等。尤其在儿科领域中对儿童各个发育阶段的生长发育评价、围生医学领域中的胎龄评估、预防医学领域中生活及生产环境评价、营养评价以及医疗卫生管理科学中医院工作效率、科研方案评估等方面取得了较大的成功，展示了这些方法可观的应用前景。

三、综合评价的注意事项

综合评价是基于多样化的评价目标，用定量的方法对事物的多种信息（包括定量、定性和等级资料）进行综合、排序，并作出判断。此类方法概括能力强，简便明了，对数据分布无严格要求，因而在医学实践中具有很好的实用性。

综合评价的局限性主要表现在：

（1）综合评价是一个完整的分析过程，篇幅所限，本章所介绍的相关方法只涉及统计描述，无法进行统计推断。

（2）可以采用多种客观或主观的方法筛选评价指标、确定指标权重，用不同的方法确定的指标或权重分配可能不一致，这将导致分析结果的不确定性。

（3）不同的综合评价方法对同一批对象评价的结果亦可能不一致。对于（2）和（3）所产生的评价结果的不确定性要根据专业知识与实践经验加以解释和决策。

第二节　综合评分法

综合评分法（synthetical scored method）是建立在专家评价法基础上的一种重要的综合评价方法。首先，根据评价目的及评价对象的特征选定必要的评价指标，逐个指标制定出评价等级，每个等级的标准用分值表示。然后，以恰当的方式确定各评价指标的权重，并选定累计总分的方案以及综合评价等级的总分值范围，以此为准则，对评价对象进行分析和评价，以决定优劣排序。

1. 各评价指标诸等级分值的确定方法

（1）专家评分法：由专家根据有关专业的理论与实践经验，确定各等级的分值。一般按评价等级的优劣顺序采取从高分到低分的取值原则，高分为优，低分为劣。多用于定性或半定量资料的评分。

（2）离差法：采用 $\bar{X}\pm S$ 的方式划分评价等级并分别赋以分值。例如，若某指标以取值大为优，取值小为劣，则可分别以均数加减不同倍数的标准差制定出评价等级，并分别赋以高低不等的分值。多用于正态分布定量资料的评分。

（3）百分位数法：采用某些特定的百分位数值来划分评价等级，并分别赋以适当的分值。例如，若某指标以取值大为优，取值小为劣，则可分别以 P_{97}、P_{84}、P_{50}、P_{16}、P_{3} 等划分评价等级，并分别赋以高低不等的分值。多用于分布不明或偏态分布的定量资料的评分。

（4）标准分法：其原理与离差法制订评分标准相同，但评价等级可分得更多更细。读者可参阅有关专著。

2. 综合评价总分计算方法

（1）累加法：将各评价指标（项目）所得评分值相加，以其和为总分，然后按总分高低确定各评价对象的优劣顺序。此法简单易行，但有时不够灵敏，其算式为

$$S=\sum_{i=1}^{n} S_i \tag{25-9}$$

式中 S_i 为评价指标得分，n 为评价指标数，S 为总分。

（2）连乘法：将各评价指标（项目）的评分值相乘，以其连乘积为总分，然后按总分高低确定评价对象的优劣顺序。此法使各对象总评分值的差距加大，更加一目了然，且灵敏度较高，其算式为

$$S=\prod_{i=1}^{n} S_i \tag{25-10}$$

式中符号意义同前。

（3）加乘法：将各评价指标（项目）按其内在联系分为若干小组，首先计算各小组评分值之和，再将各小组评分值连乘，以其连乘积作为总分，据此决定评价对象的优劣顺序，此法为以上两法的综合。其算式为

$$S=\prod_{i=1}^{m}\sum_{j=1}^{n_i} S_{ij} \tag{25-11}$$

式中 S_{ij} 为第 i 小组第 j 个指标的评分值，n_i 为第 i 组指标中包括的项数，m 为指标小组数。

（4）加权法：对各评价指标（项目）按其相对重要程度分配权数，然后以前面提到的累加法、连乘法或加乘法累计总分，据总分高低排出优劣顺序。该法使评价重点突出，虽计算较繁，但结果较为可靠。其算式为

$$S=\sum_{i=1}^{n} W_i S_i \tag{25-12}$$

$$S=\prod_{i=1}^{n} W_i S_i \tag{25-13}$$

$$S=\prod_{i=1}^{m}\sum_{j=1}^{n_i} W_{ij} S_{ij} \tag{25-14}$$

公式（25-12）、公式（25-13）中 W_i 为第 i 项指标的权重；公式（25-14）中 W_{ij} 为第 i 小组第 j 项指标的组合权重。其余符号意义同前。

3. 应用实例

例 25-2 某单位为全面考察科研成果的学术水平及其转化的效益，设计了以下评分量表，见表 25-5。

对科技成果评价时，采用加乘法的公式（25-11），根据表 25-5 对某项成果每个评价指标的二级指标进行评分，然后用加法获取各一级评价指标的得分，最后将各一级评价指标得分的乘积作为该项成果的总得分，以高者为优。

表 25-5 科研成果及其转化评分量表

评价指标	二级指标	评价内容	评分等级	计分	小计
学术水平 $i=1$	先进程度 $j=1$	1. 发明创造 2. 国际先进 3. 国内领先 4. 国内先进 5. 省内先进	10 8 6 4 2	A	$A+B$
	难度大小 $j=2$	1. 难度大，技术复杂 2. 难度大，技术创新 3. 难度大，技术仿制 4. 难度一般	10 8 6 3	B	
实用程度 $i=2$	紧缺程度 $j=1$	1. 本部门急需 2. 本部门需要 3. 社会需要 4. 储备方案	10 8 6 4	C	$C+D+E$
	投产速度 $j=2$	1. 立即投产 2. 3 年内投产 3. 5 年内投产 4. 5 年后投产	10 7 5 2	D	
	适用范围 $j=3$	1. 全国范围 2. 局部范围 3. 少数单位使用	10 6 2	E	
经济效益 $i=3$		1. 年收益 200 万元以上 2. 年收益 20 万元以上 3. 年收益 20 万元以下	7 5 2	F	F
总分 $=(A+B)\cdot(C+D+E)\cdot F$					

第三节 综合指数法

指数(index)是一种特定的相对数。18 世纪中期，为评价物价变动，产生了最初的指数。随着指数在社会经济、科学、文化各个领域的应用，其概念范围也在扩大。广义的指数是“用来测定一个变量(或一组变量)对于某个(或某些)特定变量值大小的相对数”，即各种相对指标都可称为指数；狭义的指数是“用来反映那些不能直接相加的各种事物组成的某种现象或结果的综合变动的相对数”。例如环境质量指数，就是以国家制定的环境监测数据，如地形、地貌、水文、气象、生态，各种污染源和污染物的种类数量，以及人体健康状况等方面的数据，代入合理设计的计算模式，而得到的无量纲相对数，用以表达某地区或有关单位的有关监测数据所反映的环境质量。

1. 指数分类 按所反映的总体范围不同可分为个体指数(simple index)和总指数(total index)。反映某一事物或现象的动态变化的指数称为个体指数，例如某一病种的治愈指数、门诊普通标准号费的价格指数等。综合反映多种事物或现象的动态平均变化程度的指数称为总指数，例如医院业务收入指数、住院质量指数等。

个体指数只考虑单个因素，计算指标报告期(或监测)数据与对比期(或标准)数据的比值，其一般表达式为

$$y=\begin{cases}X/M & \text{（高优指标或正指标）}\\ M/X & \text{（低优指标或负指标）}\end{cases} \qquad (25-15)$$

式中 X 为某指标监测值，M 为某指标标准值、参考值、平均数、预期值等。例如，医院住院患者治愈效果指数 $K_R=R_1/R_0$，式中 R_1 为报告期效果，R_0 为对比期效果；某环境污染程度指数 $I_i=C_i/S_i$，式中 C_i 为某污染物实测浓度，S_i 为该污染物的容许标准浓度。

总指数简称指数，说明多种不同的事物或现象在不同时间上的总变动，实质上是反映多种不同事物的平均变动方向和程度的相对数，系多因素的指数，计算较为复杂。

综合指数（synthetic index）是编制总指数的基本计算形式，它通过一定的计算形式，综合了多个指标的报告期数据（或监测数据）和基期数据（或标准数据）的信息，定量反映几个指标的综合平均变动程度。所以，一方面，可利用综合指数的方法来进行因素分析，当把某个总量指标分解为两个或多个因素指标时，固定其中的一个或几个指标，便可观察出其中某个指标的变动程度；另一方面，也可以综合观察多个指标同时变动时，对某一现象或结果的影响方向和程度，进而评价其优劣。依评价目的、对象、指标性质与数量的不同，综合指数评价模型具有多样性，以下罗列两种常用的形式：

$$I=\frac{1}{g}\sum_{i=1}^{m} y \qquad (25-16)$$

或

$$I=\left(\prod_{i=1}^{m} y\right)^{\frac{1}{g}} \qquad (25-17)$$

式中 I 为综合指数，m 为指标数，g 为分组数，y 为个体指数。

综合指数亦可表达为

$$I=\sum_{i=1}^{k}\prod_{j=1}^{g} y_{ij} \qquad (25-18)$$

或

$$I=\sum_{i=1}^{k}\prod_{j=1}^{g} w_{ij}y_{ij} \qquad (25-19)$$

式中 I 为综合指数，k 为指标类别数，g 为各类别内的指标数，y_{ij} 为 i 类第 j 项个体指数，w_{ij} 为第 i 类第 j 项指数的权重。

此外，按所反映现象的性质不同，可分为数量指标指数和质量指标指数，前者主要反映现象规模水平的变化，例如门诊工作量指数、平均病床工作日指数等；后者主要反映工作质量好坏，管理水平的高低变化，例如医院治疗效果指数、患者满意度指数等。按照事物或现象对比时间的不同，可分为动态指数与静态指数，前者说明现象在不同时间上的发展变化；后者说明现象在同一时间条件下的对比状况。

2. 基本分析步骤

（1）明确评价目标。

（2）筛选评价指标：方法见本章第一节。

（3）确定权重：见本章第一节。

（4）根据实测数据及其规定标准，综合考察各评价指标，探求综合指数的计算模式：原则上，分子分母所包含的总体范围应当一致；它所反映的某现象或结果的变动程度限于它所综合的资料范围内的变动程度。

（5）合理划分评价等级：可直接依据综合指数的大小，比较待评价对象的优劣程度；另一些情况下，可规定各评价等级的指数值范围进行等级划分。

（6）检验评价模式的可靠性：用已知评价结果的历史资料的有关指标测量值代入评价模型，计算综合指数，对比其符合程度，当实际评价结果与综合指数评价结果符合程度较高时，才有推广应用价值。

3. 应用实例 综合指数法在环境质量评价、营养评价、疾病对人群危害程度的评价以及医院管理效益的评价中应用较多。例如，大气质量评价、水质质量评价、营养状况指数、潜在寿命损失年（potential years of life lost，PYLL）、潜在健康生命损失天数（potential health days of life lost，PHDLL）、医院工作效益指数等，现以 PHDLL 为例说明。

例 25-3　某研究者欲用 PHDLL 评价某年某省各种急性传染病对人群健康的危害程度，即某个疾病所致单位人群（每 1 000 人）潜在的健康生命损失天数，包括疾病过程及由该病所致慢性伤残造成的能力丧失天数，以及死于该病所造成的寿命损失天数，其算式为

$$PHDLL=L\times I \tag{25-20}$$

式中 I 为某病的年发病率（‰），L 为每个病例的平均健康生命损失天数，根据下式计算

$$L=(D_1+D_2+D_3+D_4)/N \tag{25-21}$$

其中

$$D_1=N\times C\times E(A_d)\times 365.25 \tag{25-22}$$

$$D_2=N\times C\times (A_d-A_0)\times P_{0d}\times 365.25 \tag{25-23}$$

$$D_3=N(100\%-C)\times Q\times \mathrm{E}(A_0)\times P\times 365.25 \tag{25-24}$$

$$D_4=N(100\%-C-Q)\times t \tag{25-25}$$

式中 365.25 为年平均天数，各符号意义为：

D_1：死前所致寿命损失天数；

D_2：死前能力丧失天数；

D_3：慢性伤残所致能力丧失天数；

D_4：急性期间所致能力丧失天数；

N：某病病例数；

C：某病病死率（%）；

A_0：某病平均发病年龄；

A_d：某病平均死亡年龄；

$\mathrm{E}(A_0)$：某研究人群中年龄为 A_0 岁时的预期寿命；

$\mathrm{E}(A_d)$：某研究人群中年龄为 A_d 岁时的预期寿命；

P_{0d}：由发病到死亡期间，某病所致能力丧失百分数；

Q：某病所致慢性伤残率（%）；

P：慢性伤残者中能力丧失百分数；

t：某病急性期间所致暂时性能力丧失天数。

该省当年有关数据及有关计算结果见表 25-6 与表 25-7。

表 25-6　某省某年简略寿命表期望寿命（男女合计）　　单位：岁

年龄	期望寿命	年龄	期望寿命
0～	66.78	40～	38.21
1～	67.43	45～	32.61
5～	64.63	50～	28.18
10～	50.04	55～	23.90
15～	60.04	60～	19.84
20～	56.81	65～	15.93
25～	51.29	70～	12.71
30～	47.13	75～	9.57
35～	42.67	≥80	7.10

用内插法求得的“2～，3～，4～岁”，期望寿命分别为 66.73、66.03、66.33 岁

表 25-7 某省某年 13 种主要急性传染病的 PHDLL(男女合计)

疾病 (1)	A_0 (2)	C(%) (3)	A_d (4)	P_{0d} (5)	Q/% (6)	P/% (7)	t (8)	I (9)	PH (10)	R_1 (11)	d (12)	R_2 (13)	wp (14)
白喉	3	5.280	3	—	0	—	30	0.048	62.8	7	61.4	7	97.8
流脑	10	5.590	10	—	0	—	30	0.060	75.3	6	73.6	5	97.7
百咳	2	0.027	2	—	0	—	30	0.168	6.1	13	1.1	11	18.0
麻疹	2	0.610	2	—	0	—	21	0.896	152.0	2	133.2	2	87.6
流感	20	0.008	20	—	0	—	14	0.644	10.0	11	1.0	12	10.0
痢疾	2	0.120	2	—	0	—	14	2.363	101.4	4	68.4	6	67.5
伤寒	20	0.360	20	—	0	—	30	0.066	6.5	12	4.5	10	69.2
肝炎	20	0.280	20	—	0	—	60	0.446	50.1	9	23.4	9	46.7
脊灰	3	0.340	3	—	95	25	60	0.005	29.1	10	0.4	13	1.4
乙脑	4	10.260	4	—	10	10	30	0.042	113.8	3	102.8	3	90.4
流热	20	4.400	20	—	0	—	30	0.102	87.0	5	84.1	4	96.7
钩病	20	2.860	20	—	0	—	30	0.111	62.7	8	59.5	8	94.9
狂病	10	100.000	10	—	0	—	5	0.015	328.9	1	328.9	1	100.0

疾病中:流脑代表流行性脑脊髓膜炎,百咳代表百日咳,伤寒代表伤寒、副伤寒,肝炎代表病毒性肝炎,脊灰代表脊髓灰质炎,乙脑代表流行性乙型脑炎,流热代表流行性出血热,钩病代表钩体病,狂病代表狂犬病

PH:PHDLL; d:由死亡所致寿命损失天数; R_1:按 PHDLL 所排位次; R_2:按死亡所致寿命损失天数所排位次; wp:由死亡所致损失天数占 PHDLL 比重

实际计算时,将公式(25-22)~公式(25-25)代入公式(25-21),然后将公式(25-21)代入公式(25-20)得

$$PHDLL=L\cdot I=\{365.25\cdot N\cdot[C\cdot \mathrm{E}(A_d)+C\cdot(A_d-A_0)\cdot P_{0d}+(1-C)\cdot Q\cdot \mathrm{E}(A_0)\cdot P]+t\cdot(1-C-Q)\}\cdot I$$

例如该省某年脊髓灰质炎的该指数为

$$PHDLL=\{365.25\times[0.34\%\times 66.03+0.34\%\times(3-3)+(1-0.34\%)\times 95\%\times 66.03\times 25\%]+60\times\}\times 0.005=29.0(\text{天}/1\ 000\ \text{人口})$$

PHDLL 可看成是综合了有关疾病的发病水平、病死水平、致残与能力丧失、致死与寿命损失等多方面信息而求得的综合指数,为低优指标。据表 25-7 第(10)栏,可直接将 13 种主要急性传染病对人群健康危害程度排序,如第(11)栏所示。对比第(11)栏与第(13)栏,可发现按本指标的排序与按寿命损失情况排序不尽一致,说明本指标因为考虑了寿命丧失以外疾病所致的能力丧失,在评价疾病的危害程度方面优于某些寿命损失指标。

第四节 层次分析法

层次分析法(analytic hierarchy process,AHP)由美国科学家 T.L.Saaty 于 20 世纪 70 年代提出,是用系统分析的方法,对评价对象依评价目的所确定的总评价目标进行连续性分解,得到各级(各层)评价目标,并以最下层评价目标作为衡量总评价目标达到程度的评价指标。然后依据这些评价指标计算出综合评分指数对评价对象的总评价目标进行评价,依其大小来确定评价对象的优劣等级。目前,该法多用于卫生事业管理方面,如医院工作质量的评价、社区预防保健措施的评估等。

例 25-4 拟对医院工作质量进行综合评价,基于此评价目标,可参照以下基本步骤。

1. 建立目标树图 对总评价目标进行连续性分解,以得到不同层次的评价目标,将各层评价目标

用图依次标示出来，即建立目标树图。例如，对某个综合医院（评价对象）的工作质量（总评价目标）进行评估，按系统分析的方法，医院工作质量这个总评价目标可通过医疗工作、护理工作、膳食供应等3个次级目标来反映，而这3个次级目标又可通过各自的次级目标来反映，例如，医疗工作可通过医疗制度、医疗质量、病床使用等3个次级目标反映。如此分解下去便可建立一个医院工作质量的目标树图，如图25-2所示。

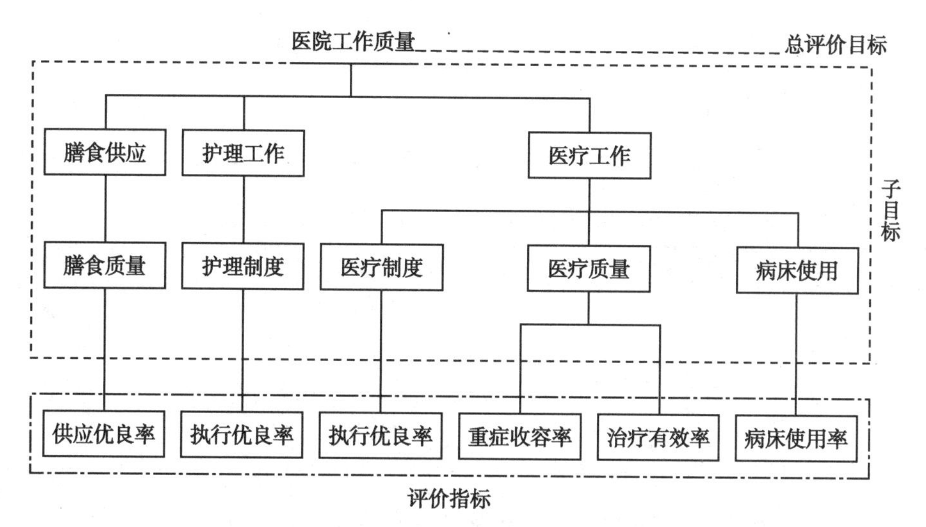

图25-2　医院工作质量评价目标树图

2. 算权重系数　在同一层评价目标，依据各个评价目标对上一层评价目标作用价值的大小分别赋予一定的权重。例如对医院工作质量而言，医疗工作最为重要，应赋予最大的权重；护理工作次之，权重要小一点；膳食供应更次之，权重也更小一点。权重计算步骤为：

（1）对目标树自上而下分层次一一对比打分，建立成对比较的判断优选矩阵。评分标准见表25-8。

表25-8　目标树图各层次评分标准

对比打分	相对重要程度	说明
1	同等重要	两者对目标的贡献相同
3	略为重要	根据经验一个比另一个评价稍有利
5	基本重要	根据经验一个比另一个评价更为有利
7	确实重要	一个比另一个评价更有利，且在实践中证明
9	绝对重要	重要程度明显
$\begin{pmatrix}2,4\\6,8\end{pmatrix}$	两相邻程度的中间值	需要折中时采用

以目标树中第1个子目标分层为例，3个评价目标成对比较的判断优选矩阵见表25-9。

表25-9　第一层子目标成对比较判断优选矩阵

评价目标	医疗工作	护理工作	膳食供应
医疗工作	$1(a_{11})$	$3(a_{12})$	$5(a_{13})$
护理工作	$1/3(a_{21})$	$1(a_{22})$	$3(a_{23})$
膳食供应	$1/5(a_{31})$	$1/3(a_{32})$	$1(a_{33})$

（2）按公式 $W_i'=\sqrt[m]{a_{i1}\cdot a_{i2}\cdots a_{im}}$ 计算初始权重系数 W_i' 得

$$W_1'=\sqrt[3]{1\times3\times5}=2.4662$$

同理得 $W_2'=1.0000$，$W_3'=0.4055$。

（3）按公式 $W_i=W_i'/\sum_{i=1}^{m}W'_i$ 计算归一化权重系数 W_i 得

$$W_1=\frac{2.4662}{2.4662+1.0000+0.4055}=0.6370$$

同理得 $W_2=0.2583$，$W_3=0.1047$。

用同样的方法可获得其他分层中各项目指标的权重系数，现以医疗工作为例说明，见表 25-10。

表 25-10 医疗工作第二层、第三层子目标权重系数

层次	评价目标及权重系数			
第二层	医疗制度	医疗质量		病床使用
	0.163 4	0.539 6		0.297 0
第三层		治疗有效率	重症收容率	
		0.666 7	0.333 3	

（4）用本章第一节介绍的方法计算各个评价指标的组合权重系数，见图 25-1，得

病床使用率的组合权重系数 $C_1=0.1892$；

治疗有效率的组合权重系数 $C_2=0.2292$；

重症收容率的组合权重系数 $C_3=0.1145$；

医疗制度执行优良率的组合权重系数 $C_4=0.1041$；

护理制度执行优良率的组合权重系数 $C_5=0.2583$；

膳食供应优良率的组合权重系数 $C_6=0.1047$；

求出综合评分指数，对评价对象的总评价目标进行综合评估。

综合评分指数 GI 按公式(25-26)求得

$$GI=\sum_{j=1}^{m}C_i\times P_i \tag{25-26}$$

式中 P_i 为第 i 个评价指标的测量值，m 为评价指标的个数。

如某市有 6 所综合医院，试对其医院工作质量进行综合评价。A 医院的 6 项评价指标分别为病床使用率(P_1)95.0%，治疗有效率(P_2)88.1%，重症收容率(P_3)15.4%，医疗制度执行优良率(P_4)74.7%，护理制度执行优良率(P_5)54.7%，膳食供应优良率(P_6)41.3%，其综合评分指数为

$$\begin{aligned}GI&=C_1P_1+C_2P_2+C_3P_3+C_4P_4+C_5P_5+C_6P_6\\&=0.1892\times95+0.2292\times88.1+0.1145\times15.4+0.1041\times74.7+0.2583\times54.7+0.1047\times41.3\\&=66.2\end{aligned}$$

其他医院综合评分指数 GI 的计算结果见表 25-11。

由表 25-11 工作质量顺位可见，A 医院的工作质量最佳，D 医院的工作质量最差。

应用层次分析法时，注意在计算归一化权重系数后，要检验计算得出的权重系数是否符合逻辑。通常用一致性指标 CI 检验该项目的相对优先顺序有无逻辑混乱。一般认为，当 $CI<0.10$ 时，可能无逻辑混乱，即计算得的各项权重可以接受。其中

$$CI=\frac{\lambda_{\text{Max}}-m}{m-1} \tag{25-27}$$

表 25-11 某市 6 所医院工作质量的综合评价表

评价指标 P_i	组合权重 C_i	医院					
		A	B	C	D	E	F
病床使用率	0.189 2	95.0	92.0	94.8	95.6	89.1	77.4
治疗有效率	0.229 2	88.1	91.2	90.0	94.0	93.6	92.2
重症收容率	0.114 6	15.4	8.3	7.9	3.1	9.5	3.7
医疗制度执行优良率	0.104 1	74.7	53.4	61.9	50.0	61.9	67.1
护理制度执行优良率	0.258 3	54.7	20.7	26.1	20.0	27.4	35.5
膳食供应优良率	0.104 7	41.3	41.4	22.8	20.0	34.0	30.3
综合评分指数 *GI*	—	66.2	54.5	55.0	52.5	56.5	55.5
工作质量顺位	—	1	5	4	6	2	3

$$\lambda_{Max}=\sum_{i=1}^{m}\lambda_i/m \tag{25-28}$$

$$\lambda_i=\sum_{j=1}^{m}a_{ij}W_j/W_i \tag{25-29}$$

式中 m 为受检验层次的子目标数，λ_{Max} 为最大特征根，λ_i 为该层子目标成对比较判断优选矩阵的特征根。

为了度量不同阶判断矩阵是否具有满意的一致性，我们还需引入判断矩阵的平均随机一致性指标 *RI*。对于 1~9 阶判断矩阵，*RI* 见表 25-12。

表 25-12 1~9 阶平均随机一致性指标 *RI* 的取值

阶数	1	2	3	4	5	6	7	8	9
RI	0.00	0.00	0.58	0.90	1.12	1.24	1.32	1.41	1.45

对于 1、2 阶判断矩阵，*RI* 只是形式上的，因为 1、2 阶判断矩阵总具有完全一致性。当阶数大于 2 时，判断矩阵一致性指标 *CI* 与同阶平均随机一致性指标 *RI* 之比称为随机一致性比率，记为 *CR*。

$$CR=\frac{CI}{RI} \tag{25-30}$$

当 $CR<0.10$ 时，即认为判断矩阵具有满意的一致性，否则就需要调整判断矩阵，并使之具有满意的一致性。本例

$$\lambda_1=(1\times0.637\ 0+3\times0.258\ 3+5\times0.104\ 7)/0.637\ 0=3.038\ 3$$

$$\lambda_2=(1/3\times0.637\ 0+1\times0.258\ 3+3\times0.104\ 7)/0.258\ 3=3.038\ 1$$

$$\lambda_3=(1/5\times0.637\ 0+1/3\times0.258\ 3+1\times0.104\ 7)/0.104\ 7=3.039\ 2$$

$$\lambda_{max}=(3.038\ 3+3.038\ 1+3.039\ 2)/3=3.038\ 5$$

$$CI=(3.038\ 5-3)/(3-1)=0.019\ 3<0.10$$

$$CR=0.019\ 3/0.58=0.033\ 3<0.10$$

认为第一层子目标各项权重判断无逻辑错误。依此类推，运用此法可检测各层子目标权重系数是否合乎逻辑。

在计算 *CI* 时，还应注意指标的同趋势化，即把低优指标转化为高优指标，转化方法可以参考第五节。

第五节　TOPSIS 法

TOPSIS 法是 technique for order preference by similarity to ideal solution 的缩写，意为与理想方案相似性的顺序选优技术，是系统工程中有限方案多目标决策分析的一种常用方法，可用于效益评价、卫生决策和卫生事业管理等多个领域。本法对样本资料无特殊要求，使用灵活简便，故应用日趋广泛。

本法的基本思想是：基于归一化后的原始数据矩阵，找出有限方案中的最优方案和最劣方案（分别用最优向量和最劣向量表示），然后分别计算诸评价对象与最优方案和最劣方案间的距离，获得各评价对象与最优方案的相对接近程度，以此作为评价优劣的依据。

假设有 n 个评价对象，m 个评价指标，原始数据见表 25-13。

表 25-13　原始数据表

评价对象	指标 1	指标 2	…	指标 m
对象 1	X_{11}	X_{12}	…	X_{1m}
对象 2	X_{21}	X_{22}	…	X_{2m}
⋮	⋮	⋮	⋮	⋮
对象 n	X_{n1}	X_{n2}	…	X_{nm}

评价的基本步骤如下：

1. 综合评价中，有些是高优指标（如治愈率等），有些是低优指标（如死亡率等），用本法进行评价时，要求所有指标变化方向一致（即所谓同趋势化），将高优指标转化为低优指标，或将低优指标转化为高优指标，通常采用后一种方式。转化方法常用倒数法，即令原始数据中低优指标 $X_{ij}(i=1,2,\cdots,n;j=1,2,\cdots,m)$ 通过 $X'_{ij}=1/X_{ij}$ 变换而转化成高优指标 X'_{ij}，然后建立同趋势化后的原始数据表。

2. 对同趋势化后的原始数据矩阵进行归一化处理，并建立相应矩阵。

$$a_{ij}=\begin{cases} X_{ij}\Big/\sqrt{\sum\limits_{i=1}^{n}X_{ij}^{2}} & \text{（原高优指标）} \\ X'_{ij}\Big/\sqrt{\sum\limits_{i=1}^{n}(X'_{ij})^{2}} & \text{（原低优指标）} \end{cases} \tag{25-31}$$

式中 $i=1,2\cdots,n$、$j=1,2\cdots,m$；X_{ij} 表示第 i 个评价对象在第 j 个指标上的取值，X'_{ij} 表示经倒数转换后的第 i 个评价对象在第 j 个指标上的取值。

由此得出经归一化处理后的矩阵 **A** 为

$$\mathbf{A}=\begin{bmatrix} a_{11} & a_{12} & \cdots & a_{1m} \\ a_{21} & a_{22} & \cdots & a_{2m} \\ \cdots & \cdots & \cdots & \cdots \\ a_{n1} & a_{n2} & \cdots & a_{nm} \end{bmatrix}$$

3. 据 **A** 矩阵得到最优值向量和最劣值向量，即有限方案中的最优方案和最劣方案为

$$\text{最优方案}\mathbf{A}^{+}=(a_{i1}^{+},a_{i2}^{+},\cdots,a_{im}^{+})$$
$$\text{最劣方案}\mathbf{A}^{-}=(a_{i1}^{-},a_{i2}^{-},\cdots,a_{im}^{-}) \tag{25-32}$$

a_{ij}^{+} 与 a_{ij}^{-} 分别表示现有评价对象在第 j 个评价指标上的最大值与最小值。

4. 分别计算诸评价对象与最优方案及最劣方案的距离 D_i^{+} 与 D_i^{-}

$$D_i^+ = \sqrt{\sum_{j=1}^{m} (a_{ij}^+ - a_{ij})^2} \tag{25-33}$$

$$D_i^- = \sqrt{\sum_{j=1}^{m} (a_{ij}^- - a_{ij})^2}$$

式中 D_i^+ 与 D_i^- 分别表示第 i 个评价对象与最优方案及最劣方案的距离；a_{ij}表示某个评价对象 i 在第 j 个指标的取值。

5. 计算诸评价对象与最优方案的接近程度 C_i

$$C_i = \frac{D_i^-}{D_i^+ + D_i^-} \tag{25-34}$$

C_i 在 0 与 1 之间取值，愈接近 1，表示该评价对象越接近最优水平；反之，愈接近 0，表示该评价对象越接近最劣水平。

按 C_i 大小将各评价对象排序，C_i 值越大，表示综合效益越好。

例 25-5 2018 年某市 6 个区突发公共卫生事件应急响应工作质量的研究资料见表 25-14，拟综合事件发现敏感性、处置效果指数、规范报告指数和报告及时性 4 个指标进行综合评价。

表 25-14 2018 年某市 6 个区突发公共卫生事件应急响应工作质量指标值

各区代码	事件发现敏感性/天	处置效果指数	规范报告指数	报告及时性/h
A 区	11.32	0.54	0.83	1.06
B 区	13.97	0.61	1.00	0.98
C 区	7.00	0.56	0.90	1.31
D 区	4.00	0.43	0.80	0.89
E 区	4.67	2.33	0.93	1.49
F 区	14.69	0.85	1.00	1.29

（1）评价指标同趋势化：事件发现敏感性、处置效果指数、报告及时性为低优指标，规范报告指数为高优指标。对 3 个低优指标用倒数法进行转化（$X'_{ij}=1/X_{ij}$），对于高优指标则保留原始数据（$X'_{ij}=X_{ij}$），转化后的数据如表 25-15 所示。

表 25-15 表 25-14 数据同趋势化后指标转化值

各区代码	事件发现敏感性	处置效果指数	规范报告指数	报告及时性
A 区	0.09	1.85	0.83	0.94
B 区	0.07	1.64	1.00	1.02
C 区	0.14	1.79	0.90	0.76
D 区	0.25	2.33	0.80	1.12
E 区	0.21	0.43	0.93	0.67
F 区	0.07	1.18	1.00	0.78

（2）据公式（25-31），对表 25-15 的各指标进行归一化处理。

例如：A 区事件发现敏感性归一化值由如下方法求得

$$a_{11} = \frac{X'_{11}}{\sqrt{\sum_{i=1}^{6} (X'_{i1})^2}} = \frac{0.09}{\sqrt{0.09^2+0.07^2+0.14^2+0.25^2+0.21^2+0.07^2}} = 0.24$$

处理后得归一化矩阵值,见表 25-16。

表 25-16　表 25-15 归一化矩阵值

各区代码	事件发现敏感性	处置效果指数	规范报告指数	报告及时性
A 区	0.24	0.46	0.37	0.43
B 区	0.18	0.41	0.45	0.46
C 区	0.37	0.44	0.40	0.35
D 区	0.66	0.58	0.36	0.51
E 区	0.55	0.11	0.42	0.31
F 区	0.18	0.29	0.45	0.36

(3) 由表 25-16,据公式(25-32)得到最优值向量,即最优方案$\mathbf{A}^+$,以及最劣值向量,即最劣方案$\mathbf{A}^-$。

$$\mathbf{A}^+=(0.65,0.58,0.45,0.51)$$

$$\mathbf{A}^-=(0.18,0.11,0.36,0.31)$$

(4) 综合 4 个评价指标值,据公式(25-33)分别求得各评价对象,即 6 个区距$\mathbf{A}^+$与$\mathbf{A}^-$的距离 D_i^+ 与 D_i^-,如表 25-17 所示。

表 25-17　例 25-5 TOPSIS 法评价结果

各区代码	D_i^+	D_i^-	C_i	排序结果
A 区	0.45	0.37	0.45	3
B 区	0.51	0.35	0.41	5
C 区	0.36	0.38	0.51	2
D 区	0.09	0.70	0.89	1
E 区	0.52	0.37	0.42	4
F 区	0.58	0.21	0.27	6

例如 B 区

$$\begin{aligned}D_2^+&=\sqrt{\sum_{j=1}^{4}(a_{2j}^+-a_{2j})^2}\\&=\sqrt{(0.65-0.19)^2+(0.58-0.41)^2+(0.45-0.45)^2+(0.51-0.46)^2}\\&=0.50\end{aligned}$$

$$\begin{aligned}D_2^-&=\sqrt{\sum_{j=1}^{4}(a_{2j}^--a_{2j})^2}\\&=\sqrt{(0.18-0.19)^2+(0.11-0.41)^2+(0.36-0.45)^2+(0.31-0.46)^2}\\&=0.35\end{aligned}$$

余类推。

(5) 按公式(25-34)计算各评价对象与最优方案的接近程度 C_i,如表 25-17 所示。例如,对 A 区

$$C_1=\frac{D_1^-}{D_1^++D_1^-}=\frac{0.38}{0.45+0.38}=0.45$$

余类推。

(6) 依 C_i 对各评价对象进行排序,如表 25-17 所示。以 D 区最优,即突发公共卫生事件应急响应工作质量最高;C 区次之,随后为 A 区、E 区、B 区;F 区最劣,即突发公共卫生事件应急响应工作质量最差。

TOPSIS 法可对指标进行加权，称为加权 TOPSIS 法。

公式(25-33)中引进权数，即

$$D_i^+=\sqrt{\sum_{j=1}^{m}W_j^2\ (a_{ij}^+-a_{ij})^2}$$

$$D_i^-=\sqrt{\sum_{j=1}^{m}W_j^2(a_{ij}^--a_{ij})^2} \tag{25-35}$$

式中 W_j 为第 j 项评价指标的权重。

第六节　秩和比法

我国统计学家田凤调教授于 1988 年提出此法。秩和比(rank sum ratio，RSR)指行(或列)秩次的平均数，是一个非参数统计量，具有(0,1)连续变量的特征。在综合评价中，秩和比综合了多项评价指标的信息，表明多个评价指标的综合水平，RSR 越大越优。在一个 n 行(n 个评价对象)m 列(m 个评价指标)矩阵中，RSR 的计算公式为

$$RSR_i=\frac{1}{mn}\sum_{j=1}^{m}R_{ij} \tag{25-36}$$

式中 $i=1,2,\cdots,n$，$j=1,2,\cdots,m$，R_{ij}为第 i 行第 j 列元素的秩。

当各评价指标的权重不同时，计算加权秩和比 $WRSR$，其计算公式为

$$WRSR_i=\frac{1}{n}\sum_{j=1}^{m}W_jR_{ij} \tag{25-37}$$

式中 $i=1,2,\cdots,n$，$j=1,2,\cdots,m$，R_{ij}为第 i 行第 j 列元素的秩，W_j 为第 j 个评价指标的权重，$\sum W_j=1$。

秩和比法指利用 RSR 进行统计分析的系列方法。其基本思想是：在一个 n 行 m 列矩阵中，通过秩转换，获得无量纲统计量 RSR；在此基础上，运用参数统计分析的概念与方法，研究 RSR 的分布；以 RSR 对评价对象的优劣直接排序或分档排序。该方法已广泛应用于医疗卫生领域的多指标综合评价、统计预测预报、统计质量控制等方面。本法对资料无特殊要求，使用灵活简便。

例 25-6　某省某年 10 个地区孕产妇保健工作的产前检查率 X_1(%)、孕产妇死亡率 X_2(1/10 万)、围生儿死亡率 X_3(‰)资料见表 25-18 第(1)，(3)及(5)栏，拟综合上述 3 个指标进行综合评价。

表 25-18　某省某年 10 个地区孕产妇保健工作的 3 项指标值及 RSR 计算

地区编码	产前检查率		孕产妇死亡率		围生儿死亡率		RSR	排序
	X_1/%	R_1	X_2/(1/10 万)	R_2	X_3/‰	R_3		
	(1)	(2)	(3)	(4)	(5)	(6)	(7)	(8)
A	99.54	10	60.27	2	16.15	6	0.600 0	4
B	96.52	7	59.67	3	20.10	2	0.400 0	7
C	99.36	9	43.91	7	15.60	7	0.766 7	2
D	92.83	3	58.99	4	17.04	5	0.400 0	7
E	91.71	2	35.40	8	15.01	8	0.600 0	4
F	95.35	5	44.71	6	13.93	9	0.666 7	3
G	96.09	6	49.81	5	17.43	4	0.500 0	6
H	99.27	8	31.69	9	13.89	10	0.900 0	1
I	94.76	4	22.91	10	19.87	3	0.566 7	5
J	84.80	1	81.49	1	23.63	1	0.100 0	8

秩和比法的基本步骤：

（1）列原始数据表：将 n 个评价对象的 m 个评价指标排成 n 行 m 列的原始数据表，见表 25-18 第（1），（3）及（5）栏。

（2）编秩：编出每个指标各对象的秩，其中高优指标从小到大编秩，低优指标从大到小编秩，同一指标数值相同者编平均秩。根据专业知识，产前检查率为高优指标，指标值越大其秩越高；孕产妇死亡率、围生儿死亡率均为低优指标，指标值越大其秩越低。编秩结果见表 25-18 第（2），（4）及（6）栏。

（3）计算秩和比，根据 *RSR* 对评价对象的优劣进行直接排序：根据公式（25-36）计算孕产妇保健工作的 *RSR*，结果见表 25-18 第（7）栏。例如，对 A 地区

$$RSR_A=\frac{1}{3\times10}\sum_{j=1}^{3}R_{Aj}=\frac{1}{3\times10}(10+2+6)=0.6000$$

余类推。据第（7）栏数据，可直接对 10 个地区的孕产妇保健工作排序。显然，孕产妇保健工作综合评价相对最劣的为 J 地区，其次为 B、D 地区，相对最优的为 H 地区。

（4）确定 *RSR* 的分布：*RSR* 的分布是指用概率单位 Probit 表达的 *RSR* 特定的向下累积频率。其方法为：①编制 *RSR* 频数分布表，列出各组频数 f，计算各组累积频数 $\sum f$；②确定各组 *RSR* 的秩次 R 及平均秩次 $\bar{R}$；③计算向下累积频率 $p=\bar{R}/n$；④将百分率 p 换算为概率单位 Probit，Probit 为百分率 p 对应的标准正态离差 u 加 5；例如百分率 $p=0.0250$ 对应的标准正态离差 $u=-1.96$，其相应的概率单位 Probit 为 $5-1.96=3.04$；百分率 $p=0.9750$ 对应的标准正态离差 $u=1.96$，其相应的概率单位 Probit 为 $5+1.96=6.96$。

孕产妇保健工作 *RSR* 的分布见表 25-19。

表 25-19 表 25-18 的*RSR* 的分布

RSR (1)	f (2)	$\sum f$ (3)	R (4)	$\bar{R}$ (5)	$(\bar{R}/n)\times100\%$ (6)	Probit (7)
0.1000	1	1	1	1	10.0	3.72
0.4000	2	3	2,3	2.5	25.0	4.33
0.5000	1	4	4	4	40.0	4.75
0.5667	1	5	5	5	50.0	5.00
0.6000	2	7	6,7	6.5	65.0	5.39
0.6667	1	8	8	8	80.0	5.84
0.7667	1	9	9	9	90.0	6.28
0.9000	1	$10=n$	10	10	97.5*	6.96

* 按 $(1-1/4n)\times100\%$ 估计

（5）计算回归方程：以累积频率所对应的概率单位值 Probit 为自变量，以 *RSR* 为应变量，计算回归方程 $RSR=a+b\times\text{Probit}$。据表 25-19 第（1）和（7）栏求得回归方程

$$RSR=-0.6106+0.2220\times\text{Probit}\quad(F=91.2302, P=0.0001)$$

（6）分档排序：根据 *RSR* 对评价对象进行分档排序。分档依据为标准正态离差 u，常用分档情况下的百分位数 P_X 临界值及其对应的概率单位值 Probit 见表 25-20。依据各分档情况下概率单位值 Probit，按照回归方程推算所对应的 *RSR* 估计值对评价对象进行分档排序。具体分档数由研究者根据实际情况决定。

本例将孕产妇保健工作拟分上、中、下 3 档。参照表 25-20，以相应概率单位值 Probit 代入上述回归方程推算所对应的 *RSR* 估计值。根据 *RSR* 估计值进行分档排序，结果见表 25-21。例如 *J* 地区的 $RSR_J=0.1000$，概率单位 $\text{Probit}=3.72$，代入上述回归方程得

表 25-20　常用分档情况下的百分位数 P_X 临界值及其对应的概率单位值 Probit

分档数	百分位数 P_x	Probit	分档数	百分位数 P_x	Probit
3	$<P_{15.866}$	<4	6	$<P_{2.275}$	<3
	$P_{15.866}$~	4~		$P_{2.275}$~	3~
	$P_{84.134}$~	6~		$P_{15.866}$~	4~
4	$<P_{6.681}$	<3.5		P_{50}~	5~
	$P_{6.681}$~	3.5~		$P_{84.134}$~	6~
	P_{50}~	5~		$P_{97.725}$~	7~
	$P_{93.319}$~	6.5~	7	$<P_{1.618}$	<2.86
5	$<P_{3.593}$	<3.2		$P_{1.618}$~	2.86~
	$P_{3.593}$~	3.2~		$P_{10.027}$~	3.72~
	$P_{27.425}$~	4.4~		$P_{33.360}$~	4.57~
	$P_{72.575}$~	5.6~		$P_{67.003}$~	5.44~
	$P_{96.407}$~	6.8~		$P_{89.973}$~	6.28~
				$P_{98.382}$~	7.14~

表 25-21　某省某年 10 个地区孕产妇保健工作的分档排序

等级	P_x	Probit	*RSR*	分档排序结果
下	$<P_{15.866}$	<4	<0.277 4	*J*
中	$P_{15.866}$~	4~	0.277 4~	*B*, *D*, *A*, *E*, *G*, *I*, *F*
上	$P_{84.134}$~	6~	>0.721 4	*C*, *H*

$$RSR_J = -0.6106 + 0.2220 \times 3.72 = 0.2152$$

因此 *J* 地区分档等级为下，余类推。

Summary

Synthetical evaluation consists of a series of methods that rank the order of subjects from high to low by yielding a synthetical indicator based on the information of several related indicators and a specific model. The ordinary procedure of synthetical evaluationis as follows: (1) determine the subject of evaluation; (2) select the indicators; (3) determine the weights of selected indicators; (4) choose an evaluation model and calculate the synthetical indicator; (5) rank the subject from the highest to the lowest grade based on the value of synthetical indicator; (6) perform a sensitivity analysis; (7) make the decision. In this chapter, we introduce the most commonly used synthetical methods in the field of medicine, including the synthetical scored method, the synthetical index method, the analytic hierarchy process (AHP) method, the technique for order preference by similarity to ideal solution (TOPSIS) method, and the rank-sum ratio (RSR) method.

练 习 题

一、简答题

1. 何为医学综合评价？其要点有哪些？

2. 综合评价的一般步骤是什么？

3. 综合评价中如何筛选评价指标，怎样确定指标权重？

4. RSR 法与 TOPSIS 法相比较，有哪些优点？

5. 应用综合评价方法时，有哪些局限性？如何弥补？

二、计算分析题

1. 某医院收集了 2014—2018 年反映医疗质量的 7 项指标值[X_1：出院人数，X_2：病床使用率(%)，X_3：出院者平均住院日，X_4：病死率(%)，X_5：危重患者抢救成功率(%)，X_6：治愈好转率，X_7：院内感染率(%)]，如表 25-22，试采用 TOPSIS 法对该医院 5 年的医疗质量进行综合评价。

表 25-22 2014—2018 年某医院医疗质量指标

年度	X_1	X_2	X_3	X_4	X_5	X_6	X_7
2014	21 584	76.7	7.3	1.01	78.3	97.5	2.0
2015	24 372	86.3	7.4	0.80	91.1	98.0	2.0
2016	22 041	81.8	7.3	0.62	91.1	97.3	3.2
2017	21 115	84.5	6.9	0.60	90.2	97.7	2.9
2018	24 633	90.3	6.9	0.25	95.5	97.9	3.6

2. 拟采用 TOPSIS 法对 2018 年某街道 5 个社区适龄儿童的基础免疫接种率水平进行综合评价，具体指标及原始数据见表 25-23。

表 25-23 2018 年某街道 5 个社区适龄儿童基础免疫接种率 单位：%

社区	BCG	$HepB_1$	$HepB_2$	$HepB_3$	OPV_1	OPV_2	OPV_3	DTP_1	DTP_2	DTP_3	MCV_1	MPV-A_1	JEV_1	MPV-A_2
A	100.0	100.0	100.0	95.1	100.0	100.0	96.7	96.7	95.1	91.8	95.7	90.2	82.0	80.0
B	100.0	100.0	100.0	98.4	100.0	100.0	100.0	98.4	96.4	93.7	96.8	93.7	92.1	87.7
C	100.0	100.0	100.0	92.9	100.0	98.4	95.5	95.2	91.9	85.5	93.5	89.7	85.5	82.0
D	98.4	100.0	100.0	100.0	100.0	100.0	98.4	100.0	98.4	96.4	98.4	96.8	90.9	86.2
E	99.0	100.0	100.0	96.4	100.0	99.0	98.2	90.3	87.5	83.9	100.0	91.1	94.6	84.6

3. 某研究机构收集了 8 种不同职业妇女生殖结局的 4 项指标值[X_1：出生缺陷率(%)，X_2：死胎死产率(‰)，X_3：围产儿死亡率(‰)，X_4：低体重儿发生率(‰)]，结果如表 25-24。试采用秩和比法对这 8 种不同职业生殖结局进行综合评价。

表 25-24 8 种不同职业妇女生殖结局的评价

职业	X_1	X_2	X_3	X_4
生产工人	12.02	9.02	17.79	36.11
专业技术工人	2.64	11.44	12.32	36.90
交通运输通信工作者	2.84	8.52	17.05	64.33
服务人员	13.16	9.87	16.45	33.44

续表

职业	X_1	X_2	X_3	X_4
个体商贸工作者	7.48	12.47	21.20	37.13
农业妇女	13.73	33.79	48.57	89.16
家庭妇女	7.51	12.88	21.46	54.08
对照(行政管理人员)	12.18	2.71	6.77	37.24

4. 某年某大学5个不同专业18岁男生的体能情况见表25-25。拟综合立定跳远 X_1(m)、握力 X_2(kg)、1 000米跑 X_3(s)和俯卧撑 X_4(次/min)这4个指标，运用秩和比法进行综合评价。

表25-25　某年某大学5个专业18岁男青年各体能指标均数

专业	X_1	X_2	X_3	X_4
A专业	2.37	46.96	249.07	33.47
B专业	2.35	46.64	241.98	27.77
C专业	2.12	48.12	233.11	34.74
D专业	2.38	43.72	231.80	32.11
E专业	2.41	46.99	221.32	36.23

ER 25-1　第二十五章二维码资源

（史静琤　王一任　孙振球）

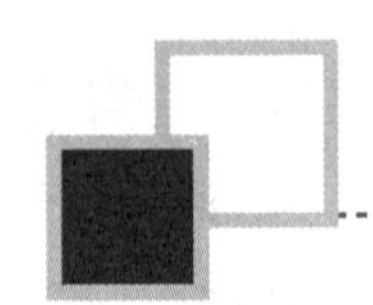

第二十六章　生物信息学中的统计方法

生物信息学(bioinformatics)是研究生物信息的采集、处理、存储、传播、分析和解释等各方面的一门学科,它通过综合利用生物学、数学、计算机科学和信息技术来揭示大量复杂的生物数据所蕴含的生物奥秘。其研究重点主要包括基因组学(genomics)和蛋白质组学(proteomics)两方面,具体说就是从核酸和蛋白质序列出发,分析序列中表达的结构和功能的生物信息。其研究方向主要包括:序列比对、蛋白质比对、基因识别分析、分子进化、序列重叠群装配、遗传密码、药物设计和生物系统等。

生物信息学分析涉及生物统计学的许多分析方法,包括基本数理统计学方法、多元统计分析方法、随机过程理论、隐马尔科夫链模型、统计学习理论、Kolmogorov 复杂性理论和支持向量机(SVM)等方法在生物信息学中有重要应用。

生物信息学面对的往往是海量的数据,而对应的目标函数却难以给出明确的定义和求解,这些困难可以描述成问题规模的巨大(或高维灾难)与问题求解病态性之间的矛盾,这就为统计学新方法的探索提出了更高的挑战。

第一节　序列比对方法

一、基本概念

序列比对(sequence alignment)是生物信息学的核心研究内容之一,也是进行各种序列分析任务的基本方法。在生物学研究过程中,为了确定新测序列的生物属性,经常需要进行序列同源性分析,就是将新序列加入到一组与之同源,即来自不同物种的序列中进行多序列同时比较,以确定该序列与其他序列间的同源性大小,如图 26-1 所示。这是理论分析方法中最关键的一步,完成这一工作通常使用序列比对的方法。

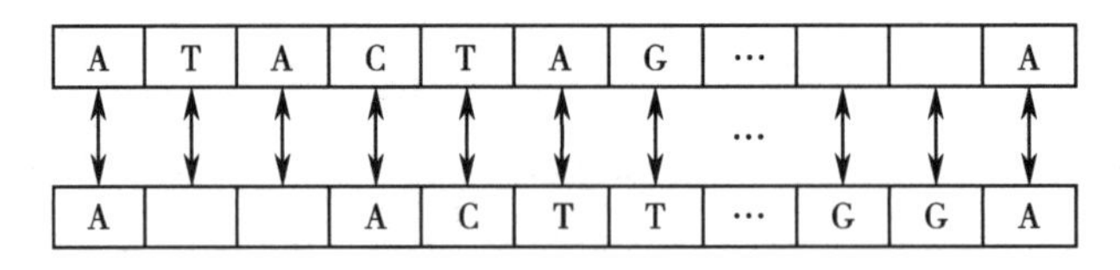

图 26-1　两条序列最优比对

二、双序列比对的统计显著性

1. 一致性百分比　怎样才能判断两条序列从进化观点上来说是显著相关的？例如,RBP4 和 β-乳球蛋白氨基酸比对的一致性为 26%,这个值也许是在随机情况下发生的。一个经验规则就是如果两条序列在 150 个氨基酸或者更长的范围内有 25%或以上的氨基酸一致,那么它们可能是"显著相关"。

2. 序列比对的统计显著性检验　如果两蛋白质只有有限的氨基酸一致(例如 20%~25%),怎么才能确定它们是否"显著相似"(significance of similarity)？比对算法提供了双序列比对的分值,或者是查询序列和整个数据库最佳比对的分值。需要进行统计检验来决定匹配是真阳性(即两比对的蛋白是真正同源的)还是假阳性(即它们是由于算法原因而随机比对在一起的),见图 26-2。

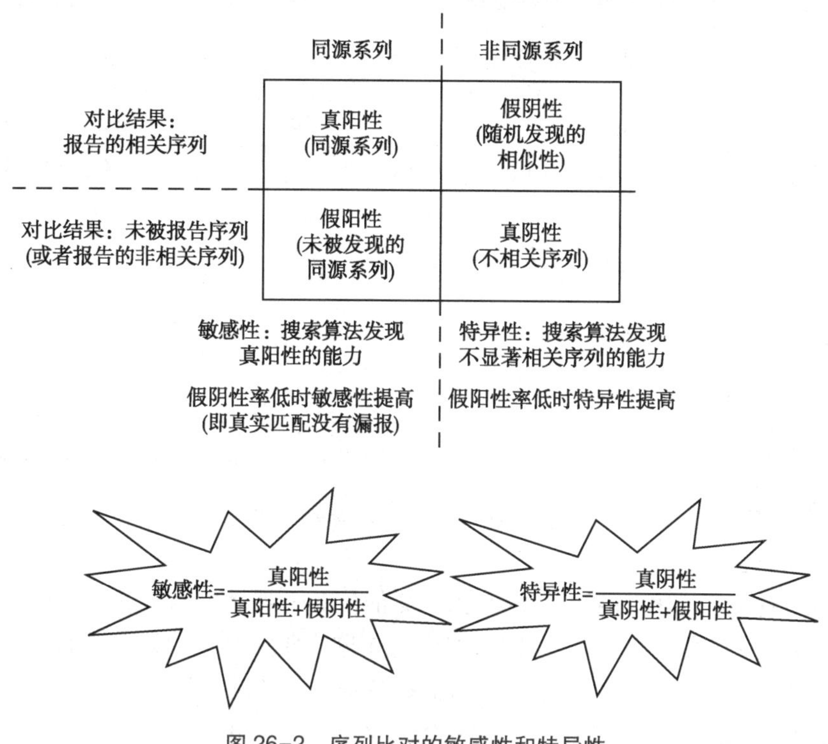

图 26-2　序列比对的敏感性和特异性

比对算法的主要目的就是最大化序列比对的敏感性和特异性。敏感性的计算是以真阳性的数目除以真阳性和假阴性数目之和,这是衡量一个算法能正确确定真实相关序列的一个尺度。特异性的计算是以真阴性的数目除以真阴性和假阳性数目之和,这个值描述了正确确定非同源序列比对的一个尺度。

决定序列比对是否具有"统计显著性"是基于考虑此序列与其他许多序列比对的结果。例如,一个蛋白 RBP4 和 β-乳球蛋白进行序列比对,首先使用打分系统产生一个"原始分值",为了评估比对的显著性,可以把这个"原始分值"和"RBP4 与其他序列比对的分值比较",包括:①许多其他已知的不和 RBP4 同源的蛋白质;②其他序列(例如 β-乳球蛋白自身,但被随机打乱),同时保持一些属性不变(如长度、氨基酸组成);③随机产生的序列。

3. 全局比对的统计显著性　以 RBP4 和 β-乳球蛋白比对为例。首先将它们比对得到"原始分值",然后打乱 β-乳球蛋白序列 100 次,执行 100 次比对,记录下这些"随机分值",用真实分值与随机分值的均数进行比较。用随机分值的标准差来表示真实分值和随机分值平均数的差,即

$$u=\frac{X-\mu}{\sigma} \tag{26-1}$$

式中,X 指两序列比对的真实分值;μ 为随机打乱序列比对的平均分值;σ 为随机打乱值的标准差。

可以从 u 值得到什么结论?如果随机打乱的 100 个蛋白质序列的比对分值都小于 RBP4 和 β-乳球蛋白比对的真实分值,这表示随机发生的概率 $P<0.01$,这样就可以拒绝 RBP4 和 β-乳球蛋白序列无显著相关的无效假设。

例 26-1　将 RBP4 和 β-球蛋白比对,并进行假设检验。

本例首先通过 GCG 的 GAP 程序进行比对,产生的分值为 37;然后 β-乳球蛋白序列被随机打乱 200 次,并保持氨基酸长度和组成不变,见表 26-1。

表 26-1 β-乳球蛋白序列被随机打乱 200 次比对分值分布

序号	区间	频数	序号	区间	频数	序号	区间	频数
01	[0,1]	2	11	[1,2]	11	21	[1,2]	2
02	[1,2]	5	12	[1,2]	10	22	[1,2]	2
03	[1,3]	16	13	[1,2]	10	23	[1,2]	2
04	[1,4]	15	14	[1,2]	9	24	[1,2]	2
05	[1,5]	14	15	[1,2]	8	25	[1,2]	2
06	[1,6]	14	16	[1,2]	7	26	[1,2]	1
07	[1,2]	13	17	[1,2]	7	27	[1,2]	1
08	[1,2]	12	08	[1,2]	4	28	[1,2]	1
09	[1,2]	12	19	[1,2]	2	29	[1,2]	1
10	[1,2]	12	20	[1,2]	3	合计		200

每个分值都表示在图 26-3 上，打乱序列的均数和标准差为 8.8±3.6。假设随机值服从正态分布，则可以把 u 值转换成随机比较的可能值。

需要注意的是，对于全局比对的统计显著性，希望能使 Z 分值和概率值相关，从而来衡量其统计显著性。但是，要正确地做这件事是需要条件的，即事先知道这些随机值的整体分布。因此，对于全局比对的统计显著性检验，如果这个分布不能明确给出来，这样 Z 分值就不能转换成概率值。

4. 局部比对的统计显著性 许多著名的数据库搜索程序（如 BLAST）依赖于局部比对。局部比对在一起的区域称作“高分片段对”（high-scoring segment pairs，HSP）。与 BLAST 相关的显著性分析最重要的统计量为期望值（E 值），它描述了随机搜索给定大小的数据库情况下（搜索空间大小）得到的期望匹配数目，并可以量化地衡量比对“是否得到了显著性的匹配”或者“是否只是随机发生的事件”，下面将介绍 E 值的定义。

对于局部比对（包括 BLAST 搜索），已经发展出了更加严格的统计检验方法。比如，如何以 HSP 来分析两个蛋白质序列间局部的、无空位的比对，使用替代矩阵可以对每一个比对残基对给出一个指定的概率值，从而对整个比对给出一个总的分数。当将一个查询序列与一系列统一长度的随机序列的数据库进行比对时，将其分数进行作图后，其形状是一个极值分布图，如图 26-4 所示。

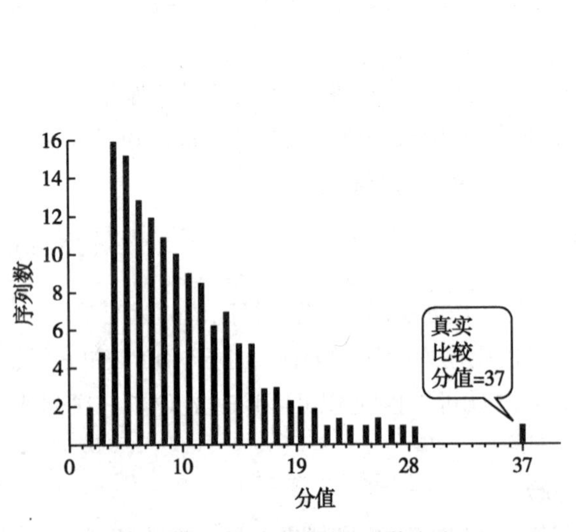

图 26-3 基于随机测试评估方法双序列比对的统计显著性

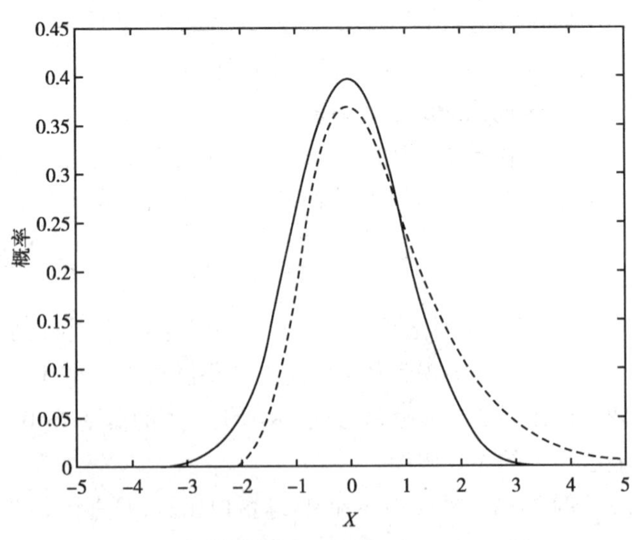

图 26-4 正态分布（实线）与极值分布（点线）的比较

图 26-4 将一个查询序列与一系列统一长度的随机序列进行了比较，得到的分数通常会服从极值分布（而不是正态分布），每条曲线下的积分面积均为 1。对于正态分布，均数（u）作为中心位于零点。获得某个分数 X 的概率 u 用 X 到均数相距的标准差 σ 的个数来表示：$u=(X-\mu)/\sigma$。与正态分布相比，极值分布是不对称的，向右倾斜，符合公式 $f(X)=(e^{-X})(e^{-e^{-X}})$。极值分布的形状由特征值 u 和延迟参数 λ（$u=0,\lambda=1$）决定。

使用在线执行的 Smith-Waterman 算法，以 RBP4 蛋白为查询序列，对一个蛋白质数据库进行的一个 BLAST 搜索为展示了极值分布的情形，见图 26-5。

```
 opt    E()
<20   235     0:==
 22     3     0:=          一个“=”代表177个文库中的序列
 24     6     0:=
 26    19     2:*
 28    53    25:*
 30   261   154:*=
 32   720   596:===*=
 34  1835  1617:=========*=
 36  3437  3322:==================*=
 38  5585  5490:===============================*
 40  7642  7658:===========================================*
 42  9578  9361:====================================================*==
 44 10458 10326:==========================================================*=
 46 10600 10517:===========================================================*
 48  9951 10069:========================================================*
 50  8943  9188:===================================================*
 52  7712  8078:=============================================*
 54  6731  6900:======================================*
 56  5618  5763:================================*
 58  4753  4732:==========================*
 60  3679  3833:=====================*
 62  3019  3073:=================*
 64  2407  2444:=============*
 66  1962  1932:==========*=
 68  1512  1519:========*
 70  1142  1191:======*
 72   964   930:=====*
 74   704   725=====*
 76   620   565:===*
 78   474   439:==*
 80   315   341:=*
 82   258   261:=*
 84   162   206:=*
 86   192   160:*=
 88   132   124:*
 90    94    96:*
 92    84    74:*
 94    47    57:*
 96    35    44:*
 98    32    34:*
100    29    27:*
------------------------------
102    21    21:*
104    16    16:*
106    10    12:*
108    10    10:*
110     6     7:*
112    10     6:*
114     5     4:*
116     4     3:*
118     8     3:*
>120   69     2:*
```

图 26-5 RBP4 蛋白质数据库的搜索得分的分布呈现为极值分布

*：代表极值分布的曲线，说明文库中序列相似性得分（用符号“=”表示）的分布与极值分布类似

该搜索是使用日本 DNA 数据库（http://blast.ddbj.nig.ac.jp/）中采用 Smith-Waterman 局部比对算法的 SSEARCH 程序进行的。归一化了的相似性得分（用符号“=”表示）的分布与极值分布（由“*”表示）相吻合。

下一步将考察极值分布，以得到一个描述特定 BLAST 分数随机发生的可能性的公式。如图 26-4 和图 26-5 所示的极值分布的图形可以由两个参数来描述：特征值 u 和延迟常数 λ。极值分布也称为 Gumbel 分布。

Altschul 曾对于极值分布在 BLAST 中的应用发表过综述。对于两个随机序列 m 和 n，得分 S 的累积分布函数可由下面公式描述：

$$P(S<X)=\exp[-e^{-\lambda(X-u)}] \tag{26-2}$$

为了使用该式，需要知道(或者估算出)参数 u 和 λ 的值。对于局部比对序列中没有空位(gap)的情形，参数 u 依赖于所比较的序列的长度，定义为

$$u=\frac{\ln Kmn}{\lambda} \tag{26-3}$$

式中，m 和 n 分别表示相比较的两个序列的长度；K 为常数。

随机观察到一个等于或大于 X 的相似性得分的概率公式为

$$P(S\geqslant X)=1-\exp(-Kmne^{-\lambda X}) \tag{26-4}$$

在数据库搜索中，m 和 n 分别指查询序列的长度(以残基数表示)和整个数据库里的长度，乘积 mn 定义了搜索空间的大小。搜索空间表示了查询序列可以和数据库中任意序列进行比对的所有位置。因为一个序列的末端一般不太可能出现在一个均数长度的比对中。BLAST 算法计算有效的搜索空间时要在 m 和 n 上减去一个比对的平均长度 L，即

$$\text{有效搜索空间}=(m-L)(n-L) \tag{26-5}$$

在图 26-6 中将可以看到 BLAST 是如何使用这里定义的搜索空间的。

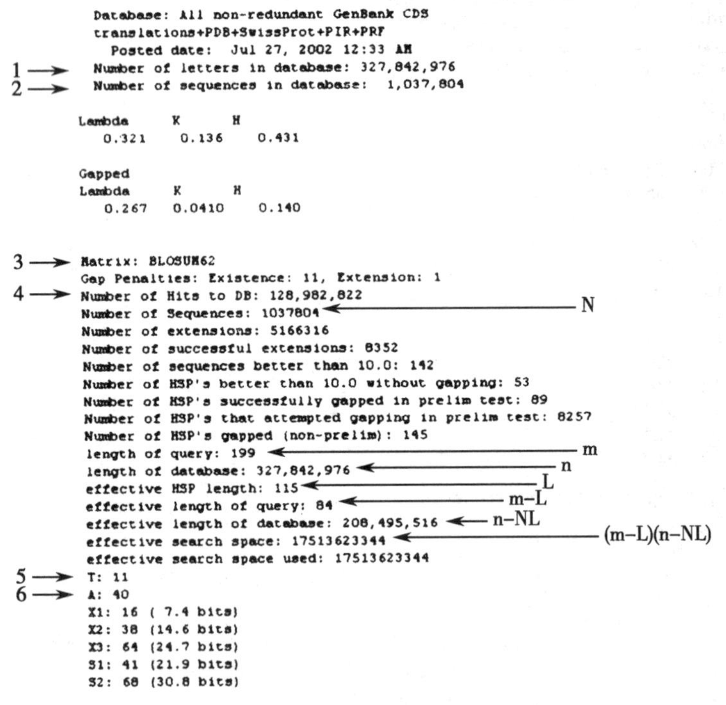

图 26-6 BLAST 搜索的统计量

图 26-6 使用 RBP4 作为查询序列 BLAST 搜索输出的结果，箭头 1：表示数据库中残基("letter")的数目；箭头 2 和字母 N：表示数据库中序列的数目，λ、K 和 H(熵)是无空位比对的值或空位比对的估计值；箭头 3：在矩阵和空位罚分设定值的下面，记录了数据库匹配的数目；箭头 4：延伸、成功延伸和比期望值更好的 HSP 的数目，有效的搜索空间是由查询的有效长度与数据库的有效长度相乘得到的；箭头 5：阈值参数；箭头 6：表示触发一个延伸事件的两个独立的匹配之间间隔的长度。

描述随机条件下得分为某个特定值 S（或更好）的 HSP 的期望数的公式为

$$E = Kmne^{-\lambda S} \tag{26-6}$$

式中，E 表示期望值，即在一次数据库搜索中随机条件下期望发生的得分等于或优于 S 的不同比对的数目，这就提供了一个对于 BLAST 搜索中假阳性结果的估计。由公式(26-6)可以看出 E 值与得分和用来度量打分系统的参数 λ 有关。同时 E 值也与查询序列的长度和数据库的长度有关。参数 K 是搜索空间的一个度量因子。参数 K 和 λ 是由 Karlin 和 Altschul 提出的，因此经常被称作 Karlin-Altschul 统计量。公式(26-6)具有以下几个重要特点：

（1）随着 S 的增加 E 值呈指数下降，分数 S 反映了每对比较的相似性并在一定程度上取决于对打分矩阵的选择。较高的 S 值对应着较好的比对，因此在 BLAST 搜索中的一个高得分对应着一个低的 E 值。当 E 值接近零时，一个比对随机发生的可能性也就会接近零。下面将 E 值和概率值(P)联系起来。

（2）比对一个随机的氨基酸对的期望分数必须是负的，否则，两个长的比对将累积很大的正分数，从而使它们即使实际上不是但也会表现为显著的相关。

（3）数据库的大小以及查询序列的长度将影响某个特定比对随机发生的可能性。考虑一个 E 值为 1 的 BLAST 结果，这个值表示对于在这样一个特定大小的数据库中只能期望随机出现一个匹配。如果数据库有原来的 2 倍那么大，则随机找到一个分数等于或大于 S 的可能性就会是原来的 2 倍。

（4）公式(26-6)中包含的理论是根据无空位比对推导出来的，它也适用于带空位的局部比对的情况（如一个 BLAST 搜索的结果）。对于带空位的比对，λ 和 K 不能被分析和计算出来（就如它们在无空位比对中那样），但作为替代，它们必须通过模拟来估计。

例 26-2　以 RBP4 蛋白为查询序列，仅需要不超过 30 个统计学显著的相似序列进行比对，请问最少需要多大的相似分数？

结合图 26-5 和以上公式参数的意义可知，最少需要 $E=100$ 才能满足筛选出 30 个统计学显著的相似序列。

第二节　基因表达谱的数据获取及标准化

一、基因表达谱的数据获取

基因芯片（gene chip）是通过反应体系中不同来源的 DNA 与芯片探针的竞争性杂交获得检测信号的，得到的检测数据是两个信道荧光强度的比值。一张芯片经过标准化以后，该芯片上的每一个基因都可以获得一个表达比（ratio），表达比表示在某一实验条件下，某一基因在样品中的表达强度与其在对照中的表达强度的比值，通常采用表达比的对数形式，如 log2(*ratio*)能够更直观地描述基因表达上调或下调的幅度。

对于基因表达谱（gene expression profile）数据的分析是生物信息学的研究热点和难点。转化为数学问题，分析任务是从表达矩阵中找出具有统计学意义的结构，结构类型包括全局模型和局部模式。

例 26-3　为了研究大脑组织胚胎性肿瘤中枢神经系统（CNS）的生物学功能，利用基因芯片进行实验获得 DNA 微阵列基因表达数据，数据集来自中枢神经系统的实验网站（http://www.broad.mit.edu/mpr/CNS）。每张芯片样本上有 7 129 个基因，总共 42 个肿瘤组织样本，具体包括 10 个成神经管细胞瘤样本，10 个恶性胶质瘤样本，10 个 AT/RTs 样本，8 个周围神经上皮样瘤样本，以及 4 个正常小脑组织样本。

通过实验从成神经管细胞瘤和恶性胶质瘤这两类样本的实验数据中，筛选出 112 个表达量具有统计学意义的基因，简称为差异表达基因，这些基因具体的表达情况见表 26-2（注：①横行为基因、纵列为样本，这里所谓的样本可以是不同的组织样本，也可以是不同环境或事件等；②这里的基因即为聚类分析中的样品，样本即为聚类分析中的变量）。

表 26-2 成神经管细胞瘤和恶性胶质瘤样本组的差异表达基因

序号	基因	大脑成神经管细胞瘤			恶性胶质瘤		
		样本_1	…	样本_10	样本_1	…	样本_10
001	*RPS23*	14.662 1	…	14.709 1	14.507 8	…	13.237 7
002	*SFRS3*	12.903 3	…	12.027 5	10.985 3	…	10.525 3
003	*ZIC1*	9.464 4	…	13.617 5	9.252 1	…	9.563 0
004	*RPL39*	14.296 0	…	14.619 9	13.798 1	…	12.458 8
005	*KIAA0182*	11.497 4	…	11.676 0	10.884 4	…	10.221 5
⋮	⋮	⋮	⋮	⋮	⋮	⋮	⋮
111	*RAB31*	9.879 9	…	10.044 4	11.878 2	…	11.472 4
112	*LOC642047*	12.381 7	…	10.653 4	11.786 7	…	11.642 1

现在给出这些基因表达数据的矩阵格式(表 26-3),便于进一步分析。

表 26-3 基因表达数据的矩阵格式

序号	基因	X_1	X_2	X_3	…	X_{18}	X_{19}	X_{20}
001	*RPS23*	14.66	14.02	14.80	…	14.14	13.22	13.23
002	*SFRS3*	12.90	11.65	11.97	…	11.27	11.14	10.53
⋮	⋮	⋮	⋮	⋮	⋮	⋮	⋮	⋮
111	*RAB31*	9.88	10.14	10.28	…	11.60	12.07	11.47
112	*LOC642047*	12.38	11.81	10.85	…	13.34	13.00	11.64

二、基因表达谱的标准化

基因表达谱的数据获取及标准化:经过竞争性杂交实验,每一张芯片可以得到针对两种荧光染料的两个波长信道的扫描图像。很多芯片扫描仪都自带图像分析软件,通过对像素点的栅格化,计算出各点样点及其背景范围在两个信道的荧光强度值,将图像信息转化成可计算的数字信息。

在图像处理之后,有必要对每一个信道的相对荧光强度进行标准化。不同的标记物、对不同荧光标记的不同检测效能以及样品 RNA 原始浓度的不同所产生的系统误差,都将在标准化中得到校正。现有的标准化方法主要有参照点标准化法、总强度标准化法、局部加权线性回归标准化法以及局部均数标准化法等。不同的标准化方法有着各自的特点,可根据不同密度的表达型基因芯片和芯片实验的实际质量采用不同的标准化方法。由于产生系统误差的原因众多,使得芯片表达数据的标准化变得非常复杂,想用单一的方法消除所有的系统误差几乎是不可能的,只能尽可能地减小。

例 26-4 研究者采用来自于原香港城市大学深圳虚拟大学园深圳研究院生物科技研发中心的 mouse7500 Ⅱ 型芯片(每张芯片上有 7 680 个杂交点,共有 15 张),利用局部均数标准化模型对实验数据处理验证。

该张芯片的标准化处理主要是在 Excel 中进行的(具体的计算过程这里不作介绍),这里先按芯片上所有点的信号总强度(sum of medians)由小至大进行排序,然后按照每 300 个点逐步求其内部均数(TRIMMEAN 函数求内部均数),得到相应各点的标准化因子 NF,然后按下面公式

$$Ratio' = \frac{Ratio}{NF} \tag{26-7}$$

从而得到标准化后的表达比 $Ratio'$,具体结果见表 26-4。

表 26-4　mouse7500 Ⅱ型芯片 7 680 个点标准化前后 *Ratio* 值

序号	*Ratio*	标准化因子	*Ratio'*	信号总强度
34	0.633	0.448	1.413	240
59	1.301	0.934	1.393	626
84	1.118	2.526	0.443	2 789
101	0.059	0.988	0.060	850
104	1.082	2.035	0.532	2 353
106	0.773	0.952	0.812	1 053
113	0.723	1.997	0.362	2 321
⋮	⋮	⋮	⋮	⋮

经过标准化后发现，两通道的信号强度之间的关系散点图在标准化前后有了较明显的改善，其线性趋势更好些，如图 26-7；而且经过与原图像比较发现标准化后的数据有更好的一致性，能更好地反映表达比。

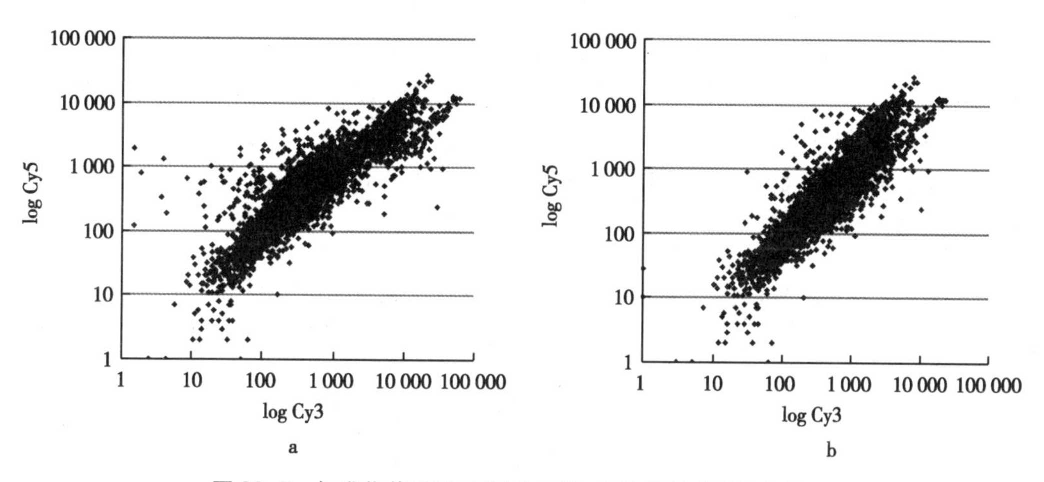

图 26-7　标准化前后两通道（Cy5/Cy3）信号强度的分布情况

第三节　差异表达基因的筛选

一、差异表达基因

随着各类基因组计划的相继完成，人类面临的更艰巨的任务是研究基因功能活动。也就是说，基因组序列分析仅仅代表了遗传信息复杂性的一个层次，而遗传信息有序地、时相地表达则是决定生物体及其行为的另一个层次，所以发现不同生物体及其组织在各种状态下（正常状态、发育、衰老、损伤及疾病）差异表达的基因具有十分重要的意义。

差异表达基因筛选（significance analysis of microarrays，SAM）就是在若干实验组中表达水平有统计学差异的基因，有的文献也称之为“显著性基因（或有统计学意义基因）”。一般情况下，都把表达水平增高一倍或下降一半［即 log2（*ratio*）≥1 或≤-1］作为判断是否有表达差异的标准。所以，理论上只需一次实验即可筛选出差异表达基因，但实验误差必须通过重复性实验进行验证。

目前，基因表达差异的分析通常用稳定状态下 mRNA 的丰度高低及有无进行比较。差异表达基因有两个含义，即表达基因的种类变化和基因表达量的变化。传统的基因分析方法如 Northern 杂交、斑点杂交等，存在费时、费力的缺点，已不适宜进行大规模基因表达分析研究。因此随着分子生物学的发展，出现了大量新方法，按其技术特点可分为三类：①以杂交为基础的技术，包括 Northern blotting、Slmapping/Rnase 保护、抑制性消减杂交和 DNA 微阵列；②以 PCR 为基础的技术，如差异显示 PCR（DD PCR）、代表性差异分析（RDA）；③以测序为基础的技术，如表达序列标签（EST）、基因表达连续性分析（SAGE）等。

二、差异表达筛选方法

差异表达基因筛选的关键是控制多重检验的错误率（family-wise error rate，FWER），这里主要表现为假阳性率（false positive rate，FPR），同时要保证较高的筛选效率。针对微阵列数据筛选差异表达基因问题，国内外学者提出了多种方法，如适用于不同研究设计和资料类型基因表达谱数据筛选差异表达基因的方法、两样本 t 检验、Bonferroni 校正法和 BH 方法等。

Bonferroni 校正法、Sidak 校正法和 Hochberg 法可将 FWER、FDR 控制在很低的水平，但是筛选出的差异表达基因数比较少，不适用于基因表达谱筛选差异表达基因的数据分析。相同样本含量和方差条件下，成组 t 检验方法筛选的差异表达基因数最多，但是不能有效地控制 FWER 和 FDR 水平，筛选出的差异表达基因假阳性数过多。通过模拟实验发现，SAM 方法和 BH 法筛选差异表达基因数、假阳性数、FWER 和 FDR 均相差不大，均筛选出较多的差异表达基因，且控制了多重检验错误率。

例 26-5 为了探讨成人不同分子重排类型急性淋巴细胞白血病患者骨髓/外周血细胞 *CCND2* 基因表达的差异，取得 121 例该病患者的高密度寡核苷酸微阵列数据（数据见表 26-5），根据分子重排类型可分为 3 组：*ALL1/AF4* 重排组、*BCR/ABL* 重排组和 *NEG* 未重排对照组。试用成组 t 检验 Bonferroni 校正法分析 *CCND2* 基因的表达差异。

表 26-5 121 例不同分子重排类型急性淋巴细胞白血病患者 CCND2 基因表达水平

编号	*ALL1/AF4* 组 (n=10)	*BCR/ABL* 组 (n=37)	*NEG* 组 (n=74)
1	5.550	7.191	8.336
2	4.899	8.535	8.383
3	5.383	8.857	6.407
4	5.141	5.759	7.955
5	5.707	7.937	8.071
6	4.708	7.201	7.509
7	5.843	6.683	5.233
8	6.456	7.562	6.762
9	5.238	8.873	8.229
10	5.730	6.453	7.650
⋮	—	⋮	⋮
37	—	9.962	7.522
⋮	—	—	⋮
74	—	—	7.854

本例探讨 *CCND2* 基因在 3 种不同分子重排类型成人急性淋巴细胞白血病患者骨髓/外周血细胞的表达差异。3 组的平均表达水平和 3 组比较的方差分析列在表 26-6 和表 26-7 中。

表 26-6　三组的平均表达水平

分子重排类型	例数	均数	标准差
ALL1/AF4	10	5.465 5	0.507 4
BCR/ABL	37	7.988 5	1.056 2
NEG	74	7.149 2	1.391 4

表 26-7　三组比较的方差分析表

变异	自由度	平方和	均方	*F*	*P*
模型	2	52.740	26.370	16.930	<0.001
误差	118	183.800	1.558		
总和	120	236.540			

不同分子重排类型 *CCND2* 基因的表达水平的比较结果为：$F=16.930$，$P<0.001$，提示该基因在不同分子重排类型上呈现差异表达（表 26-8）。

表 26-8　成组 *t* 检验 Bonferroni 校正法筛选的差异表达基因

(I)分子重排类型	(J)分子重排类型	差值均数(I-J)	标准误	*P*	95%置信区间	
					下限	上限
ALL1/AF4	*BCR/ABL*	−2.522 970	0.444 816	<0.001	−3.603 24	−1.442 70
	NEG	−1.683 712	0.420 490	<0.001	−2.704 91	−0.662 51
BCR/ABL	*ALL1/AF4*	2.522 970	0.444 816	<0.001	1.442 70	3.603 24
	NEG	0.839 258	0.251 291	0.003	0.228 98	1.449 54
NEG	*ALL1/AF4*	1.683 712	0.420 490	<0.001	0.662 51	2.704 91
	BCR/ABL	−0.839 258	0.251 291	0.003	−1.449 54	−0.228 98

结果提示 *CCND2* 基因在 3 种不同分子重排类型成人急性淋巴细胞白血病中的表达差异有统计学意义。

第四节　基因表达的聚类分析方法

聚类分析是基因表达谱分析中最常用的方法之一，其目的就是将基因从功能表达的角度进行分类。从数学的角度出发，聚类分析得到的基因分组，一般是组内各成员在数学特征即表达曲线上彼此相似，但与其他组中的成员不同。从生物学的角度，聚类分析方法所隐含的生物学意义或基本假设是，组内基因的表达谱相似，它们可能有相似的功能。然而，产物有相同功能的编码基因（例如对其他蛋白质有磷酸化作用），不一定共享相似的转录模式。相反，有不同功能的基因可能因为巧合或随机扰动而有相似的表达谱。尽管有许多意外的情况存在，大量功能相关的基因的确在相关的一组条件下有非常相似的表达谱，特别是被共同的转录因子共调控的基因，或者产物构成同一个蛋白复合体，或者参与相同的调控路径。因此，在具体的应用中，可以根据对相似表达谱的基因进行聚类，从而推测未知基因的功能。

聚类分析是模式识别和数据挖掘中普遍使用的一种方法，是基于数据的知识发现的有效方法。聚类分析在基因表达数据分析中应用得很多，主要有分层聚类、K-均数和自组织特征映射网络等。

系统聚类，又称分层聚类法，该法简便，结果容易可视化，已经成为在分析基因表达数据时应用最广泛的方法之一，它已被用于酵母和人的基因表达分析。然而，许多分层聚类方法都有一个潜在的问题，就是严格的系统进化树并不适于反映基因表达模式这种存在多种独特路径的情况。

例 26-6 数据来源于 *ALL1/AF4* 与 *BCR/ABL* 成人急性淋巴细胞白血病患者骨髓/外周血细胞基因表达数据,试用分层聚类法对这 84 个筛选出的差异表达基因进行系统聚类。

本例的研究目的是对筛选出的差异表达基因进行分类,在分类基础上研究其生物学功能。对这两种人群 47 个样本上的 84 个差异表达基因进行分类,这里采用分层聚类中平均距离法(其他还有 WARD 法和重心聚类法等)可达到要求。分层聚类法是按样品(即按基因)之间的距离来定义聚类间的距离。首先它从 *n* 个个体(基因)中合并两个距离最近的个体,聚成一类,合并后重新计算类间距离,然后再决定哪一个个体与哪一个个体(或已聚成的类)相聚;如此反复进行,一直到所有的个体合并为一大类。最后把结果绘制成一张聚类树形图,直观地反映整个聚类过程。

(1) 输出结果

第一部分:默认统计量主要包括均数、标准差、偏态、峰态及双峰系数,见表 26-9。

表 26-9 基于类平均法的分层聚类过程

变量	均数	标准差	偏态	峰态	双峰系数
X_1	6.833 4	2.575 2	0.348 0	−0.749 5	0.474 6
X_2	7.023 3	2.691 4	0.086 6	−1.104 9	0.502 1
X_3	6.570 3	2.157 1	0.495 9	−0.264 4	0.437 6
X_4	6.936 1	2.656 1	0.209 4	−0.973 4	0.488 2
X_5	6.637 6	2.569 0	0.422 5	−0.697 5	0.488 2
X_6	6.891 0	2.767 5	0.263 7	−0.970 0	0.499 4
X_7	6.750 0	2.542 3	0.388 4	−0.726 8	0.482 6
X_8	6.863 8	2.691 6	0.438 6	−0.846 0	0.526 3
X_9	6.785 7	2.567 5	0.283 8	−0.839 9	0.475 7
X_{10}	6.890 0	2.635 4	0.351 2	−0.857 3	0.498 3
X_{11}	6.637 4	2.426 5	0.413 2	−0.582 2	0.462 8
X_{12}	6.825 6	2.520 1	0.423 5	−0.606 8	0.470 9
X_{13}	6.599 7	1.943 3	0.419 9	−0.497 5	0.450 0
X_{14}	6.803 1	2.586 7	0.341 6	−0.752 1	0.473 3
X_{15}	6.568 2	1.936 8	0.554 3	−0.147 2	0.441 0
X_{16}	6.712 8	2.098 0	0.548 8	−0.278 4	0.459 3
X_{17}	6.843 6	2.711 9	0.327 2	−0.806 9	0.480 3
X_{18}	6.610 9	2.437 0	0.611 8	−0.501 6	0.526 5
X_{19}	6.762 6	2.536 7	0.348 9	−0.718 0	0.468 7
X_{20}	6.682 5	2.465 9	0.356 9	−0.709 2	0.469 3
X_{21}	7.080 6	2.014 1	0.310 0	−0.375 1	0.400 6
X_{22}	6.963 9	2.626 6	0.508 8	−0.685 5	0.518 9
X_{23}	6.546 1	2.407 9	0.348 6	−0.814 6	0.488 2
X_{24}	6.771 7	2.703 0	0.345 0	−0.965 1	0.521 3
X_{25}	6.823 8	2.592 1	0.301 5	−0.828 9	0.477 9
X_{26}	6.923 1	2.628 8	0.273 9	−0.917 2	0.489 9
X_{27}	6.578 6	2.151 0	0.562 8	−0.350 8	0.477 0

续表

变量	均数	标准差	偏态	峰态	双峰系数
X_{28}	6.862 9	2.756 1	0.380 9	−0.857 9	0.508 1
X_{29}	6.761 5	2.646 4	0.241 5	−1.003 4	0.502 0
X_{30}	6.683 0	2.565 9	0.304 0	−0.812 5	0.475 2
X_{31}	6.867 2	2.771 9	0.225 6	−0.993 4	0.496 1
X_{32}	6.835 8	1.851 3	0.261 0	−0.468 0	0.404 1
X_{33}	6.934 1	1.811 2	0.311 8	0.046 4	0.347 4
X_{34}	6.791 6	2.617 6	0.366 6	−0.929 0	0.519 8
X_{35}	6.734 1	2.628 7	0.298 3	−0.868 4	0.485 5
X_{36}	6.824 9	1.926 6	0.521 3	−0.381 6	0.465 8
X_{37}	6.731 9	2.613 0	0.279 3	−0.965 9	0.502 4
X_{38}	6.724 2	2.579 3	0.417 0	−0.638 3	0.474 6
X_{39}	6.718 7	2.582 1	0.521 0	−0.609 1	0.508 1
X_{40}	6.867 9	2.760 8	0.308 7	−0.924 1	0.500 7
X_{41}	6.851 6	2.772 8	0.403 4	−0.752 1	0.492 8
X_{42}	6.998 4	2.792 6	0.273 6	−0.971 3	0.502 2
X_{43}	6.677 5	2.481 5	0.379 4	−0.812 7	0.497 6
X_{44}	6.812 4	1.884 5	0.310 4	−0.425 6	0.408 2
X_{45}	6.925 2	2.998 3	0.255 1	−1.236 0	0.567 9
X_{46}	6.740 7	2.447 7	0.392 1	−0.798 6	0.498 8
X_{47}	6.949 8	2.797 0	0.190 5	−0.984 7	0.487 3

第二部分：协方差矩阵的特征值、从上到下相邻两个特征值之差、方差比、方差累积比，见表 26-10。

表 26-10　协方差矩阵的特征值

	特征值	差分	比例	累积
1	255.592 245	235.048 514	0.866 7	0.866 7
2	20.543 731	17.859 267	0.069 7	0.936 4
3	2.684 464	0.182 707	0.009 1	0.945 5
4	2.501 757	1.129 974	0.008 5	0.954 0
5	1.371 783	0.111 011	0.004 7	0.958 6
6	1.260 771	0.086 722	0.004 3	0.962 9
7	1.174 049	0.158 968	0.004 0	0.966 9
8	1.015 082	0.208 957	0.003 4	0.970 3
9	0.806 124	0.054 484	0.002 7	0.973 1
10	0.751 640	0.100 152	0.002 5	0.975 6
11	0.651 489	0.017 285	0.002 2	0.977 8
12	0.634 203	0.045 739	0.002 2	0.980 0
13	0.588 464	0.089 662	0.002 0	0.982 0
14	0.498 802	0.030 523	0.001 7	0.983 7

续表

	特征值	差分	比例	累积
15	0.468 278	0.003 130	0.001 6	0.985 3
16	0.465 148	0.027 399	0.001 6	0.986 8
17	0.437 749	0.064 981	0.001 5	0.988 3
18	0.372 769	0.072 089	0.001 3	0.989 6
19	0.300 679	0.032 870	0.001 0	0.990 6
20	0.267 809	0.028 325	0.000 9	0.991 5
21	0.239 484	0.011 767	0.000 8	0.992 3
22	0.227 717	0.008 603	0.000 8	0.993 1
23	0.219 114	0.028 159	0.000 7	0.993 8
24	0.190 955	0.023 619	0.000 6	0.994 5
25	0.167 336	0.018 551	0.000 6	0.995 1
26	0.148 786	0.002 235	0.000 5	0.995 6
27	0.146 551	0.020 286	0.000 5	0.996 1
28	0.126 265	0.008 011	0.000 4	0.996 5
29	0.118 254	0.013 363	0.000 4	0.996 9
30	0.104 891	0.000 578	0.000 4	0.997 2
31	0.104 314	0.004 867	0.000 4	0.997 6
32	0.099 447	0.006 234	0.000 3	0.997 9
33	0.093 212	0.015 791	0.000 3	0.998 2
34	0.077 421	0.007 395	0.000 3	0.998 5
35	0.070 026	0.009 933	0.000 2	0.998 7
36	0.060 093	0.008 344	0.000 2	0.999 0
37	0.051 750	0.005 950	0.000 2	0.999 1
38	0.045 800	0.006 530	0.000 2	0.999 3
39	0.039 270	0.002 930	0.000 1	0.999 4
40	0.036 340	0.003 447	0.000 1	0.999 5
41	0.032 893	0.005 511	0.000 1	0.999 7
42	0.027 382	0.002 516	0.000 1	0.999 7
43	0.024 867	0.005 938	0.000 1	0.999 8
44	0.018 929	0.003 124	0.000 1	0.999 9
45	0.015 805	0.005 723	0.000 1	0.999 9
46	0.010 082	0.004 318	0.000 0	1.000 0
47	0.005 764		0.000 0	1.000 0

总的样本均方根标准差=2.504 845

第三部分:聚类过程见表 26-11。

表 26-11　聚类过程

聚类类别号	合并过程		合并后基因数目	平均距离
83	*WIPI1*	*HOXA4_*	2	2.017 3
82	*37383_f_*	*HLA-A*	2	2.699 1
81	*HLA-DPB1*	*HLA-DPA1*	2	2.884 7
80	*TMC6*	*TNFRSF14*	2	2.909 3
79	*PLD1*	*CSPG4*	2	3.029 0
78	*FYN*	*FYN_*	2	3.353 3
77	*CL83*	*MRPL33*	3	3.358 2
76	*CD74*	*CL81*	3	3.390 2
75	*HLA-DRA*	*CL82*	3	3.481 0
74	*ANGPT1*	*CAP2*	2	3.638 4
73	*MEIS1*	*HOXA10*	2	3.655 9
72	*37193_at*	*CD72*	2	3.731 7
71	*PRSS12*	*DPYSL3*	2	3.782 3
70	*1007_s_a*	*36643_at*	2	3.792 9
69	*STX1A*	*CD44*	2	3.805 3
68	*36777_at*	*37810_at*	2	3.825 0
67	*HOXA4*	*CL71*	3	4.083 7
66	*CL74*	*CL77*	5	4.125 9
65	*WT1*	*CL67*	4	4.383 9
64	*CL79*	*CL68*	4	4.408 7
63	*TNK2*	*CL80*	3	4.434 1
62	*CL72*	*TTC28*	3	4.656 0
61	*CCNA1*	*VLDLR*	2	4.757 7
60	*CL69*	*QPRT*	3	4.775 4
59	*ANGPT1_*	*PALLD*	2	4.816 6
58	*CL63*	*CL78*	5	4.839 1
57	*PKM*	*LST1*	2	4.933 0
56	*CL73*	*HOXA5*	3	5.012 1
55	*PPM1H*	*CL59*	3	5.031 2
54	*CL65*	*TBC1D8*	5	5.070 6
53	*CL76*	*676_g_at*	4	5.088 2
52	*CL66*	*RHOBTB3*	6	5.165 7
51	*CL70*	*HIF1A*	3	5.270 6
50	*CL64*	*CL55*	7	5.407 4
49	*CL58*	*SV2A*	6	5.479 6
48	*ITGAE*	*CL62*	4	5.584 1
47	*UBE2E3*	*TSPAN7*	2	5.671 0
46	*PSAP*	*HLA-DPB_*	2	5.850 8
45	*CL61*	*37809_at*	3	5.872 4
44	*CL48*	*SPINK2*	5	6.024 3
43	*CL50*	*GPR183*	8	6.106 5
42	*CL54*	*FAM30A*	6	6.147 1
41	*CL49*	*CSTB*	7	6.414 1

续表

聚类类别号	合并过程		合并后基因数目	平均距离
40	*CL47*	*ICAM3*	3	6.478 0
39	*CL42*	*34098_f_*	7	6.510 4
38	*CL57*	*41723_s_*	3	6.599 5
37	*CL53*	*CL75*	7	6.770 1
36	*CL60*	*DAD1*	4	6.794 3
35	*CL39*	*CL52*	13	6.918 8
34	*SLC2A5*	*CCND2*	2	6.934 7
33	*CL51*	*CL40*	6	6.944 1
32	*CD2AP*	*OPTN*	2	7.040 9
31	*CL35*	*CL56*	16	7.132 4
30	*CL34*	*DUSP6*	3	7.275 8
29	*CL38*	*IFITM1*	4	7.327 0
28	*CL43*	*GPM6B*	9	7.485 5
27	*GNAI1*	*CL32*	3	7.656 5
26	*CL41*	*CL30*	10	7.846 6
25	*MME*	*CL46*	3	7.935 9
24	*CL33*	*CL26*	16	8.388 1
23	*CL25*	*CL29*	7	8.422 0
22	*CL44*	*CL28*	14	8.452 0
21	*CL24*	*NRIP1*	17	8.815 2
20	*CL31*	*CL45*	19	9.095 1
19	*CTCF*	*MRPL33_*	2	9.175 3
18	*XPA*	*CL27*	4	9.432 3
17	*CD24*	*ALOX5*	2	9.524 9
16	*CL23*	*ID3*	8	9.603 1
15	*CD52*	*ITGA6*	2	9.851 1
14	*CL22*	*IGF2BP3*	15	9.872 2
13	*CL21*	*CL17*	19	9.992 6
12	*CL19*	*CL36*	6	10.426 0
11	*CL13*	*CL15*	21	10.689 0
10	*LGALS1*	*CL12*	7	11.785 0
9	*36536_at*	*JCHAIN*	2	11.925 0
8	*CL11*	*CL9*	23	12.215 0
7	*CL14*	*CL20*	34	12.364 0
6	*CL8*	*CL10*	30	13.760 0
5	*CL7*	*CL18*	38	14.568 0
4	*CL16*	*CL37*	15	14.804 0
3	*CL5*	*PROM1*	39	17.485 0
2	*CL6*	*CL4*	45	21.474 0
1	*CL2*	*CL3*	84	28.544 0

(2) 结果解释

第一部分:默认统计量主要包括 47 个变量的均数、标准差、偏态、峰态及双峰系数。

第二部分:协方差矩阵的特征值、从上到下相邻两个特征值之差、方差比、方差累积比。

全部样品标准差的平方根为 2.504 845,说明全部样品内部的变异性较小。

第三部分:聚类过程。从聚类的类别号看,84 个个体(基因)一共聚类了 83 次。按照距离的远近,第一次(第一聚类)是 *WIPI1* 和 *HOXA4*_聚成第一类,因为二者之间标准化的欧几里得平均距离最小,只有 2.017 3。依次类推聚类过程,最后一次是第二类 *CL2* 和第三类 *CL3* 聚为一大类。图 26-8 提示,84 个基因分成三大类比较合适。

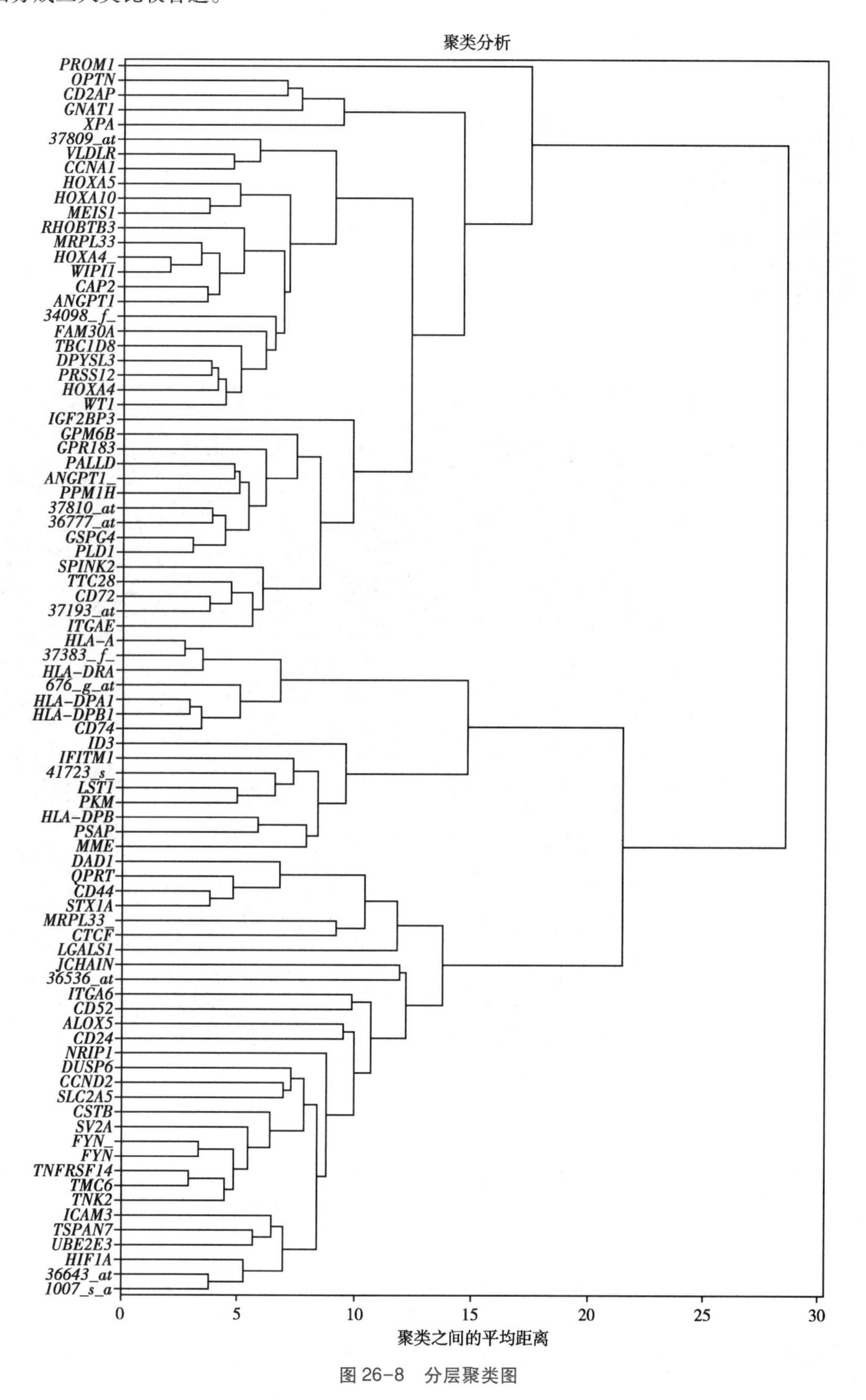

图 26-8 分层聚类图

第四部分:系统聚类图。

第五部分:聚类热图。

对以上数据进行双向聚类(行表示基因,列表示组别),每个小方格表示每个基因,其颜色表示该基因表达量大小,表达量越大颜色越深(红色为上调,绿色为下调)。如图 26-9(彩图见文末彩插)所示,该图被称为聚类热图,是生物信息分析的重要作图。

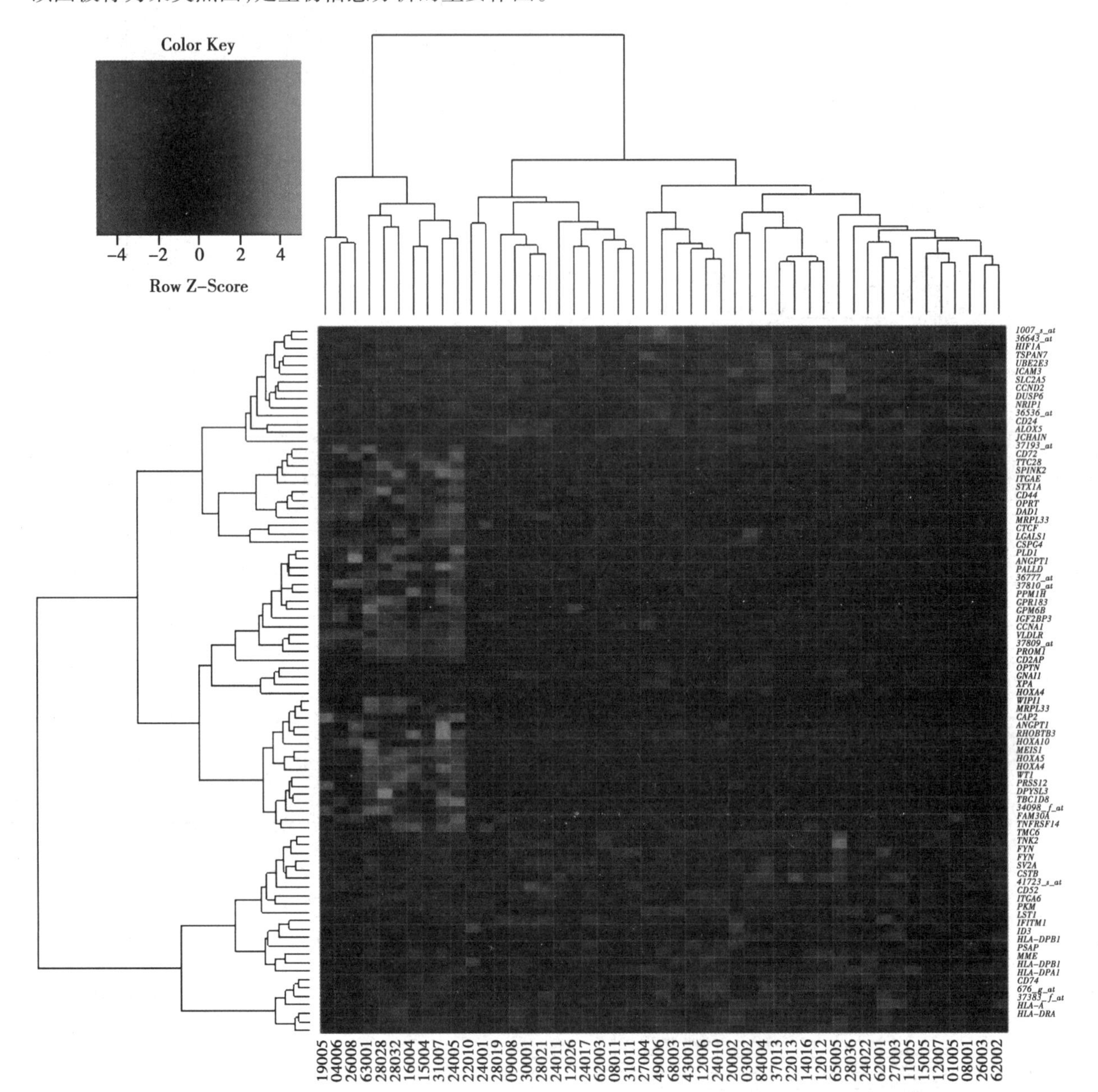

图 26-9 双向聚类热图

该热图上方树形图显示对来自不同实验分组的聚类分析结果,结果显示相同组别被聚为一类,也就是这 84 个筛选出的成人急性淋巴细胞白血病患者骨髓/外周血细胞基因,被聚为 *ALL1/AF4* 与 *BCR/ABL* 两类。

左侧树状图表示对来自不同基因的聚类分析结果,表达模式相似的基因可能具有相似的功能,共同参与同一代谢过程或存在于同一细胞通路中,因此,将表达模式相同或相似的基因聚集成类,可以用于推测未知基因的功能或已知基因的新功能。图 26-9 提示,84 个基因分成三大类比较合适,和图 26-8 的结果一致。

第五节　基因调控网络分析

一、基于芯片的基因调控网络

基因芯片所得到的表达数据不仅可用于分析基因表达的时空规律,研究基因的功能,而且还可用于分析基因之间的相互制约关系,研究基因转录调控网络(gene regulation network)。基因表达实际上是细胞、组织、器官受遗传和环境影响的结果。一个基因的转录由细胞的生化状态所决定,在一个基因的转录过程中,一组转录因子作用于该基因的启动子区域,控制该基因转录,而这些转录因子本身又是其他基因的产物。当一个基因通过转录、翻译形成功能基因产物后,它将改变细胞的生化状态,从而直接或间接地影响其他基因的表达,甚至影响自身的表达。多个基因的表达不断变化,使得细胞的生化状态不断地变化。总的来说,一个基因的表达受其他基因的影响,而这个基因又会影响其他基因的表达,这种相互影响、相互制约的关系构成了复杂的基因表达调控网络。从系统的观点来看,一个细胞就是一个复杂的动力学系统,其中每个基因相当于系统的一个变量,各个变量之间相互影响。

基因转录调控网络分析的目的就是要建立调控网络的数学模型,通过数学模型来分析基因之间的相互作用关系。目前,许多实验室和研究者将芯片技术和生物信息技术结合起来探索基因调控网络,并取得了一些有效的结果。下面将简单介绍近年来建立的一些与基因调控网络研究相关的数学模型及其应用情况。加权矩阵模型(weight matrix model)是最早应用于基因调控网络的方法。Weaver 等用一个加权矩阵表示基因彼此之间的相互调控影响,Reinitz 和 Sharp 利用加权矩阵模型构造了果蝇基因调控网络,以此用来描述果蝇基因在果蝇条纹形成过程中的机制,并找到了在果蝇分节中发挥重要作用的基因;Boolean 代数模型,一个 Boolean 网络包含 n 节点(代表基因),分别处于抑制或表达状态(即 0 和 1 状态)。网络的动态过程是由 n 个状态 Boolean 函数决定的,每个节点由一个函数决定。因此,网络的下一个状态可以由所有输入以及该节点的函数决定。Thieffry 和 Thomas 研究了基因调控网络的逻辑 Boolean 模型,详细分析了海胆 StronglocentrotusPurpuratus 基因 Endol16,研究了如何对这一基因转录水平的基因调控网络进行精确的逻辑描述。他们基于 Boolean 原理描述了基因的顺式调控系统,并使其能够模拟 Endol16 在给定的转录条件下的表达情况;Chen 提出一种基因调控网络的微分方程模型。他们作了大量的假设,如线性转移函数、基因网络系统具有一定的稳定性等,并采用稳定系统的傅立叶变换技术来确定各种参数;共享信息关联网络模型,Butte 等人通过计算每两个基因对之间共享信息,对酵母的基因芯片表达数据进行分析。他们首先根据基因表达实验数据计算所有基因对之间的共享信息,然后定义了一个共享信息阈值,高于阈值的基因对之间被认为在生物学意义上存在关联,将这些基因对连接起来,构建了共享信息关联网络。相关系数模型研究生物学因果关系是一种经典的方法。虽然相关分析不能提供一个因果关系的实际依据,但它能提供一种假设,而这种假设可以被其他方法检验。在应用方面,相关系数方法被 Atul 等成功地应用于 NCI60 药物的筛选。NCI60 数据集可研究药物对癌细胞的抑制作用。Butte 等人利用该数据集,建立了基因和药物之间的关系网络,从而进行药物的筛选。

二、基因调控网络建立的相关分析模型

相关系数用下式计算:

$$r_{ij}=\frac{\sum_{k=1}^{n}(X_{ik}-\bar{X}_i)(X_{jk}-\bar{X}_j)}{\sqrt{\sum_{k=1}^{n}(X_{ik}-\bar{X}_i)^2}\sqrt{\sum_{k=1}^{n}(X_{jk}-\bar{X}_j)^2}} \tag{26-8}$$

X_{ik}为基因i在实验条件 k 下的表达水平,$\bar{X}_i$ 为基因i在 n 个实验条件下的平均表达水平。在表达模

式之间，正相关同欧几里得距离是有关系的，但对平移变换不敏感。负相关在欧几里得距离的分析中根本不显示出来，但它可能暗示两个基因间有一个强烈的联系。

例 26-7　对例 26-3 筛选出的 112 个基因进行相关分析，考察各个类与类之间的相关关系，以及各个类内部基因与基因之间的关系。

基因簇之间的相关性：5 个大类之间的相关系数矩阵（表 26-12），其系数表示基因簇之间的相关性方向及强度的大小，从而找到它们之间的调控关系。

表 26-12　5 个大类之间的相关系数

类	第 1 类	第 2 类	第 3 类	第 4 类	第 5 类
第 1 类	1	0.70	0.96	−0.79	−0.78
第 2 类	0.70	1	0.83	−0.87	−0.86
第 3 类	0.96	0.83	1	−0.87	−0.86
第 4 类	−0.79	−0.87	−0.87	1	0.96
第 5 类	−0.78	−0.86	−0.86	0.96	1

基因簇内的相关性：下面仅列出第 1 类和第 5 类中基因的相关系数矩阵（表 26-13、表 26-14），其他情况类似。矩阵的系数均为正，表示基因簇内的相关具有同向性，值的大小仅表示相关强度。

表 26-13　第 1 类基因间相关矩阵

基因	*RPS23*	*RPL39*	*RPL14*	*SLC25A6*	*RPL34*	…	*HLA-A*	*DDR1*	*MT2A*	*GFAP*	*LOC64204*
RPS23	1	0.90	0.90	0.87	0.91		0.90	0.92	0.91	0.91	0.94
RPL39	0.90	1	0.90	0.87	0.84		0.90	0.92	0.90	0.91	0.90
RPL14	0.90	0.90	1	0.89	0.83		0.91	0.93	0.91	0.91	0.94
SLC25A6	0.87	0.87	0.89	1	0.77		0.91	0.95	0.91	0.80	0.93
RPL34	0.91	0.84	0.83	0.77	1		0.87	0.82	0.79	0.83	0.84
⋮						⋮					⋮
HLA-A	0.90	0.90	0.91	0.91	0.87		1	0.91	0.89	0.84	0.93
DDR1	0.92	0.92	0.93	0.95	0.82		0.91	1	0.94	0.91	0.96
MT2A	0.91	0.90	0.91	0.91	0.79		0.89	0.94	1	0.88	0.95
GFAP	0.91	0.91	0.91	0.80	0.83		0.84	0.91	0.88	1	0.92
LOC64204	0.94	0.90	0.94	0.93	0.84		0.93	0.96	0.95	0.92	1

表 26-14　第 5 类基因间相关矩阵

基因	*SPARC*	*PCDHGC3*	*APOE*	*CST3*	*CRYAB*	…	*HLA-A*	*DDR1*	*MT2A*	*GFAP*	*LOC64204*
SPARC	1	0.45	0.44	0.54	0.49		0.74	0.43	0.54	0.28	0.78
PCDHGC3	0.45	1	0.67	0.62	0.53		0.40	0.88	0.62	0.76	0.48
APOE	0.44	0.67	1	0.72	0.82		0.37	0.78	0.76	0.86	0.38
CST3	0.54	0.62	0.72	1	0.59		0.66	0.55	0.72	0.69	0.68
CRYAB	0.49	0.53	0.82	0.59	1		0.43	0.67	0.48	0.75	0.45
⋮						⋮					⋮
HLA-A	0.74	0.40	0.37	0.66	0.43		1	0.34	0.60	0.36	0.96
DDR1	0.43	0.88	0.78	0.55	0.67		0.34	1	0.59	0.83	0.38
MT2A	0.54	0.62	0.76	0.72	0.48		0.60	0.59	1	0.62	0.60
GFAP	0.28	0.76	0.86	0.69	0.75		0.36	0.83	0.62	1	0.34
LOC64204	0.78	0.48	0.38	0.68	0.45		0.96	0.38	0.60	0.34	1

基因簇内基因间的相关性：下面仅列出第 1 类内基因和第 5 类内基因之间的相关系数矩阵(表 26-15)，其他情况类似。用此方法，先分类再进行个体基因间相关性研究，不仅可以减少矩阵规模，也可以更容易理解和找到真实的生物学调控关系。

表 26-15　第 1 类与第 5 类内基因之间的相关系数矩阵

基因	*SPARC*	*PCDHGC3*	*APOE*	*CST3*	*CRYAB*	…	*HLA-A*	*DDR1*	*MT2A*	*GFAP*	*LOC64204*
RPS23	-0.54	-0.72	-0.63	-0.48	-0.64		-0.35	-0.77	-0.42	-0.70	-0.36
RPL39	-0.48	-0.63	-0.69	-0.48	-0.68		-0.24	-0.69	-0.41	-0.67	-0.25
RPL14	-0.43	-0.75	-0.61	-0.53	-0.61		-0.23	-0.76	-0.33	-0.69	-0.28
SLC25A6	-0.38	-0.72	-0.58	-0.39	-0.45		-0.23	-0.71	-0.46	-0.62	-0.22
RPL34	-0.52	-0.58	-0.49	-0.39	-0.60		-0.37	-0.57	-0.26	-0.53	-0.40
⋮						⋮					⋮
RPL11	-0.46	-0.80	-0.63	-0.42	-0.63		-0.31	-0.77	-0.39	-0.67	-0.35
RPL18A	-0.42	-0.75	-0.63	-0.54	-0.56		-0.31	-0.75	-0.49	-0.70	-0.32
RPLP2	-0.45	-0.73	-0.66	-0.61	-0.58		-0.37	-0.70	-0.48	-0.76	-0.35
RPL24	-0.53	-0.70	-0.63	-0.59	-0.70		-0.40	-0.77	-0.43	-0.73	-0.40
RPS21	-0.48	-0.84	-0.69	-0.58	-0.61		-0.37	-0.83	-0.52	-0.79	-0.38

生物学解释：聚类结果的 5 个大类类间相关系数矩阵显示，第 1 类与第 2 类和第 3 类为正相关，与第 4 类和第 5 类为负相关；第 4 类与第 5 类间呈正相关。第 1 类与第 5 类内基因相关系数矩阵显示，第 1 类中的基因之间均表现为正相关，且相关性强，绝大多数相关系数在 0.9 以上；第 5 类内的基因之间表现为中等强度的正相关，相关系数主要分布于 0.5~0.8 之间；第 1 类与第 5 类内基因之间呈现中等强度的负相关。说明聚类分析的结果很好地提取了这两类基因之间的关系，可为深入的研究提供线索。

Summary

In this chapter, we introduce some frequently used statistical methods in bioinformatics. In section one, the dynamic programming algorithm of optimal sequence alignment and statistical test of sequence alignment are introduced. In section two, the matrix of gene expression and normalization method on gene expression dataare presented. In section three, two-sample t-test, analysis of variance, the Bonferroni correction methods are also mentioned in Significance Analysis of Microarrays(SAM). In section four, two main cluster analysis methods are applied in the analysis of gene functions. In section five, correlation methods are also introduced in establishment for gene regulatory networks.

练　习　题

一、简答题

1. 试简述序列比对的相似性和同源性的区别和联系。
2. 简述最大化序列比对的敏感性和特异性。

3. 差异表达基因筛选常用方法有哪些？各自都有何特点？

4. 基因表达谱聚类分析有哪些常用方法？

5. 简述基因表达谱聚类的分层聚类图和聚类热图的区别和联系。

6. 构建基因调控网络有哪些常用数学分析模型？

二、计算分析题

为了探讨成人不同分子重排类型急性淋巴细胞白血病患者骨髓/外周血细胞 *XPA* 基因表达的差异，取得 121 例该病患者的高密度寡核苷酸微阵列数据见表 26-16，根据分子重排类型可分为 3 组：*ALL1/AF4* 重排组、*BCR/ABL* 重排组和 *NEG* 未重排对照组。试用成组 t 检验 Bonferroni 校正法分析 *XPA* 基因的表达差异。

表 26-16 121 例不同分子重排类型急性淋巴细胞白血病患者 *XPA* 基因表达水平

编号	*ALL1/AF4* 重排组 (n=10)	*BCR/ABL* 重排组 (n=37)	*NEG* 未重排对照组 (n=74)	编号	*ALL1/AF4* 重排组 (n=10)	*BCR/ABL* 重排组 (n=37)	*NEG* 未重排对照组 (n=74)
1	3.31	4.94	4.69	30	—	4.52	5.04
2	3.60	4.77	5.42	31	—	4.81	4.99
3	3.68	5.31	3.46	32	—	5.89	6.16
4	3.66	5.09	4.91	33	—	5.60	4.23
5	2.95	5.00	6.62	34	—	4.15	4.74
6	3.15	4.71	3.76	35	—	5.78	4.81
7	3.58	4.52	5.65	36	—	5.07	4.87
8	3.39	4.73	5.63	37	—	6.26	5.28
9	3.25	4.42	4.78	38	—	—	4.09
10	3.34	4.69	4.86	39	—	—	5.90
11	—	4.73	4.78	40	—	—	5.65
12	—	5.05	4.30	41	—	—	4.73
13	—	5.75	5.29	42	—	—	4.75
14	—	5.07	5.85	43	—	—	4.64
15	—	4.49	4.74	44	—	—	5.02
16	—	5.66	4.17	45	—	—	4.45
17	—	5.01	5.05	46	—	—	5.43
18	—	4.32	4.59	47	—	—	4.83
19	—	4.98	5.18	48	—	—	5.57
20	—	4.74	3.64	49	—	—	5.61
21	—	5.08	5.18	50	—	—	5.54
22	—	4.50	4.14	51	—	—	5.80
23	—	5.10	5.16	52	—	—	6.47
24	—	4.43	4.74	53	—	—	4.16
25	—	4.95	5.59	54	—	—	5.33
26	—	5.18	5.02	55	—	—	5.54
27	—	4.50	4.39	56	—	—	4.25
28	—	5.41	5.39	57	—	—	5.21
29	—	4.91	4.67	58	—	—	6.11

续表

编号	*ALL1/AF4* 重排组（n=10）	*BCR/ABL* 重排组（n=37）	*NEG* 未重排对照组（n=74）	编号	*ALL1/AF4* 重排组（n=10）	*BCR/ABL* 重排组（n=37）	*NEG* 未重排对照组（n=74）
59	—	—	3.64	67	—	—	4.64
60	—	—	4.86	68	—	—	5.12
61	—	—	5.23	69	—	—	5.97
62	—	—	5.17	70	—	—	5.14
63	—	—	5.46	71	—	—	4.81
64	—	—	5.58	72	—	—	5.25
65	—	—	5.00	73	—	—	4.64
66	—	—	4.91	74	—	—	4.56

ER 26-1　第二十六章二维码资源

（易　东　伍亚舟　杨　芳）

第二十七章　实效比较与真实世界研究

在医疗开支不断增大且医疗资源相对有限的常态背景下，如何对改善公众健康并降低医疗服务成本进行决策，需要充分的科学证据。现有的临床研究证据绝大多数源于随机对照试验(randomized controlled trial，RCT)。由于RCT严格地控制了入组标准和其他试验条件，并进行随机化分组，故能够最大限度地减少混杂偏倚、信息偏倚和选择偏倚等影响因果推断的因素，从而使得研究结论更为确定，所形成的证据级别也较高，因此它被视为评价临床有效性的"金标准"。但是RCT亦有其局限性，例如，由于入排标准太严致使试验人群不能完全代表目标人群；RCT所采用的标准干预往往与临床实践用药不完全一致，使得以RCT的研究结论外推临床真实应用的药物疗效面临挑战；RCT多注重有效性验证，对不良事件的探测相对不足；由于样本含量的限制，RCT难以全面地考察众多潜在因素对临床结局的影响；对于某些缺乏有效治疗措施的罕见病和危及生命的重大疾病，常规的RCT所要求的内部对照或难以实施，或需要高昂的时间和资金成本，或可能引发伦理问题；RCT侧重临床疗效评价而对卫生经济和社会效益重视不够，不一而足。鉴于此，实效比较研究(comparative effectiveness research，CER)和真实世界研究(real world research/study，RWR/RWS)的概念被相继提出，并得到了迅速的推广和应用。

第一节　基本概念

一、实效比较研究的概念

1. 实效比较研究的起源及其意义　Schneeweiss(2007)最早提出了CER的概念。在PubMed检索，最早出现缩略语"CER"是在2008年。而检索词"comparative effectiveness"则最早出现在1947年，所以又称CER为"现代CER"。2009年2月17日美国通过的《经济复苏与再投资法案》(The American Recovery and Reinvestment Act)对CER起到了巨大推动作用，该法案有专门条款拨款11亿美元用于开展CER，主要资助官方主流学术机构，旨在提高整个社会的医疗质量和降低医疗成本。

2. 实效比较研究的定义　CER是一种适合于大多数研究类型的研究方法，系指在尽可能接近真实世界的环境下，考虑个体和群体两个层面，通过比较，从临床有效性和安全性、社会效益及经济效益三个方面评价其利弊，帮助患者、医生、决策者和服务购买者等利益相关方作出改善医疗服务的明智决策，以使最恰当的干预或策略在最适宜的目标人群和最佳的时机获得最好的效果。

CER的六个主要特征可以根据该英文缩略语来理解，如图27-1所示。比较(comparative)方面有两个特征：①至少是两个组之间的比较；②在真实世界或接近真实世界环境下的比较。效果(effectiveness)方面有两个特征：①评估干预的获益和风险；②从群体和个体两个层面进行评估，在群体方面还会考虑亚组的定位是否更为精准。研究类型(research)方面有两个特征：①几乎适用于所有的研究类型，包括实用临床试验(pragmatic clinical trial，PCT)、RCT、前瞻性观察研究、回顾性观察研究、系统评价和meta分析等；②随机化和前瞻性将有助于提升证据质量。

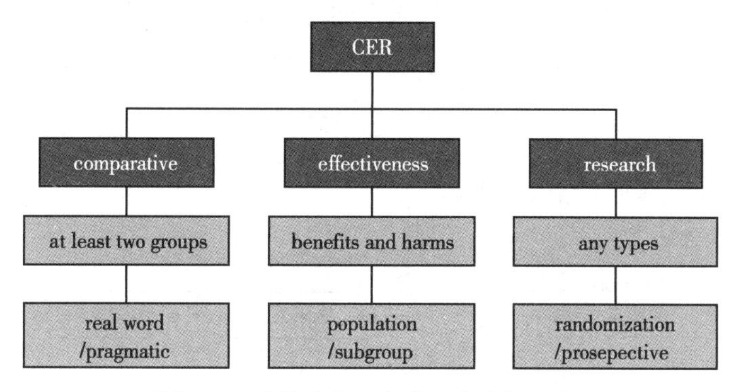

图 27-1　实效比较研究的六个特征示意图

CER 在效果评价方面强调,尽可能接近真实世界的环境下,基于临床有效性和安全性、社会效益及经济效益三个方面,即所谓的 ECHO(economic outcome/clinical outcome/humanistic outcome)模型,评价干预或策略的获益-风险。

CER 可以在任何研究类型中开展。表 27-1 列出了五种常见研究类型在开展 CER 时所具备的 CER 特征,越符合 CER 特征,说明实施 CER 越具有可行性,且研究的证据越可靠。表中可见,PCT 是最适合开展 CER 的研究类型,其后依次是前瞻性观察性研究、RCT、回顾性观察性研究、meta 分析和系统评价。meta 分析和系统评价排在后面,是因为 meta 分析所纳入的初始研究质量良莠不齐,而且难以进行基于个体数据的 meta 分析,因此分析得到的结论可靠性较差。

表 27-1　不同研究类型实施实效比较研究的可行性和可靠性*

CER 的特征	研究类型				
	RCT	PCT	Prosp.	Retro.	meta
至少两个组比较	√	√	±	√	√
真实世界/临床现实	×	±√	√	√	×±
获益与风险	±	√	√	±	±
总体/亚组	±	√	√	±	±
前瞻性	√	√	√	×	√
随机化	√	√±	×	×	√×
排序(1 表示最好)	3	1	2	4	5

* RCT:随机对照试验;PCT:实用临床试验;Prosp.:前瞻性观察性研究;Retro.:回顾性观察性研究;meta:meta 分析和系统评价。√:具备该特征;×:不具备该特征;±:一定条件下具备该特征

CER 基于真实世界背景,其应用范围较广,注重于自然人群方面的决策依据,因此需要尽可能全面地考虑众多因素对结局的影响,所采用的设计较为复杂,通常需要巨大的样本含量,对因果推断的分析有很高要求。

二、真实世界研究的概念

1. 真实世界研究的定义　RWR 的定义基本为 CER 所涵盖,是指收集真实世界环境下与患者有关的数据,即真实世界数据(real world data,RWD),通过分析,获得医疗产品的使用价值及潜在获益或风险的临床证据,即真实世界证据(real world evidence,RWE)。RWR 的主要研究类型是观察性研究,也可以是 PCT。

广义的 RWR 既包括以自然人群为对象的研究,也包括以临床人群为对象的研究;后者所得到的 RWE 既可能以支持医疗产品监管决策为目的,也可能是其他科学目的。考虑到一般的观察性研究在本

书其他章节已有详细介绍,本章侧重于阐述以临床人群为对象的 RWR。

RWR 是从 RWD 评估到形成 RWE 的一个决策过程,如图 27-2 所示。

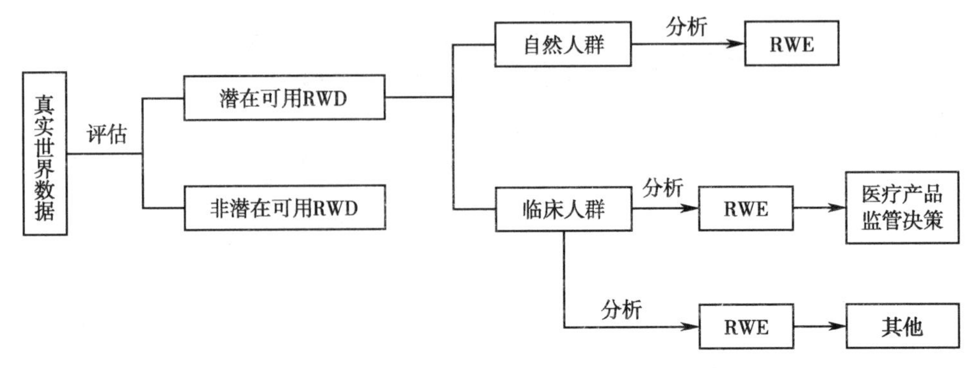

图 27-2 RWD 评估到形成 RWE 的 RWR 路径

2. 真实世界数据 美国的《联邦食品、药品和化妆品法案》(简称 FD&C 法案)中第 505F(b)条将 RWD 定义为"来源于传统临床试验(RCT)以外的关于药物的使用,或潜在获益或风险的数据"。美国食品药品管理局(FDA)将 RWD 定义为"与患者健康状况有关的和/或来源于各种日常医疗过程所收集的数据"。例如,电子健康档案(electronic health record,HER)数据、电子病历(electronic medical record,HMR)数据、医保数据(claims data)、产品和疾病登记中心的数据、患者报告数据(包括居家环境)和其他健康检测(如移动设备)的数据等。

Makady 等将 RWD 的来源分为四类:非 RCT 的数据(53%);非干预性环境收集的数据,如治疗分配、患者监测或人群选择不受人为干预(24%);非试验环境收集的数据,即研究者不能控制任何条件(13%);不适用以上定义的其他数据(10%)。

3. 真实世界证据 美国 FDA 将 RWE 定义为"通过对 RWD 的分析获得的关于医疗产品的使用情况和潜在获益或风险的临床证据"。该定义在概念上不限于通过回顾性观察研究获得证据,还允许前瞻性地获取更广泛的数据以形成证据,特别是包括了 PCT 一类的研究设计。

4. 真实世界证据的评价 评价 RWE 首先要看 RWD 的质量是否支持产生 RWE,如果没有合格的 RWD,RWE 将是无本之木。关于 RWD 的评价在上文有详述。

除了 RWD 外,RWE 至少还应包括以下几个显著特征:①研究环境和数据采集是否更接近真实世界(如更有代表性的目标人群,符合临床实践的干预多样化,干预的自然选择等);②合适的对照;③更全面的效果评价(除了临床有效性和安全性之外,也需要考虑经济效益和社会效应等);④有效的偏倚控制(如随机化和盲法的使用,测量和评价方法的统一等);⑤恰当的统计分析(如因果推断方法的正确使用,合理的缺失数据处理,充分的敏感性分析等);⑥合理的结果解释;⑦各利益相关方达成共识。

5. 真实世界研究与实效比较研究的关系 基于 CER 的真实世界这一背景,RWR 的概念被提出,但未超越 CER 的概念,而仅为其内涵的一部分。为加快医疗产品的开发,美国于 2016 年 12 月 13 日通过了《21 世纪治愈法案》(21st Century Cures Act),旨在鼓励美国 FDA 开展研究并使用 RWE 以支持药物和其他医疗产品的监管决策。这里的 RWE 概念侧重于面向临床人群所获得的临床证据,其范围比较具体且指向明确。

第二节 实效比较研究设计

一、观察性实效比较研究的设计

观察性研究所采集的数据无疑最接近真实世界,但其最主要的局限在于各种偏倚的产生、数据质量难以保证、观测和未观测的混杂因素较难识别等,从而使得研究结论具有很大的不确定性。

如何开展观察性实效比较研究,美国卫生医学保健研究与质量局(AHRQ)于2013年发布了《制定观察性实效比较研究计划的指南》(Developing a Protocol for Observational Comparative Effectiveness Research:A User's Guide),不仅对CER,对RWR同样具有非常重要的指导意义,下面是该指南与设计有关的要点目录,实施CER或RWR时可参照。

- 研究目的与问题
- 研究类型(队列研究,病例对照研究,病例-队列研究,病例-交叉研究,病例-时间对照研究)
- 基线
- 随访期与随访点
- 基线的纳入和排除标准
- 基线时的暴露或干预
- 结局或终点
- 潜在混杂因素
- 干预效果的异质性估计与报告
- 比较因素的选择
- 协变量的选择
  -干预效应
  -危险因素
  -混杂因素
  -中介变量
  -依时性混杂
  -碰撞节点变量
  -工具变量
- 数据来源及其质量控制
- 样本含量
- 统计分析
  -描述性分析/未调整分析
  -调整分析
  -传统多元回归分析
  -回归模型的选择
  -模型假设
  -依时性暴露/协变量
  -倾向性评分
  -疾病风险评分
  -工具变量
- 缺失数据考虑
- 亚组分析
- 敏感性分析
  -混杂:未观测的混杂/残差
  -不存在选择偏倚
  -缺失数据
  -数据来源
  -亚组人群

-统计方法
-不同分类方法
-模型

二、实用临床试验的设计

实用临床试验(PCT)是指在尽可能接近临床真实世界环境的临床试验,它是介于 RCT 和观察性研究之间的一种研究类型。与 RCT 不同的是,PCT 的干预可以是标准化的也可以是非标准化的;可以采用随机分组也可以采用自然选择入组;受试病例的入选标准较宽,更具目标人群的代表性;评价干预的结局不局限于临床有效性和安全性等。与观察性研究所不同的是,PCT 是干预性研究,尽管干预的设计具有相当的灵活性。

PCT 因为要考虑各种偏倚和混杂因素的影响,故其研究设计和统计分析较为复杂,通常所需的样本含量远远超过 RCT 设计。PCT 在大多数情况下是不采用盲法的,如何估计和纠正由此产生的测量偏倚需给予足够的重视。尽管如此,由于 PCT 是在更接近真实临床实践环境下开展的研究,与其他研究类型相比,它所获得的证据被视为最好的且可行的 RWE。

第三节 实效比较研究的因果推断分析

相较于 RCT 研究,CER 和 RWR 中的因果推断需要特别注意对混杂效应的调整,因此会用到一些相对较复杂的统计模型和分析方法。这些方法既包括经典的统计方法,如传统多变量回归方法,也包括一些已被接受的、相对来说更加前沿和复杂的统计方法,如倾向性评分匹配方法和工具变量方法。本章仅对这些因果推断方法及相关的统计学考虑作概括性说明,具体的方法和应用细节见后述实例及相关参考文献。

一、因果推断相关的几个重要概念

1. 风险因子(risk factor) 指对结局变量有预测作用,但对暴露因素水平没有影响的基线协变量。在因果关系中如图 27-3 所示,其中 R 表示风险因子,A 表示处理或暴露因素,Y 表示结局变量,对 R 进行调整不影响 $A \to Y$ 总效应的估计,即既不引入偏倚也不消除偏倚,但是可以提高估计量的准确度和模型效率。

2. 混杂因素(confounding factor) 指既影响处理或暴露因素水平,又对结局变量有预测能力的因素,分为已测得混杂因素和未测得混杂因素。在因果关系中如图 27-4 所示,其中 A 表示处理或暴露因素,Y 表示结局变量,U_1 和 U_2 表示为两个未测得的混杂因素,C 表示一个已测得混杂因素,C 可以作为 U_1 的代理变量,对 C 进行调整可以消除 U_1 对结局 Y 的混杂效应。

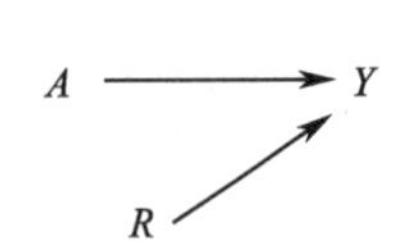

图 27-3 风险因子(R)与结局变量(Y)因果关系图示

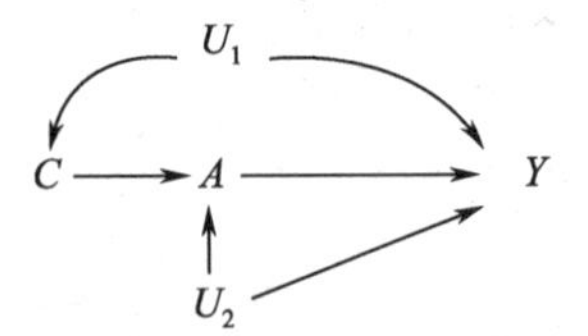

图 27-4 已测得混杂变量(C)和未测得混杂变量(U_1,U_2)的因果关系图示

3. 中介变量 指受治疗或暴露因素影响的治疗后变量,可能在或不在暴露与结局的因果路径上,其图示分别见图 27-5 和图 27-6,其中 A 表示处理或暴露因素,Y 表示测量时刻的结局变量,M 表示中介变量,U 表示 M 和 Y 之间的未测混杂因素。若要估计 $A \to Y$ 总效应,对于图 27-5 的情况,$A \to Y$ 的总效应分直接效应和间接效应,对 M 进行调整会屏蔽掉间接效应,导致总效应估计偏倚;而对于图 27-6 的情况,对 M 进行调整会使原本独立的 A 与 U 之间产生相关性,继而使 U 成为 $A \to Y$ 的混杂因素,反而

引入了混杂偏倚，此时如果未对 U 进行调整，就会导致 $A \rightarrow Y$ 总效应估计偏倚。在真实世界研究中，如果所调整的协变量取值不是基线时刻测得，就有可能导致过度调整偏倚。

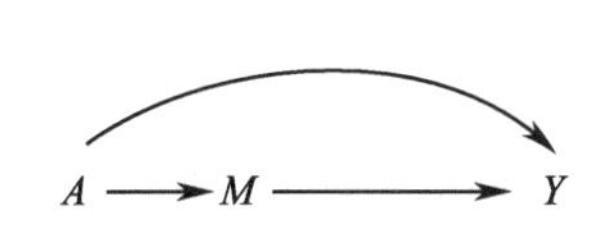

图 27-5　在处理（A）与结局（Y）因果路径上的中介变量（M）示意图

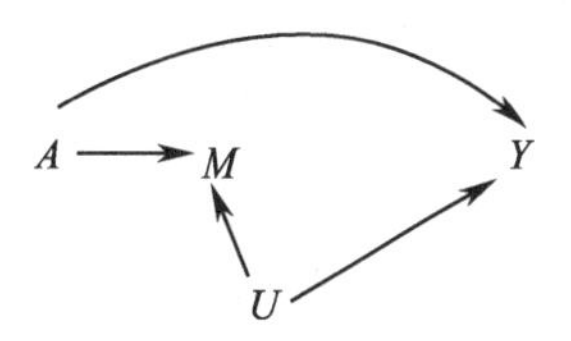

图 27-6　不在处理（A）与结局（Y）因果路径上，但与结局间存在未测混杂因素（U）的中介变量（M）示意图

4. 碰撞节点变量　在因果图中，如果某一变量有两个独立的父母节点，那么在该变量处就形成一个碰撞节点，对碰撞节点处的变量进行调整会使原本独立的父母节点变得相关，有可能引入暴露与结局间的混杂效应，导致因果效应估计偏倚。在因果关系中如图 27-7 所示，其中 U_1 表示变量 L 和结局 Y 之间的未测混杂因素，U_2 表示变量 L 和暴露因素 A 之间的未测混杂因素，L 即为一个碰撞节点变量，同时有 U_1 和 U_2 两个独立的父母节点。对 L 进行调整会使原本独立的 U_1 和 U_2 变得相关，从而在 A 和 Y 间引入混杂效应，导致 $A \rightarrow Y$ 效应估计偏倚。图 27-6 中的中介变量 M 也是一个碰撞节点变量。

5. 工具变量　指对处理或暴露因素水平有因果作用，但与结局变量间，除了通过影响暴露因素间接影响结局变量外，没有其他因果关联的暴露前变量。工具变量必须与暴露和结局的混杂因素无关。在因果关系中如图 27-8（彩图见文末彩插）所示，其中 U 表示暴露因素 A 和结局 Y 之间的混杂因素，Z 即为一个工具变量。如果直接将工具变量纳入统计模型进行调整，会放大 U 的混杂效应。对于工具变量另有其他分析策略，可用来消除混杂效应（见工具变量估计）。

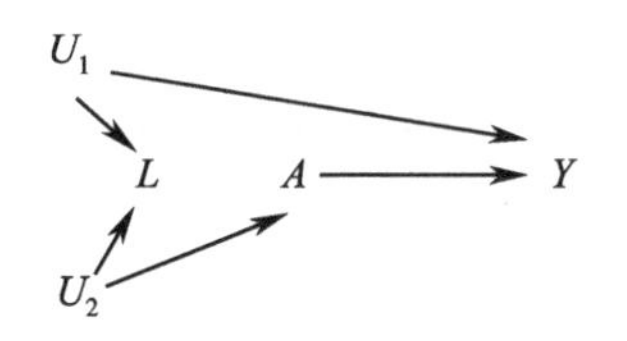

图 27-7　碰撞节点变量（L）示意图

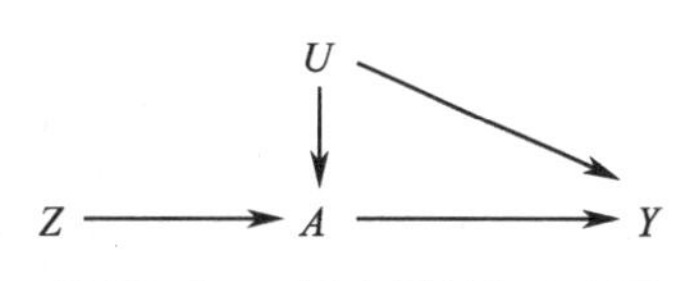

图 27-8　工具变量（Z）示意图

二、描述性分析和非调整分析

对于描述性分析，根据不同的数据类型选择合适的描述统计量及统计图即可，主要包括：连续型变量的取值范围、离散程度和集中趋势指标，分类变量的计数和百分比，以及描述数据分布情况的统计图等。对于真实世界研究，正确有效的描述性统计分析可以发挥较为重要的作用。例如，在疾病登记队列研究中，按暴露因素的不同水平对相关协变量进行分层统计描述可帮助考察其均衡性；而在倾向性评分匹配数据集中，按暴露因素分组汇总统计相关协变量可帮助发现残余不均衡。

单变量或非调整性假设检验，如两样本 t 检验，可用于识别与暴露因素和/或研究结局相关的协变量。对于真实世界研究，通常需要从大量协变量中考虑可能的混杂效应，利用描述性统计分析对受试者的相关特征进行广泛和全面的探索性分析是非常必要的。

三、调整分析

1. 协变量的选择　采用调整协变量类型的因果推断方法时，首先面临协变量选择的问题。协变量的选择方法大致分为两类，一类是基于暴露至结局相关路径构成的因果关系网络，识别出风险因子、混杂因素、中介变量、时变型混杂因素、碰撞节点变量及工具变量，将风险因子和混杂因素作为协变量纳入模型，同时避免纳入中间变量、碰撞节点变量和工具变量。但通常情况下真实的完整网络结构未知。在实际应用中,当部分因果结构已知时,协变量的选择方法可以基于相关专业背景知识,对所有观测到的、可能与结局相关的基线变量,已知的结局相关危险因素,以及治疗或结局的所有直接起因变量,都进行调整。另一类协变量选择方法是基于高维自动变量选择技术的方法,原理是利用反映变量间关联程度的统计技术,从数据中经验地学习变量间的相关关系,筛选出与处理因素和/或结局变量相关的变量作为协变量,主要包括前进法、后退法、机器学习类方法(如 boosting 法,随机森林方法等)和高维变量选择方法(如 LASSO 等)。上述两类方法也可以结合使用,即首先利用专业经验知识,确定一个变量集合,然后使用适宜的经验学习方法,从中筛选出纳入最终分析模型的协变量。这样做的优点是限制了对经验学习的依赖性,在减小混杂效应的同时也减小了过度调整的风险。

2. 传统多变量回归　回归分析方法是调整潜在混杂变量影响、估计处理效应的一种常用策略,一般调整的变量是同时与研究的处理因素和结局指标相关,且不在因果路径上的变量。如果是位于处理至结局因果路上的中间变量,对其进行调整就会屏蔽掉部分的处理效应,导致过度调整偏倚。利用传统多变量回归对潜在混杂和效应修饰因素进行直接调整的方法,在观察性研究中已经有长期、大量的应用,这些方法在真实世界研究中也是同样适用的。使用回归方法需要注意相应的模型假设是否成立。例如,线性回归模型假设结局变量的均数是关于协变量的线性函数,因此,选择线性回归方法前需要先考虑这一假设能否成立。此外是否选择回归模型方法或其他方法,还与数据的特征有关。例如,如果研究的阳性事件数相对于纳入模型的协变量数足够多(如协变量个数的 8 倍或 10 倍以上),且暴露因素非罕见时,传统的 logistic 回归方法就是一个较为合理的选择,可以考虑作为主要分析。而如果数据未呈现出上述特征,则应该选择其他适宜的方法。另外,回归分析方法可能存在外推(extrapolation)风险,即拟合的模型实际上超出了样本数据的取值范围。

在协变量数目较多的情况下,使用逐步回归等自变量选择方法能得到较为精简的模型,但对于选择自变量的方法类型(如基于 P 或基于参数估计值变化程度),以及自变量的纳入排除标准(如 $P=0.05$, 0.10,0.20),可能存在一定的主观性。对于一些真实影响疾病风险但影响程度相对不大的协变量,利用自变量选择方法(如逐步回归)确定的最终模型可能漏掉这些重要协变量。另一个策略是利用汇总的协变量,如倾向性评分(propensity score,PS)或疾病风险评分(disease risk score,DRS)进行回归分析。在结局事件相对较罕见情况下(如少于协变量个数的 8 倍或 10 倍),倾向性评分方法优于传统 logistic 回归方法;但对于罕见暴露和常见结局的情况,传统 logistic 回归方法通常优于倾向性评分方法。

3. 倾向性评分　指的是在一定协变量条件下,一个观察对象接受某种药物干预的可能性。在非随机对照社区干预试验中,用药干预组与对照组某些背景特征分布不同,每个个体是否具有“药物干预”这一特征的概率受其他特征(混杂变量)的影响。倾向性评分定义为:在观察到的协变量(X_i)条件下,研究对象 $i(i=1,2,\cdots,n)$ 被分配到特定用药组($Z_i=1$)而非对照组($Z_i=0$)的条件概率,可以表达为

$$PS=e(x_i)=\Pr(Z_i=1 \mid X_i=x_i) \tag{27-1}$$

假定在给定的一组协变量 $X_i=(x_1,\cdots,x_p)$ 下,分组变量 Z_i 是独立的,那么

$$PS=P(Z_i=z_1,\cdots,Z_n=z_n \mid X_1=x_1,\cdots,X_n=x_n)=\prod_{i=1}^{n} e(x_i)^{z_i}[1-e(x_i)]^{1-z_i} \tag{27-2}$$

这里,倾向性评分 PS 是评价两组间协变量 $X_i=(x_1,\cdots,x_p)$ 均衡性的近似函数。如果从用药组选出研究对象 i,则 $P_i(z_i=1 \mid X_i=x_i)$,再从对照组选出一个研究对象 j,那么 $P_j(z_j=0 \mid X_j=x_j)$;如果 $P_i \approx P_j$,则必然有 $x_i \approx x_j$,若通过匹配等手段,尽量使 $P_i \approx P_j$,则 x_i 和 x_j 会十分接近。由此,倾向性评分 PS 最大限度地概括了协变量向量 X 的作用。因而,可以有效地保持用药组和对照组间协变量的均衡性,使两组间各个特征变量均衡一致。

当 Z_i 均为二分类变量,可以运用 logistic 回归方法,估计出各个研究对象的倾向性评分 PS。然后,采用 PS 匹配法,实现两比较组间的均衡可比。其基本步骤:①首先将包含有倾向性评分 PS_i 的全部观察对象按照某药物处方干预有无划分为两个数据文件,并分别按照倾向性评分 PS_i 的数值大小排序。

②然后依次从用药干预组中选出一个个体，并从对照组中寻找出和该个体的倾向性评分 PS_i 最为接近的全部个体（小于设定的选择标准），再随机从这些选定的对象中抽取一个或 R 个作为对照（1∶1，一个用药对象配一个对照；或 1∶R，一个用药组对象配 R 个对照）；依次抽取，直至符合选择标准的观察对象全部匹配。③最后按照抽取好的样本，分析结果变量在处理变量间的统计学差异，以期在患者群体水平上评价平均疗效（ACE）及不良反应。

倾向性评分匹配的方法很多，包括倾向性评分匹配法（propensity-score matching）、倾向性评分分层法（stratification/subclassification）、逆概率加权方法（iverse probability of treatment weighting，IPTW），以及将倾向性评分作为唯一调整协变量纳入统计模型进行分析。

利用倾向性评分进行因果效应估计时，一定要先判断倾向性评分接近的患者在不同处理组间协变量分布是否均衡。判断方法包括但不限于：按倾向性评分调整后，对各处理组间研究对象的协变量作差异性检验；或者可视化地考察不同处理组间的倾向性评分分布情况。如果不同组间倾向性评分分布的重合性不高，则使用倾向性评分进行调整分析得到的效应估计值存在偏倚风险。对于重合性不好的情况可以考虑补救方案，限制研究对象范围为各组倾向性评分分布的重叠区域。

在可能的条件下，匹配是对倾向性评分较好的一种应用方式，再联合上述限制研究对象范围的方法，可以保证各组间倾向性评分的分布具有较好的重叠性。此外，如果提供匹配后所有研究协变量的组间均衡性的汇总结果，如绘制统计图或计算调整前后各协变量的标准化差（standardized differences，通常要求调整后不超过 20%），并与随机化临床试验的协变量均衡性结果进行比较，这将有助于评价匹配的效果。但是，倾向性评分匹配方法只能对已知的观察到的协变量进行控制，对未知或未观察到的混杂因素的影响，需要借助敏感性分析方法进行评价。需注意，采用匹配设计所得因果效应估计的标准误与未匹配情况有所不同。

纳入倾向性评分模型的协变量应为混杂变量或与结局变量相关的变量，纳入仅与暴露因素有关的协变量会导致估计量的方差增大。传统回归调整方法与倾向性评分匹配方法各有利弊，前者不能保证研究协变量一定均衡，后者可能会导致样本含量减少，因此，进一步的敏感性分析是非常必要的。

4. 疾病风险评分　疾病风险评分（DRS）与倾向性评分作用相似，是一个基于所有协变量的综合指标，定义为假定无暴露和特定协变量条件下，发生结局事件的概率。估计 DRS 的方法可以分为两类，第一类方法利用研究样本的所有观测进行拟合，将暴露因素与协变量作为自变量，研究结局作为因变量，拟合回归模型，然后将各研究样本的协变量取值回代入上述模型，同时将暴露变量取值设置为非暴露，计算所有研究样本的预测值，得到相应的 DRS。对研究样本按照 DRS 分层，使用分层估计方法，可以估计出暴露因素对研究结局的因果效应。第二类估计 DRS 的方法仅利用非暴露组的研究样本（或暴露因素发生前的历史数据，以及没有暴露因素或暴露因素发生率非常低的样本数据）拟合 DRS 模型，然后将所有研究样本的协变量取值回代入 DRS 模型，对所有研究样本计算相应的 DRS 预测值。

对于结局事件常见但暴露因素罕见或者可能存在多重暴露的研究，DRS 方法是一种较好的选择，能够平衡不同组间样本的基线疾病风险。对于暴露因素多水平，且部分水平较罕见的情况，建议选择 DRS 方法而不是 PS 方法。

5. 工具变量　上述传统多元回归方法、倾向性评分方法和疾病风险评分方法控制混杂的局限性在于：只能控制已知已测的混杂因素，对于未知未测的混杂因素则无法调整，而采用工具变量能够控制未知的混杂因素进而估计暴露与结局的因果效应。如果某变量与暴露因素水平相关，并且对结局变量的影响只能通过影响暴露因素实现，同时与暴露和结局的混杂因素不相关，那么该变量可以称为一个工具变量。确定工具变量后，即使存在未知未测的混杂因素，通过分别估计工具变量对暴露和工具变量对结局的影响效果，并将两者对比，也可以估计出暴露对结局的因果效应。利用工具变量估计因果效应的方法，最大难点在于如何找到合适的工具变量。

首先，工具变量必须不与暴露和结局的所有观测或未观测到的混杂因素相关，否则工具变量分析方法会导致因果效应估计偏倚。其次,工具变量对结局不能有直接影响,除非通过暴露与结局的通路作用于结局,否则也可能导致效应估计偏倚。最后,工具变量必须与研究的暴露因素相关,而且相关性越高越好,如果相关性太弱,称为弱工具变量,利用弱工具变量得到的效应估计量在有限样本情况下性能较差,估计值波动较大,且估计值的精确性较差,任何可能的偏倚都会被过度放大。如果能找到满足上述三个条件的变量,就可以作为工具变量来估计暴露对结局的因果效应。实际情况中有时可能难以甚至无法找到满足上述条件的变量,并且,对于如何评价找到的变量是否达到上述条件,尚缺乏严格的统计方法。

工具变量法估计因果效应通常利用二阶段最小二乘估计方法,每个阶段均利用最小二乘原理,第一阶段拟合暴露因素和工具变量的关系,得到暴露因素的预测值;第二阶段用暴露因素预测值对结局变量进行回归预测,回归系数即为效应估计值。利用工具变量估计因果效应时,工具变量对暴露因素的影响效果应满足单调性假设,即对所有个体影响效果的方向是相同的。在单调性假设下,工具变量法估计的因果效应实质上并非研究人群总体中的平均因果效应,而是针对总体中工具变量确实能够对其暴露因素水平产生影响的子人群,因此工具变量法估计出的因果效应又称局部平均处理效应(local average treatment effect,LATE)。如果暴露或处理因素不是二分类变量,对局部平均处理效应的解释会变得较为复杂。

四、缺失数据处理

真实世界研究中缺失数据问题通常难以避免,考虑到数据缺失程度及其对分析结果的可能影响,在进行主要分析前,应该先利用探索性数据分析方法考察数据的缺失机制,然后选择适宜的缺失数据处理方法用于主要分析。

缺失数据按缺失机制可以分为三种情况:完全随机缺失(missing completely at random,MCAR)、随机缺失(missing at random,MAR)和非随机缺失(missing not at random,MNAR)。完全随机缺失指数据缺失的概率与所有已测或未测的协变量及结局变量均无关。如果用 Y 表示结局变量(该变量缺失时表示为 Y_{mis},未缺失表示为 Y_{obs}),用 X 表示暴露因素及相关的基线协变量,用 R 表示缺失指示变量($R=0$ 表示缺失,$R=1$ 表示未缺失),则完全随机缺失机制可表示为:$\Pr[R \mid X,Y_{obs},Y_{mis}]=\Pr[R]$。随机缺失机制指在给定的已测协变量取值和结局变量条件下,数据是否缺失是随机的,与潜在结局无关,即 $\Pr[R \mid X,Y_{obs},Y_{mis}]=\Pr[R \mid X,Y_{obs}]$。而非随机缺失指数据的缺失概率与缺失值本身有关,同时也可能与已测协变量及结局数据有关,这种缺失是不可忽略的。

对于缺失数据,选择正确的方法进行填补是避免偏倚和信息损失的有效手段。如果不进行填补,只分析无缺失数据的观测样本,那么无论何种缺失机制,都会因样本含量减少而降低研究效率。当存在缺失数据的受试者与数据完整的受试者在特征上有所差别时,剔除缺失数据还会导致暴露效应估计偏倚。恰当的填补方法应根据缺失机制和临床问题建立相应的假设来确定。一般来说,对于完全随机缺失的情况,利用样本均数填补或广义估计方程预测值进行填补皆可,也可以只对数据完整的样本进行分析。对于随机缺失,可以构建统计模型,利用协变量取值对 $E[Y \mid X,R=1]$ 进行预测填补。一般建议采用多重填补(multiple imputation)方法,首先选择一种合适的缺失值随机填补模型,如传统回归模型方法、马尔科夫链模拟(markov chain monte carlo,MCMC)方法、全条件定义法(fully conditional specification,FCS)等,进行多次填补和后续常规统计分析,然后得到一个综合的分析结果。此外对于随机缺失机制还可以选择重复测量混合效应模型(mixed model for repeated measures,MMRM)方法进行分析,需注意 MMRM 方法是一种推荐的处理缺失数据的方法,但并不对缺失数据进行填补。最后,对于非随机缺失机制的情况,可利用模式混合模型(pattern mixture models,PMM)方法,分别对缺失数据和非缺失数据构建不同的统计模型,进行分析。

此外,还有几种单一填补方法,包括基线观测结转(baseline observation carried forward,BOCF)、末次观测结转(last observation carried forward,LOCF)、最差观测结转(worst observation carried forward,WOCF)、条件均数填补(conditional mean imputation,CMI)和热平台填补(hot-deck imputation,HI)等。

其中，BOCF 方法使用缺失变量的基线值填补其后所有缺失值，该方法较适用于慢性疼痛类疾病，即受试者的数据缺失可能是由于疼痛等结局指标回到了基线水平，受试者因无效而退出试验，发生失访导致数据缺失。LOCF 方法采用缺失值前一次访视的观测值填补其后所有缺失值，通常所得疗效估计趋向于保守。WOCF 方法用受试者已观测数据中的最坏值去填补缺失，是一种非常保守的方法，通常用于敏感性分析。条件均数填补方法通过建立变量间的回归模型，利用预测值进行填补。热平台填补方法对包含缺失数据的受试者，寻找与该受试者已观测数据最接近，但在该变量处未缺失的另一受试者，利用这一受试者该变量的观测值进行填补。单一值填补方法的优点是原理简单易于操作，缺点是即使在随机缺失条件下也不能保证结果正确有效，并且没有考虑缺失值的变异性，不建议用于主要分析。

五、敏感性分析

上述各种因果推断方法有各自的适用条件和模型假设。例如，倾向性评分匹配方法不需要满足工具变量方法的模型假设，而工具变量方法能够处理倾向性评分方法不适用的、可能存在未测混杂因素的情况。因此，针对因果效应统计分析方法的选择，可以进行敏感性分析。通过采用不同统计模型进行因果推断，对分析结果的稳健性进行评价，如果敏感性过高，需要谨慎考虑哪种统计分析方法的模型假设更为合理。

第四节 实效比较与真实世界研究案例

例 27-1 高血压是当前全球最为常见的慢性病之一，公共卫生负担极大。目前主要的血压控制手段是药物治疗，B 药是最常用的一线降压药物，A 药作为创新的降压药物已在国内得到广泛应用，但目前仍缺乏关于其干预效果的真实世界研究证据。本研究采用前瞻性、多中心、非随机、开放、阳性平行对照的实效比较研究设计，评价 A 药相比 B 药在尽可能接近真实世界环境下治疗原发性高血压门诊患者的效果。

设计要点如下：

-研究对象：年龄≥45 岁的原发性高血压门诊患者。

-干预（比较组）：两种上市的一线降压药，分为试验组（A 药）和对照组（B 药）。

-真实世界环境：按照常规治疗实施，只纳入以 A 药或 B 药为主要治疗的患者。

-主要终点（ECHO 模型）：

- 心血管事件复合终点（composite major cardiovascular and cerebrovascular events，MACCE）（临床疗效）
- 不良反应（安全性）
- 成本-效果（卫生经济）

-前瞻性：是。

-多中心：共有 110 个中心参加本项目。

-样本含量：本研究基于两年复合心脑血管事件发生率确定样本含量。

根据以往研究，预期 B 药的两年复合心脑血管事件总体发生率为 7%，并且假设临床最小有意义差异为 1.5%。在双侧 0.05 检验水准及 80%检验效能下，1∶1 平衡设计，求得每组最小样本含量为 4 087 例，考虑约 20%的脱落剔除率，最终确定两组各为 5 000 例，总样本含量为 10 000 例，每个中心平均约 100 例。

-随机化：非随机，顺序入组，直至各中心、各组满足所需样本含量为止。

-盲法：开放。

-随访期与随访间隔：随访期 24 个月；分别在干预后 1、2、3、6、12、24 个月进行随访。

统计分析：两组间基线资料比较采用常规单因素分析方法。复合心血管终点事件分析，单因素分析采用 log-rank 检验，多因素采用 Cox 回归。倾向性评分匹配法用来验证结果的稳健性。如表 27-2 中所

表 27-2 纳入病例基线信息表

因素	合计	全数据集		匹配后		标准化差异/%
	(n=10 031)	A药(n=5 022)	B药(n=5 009)	A药(n=3 917)	B药(n=3 917)	
男性/[例(%)]	5 067(50.5)	2 558(50.9)	2 509(50.1)	2 025(51.7)	1 998(51.0)	1.38
年龄/岁	64.35±10.70	63.86±10.56	64.84±10.81*	63.90±10.55	64.02±10.65	1.15
BMI/(kg/m^2)	24.61±2.82	24.67±2.82	24.55±2.82*	24.68±2.82	24.62±2.78	2.17
收缩压/mmHg	145.44±17.42	146.16±18.00	144.72±16.79*	144.52±16.90	145.02±17.15	2.94
舒张压/mmHg	84.92±10.68	85.43±10.80	84.41±10.54*	85.03±10.02	85.03±10.03	0.05
心率/(次/min)	73.54±8.31	73.72±8.47	73.36±8.14*	73.47±8.20	73.56±8.07	1.10
吸烟/[例(%)]	2 560(25.5)	1 327(26.4)	1 233(24.6)*	1 008(25.7)	996(25.4)	0.70
卒中/[例(%)]	1 058(10.5)	521(10.4)	537(10.7)	361(9.2)	372(9.5)	0.96
缺血性脑卒中	800(0.8)	402(8.0)	398(8.0)	282(7.2)	276(7.6)	
出血性脑卒中	94(0.9)	48(0.9)	46(0.9)	35(0.9)	30(0.8)	
短暂性脑缺血发作	95(0.9)	47(0.9)	48(1.0)	34(0.9)	32(0.8)	
其他	95(0.9)	35(0.7)	60(1.2)	17(0.4)	45(1.1)	
冠心病/[例(%)]	1 453(14.5)	710(14.1)	743(14.8)	445(11.4)	445(11.4)	0.00
心房颤动/[例(%)]	173(1.7)	78(1.6)	95(1.9)	58(1.5)	47(1.2)	2.44
心力衰竭/[例(%)]	113(1.1)	45(0.9)	68(1.4)*	35(0.9)	32(0.8)	0.83
高脂血症/[例(%)]	866(8.6)	435(8.7)	431(8.6)	307(7.8)	298(7.6)	0.86
周围血管疾病/[例(%)]	49(0.5)	18(0.4)	31(0.6)	16(0.4)	15(0.4)	0.41
糖尿病/[例(%)]	1 480(14.8)	754(15.0)	726(14.5)	553(14.1)	544(13.9)	0.66
联合用药/[例(%)]						
利尿剂	400(4.0)	214(4.3)	186(3.7)	137(3.5)	144(3.7)	0.96
ACEI/ARB	3 652(36.4)	1 930(38.4)	1 722(34.4)*	1 405(35.9)	1 366(34.9)	2.08
β-受体阻滞剂	2 096(20.9)	1 024(20.4)	1 072(21.4)	711(18.2)	711(18.2)	0.00
α-受体阻滞剂	22(0.2)	14(0.3)	8(0.2)	6(0.2)	7(0.2)	0.63
其他	645(6.4)	364(7.3)	281(5.6)*	242(6.2)	240(6.1)	0.21
抗血小板药物	3 363(33.5)	1 646(32.8)	1 717(34.3)	1 179(30.1)	1 179(30.1)	0.00
他汀类	2 543(25.4)	1 217(24.2)	1 326(26.5)*	844(21.5)	844(21.5)	0.00
降糖药	1 232(12.3)	615(12.2)	617(12.3)	461(11.8)	456(11.6)	0.40
患者来源/[例(%)]						1.93
门诊	8 216(81.9)	4 062(80.9)	4 154(82.9)*	3 225(82.3)	3 196(81.6)	
社区医院	1 815(18.1)	960(19.1)	855(17.1)	692(17.7)	721(18.4)	
就诊类型/[例(%)]						0.15
初诊	4 812(48.0)	2 755(54.9)	2 057(41.1)*	1 895(48.4)	1 898(48.5)	
复诊	5 219(52.0)	2 267(45.1)	2 952(58.9)	2 022(51.6)	2 019(51.5)	

* $P<0.05$

有变量均纳入 logistic 回归拟合倾向性评分。倾向性匹配采用非替换的 1∶1 卡钳匹配，卡钳大小设置为 0. 25 倍倾向性评分标准差。匹配效果评价采用标准化差异，标准化差异<3%认为均衡性良好，<10%认为均衡性可接受。匹配后复合终点事件分析采用分层 Cox 回归。不良反应分析，匹配前采用 Pearson χ^2检验，匹配后采用 McNemar 检验。成本效果分析采用马尔科夫模型，效果指标采用质量调整寿命年(quality-adjusted life-year，QALY)，增量成本效果比(incremental cost-effectiveness ratio，ICER)置信区间估计采用 Bootstrap 方法，并绘制成本效果可接受曲线(cost-effectiveness acceptability curve，CEAC)。本研究意愿支付界值设定为 3 倍 2016 年中国人均国内生产总值(GDP)，即 150 000 元人民币。

结果：从 2013 年 3 月到 2014 年 9 月，共有 10 031 例受试者纳入研究，A 药组和 B 药组分别为 5 022 和 5 009 例。表 27-2 为两组间基本信息，A 药组和 B 药组男性比例分别为 50. 9%和 50. 1%，平均年龄分别为(63. 86±10. 56)岁和(64. 84±10. 81)岁。试验期间共发生 482 例 MACCE 事件，其中 A 药组 221 例(4. 4%)，B 药组 261 例(5. 2%)，单因素分析结果见图 27-9(彩图见文末彩插)，多因素分析显示组间无显著差异(调整的 *HR*=0. 88，95%*CI* 为 0. 74~1. 06，*P*=0. 173)。倾向性匹配分析结果与多因素分析结果相近(*HR*=0. 98，95%*CI* 为 0. 79~1. 22，*P*=0. 867)。安全性分析显示 A 药组相比 B 药组整体不良反应发生率(4. 9%与 6. 9%，*P*<0. 001)及下肢水肿发生率(0. 8%与 2. 6%，*P*<0. 001)更低。倾向性匹配分析结果一致(4. 9%与 6. 2%，*P*<0. 001；0. 9%与 2. 5%，*P*<0. 001)。成本效果分析结果显示在 15 000 元意愿支付界值下，A 药组 100%具有成本效果，且相比 B 药质量调整寿命年(QALYs)增加 0. 004 11，每人节省花费 2 727 元。

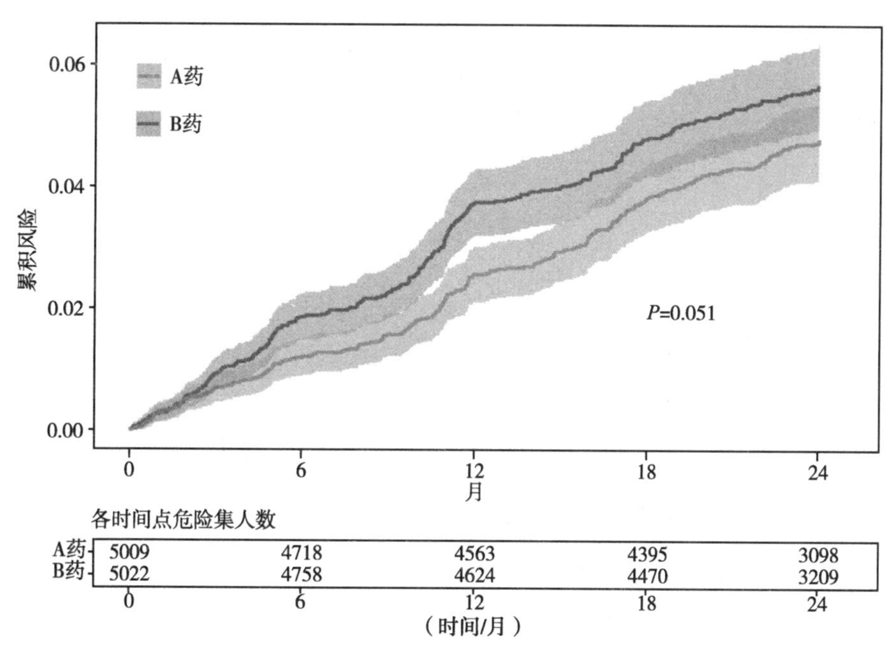

图 27-9　复合心血管事件单因素分析结果

结论：本研究是一项实用临床试验的实效比较研究，采用 ECHO 模型评价 A 药在真实世界环境下的干预效果。与 B 药相比，A 药在复合心血管事件发生率方面与其相近，但是不良反应发生率更低，且更具成本效果。

例 27-2　山东胶南慢性病综合防治干预项目，实施期为 2012 年 1 月 1 日至 2015 年 12 月 31 日。其中，针对 2 型糖尿病的综合干预，基线测量包括个人基本信息、临床和实验室检查等；干预过程信息为生活方式和药物干预的动态变化及历次随访信息(一年四次随访，随访项目包括空腹血糖、血压、吸烟、饮酒、体育锻炼情况、二甲双胍等降糖药物的使用以及药物依从性评估)；结局信息为空腹血糖控制效果。在 2 型糖尿病管理队列中，共纳入 500 个行政村(社区单位)的 15 348 例 2 型糖尿病患者；按照既定的标准，筛选出 8 499 例患者作为研究对象，4 年间总随访次数达 38 557 次。试基于该糖尿病管理队列，设计真实世界社区干预试验，以评价二甲双胍在社区 2 型糖尿病控制中的效果。

设计与分析：其基本的思路是，根据针对研究人群的实施干预措施后的随访队列数据，首先采用倾向性评分等观察性因果推断方法，模拟随机对照试验或配对试验，以控制混杂因素；并通过传统统计方法（如协方差分析、混合效应线性模型等），评价平均处理效应（ATE），即评价受试人群在平均水平上能否从干预中获益。

1. 模拟随机对照试验设计 基于上述 2 型糖尿病管理队列每月一次的随访信息（自 2012 年 1 月至 2015 年 12 月间共 48 个月），设计针对不同降糖处方的模拟随机对照试验，以进行药物干预效果评价。

（1）纳入和排除标准：①当月新纳入的糖尿病病例（保证每个对象仅纳入一次）；②持续干预至少 6 个月（其间未用药，或用药并且未更换药物和用法）；③在干预期满后半年内有至少一次的空腹血糖测量记录。重复该纳入标准至 48 个月中的每个月，在其中 32 个月中挑选出了合格的受试对象（其他 12 个月无合格的受试对象），即构造了 32 次“试验”（32 个“试验单位”），共纳入 3 117 名 2 型糖尿病受试对象；其中，二甲双胍用药例数 1 624 例，非用药例数 1 493。两组的结局指标均为干预期满后半年内首次空腹血糖测量值（表 27-3）。

表 27-3 基于社区 2 型糖尿病管理队列的二甲双胍用药及对照“试验单位”遴选

试验单位编号	试验单位生成时间	二甲双胍用药人数	非用药人数
1	2013-03	1	2
2	2013-04	6	6
3	2013-05	3	1
4	2013-06	1	6
5	2013-07	6	7
6	2013-08	1	4
7	2013-09	2	2
8	2013-10	1	2
9	2013-11	3	2
10	2014-01	1	2
11	2014-03	4	8
12	2014-04	6	9
13	2014-05	3	4
14	2014-06	5	8
15	2014-07	10	13
16	2014-09	1	7
17	2014-10	4	8
18	2014-11	6	4
19	2014-12	8	4
20	2015-01	514	512
21	2015-02	217	136
22	2015-03	200	172
23	2015-04	39	50

续表

试验单位编号	试验单位生成时间	二甲双胍用药人数	非用药人数
24	2015-05	190	108
25	2015-06	148	135
26	2015-07	91	117
27	2015-08	49	37
28	2015-09	45	54
29	2015-10	27	39
30	2015-11	18	14
31	2015-12	12	7
32	2016-01	2	13
合计		1 624	1 493

（2）倾向性评分匹配法（PSM）：通过 logistic 回归模型，以糖尿病相关混杂因素为协变量，计算每个受试对象的倾向性评分，随后在基线空腹血糖精确匹配的基础上，采用最近邻匹配按 1∶1 的比例为处理组的每个受试对象匹配对照组中的一名对照，构造匹配后的处理组和对照组，从而平衡两组间的基线差异，达到拟随机化的目的。最终，二甲双胍组和对照组各纳入 832 例（表 27-4）。

表 27-4　倾向性评分匹配前、后二甲双胍用药组和非用药对照组间的基线特征比较#

潜在混杂变量	倾向性评分匹配前		倾向性评分匹配后	
	二甲双胍组（n=1 624）	对照组（n=1 503）	二甲双胍组（n=832）	对照组（n=832）
年龄/岁	64.48（10.84）	66.14（12.00）**	64.83（10.96）	64.22（11.94）
女性	1 108（68.23）	848（56.42）**	540（64.90）	520（62.50）
受教育程度				
文盲	467（28.76）	397（26.41）	237（28.49）	217（26.08）
小学及中学	1 000（61.58）	928（61.74）	515（61.90）	523（62.86）
大学以上	91（5.60）	117（7.78）	49（5.89）	56（6.73）
BMI/（kg/cm^2）	24.71（4.56）	24.80（6.84）	24.60（3.28）	24.70（3.22）
腰围/cm	86.47（10.75）	83.66（11.20）**	85.76（10.13）	85.36（9.84）
空腹血糖/（mmol/L）	8.91（2.20）	8.04（1.60）**	8.01（1.21）	8.01（1.21）
收缩压/mmHg	141.06（15.37）	140.48（14.93）	140.01（14.51）	139.63（15.07）
甘油三酯/（mmol/L）	1.88（1.70）	1.54（1.43）**	1.67（1.15）	1.56（1.23）
HDL-C/（mmol/L）	1.79（3.39）	1.81（2.62）	1.81（3.77）	1.84（2.32）
吸烟	243（14.96）	279（18.56）*	138（16.59）	152（18.27）
体力活动	956（58.87）	921（61.28）	509（61.18）	479（57.57）
心血管病	331（20.38）	206（13.71）**	154（18.51）	128（15.38）

括弧前定量指标表示均数、定性指标表示例数；括弧内定量指标表示标准差、定性指标表示百分数

* P<0.05；** P<0.01

由表 27-4 可见，倾向性评分匹配前，二甲双胍组与对照组间的年龄、性别、受教育程度、血糖、血压、血脂等指标多数具有统计学差异；经倾向性评分匹配后，上述指标在二甲双胍组与对照组间均无统计学差异，表明拟随机化效果较佳。

2. 平均处理效应的评价　在上述模拟随机对照试验的基础上，采用协方差分析进一步调整匹配变量（控制因匹配而导致的选择偏倚），比较二甲双胍组和对照组干预前后血糖差值（干预后血糖-基线血糖）的组间差异，以及血糖控制达标率（空腹血糖<7mmol/L）的差异。以此评价在真实世界社区干预试验背景下，二甲双胍控制血糖的平均处理效应。表27-5是真实世界下二甲双胍社区干预的平均处理效应估计。

表27-5　真实世界下二甲双胍社区干预的平均处理效应估计

结局指标	二甲双胍组	对照组	差值（95%*CI*）	显著性检验 *P*
样本含量/例	832	832	—	—
基线血糖/（mmol/L）	8.01（1.21）	8.01（1.21）	0	1.000
干预后血糖/（mmol/L）	7.52（1.49）	7.55（1.39）	−0.04（−0.10，0.18）	0.544
前后差值/（mmol/L）	−0.50（1.41）	−0.46（1.20）	−0.04（−0.09，0.16）	0.544
血糖控制率/%	278（33.41）	220（26.44）	6.97（2.58，11.36）	0.002

由此可见，二甲双胍组相较对照组，平均血糖水平下降值相差−0.04mmol/L（95%*CI*：−0.09～0.16），二甲双胍干预无效（*P*=0.544）；采用血糖控制率作为评价指标时，二甲双胍组较对照组血糖控制率升高6.97%，95%*CI*：2.58～11.36），收益具有统计学意义（*P*=0.002）。

Summary

Comparative effectiveness research（CER）is a method that evaluates the effectiveness of different interventions and strategies to prevent，diagnose，treat and monitor health conditions by the ECHO model at both population and individuals in "real world" settings. Real-world research（RWR），covered by CER，specially for the clinical population，focuses on the clinical evidence derived from analysis of real-world data. Apragmatic clinical trial may be most suitable and reliable to conduct CER. "Developing an Observational CER Protocol：A User's Guide（2013）" is strongly recommended to conduct both observational CER and RWR.

练　习　题

简答题

1. CER有哪些主要特征？
2. 开展CER的意义何在？
3. 简述CER与RWR的区别与联系。
4. 倾向性评分方法的主要思想是什么？

ER 27-1　第二十七章二维码资源

（陈平雁　薛付忠）

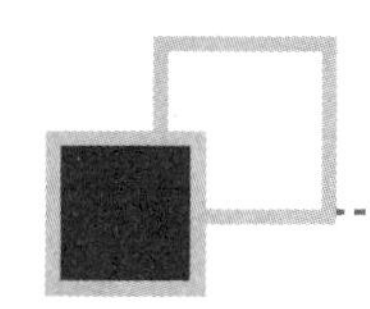

第二十八章　健康医疗大数据简介

信息技术与经济社会的交汇融合引发了数据迅猛增长，数据已成为国家基础性战略资源，大数据正日益对全球生产、流通、分配、消费活动，以及经济运行机制、社会生活方式和国家治理能力产生重要影响。我国互联网、移动互联网用户规模居全球第一，运用大数据推动经济发展、完善社会治理、提升政府服务和监管能力正成为趋势。《国务院办公厅关于促进和规范健康医疗大数据应用发展的指导意见》将健康医疗大数据正式纳入国家发展战略。本章主要介绍健康医疗大数据的相关概念和主要分析方法，并以实例介绍大数据分析中的关联性分析、分类诊断和预报预测。

第一节　基 本 概 念

大数据（big data）的概念，有多种不同的说法。根据国务院《促进大数据发展行动纲要》，大数据首先是数据，即大数据是一种以容量大、类型多、存取速度快、应用价值高为主要特征的数据集合。二是数据的采集、存储和关联分析方法，即对数量巨大、来源分散、格式多样的数据进行重组和二次利用。三是通过大数据分析发现新知识、创造新价值、提升新能力，建立的新一代信息技术和服务业态。

一、健康医疗大数据的分类

健康医疗大数据可以分为以下五大类。

1. 健康医疗服务提供给方数据　指的是来自各级各类医疗卫生机构运营过程中产生的数据。以医院信息系统（HIS）为例，主要包括门诊挂号子系统、门诊收费子系统、住院信息管理系统、药库管理子系统、药房管理子系统、病案信息管理系统、财务监管子系统、医疗保险（社保）子系统等。

2. 服务对象（患者）数据　指的是服务对象的标识及人口学特征及社会、经济环境和健康危险因素，同时包括：

（1）人口普查、出生、死亡登记数据。

（2）健康体检、健康管理及可穿戴设备收集的生命体征监测数据。

（3）网络行为数据，例如网络挂号、远程医疗、网络购药、健康咨询、医患病友交流等。

（4）传染病报告、慢性病监测、重大疾病（如恶性肿瘤、心血管疾病）及营养调查、国家卫生服务调查等。

3. 实体医院（公共卫生机构）的服务数据　涵盖服务对象“从生到死”在公共卫生机构和医疗机构接受所有服务过程中产生的数据，包括计划生育服务、孕产妇保健、计划免疫、儿童保健、门（急）诊及住院的医疗记录等。医疗记录包括诊断、体格检查、实验室检查、影像检查、基因测序、用药、手术与操作、诊疗路径记录等。各类数据增长快速，特别是新兴检测数据，如基因检测数据。

4. 研发数据　主要来自国家重大医学研究项目、各级医学科研机构、医药和医疗器械研发企业、研发外包公司等机构在研发过程中产生的数据，例如国内外学术期刊、研究报告、国家大规模人群队列研究、重大疾病专病队列研究、新药（医疗器械）临床试验记录等。

5. 医疗费用支付及医保数据　即一切与付费方相关的审核/报销记录，主要包括患者支付记录、报销记录、医药流通记录等。

二、健康医疗大数据的特征

1. 数据规模大 4G 时代，我们用 TB、GB 等作为数据计量单位；5G 时代就是 PB 和 EB。1PB 等于 1 024TB，而 1EB 等于 1 024PB。数据的增长速度越来越快，目前世界领先的互联网公司大数据量可达到上千 PB，传统行业龙头型企业数据量达到 PB 级，个人产生的数据量达到 TB 级。据 2018 年第二季度的统计，按手机卡数量计算，全球手机用户数量达到 78 亿人次。健康医疗方面，一个人的全基因组数据分析大约 500M～100G，一个中等医院放射科每天产生的影像数据约为 15G，每年约 5TB。

2. 数据类型多 包括结构化数据和非结构化数据（前者占 10%左右，后者占 90%左右）种类繁多，例如邮件、图片、音频、视频、微信、微博、位置信息、链接信息、手机呼叫信息、网络日志等。

3. 处理速度快 在 Web2.0 应用领域，1 分钟内新浪可以产生 2 万条微博、淘宝可以产生 6 万件商品信息、百度可以产生 90 万次搜索查询。随着 5G、物联网和人工智能技术的迅速发展，远程病理诊断、远程医学影像诊断、远程监护、远程会诊、远程手术几乎可以做到完全同步。

4. 价值密度低 很多有价值的信息都是分散在海量数据中。以医疗数据为例，不同医疗机构产生的大量的医疗记录包括许多事务性记录，以及重复、相互矛盾甚至有歧义的描述，需要通过鉴别和提取有用的信息。

第二节 健康医疗大数据的关联性分析

在健康医疗大数据领域，很多现象之间都可能存在关联现象。如某种疾病可能同时呈现不同的症状，而这些症状之间存在相互关联。在大数据的数据挖掘中常用的一类方法就是数据的关联分析，数据的关联分析就是通过目标数据的特征，寻找数据与数据之间的内在关系，并对这种数据关系作出分析。常用的关联分析方法有典型相关分析、复杂网络分析、关联规则分析等，本节主要介绍关联规则及其应用。

一、基本原理

1. 关联规则的定义 关联规则是数据挖掘（data mining）中的一种重要方法。1993 年，R.Agrawal 等人为解决超市购物篮问题提出关联规则。通常所说的关联规则一般是指从海量数据库中找出有价值的数据项之间的相关关系，反映了一个事物与其他事物之间的相互依存性和关联性。

给定项目集（item set）$I=\{i_1,i_2,\cdots,i_m\}$与事务集（affair set）$D=\{T_1,T_2,\cdots,T_m\}$，其中每个 $T_k(k=1,2,\cdots,m)$均为 I 的子集，即$\mathbf{T}_k\subseteq\mathbf{I}$。$D$ 为事务数据库（affairs database）。

（1）支持度（support）：支持度是指在所有事务集合 D 中，其中某个子集 X 和另一个子集 Y 同时出现的概率。关联规则是一个逻辑蕴含式（implication）$X\Rightarrow Y$（其中 $X,Y\in D,X\cap Y=\varnothing$）。$X$、$Y$ 分别为规则前项、规则后项。支持度可表示为 $\mathrm{Supp}(X\Rightarrow Y)$。

（2）置信度（confidence）：置信度是指在所有事务集合 D 中，某个子集合 Y 在另一子集合 X 已发生的情况下发生的概率。它表示了关联规则的强度。置信度可表示为

$$\mathrm{Conf}(X\Rightarrow Y)=\frac{\mathrm{Supp}(X\Rightarrow Y)}{\mathrm{Supp}(X)}$$

要判断一个关联规则在相关实例中是否有价值体现，其中很重要的一点是看它的置信度是否大于或等于原先指定的最小置信度，另外还要看它的支持度是否大于或等于原先指定的最小支持度，只有这两个度都大于最小指定阈值，此关联规则才有效。

（3）提升度(lift)：在判断关联规则“好”与“差”时，只看关联规则中的支持度和置信度是不够的。即使支持度和置信度都满足原先指定的相关条件，但如果没有实际意义，那也不是一个好的关联规则。所以我们还要考虑关联规则的提升度，关联规则的提升度为置信度与规则后项支持度的比值，即

$$\frac{\mathrm{Conf}(X \Rightarrow Y)}{\mathrm{Supp}(Y)} = \frac{\mathrm{Supp}(X \Rightarrow Y)}{\mathrm{Supp}(X) \cdot \mathrm{Supp}(Y)}$$

记为 $\mathrm{Lift}(X \Rightarrow Y)$。提升度用来度量 $(X \Rightarrow Y)$ 规则是否可用，反映 X 出现对 Y 出现的影响程度。当 $\mathrm{Lift}(X \Rightarrow Y)=1$ 时，表示该关联规则反映的是一种普遍现象，研究价值不大；当 $\mathrm{Lift}(X \Rightarrow Y)>1$ 时，表示该关联规则为正关联，即后项在满足规则前项事务中的发生比例是全部事务中后项发生比例的倍数，反映两者互为共生；当 $\mathrm{Lift}(X \Rightarrow Y)<1$ 时，表示该关联规则为负关联，反映两者相互排斥。因此，当且仅当 $\mathrm{Lift}(X \Rightarrow Y)>1$ 时，我们称该规则有意义。

2. 关联规则挖掘的过程 关联规则挖掘过程主要按两步进行。

（1）高频项目集的产生：高频项目集是指该项目集出现的频率，即支持度大于或等于原先指定的最小支持度。这一步所要完成的任务就是从全部子集合中找出所有高频项目集。

（2）关联规则的产生：在前面产生的所有高频项目集中，按照置信度公式计算，选出所有满足指定的最小置信度的规则，即关联规则。

3. 关联规则的相关算法 关联规则的挖掘主要分为两个过程完成，其中最关键的一步就是找出所有的高频项目集。常见的有三种不同的算法。

（1）Apriori 算法：Apriori 是一种比较典型的布尔关联规则高频项目集的挖掘算法。该算法的基本思想是，首先，从原始所有事务记录中，计算出每一个数据项出现的频率，根据原先设定的最小支持度，对数据库进行全面扫描，筛选出频率大于或等于最小支持度的所有一维项目集，并产生出二维的候选项目集。其次，根据上一步所产生的候选项目集，再对数据库进行全面扫描，筛选出频率大于或等于最小支持度的所有二维项目集，并产生出三维候选项目集，依次类推，完成所有维数的高频项目集的挖掘。Apriori 算法的优点是简单、容易。缺点是每次产生候选集时，都要对数据库进行一次全面扫描，需花费较多的时间。

（2）FP-Tree 算法：由于 Apriori 算法在每次产生候选项目集时都需要对数据库进行一次完全扫描，耗时较长。所以在 2000 年的时候又提出了另一种算法：FP-Tree 算法。FP-Tree 算法是 Apriori 算法的优化处理，它是发现频繁模式而不产生候选集，解决了 Apriori 算法在过程中会产生大量的候选集的问题。该算法把数据库直接压缩成一个 FP-tree（频繁模式树），该算法总共只需对数据库进行 2 次扫描就可生成关联规则。产生一维频繁项集时需对数据库进行一次扫描，第二次扫描是在一维频繁项集的基础上筛选掉数据库中的非频繁项，此时 FP-Tree 已生成。该算法比 Apriori 算法性能提高了很多。

（3）基于划分的算法：该算法是把数据库分成若干个互不相交的块，在每个块中产生出各自所有的频繁项集，每个块可以由独立的处理器完成，所有块的频繁项集可以并行产生。当每个块中频繁项集全部产生出来后，再把每个块产生的频繁项集进行合并。合并后再重新分块，再在每个新块中产生所有频繁项集，依次类推，最后即可产生所有的频繁项集。

二、应用实例

例 28-1 某研究团队自 2016 年基于健康体检机构多中心针对固定功能单位人群构建双向性研究队列，收集资料包括调查问卷、体格检查、血液指标等，基线约 27 万人，排除信息不全、基线患有其他疾病、5 年内少于两次体检者，满足条件的研究对象有 11.9 万人。为分析基线空腹血糖水平与 5 年后发展为代谢综合征组分异常的关联性，本例针对按照 3%随机抽取的 3 486 例成年人数据，采用关联规则数

据挖掘方法,研究基线空腹血糖水平与5年后代谢综合征各组分异常情况的规律性。

1. **分析思路** 分别以基线空腹血糖(FPG)水平为关联规则的前项,按基线的空腹水平,将研究对象分为三组:"空腹血糖正常组"(FPG<6.1mmol/L)、"空腹血糖受损组"(6.1mmol/L≤FPG<7.0mmol/L)、"空腹血糖升高组"(FPG≥7.0mmol/L)。5年后代谢综合征各组分异常情况为关联规则的后项,以设置的置信度、支持度及提升度作为强关联规则的判断指标。关联规则算法采用的是Apriori算法。

运用R软件arules包编程并调整参数,生成基线空腹血糖水平与5年后代谢综合征各组分异常情况的强关联规则。

2. **分析结果** 采用关联规则,研究不同基线时空腹血糖正常、受损、升高者在观察终点时各代谢组分的变化情况。在限定支持度>1的条件下,将规则按照置信度降序排列,产生前10条规则(表28-1)。其中,由血糖受损发展为组分异常的规则有3条。以第1条为例,由血糖受损发展到高血糖的支持度、置信度、提升度分别为0.007、0.356和8.932,即基线血糖受损的个体到5年后发展为高血糖的风险为35.6%,并且在全人群中有0.7%的人出现该规则,相比于全人群而言,血糖受损的个体其5年高血糖的发生风险提升了8.932倍。以此类推,可以对其他规则进行解释。

表28-1 基线三分类血糖水平到发展为组分异常的关联规则

规则	左侧项集		右侧项集	支持度	置信度	提升度
1	{血糖正常}	=>	{无组分异常}	0.579	0.597	1.025
2	{血糖升高}	=>	{高血糖}	0.004	0.424	10.639
3	{血糖受损}	=>	{高血糖}	0.007	0.356	8.932
4	{血糖受损}	=>	{高血糖,肥胖}	0.004	0.178	11.938
5	{血糖升高}	=>	{高血糖,肥胖}	0.001	0.152	10.157
6	{血糖正常}	=>	{肥胖}	0.118	0.122	1.026
7	{血糖受损}	=>	{高血糖,肥胖,血压升高}	0.002	0.096	11.938
8	{血糖正常}	=>	{血压升高}	0.053	0.055	1.026
9	{血糖正常}	=>	{高密度脂蛋白降低}	0.042	0.043	1.024
10	{血糖正常}	=>	{脂代谢异常}	0.023	0.024	1.031

第三节 健康医疗大数据的分类诊断

将健康医疗信息资料整理成结构化数据后,构建是否患病、疾病不同严重程度或者不同疾病种类的量化统计模型,然后将建模人群或未知人群采集的相应指标资料,代入相同模型后可实现疾病的分类诊断。有很多常规的统计方法如判别分析和logistic回归分析可以实现疾病的分类诊断;对于某些健康医疗大数据如高维大数据,通常不满足这些常规统计方法的基本条件,且分类诊断的准确性也达不到临床实际要求,故可采用数据挖掘方法中的支持向量机、决策树、随机森林、最近邻分类和神经网络等方法;也可以采用深度学习方法中的卷积神经网络、深度信念网络等方法。一方面可以很好地解决高维大数据的分类诊断,另一方面可以提升灵敏度、特异性和准确性等指标。本节以同一实例介绍支持向量机和卷积神经网络两种方法。

一、基本原理

1. **支持向量机** 以下介绍支持向量机的基本原理公式。

支持向量机可分为线性完全可分、线性非完全可分及非线性可分情况的分类算法。以二分类数据为例，训练样本集设为(X_i, Y_j)，$i=1,2,\cdots,l$，$Y\in\{\pm1\}$，超平面为$(w\cdot X)+b=0$。为了能对所有样本进行正确分类并且要具备分类间隔，要求它满足如下约束条件：$Y_i[(w\cdot X_i)+b]\geqslant1$，$i=1,2,\cdots,i$，则计算出的分类间隔为$2/\|w\|$。所以，构造最优超平面的问题就转化为在约束式下计算，即

$$\min\varphi(w)=\frac{1}{2}\|w\|^2=\frac{1}{2}(w'\cdot w) \tag{28-1}$$

最优分类函数为

$$f(X)=\operatorname{sgn}[(w^*\cdot X)+b^*]=\operatorname{sgn}\left[\sum_{j=1}^{l}\alpha_j^*Y_j(X_j\cdot X_i)+b^*\right],\quad X\in R^n \tag{28-2}$$

对于线性不可分的情况，支持向量机应用了核函数的技巧，即通过核函数将数据映射到高维特征空间，使得线性不可分变成可分的情况。

将X作从输入空间R^n到特征空间H的变换ϕ，得到

$$X\rightarrow\varphi(X)=[\varphi_1(X),\varphi_2(X),\cdots,\varphi_l(X)]^T \tag{28-3}$$

以特征向量$\varphi(X)$替代输入向量X，则得到最优分类函数为

$$f(X)=\operatorname{sgn}[w\cdot\varphi(X)+b]=\operatorname{sgn}\left[\sum_{i=1}^{l}a_iy_i\varphi(X_i)\cdot\varphi(X)+b\right] \tag{28-4}$$

核函数的引入可以简化计算，避免在复杂的特征空间中直接进行内积计算和设计分类器，因此，核函数的选取十分重要。常用的核函数有线性核、多项式核、高斯核、拉普拉斯核、Sigmoid 核等。

2. 卷积神经网络　卷积神经网络(convolutional neural network，CNN)由 Lecun 等提出，主要用于图像处理、图像识别领域，如大规模图像识别深度学习网络 GoogLeNet 和 Adam。其基本思想源于对猫视觉神经的研究。它是一个多层的前馈神经网络，每层由多个二维平面组成，而每个平面由多个独立神经元组成。传统的神经网络层与层之间神经元采取全连接方式，而卷积神经网络采用稀疏连接方式，即每个特征图上的神经元只连接上一层的一个小区域的神经元。

CNN 是一种有监督学习的深度学习模型，包含卷积层和下采样(pooling)层两种特殊的结构层，通过结合局部感受野、权值共享、时间或空间亚采样技术实现对输入数据的位移变化、尺度变化、形态变化的不变性。

CNN 的隐藏层是特征提取的核心，低隐含层由卷积层和最大池化采样层交替组成，高层通常是全连接层作为分类器使用。在卷积层，每个神经元的输入与前一层的局部感受野相连，并提取该局部的特征。卷积层的形式为

$$X_j^l=f\left(\sum_{i\in M_j}X_j^{l-1}\cdot k_{ij}^l+b_j^l\right)$$

其中I代表层数，M_j代表输入层的感受野，b代表偏置。

在下采样层，输入的特征图经过池化后其个数不变，输出特征图大小为原图一半，见图 28-1。下采样层的形式为

$$X_j^l=f[\beta_j^lp(X_j^{(l-1)})+b_j^l]$$

其中$p(\cdot)$为下采样函数，β为权重系数，b为偏置系数。

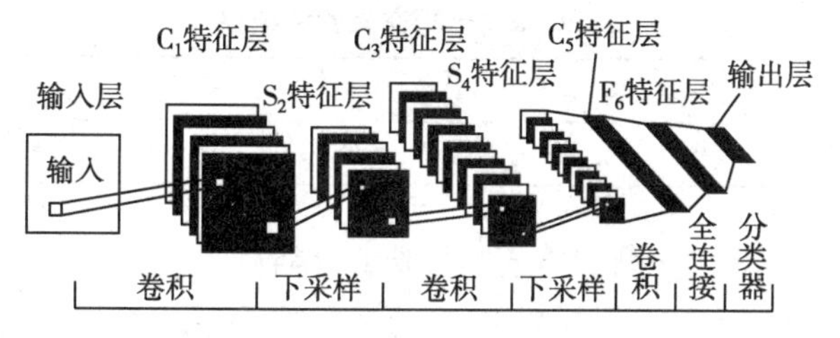

图 28-1　卷积神经网络模型

CNN 方法其关键思想在于多层堆叠、区域连接、权值共享和池化。模型由多个 stage 堆叠而成,它包含一个卷积层和一个 pooling 层。卷积层能捕捉图片中的区域性连接特征,且应用了权值共享原理(即同一个特征图,卷积核是一样的),使得模型要训练的参数个数大大减少,从而降低了网络的复杂性。Pooling 层将相邻的多个节点合并为一个,从而合并相似特征,进一步减小训练的数据量。将它们堆叠在一起,在模型末端加入多个全连接层和分类器便构成了 CNN。最后用有监督方式对 CNN 整体进行训练,首先向前传播,即输入 X 经过卷积神经网络后变为输出 O,再将 O 与标签进行比较,按照后向传播的方式,将所得误差传播到每个节点,根据权值更新公式,更新相应的卷积核权值。经过多层的重复运算,可以达到理想的分类效果。

二、应用实例

例 28-2 为了区分不同肺癌亚型以便有针对性地采取不同的治疗方案,某研究团队在多家医院放射科按照统一的纳排标准,共纳入 52 例肺癌,其中腺癌 26 例、鳞癌 26 例。以图像为单位,共收集 PET/CT 融合图像 299 张,其中腺癌 125 张、鳞癌 174 张。对每一张图像的大小进行归一化处理(32×32 像素),构建图像数据库。采用图像纹理分析技术提取包括灰度共生矩阵、灰度邻域差分矩、灰度直方图在内的 NSDTCT(非下采样双树复轮廓波变换)纹理特征,每张图片共提取 2 208 个纹理特征参数。提取的 2 208 个纹理参数、年龄、性别共同构成图像特征数据库。

(1) 请根据图像特征数据库,采用支持向量机的方法对图片进行肺癌亚型的分类诊断模型。

(2) 请基于图像数据库,采用卷积神经网络的方法对图片进行肺癌亚型的分类诊断模型。

1. 分析思路

(1) 采用图像纹理分析技术提取图像特征,每张图片共提取 2 208 个特征参数。这 2 208 个纹理参数、年龄、性别共同构成图像特征数据库(label 表示标签,0 代表腺癌,1 代表鳞癌)。根据该数据库,采用支持向量机的方法对图片进行分类诊断。

(2) 将图像特征数据集划分为训练集和测试集,数据集见本章二维码。将 2 208 个纹理参数、年龄和性别作为自变量;将肺癌亚型标签作为因变量,采用高斯核函数和十折交叉验证的方法建立支持向量机模型。将建立好的模型应用于测试集上,对模型的效果进行验证。

(3) 针对 299 张图像资料(label 文件中 0 代表腺癌,1 代表鳞癌),采用卷积神经网络方法对图片进行分类时,将 299 张图片作为卷积神经网络的输入。图像大小为 32×32 像素,且是灰度图像,模型输入为 32×32×1。对图像进行二分类,模型的输出为 2。对模型中间的卷积层和池化层进行设置,从而确定网络结构。对模型的训练参数进行设置,主要包括学习率、迭代次数等。将图像数据划分为训练集和测试集,在训练集上构建深度卷积神经网络,并在测试集上进行验证。

2. 分析结果

(1) 支持向量机结果:299 张图片中随机选取 80%的图片作为训练集构建支持向量机模型,剩下的 20%作为测试集,对模型进行验证。对训练数据建立支持向量机分类模型,采用内部验证十折交叉验证的方法对模型在训练集上的效果进行评估,平均准确率为 73. 22,具体结果如表 28-2 所示。

表 28-2 十折交叉验证结果

次数	1 次	2 次	3 次	4 次	5 次	6 次	7 次	8 次	9 次	10 次	平均
准确率(%)	69. 57	91. 67	87. 50	58. 33	66. 67	58. 33	75. 00	75. 00	75. 00	75. 00	73. 22

将训练好的模型应用在外部数据测试集上进行验证,得到如下结果:在共有 60 张图片中,其中腺癌有 19 张图片分类正确、鳞癌有 31 张图片分类正确;腺癌有 3 张图片被错误分类为鳞癌、鳞癌有 7 张图片被错误分类为良性。因此,测试集的分类准确率为 83. 33%。

（2）卷积神经网络结果：299张图片中随机选取80%的图片作为训练集构建卷积神经网络，剩下的20%作为测试集，对模型进行验证。得到如下结果：图28-2（彩图见文末彩插）为模型的训练过程图，共有1 000次迭代，共花费时间1分6秒，上半部分表示准确率随迭代次数变化的趋势，下半部分表示loss函数随迭代次数变化的情况。

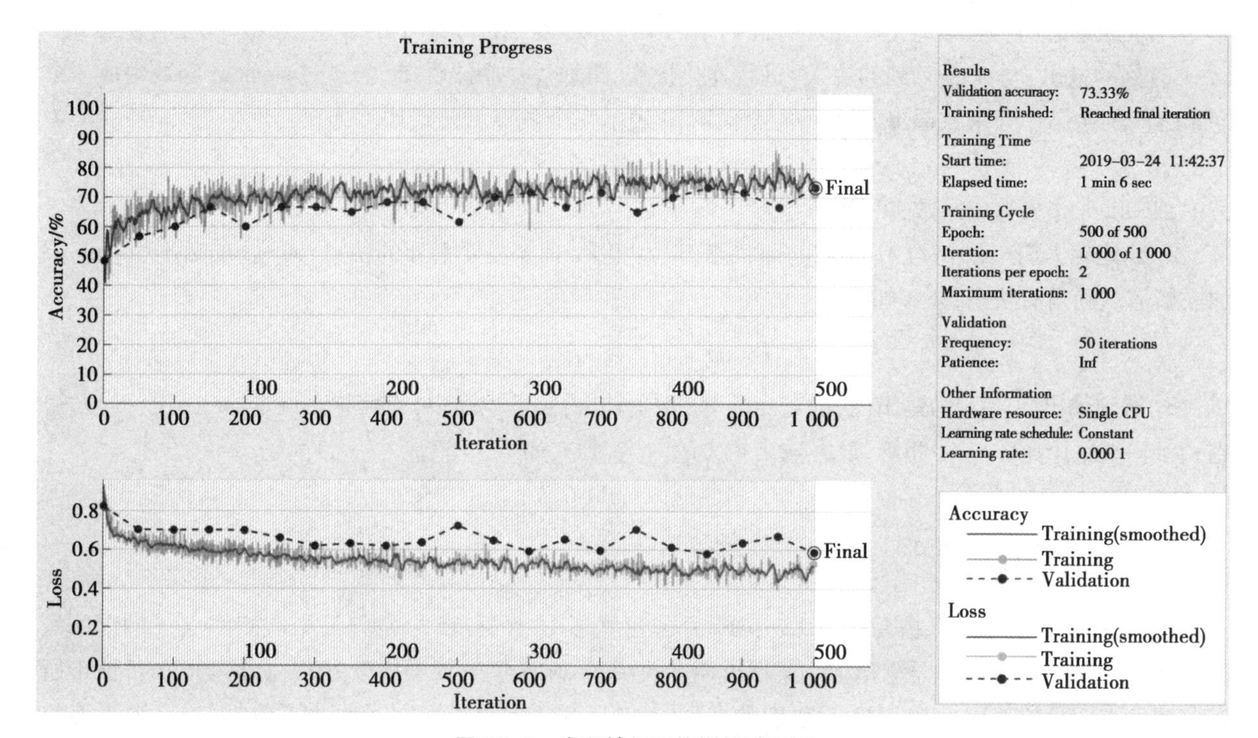

图28-2　卷积神经网络训练过程图

当采用卷积神经网络时，将训练好的模型应用在外部数据测试集上进行验证，得到如下结果：腺癌有19张图片分类正确，鳞癌有25张图片分类正确；腺癌有10张图片被错误分类为鳞癌，鳞癌有6张图片被错误分类为良性。因此，测试集的分类准确率为73.3%。

第四节　健康医疗大数据的预报预测

时间序列预测，尤其是校正混杂因素或者协变量时，进行多变量时间序列的预测，可为科学决策提供依据。很多方法可用于时间序列的定量资料预测，如广义可加模型、时间序列分析。但当数据量增大，时间维度提高时，为了更全面地利用数据信息，提高预测准确性，可采用机器学习或深度学习中的方法，如支持向量回归、循环神经网络、长短时记忆网络等。本节基于PM2.5浓度预测，介绍循环神经网络的原理方法，并和常用的时间序列预测模型中的广义可加模型、MRIMA模型进行对比。

一、基本原理

循环神经网络（recurrent neural networks，RNN）是深度学习中的一种预测模型，可深入挖掘数据内部的联系，不需要了解数据的具体分布等信息，适用于海量数据，且预测效果较好。长短期记忆（long short-term memory，LSTM）循环神经网络是在常规循环神经网络的基础上增加了长时记忆功能，即让神经网络记忆之前的训练结果，不会因为神经网络层次加深而丢掉之前的训练结果，以至于损失信息，优化了模型的预测能力。适用于更长时间序列数据的预测。

长短时记忆循环神经网络是一种特殊类型的循环神经网络，它包含一个输入层、一个输出层和一系列的循环连接隐藏层，即记忆区块。每一个区块包含一个或多个自回归记忆神经节和三个乘法单元（遗忘门、输入门、输出门),为神经节提供持续的类似于读、写、重新设置的功能。自循环记忆神经节可以阻断任何外部干扰,状态可维持到下一步保持不变,可以使长短时记忆神经网络解决梯度消失的问题。遗忘门可以在状态过时时重新设置记忆区块,同时防止梯度爆炸。此外,输入门使进入的信号修改神经元状态,输出门允许或防止神经元状态影响其他的神经元。具体原理方法主要通过以下几个步骤实现:

1. 决定遗忘门　长短时记忆循环神经网络的第一步是对当前状态中的信息进行选择性的遗忘,h_{t-1}(t-1 时刻的输出)与 X_t(t 时刻的输入)进行连接操作,再通过一个线性单元,经过 sigmoid 函数生成一个 0~1 之间的数字作为系数输出,1 表示完全保留,0 表示完全舍弃。公式如下:

$$f_t=\sigma(W_f\cdot[h_{t-1},X_t]+b_f)$$

其中,W_f 和 b_f 作为待定系数进行训练学习。

2. 确定输入门　C_{t-1}为 t-1 时刻的旧状态,与 f_t 相乘,舍弃需要丢弃的信息,通过 sigmoid 和 tanh 层加入新信息到当前状态,公式如下:

$$C_t=f_tC_{t-1}+i_t\tilde{C}_t$$

3. 得到输出门　O_t 为输出门,确定当前状态中输出的信息,然后对当前状态通过 tanh 进行处理,得到-1 到 1 之间的值,与 O_t 相乘,最终输出相关的内容,公式如下:

$$h_t=O_t\cdot\tanh(C_t)$$

二、应用实例

例 28-3　某市环境保护局自 2012 年 10 月起建立了 16 个区 35 个空气污染监测站点,将 PM2.5、CO、NO_2、O_3、SO_2作为基本监测指标。某研究团队收集了 2016 年 7 月 1 日至 2017 年 12 月 31 日该市所有监测站点记录的基于小时 PM2.5 浓度数据,共计 445 027 条记录。同时收集了包括气压、海平面气压、最大风速(m/s)、风向、气温(℃)、相对湿度(%)、降水量(mm)等气象信息。

(1) 请基于每小时数据,采用深度循环神经网络方法构建预测模型,并与广义可加模型预测结果进行比较。

(2) 请基于每天数据,采用深度循环神经网络方法构建预测模型,并与差分自整合移动平均自回归模型(autoregressive integrated moving average model,ARIMA 模型)预测结果进行比较。

1. 分析思路

(1) 首先进行数据管理,将污染物数据与气象数据进行合并,对缺失数据进行蒙特卡洛插补(共插补 8 305 条缺失项)。每小时 PM2.5 浓度作为反应变量,输入特征即自变量包括 4 个气态污染物、15 个气象因素、5 个季节和假期等时间变量共 24 个自变量。

(2) 16 个区分别将前三分之二数据作为训练集,根据训练和预测损失情况,调整循环神经网络的长短记忆层和全连接层的层数、各层的神经元个数、迭代次数等参数大小来优化预测模型。并以 0.01 的概率断开神经元以避免过拟合,损失函数为平均绝对误差,优化器为 adam,时间步长设为 1,即根据历史数据预测下一时间点的 PM2.5 浓度。

(3) 将后三分之一数据作为测试集,分别预测各区 PM2.5 小时浓度,与真实值和广义可加模型预测的结果进行对比。

(4) 通过 ARIMA 模型和循环神经网络模型同时进行 2017 年 12 月份 PM2.5 日均浓度预测,绘制真实值与预测值的拟合曲线,对比模型预测效果。

(5) 评价指标

1) 平均绝对误差(mean absolute error,MAE),又叫平均绝对离差,反映所有模型预测值与真实观测值偏差的绝对值的平均。平均绝对误差可以避免误差相互抵消的问题,因而可以准确反映实际预测误差的大小。

2）均方根误差（root mean squared error，RMSE）是预测值与真实值偏差的平方与观测次数 n 比值的平方根，在实际测量中广泛被用来衡量模型预测值与真实观测值之间的偏差。

3）平均绝对百分比误差（mean absolute percent error，MAPE）是绝对百分比误差的平均数，用于衡量所有模型预测值与真实观测值的偏差占真实值的百分比的绝对值的平均，因而作为衡量预测准确度的一种数值指标。

2. 分析结果

（1）基于小时的 PM2.5 浓度预测结果：以 2016 年 7 月 1 日零时开始到 2017 年 6 月 30 日 24 时（连续 1 年）每小时的气象因素和气态污染物浓度数据，采用循环神经网络模型和广义可加模型，训练参数后预测下一小时的 PM2.5 浓度，以 2017 年 7 月 1 日零时开始到年底为测试集。长短时记忆神经网络模型在该市 16 个区测试集中的 RMSE 为 6.20~17.58，整体小于可加模型 19.19~30.81；MAE 为 4.50~13.42，整体小于可加模型 13.55~22.35；MAPE 为 0.18~0.55，整体小于广义可加模型 0.50~0.87。因此，在预测 PM2.5 小时浓度时，长短时记忆神经网络模型的预测能力要优于广义可加模型。以该市某区为例，长短时记忆的循环网络模型和广义可加模型 PM2.5 小时浓度预测效果对比如表 28-3 所示。循环神经网络的模型预测值与真实观测值对比如图 28-3（彩图见文末彩插），可以看出其观测值与预测值的吻合较好。

表 28-3　两种模型的 PM2.5 小时浓度预测效果

评价指标	广义可加模型	长短时记忆神经网络
MAE	15.40	4.50
RMSE	21.39	5.72
MAPE	0.57	0.18

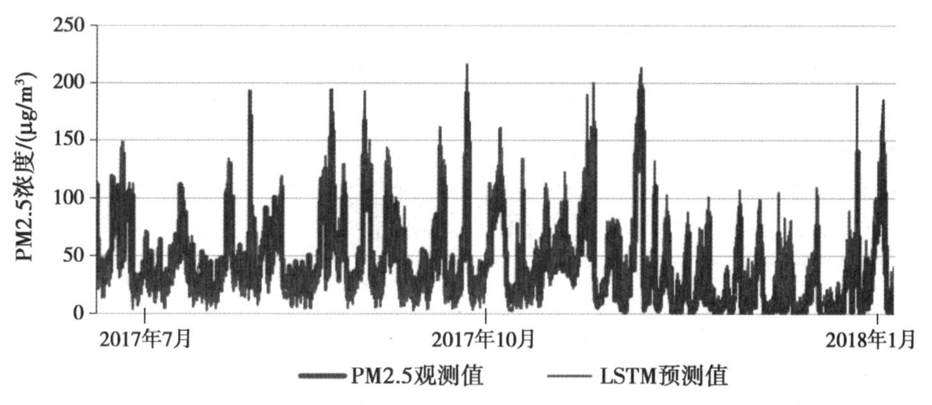

图 28-3　采用循环神经网络预测某区 2017 年 7 月至 12 月每小时 PM2.5 浓度情况

（2）基于日均 PM2.5 浓度预测结果：以该市某区 2016 年 7 月 1 日开始到 2017 年 11 月 30 日每天 24 小时的气象因素和气态污染物浓度数据，采用循环神经网络模型和 ARIMA 模型，训练参数后预测下一天的 PM2.5 浓度，以 2017 年 12 月 1 日开始到年底为测试集，PM2.5 日均浓度（31 天）预测效果对比见表 28-4 所示。两种模型的预测值与真实值对比见图 28-4（彩图见文末彩插），从中也可看出循环神经网络模型的预测能力要优于传统的 ARIMA 模型。

表 28-4　两种模型的 $PM_{2.5}$ 日均浓度预测效果

评价指标	ARIMA 模型	循环神经网络
MAE	26.55	22.88
RMSE	28.63	27.79
MAPE	0.94	0.88

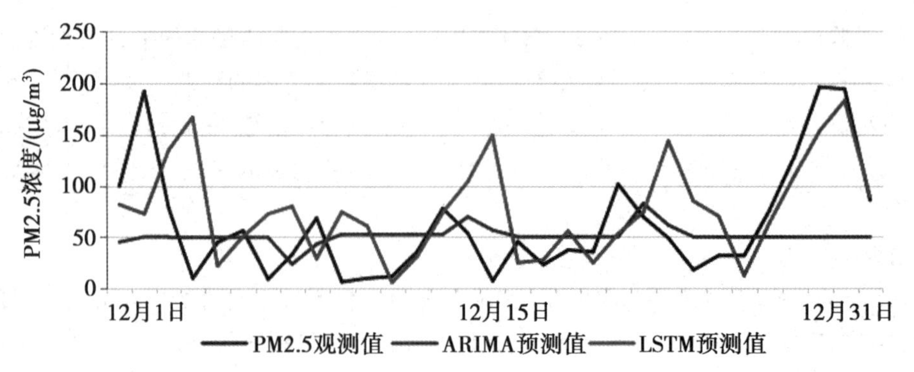

图 28-4 采用循环神经网络和 ARIMA 模型预测某区 2017 年 12 月份 PM2.5 日均浓度情况

Summary

For big data of health care, classic data analysis methods such as statistical description and hypothesis testing can not satisfy the requirements of data processing. Therefore, specialized data analysis methods need to be explored. The first section of this chapter begins with the concept and characteristics of big data, the definition of biomedical big data and the concept of healthcare big data, then summarizes the analysis methods of big data, including methods of data mining, machine learning, and deep learning. From section two to section four of this chapter, the basic principles of association rules, support vector machines, convolutional neural networks, recurrent neural networks, and other main analysis methods are introduced. The focus is on relevance analysis, classification diagnosis model and causal inference, which are widely used in the practical problems of big data processing in health care. The ideas and results are given with practical examples so that readers can grasp the analysis method of health care big data.

练 习 题

一、思考题

1. 健康医疗大数据分析方法的应用前景如何?
2. 健康医疗大数据分析中,是否还需要常规的统计描述和假设检验?
3. 数据挖掘、机器学习等方法,在大数据分析中起什么作用?

二、简答题

1. 简述大数据的概念。
2. 生物医学大数据的主要特点是什么?
3. 简述健康医疗大数据的概念
4. 数据挖掘主要方法是什么?
5. 机器学习的主要方法是什么?

ER 28-1 第二十八章二维码资源

（郭秀花）

第三篇　设　计　篇

第二十九章　医学科学研究设计概述

科学研究是人类探索自然界未知领域中物质运动及其规律的认识活动。科学研究承载着创新知识、革新技术，推动社会进步和发展，为人类社会服务的使命。医学科学研究主要以人体为研究对象，从生物、心理、社会与环境等多维度，揭示生命运动规律、疾病发生发展的机制，探索有效防治疾病、促进人群健康、提高生命质量的有效方法、手段和技术。

医学科学研究涉及生命科学的各个层次。从宏观上要考虑生态、环境、社会因素对人类健康的影响，从微观上要从人体器官、细胞、分子水平揭示各种生命现象和疾病发生、发展和转归的机制。随着人类基因组学和蛋白质组学研究的深入，生命科学微观层次的研究已进入后基因组时代，极大地拓展了科学家对人体疾病发生的生物学具体过程的认识，为建立新的诊断和治疗方法，发展个体化医疗、个体化用药奠定了基础。

随着现代医学与其他学科之间的相互渗透，以及医学模式由原来的“生物医学模式”转变为“生物-心理-社会医学模式”，健康概念的更新，对于医学目的的重新认识，医学研究内容的逐渐扩展，已经由原来单纯的“寻求治疗疾病的方法”，扩大到“以预防（prevention）疾病、保护（protection）和促进（promotion）人民身心健康”上来。在未来的医学科学发展进程中，医学领域将不断扩展，医学研究将面临越来越多的困难和挑战。医学科研方法学作为医学研究的重要组成部分也处在不断地发展和自我完善的过程中。

第一节　医学科学研究的基本任务与特点

一、基本任务

医学研究的首要任务是创新，主要包括认识生命现象的本质，防止健康向疾病发展，促进疾病向健康转化，探索环境因素对健康的影响等。人体既具有器官相同的独特性，又有其对立统一的整体性；既有生物性，又有社会性；既有特殊的内在活动规律，又有复杂的外界环境的影响。医学研究以人体为对象，貌似简单，但以人体为中心展开的研究范围却十分宽泛：在深度方面，涉及人体生老病死的每个阶段；在广度方面，涉及对周围自然环境、社会环境中可能影响人体健康的各种因素。深度和广度互相交织，使得医学科学研究的内容变得十分复杂而庞大，这是任何其他学科难以比拟的。

根据医学研究过程的不同发展阶段，联合国教科文组织把医学科研分为三大类：基础研究、应用研究和发展研究。每个阶段都有各自的研究重点和任务。

基础研究是揭示生命现象的本质和机制的研究，属于新理论、新知识的探索性和创造性活动，其成果常常可以上升为普遍的原则、理论和定律，是医学学科发展的源泉，是新发明、新技术的基础，是医学科学研究发展的动力，是高层次人才培养的支柱，是现代社会文明的基石。

应用研究是基础研究的延伸，是从理论向实际应用转化的桥梁。以基础研究中揭示的一般规律、形成的学术观点和理论为指导，针对预防、检测、治疗、保健中某个实际问题展开研究，阐明某一现象的发生机制，对科学技术有所创新，形成解决这一问题的新技术、新方法。

发展研究又称开发研究或试验研究，是运用基础研究和应用研究的成果，进一步创新、推广、应用新药品、新材料、新诊断、新试剂、新仪器或器械，使其直接造福于人类，有明显的实用价值。既促进了科研成果的转化，又能产生社会效益和经济效益。

二、特点

医学研究是以人(患者和/或健康者)为研究对象，探讨疾病的病因，认识疾病演变规律，寻找疾病新的有效的诊断方法和防治措施，最终以提高人群健康水平为目的的活动。作为替代研究或前期基础研究，研究者往往以动物为研究对象。由于研究对象和目的的特殊性，与其他科学研究相比，医学研究有其自身的特点。

1. 医学研究的伦理性 伦理学要求医学研究，特别是以"人"为研究对象的临床试验，应优先考虑受试者的利益以及相关伦理道德的问题，任何违背这一原则所开展的研究都是不道德的。有些诊断、治疗或预防措施对人体可能会产生某些未知的损害或具有可能的、潜在的危险，因此在研究设计和具体实施的过程中，必须把科学性与伦理性的要求结合起来考虑，充分认识到各种可能发生的情况，并预先采取相应的措施，以保障研究对象的安全和权益。任何以人体为对象的研究，相应的研究方案需要事先经过所在单位独立伦理委员会(Independent Ethics Committee，IEC)的审查和批准。

当选择动物或者动物的组织标本进行实验时，需要遵循动物伦理和动物福利原则，即保证实验动物生存时(包括运输中)享有最基本的权利，享有免受饥渴、生活舒适自由、良好的饲养和标准化的生活环境；实验中善待动物，防止或减少动物的应激、痛苦和伤害，尊重动物生命，制止针对动物的野蛮行为，采取痛苦最少的方法处置动物。研究设计时，应尽可能遵循 3R 原则，即减少(reduction)动物使用量，尽可能采用动物替代(replacement)方法，尽可能优化(refinement)动物生存质量。任何以动物为对象的研究，相应的研究方案需要事先经过所在单位实验动物福利伦理审查委员会(Institutional Animal Care and Use Committee，IACUC)的审查和批准。

2. 医学研究的复杂性 医学研究对象的特殊性决定了医学研究过程的复杂性和难度。其复杂性主要表现在以下几个方面：

(1) 个体变异大：生物的变异比起物理的、化学的变异要大得多。医学研究除了考虑生物因素外，还必须考虑心理、自然环境、社会因素对人体可能产生的影响。无论医学发展到多么高级的阶段，都不可能把这种生命体高度抽象、概括、演绎出一个健康、完备、无任何疾病发生的生命体系。生命还是一种远离平衡态的耗散结构系统，它通过自催化、超循环的方式不断地与外界进行着物质、能量、信息的交换。外界环境中各种影响因子与自身遗传因素的交互作用使得不同的生命体内部处处存在随机涨落，表现出强烈的个体差异。例如，根据个体基因型的差异，可利用基因探针制备"基因指纹"，为每个人身份提供无可辩驳的证据，因为两个人具有相同"指纹"的概率只有三百万亿分之一。

(2) 主观干扰大：这种干扰既有来自受试者的，也有研究者本身的；既有主观的，也有客观的。主观性可以严重影响研究的顺利进行，干扰对结果的正确判断，导致研究结果的错误。若没有足够的认识和严格的控制，出现的偏倚或错误则很难被发现。

严谨的态度、严密的设计、严格的实施、严慎的解释对于医学研究尤为重要。只有应用科学严谨的科研设计方案，并一丝不苟地实施，恰如其分地解释，才能最大限度地减少和控制研究过程中的干扰，提高研究结果的可靠性和真实性。

特别需要注意的是，医学研究是以人为本的研究，医学实践中的新发现、所遇到的新问题为临床研究提出了假说，而无论是来源于动物实验还是观察性研究中的发现，最终又都必须通过临床或人群研究加以验证，从而进一步评价其应用价值。

第二节　医学科学研究的分类与研究方法

一、分类

医学研究的类型很多,不同的分类标准有不同的类型。医学研究从研究的目的可以分为验证性研究(confirmatory study)与探索性研究(exploratory study);从研究的形式可以分为观察性研究(observational study)与实验研究(experimental study);从研究的时限来看,可以分为前瞻性研究(prospective study)、回顾性研究(retrospective study)和横断面研究(cross-sectional study);从研究的对象可分为以一般人群为基础的社区研究(community survey)、以患者为基础的临床试验(clinical trial)和以动物、标本或其他生物、化学材料为基础的实验室研究。不同的研究各具特色,各有侧重,其设计、实施、分析和解释时均需区分。

1. 观察性研究设计　观察性研究往往不需要对研究对象采取什么干预措施,只要到现场对已显示的结果、存在的现况等有关因素进行观察或调查就可以了。常用的方法有:横断面研究(cross-sectional study)、病例对照研究(case-control study)、队列研究(cohort study)。

观察性研究中需特别注意:事先明确研究对象总体以及样本的选择方法。样本需有代表性,因此选择样本时需遵循"随机抽样"的原则,避免偏性;在确定调查目的、范围、对象的基础上拟定一套好的调查表,既要方便记录,又要方便数据管理和数据的计算机录入,同时编写相应的《调查手册》,详细描述"调查须知""填表须知"等,以便随时参照。正式调查前最好做一次小规模预调查,以取得经验,并对调查表进行必要的修改和完善;若调查涉及范围广,参与人员多,则应事先对调查员进行统一培训,对调查中所用仪器设备进行统一调试、统一标准和统一要求。如果采用电子数据采集系统,则需事先根据调查表设计好数据库系统,并通过系统验证后实施。观察性研究设计见第三十章。

2. 实验研究设计　以动物、标本或其他生物材料为研究对象。实验研究中最常见的是动物实验研究,无论是传统的药理学、毒理学、微生物学、寄生虫学和遗传学,还是近代的分子生物学、分子遗传学等学科,以及新药的临床前实验等无不需要动物实验研究。

动物实验的优点之一是许多因素可以由实验者人为控制。因此,可以设计更严密一些。在比较实验中各对比组间可比性可以设计得更强,各种实验因素可以控制得更好,对效应的评价可以更准确。但必须清醒地认识到,动物和人对同一处理因素的反应既有共同性又有差异性。认识这种共同性和差异性,对评价动物实验结果对人类医学的作用有重要的意义。例如,动物实验的结果不能直接用来解释人类的现象。如动物常常存在代谢途径的缺陷,如大鼠有烃胺 N 羟基缺陷,猪有硫酸酯形成障碍,狗有芳香胺乙酰化缺陷,豚鼠有硫醚氨酸形成障碍等。另外,也有些代谢反应仅存在于人和某些灵长类动物。因此,动物实验的结果不能直接用来解释人类的疾病现象。如果臭咸菜卤(浓缩)或霉玉米在小白鼠中诱发肝癌成功,并不说明这两者就是人类肝癌的病因,还需要更多的研究来证实。

不同种系的动物有不同的生物学特点(包括发病特点),如有些小白鼠好发乳腺癌,这时应设立同一种系(或株)的动物作对照,以鉴别某种环境物质的致癌性。

此外,动物实验中常会发生意外死亡。一方面,应尽量防止这种情况的发生;另一方面,一旦有动物死亡,要分清是实验因素还是其他原因所致。要根据研究工作的实际情况决定是否放弃死亡动物的实验数据,决不能一律弃之。常用实验研究设计方法见第三十一章。

3. 临床试验研究设计　以人作为观察对象的研究,受试者情况复杂,并且受政策、法律及伦理学限制,应注意以下几个方面:

(1) 严格设立合理的对照(control):因为研究对象是患者,如何设立对照组必须慎重考虑。决不允许研究工作由于设立对照组而对患者的健康有所危害。

（2）严格遵照随机分组（random allocation）：临床试验中的受试对象进入哪个处理组必须严格随机化。一方面，随机化是统计分析方法应用的前提；另一方面，随机可以保证各处理组间非处理因素的均衡性。

（3）尽可能采用双盲（double blind）：就是研究者（医生、护士等直接参与临床试验的观察者）和受试者（家属、监护人等）都不知道受试者使用的是试验药还是对照药。这是避免偏性的一种技巧。避免研究者的主观偏见，注意患者反应的真实性：医生总是有"被治的患者病情好转"的愿望。但有时患者依据他对医生及治疗措施的信任程度可能会有某些不自觉的不真实的反应。这就要求研究者应尽可能选择客观指标作为评价疗效的根据，谨慎使用主观性较大的指标。

临床试验研究的设计见第三十三章。

二、研究方法

医学研究主要通过观察和实验/试验获取事实材料，并借助逻辑思维方法，将所获得的感性材料进行思维加工，上升为理性认识，阐明事物内部的本质。因此，医学科研方法与其他学科的研究方法一样，需要逻辑思维，通过比较与分类、分析与综合、归纳与演绎、类比推理等方法探索生命的本质。

比较（compare），是医学研究的重要方法之一，在相同的条件下通过定性和定量比较，认识对象间的相同点与不同点，揭示事物之间的异同；在比较的基础上，根据事物的共性与个性特征进行分类（classification）。分类法和比较法是相关联的，没有比较就没有分类。

分析（analyse），是医学科学研究中必不可少的方法，将研究对象的整体分解为各个层次、环节、部分、要素、单元等，分析各部分的特殊性、作用、本质以及各部分的关系。综合（synthesize）是建立在分析的基础上的，将研究对象各个部分、各个方面、各个层次和各个因素之间的联系、特征进行综合、概括、提炼成一个对象的内在结果、原理、机制的整体模式，从而将认识引向深入。

归纳（induce），是从个别事实中推演出一般的原理。即从个别到一般，从特殊到普遍。通过列举某一类有限的、个别对象的正确判断，来获得该类的合乎逻辑的全部判断，在概括经验事实的基础上，形成医学理论的假说。与归纳相反，演绎（deduce）是从一般到个别的推理方法，从已知的一般原理、定律或概念出发，推理出个别或特殊的结论。只要前提是正确的，推理是合乎逻辑的，则演绎的结论必然是真实的。归纳是演绎的基础，为演绎提供前提，而归纳又离不开演绎，靠演绎来验证和推广，两者相互联系，互为补充。

类比（analogize），又称类推，即根据客观事物间的相互联系和相互制约的关系，以对象之间的某些属性相似为依据，进而推断它们在其他方面的属性也可能相似。是从个别到个别，从特殊到特殊的推理过程。类比可以帮助形成假说。

可见，医学研究方法实际上就是综合运用各种逻辑推理和思维方法。缺少了逻辑思维方法，就不能将感性认识上升到理性认识。因此，从一定意义上讲，逻辑思维能力是医学研究人员科学素养的重要标志之一。

第三节　医学科学研究的基本步骤

一个完整的医学研究课题，通常包括如下几个步骤：研究立项，研究设计，研究实施，研究总结。如图 29-1 所示。

从统计学角度来讲，在研究立项和设计阶段，需要确定设计类型、明确研究总体及样本、明确主要和次要观察指标及测量或计算方法，制订数据管理计划及统计分析计划等。在研究实施阶段，需要对数据搜集过程进行质量控制，对数据的可靠性及质量进行评价，按需进行必要的期中分析和研究方案的调整。在研究总结阶段，对研究所得数据进行统计分析，出具统计分析报告，为研究人员撰写研究报告提供统计学咨询，并确保研究报告中的统计学术语和对统计学结果的表述正确无误。

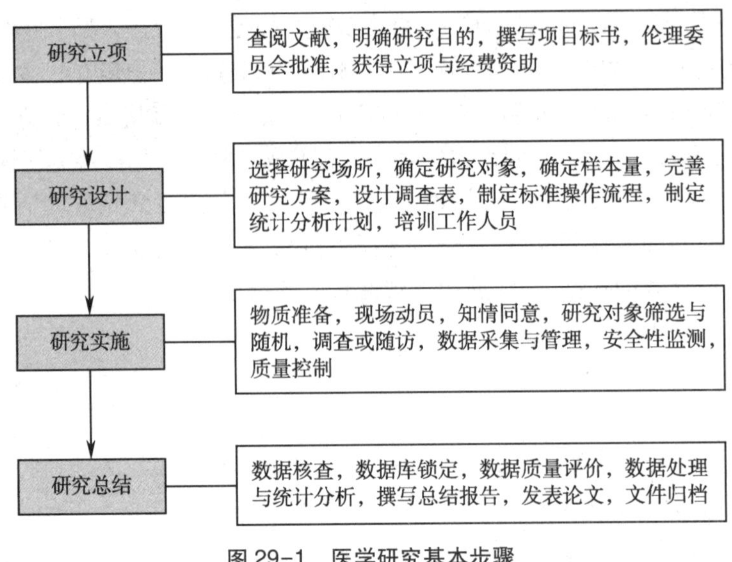

图 29-1　医学研究基本步骤

一、研究立项

选题和立题的过程就是建立假说的过程。假说是根据已知的科学事实和科学理论，对准备研究的课题提出一种假定的解释。凡是以客观的事实和科学理论为基础，能够揭示问题内在特征和规律的奥秘，就是科学的假说。

实际工作中，研究者根据专业知识、经验以及大量文献中得到的启示，对本领域某问题提出理论假设，并据此立题。整个研究设计就是围绕着如何验证假说而进行的。

爱因斯坦说，提出问题比解决问题更重要。科研过程就是提出问题、解决问题的过程。提出的问题是否可以立项，取决于该问题的科学性和可行性。例如，是否符合当地政府科学发展战略的要求，是否符合人民群众对健康问题的迫切愿望，是否有助于阐明生命现象的本质，能否解决医学科学中防病治病的某些关键问题或关键技术，在多大程度上推动学科的发展，有限的经费和资源是否能解决等。

医学研究课题切忌过大或过于笼统。一个包罗万象，内容抽象，可行性差的研究方案是不可取的，也是难以得到资助的。搞科研要“有所为，有所不为”。特别是刚刚加入科研行列者，应遵循先易后难，由小到大，由浅入深，不断积累，循序渐进的选题原则。

二、研究设计

一个周密的研究设计应该做到用较少的人力、物力、财力和时间，最大限度地获得丰富而可靠的信息资料。必须做好以下几个方面的工作。

1. 合理安排研究因素，提高研究质量。如规定各实验组的条件，配置适当的对照组，选择合适的设计方法等。

2. 严格控制非处理误差，使研究结果保持较好的稳定性。如对混杂因素的处理，对不同来源变异的控制与分析，维护必要的均衡性等。

3. 正确估计样本量，通过较少的观察例数，获取尽可能丰富的信息。估计样本量(sample size)就是确定研究对象的数量。样本量太少，可能受偶然性的影响，不易得出明确的结论；样含量太大，不仅增加研究成本，而且耗时、费力，研究人员的增加，不易控制实验误差。因此，样本量的估计在研究设计中是一个非常关键的问题。样本量一般根据主要观察指标来确定。

如研究设计存在着缺陷，就可能造成不应有的浪费，足以减损研究结果的价值。尤其在医学科学飞速发展的今天，对客观事物的认识越来越深，实验研究中考虑的因素也越来越多，所用的指标越来越多样化，对结果精确度的要求也越来越高，因而对相应的研究设计方法亦提出了越来越高的要求。

研究者在设计时，需根据研究目的、现有资源（人力、物力、财力）和时间要求等选择合理的研究设计，制定周密的研究方案（protocol）。一般来说，从科学论证强度来看，前瞻性研究比回顾性研究强，随机对照试验研究比非随机对照试验研究强，纵向研究比横断面研究强，采取区组控制的设计比完全随机的设计强。另一方面，科学论证性强的设计，操作起来往往相对较难。

研究方案应定得具体而明确，看得见，摸得着，既要可信，又要可行。基础研究要能说明某一理论或机制；应用研究要能说明创新点和改革方法；开发研究要能达到一定的经济和社会效益。

研究中要正确对待主要研究问题和次要研究问题，主要问题就是本次研究要解决的问题，次要问题是进一步补充和完善本次研究的结果。例如，研究某药对高血压患者的降压效果，主要问题是：该药是否有效；或与安慰剂对照组比，服药 4 周后，试验组患者血压下降值是否大于对照组患者血压的下降值。次要问题是：高血压患者服用该药后血压的波动情况，受试者的依从性如何；是否继发心脏病、脑血管病；是否增加了治疗成本等。可见，主要问题非常重要，研究中必须围绕主要问题进行各种试验的安排，拟定研究计划，并采取有效的措施控制各种非处理因素的干扰，以确保本次研究的结果对主要问题作出确切的回答。不能试图通过一次试验解决或回答很多问题，或在没有明确主要问题和次要问题的情况下盲目开始试验，更不能在试验结束后依据得到的试验结果再去归纳出迎合研究者主观愿望的所谓主要问题和次要问题。

研究对象（subject）的同质范围就是研究总体（population）。根据不同的研究目的，研究对象可以是人、动物，可以是某个器官、血清、细胞，也可以是其他生物的、化学的、物理的实验材料等。统计学中对研究总体的要求是同质性（homogeneity），对样本的要求是代表性（representativeness），对临床试验来说还要考虑伦理性（ethic）。只有当样本具有代表性时，所得研究结果才具有普遍性和推广价值。因此，研究者在计划中要明确研究对象的范围。

在动物实验中，常考虑动物的种属、性别、年龄、体重、窝别等；在人群调查、社区干预或临床试验的研究中，要严格规定受试对象的纳入标准（inclusion criteria）与排除标准（exclusion criteria）。在临床试验中，除确定适应证外，还要从伦理上充分考虑受试对象的安全，如果是孕产妇，还要考虑到胎儿或哺乳期婴儿的安全性。

例如，在研究国家一类新药神经生长因子（NFG）对中毒性周围神经炎患者的安全性及有效性时，适应证为：正己烷中毒性周围神经炎，发病 6 个月内。其试验方案中规定入组标准为：

（1）年龄 16~60 岁，性别不限。

（2）有密切接触化学品正己烷史，接触前无任何周围神经病变的临床表现者。

（3）有以下周围神经病变临床表现其中两项者：①双侧肢体远端主观感觉异常包括发麻、冷/热感和/或感觉过敏、自发疼痛等；②双侧肢体远端客观感觉减退包括痛、触觉和/或振动觉；③肢体远端肌力减退，伴或不伴肌肉萎缩；④肌腱反射减退或消失。

（4）电生理改变：肌电图显示神经源性损害或神经电图显示有两支以上的神经波幅降低或传导速度减慢。

（5）患者在知情同意书上签字。

排除标准为：①其他原因所致的周围神经病变（如糖尿病和吉兰-巴雷综合征等）患者；②亚临床神经性疾病患者；③心、肝、肾等重要脏器有明显损害或功能不全及中枢神经病变者；④其他原因所致的肌无力、肌萎缩；⑤过敏体质或有过敏病史者；⑥正参加其他临床研究的病例；⑦妊娠期妇女。

统计分析方法的选择是以研究目的和资料的性质为依据，以统计理论为指导的。对数据的分析（特别是大型研究）要有统计分析计划（statistical analysis plan），且计划在先，分析在后，尤其是验证性研究。需知，每种统计分析方法均有其应用条件，且在满足该条件时方能达到最佳效果，在制订统计分析计划时应充分考虑到这一点。切不可没有计划，无视统计方法的应用条件，而根据统计分析结果的提示选择合乎主观愿望的方法和结果。大型资料的分析最好有统计专业人员的参与。

三、研究实施

研究实施中的数据采集与管理（图 29-1）中，观察的指标有客观（objective）和主观（subjective）之分。客观指标是指观察对象的客观状态，或经仪器测定的结果记录或计算的统计指标，一般具有较好的真实性、可靠性，是研究设计中应着重选取的主要指标。主观指标包括研究者依据自己的经验判断和观察对象本身的感觉、记忆、陈述等所得结果的统计指标，往往含有主观上的认识以及随意性、偶然性因素，有时难以保证指标的真实和稳定，甚至可能出现矛盾、误判，故在研究设计中仅可作为辅助指标。前者如血常规、心电图，以及实验动物的反应、死亡等；后者如医生对病情、疗效的判定，患者自述疼痛、失眠及病史等。有些指标既有其客观性的一面，又有其主观性的一面。如某些仪器检查所得的图像直接显示了客观结果，但这些图像必须经医生的分析才能作出临床诊断，后者亦难免含有主观性的成分。如同一病例经不同医生作 CT 检查、组织切片诊断，结果会有不同。

指标的观察、记录过程就是数据收集的过程。为保证研究的质量，在数据收集的过程中，一切可能干扰研究结果的因素均应有效地控制，例如各种处理方法应保持不变，实验的条件、环境应保持不变，采集、测量数据的方法和手段应保持不变。如果是多人合作、多中心合作，则正式实验前应进行统一培训，并进行一致性检验。

研究过程中的所有观察结果都应该认真地、实事求是地记录在案。对研究中出现的异常值，要持审慎的态度，不应简单地丢弃，应该查明原因，核查纠正。观察所得数据应及时交数据管理员进行管理。

严格的数据管理（data management）是研究质量的又一重要保证。大型研究的数据必须专人负责。数据管理员参与调查表的设计，负责数据管理软件的设计和开发，数据的及时录入、比对和核查，原始调查表的保存，数据库的安全等，确保数据的完整性和准确性。小型数据一般采用单机电子数据库程序进行管理，大型的多中心研究也可采用网络电子数据库系统进行管理。所开发的数据库管理系统必须经过严格的测试和验证，方可投入使用。如果是临床试验，建议采用临床数据交换标准协会（CDISC）的标准来构建数据库。

为了减少数据录入的错误，对每个字段都要增加录入范围的控制和跳项选择。数据最好双份独立录入（double entry），且每一位数据录入员只能录入单份。对两次录入的数据进行比对，对发现的错误同样双份独立修改，直至两个数据库完全一致为止。这样，如果每一位数据录入员的错误率为 1%，则两名数据录入员同时出错的概率为 1/万。对于网络数据库管理系统，需要有登录系统、录入数据、修改数据的痕迹记录。

研究期限较长的课题，数据管理员需根据课题需要，定时报告所收集数据的质量（如果是双盲试验，则应进行盲态核查），包括数据的逻辑检查、异常值、可疑数据的质询、缺失数据（missing data）的报告、课题进展速度的报告，以及数据质量评价等，为课题负责人掌握课题进展、进行质量控制提供依据。

四、研究总结

研究总结的主要任务包括：对研究质量进行评价，对研究数据进行统计分析，并撰写研究报告和论文。

研究总结的任务不仅仅是根据研究目的对结果直接进行分析，同时还应包括对本次研究的质量进行评价和对研究过程中可能的干扰进行控制。例如，受试对象的依从性评价；处理因素在研究过程中是否标准化；各处理组间是否均衡可比；设立的对照组是否起到了应有的对照和控制的作用；缺失数据的处理；对混杂因素的干扰采用分层分析或协变量控制的方法进行调整；多中心合作研究中，中心间的一致性评价，以及中心效应的分析与控制等。这些均应在研究设计中详细考虑。

进行统计分析应尽可能选用专门的统计分析软件（如 SAS、SPSS、Stata 等）。除了专门针对统计方法进行研究外，一般应用的统计分析方法均需是国际公认的、争议少的方法。对尚未得到公认的、争议较大的方法要谨慎。应用统计分析软件时，要充分了解其功能和特性，正确选用相应的方法，谨慎设置各种方法的选择项(options)，确保分析结果正确无误，并依据统计分析结果审慎作出结论。

研究报告(report)包括研究总结和研究论文，是科研成果的高度概括，是从实践到理论的提炼，可供医学学术期刊或学术会议发表、交流，目的在于将有价值的研究成果进行推广、应用、转化，并接受实践的进一步检验。

研究论文的质量取决于研究课题本身的学术价值，包括研究问题本身的理论价值和应用价值；取决于研究设计和手段的科学性、先进性、创新性；取决于研究质量的可靠性和置信性；取决于成果推广应用的普遍性、安全性和有效性。

有了好的研究课题，并获得了可靠的资料及相应的结果，要将研究结果恰如其分地报告出来，还依赖于研究者的写作水平。

论文撰写的基本要求：用词准确、表达清晰；行文规范、符合要求；层次清晰、便于审读；相互衔接、没有矛盾；排版美观、图文并茂。

撰写论文时应注意：

1. 规范化　论文行文格式要注意规范化。包括论文格式的规范化，计量单位的规范化，专业术语和缩略语的规范化，引用参考文献的规范化，统计图表的规范化。规范化的目的是便于阅读，便于索引，便于国际、国内的交流。

2. 语言文字的表达　论文是用文字形式表达的，因此用词要简明、准确，问题的阐述要有逻辑性，层次分明、论证严谨、说理清楚、行文规范、文笔流畅。

3. 统计图表的表达　统计图表是形象化的科学语言，是研究结果的重要表现形式，是研究论文的重要组成部分，与文字部分相互补充。图表应具有可读性，简单明了；并可独立于论文，具有“自明性”，即当读者只阅读图表时，要能明白作者想要表达的意思。一个图表表达一个专题，图与表一般不重复，即同一结果图表仅选其一。但在一篇论文中图表不宜过多，一般平均一个版面配一个图表。

4. 研究论文的基本格式　研究论文一般包括论文题目、作者及作者单位、论文摘要、关键词；引言、研究目的、研究对象与研究方法、结果、讨论、结论；致谢、参考文献、相应的图表。有些杂志要求提供更详细的支撑材料放在网页上作为论文的附件(supplement)，与论文的电子版一起发表。

每一本专业杂志对投稿论文格式的要求都有自己的规定。当将研究成果撰写成论文投稿前，务必仔细阅读所投杂志的征稿启事，搞清楚所投杂志对论文的结构、内容、格式、图表、参考文献、附件、排版等要求。不符合要求的论文是不可能被杂志送审和采纳的。

Summary

Scientific research is a human activity to explore the unknown and to understand the world. Medical research mainly focuses on the human body as the research object, to reveal the secret of life, understand the occurrence and development mechanisms of diseases, and develop effective strategies, tools and technologies to prevent and control diseases, promote population health, and improve the quality of life.

Biostatistics has been recognized and extensively applied as an indispensable tool for planning, conducting, analyzing and interpreting medical researches results. In medical research, such as clinical trials, biostatisticians have great contributions to the success of the research.

Some basic concepts of medical research are covered in thischapter. Section 1 provides an overview of the aims and characteristics of medical research. Section 2 introduces the classification of medical research, including confirmatory and exploratory research, observational and experimental research, and retrospective- and cross-sectional research. Three main types of research include community survey, clinical trial, experiment. The advantages and disadvantages of these types of research are discussed in this section. Statistical considerations in medical research such as protocol, sample, data management, data analysis, and report and manuscript are introduced in Section 3.

练 习 题

简答题

1. 医学研究是如何分类的?
2. 医学研究的特点是什么?
3. 医学研究的伦理学要求是什么?
4. 医学研究中的动物福利是什么?
5. 医学研究的步骤是什么?
6. 医学研究设计的作用是什么?

ER 29-1 第二十九章二维码资源

(陈 峰)

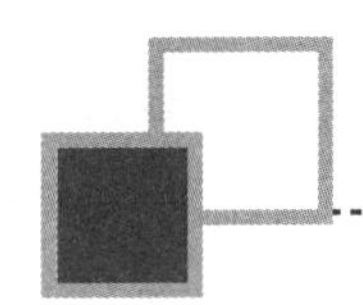

第三十章 观察性研究设计

观察性研究(observational study)以人作为研究对象,在没有施加干预措施的条件下,客观地观察和记录研究对象的状况,并从多个渠道获取与研究问题相关的其他特征(影响因素),如研究对象的社会经济状况、文化状况、环境状况、个人行为等,描述和分析相关影响因素对人类健康的影响。根据第三十六章流行病学观察性研究报告规范(STROBE),观察性研究包括横断面研究(cross-sectional study)、病例对照研究(case-control study)和队列研究(cohort study)。除此之外,观察性研究还包括政府、卫生行政机构组织的专项调查,如人口普查、传染病报告、药品不良反应监测、残疾调查、营养调查、慢性病调查和卫生服务调查等,以及第二十七章介绍的实效比较与真实世界研究,第二十八章的健康医疗大数据简介,实质上也属于观察性研究范畴。本章主要介绍横断面研究设计、病例对照研究设计和队列研究设计。观察性研究常用的抽样方法、样本量估计及调查问卷的编制方法也在本章介绍。

第一节 基本概念

一、研究类型

根据对研究问题(某种疾病)的了解程度,观察性研究分为描述性研究(descriptive studies)和分析性研究(analytical studies)。

1. 描述性研究的特点

(1) 描述疾病流行模式(时间、空间、人群),提出致病假设,但目的不是验证假设。

(2) 疾病病因研究的初步阶段。

(3) 通常不是主动收集数据,而是采用二手数据和已有的报告数据,如医院的住院登记、传染病报告、死因登记等。

(4) 操作简单、省时、省力。

2. 分析性研究的特点

(1) 验证假设。

(2) 分析危险因素与疾病的关联程度。

(3) 验证干预效果,如 2002 年我国非典型肺炎(SARS)流行期间“隔离”措施的效果评价。

(4) 提出预防策略。

(5) 通常是主动收集数据,如采用横断面研究设计、病例对照研究设计或队列研究设计收集一手数据。

二、暴露因素、结局与因果关系推论

1. 暴露因素(exposure factors) 是指机体接触的外环境因素,如化学、物理、生物学因素和社会经济条件,以及机体本身具有的特征,如行为、社会角色、生理特征和精神心理因素等。观察性研究的暴露因素相当于实验研究的处理因素(treatment factor),但暴露因素通常是有害的,如粉尘作业环境、吸毒、吸烟、饮酒等,或者不是能够轻易改变的,如气候气象因素、遗传因素、居住地、以往就诊的医院等,不能

像动物实验那样主动施加给研究对象。因此,可能有害的暴露因素又称危险因素(risk factor)。

2. 响应因素(response factors) 可能与暴露因素有关的因素,如忧虑、疼痛、患病、死亡等。响应因素对应的测量指标称为响应变量(response variables)或结局(outcome)。

3. 关联关系不等于因果关系 当暴露因素可能对人体有害时,因为不能将研究对象进行随机分组,由于混杂因素(confounding factors)的影响,暴露组和非暴露组响应变量之间真正的关联,可能被掩盖或夸大。因此,在观察性研究中,不能简单地把关联关系(association)当作因果关系(causation)。

4. 因果关系推论 观察性研究的因果推论往往需要多次或多个观察性研究提出因果关系的证据。不同的专业领域有不同的因果推论逻辑。著名的科赫法则和 Bradford Hill 准则可作为基本参照。

(1) 科赫法则(Koch postulates):①在相应疾病患者中总是能检出该病原体(必要病因);②在其他疾病的患者中不能检出该病原体(效应特异性);③能从相应疾病患者中分离到该病原体,传过几代的培养物能引起实验动物患相同疾病(充分病因);④能从患该病动物中分离到相同病原体。该标准在传染病的病因研究中发挥了一定的作用。

(2) Bradford Hill 准则(Bradford Hill criteria):①暴露因素总是先于结局;②暴露因素与结局有强弱关系;③暴露因素与结局存在剂量-效应关系;④不同人群暴露因素与结局联系的一致性;⑤暴露因素与结局的联系能用现有知识和理论解释;⑥暴露因素与结局的联系可鉴别,能用现有知识和理论排除其他解释;⑦暴露因素与结局的联系强度可以通过预防或近似实验的方法得到改变;⑧暴露因素与结局的联系具有特异性(尽管现实世界存在很多暴露因素与结局“一因多果”的现象);⑨暴露因素与结局的联系具有合理性,与现有知识和理论不冲突。

三、观察性研究与随机对照试验研究的区别

观察性研究与第三十三章介绍的临床试验研究,都是以人作为研究对象,但由于观察性研究的暴露因素可能有害,或不能主动对研究对象施加干预,在有伦理学约束的情况下,不能也不允许进行随机对照试验研究(RCT 研究)。因此,观察性研究与临床试验研究是两类不同的研究类型,两者既有联系,也有区别,不能相互取代。在众多医学期刊发表的学术论文中,观察性研究的论文(包括离体实验)仍占大多数。观察性研究与临床试验 RCT 研究的主要区别如下:

(1) 干预措施:观察性研究危险因素不可干预;临床试验 RCT 研究可干预。

(2) 均衡措施:观察性研究采用配对方法或建立统计模型减少混杂因素对响应因素的影响;临床试验 RCT 研究采用随机分组。

(3) 数据收集:观察性研究的描述性研究采用二手数据,分析性研究采用现况调查、回顾性调查或前瞻性观察的方法;临床试验 RCT 研究必须是前瞻性的观察。

(4) 研究成本:观察性研究小;临床试验 RCT 研究大。

(5) 伦理问题:观察性研究小;临床试验 RCT 研究大。

(6) 因果推论:观察性研究采用证据链和逻辑推理;临床试验 RCT 采用假设检验。

(7) 研究结果:观察性研究偏倚(bias)较大;临床试验 RCT 研究偏倚较小。

第二节 横断面研究设计

一、设计模式

横断面研究是一种在医学领域中常见的观察性研究方法,在某人群中应用普查或抽样调查方法收集特定时间内人群中有关疾病与健康状况的资料,以描述疾病或健康状况在地区、时间和人群中的分布规律以及观察某些因素与疾病之间的关联。横断面研究在设计时无须专门设置对照组,事先不清楚病

例的数量，但能够从个体水平同时获得暴露（exposure）与疾病结局（outcome）的资料，而且通常所研究的暴露是不容易发生变化的，如血型、吸烟习惯等。横断面研究可以为分析性研究中待检验的疾病因果关系提出初步假设，由于在调查时暴露变量与结局变量是同时测量的，两者的先后顺序不清楚，因此不能得出因果关系的结论。横断面研究设计模式如图 30-1 所示。

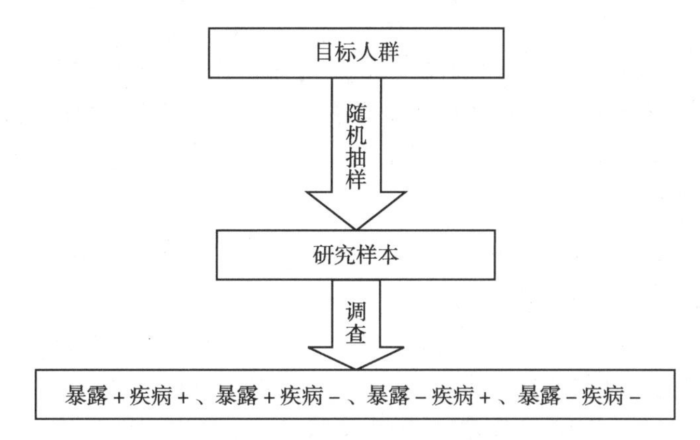

图 30-1　横断面研究设计模式

二、研究设计要点

1. 确定研究目的

（1）描述疾病在时间、地区和人群中的分布特征。

（2）了解某些因素或特征与疾病或健康状况之间的关联。

（3）疾病监测。

（4）防治效果评价。

（5）卫生管理与卫生决策。

2. 明确研究方法　方法的选择服从研究目的。主要研究方法包括普查和抽样调查两种。

普查是为了了解某病的患病率或健康状况，于一定时间内对一定范围人群中的每个成员进行调查。普查的目的是在人群中早期发现患者；了解疾病的基本分布情况；了解人群健康水平以及评价卫生服务利用等。

普查必须有足够的人力、物资和设备资源；所研究的结局在人群中发生率较高；所使用的检查方法应具备较高的敏感性和特异性，且易于在现场实施；对查出的病例应有切实的治疗方法。

普查能发现人群中的全部病例，使其能及早得到治疗。通过普查可以普及医学知识。通过对普查的资料制成相应的图、表，可较全面地描述和了解疾病的分布与特征。有时还可揭示其规律性，为病因分析提供线索。

普查的缺点在于研究对象众多，难免遗漏造成偏倚；普查时工作量大不易细致；诊断亦不易准确；仪器往往不够用而影响检查的速度与精确度等。另外，普查方法不适用于患病率很低而无简单易行诊断手段的疾病。

抽样调查是从研究人群的全体对象中抽取一部分进行调查，根据调查结果估计该人群的患病率或某种特征，是以局部估计总体的一种调查方法。抽样调查比普查费用少、速度快、覆盖面大。由于抽样调查范围远远小于普查范围，容易集中人力、物力，并有较充足的时间，因而工作容易做得更加精确细致，是值得采用的方法。当总体范围有限时，抽样调查不适用于患病率低的疾病，不适用于个体间变异过大的资料，并且设计、实施和资料的分析均较复杂。

3. 确定研究对象和抽样方法　对象的选择取决于研究目的，同时注意对象的代表性和数量。由于在横断面研究中更多地应用抽样调查，其关键问题是样本如何更好地代表总体。随机抽样是使样本在质量上代表总体的有力保证，而足够的样本含量是使样本在数量上代表总体的有效措施。横断面研究常见的抽样方法有单纯随机抽样、系统抽样、分层抽样、整群抽样和多阶段抽样。

样本含量可通过查表和公式计算来进行估计。不同的资料类型估计方法不同。对总体率做单纯随机抽样调查时的样本含量，按本章第六节的公式(30-22)和公式(30-23)计算；对总体均数做单纯随机抽样调查时的样本含量估计，可按公式(30-23)和公式(30-24)计算。

4. 资料收集　横断面研究资料收集的主要手段是调查问卷，调查问卷的设计目的与原则是确保所获得资料的准确性和可靠性。横断面研究观察和分析的基本单位是个体，尽管有第二手资料（如学校记录、医学记录等）作为补充，但满足研究目的的资料大多数是一次性收集的。横断面研究资料收集方式包括信件、电话、互联网、手机 App 和面对面访谈等。

各种调查表和记录表的基本结构与设计原则及注意事项见本章第七节。

5. 资料整理与分析　检查核对数据，选择恰当的统计分析方法。横断面研究资料的整理分析可按照下列步骤进行。

（1）资料审核：资料的审核包括项目审核、数据审核和逻辑审核。由专人对调查表格的项目进行逐项检查，利用手工和计算机进行核对和纠错，以确保数据的准确性和完整性。

（2）资料的统计分析：不同的资料采用不同的统计分析方法。例如，计量资料采用均数、标准差、95%置信区间以及适宜的假设检验方法对资料进行统计描述和推断；分类资料则采用率和构成比等指标进行统计描述，同时用参数估计和假设检验进行统计推断。可对有关研究因素和变量按照地区、时间和人群进行分组描述数据的分布特征；也可对变量间的数量关系进行相关和回归分析，并可对各种研究指标进行单因素和多因素分析。

6. 误差与质量控制　在横断面研究中可能存在系统误差和随机误差，影响研究结果的可靠性。在设计和实施中均要注意控制措施。常见的偏倚有选择偏倚和信息偏倚。

（1）选择偏倚：包括选择性偏倚、无应答偏倚和幸存者偏倚，原因是研究对象的选择不当而造成的偏倚。

（2）信息偏倚：包括调查对象偏倚、调查者偏倚和测量偏倚，产生的原因是收集信息的方法存在缺陷而造成的误差。

由于偏倚危害研究结果，因此调查的质量控制是关键环节，可通过随机化原则选择研究对象、设法提高应答率、使用不易产生偏倚的仪器和设备、培训调查人员等措施防止偏倚，提高资料的可靠性。

第三节　病例对照研究设计

一、设计模式

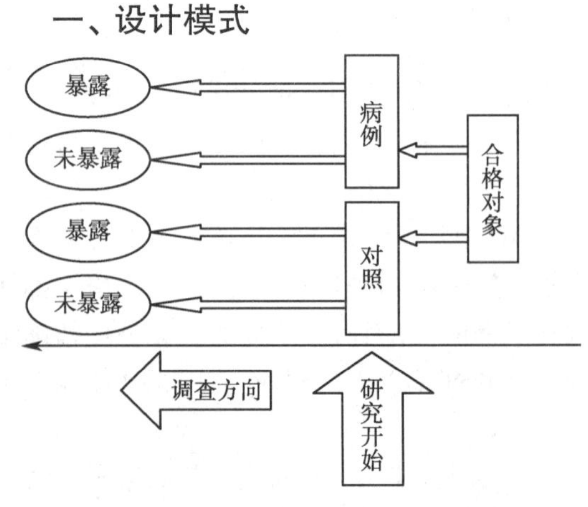

图 30-2　病例对照研究设计模式

病例对照研究又称为回顾性研究（retrospective study），主要应用于探索疾病的危险因素和病因。病例对照研究方法是对临床医疗及各种基础研究中形成的病因假设，进行初步验证。病例对照研究设计模式见图 30-2。

病例对照研究是选择一组患某病的患者（病例组），再选择一组不患该病的对象（对照组），比较两组人群之间在疾病发生之前有关可疑因素（危险因素）的暴露情况，如果两组的暴露率确有差别，则可认为所研究疾病与因素之间存在着关联。

病例对照研究资料可按表 30-1 格式整理。

表 30-1　病例对照研究资料整理表

分组	有暴露	无暴露	合计
病例组	a	b	$a+b=n_1$
对照组	c	d	$c+d=n_0$
合计	$a+c=m_1$	$b+d=m_0$	$a+b+c+d=n$

比较病例组和对照组的暴露率 a/n_1 与 c/n_0。如果有统计学意义，可认为此病与暴露的因素有关联（但不一定是因果关系）。

病例对照研究设计有以下特点：

（1）病例对照研究是一种回顾性调查研究。研究者不能主动控制病例组和对照组对危险因素的暴露有无和暴露多少，因为暴露与否已是既成事实。

（2）病例对照研究是一种从“果”到“因”的调查。在研究疾病与暴露因素的先后关系时，是先有结果，即已知研究对象患某病或未患某病，再追溯其可能有关的原因。其调查方向是逆向的、从果到因的和回顾性的。

（3）病例对照研究设有对照组。对照组由未患所研究疾病的人组成，与病例组作对比分析。

二、研究步骤

1. 确定题目，形成假设。

2. 研究设计的主要内容

（1）研究类型，如成组设计还是匹配设计。

（2）研究对象的选择，如病例与对照来源于社区还是医院。

（3）病例与对照的样本含量。

（4）确定调查的危险因素，制订适合的调查表。

（5）制订质量控制措施等。

3. 执行调查研究计划，通过各种方式收集资料。

4. 建立数据库。

5. 写出研究报告。报告内容和要点见第三十六章流行病学观察性研究报告规范（STROBE）。

三、研究对象的选择

1. 病例的选择

（1）病例的定义：病例的定义受到诊断标准、疾病严重程度以及诊断标准是主观的还是客观的因素的影响。诊断标准不明确具体，就会产生错误分类。目的是使真正患病的人有同样的机会被纳入研究，在研究中不能有假病例。

（2）病例来源：病例来源有两种，一种是以医院为基础，病例来自一个或多个医院在一定时期内诊断的所有病例或从中随机抽取的部分病例；另一种是以地区为基础，在一定时期内通过常规登记或普查所获得的全部病例或其中的一个样本。

由于患者对医院，或医院对患者都存在选择性，在医院中选择病例时应注意可能产生入院偏倚（如 Berkson 偏倚）。从普查中发现的病例作为研究对象一般代表性较强，但不易得到。

（3）病例类型：可供病例对照研究的病例包括新发病例、现患病例和死亡病例。新发病例由于刚刚发病，对疾病危险因素的回忆可能比较清楚，提供的信息较为可靠准确；现患病例则不然，而且易于掺入疾病迁延的因素在内，造成存活病例偏倚（McNeyman 偏倚）；死亡病例信息主要由家属提供，可靠性较差。

2. **对照的选择**　在病例对照研究中，对照的选择往往比病例的选择更复杂、更困难。对照组选择的一个重要目标是对照不依赖暴露属性，即对照样本与源人群中未受影响人群的暴露频率是一致的。选为对照组的先决条件是未患被调查的疾病者，可以是健康人，或是患其他病的病例，但是不能是同一系统疾病的患者，因为同一系统疾病的病因可能与研究的病因相同或相互影响。例如，肺结核与慢性气管炎都与吸烟有关，两者不能互为对照。

对照组的选择应与病例组具有均衡性。通常要求两组除所要研究的因素外，其他各方面的特性如年龄、性别、职业、经济状况、种族、饮食习惯等方面等都尽可能一致。病例与对照的选择见表 30-2。

表 30-2　病例与对照的选择

病例组	对照组
社区诊断的所有病例	社区一般人群非病例的一个样本
抽样人群中诊断的所有病例	抽样人群中的非病例
社区所有医院诊断的所有病例	与病例相邻居民样本人群的非病例
一个或多个医院的所有病例	同社区内未患相关疾病的其他患者样本
单个医院的所有病例	同一医院非病例样本
	病例的配偶、亲戚、同事等

3. **病例与对照的配比**

（1）非匹配（成组）设计：把患某种疾病的患者作为病例组，不患该种疾病的人作为对照组，比较这两类人群的暴露史。

（2）匹配设计：为了消除重要的已知混杂因素对研究结果的影响，按病例的混杂因素水平可选择一例到数例匹配的对照，共同组成一个匹配组。这种用配比来选择对照的方法称为配比病例对照研究。配比（matching）是一种限制研究因素以外的其他因素对结果干扰的手段。它是在选择对照时使其在某些特定的特征上与病例相同的方法。它在挑选研究对象时，对已知与发病危险有关的因素如性别、年龄、民族、职业等，对每一个病例配上一个或多个对照，然后按对子或匹配组来分析结果。

配比的目的在于控制混杂因素。混杂因素是指这种因素既和疾病有联系，又和某个研究因素的暴露有联系，它的存在歪曲了研究因素对疾病的影响。

配比的因素必须是已知的混杂因素，至少也应有充分理由怀疑是混杂因素，否则不应配比。因此，配比的因素越多，对照组与病例组就越相似，净增加的 *OR* 越来越不明显，建议匹配的比例不超过 1∶4。把不起混杂作用的因素也加以配比的情况，称为“配比过头”（over-matching）。

四、样本含量的估计

虽然病例对照研究适用于罕见病，选取的病例往往是一个人群中某时期内的全部病例。但也需要估计其样本含量是否可足以计算预期的优势比。样本含量估计方法见本章第六节，按公式（30-32）计算。

五、资料分析

病例对照研究资料按照设计类型可分为成组资料和匹配资料，这两种类型资料的分析内容均包括描述性分析和推断性分析。

（一）资料的描述性分析

1. **描述研究对象的一般特征**　无论用哪种方法选择对照，都应首先对病例组和对照组数据的一般特征如年龄、性别、职业、出生地、居住地等进行描述，从而对资料的一般情况有一定的了解。

2. 均衡性检验 根据病例与对照两组之间拟研究因素以外可能影响研究结果的各特征在两组的分布是否均衡来鉴定两组资料是否具有良好的可比性。如两组资料不均衡时，对确有显著差异的因素，在分析时应考虑到它对主要关联可能产生的影响。

（二）资料的推断性分析

主要是分析暴露因素与疾病的关联有无统计学意义，确定关联强度的大小。

1. 成组资料未分层的分析 病例对照研究资料分析的最基本形式。

（1）将资料归纳整理如表 30-1。

例 30-1 一项喂养方式与婴儿腹泻关系的病例对照研究得到表 30-3 的资料。

表 30-3 喂养方式与婴儿腹泻关系的病例对照研究资料

组别	喂养方式		合计
	人工	母乳	
腹泻组	59	28	87
对照组	8	33	41
合计	67	61	128

（2）检验病例组与对照组有暴露史的比例是否有差异：χ^2 检验是最常用的一种检验方法，可用四格表专用公式或 Fisher 精确检验法。但χ^2 的大小只能推断有无关联，并不能表示关联的程度。本例有

$$\chi^2=\frac{(59\times33-28\times8)^2\times128}{67\times61\times87\times41}=26.07 \quad v=1$$

查χ^2 界值表得 $0.001<P<0.005$，可认为人工喂养方式是婴儿腹泻的危险因素。

（3）计算暴露与疾病的关联强度：关联的强度可以用优势比（OR）来说明，说明病例组暴露与非暴露的比值为对照组的多少倍。

病例对照研究不是按有暴露和无暴露抽取观察人数，故不能计算两者的发病率或死亡率，因此不能直接计算相对危险度，只能计算优势比。但当发病率或死亡率很低时，优势比可作为相对危险度的近似估计。

根据表 30-1，病例组的暴露比值是 a/b，对照组的暴露比值是 c/d，两组的暴露比值之比为$\frac{a/b}{c/d}=\frac{ad}{bc}$，即

$$\widehat{OR}=\frac{ad}{bc} \tag{30-1}$$

本例有 $\widehat{OR}=\frac{59\times33}{28\times8}=8.69$

（4）OR 的置信区间：总体 OR 的 95%置信区间可按 Miettinen 法计算，即

$$\widehat{OR}^{1\pm\frac{1.96}{\sqrt{\chi^2}}} \tag{30-2}$$

本例有$8.69^{1\pm\frac{1.96}{\sqrt{26.07}}}=(3.39,19.93)$

也可用 Woolf 法，总体 OR 的 95%置信区间为

$$\exp[\ln\widehat{OR}\pm1.96SE(\ln\widehat{OR})] \tag{30-3}$$

其中
$$SE(\ln\widehat{OR})=\sqrt{\frac{1}{a}+\frac{1}{b}+\frac{1}{c}+\frac{1}{d}} \tag{30-4}$$

本例有 $SE(\ln\widehat{OR})=\sqrt{\frac{1}{59}+\frac{1}{28}+\frac{1}{8}+\frac{1}{33}}=0.456$

$$\exp(\ln 8.69 \pm 1.96 \times 0.456)=(3.56, 21.24)$$

2. 分层资料分析 在研究设计阶段控制混杂因素主要用配对的方法，使病例组与对照组具有可比性；在资料分析阶段主要用分层分析法和其他多因素分析控制混杂因素。分层资料整理表见表 30-4。

表 30-4 病例对照研究分层资料的格式

组别	暴露		合计
	有	无	
病例组	a_i	b_i	n_{1i}
对照组	c_i	d_i	n_{0i}
合计	m_{1i}	m_{0i}	N_i

例 30-2 在一项饮酒与食管癌关系的病例对照研究中，经过粗分析得到 $OR=6.11$，$\chi^2=84.29$，$P<0.005$，但研究者发现吸烟也与食管癌有关联，饮酒与食管癌的关系是否受到吸烟的影响，可用分层分析，按照吸烟分层得到表 30-5 的资料。

表 30-5 饮酒与食管癌关系的病例对照研究（按吸烟分层）

饮酒史	吸烟组			不吸烟组		
	病例	对照	合计	病例	对照	合计
饮酒	69	191	260	102	190	292
不饮酒	9	257	266	20	138	158
合计	78	448	526	122	328	450

分层分析采用 Mantal-Haenszel 方法。

（1）OR_{MH}的估计公式为

$$\widehat{OR}_{\mathrm{MH}}=\frac{\sum\frac{a_i d_i}{n_i}}{\sum\frac{b_i c_i}{n_i}} \tag{30-5}$$

本例有 $\widehat{OR}_{\mathrm{MH}}=\dfrac{\frac{69\times257}{526}+\frac{102\times138}{450}}{\frac{9\times191}{526}+\frac{20\times190}{450}}=5.55$

（2）对 $\widehat{OR}_{\mathrm{MH}}$进行假设检验，$\chi^2$统计量为

$$\chi^2_{\mathrm{MH}}=\frac{(|\sum a_i-\sum E_i|-0.5)^2}{\sum V_i},\quad \nu=1 \tag{30-6}$$

本例有 $\sum a_i=69+102=171$

$$\sum E_i=\frac{n_{1i}m_{1i}}{n_i}=\frac{78\times260}{526}+\frac{122\times292}{450}=117.72$$

$$\sum V_i=\frac{n_{1i}n_{0i}m_{1i}m_{0i}}{n_i^2(n_i-1)}=\frac{78\times448\times260\times266}{526^2(526-1)}+\frac{122\times328\times292\times158}{450^2(450-1)}=36.94$$

$$\chi^2_{MH}=\frac{(|\sum a_i-\sum E_i|-0.5)^2}{\sum V_i}=\frac{(|171-117.72|-0.5)^2}{36.94}=75.41,\quad P<0.005$$

说明控制吸烟后,饮酒与食管癌有关联。

(3) OR_{MH}的95%置信区间的估计可以用 Miettinen 法,按公式(30-2)计算。本例有

$$5.55^{1\pm\frac{1.96}{\sqrt{75.41}}}=(3.77,8.17)$$

经过分层分析后,合并 OR 的95%置信区间为(3.77,8.17)。

3. 匹配资料分析　如果调查时按匹配方法进行,其资料亦应按匹配方法分析,不宜将匹配资料拆开按一般病例对照资料来处理。

(1) 将资料归纳整理如表30-6:表内的每一单位为一个对子,代表一个病例和一个对照。

表30-6　1:1配比的病例对照研究资料整理表

病例	对照		合计
	有暴露史	无暴露史	
有暴露史	a	b	$a+b$
无暴露史	c	d	$c+d$
合计	$a+c$	$b+d$	$a+b+c+d=n$

(2) 计算χ^2:以检验暴露史是否与疾病有联系。

$$\chi^2=\frac{(|b-c|-1)^2}{(b+c)} \tag{30-7}$$

(3) 计算优势比

$$\widehat{OR}=\frac{b}{c} \tag{30-8}$$

(4) 计算 OR 的置信区间:可按公式(30-2)或公式(30-3),其中

$$SE(\ln\widehat{OR}_{MH})=\sqrt{\frac{1}{b}+\frac{1}{c}} \tag{30-9}$$

六、常见偏倚

1. 选择偏倚　选择偏倚(selection bias)是由于研究对象与非研究对象间的特征有系统差别或选入的对象与未选入的对象之间,出现了某些特征的系统差别而产生的误差。选择性偏倚包括 Berkson 偏倚、McNeyman 偏倚、无应答偏倚等。选择偏倚常发生于研究的设计阶段。

2. 信息偏倚　信息偏倚(information bias)指在收集资料阶段调查暴露史时两组标准不一或有缺陷,以致两组结果不一所引起的偏倚。例如调查者在询问时的诱导,被调查者在应答时的心理状态以及记忆能力等均可导致信息偏倚。信息偏倚主要发生在研究的实施阶段。

3. 混杂偏倚　混杂偏倚(confounding bias)是当研究暴露因素与疾病之间关系的时候,由于其他因素与所产生的效应干扰着欲研究的危险因素与其所产生的效应,从而歪曲了这个研究的危险因素对疾病的影响,我们把这些影响称为混杂偏倚,而那些其他因素则称为混杂因素。例如在研究吸烟与肺癌的关系中,性别就是一个重要的混杂因素,因为吸烟与性别有联系,吸烟者中男性多,而男性肺癌发生的频率高于女性。

七、病例对照研究的优缺点

病例对照研究是分析流行病学研究方法中发展较快和应用广泛的方法,其优点是适用于罕见病的

研究；适用于慢性病的研究；研究时间短、花费少；可调查多个因素与疾病联系，易出结果。但该方法的缺点是不能直接估计因果关系；暴露信息不是很准确；不适用于罕见暴露的研究；存在着选择偏倚。

第四节 队列研究设计

一、设计模式

队列研究亦称为前瞻性研究（prospective study），是一种与临床试验非常相似的观察性研究方法，能够克服有关罕见暴露与数据收集的时序方面的问题，能够有效地判断危险因素与结局的关联，因此主要应用于检验疾病的病因假设。

在队列研究中，调查者可以确定群组（队列）和初始特征（暴露状态），研究队列中可能包含或没有所关心的研究结局，研究者在一定时期内随访队列并确定暴露和非暴露组的结局，特别重要的是队列研究中明确有关危险因素（暴露）的信息先于疾病结局的观察，也就是说，队列研究并不知道结局阳性史，但知道队列人群处于结局的危险，即在基线或研究开始时确定暴露，然后随访暴露和非暴露组并记录结局的发生情况，可能的结局指标包括疾病发病、死亡、健康状况以及某些生物学参数变化，因此队列研究体现从因到果的思路。队列研究是将特定人群分为暴露于某因素与非暴露于某因素的两种人群或不同暴露水平的几个亚群，追踪观察其各自的结局，比较两组或各组某结局的发生率，从而判定暴露因素与结局有无因果关联及关联程度大小的一种观察性研究方法。所谓队列（cohort）是指具有共同经历、共同暴露于某一因素或共同具有某一特征的一群人。队列本身来自拉丁字母 cohors，意思是古罗马军团（Roman legion）的十分之一，其共同的特征是群组经历特别的暴露（如职业队列、学生队列等）或非特别的暴露（如出生队列）。例如，相同出生队列的人群可能暴露于类似的环境与社会变化，这种在特别队列中的成员影响被称为队列效应（cohort effect）。研究队列可分为固定队列（fixed cohort）和动态人群（dynamic population）。固定队列指某特定事件发生时的所有人员组成的队列；动态人群是指随时有可能增加或减少成员的观察人群。队列研究设计模式见图 30-3。

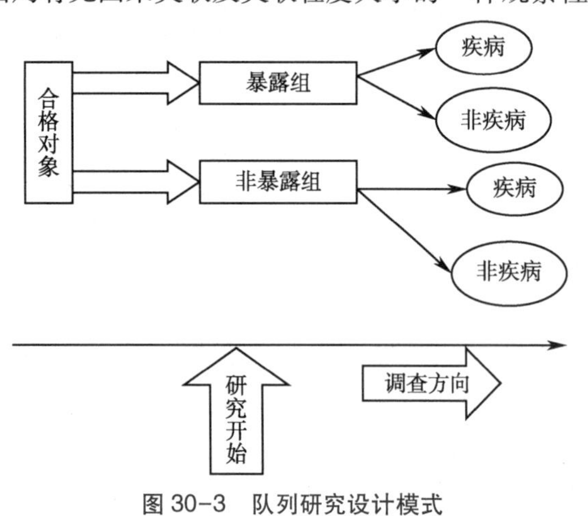

图 30-3 队列研究设计模式

二、研究类型

按照研究的起始时间，队列研究可分为前瞻性队列研究（prospective cohort study）、回顾性队列研究（retrospective cohort study）和双向性队列研究（ambispective cohort study），后者也称为历史前瞻性队列研究（historical prospective cohort study）。三种类型队列研究设计模式见图 30-4。

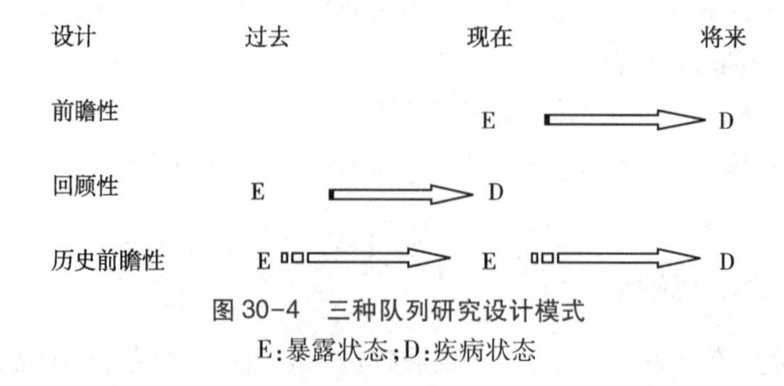

图 30-4 三种队列研究设计模式
E：暴露状态；D：疾病状态

前瞻性队列研究在研究开始时观察对象未达到研究结局，但知道其暴露属性，随访一定时间后再比较不同组的结局。这是队列研究的基本形式，也称为即时性队列研究(concurrent cohort study)和纵向研究(longitudinal study)。

回顾性队列研究中研究对象的分组是在过去某时刻确定并从那一时刻开始随访的，到现在研究结局已经发生。由于研究结局已经发生，因此能够比较快地得出结论，而且费用较低。但这种方法需要现成的记录，因此不如前瞻性队列研究的资料完整和准确。

双向性队列研究一般是指在回顾性队列研究开始后，继续进行前瞻性队列研究。这种设计适宜于评价对人体健康同时具有短期效应和长期作用的暴露因素。

此外，队列研究也可分为以人群为基础的队列研究(population-based cohort study)和以暴露为基础的队列研究(exposure-based cohort study)。在以人群为基础的队列研究中，队列可以是整个人群或是人群中有代表性的样本，如美国 Tecumseh 关于环境与健康和疾病的研究队列是城市的全部人群；而 1949 年开始的 Framingham 的冠心病研究和 Iowa 妇女健康研究的队列是人群中有代表性的样本。在以人群为基础的队列研究中暴露状况可通过问卷调查、采集生物标本、临床检查、体格检查等方法加以了解。暴露状态可分为两组，也可以是多组。以暴露为基础的队列研究适合于某些职业群组的研究，虽然某职业暴露就人群而言是罕见的，但从事这种职业的人群处于高暴露危险状态，因此这种研究中选择职业人群是合适的，但以人群为基础的队列研究不适宜于罕见暴露队列的研究。

三、研究对象的选择

队列研究的对象选择受到诸多因素的影响，包括暴露的类型与人群(暴露组、非暴露组)中暴露的频率等。

1. 暴露队列的选择 研究队列可从以下几种人群中选择。

(1) 特别暴露人群：特别暴露是指高度暴露于某种可疑病因的情况。选择对某一危险因素暴露特别严重的人群作为队列研究对象，比较易发现暴露与患病之间可能存在的联系。因此，特别暴露人群作为首选研究人群。医务人员、儿童、大学生也通常作为特殊的队列人群。

(2) 某地区的全部人群：通常一个可疑病因必须有较高的人群暴露率，并且所研究的疾病又有较高的发病率或死亡率才适合于用全人群作队列研究，而且队列都应选择暴露容易确定、随访较易、比较稳定的人群。

2. 比较队列的选择 设立比较组是为了与暴露组进行比较，但要注意两者在其他各种因素或人群特征的相似性。

(1) 内对照：在研究对象人群中，将其中有暴露于所研究因素的对象分出，成为暴露组，其余即为非暴露组，即在暴露队列的同一人群中选择比较组。例如，在铅作业的职业暴露的人群中，选择不接触铅的秘书、管理人员作为比较组。在同一群人中调查不同吸烟习惯，不吸烟者便为非暴露组，不需从其他人群中另外设对照组或非暴露组。

(2) 特设对照组：当以特别暴露人群或特殊环境居民为暴露群组时，往往需要另外选择一个人群作为对照群组，即可从暴露队列外的具有相同人口与地理特征的其他人群中选择比较组。例如，若以某染料厂的工人为暴露群组来研究染料与恶性肿瘤的关系时，则可以选择基本情况相似的另外一个无染料污染工厂的工人作为对照群组。

(3) 与全人群的发病率或死亡率作比较：在以特别暴露人群作为研究群组时，因为大多数特别暴露人群的数量较少，因而不易进一步分组计算各种专率，如年龄别发病(死亡)率。此时可选全人群的相应发病(死亡)率作比较组，但关键问题是要注意两个人群的可比性。一般采用标准化死亡比(*SMR*)或标准化发病比(*SIR*)作间接比较。

四、样本含量的估计

队列研究所需要的样本含量往往比病例对照研究的样本含量要大得多。队列的研究对象数量越大,在规定的时间内达到研究目的的机会越大。假定疾病的发生率是固定的,只要分母的数量增加,在一定时段得到的病例数就会增加。但样本的大小与费用及资源存在直接关系,从而影响研究设计决策。具体估计方法见本章第六节,按公式(30-32)计算。

五、资料的收集与分析

队列研究的价值在于通过采取有效措施随访队列人群中疾病或其他结局的后果,然后分析比较各队列之间结局的差异及其程度。

(一) 资料的收集

在队列研究中,调查者需要收集暴露变量和结局变量的资料,收集的方式是对队列进行随访。随访可分为主动随访(active follow-up)和被动随访(passive follow-up)。主动随访是通常采用的方式,要求调查者直接与队列对象接触,必须获得所发生结局(如发病、死亡、痊愈、危险因素改变、生物标志改变等)的资料,接触的方法包括通信、电话以及要求对象到调查现场,随访的内容包括医学检查和某些病例的生物标本。对于大队列的随访需要付出巨大的努力。被动随访并不要求调查者与对象直接接触,而是从与研究结局有关的数据库中获得资料。

1. **暴露资料** 在队列研究中一定要准确定义暴露,有些暴露是急性的、瞬时的、在人的生命中是不可重复的(如出生窒息);另一些暴露是长期的(如吸烟、口服避孕药);还有些暴露是间歇的,如妊娠高血压,可在妊娠期间发生,在分娩后表现出来,也许在妊娠过程中重复出现。在确定暴露时需要考虑的特性见表30-7。

表30-7 队列研究暴露的测量

暴露测量	举例
强度(intensity)	平均血压水平
持续时间(duration)	患高血压的周数
规律性(regularity)	影响妊娠的次数
变异性(variability)	所测量血压的范围

2. **结局资料** 在医学文献中有关结局评价的研究日益增加。患者的结局是多样的,如经济方面(成本效益与成本效果)、功能状态、满意度、生活质量等。结局资料可来源于多方面,包括医务人员的随访检查、患者的自我报告以及登记资料。

结局事件的发生时间是决定研究对象人时量的重要因素,同时确定不同结局发生时间的难易程度是不一样的,有些结局的发生时间是比较明确的,如死亡结局;而有些结局的发生时间是难以确定的,如人类免疫缺陷病毒(HIV)的血清转化。

(二) 资料的统计分析

在队列研究中可利用几种方法对结果进行分析。分析的主要指标是:危险度比(risk ratio)、归因危险度百分比(attributable risk percent)和率比(rate ratio)。分析的目的是计算和比较各组的指标,从而判断和分析暴露因素与结局是否有联系。队列研究的危险度数据可按表30-8形式归纳。

例30-3 在一项吸烟与心肌梗死的队列研究中得到如表30-9的资料,可描述和推断暴露因素的危险度比。

表 30-8 队列研究危险度数据归纳表

结局	暴露组	非暴露组	合计
发生	a	b	$a+b$
未发生	c	d	$c+d$
合计	$a+c$	$b+d$	$a+b+c+d$

表 30-9 吸烟与心肌梗死队列研究资料

心肌梗死	吸烟	非吸烟	合计
有	180	30	210
无	9 820	9 970	19 790
合计	10 000	10 000	20 000

1. 危险度比

(1) 暴露组的危险:介于 0 到 1 之间

$$R_1=\text{发生结局的暴露人数/所有暴露}=\frac{a}{a+c}$$

$$\text{本例有 } R_1=\frac{180}{10\ 000}=0.018$$

(2) 非暴露组的危险

$$R_0=\text{发生结局的非暴露人数/所有非暴露人数}=\frac{b}{b+d}$$

$$\text{本例有 } R_0=\frac{30}{10\ 000}=0.003$$

暴露组与非暴露组危险的比值即危险度比或相对危险度(relative risk,RR)。总体相对危险度 RR 的估计为

$$\widehat{RR}=R_1/R_0=\frac{a/(a+c)}{b/(b+d)} \tag{30-10}$$

本例有 $\widehat{RR}=\frac{0.018}{0.003}=6.0$。

如果暴露人群与非暴露人群的危险度一样,则 $RR=1$,说明暴露与结局无关;若暴露人群的危险度大于非暴露人群,则 $RR>1$,说明暴露是有害的,可称为危险因素;若暴露人群的危险度小于非暴露人群,则 $RR<1$,说明暴露是有益的,称为保护因素;RR 是暴露与结局之间联系的强度指标,RR 越远离 1,联系强度越大。联系强度是判断因果关系的重要标准。RR 的统计精确性通过置信区间来衡量,若无效值为 1.0 不在置信区间内,则可认为结果有统计学意义。

总体 RR 的 95%置信区间为

$$\exp[\ln\widehat{RR}\pm1.96SE(\ln\widehat{RR})] \tag{30-11}$$

其中

$$SE(\ln\widehat{RR})=\sqrt{\frac{c}{a(a+c)}+\frac{d}{b(b+d)}} \tag{30-12}$$

$$\text{本例有 } SE(\ln\widehat{RR})=\sqrt{\frac{9\ 820}{180\times10\ 000}+\frac{9\ 970}{30\times10\ 000}}=0.197$$

$$\exp(\ln6.0\pm1.96\times0.197)=(4.08,8.83)$$

RR 的 95%置信区间为(4.08, 8.83),因为 $RR=6.0$,可以认为吸烟者患心肌梗死的危险性是不吸

烟者的 6 倍。

2. 归因危险度百分比 某组的危险度可与其他组的危险度相减,得到的指标称为危险度差(risk difference,RD)或超额危险度(excess risk),也称为归因危险度(attributable risk)。危险度差可表达为

$$RD=\frac{a}{a+c}-\frac{b}{b+d} \tag{30-13}$$

本例 $RD=0.018-0.003=0.015$,说明由吸烟者造成心肌梗死的危险性是 0.015。

另一个测量指标是归因危险度百分比(attributable risk proportion,ARP),说明在暴露组中因为某因素暴露危险的百分比。表达式为

$$ARP=\left(\frac{R_1-R_0}{R_1}\right)\times 100\% \tag{30-14}$$

本例吸烟的归因危险度百分比为

$$ARP=\left(\frac{0.018-0.003}{0.018}\right)\times 100\%=83.33\%$$

说明在吸烟者中患心肌梗死的危险性 83.33%归因于吸烟,该指标在卫生宣传教育中非常重要。

另一个指标是人群归因危险度(population attributable risk,PAR),表达式为

$$PAR=\left(\frac{I_P-I_0}{I_P}\right)\times 100\% \tag{30-15}$$

式中 I_P、I_0分别代表人群的发病率和非暴露组发病率。

3. 率比 在队列研究中测量结局的指标通常是疾病或死亡而不是危险度。队列研究中有关率比计算的资料可整理如表 30-10 所示。

表 30-10 队列研究中有关率计算资料整理表

指标	暴露组	非暴露组	合计
结局人数	a	b	$a+b$
人时(PT)	PT_1	PT_0	PT

例 30-4 某人研究不同饮水类型与肝癌的关系,得到如表 30-11 的资料。

表 30-11 不同饮水类型与肝癌关系的队列研究资料

指标	河水	深井水	合计
发病患者数	60	45	105
观察人年数	35 000	30 000	65 000

率比的估计式如下:

$$\text{率比}(\widehat{RR})=\frac{\text{暴露组结局频率}}{\text{非暴露组结局频率}}=\frac{a/PT_1}{b/PT_0} \tag{30-16}$$

本例有率比$(\widehat{RR})=\frac{0.00171}{0.0015}=1.14$

率比的特征与危险度比是相似的,也称为相对危险度,说明暴露组发病或死亡为非暴露组的多少倍,是反映暴露与发病(死亡)关联强度的指标。率比越大说明暴露与结局的联系强度越大。考虑到抽样误差的存在,需要进行统计推断,可估计相对危险度的 95%置信区间。计算方法如下:

$$p=\frac{a}{a+b}$$

$$p_L = p - \left[1.96\times\sqrt{\frac{p(1-p)}{a+b}}\right] \quad p_U = p + \left[1.96\times\sqrt{\frac{p(1-p)}{a+b}}\right] \tag{30-17}$$

$$RR_L = \left[\frac{p_L}{1-p_L}\right]\cdot\frac{PT_0}{PT_1} \qquad RR_U = \left[\frac{p_U}{1-p_U}\right]\cdot\frac{PT_0}{PT_1}$$

式中 RR_U、RR_L分别为95%置信区间的上、下限。

本例有

$$p = \frac{a}{a+b} = \frac{60}{105}$$

$$p_L = p - \left[1.96\times\sqrt{\frac{p(1-p)}{a+b}}\right] = \frac{60}{105} - \left(1.96\times\sqrt{\frac{60}{105}\times\frac{45}{105}\times\frac{1}{105}}\right) = 0.476\ 8$$

$$P_U = P + \left[1.96\times\sqrt{\frac{P(1-P)}{a+b}}\right] = \frac{60}{105} + \left(1.96\times\sqrt{\frac{60}{105}\times\frac{45}{105}\times\frac{1}{105}}\right) = 0.666\ 1$$

$$RR_L = \left(\frac{p_L}{1-p_L}\right)\cdot\frac{PT_0}{PT_1} = \frac{0.476\ 8}{0.523\ 2}\times\frac{30\ 000}{35\ 000} = 0.781$$

$$RR_U = \left(\frac{p_U}{1-p_U}\right)\cdot\frac{PT_0}{PT_1} = \frac{0.666\ 1}{0.333\ 9}\times\frac{30\ 000}{35\ 000} = 1.710$$

率比 RR 的95%置信区间为(0.781,1.710),因范围内包含1,还不能认为饮水类型与肝癌的发病有联系。

率的计算按照队列的情况分为累积发病率(cumulative incidence rate,CIR)和人时发病率(person-time incidence rate),也称为发病密度(incidence density,ID)。

(1)累积发病率:当研究固定队列时可计算累积发病率,即当研究对象人数进出队列相对平衡时,可用固定的人口数作分母来计算累积发病率。累积发病率等于期内发病例数(D)除以随访期开始的人数(N)。

$$CI = \frac{D}{N} \tag{30-18}$$

(2)发病密度:当研究人数较多,观察时间较长,人数不断变化而难以稳定的时候(如失访、死于其他病、中途加入等),用发病密度来计算发病率。发病密度又称人年发病率,是一定时期内的平均发病率。其分子仍是期内发病数(D),分母则采用随访人年(person-years,PY)数,即观察人数乘以随访年数。1个观察人年是指1个对象被观察1年。

$$ID = \frac{D}{PY} \tag{30-19}$$

人年数的计算方法:人年(月)数=时段(年或月)内受观察人数×时段包括的年数(或月数)。

(3)标化比:有些特殊暴露人群人数较少,不便计算出死亡率,或者无法获得死亡率资料,可用标准化死亡比(standardized mortality ratio,SMR)处理。

标准化死亡比是在研究人群中观察死亡数与以标准人口死亡率计算的预期死亡数之比。SMR 的样本估计为

$$\widehat{SMR} = \frac{研究人群观察死亡数(O)}{标准人群预期死亡数(E)} \tag{30-20}$$

$\widehat{SMR}<1$,说明实际死亡数少于期望死亡数;$\widehat{SMR}>1$,说明实际死亡数多于期望死亡数。总体 $\widehat{SMR}$ 的95%置信区间计算公式为

$$\frac{(O\pm1.96\times0.5)^2}{E} \tag{30-21}$$

六、常见偏倚

队列研究如同其他研究方法一样也会有各种偏倚，但在队列研究中最值得注意的偏性是“失访”。失访是指在追踪观察的某一阶段，某些对象由于种种原因脱离了观察，观察者无法再了解到他们的结局情况。队列研究由于观察人数较多，追踪观察时间较长，因此失访是很难避免的。观察人数越多，时间越长，失访越容易发生。

为了减少失访，应尽量选择比较稳定的人群作为研究对象，当失访率大于5%时，对失访可能产生的偏性影响则需作进一步的分析。对于截尾数据可利用生存分析方法进行统计分析。

七、统计学关联与因果联系

病因（cause）通常被理解为产生结局或效果的原因。流行病学解释病因是宿主-环境-病原物不平衡的结果，病因可以是任何与时间、地点和人群有关的特征。目前流行病学病因的解释更趋向于称为危险因素（risk factor），其真正含义就是使疾病发生概率即风险升高的因素；但因果联系应该有时间先后的联系，而且可能的病因（E）发生于疾病（D）之前。流行病学研究在病因或防治效果推断中形成流行病学的因果思维和正确理解研究结果是至关重要的，在病因假设的建立与验证病因假设中起着关键作用。在流行病学的病因研究中，队列研究是一种非常重要的研究方法。

两事物之间存在的统计学关联（statistical relationships）不等同于因果关联（causal relationships），在有统计学关联并排除了非因果关联的前提下，仍然需要用因果判定标准进行综合评价，得出不同程度的因果关系结论。

1. 统计学关联 若可能病因（暴露）E与疾病D存在统计学关联，只说明E与D的关联排除了偶然性（随机误差）的干扰，这种关联是一种数量上的关联，可能包括人为虚假联系、间接联系和因果关联。要确定因果关联，还得排除选择偏倚、测量（信息）偏倚和混杂偏倚等系统误差的干扰，以及确定暴露E与疾病D的时间先后关系。由此可见，统计学关联（相关）是判断因果关系的基础，是假定因果关系是否存在的第一步。

2. 因果关联 统计学联系一旦确定后，下一步就是确定因果联系是否存在。因果联系可分为直接因果联系（direct causal associations）和间接因果联系（indirect causal associations）。直接因果联系是指某因素引起某结局不需要其他因素参与，如结核杆菌引起结核病；间接因果联系是指其他因素为原因与结果之间的辅助因素。假定A是原因，D是结果，则B、C是A、D之间的中间环节。

A⇨B⇨C⇨D

对于公共卫生人员而言，区分直接和间接因果关联不是关键的问题。根据概率论因果观，因果关系就是有时间先后的相关关系，病因就是指那些使疾病发生概率升高的因素，这正是危险（不利事件概率升高）因素的含义。

3. 研究设计的因果论证强度 因果性研究的设计类型与它的论证强度存在密切关系。一般而言，在因果论证强度上，实验性研究大于观察性研究，有对照的研究大于无对照的研究，不同研究设计类型的因果论证强度排序见表30-12。

表30-12 研究设计与因果论证强度

研究设计类型	因果论证强度	研究设计类型	因果论证强度
实验性研究		观察性研究	
随机化对照试验	强	前瞻队列研究	强
非同期对照试验	中	病例对照研究（用新病例）	中
无对照前后比较试验	弱	横断面研究	弱

八、队列研究的优缺点

队列研究的优点是可以直接计算出 *RR*、*AR*、*PAR* 等指标；可获得疾病发生的资料；暴露与疾病有清楚的时间关系；适宜于罕见暴露研究；可获得多个暴露的信息；可获得特定暴露的多结局信息；作为建立因果联系的最好观察性研究。

该方法的缺点是费时；通常需要大样本；花费昂贵；不适宜于罕见疾病研究；失访会减低可靠性。

三种类型观察性研究的比较归纳如表 30-13。

表 30-13　观察性研究设计的比较

研究类型	横断面研究	病例对照研究	队列研究
方法类型	描述性	分析性	分析性
研究目的	描述分布状况	分析病因或危险因素	分析病因或危险因素
观察的次数	单点观察，同时收集暴露与疾病史资料	单点观察	基线确定暴露，前瞻确定结局
暴露方向信息	不知道暴露与疾病的先后	回顾性收集暴露信息	基线收集暴露信息，前瞻收集结局信息
数据来源/收集方法	抽样调查数据，第二手数据（学校记录、全国调查）	患者的原始数据，第二手数据（医院登记医学记录）	暴露和结局的原始数据，某些设计用第二手数据
研究对象	人群/代表人群	病例/对照	暴露/非暴露
危险度测量	患病估计，*OR*	*OR*	*RR*
优点	能在短时间内完成，花费少	通常比前瞻性研究样本小，快速，易操作，花费少，费用适当，有利于罕见病研究	允许直接确定危险，比其他观察性设计提供更强的暴露与疾病联系的证据，有利于研究罕见暴露
不足	不应该用于研究疾病病因，不用于低频率疾病研究，暴露与疾病暂时不能确定	不能确定暴露与疾病的因果联系，不能直接估计危险，不能用于罕见暴露，存在回忆偏倚	研究费时，难度大，存在选择偏倚，难以用于罕见疾病
应用	描述特殊疾病的发病与死亡，提出假设，计划干预，描述卫生问题的分布与严重性，帮助规划卫生服务	传染病暴发调查，病因未明慢性病调查，假设检验	研究慢性疾病的病因，危险度估计，假设检验

第五节　常用抽样方法

常用抽样方法包括概率抽样（probability sampling）和非概率抽样（non-probability sampling）。概率抽样也可称为随机抽样，是指在总体中，每个研究对象都有被抽中的可能，任何一个对象被抽中的概率是已知的或可计算的。概率抽样方法有统计的理论依据，可计算抽样误差，能客观地评价调查结果的精度，在抽样设计时还能对调查误差加以控制。非概率抽样也可称为非随机抽样，是指每个个体被抽样抽中的概率是未知的和无法计算的。一些非概率抽样方法，尽管不能按照常规的理论来计算抽样误差和推断总体，在特定条件下，还是有应用价值的。

一、概率抽样方法

1. **单纯随机抽样** 又称简单随机抽样(simple random sampling),是按等概率原则直接从含有 N 个观察单位的总体中抽取 n 个观察单位组成样本。常采用随机数字表来抽样。优点是均数(或率)及标准误的计算简便;缺点是当总体观察单位数较多时,要对观察单位一一编号,比较麻烦,实际工作中有时难以办到。

2. **系统抽样** 又称机械抽样,系统抽样(systematic sampling)是把总体的所有观察单位进行编号排序后,再计算出某种间隔,然后按这一固定的间隔抽取相应号码的观察单位来组成样本的方法。

系统抽样的优点是:①易于理解,简便易行;②容易得到一个按比例分配的样本,其抽样误差小于单纯随机抽样。系统抽样的缺点是:①当总体的观察单位按顺序有周期趋势或单调增(或减)趋势,则系统抽样将产生明显的偏性,也缺乏代表性;②实际工作中一般按单纯随机抽样方法估计抽样误差,但系统抽样抽取各个观察单位并不是彼此独立的。

3. **分层抽样** 又称分类抽样或类型抽样,分层抽样(stratified sampling)是先将总体中的所有观察单位按某种特征或标志(如性别、年龄、职业或地域等)划分成若干类型或层次,然后再在各个类型或层次中采用单纯随机抽样或系统抽样的办法抽取一个子样本,最后将这些子样本合起来构成样本。

当样本含量确定后,确定各层观察单位数的方法一般有:①按比例分配(proportional allocation),即按总体各层观察单位数的比例分配各层样本观察单位数;②最优分配(optimum allocation),即同时按总体各层观察单位数的多少和标准差的大小分配各层样本观察单位数。

分层抽样的优点是:①减少抽样误差:分层后增加了层内的同质性,因而可导致观察值的变异度减小,各层的抽样误差减小,其标准误一般均小于(样本含量相同时)单纯随机抽样、系统抽样和整群抽样的标准误;②便于对不同的层采用不同的抽样方法,有利于调查组织工作的实施;③还可对不同层独立进行分析。

4. **整群抽样** 是从总体中随机抽取一些小的群体,然后由所抽出的若干个小群体内的所有观察单位构成调查的样本。整群抽样(cluster sampling)中对小群体的抽取可采用简单随机抽样、系统抽样或分层抽样的方法。整群抽样与前几种抽样的最大差别在于,它的抽样单位不是单个的个体,而是成群的个体。“群”的大小是一相对的概念,可以是自然的区划,也可以是人为的区划。每个群内的观察单位数可以相等,也可以不等,但相差一般不应太大。

整群抽样的优点是便于组织,节省经费,容易控制调查质量;缺点是当样本含量一定时,其抽样误差一般大于单纯随机抽样的误差。群间差异越小,抽取的“群”越多,精度越高。因而在样本含量确定后,宜增加抽样的“群”数而相应地减少群内的观察单位数。

5. **多阶段抽样** 前述的四种基本抽样方法都是通过一次抽样产生一个完整的样本,称为单阶段抽样。但在现场调查中,往往面临的总体非常庞大,情况复杂,观察单位很多,而且分布面广,很难通过一次抽样产生完整的样本,而是根据实际情况将整个抽样过程分为若干阶段来进行,称为多阶段抽样(multistage sampling)。它是按抽样单位的隶属关系或层次关系,把抽样过程分为几个阶段进行。不同的阶段,可采用相同或不同的抽样方法。

当总体的规模特别大,或者总体分布的范围特别广时,研究者一般采取多阶段抽样的方法来获取样本。

各种抽样方法的抽样误差一般是:整群抽样误差≥单纯随机抽样误差≥系统抽样误差≥分层抽样误差。

二、非概率抽样方法

1. **偶遇抽样** 偶遇抽样又称为便利抽样(convenience sampling)。偶遇抽样(accidental sampling)是

指研究者根据现实情况，以自己方便的形式抽取偶然遇到的人作为调查对象，或者仅仅选择那些离得最近的、最容易找到的人作为研究对象。例如在车站或街头对来往行人进行调查等。

2. 判断抽样 判断抽样又称立意抽样（purposive sampling）。判断抽样（judgmental sampling）是调查者根据研究的目标和自己主观的分析来选择和确定研究对象的方法。例如要调查吸毒者的吸毒过程和原因，就必须对一定的吸毒者进行访谈。由于吸毒是极其隐蔽的行为，不知道其总体有多大，不可能采用随机抽样的方法，只能找到符合条件的就调查，在样本数量达到一定的时候进行分析。

3. 定额抽样 定额抽样也称配额抽样。进行定额抽样（quota sampling）时，研究者要尽可能地依据那些有可能影响研究变量的各种因素来对总体分层，并找出具有各种不同特征的成员在总体中所占的比例。它是一种比偶遇抽样复杂一些的非概率抽样方法。

4. 雪球抽样 当无法了解总体情况时，可以从总体中少数成员入手，对他们进行调查，向他们询问还知道哪些符合条件的人，再去找那些人并再询问他们知道的人，这种方法称为雪球抽样（snowball sampling）。如同滚雪球一样，可以找到越来越多具有相同性质的群体成员，直到达到所需的样本含量。

第六节 样本含量估计

在观察性研究中，估计总体参数所需样本含量需满足三个条件。

（1）置信度 $1-\alpha$：其值越大，置信区间估计的可靠性越好，但相应所需的样本含量就越大。通常取 $\alpha=0.05$。

（2）总体的标准差 σ：其值越大，相应所需的样本含量也越大。一般从以前的研究资料或预调查中获得。

（3）容许误差 δ：即预计样本统计量（$\bar{X}$ 或 p）与相应总体参数（μ 或 π）的最大相差控制在什么范围。

用上面的三个条件求得的样本含量的意义是：当样本含量为 n 时，用统计量来估计总体参数（均数或率），二者之差不超过 δ 的可能性是 $1-\alpha$。

抽样方法不同，估计样本含量的方法各异。单纯随机抽样的样本含量粗估值对整群抽样来说，一般偏低；而对系统抽样或分层抽样来说，一般偏高。对系统抽样来说，被抽样的个体间隔不同，其抽样误差也不同，故系统抽样本身无统一的方法估计样本含量。现介绍整群抽样、单纯随机抽样和分层抽样估计总体参数所需样本含量的估算方法。在估计样本含量时，还需考虑总体中包含的观察单位数。如果总体中包含的单位数非常多，从中进行无返回抽样时的抽样概率几乎不变；但若总体中包含的单位数较少，从中进行无返回抽样时的抽样概率就会发生变化。好的调查设计，应当是在经费预算范围内达到估计的最高精度，或用最少的经费达到要求的精度，因而估计样本含量也应结合经费问题，但往往比较复杂，此处从略。

一、单纯随机抽样样本含量的估计

1. 估计总体率所需样本含量 无限总体抽样按公式（30-22）求 n；有限总体抽样还需将算得的 n 代入公式（30-23）作校正，求 n_c。若 n/N 很小，比如小于 0.05，这种校正可以省去，而直接用 n 代替 n_c。公式（30-22）是根据正态分布的原理推导出来的。

$$n=\frac{u_{\alpha/2}^{2}\pi(1-\pi)}{\delta^{2}} \tag{30-22}$$

$$n_c=\frac{n}{1+n/N} \tag{30-23}$$

式（30-22）中 π 为总体率，若 π 同时有几个估计值可资参考，应取最接近 0.5 者；若对总体一无所知，亦可设 $\pi=0.5$。因为此时 $\pi(1-\pi)=0.5^2=0.25$ 为最大，以免 n 过小。公式（30-23）中 N 是有限总体包含的单位数。

例 30-5 为了解某市人群高血压患病率，根据既往资料，全国高血压患病率为 19.6%的情况，若容许误差定为 0.01，$\alpha=0.05$，试按照单纯随机抽样，估计样本含量。

令 $\delta=0.01$，$\pi=0.196$，$\alpha=0.05$，$u_{0.05/2}=1.96$

$$n=\frac{1.96^2\times0.196(1-0.196)}{0.01^2}=6\ 053.7\approx6\ 054(\text{人})$$

此值占该市人群（总人口数 30 万）的比例（n/N）很小，故不必再作校正。

2. **估计总体均数所需样本含量** 无限总体抽样用公式（30-24）；有限总体抽样还需用公式（30-23）作校正。

$$n=\left(\frac{u_{\alpha/2}\sigma}{\delta}\right)^2 \tag{30-24}$$

实际工作中总体 σ 经常是未知的，一般可根据预调查或者以往资料估算，如果 σ 同时有几个估计值可供参考，应取其较大者。

例 30-6 某厂有职工 5 500 人，拟用单纯随机抽样了解该厂职工白细胞数的平均水平，以便说明该厂生产条件是否对白细胞数造成影响。希望控制误差不超过 0.1×10^9/L，若取 $\alpha=0.05$，问最少需调查多少人（根据以往资料，职工白细胞总数的标准差为 0.95×10^9/L）？

令 $\delta=0.1\times10^9/\text{L}$，$\sigma=0.95\times10^9/\text{L}$，$\alpha=0.05$，$u_{0.05/2}=1.96$

$$n=\left(\frac{1.96\times0.95}{0.1}\right)^2=346.7\approx347$$

$$n_c=\frac{347}{1+347/5\ 500}=326.4\approx327(\text{人})$$

二、分层随机抽样样本含量的估计

1. **估计总体率所需样本含量** 估计总体率所需样本含量的公式为

$$n=\frac{(\sum W_i\sqrt{p_iq_i})^2}{V+\sum\frac{W_ip_iq_i}{N}} \tag{30-25}$$

式中 $W_i=N_i/N$，N_i，p_i 及 q_i 分别为第 i 层的例数、阳性率及阴性率；N 为总例数，V 为估计总体率的方差，一般 $V=(\delta/u_{\alpha/2})^2$。

估计总体率的各层样本含量 n_i 的公式为

$$n_i=nw_i=\frac{nN_i\sqrt{p_iq_i}}{\sum N_i\sqrt{p_iq_i}},\quad w_i=\frac{N_i\sqrt{p_iq_i}}{\sum N_i\sqrt{p_iq_i}} \tag{30-26}$$

2. **估计总体均数所需样本含量** 估计总体均数所需样本含量的公式为

$$n=\frac{\sum W_i^2S_i^2/w_i}{V+\sum W_iS_i^2/N} \tag{30-27}$$

式中 $W_i=N_i/N$，$w_i=N_iS_i/\sum N_iS_i$，N_i 为第 i 层的单位个数，S_i^2 为第 i 层的方差，N 为总例数，V 为估计总体均数的方差，一般 $V=(\delta/u_{\alpha/2})^2$。

估计总体中各层样本含量 n_i 的公式为

$$n_i=\frac{nN_iS_i}{\sum N_iS_i}=nw_i \tag{30-28}$$

例 30-7 欲采用分层抽样随机调查某厂工人每年的药费开支情况，以往的调查资料见表 30-14 的第(1)~(5)栏。问为了解该厂职工每年的药费开支情况,希望容许误差δ不超过5元,取$\alpha=0.05$,最少需调查多少人?

本例$u_{\alpha/2}=1.96$,$\delta=5$,$V=(5/1.96)^2=6.5$,按公式(30-27)计算本例样本含量(表30-14)为

$$n=\frac{3\ 410.56}{6.5+3\ 586/5\ 000}=472.56\approx 473$$

利用公式(30-28)计算的各车间应调查人数n_i见表30-14的第(10)栏,该列合计为475,与473的差别是由于n_i取整造成的误差。因此需调查475人。

表30-14 某厂各个车间工人药费开支情况的样本含量估算

车间 (1)	N_i (2)	W_i (3)	$\bar{X}_i$ (4)	S_i (5)	N_iS_i (6)	$w_i=\frac{N_iS_i}{\sum N_iS_i}$ (7)	$W_i^2S_i^2/w_i$ (8)	$W_iS_i^2$ (9)	$n_i=n\times(7)$ (10)
材料	1 200	0.24	180	65	78 000	0.267 1	911.04	1 014	127
生产	3 200	0.64	150	50	160 000	0.548 0	1 868.80	1 600	260
机关	600	0.12	260	90	54 000	0.184 9	630.72	972	88
合计	5 000	1.00	—	—	292 000	1.000	3 410.56	3 586	475

三、整群抽样样本含量的估计

1. 估计总体率所需样本含量 对于无限总体估计样本含量的公式为

$$k_0=u_{\alpha/2}^2\sum\frac{m_i^2(p_i-p)^2}{(k_y-1)\bar{m}^2\delta^2} \tag{30-29}$$

对于有限总体估计样本含量按公式(30-30)作校正

$$k_1=k_0\left(1-\frac{k_0}{K}\right) \tag{30-30}$$

公式(30-29)中k_0为无限总体应调查的群数,k_y为预查的群数,m_i和p_i分别为预查的群体中第i群调查人数和某事件的发生频率;$\bar{m}$和p分别为k_y群的平均调查人数和平均发生频率;δ为容许误差。公式(30-30)中K为所有群数。

2. 估计总体均数所需样本含量 对于无限总体估计样本含量的公式为

$$k_0=u_{\alpha/2}^2\sum\frac{m_i^2(\bar{X}_i-\bar{X})^2}{(k_y-1)\bar{m}^2\delta^2} \tag{30-31}$$

对于有限总体估计样本含量按公式(30-30)作校正。

k_y,m_i,$\bar{m}$,δ的意义同前;$\bar{X}_i$为预调查的第i群某项观察指标的均数;$\bar{X}$为k_y群该项观察指标的均数。

例30-8 为了解某市40岁以上人群心脑血管疾病患病率,拟对全市62个社区采用整群抽样调查,调查组随机预调查了2个街区,第一个街区调查了5 368人,心脑血管患者1 860人,患病率为0.346 5;第二个街区调查了6 236人,心脑血管患者1 268人,患病率为0.203 3。问需要调查几个街区($\alpha=0.05$,$\delta=0.1$)?

本例$\delta=0.1$,$u_{0.05/2}=1.96$,$\bar{m}=(5\ 368+6\ 236)/2=5\ 802$

$$p=(1\ 860+1\ 268)/(5\ 368+6\ 236)=0.269\ 6,K_Y=2,K=62$$

按公式(30-29)得

$$k_0=(1.96)^2\times\frac{5\ 368^2\times(0.346\ 5-0.269\ 6)^2+6\ 236^2\times(0.203\ 3-0.269\ 6)^2}{(2-1)\times 5\ 802^2\times 0.1^2}=3.90\approx 4$$

因为该市为有限总体，$K=62$，需按公式(30-30)作校正，得到校正后的抽样群数为

$$k_1=4\times\left(1-\frac{4}{62}\right)=3.74\approx4(\text{街区})$$

四、病例对照研究样本含量估计

病例对照研究样本含量估计的条件为：

1. 对照人群中该研究因素的暴露率(用 p_0 表示)。
2. 估计与该研究因素有关的暴露的优势比(OR)。
3. Ⅰ型错误的概率(α)，有双侧和单侧之分，通常取 $\alpha=0.05$ 或 0.01。
4. Ⅱ型错误的概率(β)，只有单侧，通常取 $\beta=0.10$ 或 0.20，即 $1-\beta$(检验效能)为 90%或 80%。可用计算法或查表法得出所需要的病例和对照数。

成组资料比较而且人数相等时，计算法按公式(30-32)

$$n=\frac{(u_{\alpha/2}\sqrt{2pq}+u_\beta\sqrt{p_0q_0+p_1q_1})^2}{(p_1-p_0)^2} \tag{30-32}$$

公式(30-32)为双侧检验用；若为单侧检验，则式中 $u_{\alpha/2}$ 需换成 u_α。式中 n 为所需的病例组和对照组人数，$u_{\alpha/2}$ 或 u_α 和 u_β 分别为与 α 和 β 取值对应的 u 界值。p_0 与 p_1 分别为对照组与病例组估计的某因素暴露史的比例。

$$q_0=1-p_0, q_1=1-p_1$$

$p=(p_0+p_1)/2$，$q=1-p$，其 p_1 可用 OR 推出

$$p_1=(OR\times p_0)/(1-p_0+OR\times p_0) \tag{30-33}$$

例 30-9 在一项肺癌与吸烟的研究中，已知对照人群吸烟率为 30%。预计吸烟的 $OR=3.0$，取 $\alpha=0.05$，$\beta=0.10$。试估计病例组与对照组例数。

已知

$$P_0=0.30, q_0=1-P_0=0.70, OR=3.0, u_{0.05/2}=1.96,\quad u_{0.1}=1.28$$

$$p_1=(0.30\times3.0)/[1-0.30+(3.0\times0.30)]=0.5625$$

$$q_1=1-0.5625=0.4375$$

$$P=(0.5625+0.30)/2=0.4313$$

$$q=1-0.4313=0.5687$$

$$n=\frac{(1.96\sqrt{2\times0.4313\times0.5687}+1.28\sqrt{0.30\times0.70+0.5625\times0.4375})^2}{(0.5625-0.30)^2}=72.6\approx73(\text{人})$$

本研究的病例组和对照组各需要 73 人。

五、队列研究样本含量估计

队列研究样本含量估计的条件如下：

1. **一般人群中所研究疾病的发病率(用 p_0 表示)水平** 发病率越接近 50%，所需要的观察人数越大；相反，则所需要的观察人数越多。
2. **两组的发病率差别** 用 p_1 表示研究组的发病率，p_0 为对照组(代表一般人群)的发病率，$d=p_1-p_0$ 表示两组发病率之差。d 越大，所需的观察人数越少。
3. **假设检验水准** 用 α 表示，显著性水准要求越高，所需观察的人数越多。如取 $\alpha=0.01$ 比 $\alpha=0.05$ 需要更多样本含量。
4. **检验效能($1-\beta$)** 要求检验效能越大，所需观察人数越多。

队列研究所需样本含量仍然可按公式(30-32)计算。但这里 p_1 为暴露组的发病率,p_0为非暴露组的发病率,其余均同病例对照研究。

例 30-10 某研究者采用队列研究探讨孕妇服用某药与婴儿先天性心脏病的关系。文献报道,未服用此药先天性心脏病的发病率为 1%。估计服用该药的 *RR* 为 2.0,设 $\alpha=0.05$,$\beta=0.10$,试计算该研究的样本含量。

已知 $p_0=0.01$,$q_0=0.99$,$p_1=2.0\times0.01=0.02$,$q_1=0.98$

$$p=(0.01+0.02)/2=0.015,\quad q=0.985$$

$$n=\frac{\left(1.96\sqrt{2\times0.015\times0.985}+1.28\sqrt{0.01\times0.99+0.02\times0.98}\right)^2}{(0.02-0.01)^2}=3\ 100(\text{人})$$

本研究的暴露组和非暴露组各需要 3 100 人。

SAS 统计软件包从 9.1 版开始增添了用于计算样本含量的新过程 POWER 和 GLMPOWER。Stata 的 sampsi 命令专门用于样本含量的计算。不同软件使用的计算样本含量公式可能不同,所以计算出的结果也不一定完全相同,但差别不大。

第七节 调查问卷的编制方法

调查问卷也称为调查表,是指研究者收集研究资料的一种测量工具,通常由一系列研究内容与指标相关的问题构成,问卷设计在整个研究设计中具有极其重要的作用。

一、调查问卷的编制原则

1. 调查问卷必须按研究者提出的目的来设计,问卷中的每一个问题,都应与研究目的相关。由于某些研究有时只有在研究对象不注意或不知道真正目的的情况下,才能得到真实的答案,这时可以有意在问卷中安排一些掩盖真正目的的问题,但这些问题并非研究者的真正兴趣所在。

2. 调查问卷中的每一个问题要充分考虑问题的统计分析方法,避免出现无法分析或使处理过程复杂化的问题和答案。

3. 调查问卷提问用词必须得当,容易被理解,尽量避免使用专业术语。要考虑研究对象的背景、兴趣、知识和能力等,鼓励研究对象尽其最大能力来回答问卷。尽量减少定性的调查项目,项目的设计应有严密的逻辑性,特别是在选择性答案的调查设计中,应使所有可能的回答都在表上得到反映,调查项目的回答应尽可能选用客观指标。

二、调查问卷的内容

1. 研究对象的知情通知

(1) 封面信:是一封致研究对象的短信,通常放在问卷的最前面。是向研究对象说明调查目的及有关事项,以取得研究对象的理解、信任和合作,一般包括调查者的身份、研究目的、重要性及主要内容、研究对象回答问题的必要性和为研究对象的回答保密等内容。自填式问卷的封面信还需要把填表的要求、方法、寄回的时间等内容写进信中。

(2) 知情同意书:目前,随着人们自我保护意识的增强,医学研究国际合作规模的不断扩大,知情同意(informed consent)日益受到关注。知情同意与人的尊严、权利和利益密切相关。是否尊重人们的知情同意权,历来都是医学研究中的一个重要问题,尤其在涉及人体受试者的生物医学研究中,这个问题更加突出。知情同意是指一切研究都必须向研究对象说明情况,包括所施程序的依据、目的、方法及潜在的损伤、风险和不可预测的意外等情况,然后在没有威胁利诱的条件下获得研究对象主动的同意,或在可能的多种选择办法中作出自由的选择。当研究对象无行为能力时,应该由与他们没有利益或感情冲突的监护人表示“代理同意”。

2. 调查问卷的题目 调查问卷的研究题目应简明扼要，易于引起研究对象的兴趣，使被研究对象易于接受。

3. 分析项目 是根据研究目的必须要进行调查的项目，并要据此计算出分析指标，以及分析时排除混杂因素影响。如调查某城市居民身体健康情况，必须调查该地区居民的性别、出生年月、文化程度、婚姻状况、身高、体重、疾病情况、临床生化指标、分子生物学标志物等。

4. 备查项目 备查项目是为了保证分析项目填写的完整、正确，便于核查、补填和更正而设置的，通常不直接用于分析。如列出研究对象的姓名、地址和联系方式，有助于确定观察单位和查考；列出调查人和调查日期，有助于查询调查情况和明确责任。

5. 编码 包括调查问卷编号、调查项目编号和回答选项编号。对于正规的调查问卷，还要有过录框，将要录入计算机的各种数据和编码填于其中，以便于录入计算机。

6. 作业证明的记载 在调查问卷的最后为了便于审核和进一步证明调查的真实性，常常需要研究对象和调查人员签名，写明调查日期、调查的起止时间等。为了便于进一步追踪调查，也可写上研究对象的姓名、单位或家庭住址、电话等。

7. 调查问卷填写说明 调查问卷说明是对填写调查问卷的说明，即对如何回答问题或选择答案作出明确的说明，对问题中的一些概念和名词给予通俗易懂的解释，有时甚至可以举例说明答题方法。其作用是使调查员或研究对象正确地理解调查问卷中的问题和如何回答这些问题。填写说明因对象不同而有所区别，自填调查问卷的说明是为研究对象而写的，而访问调查问卷的说明是给调查员看的，由于调查员在调查前一般要经过培训，因此一些调查问卷并不把填写说明放在问卷中。

调查问卷的例子见表 30-15。

表 30-15 城市居民身体健康状况调查表举例*

住　址:________省________市________区________社区	编号□□□□□□□
姓　名:________身份证号码:________________单　位:________	
联系电话:________邮　编:________	
一般情况:	
1.1 出生日期:20 ____年____月	□□□□
1.2 民族:汉族-1 回族-2 满族-3 蒙古族-4 其他-5	□
1.3 籍贯:____	□□
1.4 文化程度:未上过学-1 小学或初中-2 高中或中专-3 大专或以上-4	□
1.5 婚姻状况:未婚-1 已婚(有配偶)-2 离异或分居-3 丧偶-4	□
1.6 身高:____厘米	□□□
1.7 体重:____公斤	□□□
1.8 吸烟情况:不吸-1 偶尔-2 经常-3	□
1.9 饮酒情况:不喝-1 偶尔-2 经常-3	□
1.10 体育锻炼:从不-1 偶尔-2 经常-3	□
1.11 家庭收入:________元/月	□□□□□
被调查人签名:____________	
调查员签名:____________ 调查指导员签名:____________	
调查日期:____________ 调查开始时间:____________ 调查结束时间:____________	

*仅列出部分项目，其他调查项目略

三、调查问卷的编制步骤

1. 设立专题工作组　根据研究目的和对象设立由各方面有关人员组成的研究工作组负责调查问卷的制定。

2. 提出内容纲要，确定调查项目　由专题工作组根据调查目的、调查时间、范围和应答者及分析手段，讨论提出调查问卷的内容纲要，并根据内容纲要拟出要收集资料的全部调查项目，对所有的调查项目采用专家咨询评分、专题小组讨论等方法进行分析及筛选，确定调查项目。

3. 确定每个调查项目的提问形式和类型　一般说来，调查项目可采取以下一些提问方式。

(1) 开放式问题和封闭性问题：①开放式问题是指不预先给定固定答案，让研究对象自由地说出自己的情况和想法，如症状或病程等。优点是可用于设计者不了解答案有哪些，或答案难于一一列举；缺点是容易离题，调查时间长、花费较多，不便综合汇总。②封闭式问题是指针对某一问题所有的可能性，同时提出两个或多个固定的答案，供研究对象选答，或调查者据实选填。优点是答案标准化，容易回答，节约时间，一般拒答率低，记录汇总方便；缺点是研究对象容易随便选答而失真，调查者易圈错答案，也无法获得固定答案以外的信息。

(2) 直接性问题、间接性问题、假设性问题：①直接性问题是指在调查问卷中能够通过直接提问方式得到答案的问答题。例如，"您的身高""您的文化程度"等。②间接性问题是指那些不便直接询问的问答题（通常会让研究对象产生顾虑、不敢或不愿意真实地回答的项目），常采用间接提问的方式得到所需答案。③假设性问题是指通过假设某一情景或现象存在而向研究对象提出的问题。例如，"如果您可以选择，您愿意生育几个孩子？"。

4. 确定每个问题的回答选项　若是开放式问题，无固定的回答选项，留下一定的空白供回答即可。若是封闭式问题，应列出所有可能的答案（为防止列举不全，可在备选答案的最后列出"其他"一项）。

常见的回答选项有二项式、多项式、填入式、矩阵式、排列式、尺度式。

(1) 二项式：又称是否式，只有两个备选答案。例如

您吸烟吗？　①吸　②不吸

(2) 多项式：设有两个以上备选答案。例如

您第一次吸烟的种类？　①有过滤嘴香烟　②旱烟　③手卷烟　④水烟

(3) 填入式：研究对象直接将答案填入空格。例如

您的年龄____岁，您所在的科室____科

(4) 矩阵式：问卷调查会涉及许多有相同备选答案的问题，可以将这类问题集中起来用一个矩阵表示。例如

针对如下问题请发表您的意见。共用答案如下：

SA-非常赞成

A-赞成

D-不赞成

SD-极端反对

U-不知道

	SA	A	D	SD	U
1) 国家应该制订保护医生相应的法律	[ ]	[ ]	[ ]	[ ]	[ ]
2) 医生是风险极大的职业	[ ]	[ ]	[ ]	[ ]	[ ]
3) 医生应有强烈的责任心	[ ]	[ ]	[ ]	[ ]	[ ]

(5) 序列式：所选答案具有程度上的差异并可排列。例如，李克特（Rensis Likert）项目格式是典型的序列式。

5 点分级表示:很不同意　不同意　不能决定　同意　很同意

1　　2　　3　　4　　5

(6) 关联式:一系列相互衔接的问题。例如

您是否吸烟:①是→a) 吸烟____年?

b) 平均每天吸____支烟?

②否(请跳答××题)

(7) 尺度式:将答案分成两个极端,中间分成若干个等距离线段,要求回答者在适当位置上打“×”。例如

您对“吸烟能引起肺癌”的说法

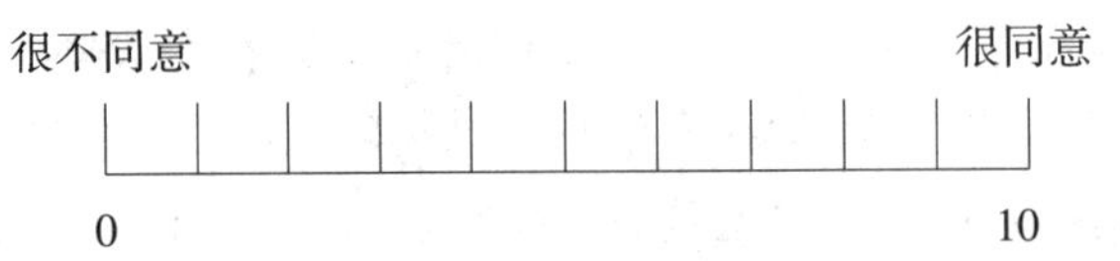

5. 安排调查项目的排列顺序　问题顺序安排的一般原则是由浅入深,相对集中。因此,把那些不假思索就能回答的问题排在前面,如年龄、性别、职业等;把那些敏感性问题,如经济收入、宗教、性行为等,或需要认真思考才能回答的问题排在后面,使研究对象的思路步步深入。先排列封闭式问题,后排列开放式问题。

6. 设计调查问卷草案　调查问卷草案编制后请专家初步评审。

7. 预调查　在小范围内进行预调查,对调查问卷的适用性进行评价,即调查问卷能否收集到所需要的资料,并对调查问卷进行修改,进一步完善调查问卷。

8. 调查问卷的考评　通过预调查,着重分析调查问卷的完整性、区分度和便捷性。

(1) 完整性:调查项目是否便于被调查对象理解,是否有理解偏差或遗漏。

(2) 区分度:调查项目是否存在“地板”或“天花板”效应。

(3) 便捷性:填写时间在 10~20 分钟为宜,最好不要超过半小时。如果是互联网或手机 App,要考虑是否流畅,是否便于理解和操作。

以上考评可通过调查问卷的回收率、合格率和填表所需平均时间等来评价。

如果调查问卷涉及量表,还需要对量表进行信度、效度与反应度分析,见第三十四章第二节。

Summary

Medical research could be classified into observational study and experimental study. The observational study is a method to objectively observe and record the conditions and relevant features of study subjects without any intervention. The observational study merely involves objectively observing risk factors and outcome variables; researchers cannot allocate the subjects to different groups at random. The observational study includes descriptive study and analytical study. The descriptive study is concerned with the distribution of diseases and its determinants within a population. The most important type of descriptive study is cross-sectional study. The analytical study involves the activities of identifying potential causes of the occurrence of diseases. Common methods of analytical study include case-control study and cohort study. Each of these observational studies has its strengths and weaknesses.

Sampling study is a critical technique in biomedical research. Sampling methods include probability sampling and non-probability sampling. Probability sampling can be further classified into simple random sampling, systematic sampling, stratified random sampling, and cluster sampling; non-probability sampling can be further classified into convenience sampling, purposive sampling, and snowball sampling.

The basic elements of the observational study design include: determining the objectives and indicators, selecting study subjects, establishing the way in which data are collected, developing the survey questionnaire, shaping the schedule of the survey, formulating a statistical analysis plan, and deciding the measures for quality control.

练 习 题

一、最佳选择题

1. 以下抽样调查方法中不属于概率抽样的是(　　)

A. 简单随机抽样　B. 多阶段抽样　C. 便利抽样　D. 整群抽样　E. 分层抽样

2. 对调查问卷考评的三个主要方面是(　　)

A. 信度、效度、特异性　B. 信度、效度、敏感性　C. 信度、效度、可接受性
D. 敏感性、特异性、可接受性　E. 完整性、区分度、便捷性

3. 整群抽样的优点是(　　)

A. 易于理解,简便易行　B. 减少抽样误差　C. 节省经费,容易控制调查质量
D. 均数及标准误计算简便　E. 抽样误差大

4. 实验研究与观察性研究的根本区别在于(　　)

A. 设立对照组　B. 盲法　C. 是否人为控制实验条件
D. 随机抽样　E. 假设检验

5. 适合于抽样调查的情况是(　　)

A. 为发现某病的全部病例并提供治疗　B. 欲调查人群数量不大
C. 要了解各种疾病的常年发病情况　D. 欲知道某地一定时期内某病的患病情况
E. 为早期发现癌症患者以减少死亡率

6. 相对而言,抽样误差最大的抽样方法是(　　)

A. 单纯随机抽样　B. 系统抽样　C. 整群抽样
D. 分层抽样　E. 分层整群抽样

7. 在设计病例对照研究时,对照组的选择最好是(　　)

A. 从该地区未患该病的全人群中选择对照　B. 从医院的其他患者中选择对照
C. 从患者的同事中选择对照　D. 从患者的亲戚中选择对照
E. 从其他患者群中选择对照

8. 队列研究的最大优点是(　　)

A. 对较多的人群进行较长时间的随访　B. 发生偏倚的机会较少
C. 控制混杂作用易实现　D. 较直接地验证病因与疾病的因果关系
E. 研究结果通常代表全人群

9. 按调查对象的范围,调查研究可分为(　　)

A. 普查、横断面调查、病例对照调查　B. 全面调查、典型调查、队列调查
C. 非全面调查、抽样调查、案例调查　D. 普查(全面调查)、抽样调查、典型调查
E. 普查、抽样调查、队列调查

10. 概率抽样主要包括(　　)

A. 简单随机抽样、分层抽样、系统抽样、整群抽样　B. 单阶段抽样、多阶段抽样、雪球抽样、便利抽样

C. 简单随机抽样、分层抽样、整群抽样、配额抽样
D. 系统抽样、整群抽样、偶遇抽样、简单随机抽样
E. 多阶段抽样、分层抽样、系统抽样、机械抽样

11. 样本含量的估计是( )
A. 经济条件允许的情况下,越多越好
B. 时间允许的情况下,越多越好
C. 根据实际情况,能选多少是多少
D. 不必估计,调查整个总体最好
E. 保证研究结论具有一定可靠性的前提下确定的最少例数

12. 为了估计总体均数,事先确定样本含量需要的信息是( )
A. α、β、δ、μ
B. α、β、μ、$1-\beta$
C. δ、π、μ、λ
D. α、β、S、μ
E. α、δ、σ

13. 在抽样调查中,理论上与样本含量大小有关的是( )
A. 总体极差
B. 总体标准差
C. 总体均数
D. 总体四分位数间距
E. 样本极差

14. 进行分层随机抽样时,要求( )
A. 层间差异越大越好
B. 层间差异越小越好
C. 层内差异越大越好
D. 层间差异和层内差异越接近越好
E. 无要求

15. 进行整群抽样时要求( )
A. 群间差异越大越好
B. 群间差异越小越好
C. 各群内差异相同
D. 各群内差异越小越好
E. 无要求

二、简答题

1. 简述调查问卷的考评内容。
2. 简述观察性研究的分类方法。
3. 在抽样调查中,估计样本含量的意义是什么?需要哪些条件?
4. 简述概率抽样方法的概念。
5. 简述观察性研究设计的基本内容。
6. 简述队列研究与病例对照研究的优缺点。
7. 病例对照研究的主要偏倚有哪些?
8. 横断面研究的主要目的和用途是什么?

三、计算分析题

1. 为了解某地区妇女生育率的情况,根据已经掌握的资料,我国妇女现阶段峰值年龄生育率在0.3上下波动,若容许误差不超过0.015,$\alpha=0.05$,试按照单纯随机抽样,估计对峰值年龄妇女进行调查所需样本含量。

2. 某村共有村民1 680人,分成10个小组。某研究组拟采用整群抽样调查该村村民乙型肝炎发病情况,预调查随机抽取2个小组,第一个小组调查150人,乙型肝炎发病人数是18人,乙肝患病率为0.12;第二个小组调查180人,乙型肝炎发病人数是14人,乙肝患病率为0.078。如果要求容许误差$\delta=0.03$,$\alpha=0.05$,试估计需调查该村几个小组?

3. 在一项饮用绿茶与结直肠癌发病关系的病例对照研究中,得到表30-16资料。

表30-16 绿茶与结直肠癌发病关系的病例对照研究

是否饮用绿茶	病例组	对照组	合计
饮用	191	279	470
不饮用	612	524	1 136
合计	803	803	1 606

(1) 该研究属于何种设计类型?
(2) 如何判断绿茶与结直肠癌发病的关联?
(3) 对该资料的结果进行区间估计和假设检验。

（4）若发现吸烟是一个混杂因子，怎样分析和控制？

4. 在一项乙型肝炎病毒携带对妊娠结局影响的队列研究中，研究人员将乙型肝炎病毒携带者作为暴露组，其他非携带者为对照组，经过3年随访得到资料如表30-17。

表30-17　乙型肝炎病毒携带对妊娠流产影响的队列研究

乙型肝炎病毒携带	发生妊娠流产	未发生妊娠流产	合计
暴露组	58	459	517
对照组	1 173	18 848	20 021
合计	1 231	19 307	20 538

试计算：

（1）暴露组和对照组的妊娠流产发生率。

（2）乙型肝炎病毒携带的相对危险度（*RR*）。

（3）*RR* 的95%置信区间和假设检验。

（4）乙型肝炎病毒携带的归因危险度百分比（*AR*%）。

ER 30-1　第三十章二维码资源

（杨土保）

第三十一章　实验研究设计

第四章介绍了完全随机设计资料、随机区组设计资料、拉丁方设计资料以及两阶段交叉设计资料的方差分析。“完全随机设计”“随机区组设计”“拉丁方设计”和“两阶段交叉设计”都是实验设计的不同设计方法的名称，根据医学研究的基本步骤（第二十九章），研究设计在先，研究实施和数据采集在后，而且在第四章也简单介绍了相应的随机分组方法。本章将系统地介绍实验设计的基本概念、样本含量估计和常用的实验设计类型。

实验设计（design of experiments，DOE）作为一个统计专用名词，在统计发展史上有重要地位，也是统计推论的开端。主要贡献是英国统计学家 Fisher 的两本专著 *Statistical Methods for Research Workers* 和 *The Design of Experiments*。严格地说，所有希望通过一次实验结果推论总体差别，都应基于正确的实验设计，包括最常用的两个样本均数比较的 t 检验（第三章第五节）、两个样本率比较的 u 检验（第六章第一节）和 χ^2 检验（第七章）。

第一节　实验设计的基本要素

实验设计包括 3 个基本要素，即实验单位、处理因素和实验效应。

一、实验单位

实验单位（experiment unit）是接受处理因素的基本单位，亦称实验对象或受试对象（subject）。根据研究目的不同，实验单位或受试单位可以是人、动物和植物，也可以是某个器官、组织、细胞、亚细胞或血清等生物材料。根据实验对象或受试对象的不同，医学实验常分为以下三类：①动物实验（animal experiment），其实验对象为动物；②临床试验（clinical trial），其受试对象通常为患者；③现场试验（field trial），其受试对象通常为自然人群。医学科研一般不允许在人体上直接进行试验，需要先进行动物实验，在确定无害的条件下再应用于人体。

在医学研究中，作为受试对象的前提是所选对象必须同时满足三个基本条件：①对处理因素敏感；②反应必须稳定；③符合伦理学原则。伦理学原则不管对人还是动物都适用。

动物实验中，动物的选择应注意种类、品系、年龄、性别、体重、窝别和营养状况等。此外，还要考虑经济性和可行性。

二、处理因素

处理因素（treatment factor）一般是指研究者根据研究目的施加于实验单位，在实验中需要观察并阐明其效应的因素。因素在实验中所处的状态称为因素的水平（level），亦称处理。根据处理因素的多少，实验可分为单因素实验和多因素实验。处理因素只有一个的实验为单因素实验，如在比较 4 种饲料对小白鼠体重增加量影响的实验中，处理因素只有饲料这一个因素，它有 4 个水平；处理因素不止一个的实验为多因素实验，如上述实验中，如果 4 种饲料是由脂肪含量和蛋白含量两个因素复合组成的，研究目的是比较 4 种饲料的脂肪含量高低、蛋白质含量高低对小鼠体重的影响，此时处理因素有脂肪含量和蛋白质含量 2 个因素,每个因素有 2 个水平。处理因素通常包括物理因素、化学因素和生物因素。物理因素有电、磁、光、声、温度等;化学因素有药物、激素、毒物等;生物因素有细菌、病毒、生物制品等。

与处理因素同时存在,能使实验单位产生效应的其他因素称非处理因素。例如,在比较饲料对动物体重增加量作用的动物实验中,动物种属、窝别、年龄、性别、体重、营养状况等也可能影响体重增加量,它们属于实验中的非处理因素。

在确定处理因素时应当注意以下两点:

1. 明确处理因素和非处理因素　处理因素是根据研究目的确定的主要因素。一次实验中处理因素不宜太多,否则会使分组以及所需实验单位的数目增多,整个实验难于控制;但处理因素过少,又难于提高实验的深度和广度。在确定处理因素的同时,还需根据专业知识和实验条件,找出重要的非处理因素,以便进行控制。一项优良的研究设计,应该突出研究因素的主导作用,排除非处理因素的干扰作用。例如,比较不同饲料对动物体重增加量的效果,非处理因素主要有动物年龄、性别、体重和营养状况与进食量等。研究者应采取各种措施,尽可能使非处理因素在所比较的各组中齐同,以便分离出处理因素的效应。

2. 处理因素要标准化　处理因素在整个实验中应始终保持不变,包括处理因素的施加方法、强度、频率和持续时间等。如在临床试验中,药品的性质、成分、生产厂家、批号和保存方法等应完全相同;手术或操作的熟练程度都应当自始至终保持恒定,否则将会影响结果的稳定性。

三、实验效应

实验效应(experimental effect)是处理因素作用于实验对象或受试对象的反应,是研究结果的最终体现,也是实验研究的核心内容。实验效应一般通过观测指标来表达。如果指标选择不当,未能准确地反映处理因素的作用,那么获得的研究结果就缺乏科学性,因此选择好观测指标是关系研究成败的重要环节。对选择指标的基本要求是:指标应具有客观性、特异性、敏感性和精确性。

1. 客观性　是借助测量仪器和检验等手段来反映结果。应尽量选用客观的、定量的指标。

2. 特异性和敏感性　指标的特异性反映该指标鉴别真阴性的能力,特异性高的指标能较好地揭示处理因素的作用,不易受混杂因素的干扰,可减少假阳性率。例如,甲种胎儿球蛋白(AFP)对于原发性肝癌就是特异性比较高的指标。指标的敏感性反映该指标检出真阳性的能力,敏感性高的指标对外界的反应灵敏,能将处理因素的效应更好地显示出来,可减少假阴性率。例如,研究某药治疗缺铁性贫血的效果,既可选用临床症状、体征,也可选用血红蛋白含量、血清铁蛋白作为观察指标,但临床症状、体征、血红蛋白含量这些指标只有在贫血较严重的情况下才有改变,因此作为观察指标还不灵敏;而血清铁蛋白的含量随着病情的变化而变化,是观察疗效敏感性高的指标,可敏锐地反映出处理因素的效应。因此,应尽量选用特异性高和敏感性高的指标。

3. 精确性　精确性包括准确度和精密度两层含义。准确度指观测值与真值的接近程度,主要受系统误差的影响;精密度指多次重复观测时,观测值与其均数的接近程度,其差值属于随机误差。指标选择时,既要求有较高的准确度,又要求有一定的精密度。

此外,对指标的观察或测量应避免偏性。指标的观察或测量中若带有偏性,则会影响结果的比较和分析。如研究者的心理常偏向于阳性结果;医生常偏于新疗法组,而患者则对新疗法持怀疑态度等。为消除或最大限度地减少这种偏性,在设计时常采用盲法(blind method)。详见第三十三章。

第二节　实验设计的基本原则

实验结果是处理因素和非处理因素共同作用而产生的效应。如何控制和排除非处理因素的干扰,正确评价处理因素的效应,这是实验设计的基本任务。例如,在比较几种饲料对动物体重增加量作用的动物实验中,动物体重增加量是处理因素(饲料)和非处理因素(动物种属、窝别、年龄、性别、体重和营养状况与进食量等)共同作用的结果。因此,如何控制和排除动物种属、窝别、年龄、性别、体重和营养状况与进食量等非处理因素的干扰,正确评价各种饲料的效应,就是该实验中应当解决的基本问题,也是该实验设计的基本任务。

为了使实验能够较好地控制随机误差,避免系统误差,以较少的实验对象取得较可靠的信息,达到经济高效的目的,实验设计时必须遵循对照(control)、重复(replication)和随机化(randomization)的统计学基本原则。这三个基本原则最早由英国统计学家 Fisher 提出。符合这三个原则的临床试验,也称随机对照试验(randomized controlled trial,RCT),或 RCT 研究。

一、对照原则

在确定接受处理因素的实验组时,应同时设立对照组。只有设立了对照,才能消除非处理因素对实验结果的影响,从而把处理因素的效应分离出来。有无正确的对照,关系到医学科研成果的价值。

1. 对照设置的原则 设立对照,应满足"均衡性"原则,即在设立对照时除处理因素不同外,其他对实验结果有影响的非处理因素尽量一致,这是实验成败的关键。例如,在动物实验中,动物的来源、种属、性别、原始体重、健康状态应尽量相同或相近,给药途径、饲料条件、麻醉程度、消毒情况、术后护理等也应一致。对于对照是否满足均衡性可采用适当的假设检验方法对基线资料作均衡性检验。

2. 常用的对照形式

(1)空白对照:空白对照(blank control)是对照组不施加干预,即对照组的处理因素为"空白"。例如,在某种可疑致癌物的动物诱癌实验中,设立与实验组动物种属、窝别、性别、体重相同或相近的动物空白对照组,以排除动物本身可能自发肿瘤的影响。空白对照主要用于无损伤、无刺激的实验研究。在临床试验中,因涉及伦理道德问题,不宜用空白对照。

(2)实验对照:实验对照(experimental control)是对照组不施加处理因素,但施加某种与处理因素有关的实验因素,目的是保证实验组和对照组接受的损伤或刺激相同。例如,实验组动物注射某种药物,对照组动物注射无药理作用的生理盐水。这里的注射是与处理有关的实验因素,两组动物除了注射内容(药物与生理盐水)外,其他条件一致,这样才能显示和分析药物的作用。由此可见,当处理因素的施加需伴随其他因素(如注射),而这些因素可能影响实验结果时,应设立实验对照,以保证实验与对照组的均衡。类似的实验对照还有假灌注、假手术等。

(3)标准对照:标准对照(standard control)是对照组的干预采用现有标准方法或常规方法。标准对照主要用于临床试验,特别是伦理上不允许在患者身上采用空白对照时采用。

(4)相互对照:相互对照(mutual control)是不专门设立对照组,各实验组间互为对照。其中每一组既是实验组,又是其他组的对照组。一般是在探索某种处理因素对实验结果的影响不明确的情况下使用。例如,比较几种药物对某种疾病的疗效时,若研究的目的是比较其疗效差别,可不必另设对照组,各实验组可以互为对照。

在临床试验研究中,还可能用到一些其他形式的对照,见第三十三章。

二、重复原则

重复是指研究的实验组和对照组应有一定数量的重复观测,即实验单位要达到一定的数量。重复的意义在于:①它避免了把个别情况误认为普遍情况,把偶然性或巧合的现象当成必然的规律,以致将实验结果错误地推广到群体;②只有在同一实验条件下对同一观测指标进行多次重复观测,才能根据重复观测结果,估计实验单位的变异情况,描述观测结果的统计分布规律。

随机误差是客观存在的,只有在同一实验条件下对同一观测指标进行多次重复测定,才能估计出随机误差的大小;只有实验单位足够多时才能获得随机误差比较小的统计量。因此,重复在统计学上的主要作用是控制和估计实验中的随机误差。

研究样本中包含的实验单位数称为样本含量。重复原则的应用就是样本含量的估计(见本章第三节)。

三、随机化原则

随机化是指在实验分组时,每个实验对象均有相同的概率或机会被分配到实验组和对照组。例如,将 30 只小鼠随机等分为 3 组,对其中每只小鼠来说,分到任何一组的概率都应是三分之一。随机化是在大量未知或不可控制非处理因素存在的情况下,保证实验组与对照组均衡性的统计学手段,不能理解为“随便”或“随意”。只有通过随机化分组,才能避免由于各种客观因素与主观因素可能引起的偏性,减少系统误差。随机化是对资料进行统计推断的前提,只有满足随机化原则的资料才能应用各种统计分析方法。

在实际工作中,随机化分组主要通过随机数(random number)来实现。获得随机数的常用方法有两种:随机数字表(table of random number)和计算机随机数发生器。随机数字表(附表 3-16)是统计学家根据随机抽样原理编制的。随机数发生器能够产生介于 0 和 1 之间均匀分布的随机数,且可使产生的随机数有很好的随机性和均匀性。常见的科学型计算器、各种统计软件和编程语言均有随机数发生器。如果将随机数发生器的种子数(seed number)设为一样,每次产生的随机数便具有重复性。随着计算机及统计软件的普及,目前普遍推荐的方法是用计算机进行随机化,它有使用方便和可重现的优点。

下面分别介绍实验设计中常用的两种随机化分组方法:完全随机化和分层随机化。

1. 完全随机化　完全随机化(complete randomization)就是直接对实验单位进行随机化分组,分组后各组实验单位的个数可以相同,亦可以不同。其具体步骤如下:

(1) 编号:将 n 个实验单位编号。编号过程可以按照方便的原则进行。例如,动物可按体重大小编号,患者可按就诊顺序编号。

(2) 取随机数:从随机数字表或随机数发生器获得随机数。每个实验单位获得的随机数可是 1 位数,也可是 2 位数或 3 位数,一般要求与 n 的位数相同。

(3) 排序:对随机数从小到大排序。

(4) 分组:从排序后的随机数中,规定前 n_1 个随机数对应的编号为第 1 组,第(n_1+1)个随机数对应的编号至第(n_1+n_2)个随机数对应的编号为第 2 组,依此类推。

例 31-1　试将 15 只小白鼠按完全随机分组方法等分到 A、B、C 三组。

完全随机分组方法如下:

(1) 将 15 只小白鼠从 1 开始到 15 编号,见表 31-1 第一行。

(2) 从随机数字表(附表 3-16)中的任一行任一列开始,如第 16 行第 1 列开始,依次读取 2 位数作为一个随机数录于编号下,见表 31-1 第二行。如果遇到相同随机数则跳过。

(3) 将全部随机数从小到大编序号,将每个随机数对应的序号记在表 31-1 第三行。

(4) 规定序号 1~5 为 A 组,序号 6~10 为 B 组,序号 11~15 为 C 组,见表 31-1 第四行。

表 31-1　15 只小白鼠完全随机分组结果

小鼠编号	1	2	3	4	5	6	7	8	9	10	11	12	13	14	15
随机数	88	56	53	27	59	33	35	72	67	47	77	34	55	45	70
排序序号	15	9	7	1	10	2	4	13	11	6	14	3	8	5	12
分组结果	C	B	B	A	B	A	A	C	C	B	C	A	B	A	C

根据分组结果,A 组的 5 只小白鼠接受甲种抗癌药物,B 组的 5 只小白鼠接受乙种抗癌药物,C 组的 5 只小白鼠接受丙种抗癌药物。

2. 分层随机化 完全随机化虽然在一定程度上保证了各处理组的均衡性，但为了使某个（些）重要的非处理因素在各组间达到更好的均衡，可以采用分层随机化（stratified randomization），即先按可能影响实验结果的非处理因素分层，然后在每一层内进行完全随机化。配对随机化（paired randomization）和区组随机化（block randomization）可看成是分层随机化的实际应用。分层随机化的具体步骤如下：

（1）编号：将每层的实验单位编号。同时规定每个处理的序号，如处理 A 对应序号为 1，处理 B 对应序号为 2，处理 C 对应序号为 3，以此类推。

（2）取随机数：从随机数字表或随机数发生器获得随机数，给每个实验单位赋予一个随机数。

（3）排序：在每个层内，对随机数从小到大排序。

（4）分组：根据每层实验单位获得的随机数的大小顺序决定受试对象在哪一组。

例 31-2 将小白鼠体重作为分层（区组）因素，试将 15 只小白鼠按区组随机化分组方法分到 A、B、C 三组。

区组随机化方法如下：

（1）先将小白鼠的体重从轻到重编号，体重相近的 3 只小白鼠配成一个区组，见表 31-2 第一行和第二行。

（2）从随机数字表（附表 3-16）中的任一行任一列开始，如第 8 行第 3 列开始，依次读取 2 位数作为一个随机数录于编号下，见表 31-2 第三行。

（3）在每个区组内将随机数按大小排序，见表 31-2 第四行。

（4）各区组内序号为 1 的为 A 组，接受甲药；序号为 2 的为 B 组，接受乙药；序号为 3 的为 C 组，接受丙药。见表 31-2 第五行、第六行，分组完成。

表 31-2 15 个小白鼠区组随机分组结果

区组号	1			2			3			4			5		
动物编号	1	2	3	4	5	6	7	8	9	10	11	12	13	14	15
随机数	68	35	26	00	99	53	93	61	28	52	70	05	48	34	56
序号	3	2	1	1	3	2	3	2	1	2	3	1	2	1	3
分组结果	C	B	A	A	C	B	C	B	A	B	C	A	B	A	C
处理	丙	乙	甲	甲	丙	乙	丙	乙	甲	乙	丙	甲	乙	甲	丙

第三节 样本含量估计

样本含量即实验单位数的多少，又称样本大小。样本量过小，指标不稳定、检验效能低；样本量过大，浪费人力物力、难于控制条件，增加研究困难。故在保证研究结论具有一定精度和检验效能的前提下，需要在研究设计阶段估计所需最少观察单位数，该过程称为样本量估计（sample size estimation）。本节主要讨论假设检验时的样本含量估计。

一、影响样本含量的条件

假设检验时样本含量的估计取决于下列 4 个条件。

1. 假设检验的Ⅰ型错误概率 α Ⅰ型错误概率 α 越小，所需样本含量越多。对于相同 α，双侧检验比单侧检验所需样本含量多。

2. 假设检验的Ⅱ型错误概率 β 或检验效能（$1-\beta$） Ⅱ型错误概率 β 越小或检验效能（$1-\beta$）越大，所需样本含量越多。一般要求检验效能在 0.80 及以上，否则可能出现非真实的阴性结果。

3. 处理因素的效应 δ 处理因素的效应是指总体参数之间的差别，如两总体均数的差值 $\delta=\mu_1-\mu_2$，

两总体率的差值 $\delta=\pi_1-\pi_2$。处理因素的效应 δ 越大,所需样本含量越小。处理因素的效应一般通过预实验、查阅文献或者根据专业知识来获得。

4. 总体的相关信息 如均数比较时需了解个体变异大小即总体标准差 σ,率的比较需了解总体率 π 的大小,相关分析时需了解总体相关系数 ρ 的大小。σ 越大,所需样本含量越多;总体率 π 越近于0.50,则所需样本含量越多;ρ 越小,所需样本含量越多。σ、π 和 ρ 一般未知,通常以样本的 S、p 和 r 作为估计值,多由预实验、查阅文献、经验估计而获得。

使假设检验的结论具有一定可靠性时所必需的样本含量指的是:按照一定的检验水准(即假设检验的Ⅰ型错误概率 α)发现所比较因素间特定的效应差别 δ,同时又保证检验效能为 $1-\beta$ 时所需的最少实验单位数。

二、样本含量估计方法

样本含量估计常用的方法有查表法和计算法两种。查表法是按照研究条件直接查样本含量表来获得样本含量,但其范围受到表的限制。样本含量表是统计学家为方便应用,根据特定公式按不同 α、$1-\beta$(或 β)等条件编制的数据表。计算法就是使用样本含量的计算公式来估算样本含量,其计算公式往往是根据检验统计量的公式反推过来求样本含量。此外,样本含量估计还有经验法。

样本含量的估计公式和方法众多,计算也较为复杂,估计结果常因研究目的、资料性质、处理组数、比较的参数种类以及估计方法与公式等的不同而异。目前有一些专门用于计算样本含量的软件,如PASS(Power Analysis and Sample Size,网址为 http://www.ncss.com)。不同软件使用的公式可能不同,所以计算出的结果也不一定相同,但差别不应该太大。原则上说,不同的检验方法都有确定样本含量的方法,下面介绍假设检验中常用的一些方法。

1. 样本均数与已知总体均数比较(或配对设计均数比较) 样本均数与总体均数比较所需样本含量用公式(31-1)计算,亦可直接查附表3-17。

$$n=\left[\frac{(u_\alpha+u_\beta)}{\delta/\sigma}\right]^2+\frac{1}{2}u_\alpha^2 \tag{31-1}$$

式中 n 为所需样本含量,其中配对设计时 n 为对子数;σ 为总体标准差;$\delta=\mu_1-\mu_0$ 为研究者提出的差值,其中 μ_0 为已知的总体均数,μ_1 为预期实验结果的总体均数;u_α 和 u_β 分别为与检验水准 α 和Ⅱ型错误概率 β 相对应的 u,α 有单双侧之分,β 只取单侧。实际工作中,在未指定 δ 情况下,可对 δ/σ 进行适当假定来估算样本含量 n,如假定 $\delta/\sigma=0.1$;在指定 δ 情况下,用样本标准差 S 代替 σ。

例 31-3 某研究者欲研究一种处理方案对急性心肌缺血大鼠血压的作用,假设动脉收缩压平均升高10mmHg认为有实际意义。已知这种处理方案对血压作用的标准差为15mmHg,问需要多少只大鼠做实验,才能得到这种处理方案有效的结果?

已知 $\delta=10$,$S=15$,$\delta/\sigma\approx10/15\approx0.67$;单侧 $\alpha=0.05$,$u_{0.05}=1.645$;$\beta=0.1$,$u_{0.1}=1.282$。按公式(31-1)得

$$n=\left[\frac{(1.645+1.282)}{10/15}\right]^2+\frac{1}{2}\times1.645^2=20.6\approx21$$

故需要21只大鼠进行实验。

本例按单侧 $\alpha=0.05$,$1-\beta=0.90$,δ/σ 按0.65,查附表3-17得 $n=22$。结果基本一致。

2. 两样本均数比较 两样本均数比较所需样本含量用公式(31-2)计算,亦可直接查附表3-18。

$$n_1=n_2=2\left[\frac{(u_\alpha+u_\beta)}{\delta/\sigma}\right]^2+\frac{1}{4}u_\alpha^2 \tag{31-2}$$

式中 n_1 和 n_2 分别为两样本所需含量;$\delta=\mu_1-\mu_2$,为两总体均数之差;σ 为总体标准差(假设两总体标准差相等);u_α 和 u_β 的意义同上。α 有单侧双侧之分,β 只取单侧。实际工作中,在未指定 δ 情况下,可对

δ/σ 进行适当假定来估算样本含量 n，如假定 $\delta/\sigma=0.1$；在指定 δ 情况下，用样本标准差 S 代替 σ。

例 31-4　某研究者拟评价某种复方降糖胶囊对糖尿病小鼠的治疗作用。计划将糖尿病模型小鼠随机等分为两组：实验组采用复方降糖胶囊，对照组采用安慰剂，4 周后测量并比较小鼠的空腹血糖。根据预实验结果，预计对照组小鼠的空腹血糖为 16.5mmol/L，实验组小鼠的空腹血糖 10.5mmol/L，设两组小鼠的空腹血糖标准差相等，均为 8.0mmol/L。若要求以 $\alpha=0.05$，$\beta=0.10$ 的概率，能够发现复方降糖胶囊有效，需要多少只小鼠？

已知 $\delta=\mu_1-\mu_2\approx16.5-10.5=6.0$(mmol/L)，$\sigma\approx8.0$(mmol/L)；双侧 $\alpha=0.05$，$u_{0.05/2}=1.96$；$\beta=0.1$，$u_{0.01}=1.282$。按公式(31-2)得

$$n_1=n_2=2\left[\frac{(1.96+1.282)}{6.0/8.0}\right]^2+\frac{1}{4}\times1.96^2=38.33\approx39$$

故每组需小鼠 39 只，两组共需 78 只。

本例按双侧 $\alpha=0.05$，$1-\beta=0.90$，$\delta/\sigma=0.75$，查附表 3-18 得 $n=39$。结果相同。

3. 多个样本均数比较　按公式(31-3)计算。

$$n=\psi^2(\sum S_i^2/g)/[\sum(\bar{X}_i-\bar{X})^2/(g-1)] \tag{31-3}$$

式中 n 为每组所需样本含量；g 为组数；$\bar{X}_i$、S_i 分别为各组的均数与标准差；$\bar{X}=\sum\bar{X}_i/g$；ψ 根据 α,β,ν_1,ν_2 由附表 3-19 查得。实际计算时，先以 $\alpha,\beta,\nu_1=g-1,\nu_2=\infty$ 时的 ψ 代入式中求 $n_{(1)}$，再用 $\alpha,\beta,\nu_1=g-1,\nu_2=g(n_{(1)}-1)$ 时的 ψ 代入式中求 $n_{(2)}$，再用 $\alpha,\beta,\nu_1=g-1,\nu_2=g(n_{(2)}-1)$ 时的 ψ 代入式中求 $n_{(3)}$，…，直至前后两次求得的结果趋于稳定为止，即为所求样本含量。

例 31-5　某研究者拟研究双歧杆菌与秋水仙碱抗小鼠肝纤维化的作用。将实验小鼠随机分为模型组(对照组)、婴儿双歧杆菌组和秋水仙碱组，其中一个主要的观察指标为小鼠肝脏重量指数。估计实验结束后各组小鼠肝脏重量指数分别为 6.20、5.40、4.70，标准差分别为 1.87、1.56、1.52。设 $\alpha=0.05$，$\beta=0.10$，若要得出有差别的结论，问每组需多少只小鼠？

已知 $\alpha=0.05$，$\beta=0.10$，$\bar{X}_1=6.20$，$\bar{X}_2=5.40$，$\bar{X}_3=4.70$

$$\bar{X}=(6.20+5.40+4.70)/3=5.43,\ \sum S_i^2=1.87^2+1.56^2+1.52^2=8.24$$

$$\sum(\bar{X}_i-\bar{X})^2=(6.20-5.43)^2+(5.40-5.43)^2+(4.70-5.43)^2=1.13$$

以 $\alpha=0.05$，$\beta=0.1$，$\nu_1=3-1=2$，$\nu_2=\infty$，查附表 3-19 得 $\psi=2.52$，代入公式(31-3)得

$$n_{(1)}=2.52^2\times(8.24/3)/[1.13/(3-1)]=30.87\approx31$$

同理，$\alpha=0.05$，$\beta=0.1$，$\nu_1=3-1=2$，$\nu_2=3(31-1)=90$ 时，$\psi\approx2.56$(ν_2 用 80 代替)，代入公式(31-3)得

$$n_{(2)}=2.56^2\times(8.24/3)/[1.13/(3-1)]=31.85\approx32$$

两次计算结果相近，故每组需要观察 32 例，3 组共需 96 只小鼠。

4. 样本率与已知总体率的比较　按公式(31-4)计算。

$$n=\pi_0(1-\pi_0)\left[\frac{(u_\alpha+u_\beta)}{\delta}\right]^2 \tag{31-4}$$

此公式适用于大样本。其中 π_0 为已知总体率，$\delta=\pi_1-\pi_0$，π_1 为预期实验结果的总体率；u_α 和 u_β 的意义同上。α 有单侧双侧之分，β 只取单侧。

例 31-6　采用常规药物治疗肺癌模型小鼠的有效率约为 45%，某药物研发机构发明了一种新的靶向药物，预计可以将有效率提高到 60%。现进行动物实验，需要采用多少只肺癌模型小鼠进行实验才能发现新药可以提高 15%的有效率？

已知 $\pi_0=0.45$，$\pi_1=0.60$，$\delta=0.60-0.45=0.15$，单侧 $u_{0.05}=1.645$，单侧 $u_{0.1}=1.282$，按公式(31-4)得

$$n=0.45\times(1-0.45)\times\left[\frac{(1.645+1.282)}{0.15}\right]^2=94.24\approx95$$

故至少需要用95只模型小鼠进行实验。

5. 两独立样本率的比较 两样本率比较所需样本含量按公式(31-5)计算,亦可直接查附表3-20、附表3-21。

$$n_1=n_2=\frac{1}{2}\left[\frac{(u_\alpha+u_\beta)}{\sin^{-1}\sqrt{p_1}-\sin^{-1}\sqrt{p_2}}\right]^2 \tag{31-5}$$

式中 n_1 和 n_2 分别为两样本所需含量;p_1 和 p_2 分别为两总体率的估计值;u_α 和 u_β 分别为检验水准 α 和Ⅱ型错误概率 β 相对应的 u。α 有单侧双侧之分,β 只取单侧,角度单位为弧度(如 $\sin^{-1}\sqrt{0.95}=\sin^{-1}0.975=1.347$ 弧度,而不是77.161度)。

例31-7 根据文献报道A、B两种药物治疗大鼠实验性结肠炎的效果,已知A药有效率约为95%,B药有效率约为80%。现拟进一步实验,设 $\alpha=0.05$,$1-\beta=0.90$,问每组需要多少只大鼠才能得出两种药物的疗效有差别?

本例用双侧检验。已知 $p_1=0.95$,$p_2=0.80$;$u_{0.05/2}=1.96$,$u_{0.1}=1.282$。按公式(31-5)得

$$n_1=n_2=\frac{1}{2}\left[\frac{(1.96+1.282)}{\sin^{-1}\sqrt{0.95}-\sin^{-1}\sqrt{0.80}}\right]^2=92.67\approx93$$

故每组需要93只,两组共需186只。

两样本率比较所需样本含量单侧检验查附表3-20,双侧检验查附表3-21。查表时,如果较小率大于50%,则计算 $q=1-p$,$\delta=|q_1-q_2|$,用 q_1、q_2 的较小者为较小率查表。本例:较小率大于50%,计算 $q_1=1-95\%=5\%$,$q_2=1-80\%=20\%$。按双侧 $\alpha=0.05$,$1-\beta=0.90$,$\delta=|5\%-20\%|=15\%$,较小率 $q=q_1=5\%$,查附表3-21得 $n=0.90$,结果相同。

6. 多个样本率的比较 按公式(31-6)计算。

$$n=\frac{\lambda}{2\left(\sin^{-1}\sqrt{p_{\max}}-\sin^{-1}\sqrt{p_{\min}}\right)^2} \tag{31-6}$$

式中 n 为每组所需样本含量,$p_{\max}$、$p_{\min}$ 分别是最大率和最小率,λ 界值由附表3-22查得,λ 的自由度 $\nu=g-1$,g 为组数,角度单位为弧度。

例31-8 拟观察3种方法治疗大鼠消化性溃疡的效果,初步估计甲法有效率为40%,乙法有效率为50%,丙法有效率为65%。设 $\alpha=0.05$,$\beta=0.10$,欲得出有效率有差别的结论,每组需要观察多少只大鼠?

已知 $p_{\max}=0.65$,$p_{\min}=0.40$,以 $\alpha=0.05$,$\beta=0.1$,$\nu=3-1=2$ 查附表3-22得 $\lambda=12.65$,按公式(31-6)得

$$n=\frac{12.65}{2\left(\sin^{-1}\sqrt{0.65}-\sin^{-1}\sqrt{0.4}\right)^2}=98.8\approx99$$

故每组需要99只大鼠,三组共需297只。

7. 直线相关分析 按公式(31-7)计算其样本含量。

$$n=4\left[(u_\alpha+u_\beta)\Big/\ln\left(\frac{1+r}{1-r}\right)\right]^2+3 \tag{31-7}$$

式中 n 为所需样本含量;r 为总体相关系数 ρ 的估计值;u_α 和 u_β 的意义同前。

例31-9 根据以往经验得知,大鼠进食量与体重增加值之间的直线相关系数为0.8。若想在 $\alpha=0.05$,$1-\beta=0.90$ 的水平上得到相关系数有统计学意义的结论,应研究多少只大鼠?

已知 $\alpha=0.05$,$1-\beta=0.90$,$u_{0.05/2}=1.96$,$u_{0.1}=1.282$,$r=0.8$,按公式(31-7)得

$$n=4\times\left[(1.96+1.282)\Big/\ln\left(\frac{1+0.8}{1-0.8}\right)\right]^2+3=11.7\approx12$$

故应研究12只大鼠。

第四节 常用实验设计类型

一、完全随机设计

完全随机设计(completely randomized design),又称简单随机分组设计(simple randomized design),是采用完全随机化分组方法将同质的实验单位分配到各处理组,各组分别接受不同的处理。各组样本含量可以相等,称平衡设计(balanced design);也可不等,称非平衡设计(unbalanced design)。平衡设计时检验效率较高。图31-1为随机分为两组的示意图。

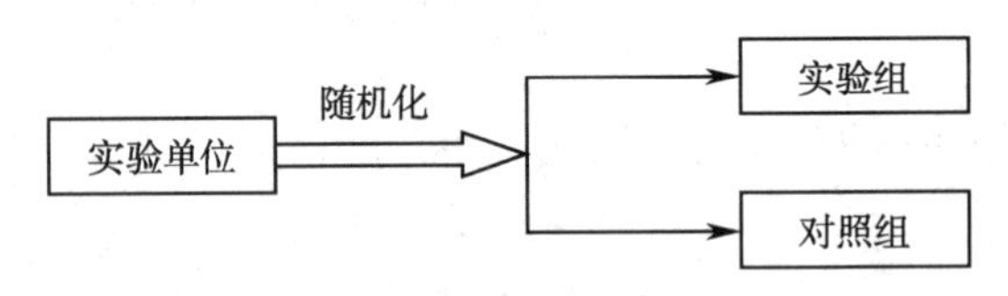

图31-1 完全随机设计示意图

完全随机设计的优点是设计简单,易于实施,出现缺失数据(missing data)时仍可进行统计分析。缺点是小样本时,可能均衡性较差,抽样误差较大。与随机区组设计相比,效率较低。

二、配对设计

配对设计(paired design)是将实验单位按一定条件配成对子,再将每个对子中的两个实验单位随机分配到不同处理组。配对的因素为可能影响实验结果的主要非处理因素。在动物实验中,常将窝别、性别、体重等作为配对条件;在临床试验中,常将病情轻重、性别、年龄、职业等作为配对条件。在医学科研中,配对设计主要有以下两种情形:

1. 将两个条件相同或相近的实验对象配成对子分别接受两种不同的处理。如欲研究维生素E缺乏时对肝中维生素A含量的影响,先将同种属的大白鼠按性别相同,月龄、体重相近配成对子,再将每个对子中的两只大白鼠随机分配到正常饲料组和维生素E缺乏饲料组。

2. 同一实验对象分别接受两种不同的处理。如对同一份血样,用A、B两种血红蛋白测定仪器同时检测其中的血红蛋白含量。

配对设计和完全随机设计相比,其优点在于抽样误差较小、实验效率较高、所需样本含量也较小;其缺点在于当配对条件未能严格控制造成配对失败或配对欠佳时,反而会降低效率。

三、随机区组设计

随机区组设计(randomized block design)又称随机单位组设计或配伍组设计,它实际上是配对设计的扩展,通常是先将实验单位按性质(如动物的性别、体重,患者的病情、性别、年龄等非处理因素)相同或相近者组成区组(或称单位组、配伍组),再分别将各区组内的实验单位随机分配到各处理或对照组。设计时应遵循“区组间差别越大越好,区组内差别越小越好”的原则。

与完全随机设计相比,随机区组设计的特点是随机分配的次数要重复多次,每次随机分配都对同一个区组内的实验单位进行,且各个处理组实验单位数量相同,区组内均衡。图31-2为随机区组设计的示意图。详见例4-3。

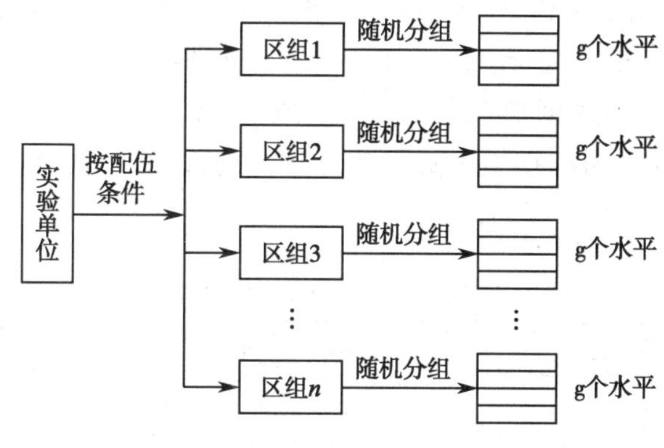

图 31-2 随机区组设计示意图

随机区组设计的优点是每个区组内的实验单位有较好的同质性,比完全随机设计减少了误差,因而更容易发现处理组间的差别,提高了实验效率。缺点是要求区组内实验单位数与处理数相等,实验结果中若有数据缺失,统计分析较麻烦。

四、拉丁方设计

用 g 个拉丁字母排成 g 行 g 列的方阵,使每行、每列中每个字母都只出现一次,这样的方阵叫 g 阶拉丁方或 $g×g$ 拉丁方(latin square)。按拉丁方的字母、行和列安排处理及影响因素的实验称为拉丁方实验。拉丁方设计(latin square design)是随机单位组设计的进一步扩展,是控制两种非处理因素的单因素设计方法,其中处理因素、行单位组因素、列单位组因素的水平数均为 g。在拉丁方设计中,实验单位按两种属性(或非处理因素)形成单位组,即每个实验单位既属于一个行单位组,又属于一个列单位组,因此拉丁方设计的基本单位是一个"方格",有 g 行 g 列($g \geq 3$),有 $g×g$ 个实验单位,每个单位组内共安排 g 个处理,每个处理用拉丁字母表示。例如,欲比较甲、乙、丙 3 种饲料对小鼠体重的影响,为了控制小鼠窝别和初始体重差异的影响,可按 3×3 拉丁方安排实验,其中,拉丁方的行表示 3 窝小鼠,拉丁方的列表示各窝小鼠按初始体重排序后序号,拉丁字母 A、B、C 表示甲、乙、丙 3 种饲料。图 31-3 为 3×3 拉丁方设计的示意图。

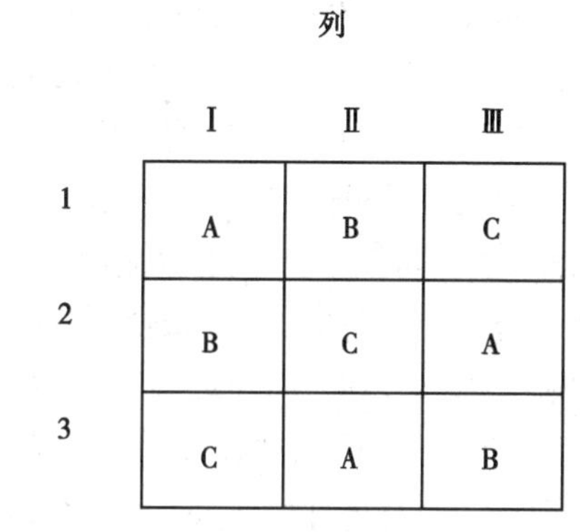

图 31-3 3×3 拉丁方设计示意图

与随机单位组设计比较,拉丁方设计控制了两个非处理因素,进一步缩小了实验误差,可以得到比随机单位组设计更多一个因素的均衡,因而误差更小,效率更高。拉丁方设计的优点是可以大大减少实验次数,尤其适合于动物实验和实验室研究。缺点是要求处理数必须等于拉丁方的行(列)数,一般的实验不满足此条件,而且数据缺失会增加统计分析的难度。拉丁方设计的设计要求有:①必须是 3 个因素的实验,且 3 个因素的水平数相等;②行间、列间、处理间均无交互作用;③各行、列、处理的方差齐。

拉丁方设计的方法是:①根据处理数选定基本拉丁方。②将基本拉丁方随机化。基本拉丁方的随机化通过列的重排和行的重排来实现,但行(列)交换或移动时必须整行或整列进行,不能将列或行拆散。③规定行、列、字母所代表的因素和水平。详见第四章第四节。

五、交叉设计

交叉设计(cross-over design)是按事先设计好的实验次序(sequence),在各个时期(period)对研究对象先后实施各种处理,以比较各处理组间的差异。交叉设计时受试对象可以采用完全随机设计或随机区组设计方法来安排。交叉设计最简单的形式是完全随机分组的二处理、二阶段交叉设计——2×2交叉设计(2×2 cross-over design)。设有两种处理A和B,首先将实验对象完全随机分为两组,然后将A、B两种处理先后施于同一批实验对象,使一组实验对象在第Ⅰ阶段接受A处理,第Ⅱ阶段接受B处理,实验顺序为AB;另一组实验对象在第Ⅰ阶段接受B处理,第Ⅱ阶段接受A处理,实验顺序为BA。设计模式见表31-3。

表31-3 2×2交叉设计模式

实验对象	阶段Ⅰ		洗脱阶段(wash out)		阶段Ⅱ
1	处理A	→	无处理	→	处理B
2	处理A	→	无处理	→	处理B
⋮	⋮		⋮		⋮
n_1	处理A	→	无处理	→	处理B
1	处理B	→	无处理	→	处理A
2	处理B	→	无处理	→	处理A
⋮	⋮		⋮		⋮
n_2	处理B	→	无处理	→	处理A

在上述2×2交叉设计中,每个实验对象都接受了A、B两种处理,同时A和B两种处理在两个时间阶段Ⅰ和Ⅱ上都进行了实验,这样使处理A和B先后实验的机会均等,平衡了实验顺序的影响,而且能把处理方法间的差别、时间先后之间的差别和受试者之间的差别分开来分析。见第四章第五节。

同理,交叉设计亦可以划分为3个或3个以上的实验阶段,以便安排更多的不同处理。如3个处理的比较用三阶段交叉设计,4个处理的比较用四阶段交叉设计。当然,两个处理的比较也可用三阶段交叉设计,称为二处理、三阶段交叉设计。

交叉设计虽然在形式上与随机区组设计相近,但与随机区组设计相区别的显著特征是,交叉设计的处理是按不同时间阶段分别安排的,因而可以减少实验对象的数量。

交叉设计的优点,一是节约样本含量,适用于实验对象来源困难,比如不常见疾病的患者;二是能够控制个体差异和时间对处理因素的影响,故效率较高;三是在临床试验中,每个受试对象同时接受了两种处理,因此均等地考虑了每个患者的利益。其缺点,一是每个处理时间不能太长。因在同一受试对象上进行了多种处理,处理时间过长会导致整个实验周期过长,受试对象可能中断实验;二是当受试对象的状态发生根本变化时,如死亡、治愈等,后一阶段的处理将无法进行;三是受试对象一旦在某一阶段退出实验,就会造成该阶段及其以后的数据缺失,增加统计分析的困难。

应用交叉设计时应当注意:

1. 交叉设计中的各种处理方法不能相互影响即受试对象在接受下一种处理时,不能有前一种处理的残留效应(carry-over effect)。因此,两次处理之间应有适当间隔——洗脱阶段(washout period)。

2. 交叉设计实验应采用盲法进行观察,使研究者和患者都不知道有效药物在哪一阶段使用,以提高受试对象的依从性,避免偏倚。

3. 不宜用于具有自愈倾向或病程较短的疾病研究。

六、析因设计

析因设计(factorial design)为安排析因实验(多因素实验)的设计,是将两个或两个以上处理因素的各水平进行全面组合,对所有组合都进行实验,又称完全交叉分组实验设计。医学研究中常采用析因设计研究两个或多个处理因素的效应以及各因素间的交互作用。

析因设计的显著特征是有两个或两个以上处理因素，每个处理因素至少有两个水平，每个处理是各因素各水平的一种组合，总处理数是各因素各水平的全面组合数，即各因素各水平数的乘积。在析因设计中，要求各个处理组内的实验单位数相等且每组至少有两个实验单位，否则无法分析因素间的交互作用。析因设计中，实验单位可以采用完全随机设计或随机区组设计方法来安排。详见第十一章第一节。

在析因设计中，通常用数学表达式表示不同因素和水平数的设计。如2×2（或2^2）析因设计表示有2个因素，每个因素有2个水平；2×2×2（或2^3）析因设计表示有3个因素，每个因素有2个水平；3×5析因设计表示有2个因素，其中一个因素有3个水平，另一个因素有5个水平。最为简单的析因设计是2×2析因设计。表31-4为2×2析因设计模式，其中各因素各水平均搭配一次，共有4（2×2）种处理。见例11-1。

表31-4　2×2析因设计模式

处理因素A	处理因素B	
	b_1	b_2
a_1	a_1b_1	a_1b_2
a_2	a_2b_1	a_2b_2

析因设计的优点在于其全面性和高效性。析因设计可以全面均衡地对各因素的不同水平进行组合，分组进行实验，探讨各因素不同水平的效应，同时可获得各因素间的交互作用；通过比较各种实验组合，还能寻求最佳组合。其缺点是当因素个数多于3个时，所需处理组数、实验单位数、实验次数和计算量剧增。如4因素3水平的析因设计其处理数为$3^4=81$。其统计分析不但计算复杂，而且给众多交互作用的解释带来困难。因此，含有较多因素和水平的实验一般不采用完全交叉分组的析因设计，而采用非全面实验的正交设计，它可大幅度地减少实验次数。

七、正交设计

正交设计（orthogonal design）是利用一套规格化的正交表（orthogonal layout）来安排与分析多因素实验的一种设计方法，是一种高效、快速、经济的实验设计方法，它是从析因设计各因素各水平的全面组合中，挑选部分有代表性的组合进行实验，从而找出最优组合，详见第十一章第二节。当实验因素较多时，采用正交设计可成倍地减少实验次数。

例如，要考察3个因素（餐后开始运动时间A、运动持续时间B以及运动强度C）对2型糖尿病患者餐后血糖曲线下面积（AUC）的影响，每个因素设置3个水平进行试验（表31-5）。这是一个3因素3水平的试验，若按析因设计（全面试验）要求，需进行27种组合的试验。若不考虑交互作用，按$L_9(3^3)$正交表安排，试验方案仅包含9个组合，大大减少了工作量（表31-6）。

表31-5　餐后运动因素与水平

因素 水平	因素		
	A因素餐后开始运动时间/min	B因素运动持续时间/min	C因素运动强度/(km/h)
1	10	20	4
2	20	30	6
3	30	40	8

常用正交表已由数学工作者制定出来，供进行正交设计时选用。如2水平正交表有$L_8(2^7)$、$L_4(2^3)$、$L_{16}(2^{15})$等；3水平正交表有$L_9(3^3)$、$L_{27}(3^{13})$等。正交表具有两个性质：①每一列中，代表各水平的数字都出现，且出现的次数相等。例如$L_9(3^3)$中每一列不同水平只有1、2和3，它们各出现3次

(表31-6)。②任意两列中代表各水平的所有可能数字组合齐全而且均衡(表31-6)。正交表的这两个性质体现了正交设计“均衡分散、整齐可比”的特点。所谓均衡分散,是指用正交表挑选出来的各因素水平组合在全部水平组合中的分布是均匀的。整齐可比是指每一个因素的各水平间具有可比性。因为正交表中每一因素的任一水平下都均衡地包含着另外因素的各个水平,当比较某因素不同水平时,其他因素的效应都彼此抵消。

表31-6　$L_9(3^3)$正交试验结果

试验序号	因素			AUC/[mmol/(L·min)]		
	A	B	C	样本1	样本2	样本3
1	A_1	B_1	C_1	623.25	651.45	628.29
2	A_1	B_2	C_3	542.62	609.99	578.64
3	A_1	B_3	C_2	634.29	615.24	574.16
4	A_2	B_1	C_2	587.67	588.35	579.50
5	A_2	B_2	C_1	559.17	582.69	602.39
6	A_2	B_3	C_3	526.25	563.34	540.94
7	A_3	B_1	C_3	603.32	594.27	642.27
8	A_3	B_2	C_2	588.58	614.34	557.34
9	A_3	B_3	C_1	598.26	554.71	579.46

对于多因素实验,正交设计是简单常用的一种实验设计方法,其基本步骤如下:①明确实验目的,确定评价指标;②挑选因素,确定水平,列因素水平表;③选择合适的正交表,进行表头设计;④按表中确定的各因素各水平组合编制实验方案,进行实验,记录结果;⑤对实验结果进行统计分析。

正交实验设计中需要特别注意的是:

1. 正交设计之所以能成倍地减少实验次数,是以牺牲分析各因素的部分或者大部分交互作用为代价的。因此,正交实验一般要有较充分的理由认为只有部分或少部分因素间有交互作用,否则,通过正交实验找出的各因素各水平的“最佳”组合不一定是真正的最佳组合。

2. **尽量精简实验因素和水平数**　一般确定实验因素时,应首先选择对实验指标影响大的因素、尚未考察过的因素、尚未完全掌握其规律的因素。在确定每个因素的水平时,应根据专业知识和文献资料,尽可能把水平值取在理想区域。各因素的水平数可以相等,也可以不等。如$L_4(2^3)$、$L_8(2^7)$等各列中的水平为2,称为2水平正交表;$L_8(4\times2^4)$则为混合水平正交表,表中有一列的水平数为4,有4列的水平数为2。主要因素的水平数可以多一些,但也应尽量精简,否则实验次数骤增。次要因素的水平数可以少些。

3. **有选择地考察交互作用**　实验设计中,交互作用一律当作因素看待。当交互作用很小时,可认为因素间不存在交互作用。一般忽略高阶交互作用,有选择地考察一阶交互作用。

4. **正交表的选择**　是正交实验设计的首要问题,要根据因素、水平及需要考察的交互作用的多少来选择合适的正交表。正交表的选择原则是在能够安排下实验因素和交互作用的前提下,尽可能选用较小的正交表,以减少实验次数。

5. 如果正交实验结果分析采用方差分析,所选正交表应留出一定空列以估计误差。

八、裂区设计

裂区设计(split-plot design)类似于析因设计,该设计的处理也是析因处理,只是每个因素作用于不同级别的实验单位。例如某眼科实验,以家兔作为一级实验单位,分别注射3种全身药物a_1、a_2、a_3;以每只兔的双眼作为二级实验单位,分别复制轻重不同的两种损伤b_1、b_2;观察指标为兔眼房水中环核苷酸含量。A 因素为全身药物($I=3$)，只作用于家兔，所以 A 因素的作用反映在家兔差别中；B 因素为局部损伤($J=2$)，作用于兔眼，所以 B 因素的作用反映在兔眼差别中。

裂区设计的特点是，实验单位按其自然隶属特征划分级别，高级的实验单位包含低级实验单位；A 因素只作用于一级实验单位，B 因素只作用于二级实验单位。裂区设计与析因设计的差别在于，析因设计的 g 个处理全部作用于同一级别的实验单位，如完全随机设计全部作用于一级实验单位，随机区组设计全部作用于同一级别的实验单位；但裂区设计 A 因素 I 个水平只作用于一级实验单位，只有 B 因素 J 个水平作用于二级实验单位。在医学研究中，裂区设计多用于研究全身药物与局部处理对观察指标的综合效应。

根据一级实验单位是否可形成区组，裂区设计又可分为完全随机裂区设计和随机区组裂区设计两种情形。表 31-7 中 $I=3$，$J=2$ 是完全随机 3×2 裂区设计的分组结果，共 6 个一级实验单位，等分为 3 组，每组 $n=2$。见例 11-7。

表 31-7　完全随机 3×2 裂区设计实验举例

A 因素 (全身药物)	家兔编号 (随机分配)	B 因素(局部损伤)(随机分配)	
		b_1(左眼)	b_2(右眼)
a_1	1	a_1b_1	a_1b_2
	4	a_1b_1	a_1b_2
a_2	2	a_2b_1	a_2b_2
	5	a_2b_1	a_2b_2
a_3	3	a_3b_1	a_3b_2
	6	a_3b_1	a_3b_2

在裂区设计中，如果需要再引进第 3 个因素时，可以进一步做成再裂区，即在裂区内再划分为更小单位的小区，称为再裂区，然后将第 3 个因素的各个处理随机分配给再裂区，这种设计称为再裂区设计(split-split plot design)。

九、嵌套设计

嵌套设计(nested design)又称系统分层设计(hierarchical design)，或窝设计、套设计，与析因设计不同的是，嵌套设计的处理不是各因素各水平的全面组合，而是各因素按其隶属关系系统分组，各因素水平没有交叉。例如，实验甲、乙、丙 3 种催化剂在不同温度下对某化合物的催化作用。由于各催化剂所要求的温度范围不同，将催化剂(A 因素)作为一级实验因素，共 3 个水平($I=3$)，每个催化剂各自在 3 个温度下实验，共有 9 种温度，温度(B 因素)作为二级实验因素($J_i=3$)，共 9 个水平。即 B 因素各水平的变化按 A 因素再进行分组，共构成 9 个处理组。每个处理重复 n 次。见表 31-8。

表 31-8　两因素嵌套设计实验举例

催化剂 (A 因素)	甲 (a_1)			乙 (a_2)			丙 (a_3)		
温度/℃ (B 因素)	70 b_{11}	80 b_{12}	90 b_{13}	55 b_{21}	65 b_{22}	75 b_{23}	90 b_{31}	95 b_{32}	100 b_{33}

在以上两因素的嵌套设计中，按照因素的隶属关系，A、B 两因素分别为一级处理因素和二级处理因素；在三因素的嵌套设计中，A、B、C 三因素分别为一级、二级、三级处理因素；更多因素的嵌套设计，因素间的隶属关系依次类推。实验的处理组数为最小级别处理因素水平数的合计。以上述两因素的嵌套

设计为例，假定A因素有I个水平，在A因素第i个水平下，B因素有J_i个水平($i=1,2,\cdots,I$)，则二级处理因素共有$g=\sum_{i=1}^{I} J_i$个水平，所有实验单位应随机等分为g组，每组有n例。

嵌套设计的应用情况是：①受试对象本身具有隶属关系，有可以进行再分组的各种因素。如上例中在催化剂(A因素)的3个水平下进行温度(B因素)实验。这里B因素的各个水平并不是与A因素的3个水平全面组合，而是分别嵌套在A因素的3个水平下的。②受试对象本身并没有隶属关系，但是各因素在专业上有主次之分。例如，为了研究某种抗菌药的效果，考虑3个因素对小白鼠进行实验。A因素是药物，B因素是小白鼠品系，C因素是小白鼠性别。由专业知识得知，3个因素的主次顺序为A→B→C。因此在设计实验时，可以将B因素嵌套在A因素下，C因素嵌套在B因素下，从而形成嵌套设计。在嵌套设计应用于实验因素对观测指标的影响有主次之分的实验研究时，实验因素之间的主次关系要有专业依据，不能凭空设定。

Summary

Compared to observational studies, experimental studies allow researchers to allocate the subjects to different treatment groups at random and offer better evidence of causation. A complete experiment consists of experimental units, treatment and experimental effect.

The principles of experimental design consist of control, randomization, and replication. “Control” enables us to control the effects of confounding factors. “Randomization” allows us to assign subjects to different treatment groups randomly. “Replication” helps us assess the effectiveness of treatments accurately and efficiently. The calculation of sample size depends on the type of data and statistical methods being used. A minimal sample size can be calculated after we decide the probability of type Ⅰ error, type Ⅱ error, the significant difference of given magnitude, and other information such as standard deviation.

Common experiment designs include completely randomized design, paired design, block design, cross-over design, factorial design, orthogonal design and nested design.

练 习 题

一、最佳选择题

1. 关于随机化原则，下列说法**不正确**的是(　　)

A. 保证实验组和对照组各种已知和未知的特征均衡

B. 是统计假设检验的前提条件

C. 没有随机化的研究结果是不能作为证据使用的

D. 避免研究者主观意愿的影响

E. 是实验设计的基本原则之一

2. 某医生欲研究一种支架对骨折愈合的效果，将20只骨折模型狗随机分为两组，实验组实施手术植入支架后缝合，对照组实施手术但不放入支架后缝合，此属于(　　)

A. 实验对照　　B. 空白对照　　C. 安慰剂对照　　D. 标准对照　　E. 潜在对照

3. 在进行两样本均数比较的假设检验时，下列因素**不会**影响样本量估计的是(　　)

A. Ⅰ型错误概率α　　B. Ⅱ型错误概率β

C. 两总体均数之差 δ　　D. 研究对象的种类

E. 总体标准差 σ

4. 实验设计的三个基本要素是(　　)

A. 实验单位、实验效应、观察指标　　B. 随机化、重复、设置对照

C. 齐同对比、均衡性、随机化　　D. 处理因素、受试对象、实验效应

E. 设置对照、重复、盲法

5. 实验设计的基本原则是(　　)

A. 随机化、盲法、设置对照　　B. 重复、随机化、配对

C. 随机化、盲法、配对　　D. 齐同、均衡、随机化

E. 随机化、重复、设置对照

6. 估计样本含量时,所定Ⅰ错误愈小,则(　　)

A. 所要的样本含量愈大　　B. 所要的样本含量愈小

C. 不影响样本含量　　D. 所定的样本含量愈准确

E. 所定的样本含量愈粗糙

7. 在一项中药制剂的提取实验中,需要考虑加水量、煎煮时间、煎煮次数、醇沉浓度等多个因素,为了找到最佳的提取效果,一般采用(　　)

A. 完全随机设计　　B. 随机区组设计　　C. 正交设计　　D. 析因设计　　E. 交叉设计

8. 某个析因设计表示为 3^2,意味着该实验有(　　)

A. 3 个因素,每个因素有 2 个水平　　B. 2 个因素,每个因素有 3 个水平

C. 3 个因素,每个因素有 3 个水平　　D. 9 个因素,每个因素有 2 个水平

E. 2 个因素,每个因素有 2 个水平

二、简答题

1. 空白对照和实验对照的区别是什么?

2. 在观察实验效应时,指标选择的基本要求有哪些?

3. 比较甲、乙、丙、丁 4 种饲料对小白鼠体重的影响。实验对象为 8 窝小白鼠,每窝 4 只,应采用何种实验设计方法?如果 4 种饲料由脂肪含量和蛋白含量两个因素复合组成,研究目的是要分别分析脂肪含量高低、蛋白含量高低对小鼠体重的影响,应采用何种实验设计方法?试写出两种设计方法方差分析表中的部分内容。

4. 在临床试验中,在什么情况下会采用交叉设计?

三、计算分析题

1. 用 40 只小鼠进行实验研究,比较不同饲料对小鼠体重增加量的影响。

(1)将 40 只小鼠随机分为 4 组,分别采用 4 种饲料喂养,持续 1 个月后测量小鼠的体重,比较组间差别。该研究属于哪种实验设计类型?宜采取哪种方法进行统计推断?

(2)为了控制小鼠初始体重对实验结果的影响,可采取哪种实验设计?如何进行随机化分组?

(3)如果研究者拟同时观察 2 种喂养模式和 4 种饲料对小鼠体重的联合影响,宜采用哪种设计方法?

2. 某医师研究一种降低高血脂患者胆固醇药物的临床疗效,以安慰剂作对照。事前规定试验组与对照组相比,平均多降低 0.5mmol/L 以上才有推广应用价值。由有关文献中获知高血脂患者胆固醇值的标准差为 0.8mmol/L,若 $\alpha=0.05$,$1-\beta=0.9$,要求两组例数相等,则每组各需观察多少病例?

3. 用 3 种不同的抗凝剂处理血液标本后测得红细胞沉降率(mm/h)的预实验结果如表 31-9 所示。如果想发现这 3 种抗凝剂的抗凝效果不同,规定 $\alpha=0.05$,$\beta=0.10$,正式实验需要多少样品?

表 31-9　3 种抗凝剂的红细胞沉降率预实验结果　　单位:mm/h

抗凝剂	均数	标准差
A	16.0	4.1
B	11.3	4.9
C	9.3	4.6

4. 慢性肾炎治疗采用常规治疗方法的控制率为30%。现试验某新药,其控制率要求达到50%即可认为新药比常规药物疗效好。若规定 α=0.05,β=0.10,至少需要多少病例可以发现两种药物疗效不同?

5. 某医师用A、B两药治疗慢性萎缩性胃炎患者,预试验中得到A药显效率为60%,B药显效率为85%。拟进一步正式试验,取 α=0.05,β=0.20,若要得出药效有差别的结论,每组需观察多少例患者?

6. 一般认为,父亲身高和儿子成年之后的身高之间直线相关系数可以达到0.8,如果在规定 α=0.05,β=0.10 的水平上得到相关系数有统计学意义的结论,需要观察多少对父子?

ER 31-1 第三十一章二维码资源

（张玉海　王乐三）

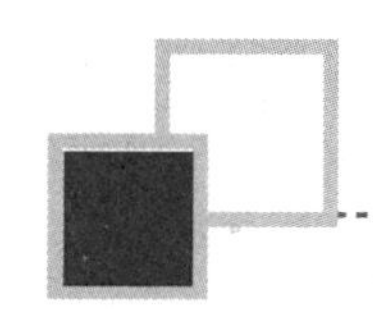

第三十二章　社区干预试验研究设计

第三十一章介绍的实验研究设计的基本原则和方法同样适用于群体的干预，如现场干预试验（亦称人群预防试验）和社区干预试验（community intervention trials）。本章主要介绍完全随机社区干预试验、配对社区干预试验和分层社区干预试验的设计及其统计分析方法。

第一节　基本概念

社区是指由一定数量具有共同意愿、相同习俗或社会规范的社会群体相结合而成的共同体，是社区干预试验的基本单位。其统计推断需要在“社区”水平和“个体”水平上同时进行。因此，社区干预试验中，在估计样本含量和分析推断干预效果时，均需依据特定的统计学原理。

一、社区内相关性与社区间变异性

在社区干预试验中，将社区随机分配到干预组与对照组时，往往会受到组内相关性（intracluster correlation）的影响。组内相关性（亦称社区内相关性）是指处于同一社区内的个体对干预措施的效应比处于不同社区内的个体对干预措施的效应更趋于相似。组内相关性可以间接地反映组间变异性（between-cluster variation），即社区内相关性越强，社区间变异性就会越大。组间变异性（亦称社区间变异性）体现了社区间的自然变异性，即使所施加的干预无任何效果，其效应依然会存在，此效应是与干预无关的社区效应。无论社区效应的来源如何，目前被广泛认同的观点是在社区干预试验的设计和数据分析阶段都必须充分考虑。在社区干预试验中，由于同一社区内的个体之间往往具有一定相关性，其独立性假设不再成立。此时，若采用传统的样本含量公式估算样本含量会低估样本量，将增加犯Ⅱ型错误的概率，从而降低检验效能；在分析阶段若忽略了社区间变异性而采用传统的统计量推断干预效应时，将增加犯Ⅰ型错误的概率，使干预效应的假阳性水平增加。

二、设计效应及其影响

社区内相关系数 ρ 可简单地定义为同一社区内任意两个个体之间的皮尔逊积矩相关系数，可表示为 $\rho=\sigma_A^2/(\sigma_A^2+\sigma_W^2)$，其中，$\sigma_A^2$ 表示社区间的方差成分，σ_W^2 表示社区内的方差成分。即社区内相关系数相当于社区间变异性所导致的干预效应方差占干预试验总方差的比例。令 $\sigma^2=\sigma_A^2+\sigma_W^2$ 为社区效应（也称设计效应）的总方差，则 $\sigma_W^2=\sigma^2(1-\rho)$，通常假定 ρ 不可能取负值，则社区内相关系数 ρ 的效应是减少社区内方差 σ_W^2，其减少的程度受因子 $1-\rho$ 的控制，即 ρ 越大，σ_W^2 减少量越大。对于固定的总方差 σ^2，则社区内相关系数 ρ 越大，社区间的方差 σ_A^2 就越大。设在一项社区干预试验中，将一定数目的社区随机分配到干预组与对照组，使每组社区数为 k 个（每个社区内的个体均为 m），则每组样本量为 $N=km$。若考虑社区效应时，每组有效样本量仅为 $N/[1+(m-1)\rho]$。此时，当 $\rho=1$ 时，有效样本量仅为 k 个，相当于一个社区中的 m 个个体仅提供了 1 个个体的信息；当 $\rho=0$，即满足完全独立性时，有效样本量为 km。

例如，假定社区干预试验的效应指标是数值变量 Y（如因限盐降低的血压值），其目的是通过比较干预组与对照组样本均数 $\bar{Y}_1$ 与 $\bar{Y}_2$ 的差异来推断总体均数 μ_1 与 μ_2 是否相等，从而评价干预措施效果。假定效应变量 Y 服从方差为 σ^2 的正态分布，从整群抽样方差的计算可知，干预组或对照组样本均数的方差可表示为

$$Var(\bar{Y}_i)=\frac{\sigma^2}{km}[1+(m-1)\rho]\ i=1,2 \tag{32-1}$$

当 $\rho=0$ 时，该式退化为随机独立样本的方差表达式。

从估计样本含量的角度看，公式(32-1)表明，在 $\rho=0$，即不存在设计效应时，每组所需的有效样本量为 km；而在 $\rho\neq0$，即存在设计效应时，每组所需的有效样本量应为 $km[1+(m-1)\rho]$。称因子 $VIP=1+(m-1)\rho$ 为方差膨胀因子(variance inflation factor，VIF)，亦称设计效应(design effect)。由此可见，设计效应既依赖于社区内相关系数 ρ，又依赖于社区大小 m。

现实中，由于社区内相关系数 ρ 有时很小(接近于0)，很多研究者常常忽略设计效应对社区干预试验设计及统计分析的影响。然而，统计模拟研究表明，即使很小的社区内相关性，也会产生很大的影响。在社区干预试验中，$\rho<0.01$ 是很常见的；若将观察个体数为100的 k 个社区进行随机分组时，方差膨胀因子(VIF)几乎达到2，表明此种情况的实际有效样本量仅为 $km/2$。因此，设计效应在社区干预试验中是不可忽略的。研究表明：即使很小的 ρ，也会在统计推断中产生很高的Ⅰ型错误(假阳性率)。例如，对于两样本均数比较的 t 检验，若 $m=100$ 且 $\rho=0.01$，则在 $\alpha=0.05$ 检验水平上，其Ⅰ型错误的概率将由0.05提高到0.166，即假阳性率增加了3倍多。对于多组均数比较的 F 检验，因设计效应导致的假阳性率会更高。

试验效应变量为数值变量时，社区内相关系数 ρ 可通过社区间变异与社区内变异的单因素方差分析进行估计。考虑一个含有 k 个社区(每个社区均有 m 个个体)的单一样本，用 MS_A 和 MS_W 分别表示社区间均方误差和社区内均方误差，则 ρ 估计的方差分析可表示为

$$\hat{\rho}=\frac{MS_A-MS_W}{MS_A+(m-1)MS_W}=\frac{S_A^2}{S_A^2+S_W^2} \tag{32-2}$$

其中，$S_A^2=(MS_A-MS_W)/m$ 和 $S_W^2=MS_W$ 分别为 σ_A^2 和 σ_W^2 的样本观察值。对于每个社区内个体数相等的情形，ρ 的估计也可用同一社区内的积矩相关系数代替。对于每个社区内个体数不等的情形，设 m_j 表示第 $j(j=1,2,\cdots,k)$ 个社区内的个体数，则可用 $m_0=[1/(k-1)][M-\sum_{j=1}^{k}m_j^2/M]$ 代替公式(32-2)中的 m，其中，$M=\sum_{j=1}^{k}m$ 为样本中的个体总数。

试验效应 Y 为二分类变量时，设 P 为试验效应指标阳性(如发病、死亡等)的概率，社区内相关系数 ρ 的估计为

$$\hat{\rho}=1-\frac{\sum_{j=1}^{k}\hat{P}_j(1-\hat{P}_j)}{k(\bar{m}-1)\hat{P}(1-\hat{P})} \tag{32-3}$$

其中，$\hat{P}_j$ 为第 $j(j=1.2,\cdots,k)$ 个社区内效应指标阳性的概率，$\hat{P}$ 为所有社区中效应指标的总阳性率，$\hat{P}=\sum_{j=1}^{k}m_j\hat{P}_j/\sum_{j=1}^{k}m_j$。实践中，社区内相关系数 ρ 实际值既依赖于效应指标的测量结果又依赖于社区的大小。

三、社区干预试验的分析单位

上述讨论的基本假定是统计推断均在个体水平上进行，而社区干预试验的随机化分配单位却是在社区水平上，即随机分配的基本单位是社区。况且，实践中从可行性的角度考虑，即使评价同一干预措施，在选择随机分配的单位时，还存在多种选择。系统综述结果表明，随机分配的单位包括个体、家庭、邻居和整个社区等各种类型。但无论单位如何选择，均需在设计与统计分析阶段考虑方差膨胀因子的

影响。如果在设计阶段未充分考虑方差膨胀因子的影响,则会导致试验方案的混乱;而如果在分析阶段忽略了其作用,则会导致分析结果的偏性,即随机分配的单位是社区而统计推断仅在个体水平上进行是无效的;通常,需要在社区水平和个体水平上同时进行分析。

四、社区干预试验设计的随机分配和非随机分配

社区干预试验设计中的社区分组有随机分配和非随机分配两种。目前,提倡采用随机分配策略。即将纳入的社区随机分配到干预组与对照组(或不同的干预组)。其优点是每个社区均有同等机会被分配到干预组与对照组,能有效地避免来自试验研究者和参与者的选择偏倚;使干预组与对照组的基线特征保持均衡;同时,随机分配还可最大限度地减少已知或未知混杂因素对试验效应的影响,不仅可以在干预组与对照组间均衡社区水平的混杂因子(如社区大小、地理位置等),而且还可均衡个体水平的混杂因子(如年龄、性别等)。更重要的是,随机化能基于特定的统计分布理论进行分析与推断。因此,随机化社区干预试验常常被认为是评估干预措施的"金标准"。但实践中,非随机化社区干预试验仍被频繁地应用。主张采用非随机化社区干预试验(或称为准试验)的理由是,采取非随机化方法更符合社区干预实施的实际情况,包括政策、伦理、可行性和成本等各个方面;此外,非随机化社区干预试验更易于向政府官员解释和被公众接受。例如,如果干预措施已经大规模地实施或者实施某干预措施的资源仅仅在某些特定的社区中进行;在这些情况下,随机化社区干预试验将难以实施。还有人认为,当纳入的社区数目很少时,采用非随机化社区干预试验会更好。但研究表明,社区数目少不应成为不采用随机化的理由,而应采取限制性随机分配策略进行随机化,即采用社区配对设计或社区分层设计来均衡干预组与对照组的重要混杂因素。原则上,在能够实施随机化的情况下,应尽量采用随机化社区分配策略。

五、社区重复的重要性

现实中,有些社区干预试验只取两个社区,其中一个社区为干预组,另一个社区为对照组,无所谓社区随机分组。这类似于做一项临床试验只用两个病例,一个接受药物治疗,另一个只接受安慰剂对照。尽管通过测量和调整这两个社区基线特征可以部分减少因社区间变异造成的混杂效应,但由于缺乏社区水平的重复,将无法克服设计上的内在缺陷所导致的混杂或偏倚。这种社区干预试验只能在个体水平上进行分析推断,其假设只能是社区之间的个体效应不存在异质性。而实践中这种假设是不成立的。缺乏社区重复或重复数目不足的社区干预试验,将会造成结果解释上的困难。因此,社区干预试验中特别强调社区重复,即必须通过统计学方法估算社区样本含量,以达到试验设计所要求的统计检验效能。

六、常用的社区干预试验设计类型

在计划一项社区干预试验时,必须考虑干预措施选择、个体与社区的纳入排除标准和干预效应的评估三个基本方面。在此基础上,尚需具备科学合理的试验设计方法。最常用的社区干预试验设计方法有完全随机设计、配对设计和分层设计。

1. 完全随机社区干预试验 完全随机社区干预试验(completely randomized community intervention trials)不考虑根据社区基线特征进行事先分层或配对,采取完全随机分配方法将选定的若干社区分配到干预组与对照组,干预组施加拟评估的社区干预措施,而对照组不施加此干预措施。此种设计类型适用于社区数目较多的情形。例如,在补充维生素 A 预防 5 岁以下儿童呼吸道和全身感染症状的社区干预试验中,研究者在印度尼西亚选择了 450 个村,采用完全随机分配方法将这 250 个村随机分配到干预组与对照组,对照组 229 个村的 5 岁以下儿童接受补充维生素 A,而对照组 221 个村的儿童不施加补充维生素 A 干预。评价指标为 5 岁以下儿童在试验期(1 年)内的咳嗽、发热和腹泻的患病率。完全随机社

区干预试验可以认为是社区干预试验设计的“金标准”，当条件许可实施完全随机分配时，应尽量采用。在社区数目足够多的情况下，采用完全随机分配策略可以确保影响试验结果的重要非干预因素在干预组与对照组之间保持最佳均衡性；而且，即使经随机化后仍然存在非均衡因素，分析时可在社区水平或个体水平上采用调整协变量（adjusting for covariates）的手段，控制其对试验结果的影响。

2. 配对社区干预试验 配对社区干预试验（the matched-pair community intervention trials）是先将影响试验结果的某些特征（如地理区域、社区大小、风俗习惯、社会经济水平等）类似的社区配成对子，再将 2 个配对的社区随机分配到干预组和对照组。配对社区干预试验多用于社区数目过少，不足以满足完全随机分配要求的情形。其主要优点是所匹配的社区特征信息能够在干预组和对照间保持均衡性，以增加结论的可信性。例如，在一项戒烟的社区干预试验中，22 个社区根据社区大小、人口密度、人口资料、社区结构和地理邻接等社区基线特征配成 11 对社区，然后将每一对社区随机分配到干预组和对照组，其结果变量为重度吸烟者 5 年内戒烟率。在配对社区干预试验中，尽管根据试验结局变量的不同可以选择多种匹配变量，但社区大小（小、中、大）和地理区域（城市、农村等）是应用最多的匹配变量。此外，当以结局变量的基线水平作为匹配变量时，其试验效率可以更高。例如，当结局变量为发病率时，以社区诊断的基线发病率（或以基线患病率）作为匹配变量，可以获得更高的试验精度。实践中，该设计的缺点是找到重要基线特征完全匹配的社区对子往往很难，且在分析时难以估计社区内相关系数（或社区间变异）。

3. 分层社区干预试验 分层社区干预试验（the stratified community intervention trials）可以看作是配对社区干预试验设计的扩展形式。即先根据影响试验结果的重要非试验因素将类似的若干社区化为同一层，再将同层内的社区随机分配到干预组与对照组。与配对设计相比，由于该设计在干预和各层的组合中均有多个社区，不仅能有效避免层因素对干预效应的影响，而且在分析时更具灵活性。例如，在采用回归分析调整社区效应时，可以方便地将层效应定义为指示变量放入回归模型中，这在没有作特殊假设的情况下配对设计是无法做到的。此外，配对设计中往往会发生过度匹配（over-matching）而使试验结果发生偏性。因此，分层社区干预试验是一种值得推广应用的好方法。

例如，美国印第安纳州小学生肥胖的干预试验，采用分层方法，将 41 个学校分配到干预组和对照组。研究者首先根据研究现场的地理区域分为 4 个初始层，进而在每个初始层中根据每个学校基线调查得到的体脂百分比将学校分为 2 层。这样，同一层内约有半数学校被随机分配到干预组或对照组，41 个学校总共分布在 8 个层中。与配对设计相比，这种分层设计策略，能够更好地控制体脂百分比对试验结果的影响。

第二节 完全随机社区干预试验的设计与分析

一、设计方法

基本方法是先将受试社区按某种规则编号（例如，按其人口数由小到大依次编号），再利用计算机、随机排列表或随机数字表等手段产生随机数字，按预先规定将受试社区随机分配到各组。

例 32-1 在考察限盐预防高血压的社区干预试验中，研究者在某省农村人群高血压及其影响因素基线调查的基础上，选择了 30 个自然村作为试验社区，并以自然村作为随机分配的基本单位。评价指标是项目实施一年后社区人群平均血压下降值。其随机分配方案为：

1. 社区编号 按照各自然村地理坐标的纵坐标由南向北对各社区依次编号。

2. 产生随机数 从附表 3-16 的随机数字表中任意行或列（本例自第 1 行第 1 列开始）依次取30 个随机数（遇到重复弃去不计）赋予自然村的编号，再将随机数由小到大依次编秩。

3. 随机分配 规定随机数字秩次为 1~15 的自然村分配到限盐组（甲组），秩次为 16~30 的自然村分配到对照组(乙组)。分组结果见表 32-1。即 1,2,7,9,11,15,16,17,19,21,23,24,25,27,28 号自然村被分配到甲组;3,4,5,6,8,10,12,13,14,18,20,22,26,29,30 号自然村被分配到乙组。

表 32-1　30 个自然村随机分配方案

自然村编号	1	2	3	4	5	…	27	28	29	30
随机数字	22	17	68	65	81	…	46	13	79	93
秩次	8	6	23	22	25	…	15	5	24	29
组别	甲	甲	乙	乙	乙	…	甲	甲	乙	乙

二、样本含量估计

1. 两均数比较的样本含量估计　假设在一项社区干预试验中,将若干个符合纳入标准的社区(每个社区内的个体均为 m)随机分配到 i 个组($i=1,2$),$i=1$ 表示干预组,$i=2$ 表示对照组,每组社区数目为 k;用 Y 表示试验效应变量,并假设其服从方差为未知常数 σ^2 的正态分布。由于存在社区内方差(σ_W^2)和社区间方差(σ_A^2)对试验效应的影响,故将 Y 的方差表示为 $\sigma^2=\sigma_A^2+\sigma_W^2$。试验目的是推断干预组平均效应($\bar{Y}_1$)与对照组平均效应($\bar{Y}_2$)所对应的总体平均效应是否相等,即 $H_0:\mu_1=\mu_2$ 是否成立。规定其双侧检验水准为 α,检验效能为 $1-\beta$。平均效应 $\bar{Y}_1$ 和 $\bar{Y}_2$ 分别是干预组和对照组所有个体效应指标的均数。令 $u_{\alpha/2}$为双侧 α 的正态分位数,u_β 为单侧 β 的正态分位数。则在 $\bar{Y}_1-\bar{Y}_2$ 服从正态分布的假设前提下,每组所需的个体数的样本含量估计为

$$n=\frac{(u_{\alpha/2}+u_\beta)^2(2\sigma^2)[1+(m-1)\rho]}{(\mu_1-\mu_2)^2} \tag{32-4}$$

其中,$\rho=\sigma_A^2/(\sigma_A^2+\sigma_W^2)$为社区内相关系数,$\mu_1-\mu_2$ 为拟检验的试验效应,通常可由社区基线诊断、文献或预试验的 $\bar{Y}_1$ 和 $\bar{Y}_2$ 估计,对于单侧检验,用 u_α 代替公式(32-4)中的 $u_{\alpha/2}$。采用例 32-1 的随机分配方案,每组的“有效样本量”为 $n/[1+(m-1)\rho]$。当 $\rho=0$ 时,公式(32-4)就退化为传统的样本含量估计公式。等价于公式(32-4),每组内所需社区数的估计为

$$k=\frac{(u_{\alpha/2}+u_\beta)^2(2\sigma^2)[1+(m-1)\rho]}{m\ (\mu_1-\mu_2)^2} \tag{32-5}$$

对于各社区内个体数不等情形,通常用 $\bar{m}$ 代替上述公式中的 m,这样可能低估实际需要的样本量;因此,有时用 m_{max}代替 m,以保证最大的样本量估计值。

例 32-2　试以舒张压作为试验效应指标,估计例 32-1 中限盐降低人群血压水平的社区干预试验中的样本含量。

根据试验前进行的社区基线诊断,人群中舒张压的标准差为 $\sigma=8.886$mmHg,估计得到的人群舒张压社区内相关系数为 $\rho=0.075$(估计方法采用公式 32-9 方差分析法),每个村平均按 500 人计算,若期望试验效应为干预 1 年后试验组与对照组相比,舒张压平均水平至少降低 3mmHg(即 $|\mu_1-\mu_2|=$ 3mmHg),规定其双侧检验水准为 $\alpha=0.05$,检验效能为 $1-\beta=0.90$,即 $\beta=0.10$。则代入公式(32-4),每组所需的观察例数为

$$n=\frac{(1.96+1.28)^2(2\times8.886^2)[1+(500-1)\times0.075]}{3^2}=7\ 086$$

每组所需的自然村个数为 $k=7\ 086/500=14.17$,取整为 15 个。整个试验需 30 个自然村,然后将其随机分入试验组和对照组。

2. 率或比比较的样本含量估计　假设在一项社区干预试验中,欲将若干个社区(每个社区内的个

体均为 m)随机分配到 i 个组($i=1,2$),$i=1$ 表示干预组,$i=2$ 表示对照组,每组分配 k 个社区。研究目的是在检验水准为 α 和检验效能为 $1-\beta$ 的前提下,推断 $H_0:\pi_1=\pi_2$ 是否成立。其中,π_1 和 π_2 分别是干预组和对照组内试验效应指标的总体阳性率(例如发病率、死亡率、戒烟成功率等),可由社区基线调查、文献或预试验样本率 P_1 和 P_2 代替。则每组所需的个体数的样本量估计为

$$n=\frac{(u_{\alpha/2}+u_\beta)^2[\pi_1(1-\pi_1)+\pi_2(1-\pi_2)][1+(m-1)\rho]}{(\pi_1-\pi_2)^2} \tag{32-6}$$

其中,$u_{\alpha/2}$、u_β 和 ρ 同公式(35-4)。单侧检验是用 u_α 代替式中的 $u_{\alpha/2}$。则每组所需的社区数估计为

$$k=\frac{(u_{\alpha/2}+u_\beta)^2[\pi_1(1-\pi_1)+\pi_2(1-\pi_2)][1+(m-1)\rho]}{m\ (\pi_1-\pi_2)^2} \tag{32-7}$$

在 $\rho=0$ 的情况下,公式(32-6)退化为两个样本率比较的传统的样本量估计方法。公式中,$1+(m-1)\rho$ 为方差膨胀因子(VIF)。当社区数目很多,每个社区内的个体数较少时,可由公式(32-10)中的 $\rho=\sigma_A^2/(\sigma_A^2+\sigma_W^2)$ 方法计算 VIF;当社区数目很少,每个社区内的个体数目很多时,可采用 Cornfield 提出的方法计算 VIF,$VIF=\sigma^2/[P(1-P)/m]$。

例 32-3 在以学校为单位进行的学生吸烟率的干预试验中,方法是通过比较"校内禁烟行动"和"戒烟健康教育常规课程"两种干预措施对青少年两年内戒烟率的影响。从 24 个学校估计的校内相关系数为 0.01。在试验设计中每个学校随机抽取 100 名学生,预期的两组吸烟率分别降低 $P_1=0.06$ 和 $P_2=0.04$。则在双侧检验 $\alpha=0.05$ 和检验效能为 $1-\beta=0.8$ 的条件下,每组所需的个体数为

$$n=\frac{(1.96+0.84)^2[0.06\times(1-0.06)+0.04\times(1-0.04)][1+(100-1)\times0.01]}{(0.06-0.04)^2}=3\ 698$$

每组需要 3 698/100=36.98 所学校。实际工作中,每组所需的学校数目为 38 所,以保证足够高的检验效能。

3. 发病密度比较的样本含量估计 若干预的效应变量为发病密度下降时,那么,计算发病密度的分母是社区中的随访人年。假设在一项社区干预试验中,将 k 个社区(每个社区内的个体数均为 m)随机分配到 i 个组($i=1,2$),$i=1$ 表示干预组,$i=2$ 表示对照组。每个组的所有个体被随访了 t 人年。研究目的是在检验水准 α 和检验效能 $1-\beta$ 的前提下,检验 $H_0:\lambda_1=\lambda_2$ 是否成立。其中,λ_1 和 λ_2 分别是干预组和对照组内发病密度估计值,可由社区基线诊断、文献估计获得。令 σ_1^2 和 σ_2^2 分别表示干预组和对照组内社区间方差,并假定干预组与对照组内发病密度的变异系数相等,即 $CV=\sigma_1/\lambda_1=\sigma_2/\lambda_2$。此时,变异系数($CV$)相当于连续或二项分布情况下的社区内相关系数 ρ。变异系数越大,社区间变异性越大,所需的样本量越多。每组所需的社区数的估计为

$$k=\frac{(u_{\alpha/2}+u_\beta)^2(\lambda_1+\lambda_2)}{t\ (\lambda_1-\lambda_2)^2}VIF_t \tag{32-8}$$

其中,$VIF_t=1+[CV^2(\lambda_1^2+\lambda_2^2)]t/(\lambda_1+\lambda_2)$ 为因社区效应而产生的方差膨胀因子。注意:在不存在社区间变异时,$CV=0$,$VIF_t=1$,此时公式(32-8)退化为队列设计的传统的样本含量估计公式。

例 32-4 在预防 HIV 感染的社区干预试验中,对照组的发病密度 λ_2 为每人年 0.01,干预组的期望发病密度从每人年 0.01 降低到每人年 0.005,即 $\lambda_1=0.005$。估计变异系数 $CV=\sigma_1/\lambda_1=\sigma_2/\lambda_2=0.25$。按每个社区随机抽取 1 000 个个体计算,每个社区随访 2 年,即观察 2 000 人年。则在双侧检验 $\alpha=0.05$ 和检验效能为 $1-\beta=0.8$ 的条件下,每组所需的社区数为

$$k=\frac{(1.96+0.84)^2\times(0.005+0.01)}{2\ 000\times(0.005-0.01)^2}\left[1+\frac{0.25^2\times(0.005^2+0.01^2)\times2\ 000}{(0.005+0.01)}\right]=4.8$$

实践中,为保证充足的样本含量,通常每个组的社区数需 $k+1$,本例为 6 个社区。

三、数值效应变量的统计推断

完全随机社区干预试验的统计推断方法因试验效应变量的类型不同，需采用不同的统计推断方法。在此介绍数值效应变量的统计推断方法。

若社区干预试验的目的是比较不同干预措施对研究对象的数值变量指标（例如血压、血脂和血糖等）的影响。推断目的是判断检验假设 $H_0:\mu_1=\mu_2$ 是否成立，即推断干预组与对照组效应变量的样本均数 $\bar{Y}_1$ 和 $\bar{Y}_2$ 所代表的总体均数 μ_1 和 μ_2 是否相等。假定每个组分配了 k_i 个社区 $i(i=1,2)$，用 Y_{ijl} 表示第 i 组第 j 个社区第 l 个个体的试验效应测量值。令 $\bar{Y}_{ij}$ 表示第 i 组第 j 个社区内所有 m_{ij} 个个体试验效应值的均数，则第 i 组所有个体的试验效应指标的均数为 $\bar{Y}_i=\sum_{j=1}^{k_i}m_{ij}\bar{Y}_{ij}/\sum_{j=1}^{k_i}m_{ij}$；令 $\bar{Y}_1-\bar{Y}_2$ 为总体均数差值 $\mu_1-\mu_2$ 的估计，参加试验的所有个体数为 $M=\sum_{i=1}^{2}\sum_{j=1}^{k_i}m_{ij}$，总的社区数为 $K=\sum_{i=1}^{2}k_i$，社区的平均大小为 $\bar{m}=M/K$。在推断总体均数 μ_1 和 μ_2 是否相等的过程中，需计算社区效应影响下的标准误，即需计算社区内相关系数 ρ。可采用方差分析法求得 ρ 的估计值 $\hat{\rho}$。

令 $\bar{m}_{Ai}=\sum_{j=1}^{k_i}m_{ij}^2/M_i$，这里 $M_i=\sum_{j=1}^{k_i}m_{ij}$ 为第 i 组所有个体的总和。则将基于社区内相关系数 ρ"方差分析"的估计定义为

$$\hat{\rho}=\frac{MS_A-MS_W}{MS_A+(m_0-1)MS_W} \tag{32-9}$$

其中 $MS_A=\sum_{i=1}^{2}\sum_{j=1}^{k_i}m_{ij}[(\bar{Y}_{ij}-\bar{Y}_i)/(K-2)]$，$MS_W=\sum_{i=1}^{2}\sum_{j=1}^{k_i}\sum_{l}^{m_{ij}}[(Y_{ijl}-\bar{Y}_{ij})/(M-K)]$，分别为社区间均方误差和社区内均方误差；而 $m_0=(M-\sum_{i=1}^{2}\bar{m}_{Bi})/(K-2)$。社区内相关系数的估计 $\hat{\rho}$ 也可以写成

$$\hat{\rho}=\frac{S_A^2}{S_A^2+S_W^2} \tag{32-10}$$

其中，$S_A^2=(MS_A-MS_W)/m_0$ 和 $S_W^2=MS_W$ 分别为社区间方差成分 σ_A^2 和社区内方差成分 σ_W^2 的样本观察值。需要说明的是，$\hat{\rho}$ 的估计是基于两组内所有社区的合并社区内相关系数，因此，需假定总体的社区内相关系数 ρ 为一常数。

例 32-5　在评价现场减肥指导的减肥效果社区干预试验中，研究者采用完全随机分配策略将 32 个工作场所随机分配到干预组和对照组，每组 16 个工作场所，干预组接受现场减肥指导。干预组和对照组的人数分别为 $M_1=1\ 929$ 和 $M_2=2\ 205$，两组总例数为 $M=4\ 134$。试验效应的评价指标为随访 2 年后的体重指数（BMI）。试验结束后，测得干预组和对照组 BMI 的均数分别为 $\bar{Y}_1=25.62\text{kg/m}^2$ 和 $\bar{Y}_2=25.98\text{kg/m}^2$，标准差分别为 $S_1=4.74\text{kg/m}^2$ 和 $S_2=4.96\text{kg/m}^2$。试评价现场减肥指导干预措施的效果。

下面将以此例说明各种统计推断方法。其检验假设均为：$H_0:\mu_1=\mu_2$，$H_1:\mu_1\neq\mu_2$，$\alpha=0.05$。

若不考虑设计效应 $[1+(m-1)\rho]$，直接将本例中的有关数据代入第三章完全随机设计两样本均数比较的 t 检验公式（3-17）时，得到 $t=2.37$，$P=0.02$。按 $\alpha=0.05$，拒绝 H_0，接受 H_1，认为现场减肥指导干预与对照组的 BMI 差异有统计学意义。但是，由于忽略了设计效应（社区效应）的影响，此结论可能是假阳性。

因此，对于完全随机社区干预试验中两样本均数比较的统计推断，需在考虑设计效应的前提下，分别在社区水平和个体水平上进行统计推断。

1. 社区水平上的统计推断

（1）两样本均数比较的 t 检验：令 $\bar{Y}_{ij}$ 表示第 i 组第 j 个社区内所有 m_{ij} 个个体试验效应值的均数，则第 i 组社区水平上试验效应的均数和标准差分别为 $\bar{Y}_i=\sum_{j=1}^{k_i}\bar{Y}_{ij}/k_i$，$S_i=\sqrt{[\sum_{j=1}^{k_i}(\bar{Y}_{ij}-\bar{Y}_i)^2]/(k_i-1)}$，$i=1,2$。则社区水平上两样本均数 t 检验的统计量为

$$t=\frac{|\overline{Y}_1-\overline{Y}_2|}{\sqrt{S^2\left(\frac{1}{k_1}+\frac{1}{k_2}\right)}},\quad \nu=k_1+k_2-2 \tag{32-11}$$

其中,$S^2=[(k_1-1)S_1^2+(k_2-1)S_2^2]/(k_1+k_2-2)$为社区水平上两组的合并方差。此统计量的适用条件是$\overline{Y}_i$服从正态分布,且社区水平上两组总体方差相等。当各社区大小相同时,检验效能最高。当不满足条件时,可采用下面秩和检验等非参数方法。

对于例32-5,在社区水平上,将有关数据代入公式(32-11),得$t=1.25$,$P=0.24$。按$\alpha=0.05$,不拒绝H_0,可认为现场减肥指导干预组与对照组的BMI差异无统计学意义。

(2)非参数检验:当社区数目小于15时,可采用第八章的完全随机设计两样本比较的Wilcoxon秩和检验;当社区数目不小于15时,社区水平上试验效应的秩和近似服从正态分布,可采用Mann-Whitney U检验。令$T_i(i=1,2)$表示社区水平上第i组试验效应的秩和,其检验统计量为

$$U=\frac{T_1-[k_1(k_1+k_2+1)]/2}{\sqrt{[k_1k_2(k_1+k_2+1)]/12}} \tag{32-12}$$

对于例32-5,在社区水平上,将有关数据代入公式(32-12),得$U=0.75$,$P=0.420$。按$\alpha=0.05$,不拒绝H_0,认为现场减肥指导干预与对照组的BMI差异无统计学意义。

另一种非参数检验方法是社区水平上的Fisher两样本permutation检验。可由Proc-StatXact程序完成。对于例32-5,在permutation检验得到$P=0.240$。推断结论同上。

2. 个体水平上的统计推断

(1)调整的两样本均数比较的t检验:在个体水平上检验$H_0:\mu_1=\mu_2$时,可以调整传统t统计量$t=(\overline{Y}_1-\overline{Y}_2)/S_{\overline{Y}_1-\overline{Y}_2}$中的两样本均数差的标准误$S_{(\overline{Y}_1-\overline{Y}_2)}$。将两组合并方差表示为$S_P^2=S_A^2+S_W^2$,这里$S_P^2$是参数$\sigma_P^2=\sigma_A^2+\sigma_W^2$的估计,$\sigma_P^2$为所有个体的总体方差,假定为一常数,则调整的$S_{(\overline{Y}_1-\overline{Y}_2)}$估计值为

$$\hat{S}_{\overline{Y}_1-\overline{Y}_2}=S_P\sqrt{\left(\frac{C_1}{M_1}+\frac{C_2}{M_2}\right)} \tag{32-13}$$

其中,$C_i=\sum_{j=1}^{k_i}m_{ij}\{[1+(m_{ij}-1)\hat{\rho}]/M_i\}=1+(m_{Bi}-1)\hat{\rho}$为从第$i(i=1,2)$组计算的方差膨胀因子:$\hat{\rho}=S_A^2/(S_A^2+S_W^2)$。则在个体水平上,调整的两样本均数的$t$检验统计量为

$$t_A=\frac{\overline{Y}_1-\overline{Y}_2}{\hat{S}_{\overline{Y}_1-\overline{Y}_2}},\quad \nu=K-2 \tag{32-14}$$

当$\rho=0$时,公式(32-14)就退化为传统的两样本均数比较的t检验统计量。

对于例32-5,在个体水平上,采用SAS软件中PROC VARCOMP过程中的ANOVA选项,得到$S_A^2=0.50$和$S_W^2=23$,两组合并方差为$S_P^2=0.50+23=23.50$,社区内相关系数为$\hat{\rho}=0.05/(0.05+23)=0.02$,膨胀因子为$C_1=3.725$和$C_2=3.141$。代入公式(32-13)得到调整的标准误为$\hat{S}_{\overline{Y}_1-\overline{Y}_2}=0.28$,则由公式(32-14)得到$t_A=-1.27$,$P=0.21$。推断结论同上。

(2)调整的置信区间估计:在个体水平上,根据公式(32-13)计算调整的标准误$\hat{S}_{\overline{Y}_1-\overline{Y}_2}$,总体试验效应$(\mu_1-\mu_2)$的$100(1-\alpha)\%$的置信区间为

$$(\overline{Y}_1-\overline{Y}_2)\pm t_{\alpha/2,(K-2)}\hat{S}_{\overline{Y}_1-\overline{Y}_2} \tag{32-15}$$

其中,$t_{\alpha/2,(K-2)}$为自由度为$K-2$的双侧$\alpha=0.05$的t分位数。

故现场减肥指导干预组与对照组的BMI之差的95%置信区间为$-0.36\pm2.042\times0.28$,即$(-0.93,0.21)$。

除上述方法外,还可采用混合效应线性回归模型在个体水平上进行统计推断。其优点是不仅能同时在社区水平和个体水平上推断$H_0:\mu_1=\mu_2$是否成立,还可以调整协变量(影响试验效应的重要非试验因素)的影响。可通过SAS软件中的PROC MIXED过程实现建模和统计推断。

四、二分类效应变量的统计推断

二分类效应变量的统计推断方法用于比较干预措施在两组之间的率或比有无统计学差异。假定若干入选的社区被随机分配到$i(i=1,2)$个组，每组有k_i个社区，m_{ij}为第i组第j个社区的大小，令$Y_{ijl}=1$表示第i组第j个社区第l个个体的试验效应观察结果为阳性（发病、死亡等），$Y_{ijl}=0$为阴性（不发病，存活等）。则第i组第j社区的阳性人数（如发病人数等）为$Y_{ij}=\sum_{l=1}^{m_{ij}}(Y_{ijl}=1)$，其阳性率为$P_{ij}=Y_{ij}/m_{ij}$，$j=1,2,\cdots,k_i$。例如，在第1组（$k_1$个社区）中实施健康干预预防脑卒中发生，在第2组（$k_2$个社区）中不施加干预措施。

为叙述方便，规定如下符号：$Y_i=\sum_{j=1}^{k_i}Y_{ij}$和$M_i=\sum_{j=1}^{k_i}m_{ij}$分别表示第$i$组的总阳性例数和个体总数，$K_i=\sum_{i=1}^{2}k_i$、$M=\sum_{i=1}^{2}M_i$和$Y=\sum_{i=1}^{2}Y_i$分别表示试验中的社区总数、个体总数和总阳性例数。则$P_i=\sum_{j=1}^{k_i}Y_{ij}/\sum_{j=1}^{k_i}m_{ij}=Y_i/M_i$表示社区水平上第$i$组的阳性率，$P=\sum_{i=1}^{2}Y_i/\sum_{i=1}^{2}M_i=Y/M$表示全部个体水平上的阳性率。

假设社区间相关系数ρ为一常数，可通过传统的二分类变量（0，1）方差分析方法估计两组合并的$\hat{\rho}$，此处，“0”为阴性，“1”为阳性。根据方差分析原理，则$\hat{\rho}$的估计可表示为

$$\hat{\rho}=\frac{MS_A-MS_W}{MS_A+(m_0-1)MS_W} \tag{32-16}$$

其中，$MS_A=\sum_{i=1}^{2}\sum_{j=1}^{k_i}[m_{ij}(P_{ij}-P_i)^2]/(K-2)$为社区间均方误差，$MS_W=\sum_{i=1}^{2}\sum_{j=1}^{k_i}[m_{ij}P_{ij}(1-P_{ij})]/(M-K)$为社区内均方误差；设计效应成分中的$m_0=[M-\sum_{i=1}^{2}(\sum_{j=1}^{k_i}m_{ij}^2/M_i)]/(K-2)$。

例32-6 在评价“全校禁烟行动”和“常规戒烟课程”教育在预防小学生吸烟的社区干预试验中，24所学校被随机分配到2个组，每组12所。一组实施“全校禁烟行动”，另一组实施“常规戒烟课程”教育。试验效应评价指标为随访2年后小学生自我报告的吸烟状况（“0”表示不吸烟，“1”表示吸烟）。表32-2列出了两组的观察结果，其中，“全校禁烟行动”组的吸烟率为$P_1=58/1\ 341=0.043$，而“常规戒

表32-2 随访2年后两组小学生自我报告吸烟状况在12所学校的分布

学校编号	全校禁烟行动组		学校编号	常规戒烟课程组	
	吸烟人数	观察人数		吸烟人数	观察人数
1	0	42	1	5	103
2	1	84	2	3	174
3	9	149	3	6	83
4	11	136	4	6	75
5	4	58	5	2	152
6	1	55	6	7	102
7	10	219	7	7	104
8	4	160	8	3	74
9	2	63	9	1	55
10	5	85	10	23	225
11	1	96	11	16	125
12	10	194	12	12	207
合计	58	1 341	合计	91	1 479

烟课程”组的吸烟率为 $P_1=91/1\ 479=0.062$(数据引自 Murray,1992)。推断目的是检验 $H_0:\pi_1=\pi_2$ 是否成立,即两组总体吸烟率 π_1 和 π_2 是否相等,取检验水准为双侧 $\alpha=0.05$。下面将以此为例,介绍各种检验方法。

对于上例,若不考虑设计效应$[1+(m-1)\rho]$,直接采用自由度为 $\nu=1$ 的传统 Pearson χ^2 检验统计量 $\chi_P^2=\sum_{i=1}^{2}[M_i\ (P_i-P)^2]/[P(1-P)]$时,则得到$\chi^2=4.69$,$P=0.03$。按 $\alpha=0.05$,拒绝 H_0,接受 H_1,认为“全校禁烟行动”组与“常规戒烟课程”组吸烟率之间差异有统计学意义。但是,由于忽略了设计效应(社区效应)的影响,此结论可能是假阳性。

1. 社区水平上的统计推断

(1)两样本的率平均数比较的 t 检验:通常,可采用两样本比较的 t 检验,比较干预组和对照组阳性率的非加权均数的差异,在社区水平上检验 $H_0:\pi_1=\pi_2$ 是否成立。统计量为

$$t_u=\frac{\overline{P}_1-\overline{P}_2}{\sqrt{\dfrac{(k_1-1)S_{\overline{P}_1}^2+(k_2-1)S_{\overline{P}_2}^2}{k_1+k_2-2}\left(\dfrac{1}{k_1}+\dfrac{1}{k_2}\right)}},\quad \nu=k_1+k_2-2=K-2 \tag{32-17}$$

其中,$\overline{P}_1$ 和 $\overline{P}_2$ 分别为干预组和对照组阳性率的非加权均数 $\overline{P}_i=\sum_{j=1}^{k_i}(P_{ij}/k_i)\,(i=1,2)$; $S_{\overline{P}_1}^2$和 $S_{\overline{P}_2}^2$分别为干预组和对照组阳性率的方差,$S_{P_i}^2=\sum_{j=1}^{k_i}[(P_{ij}-P_i)^2/(k_i-1)]$,$(i=1,2)$。此统计量适用于$\overline{P}_i$ 服从正态分布或近似正态分布,两总体方差 $\sigma_{\overline{P}_1}^2$和 $\sigma_{\overline{P}_2}^2$相等的情形。

将例 32-6 有关数据代入公式(32-17),得到 $t_u=-1.67$,$P=0.11$。按 $\alpha=0.05$,不拒绝 H_0,认为“全校禁烟行动”组与“常规戒烟课程”组吸烟率之间差异无统计学意义。

(2)非参数检验:与数值效应变量的非参数检验一样,也可以采用 Wilcoxon 秩和检验或 Mann-Whitney U 检验,在社区水平上推断 $H_0:\pi_1=\pi_2$ 是否成立。所用统计量等同于上述公式(32-12)。

对于例 32-6,在社区水平上,将有关数据代入公式(32-12),得 $U=-0.41$,$P=0.16$。推断结论同上。

此外,也可采用 Fisher 两样本 permutation 检验,通过 Proc-StatXact 程序计算得到 P,推断 $H_0:\pi_1=\pi_2$ 是否成立。对于例 32-6,permutation 检验得到 $P=0.11$。推断结论同上。

2. 个体水平上的统计推断

(1)调整的 Pearson χ^2 检验:统计量为

$$\chi_A^2=\sum_{i=1}^{2}\frac{M_i\ (P_i-P)^2}{C_iP(1-P)},\quad \nu=1 \tag{32-18}$$

其中,$C_i=\{\sum_{j=1}^{k_i}m_{ij}[1+(m_{ij}-1)\hat{\rho}]\}/(\sum_{j=1}^{k_i}m_{ij})=1+(\overline{m}_{Ai}-1)\hat{\rho}\,(i=1,2)$为调整设计效应$[VIP=1+(m-1)\rho]$对试验效应影响的校正因子。$C_i$ 可以认为是第 i 个组的设计效应的观察值,即总体的设计效应反映了因社区效应而导致的总体阳性率 π_i 的方差膨胀。统计量(32-18)成立的基本假设是干预组与对照组的校正因子相等(即 $C_1=C_2$)。此假设至少在完全随机社区干预试验中当 $H_0:\pi_1=\pi_2$ 时是成立的。

对于例 32-6,由表 32-2 可得到$\hat{\rho}=0.01$,$C_1=2.536$ 和 $C_2=2.599$。将有关数据代入公式(32-18)得到$\chi_A^2=1.83$,$P=0.18$。推断结论同上。

(2)调整比估计量的 Pearson χ^2 检验:此种方法也是针对设计效应$[VIP=1+(m-1)\rho]$对试验效应的影响,对传统的 Pearson χ^2 检验进行校正。但是,其设计效应的构建是基于比 $P_i=Y_i/M_i$ 而非阳性率。在个体水平上,P_i 的方差可由二项分布得到估计 $Var_B(P_i)=[P_i(1-P_i)]/M_i$。如果将 $P_i=Y_i/M_i$ 看作比,则可以根据传统的抽样调查理论,得到比 P_i 的方差估计为 $Var_R(P_i)=k_i\ (k_i-1)^{-1}M_i^{-2}\sum_{j=1}^{k_i}(Y_{ij}-m_{ij}P_i)^2$。则第 i 组的设计效应可定义为 $d_i=Var_R(P_i)/Var_B(P_i)$;令 $\widetilde{M}_i=M_i/d_i$,$\widetilde{Y}_i=Y_i/d_i$,则 $\widetilde{P}=(\sum_{i=1}^{2}\widetilde{Y})/(\sum_{i=1}^{2}\widetilde{M}_i)$;此时,用 d_i 直接调整传统的 Pearson 检验统计量得到调整比估计量的 Pearson χ^2

检验统计量为

$$\chi_R^2=\sum_{i=1}^{2}\frac{\widetilde{M}_i(P_i-\widetilde{P})^2}{\widetilde{P}(1-\widetilde{P})},\quad \nu=1 \tag{32-19}$$

与统计量χ_A^2相比,统计量χ_R^2的优点是不受两组设计效应相等的假设限制。更适宜于非完全随机分组,尤其是社区大小存在系统性差别的情况。此外,统计量χ_R^2适于社区数目较大的干预试验,理论上,至少需要每组20个社区,才具有较好的检验效能。对于完全随机设计的社区干预试验,使用统计量χ_A^2相较统计量χ_R^2更为合适。

对于例32-6,由表32-2可得到$d_1=1.39$和$d_2=3.58$。则将有关数据代入公式(32-19),得$\chi_R^2=2.08$,$P=0.15$。推断结论同上。

(3)基于率差的置信区间估计方法:当试验效应采用率差$D=\pi_1-\pi_2$测量时,其样本观察值为$d=P_1-P_2$;则干预效应$(1-\alpha)100\%$的置信区间可表示为

$$(P_1-P_2)\pm u_{\alpha/2}\sqrt{\left[\frac{P_1(1-P_1)C_1}{M_1}+\frac{P_2(1-P_2)C_2}{M_2}\right]} \tag{32-20}$$

其中,$u_{\alpha/2}$为双侧$(1-\alpha)100\%$的正态分位数,其他符号同前。当$\hat{\rho}=0$,即$C_1=C_2=1$时,公式(32-20)就退化为传统的率的置信区间估计公式。该式的基本假定是社区内相关系数为常数且在干预组与对照组之间相等。

对于例32-6,将$P_1=0.043$,$P_2=0.062$,$C_1=2.536$,$C_2=2.559$,$u_{\alpha/2}=1.96$代入公式(32-20),得到“全校禁烟行动”较“常规戒烟课程”相比,对小学生吸烟率降低的干预效果95%的置信区间为(-0.045,0.007)。

(4)基于比数比的置信区间估计方法:当试验效应采用比数比$\Psi=[\pi_1(1-\pi_1)]/[\pi_2(1-\pi_2)]$测量时,其样本观察值为$\psi=[P_1(1-P_1)]/[P_2(1-P_2)]$,则干预效应$(1-\alpha)100\%$的置信区间可表示为

$$\left[e^{\ln\psi-u_{\alpha/2}\sqrt{Var(\ln\psi)}},e^{\ln\psi+u_{\alpha/2}\sqrt{Var(\ln\psi)}}\right] \tag{32-21}$$

其中,$Var(\psi)=C_1/[M_1P_1(1-P_1)]+C_2/[M_2P_2(1-P_2)]$为试验效应$\psi$的方差,其他符号同前。当$\hat{\rho}=0$时,方差$Var(\psi)$的估计退回到传统的比数比估计。

对于例32-6,将$P_1=0.043$,$P_2=0.062$,$C_1=2.536$,$C_2=2.559$,$\psi=0.68$,$u_{\alpha/2}=1.96$代入公式(32-21),得到“全校禁烟行动”较“常规戒烟课程”相比,对小学生吸烟率降低的干预效果95%的置信区间为(0.40, 1.17)。

第三节 配对社区干预试验的设计与分析

一、设计方法

先将社区按配对条件配成对子,利用计算机、随机排列表或随机数字表等手段产生随机数字,再按随机化原则把每对中的2个社区分别分到干预组和对照组。通常,以影响试验效应的主要非处理因素作为配对条件,如社区的基线发病水平、地理位置、人口构成等。

例32-7 试将已配成10对的20个社区随机分配到甲、乙两处理组。

先将社区编号,如第1对第1个社区编号为1.1,第2个社区编号为1.2,余仿此;再从附表3-16的随机数字表中任意指定某行或某列(本例区第1行第1列)一次取10个2位的随机数,遇到重复者弃去不计。然后为10个2位的随机数由小到大依次编秩。规定随机数的秩次为1~5时取甲乙顺序、6~10时取乙甲顺序。随机分配结果见表32-3。

表 32-3 20 个社区按配对社区干预试验设计的随机分配结果

社区编号	1.1 1.2	2.1 2.2	3.1 3.2	4.1 4.2	5.1 5.2	6.1 6.2	7.1 7.2	8.1 8.2	9.1 9.2	10.1 10.2
随机数字	22	17	68	81	95	23	92	35	87	02
秩次	3	2	6	8	10	4	9	5	7	1
配对结果	甲 乙	甲 乙	乙 甲	乙 甲	乙 甲	甲 乙	乙 甲	甲 乙	乙 甲	甲 乙

分组结果：1.1、2.1、3.2、4.2、5.2、6.1、7.2、8.1、9.2 和 10.1 号社区被分到甲组（干预组），1.2、2.2、3.1、4.1、5.1、6.2、7.1、8.2、9.1 和 10.2 号社区被分到乙组（对照组）。

二、样本含量估计

1. 均数比较的样本含量估计　用 Y 表示试验效应变量且服从正态分布，试验效应的观察值为 $d_j=\bar{Y}_{1j}-\bar{Y}_{2j}, j=1,2,\cdots,k$；其中，$\bar{Y}_{1j}$ 和 $\bar{Y}_{2j}$ 分别为干预组（m_{1j} 个个体）和对照组（m_{2j} 个个体）计算得到的试验平均数，并设 $m_{1j}=m_{1j}=m$。目的是确定推断 $\Delta=\mu_{d_j}=\mu_{1j}-\mu_{2j}=0$ 是否成立的所需社区对子数目 k。估计公式为

$$k=\frac{(u_{\alpha/2}+u_{\beta})^2\ VAR(d_j)}{\mu_{d_j}^2} \tag{32-22}$$

其中，$\Delta=\mu_{d_j}$ 为期望检测到的最小试验效应，$Var(d_j)=2[(\sigma_{\mathrm{W}}^2/m+\sigma_{\mathrm{AM}}^2)]$ 为观察试验效应 d_j 的方差，通常由预试验结果估计。其中，σ_{W}^2 表示社区内试验效应的方差成分，σ_{AM}^2 表示 2 个配对社区之间试验效应的方差成分。

例 32-8　在以自然村人群基线舒张压水平作为匹配条件的配对社区干预试验中，研究者的目的是评价限盐干预措施对人群中平均舒张压（mmHg）的影响。试按配对社区干预试验的要求，估计样本含量。

本例通过基线调查估计得到的人群舒张压方差为 $\sigma_{\mathrm{W}}^2=78.96$，配对社区之间的舒张压方差为 $\sigma_{\mathrm{AM}}^2=0.01$。若期望试验效应为干预 1 年后试验组与对照组相比，舒张压平均水平至少降低 3mmHg（即 $d=|\mu_1-\mu_2|=3$mmHg），拟从每个自然村内随机抽取 30 人参与试验，规定其双侧检验水准为 $\alpha=0.05$，检验效能为 $1-\beta=0.90$。则代入公式（32-22），该社区干预试验所需的自然村对子数为

$$k=\frac{(1.96+1.28)^2\times 2(78.96/30+0.01)}{3^2}=18.49\approx 19$$

考虑到实际情况，为确保足够的样本含量，该社区试验共需要 40 个自然村按基线舒张压水平配成 20 对。经随机分配后的每对中的一个自然村实施限盐控制血压，另一个自然村作为对照。

2. 率或比比较的样本含量估计　用 Y 表示试验效应变量，$Y=1$ 表示阳性事件（发病、死亡等），$Y=0$ 表示相应的阴性事件。则试验效应的观察值为 $d_j=P_{1j}-P_{2j}, j=1,2,\cdots,k$ 其中，P_{1j} 和 P_{2j} 分别为干预组（m_{1j} 个个体）和对照组（m_{2j} 个个体）的阳性率，并设 $m_{1j}=m_{1j}=m$。目的是确定推断 $\Delta=\pi_{d_j}=\pi_{1j}-\pi_{2j}=0$ 是否成立的所需社区对子数目 k。估计公式为

$$k=\frac{(u_{\alpha/2}+u_{\beta})^2\ VAR(d_j)}{\pi_{d_j}^2} \tag{32-23}$$

式中，$\Delta=\pi_{d_j}$ 为期望检测到的最小试验效应。观察试验效应 d_j 的方差为 $Var(d_j)=[P_{1j}(1-P_{1j})/m_{1j}]+[P_{2j}(1-P_{2j})/m_{2j}]+\sigma_{AM}^2$，通常由预试验结果估计。其中，$\sigma_W^2=[P_{1j}(1-P_{1j})/m_{1j}]+[P_{2j}(1-P_{2j})/m_{2j}]$ 为社区内试验效应方差成分，而 σ_{AM}^2 是配对社区之间试验效应的方差成分。

3. 发病密度比较的样本含量估计 用 Y 表示试验效应变量，$Y=1$ 表示阳性事件，$Y=0$ 表示相应的阴性事件；每个组内所有个体均被随访的时间为 t。则试验效应的观察值为 $d_j=\lambda_{1j}-\lambda_{2j}, j=1,2,\cdots,k$；其中，$\lambda_{1j}$ 和 λ_{2j} 分别为干预组（m_{1j} 个个体）和对照组（m_{2j} 个个体）计算得到单位时间 t_{ij} 内的阳性计数，并设 $m_{1j}=m_{1j}=m$。目的是确定推断 $\Delta=\lambda_{d_j}=\lambda_{1j}-\lambda_{2j}=0$ 是否成立的所需社区对子数目 k。估计公式形式等同于以单位时间内随访得到的阳性计数 λ_{ij} 为试验效应指标的完全随机社区干预试验的样本含量计算公式（公式 35-8），但在估计因社区效应而产生的方差膨胀因子时需采用 Hayes 和 Bennett（1999）提出的配对社区内的阳性计数变异系数 CV_M，即 $IF_t=1+[CV_M^2(\lambda_1^2+\lambda_2^2)]t/(\lambda_1+\lambda_2)$，其中，$CV_M=CV(1-\rho_M)$，$\rho_M$ 为干预组与对照组第 $j(j=1,2,\cdots,k)$ 个配对社区试验效应的相关系数。

三、数值效应变量的统计推断

1. 社区水平上的统计推断 令 $d_j=\bar{Y}_{1j}-\bar{Y}_{2j}$ 为第 $j(j=1,2,\cdots,k)$ 个配对社区间的试验效应。由于配对设计的每个层内只有配对的 2 个社区，在一个配对社区之间的变异完全与干预效应混杂在一起。因此，检验干预效应必须用层与层之间（多个配对社区之间）的变异信息。通常可采用配对 t 统计量检验 $H_0:\mu_d=0$ 是否成立。其检验统计量为

$$t=\bar{d}/(S_d/\sqrt{k}),\quad \nu=k-1$$

其中，$\bar{d}=\sum_{j=1}^{k}(d_j/k)$，$S_d=\sqrt{\sum_{j=1}^{k}[(d_j-\bar{d})/(k-1)]}$

当 d_j 不服从正态分布时，可以采用 Wilcoxon 秩和检验或 Fisher permutation 检验进行非参数检验。

干预效应 $\Delta=\mu_d$ 的 $(1-\alpha)100\%$ 的可信区间为 $\bar{d}\pm t_{\alpha/2}(S_d/\sqrt{k})$。

例 32-9 在生活方式干预降低心血管患者的血清胆固醇水平的配对社区干预试验中，根据基线血清胆固醇水平将入选的 26 个城镇按照配对社区干预试验的要求配成 13 个对子，在每个城镇中随机抽取一定数量的 40~59 岁的男性心血管病人参与试验，构成了以城镇为社区单位的配对社区干预试验。试验效应指标为干预 1 年后的血清总胆固醇下降情况（数据来自英国家庭心脏病研究，1994 年），试验结果如表 32-4。试评价干预效果。

表 32-4 干预 1 年后干预组与对照组的血清总胆固醇水平

城镇	干预组			对照组		
	n	$\bar{X}$/(mmol/L)	S/(mmol/L)	n	$\bar{X}$/(mmol/L)	S/(mmol/L)
1	138	5.574	1.044	321	5.742	1.197
2	156	5.812	1.235	335	5.831	1.048
3	173	5.651	1.188	176	5.714	1.204
4	180	5.438	0.965	345	6.607	1.401
5	142	5.595	0.979	257	5.702	1.365
6	116	5.530	0.931	249	5.717	1.206
7	169	5.786	1.240	351	5.621	1.181
8	106	5.553	1.013	290	5.415	1.039
9	124	5.533	0.998	184	5.624	1.159
10	147	5.594	1.115	215	5.752	1.030
11	120	5.391	0.916	285	5.585	1.050
12	75	5.629	1.107	263	5.519	1.022
13	118	5.370	0.953	243	5.515	1.076

本例采用上述配对 t 检验得到 $t=-2.207$，$P=0.06$；进而，采用 Wilcoxon 秩和检验和 Fisher permutation 检验进行非参数检验得到的 P 分别为 0.04 和 0.06。综合考虑，在 $\alpha=0.05$ 水平上，尚不能拒绝 H_0，认为干预效果无统计学意义。

2. **调整协变量的方法** 令 $d_j=\bar{Y}_{1j}-\bar{Y}_{2j}$ 为第 $j(j=1,2,\cdots,k)$ 个配对社区之间的试验效应。考虑 $P(p=1,2,\cdots,P)$ 个基线协变量 Z_p 的非均衡性可能对试验干预效应产生影响，将协变量对试验效应造成的影响定义为令 $d_{Z_j}=\bar{Z}_{1j}-\bar{Z}_{1j}(j=1,2,\cdots,k)$，则在社区水平上可以用多元线性回归模型调整协变量的影响。

四、二分类效应变量的统计推断

配对社区干预试验的结果可以整理成 k 个 2×2 列联表的形式（k 为对子数）。表 32-5 列出了第 $j(j=1,2,\cdots,k)$ 个配对社区的 2×2 列联表。若采用比数比作为干预效应测量指标，则可将第 $j(j=1,2,\cdots,k)$ 个配对社区的干预效应（OR）定义为 $\psi_j=[P_{1j}(1-P_{2j})]/[P_{2j}(1-P_{1j})]$；其中，$P_{1j}=a_{1j}/m_{1j}$ 和 $P_{2j}=a_{2j}/m_{2j}$ 分别为干预组和对照组的样本阳性事件比率，它们分别是总体阳性事件比率 π_{1j} 和 π_{2j} 的估计。

表 32-5 第 j 个配对社区的试验结果

试验结果	干预社区	对照社区	合计
阳性	a_{1j}	a_{2j}	r_{1j}
阴性	$m_{1j}-a_{1j}$	$m_{2j}-a_{2j}$	r_{2j}
合计	m_{1j}	m_{2j}	m_j

配对社区干预试验统计推断的目的是根据所有配对社区的试验结果，推断 $H_0:\Psi=1$（Ψ 为样本比数比 ψ 所对应的总体参数）是否成立。若以阳性事件比率之差作为干预效应测量指标，则可将第 $j(j=1,2,\cdots,k)$ 个配对社区的干预效应定义为 $d_j=P_{1j}-P_{2j}$，其统计推断的目的是检验 $H_0:\mu_d=\pi_1-\pi_2=0$ 是否成立。

例 32-10 在一项综合干预措施预防高血压患者死亡的配对社区干预试验中（数据来自伦敦高血压研究，1986 年、1987 年），试验对象为 45 岁以上的高血压患者，共选择 34 个社区，采用地理匹配的形式配成 17 对社区，试验评价指标为随访 10 年的死亡水平。根据表 32-5 的数据整理格式，17 个社区对子的试验结果整理如表 32-6，试评价该社区干预试验的效果。

表 32-6 17 个社区对子中 45 岁以上高血压患者在两个组的死亡分布

社区对子	观察结果	干预组	对照组	P_{1j}	P_{2j}	ψ_j	d_j
1	死亡	3	2	0.030	0.018	1.653	0.012
	存活	98	108				
2	死亡	8	3	0.027	0.013	2.202	0.015
	存活	287	237				
3	死亡	3	3	0.057	0.107	0.500	-0.051
	存活	50	25				
4	死亡	1	4	0.006	0.032	0.187	-0.026
	存活	163	122				
5	死亡	1	12	0.004	0.031	0.141	-0.026
	存活	223	376				
6	死亡	2	0	0.009	0.000	—	0.009
	存活	211	80				

续表

社区对子	观察结果	干预组	对照组	P_{1j}	P_{2j}	ψ_j	d_j
7	死亡	7	8	0.022	0.049	0.439	-0.027
	存活	311	156				
8	死亡	3	9	0.017	0.046	0.369	-0.028
	存活	169	187				
9	死亡	4	6	0.014	0.028	0.487	-0.014
	存活	285	208				
10	死亡	2	2	0.022	0.038	0.562	-0.016
	存活	89	50				
11	死亡	6	11	0.021	0.046	0.445	-0.025
	存活	277	226				
12	死亡	2	5	0.016	0.029	0.530	-0.013
	存活	126	167				
13	死亡	1	3	0.059	0.059	1.000	0.000
	存活	16	48				
14	死亡	7	3	0.067	0.025	2.765	0.042
	存活	97	115				
15	死亡	8	10	0.037	0.04	0.931	-0.003
	存活	207	241				
16	死亡	6	4	0.064	0.034	1.960	0.030
	存活	88	115				
17	死亡	4	7	0.017	0.031	0.542	-0.014
	存活	233	221				

本例若不考虑设计效应$[(1+(m-1)\rho)]$，直接采用 M－Hχ^2 统计量得 $\chi^2_{MH}=\{\sum_{i=1}^{k}[a_{1j}-(m_{1j}r_{1j}/m_j)]\}^2/\sum_{j=1}^{k}\{m_{1j}m_{2j}r_{1j}(m_j-r_{1j})/[m_j^2(m_j-1)]\}$，$\nu=1$。其中，$r_{1j}=a_{1j}+a_{2j}$，$m_{ij}=m_{1j}+m_{2j}$，$j=1,2,\cdots,k$ 进行假设检验，得到$\chi^2_{MH}=4.85$，$P=0.03$；按 $\alpha=0.05$ 水准，拒绝 $H_0:\Psi=1$，认为干预组和对照组死亡比率差异有统计学意义。然而，由于在同一社区内的观察值并非相互独立，P_{1j}和 P_{2j}并不服从二项分布，因而，统计量χ^2_{MH}的条件不能得到满足，此推断结果并不可信。

1. 社区水平上的统计推断 将 P_{1j}和 P_{2j}看作是数值变量，若其差 $dj=P_{1j}-P_{2j}$服从正态分布，则可采用第三章介绍的配对 t 检验推断 $H_0:\mu_d=\pi_1-\pi_2=0$ 是否成立，以评价试验效应。对于例 32-10，得 $t=-1.40$，$P=0.18$；按 $\alpha=0.05$ 水准，不拒绝 $H_0:\mu_d=\pi_1-\pi_2=0$，认为干预组和对照组死亡比率差异无统计学意义。

若其差 $d_j=P_{1j}-P_{2j}$不服从正态分布，则可采用第八章介绍的 Wilcoxon 符号秩和检验进行推断；而当社区对子数大于 15 时，可采用 Fisher 单样本 permutation 检验进行非参数检验。采用专用软件 Proc-StatXact 可以完成此计算。对于例 32-10（表 32-6），得到 $U_{WS}=-1.40$，$P=0.16$；Fisher 单样本 permutation 检验的 $P=0.17$。推断结论同上。

2. 个体水平上的统计推断

（1）调整的χ^2 检验：采用 Liang 提出的χ^2_L 统计量

$$\chi_{\mathrm{L}}^2=\frac{\{\sum_{J=1}^{k}[a_{1j}-(m_{1j}r_{1j}/m_j)]\}^2}{\sum_{j=1}^{k}[a_{1j}-(m_{1j}r_{1j}/m_j)]^2},\quad \nu=1 \tag{32-24}$$

统计量χ_{L}^2的适用条件是至少有25对社区。

对于例32-10，得$\chi_{\mathrm{L}}^2=2.86$，$P=0.09$；推断结论同上。

（2）试验效应的置信区间估计：配对社区干预试验效应（比数比Ψ）的100(1-α)%的置信区间估计可以采用Liang提出的近似正态法。公式为

$$\exp[\ln(\psi_{\mathrm{MH}})\pm u_{\alpha/2}\sqrt{Var(\ln\psi_{\mathrm{MH}})}] \tag{32-25}$$

其中，$\psi_{\mathrm{MH}}=[\sum_{j=1}^{k}a_{1j}(m_{2j}-a_{2j})/m_j]/[\sum_{j=1}^{k}a_{2j}(m_{1j}-a_{1j})/m_j]=\sum_{j=1}^{k}U_j/\sum_{j=1}^{k}V_j$为比数比$\Psi_{\mathrm{MH}}$的点估计。而$Var(\psi_{\mathrm{MH}})=\sum_{j=1}^{k}(U_j-\psi_{\mathrm{MH}}V_j)^2/(\sum_{j=1}^{k}V_j)^2$为$\Psi_{\mathrm{MH}}$的方差点估计。由于不服从正态分布，因此采用对数变化，将其转化为近似正态后进行置信区间估计。其中，$Var(\ln\psi_{\mathrm{MH}})=Var(\psi_{\mathrm{MH}})/(\psi_{\mathrm{MH}})^2$。

对于例32-10，得到$\psi_{\mathrm{MH}}=0.70$，$Var(\ln\psi_{\mathrm{MH}})=0.0352$，则干预效应（比数比Ψ）的100(1-α)%的置信区间为(0.48，1.01)。

3. 调整协变量的方法 对于配对社区干预试验，最常用的协变量调整方法是Liang提出的扩展对数线性模型，该模型是对Breslow提出的以个体为随机分组的临床试验或现场试验对数线性模型的推广。

第四节 分层社区干预试验的设计与分析

一、设计方法

分层社区干预试验是配对社区干预试验的扩展。其设计方法为：先将社区按特定分层变量（地理位置、经济水平、基线患病水平等）配成若干层，每个层内有3个或3个以上社区；然后再按随机化原则将各层中的社区随机分配到试验组和对照组（或几个试验组）。

例32-11 在某省高血压社区诊断的基础上，选择血压水平差异大的12个社区，将12个社区根据人群基线舒张压水平的相似性配成3个层，试将每个层内的4个社区随机分配到试验组和对照组，试验组实施限盐干预，对照组不施加干预措施。干预实施1年后，对比2组的舒张血压水平，以评价限盐降低血压的效果。试完成随机分组。

先将本例12个社区依基线平均血压由低到高编号并配成3层，1~4号社区为第1层，5~8号社区为第2层，9~12号社区为第3层；再从附表3-16随机数字表中为每个层配上4个2位的随机数（本例，从第一行第一列开始依次取12个随机数），然后为每层内的4个随机数编上秩次。规定，在每一层中随机数字秩次为1~2的社区分入试验组（甲组），随机数字秩次为3~4的社区分入对照组（乙组）。随机分配结果见表32-7：

表32-7 12个社区按3层社区干预试验设计的随机分配结果

社区编号	1	2	3	4	5	6	7	8	9	10	11	12
分层结果	1.1	1.2	1.3	1.4	2.1	2.2	2.3	2.4	3.1	3.2	3.3	3.4
随机数字	22	17	68	65	81	68	95	23	92	35	87	02
秩次	2	1	4	3	3	2	4	1	4	2	3	1
分组结果	甲	甲	乙	乙	乙	甲	乙	甲	乙	甲	乙	甲

二、样本含量估计

1. 均数比较的样本含量估计 对具有S个层的分层社区干预试验的均数比较，可看作是由S个完

全随机社区干预试验组成的大型社区干预试验，且对每一层的完全随机社区干预试验均期望有足够的样本以推断 $H_0:\mu_{1j}=\mu_{2j}$是否成立。因此，对于每个层的样本含量估计均可以采用完全随机社区干预试验两组均数比较的样本含量估计公式(32-4)和公式(35-5)得到各层每组所需要的个体数 n_j 和社区数 $k_j(j=1,2,\cdots,S)$。则整个试验所需的每组个体数为 $N=\sum_{j=1}^{S}n_j$，社区数为 $K=\sum_{j=1}^{S}k_j$。

2. 率或比比较的样本含量估计　对于试验指标为率或比的分层社区干预试验，通常采用 OR 作为试验效应评价指标，其样本含量估计十分复杂。令 P_{1j}和 $P_{2j}(j=1,2,\cdots,S)$分别表示特定层内试验组和对照组内阳性事件发生率，假定试验效应（比数比）$\psi=[P_{1j}/(1-P_{2j})]/[P_{2j}/(1-P_{1j})]$在各层之间为一常数，则 $P_{1j}=P_{2j}\psi/(1-P_{2j}+P_{2j}\psi)$。进一步令 $\bar{P}_j=(P_{1j}+P_{2j})/2$ 表示全部 S 个层的平均阳性率 $(j=1,2,\cdots,S)$，f_j 为第 j 层的个体数在全部 S 个层个体数中所占的分数(fraction)，即$\sum_{j=1}^{S}f_j=1$。假定 n_j 个社区（每个社区的个体数为 m_j）被均衡地分配到第 j 层的试验组和对照组，则推断 $H_0:\Psi=1$ 是否成立的总样本量为

$$N=\frac{(u_{\alpha/2}T+u_{\beta}U)^2}{V_2} \tag{32-26}$$

其中，$T=\sqrt{\sum_{j=1}^{s}f_j[1+(m_j-1)\rho][\bar{P}_j(1-\bar{P}_j)]/2}$，$V=[\sum_{j=1}^{s}f_j(P_{1j}-P_{2j})]/4$，而 $U=\sqrt{\{\sum_{j=1}^{S}f_j[1+(m_j-1)\rho][P_{1j}(1-P_{1j})+P_{2j}(1-P_{2j})]\}/8}$，$u_{\alpha/2}$为双侧 α 的正态分位数，u_{β} 为单侧 β 的正态分位数。ρ 为社区内相关系数，假定其在各层间为一常数。由于 $N=\sum 2n_jm_j$，则各层内的样本例数 $f_j=2n_jm_i/N$，每层内的社区数为 $n_j=(N\cdot f_j)/(2m_j)$。公式(32-26)既适用于每个层内个体数相等的情形 $(f_j=m_j/\sum_j m_j)$，又适于每个层内社区数相等$[n_j=n=N/(2\sum_j m_j)]$的情形。式中 ρ 和 P_{2j}一般可由社区基线诊断、文献报道或预试验获得。

例 32-12　在评价新型产前健康保健措施的社区干预试验中，研究者拟选择 4 个医疗保健水平不同的国家（泰国、阿根廷、古巴、沙特阿拉伯）进行分层社区干预试验。分别在每个国家中招募一定数量的诊所，并将选定的诊所随机分入两组，一组内的各诊所推行新型产前健康保健措施（试验组），另一组内的诊所实施目前推行的标准产前保健措施（对照组）。试验考核指标是随访观察接受各诊所产前健康保健的孕妇所生产的低体重儿发生率。试估计所需样本含量。

在本例中，期望对照组与试验组相比的比数比至少达到 $\Psi=1.2$。由社区基线诊断估计得到 4 个国家的低体重儿出生率(P_{2j})分别为 0.07、0.09、0.11、0.13，取 $\rho=0.001$，$m_j=m=450$；双侧 $\alpha=0.05$，单侧 $\beta=0.1$；则由公式(32-40)，$T=0.186\ 83$，$U=0.186\ 75$，$V=0.004\ 383\ 5$，代入公式(32-27)，得$N=19\ 063$。因此，如果按每个诊所招募 450 名孕妇计算，每个层（国家）至少需要 $n_j=19\ 063/(4\times450)\approx11$ 个诊所参与试验。实践中，为便于各层内试验组和对照组的随机分配社区数相等，每个层招募 12 个诊所参与试验。

三、数值效应变量的统计推断

1. 社区水平上的统计推断　在分层社区干预试验中，数值效应变量的比较可以在完全随机社区干预试验数值效应变量分析方法的基础上加以扩展。设第 j 层内每个组（试验组或对照组）包含 n_j 个社区，每个社区内包含 m_j 个个体$(j=1,2,\cdots,S)$。第 j 层内的干预效应观察值 $d_j=\bar{Y}_{1j}-\bar{Y}_{2j}$为其总体干预效应 $\Delta_j=\mu_{1j}-\mu_{2j}$的估计，干预效应观察值的方差为 $Var(d_j)=\{2\sigma^2[1+(m_j-1)\rho]\}/(m_jn_j)$。试验目的是推断 $H_0:\Delta=\mu_1-\mu_2=0$ 是否成立。Schwartz 提出了推断 $H_0:\Delta=\mu_1-\mu_2=0$ 是否成立的加权均数之差的 t 检验统计量为

$$t=\frac{\bar{d}_W}{\sqrt{Var(\bar{d}_W)}},\quad \nu=2\sum_{j=1}^{S}(n_j-1)=K-2S \tag{32-27}$$

其中，$\bar{d}_W = (\sum_{j=1}^{s} W_j d_j)/(\sum_{j=1}^{s} W_j)$，$W_j$ 反映了 d_j 的相对重要性；由 $\bar{d}_W$ 的定义可得到 $Var(\bar{d}_W) = \{\sum_{j=1}^{s} [W_j^2 \cdot Var(d_j)]\}/(\sum_{j=1}^{s} W_j)^2$，其中，$Var(d_j) = \{2\sigma^2[1+(m_j-1)\rho]\}/(m_j n_j)$，$W_j = Var(d_j)/\sum_{j=1}^{s}[Var(d_j)]$。$K$ 为整个试验的社区总数。

试验效应 $\Delta = \mu_1 - \mu_2$ 的 $(1-\alpha)100\%$ 的置信区间为

$$\bar{d}_W \pm t_{\alpha/2(K-2S)} \sqrt{Var(\bar{d}_W)} \tag{32-28}$$

如果各层内社区的大小差异很大，则上式中的 $Var(d_j)$ 可用 $\sigma^2[C_{1j}/M_{1j}+C_{1j}/M_{1j}]$ 代替；其中，M_{ij} 为第 i 组第 j 层内的个体总数，$C_{ij} = \{\sum_m [m(1+(m-1)\rho n_{ijm}]\}/M_{ij}$，$(i=1,2; j=1,2,\cdots,S)$。

当社区数目较小时或期望进行精细分析时，则可采用分层 permutation 检验推断 $H_0: \Delta = \mu_1 - \mu_2 = 0$ 是否成立。软件包 Proc-StatXact 可以完成 permutation 检验。

2. 个体水平上的统计推断 若需要在个体水平上进行分析，则可采用完全随机社区干预试验数值效应变量的混合效应线性回归模型进行试验效应估计或协变量调整，但需要在模型中加入标识"层"信息的指示变量，以调整层设计效应。

四、二分类效应变量的统计推断

对于分层社区干预试验，当其试验效应为二分类变量时，试验结果通常可整理为表 32-8 的形式。

表 32-8 分层社区干预试验的数据整理格式

层编号	观察结果	社区数目	个体数目	阳性人数
1	试验组	n_{11}	M_{11}	A_{11}
	对照组	n_{21}	M_{12}	A_{12}
	合计	—	M_1	A_1
2	试验组	n_{12}	M_{12}	A_{12}
	对照组	n_{22}	M_{22}	A_{22}
	合计	—	M_2	A_2
⋮	⋮	⋮	⋮	⋮
S	试验组	n_{1S}	M_{1S}	A_{1S}
	对照组	n_{2S}	M_{2S}	A_{2S}
	合计	—	M_S	A_S

表格中，第 j 层内试验组和对照组的观察个体数分别为 M_{1j} 和 M_{2j}，其阳性例数分别为 A_{1j} 和 A_{2j}，而 $M_j = M_{1j}+M_{2j}$ 和 $A_j = A_{1j}+A_{2j}$ 分别该层中总观察例数和总阳性例数 $(j=1,2,\cdots,S)$。

1. 社区水平上的统计推断 对于每组社区数目相对偏少的情形，可将统计分析限制在社区水平上，采用分层 permutation 检验方法进行精确检验。软件包 Proc-StatXact 可以完成 permutation 检验。

2. 个体水平上的统计推断

(1) 调整的 M-H χ^2 检验：由于分层社区干预试验是在干预和层的组合下允许社区重复，因此其社区内相关系数可以直接计算。对于二分类效应变量，可以通过调整传统的 M-H χ^2 统计量进行统计推断。Donner(1988)提出的推断 $H_0: \Psi = 1$（以比数比 Ψ 作为试验效应评价指标）是否成立的调整 χ^2 统计量为

$$\chi^2_{\mathrm{MHA}} = \frac{\left[\sum_{j=1}^{S} \dfrac{A_{1j}(M_{2j}-A_{2j}) + A_{2j}(M_{1j}-A_{1j})}{M_{1j}C_{2j} + M_{2j}C_{1j}}\right]^2}{\sum_{j=1}^{S} \dfrac{M_{1j}M_{2j}A_j(M_j - A_j)}{(M_{1j}C_{2j} + M_{2j}C_{1j} - 1)M_j^2}}, \quad \nu = 1 \tag{32-29}$$

其中，$C_{1j}=[\sum_m m[1+(m-1)\rho]n_{1jm}]/M_{1j}$和$C_{2j}=[\sum_m m[1+(m-1)\rho]n_{2jm}]/M_{2j}$分别为考虑设计效应时对试验组和对照组的校正因子。$\rho$为估计得到的社区内相关系数。$n_{1jm}$和$n_{2jm}$分别表示第$j$层内试验组和对照组的观察例数，每个社区内的观察个体数为m（各社区内的例数可以不等）。ρ的计算可采取两种策略：一种是将每个层均看作是一个完全随机社区干预试验，采用完全随机社区干预试验中二分类效应变量分析中估算ρ的方法，计算出每一层的ρ_j，总的$\rho=\sum_{j=1}^{S}\rho_j/S,(j=1,2,\cdots,S)$。另一种更有效的方法是采用Dunn和Clark（1987）提出的嵌套式方差分析方法计算总的ρ，该法特别适用于高度非均衡的情形。若$C_{1j}=C_{2j}=1,(j=1,2,\cdots,S)$，则$\chi^2_{\mathrm{MHA}}$就退化为传统的$\chi^2_{\mathrm{MH}}$统计量。如果所有社区内的观察例数均为$m$，则$\chi^2_{\mathrm{MHA}}$可以表示为$\chi^2_{\mathrm{MHA}}=\chi^2_{\mathrm{MH}}/[1+(m-1)\rho]$。

（2）试验效应的置信区间估计：分层社区干预试验（比数比Ψ）的100%（$1-\alpha$）的置信区间估计可以采用Liang提出的近似正态法，其假设方法同本配对社区干预试验比数比（Ψ）的置信区间估计。如果层数很少但每层内的观察例数很大，可采用Donner提出的对数比数比方法估计Ψ的置信区间。

3. 协变量调整的方法　若需同时在社区水平和个体水平上分析，并期望调整一些重要的协变量，则可采用完全随机社区干预试验二分类效应变量的扩展的多元logistic回归GEE模型，但需在模型中加入标识“层”信息的指示变量，以调整层设计效应。对于具有S个层的分层社区干预试验，通常的做法是在模型中加入$S-1$个指示变量。

Summary

With the literature on community intervention trials showing rapid growth over the last two decades, there is an increasing need to understand their methodological foundation better. A key feature of such trials is the allocation of intact communities of individuals rather than individuals themselves to different intervention groups. For such intervention trials, the application of standard approaches to the design and analysis can lead to serious problems of interpretation. This is because methods that are extensively discussed in the epidemiological experiment tend to assume that the outcomes on individuals within the same community are statistically independent, when in fact responses on individuals in the same community invariably tend to be more similar than responses on individuals in different communities. In this chapter, we discuss the methodological issues in the design and analysis of community intervention trials, including the advantages and disadvantages of different study designs, methods of assuring adequate statistical power, and choice of the analytic approach. In Section 1, methodological implications of community intervention trials are introduced, covering the concepts of intracluster correlation and between-cluster variation, impact of the intracluster correlation, the unit of inference, the role of randomization, the importance of community-level replication, and the three most commonly used community intervention trials (completely randomized, matched-pair, and stratified). Section 2, 3 and 4, respectively introduces the design and analysis strategies for three commonly used community intervention trials, including design approach, sample size estimation, analysis of quantitative outcomes, analysis of binary outcomes, and analysis of count and time-to-event outcomes. Section 4 also introduces the design and analysis strategies for real-world community intervention trials, such as estimating average treatment effect (ATE) and individual treatment effect (ITE), etc.

练 习 题

一、最佳选择题

1. 社区干预试验最常用的设计类型为( )

A. 完全随机设计、整群设计、配对设计

B. 完全随机设计、配对设计、分层设计

C. 完全随机设计、整群设计、系统设计

D. 整群设计、配对设计、分层设计

E. 整群设计、配对设计、系统设计

2. 以下说法**错误**的是( )

A. 临床干预试验中接受干预的基本单位是单个患者

B. 现场干预试验中接受干预的基本单位是尚未患病的个人

C. 社区干预试验接受干预的基本单位是尚未患病的个人

D. 社区干预试验实施干预措施的基本单位是社区整体人群

E. 社区干预试验中可以以某特定社会组织作为基本单位

3. 在一个社区干预试验中,在满足正态性的前提假设下,用于均数比较的每组所需个体数的样本含量估计公式为( )

A. $n=\frac{(u_{\alpha/2}+u_{\beta})^2(\sigma^2)}{(\mu_1-\mu_2)^2}$

B. $n=\frac{(u_{\alpha/2}+u_{\beta})^2(2\sigma^2)}{(\mu_1-\mu_2)^2}$

C. $n=\frac{(u_{\alpha/2}+u_{\beta})^2(2\sigma^2)[1+(m-1)\rho]}{(\mu_1-\mu_2)^2}$

D. $n=\frac{(u_{\alpha/2}+u_{\beta})^2(\sigma^2)[1+(m-1)\rho]}{(\mu_1-\mu_2)^2}$

E. $n=\frac{(u_{\alpha/2}+u_{\beta})^2(2\sigma^2)[1+(m-1)\rho]}{m\,(\mu_1-\mu_2)^2}$

4. 社区试验的非参数检验中,在社区数目不小于多少的情况下,社区水平上试验效应的秩和近似服从正态分布,可以采用 Mann-Whitney U 检验代替 Wilcoxon 秩和检验( )

A. 5 B. 10 C. 15 D. 20 E. 25

5. 在社区干预试验中,由设计效应导致的假阳性偏倚( )

A. 与社区内相关性无关

B. 与社区内相关性有关

C. 与社区大小有关

D. 与社区大小无关

E. 既与社区内相关性有关,又与社区大小有关

6. 在配比设计的社区干预试验中,当响应变量为二分类变量时,用于统计推断的调整的卡方检验的样本量要求是( )

A. 10 对 B. 15 个 C. 15 对 D. 25 对 E. 25 个

7. 以下说法**错误**的是( )

A. 社区内相关性越强,社区间变异性就会越大

B. 在配比设计的社区干预试验中,某研究者在试验结束后根据观察到的 ρ_m,决定是否采用打破对子分析方法

C. 完全随机社区干预试验中,数值型响应变量在用方差分析的方法估计社区内相关系数 ρ 时,需假定总体的社区内相关系数 ρ 为一常数

D. 完全随机社区干预试验中,社区水平上两样本均数比较的 t 检验的适用条件是 $\overline{Y}_i$ 服从正态分布,且社区水平上 2 组总体方差齐,且当各社区大小相同时检验效能最高

E. 分层设计社区干预试验中,数值型响应变量在社区水平上的比较采用 Schwartz 加权 t 检验

二、简答题

1. 社区干预试验的目标人群包括哪些?

2. 社区干预试验的评价包括哪些内容？常用的评价指标是什么？
3. 在社区干预试验中，什么叫作组内相关性？如果忽略组内相关性会造成什么后果？
4. 常用的社区干预试验设计类型有哪些？各有什么优缺点？
5. 简述在社区干预试验中，当响应变量是二分类变量时，用于个体水平推断的统计分析方法及其适用条件。

ER 32-1　第三十二章二维码资源

（薛付忠）

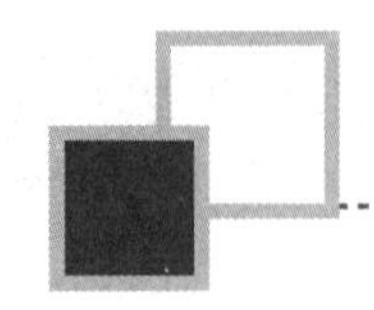

第三十三章　临床试验研究设计

通常意义上的临床试验(clinical trial)是指任何在人体中进行的各种治疗方法或预防措施的干预性研究(intervention studies),包括基于个体(患者或健康志愿者)的临床试验,如药品临床研究,基于群体的临床试验,如儿童营养干预试验、疫苗接种效果评价等。本章主要介绍药品临床研究试验设计。

第一节　基本概念

一、临床试验的特点

临床试验有两个特点:①以人体为研究对象,也就是说临床试验是在人体中进行的;②进行比较的目标因素是人为施加的,目的是解决某个医学问题。第一个特点决定了临床试验不得无视受试者的尊严和风险,必须具有“伦理性”的特点;第二个特点决定了试验应有良好的设计,必须具有“科学性”的特点。为了保证这两点得以贯彻,就需要制定一系列相关的法律法规,政府应该根据法规对临床试验进行全程监督,因此临床试验具有“规制性”的特点。伦理性、科学性和规制性是临床试验不可或缺的。新药临床试验应遵循的法律法规主要有《中华人民共和国药品管理法》(2019)、《中华人民共和国药品管理法实施条例》(2019)、《药品临床试验质量管理规范》(Good Clinical Practice,GCP)、《药品研究试验记录暂行规定》、《药品研究机构登记备案管理办法》、《药品临床研究的若干规定》等。

二、临床试验的基本要求

GCP 对药品临床试验的基本要求:

(1) 符合医学伦理、符合《赫尔辛基宣言》、符合 GCP、符合国家、行业和地方政府法律法规。

(2) 临床试验方法必须同时符合科学性和伦理学两个要求。

(3) 保护受试者权益,如安全和隐私。

(4) 人体试验前必须有充分的临床前资料作为依据。

(5) 必须有详细的临床研究试验方案。

(6) 试验方案须经过伦理委员会批准并严格遵照执行,受试者要签署知情同意书(informed consent)。

(7) 研究者必须具有相应资质、专业特长和能力。

(8) 所有试验文档要完整记录、处理和保管。

药品临床试验机构经常出现的问题有:缺少统计学专业人员,不遵守试验方案,病例报告表(case report form,CRF)填写不准确、缺失或涂改,没有试验的标准操作程序(standard operation procedure,SOP)等。

三、临床试验分期

药品临床试验分为 4 期临床试验。

Ⅰ期临床试验:临床药理和人体安全性评价,受试者为少量健康志愿者或患者。

Ⅱ期临床试验:药品有效性和安全性进一步评价,推荐药品临床使用剂量。受试者为患者,行RCT研究,“双盲(double blind)”“多中心(multi-center)”,要达到一定样本量(如试验组、对照组大于200例)。

Ⅲ期临床试验:确认有效性和安全性。行RCT研究,“双盲”、扩大“多中心”范围,需要更多的样本量(如试验组大于300例)。

Ⅳ期临床试验:药品上市后不良反应监测,大样本(如使用药品的患者大于2 000例),行观察性研究(见第三十章)。对于罕见的药品不良反应,需要监测更多的患者。

Ⅱ期临床试验和Ⅲ期临床试验是RCT试验,统计设计必须符合对照、重复、随机化的试验设计原则。

四、临床试验的干预措施

根据临床试验的目的,一个临床试验通常只能验证一种新干预措施的有效性。新干预措施包括用于预防、诊断和治疗的药物、器械、装置及手术过程、康复过程、医学咨询(建议)、行为干预等。如果干预措施是药物,即为新药临床试验。如果干预措施是诊断试剂,即为诊断试验的评价(本章第六节)。

五、临床试验的受试者

根据临床试验的目的,选择受试者首先必须确定研究总体,如临床上确诊的严重慢性功能性便秘的患者。其次在试验设计时,制定受试者的入选标准(纳入标准)。入选标准要从受试者的代表性、临床试验的伦理学要求和患者参加试验的安全性三个方面考虑制定。符合入选标准的受试者还要考虑适应证、受试者身体条件和年龄范围。如临床上确诊的严重慢性功能性便秘的患者为研究总体,受试者的入选标准主要是符合罗马Ⅲ期慢性功能性便秘标准的诊断;严重的慢性便秘(每周两次或更少的完全自发性排便超过3个月);年龄在18~75岁之间;在入组前2周内没有使用药物治疗便秘(除了救援药物的使用,定义如下:如果参与者在试验期间连续3天或更长时间没有排便,他们可以服用110ml甘油灌肠);并且自愿参与此项目(签署知情同意书)。

排除标准主要考虑受试者的依从性、试验过程中可能影响有效性和安全性评估的合并疾病等情况。如上述试验中排除肠易激综合征和由内分泌、代谢、神经或术后疾病或药物引起的继发性便秘;便秘伴有严重的心血管、肝、肾或精神疾病,认知功能障碍或失语症,或影响合作检查或治疗的严重营养不良;孕妇或哺乳期妇女;便秘伴腹部动脉瘤、肝脾大等;出血性疾病,或常规抗凝药物使用者,如华法林和肝素等;装有心脏起搏器载体的患者。

六、临床试验的试验效应

试验效应对应第三十一章第一节的“实验效应”。在新药临床试验中,试验效应既有药物的治疗作用,又可能有药物的不良反应。为客观地评价干预措施的全面效应,需在临床试验方案中定义反映干预措施(药品)有效性的观察指标和反映干预措施(药品)安全性的观察指标。例如评价针灸对严重慢性功能性便秘的治疗作用时,既要观察治疗前后8周期间患者每周平均完全自发排便(CSBM)的数量水平的变化,又要测量某些次要指标,如大便稠度、排便困难程度、患者评估便秘生活质量问卷(PAC-QOL)等,试验过程中受试者有无发生不良事件(adverse event)也是药物临床试验观察的重点。这些观察指标可分为定量指标和定性指标两大类,如每周平均CSBM数量和药物用量是可测量的指标,称为定量指标;而受试者有无发生不良事件是定性分类指标,称为定性指标或分类指标。

第二节 临床试验中的偏倚及控制方法

在临床试验设计实施、分析和对结果的解释等任何环节中,存在一些人为的有系统倾向性的非随机误差,它不是由于抽样引起的,而是某种恒定的使试验效应偏向某一方面的因素所造成的误差,从而使对治疗作用的估计偏离它的真实值,这些误差常是系统误差,又称偏倚(bias)。与随机误差不同的是,偏倚的大小取决于研究的方法和具体条件。

一、临床试验常见偏倚的产生与控制

临床试验中偏倚的分类一般可分为选择性偏倚、观察性偏倚和混杂性偏倚三大类。

(一) 选择性偏倚

选择性偏倚是在临床试验中,由于选择的受试者或观察指标不恰当而引起的偏倚。这种偏倚使得从样本得到的结果在推广到总体时出现了系统的偏差。常见的选择性偏倚有下列几种:

1. 入选/排除偏倚 在临床试验方案设计时通过制订较为详细的入选/排除标准确定受试者的选择标准,在临床试验实施过程中,如果研究者不能按规定的入选/排除标准纳入合格的受试者,因而使得两组入选的受试者入组时的基线特征不尽相同,这时产生了入选偏倚。因此在临床试验开始前应认真核实受试者的入选/排除标准,在试验过程中也要随时核查受试者,发现不合格受试者,应及时通知临床试验负责人作出妥善处理。在统计分析时发现并排除不合格的病例时应说明不合格的病例数和不合格的原因,减少排除偏倚的发生。

2. 分组不均衡性偏倚 在临床试验时,如果不应用随机方法分配受试者,有些可能影响疾病转归与预后的因素在组间常常无法得到均衡;目前经常采用简单随机分配方法进行分组,在受试例数较少时两组的有关基线特征就不一定均衡,从而可能带来分组不均衡性偏倚。为了解决这一问题,减少或避免分组不均衡性偏倚,除了增加受试例数外,常用的方法之一是采用分层随机方法。

3. 易感性偏倚 易感性偏倚可包括两组人群对疾病易感性不同和对药物治疗的敏感程度不同。在制订受试者的入选和排除标准时必须充分考虑进入临床试验的受试者特点,如性别、年龄、体重、疾病状态、药物治疗史、疾病的目前状况等因素。如儿童与成人、男性与女性对某些疾病的易感性,对某一研究药物治疗后的各项指标变化也可能有高低不同。如两组人群由于不同的性别,或同一性别但处于不同年龄段,或处于同一疾病的不同阶段,这样比较两组受试者的治疗效果时就有可能出现差异,这种差异可能不是药物疗效的不同,而是由易感性偏倚引起的。只有在两组的观察对象其易感性相同或相似时,才能得出正确的结论。

4. 非同期对照偏倚 临床试验一般要求进行同期对照,但有时候观察病例较多,观察时间很长,从而出现非同期对照研究。这时要特别注意比较资料之间是否具有可比性。通常由于不同时期的资料中研究对象的条件、环境等都很难保持一致,可比性差,往往会带来非同期对照偏倚。但如某肿瘤治疗过程中的非干预措施(如生活条件、心理、一般药物治疗)不易影响它的疗效,且误诊率低,评价疗效指标(如生存率、病死率)相当稳定,非同期对照的结论还是可取的。既往在评价链霉素治疗血行播散型肺结核(曾称粟粒型肺结核)的疗效时,就是以非同期对照为依据的。

消除或防止选择性偏倚产生的有效办法是,在临床试验设计阶段对产生选择性偏倚的原因采取相应的措施,防止偏倚的产生。一旦选择性偏倚已经发生,再进行校正往往是比较困难的。防止选择性偏倚的关键是临床试验设计人员能够预见或估计到本临床试验可能出现哪些偏倚。在设计阶段要尽量采取防止选择性偏倚产生的措施,必须正确拟定受试者的入选标准和排除标准。在实施阶段,要严格按照研究目的规定的条件纳入受试者,对临床受试者要随机分组,必要时采用分层随机分组。尽量使两组除研究的药物不同外,其他的有关条件和影响因素应均匀一致,使其两组的主要基线特征具有可比性。此

外,采用多中心研究,在多个医院同时开展临床试验,并要求严格执行临床试验方案,均是克服或减少选择性偏倚的重要方法。

（二）观察性偏倚

观察性偏倚是由于在临床信息收集、整理过程中各种原因的影响而出现的误差。它可来自临床试验观察的全过程。观察性偏倚可分以下几种:

1. 试验条件偏倚　由于临床试验时没有制定和/或执行标准操作规程(standard operating procedure,SOP),临床试验的场所、条件、测定仪器、测定方法、试剂的不同,或研究者的操作和判断水平不统一对试验结果产生影响,造成的误差称之为试验条件偏倚。上述情况导致测量结果偏离真实值,所以也称测量偏倚。

2. 临床资料遗漏偏倚　由于临床资料中有的经过检查结果正常或阴性,研究者未作记录,或者是未经检查没有作记录,导致临床资料遗漏和不完整,影响研究结论的正确推导,这种误差称为临床资料遗漏偏倚。

3. 回忆偏倚　是指受试者的记忆不完整,使其准确性与真实情况之间存在着误差。凡涉及需要回忆的调查内容,但又不能提供相关的可靠的文字记录时就有可能发生。

4. 不接受测量偏倚　由于临床试验中采用的检查测量方法易造成损伤、疼痛等结果时,被检查者拒绝和逃避检查,造成两组被测量检查的数量不相同从而产生偏倚,这种偏倚称为不接受测量偏倚。

5. 无应答偏倚　在临床试验需要随访时采用信访或电话询问时有时会出现无应答现象,而且无应答者与应答者往往在临床经过等方面存在着系统差异,这种偏倚称为无应答偏倚。

6. 失访偏倚　在临床试验过程中,经常会有受试者失去联系从而造成失访。失访原因可能是多方面的,一是治疗效果不理想或副作用或治疗不方便造成的受试者不愿意继续治疗;二是由于受试者病情的变化而到其他医院治疗;三是受试者已经迁走或痊愈。尤其是在观察时间较长的临床试验中,有的受试者因各种原因而退出导致最后试验结束时的受试者人数少于开始时的人数。由于失访而出现的偏倚称为失访偏倚。

7. 期望性偏倚　期望性偏倚主要来源于研究者。当临床试验不是采用盲法评价时尤其容易出现。研究者的主观愿望造成估计偏向自己意想的结果。这种主观愿望影响了收集材料、记录试验数据和试验现象以致结果解释的真实性,从而产生期望性偏倚。期望性偏倚也可能来自受试者。

控制观察性偏倚的产生,主要是在收集信息阶段,针对产生观察性偏倚的原因采取相应措施。加强对临床试验人员试验前的培训,提高临床试验质量;采用盲法来收集资料和数据,使研究对象、临床研究人员、资料整理分析人员不知道分组的情况。从避免主观偏见或偏倚影响观察结果来考虑,尽可能采用盲法设计。要用同样的方法,同等的态度对待每个受试者。对失访者,也应尽量了解失访的原因。临床试验用的测量仪器要精确,使用前必须校准,并严格执行标准操作规程。

（三）混杂偏倚

临床试验中混杂(confounding)偏倚是指当评价某一干预措施治疗疾病的有效性时,另一种伴随的非干预措施产生的效应,干扰着干预措施所产生的效应,这一伴随因素称为混杂因素。混杂因素的影响通常发生在试验结果的分析阶段。由于疾病的转归除了评价干预措施的治疗作用外,还与疾病的自然过程、辅助治疗及患者的体质因素等有关。如果只注意药物与疾病之间的联系,而忽略了其他因素在各对比组中的均衡问题,就会发生混杂偏倚而得出错误的结论。混杂偏倚常发生于多因素作用的情况下。如表 33-1 资料,单从合计栏分析,A 药组的 5 年生存率为 38%,B 药为 62%,似乎 B 药优于 A 药。但当按病情轻重分层分析时,发现在同一病情下的 A 药与 B 药疗效相同。表中的病情是一个混杂因素。A、B 两组中不同病情患者的比例不等,从而导致合计的 5 年生存率的差别。

表 33-1 两种药物治疗的 5 年生存率分层分析

病情分层	A 药组			B 药组		
	治疗人数	5 年生存人数	5 年生存率/%	治疗人数	5 年生存人数	5 年生存率/%
轻型	30	24	80.0	70	56	80.0
重型	70	14	20.0	30	6	20.0
合计	100	38	38.0	100	62	62.0

为了有效地控制混杂偏倚,首先可按可预期的重要混杂因素进行分层随机设计,试验过程中严格执行随机化方案,使潜在的混杂因素在各组分布均衡。在统计分析时应将重要的混杂因素进行分层分析或作为协变量分析,提高统计检验效能。

二、临床试验中避免偏倚的技巧

在临床试验中,不仅要预见可能的临床试验偏倚,更重要的是掌握避免偏倚的一些技巧,如盲法、随机化分组、恰当的统计分析方法等均是提高试验质量的重要措施,可以达到"事半功倍"的效果。

1. 盲法 参与临床试验过程中既有受试者也有研究者,所谓研究者是指参与临床试验的临床医生、研究护士、试验监查员、数据管理员、统计分析师等。所谓盲法就是指按照试验方案的规定,不让参与试验的受试者、研究者或其他与试验相关工作人员知道受试者所接受的是何种处理,从而避免他们对试验结果的人为干扰,是一种避免入组偏倚、观察偏倚以及评价偏倚的最有效措施。

盲法分双盲和单盲(single blind)两种。所谓双盲临床试验是指研究者和受试者在整个试验过程中不知道受试者接受的是何种处理;单盲临床试验是指仅受试者处于盲态。如条件许可,应尽量采用双盲试验。

在临床试验中,盲态应自始至终地贯穿于整个试验,从产生随机数编制试验盲底,干预措施的随机分配、受试者的治疗、研究者记录试验结果并作出疗效评价,试验过程的试验监查、数据管理、数据审核直至统计分析都应尽量保持盲态。

统计分析前的揭盲,可采用一次或两次揭盲的方式,两次揭盲一般用于试验组与对照组按 1∶1 设计,先在数据文件经过盲态下审核(blind review)并认定可靠无误后将其锁定,进行第一次揭盲,此次揭盲只列出每个受试者所属的干预组别(如 A 组或 B 组)而并不标明哪一个为试验组或对照组,交第三方进行统计分析。当统计分析结束后进行第二次揭盲,以明确各组所接受的治疗。

与盲法试验相反的是开放试验(open label),即不设盲的试验,研究者和受试者都知道具体治疗方案。由于研究者或受试者对试验的信赖,或受试者对研究者的信任,在填写记录时某些受主观因素影响较大的指标值就可能出现先入为主的观念。如当一个研究者知道受试者所接受的是试验药物时,可能对受试者的治疗情况倍加关心,如增加检查的频度,甚至护理人员也会格外关心该受试者,他们的这种行为很可能会影响受试者的态度,从而不知不觉地影响观察指标的真实性。而当受试者知道自己所用的是对照药物或安慰剂后,也会产生心理影响,妨碍或干扰与研究者在临床研究上的配合,造成偏倚。因此,即使在开放试验中,研究者和参与试验效应评价的研究人员最好不是同一个人。如果使参与评价的人员在评判过程中始终处于盲态,就能将偏倚控制到最低限度。

2. 随机化 随机化是使临床试验中的受试者有同等的机会被分配到试验组或对照组中,而不受研究者和/或受试者主观意愿的影响,可以使各处理组的各种影响因素(包括已知和未知的因素)分布趋于相似。随机化是临床试验的科学保证,很多统计学方法都是基于随机化理论的,随机化也为统计推断提供可靠的依据。随机化与盲法合用,随机化有助于避免在受试者的选择和分组时,因处理分配可预测性而导致可能的偏倚。

临床试验的随机表是用文件形式写出的对受试者处理的随机安排。在最简单的情况下，它是处理（在交叉试验中是处理顺序）的序列表，或者是按受试者号的相应编码。不同的试验设计编制随机表的过程亦不相同。由于临床试验入选受试者的过程较长，为减少季节、疾病流行等因素对疗效的影响，一般采用区组随机化方法安排受试者的分配，这将有助于增加处理组间的可比性，另外更易保证各处理组的样本量接近相等。

在多中心临床试验中，应按参加试验的中心组织随机化过程，即按中心分层，分层随机化有助于保持层内的均衡性。另外，为了使各层趋于均衡，避免产生混杂偏倚，还可按照基线资料中的重要预后因素（如病症的严重程度）等进行分层。随机化时被分层的因素在以后的分析中应加以说明。

在药物双盲临床试验中，研究者只需按患者入组的先后顺序分配已编码的药物，其中药物编号是按随机表中的处理分组顺序进行编码的，如前述的一种区组治疗顺序 ABAB，可对 A 药编号为 001、003，B 药编号为 002、004，此时药物编号可视为随机号。完成处理编码后的随机表，包括产生随机数的初值、分层、区组等产生随机数的参数，应作为盲底一式两份分别安全存档，同时为每一个编码的药物设置一份应急信件，信件内容为该编号的受试者所分人的组别及接受治疗情况。应急信件应密封保存，非必要时不得拆阅。在发生紧急情况或患者需要抢救必须知道该患者接受的是何种处理时，由研究人员按试验方案规定的程序拆阅。一旦被拆阅，该编号病例将终止试验，研究者应将终止原因加以记录。如果是开放试验，也不应将整个随机分配表公开，可采用随机分组信件形式，研究者在确认受试者符合入选/排除标准后，按先后顺序依次打开随机分组信件，根据信中指标确定受试者入组所接受的治疗。

在针灸临床试验中，为了证实针灸对严重慢性功能性便秘的疗效，选择了假针灸方法作为对照组，即非针灸穴位浅表插入，使用针灸模拟器无电流输出，与真实的电刺激器外观一致。随机化方案由独立的统计师设计，该试验采用分层、区组随机化的方法，用 SAS 软件的 PROC PLAN 产生随机序列，以研究中心作为分层因素，随机区组长度设置为 4。各试验中心的研究者将通过中央随机化系统获得每名受试者的分组信息。在整个试验过程中，除了针灸师外，所有相关方都对具体的干预措施不知情，受试者只是在签署知情同意书时被告知有相同的机会分配到真针灸或假针灸组。

3. 意向性分析（intention to treat，ITT）原则　临床试验过程中，要求所有符合入/排标准的受试者在知情同意后再随机化入组，参与试验全过程而无失访，严格遵守试验方案，提供完整的数据记录等是很难做到的。因此，在试验方案的统计分析部分应明确说明对各种类型的偏离方案病例退出及缺失值的处理方法，根据 ITT 原则，要求主要指标的分析应包括所有随机化的受试者，无论其是否完成试验。因此，常采用全分析集进行分析。所谓全分析集（full analysis set，FAS）是指尽可能接近符合意向性分析原则的理想的受试者。该数据集是从所有随机化的受试者中，以最少的和合理的方法剔除受试者后得出的。如定义全分析集时，排除不满足主要入组标准或没有接受干预治疗的病例。在选择全分析集进行统计分析时，对主要指标缺失值的估计，可以采用最接近的一次观察值进行结转，如在评价新药的随机双盲临床试验中，有一病例在随机入组治疗 2 周后失访，试验评价的终点是治疗后 4 周，这例患者的疗效指标可采用第 2 周随访时所记录的观察值。一般情况下，用 ITT 原则确定的全分析集进行有效性评价常常是保守的，但这种估计更能反映以后实践中的情况。

4. 协变量及交互作用分析　在多中心临床试验中，不同中心治疗的受试者可能有差异，另外，主要指标常与除干预措施以外的其他因素有关，如年龄、病情程度等，因此在试验前应充分考虑和识别可能对主要指标有重要影响的因素作为协变量。虽然，分层随机化常常可以使得这些因素的分布在组间达到均衡，但有时这些因素对主要指标的影响仍然存在，如不同中心之间疗效不尽相同，甚至会出现各中心组间疗效趋势的不同，另外，入组时主要指标的基线水平常常也会影响疗效，因此在考虑如何对其进行分析以提高估计的精度，以及补偿处理组间由于协变量不均衡所产生的影响时，统计分析应当考虑这些因素对主要指标的影响。特别要注意中心的作用及主要指标的基线值的作用。如将这些因素在统计模型中作为协变量处理，统计计算方法参见有关章节。在多中心临床试验中，如果中心间处理效应是齐性的，则在模型中常规地包含交互作用项将会降低主效应检验的效能。因此对主要指标的分析如采用一个考虑到中心间差异的统计模型来研究处理主效应时，不应包含中心与处理的交互作用项。如中心间处理效应是非齐性的，则对处理效应的解释将很复杂。在针灸临床试验的统计分析中采用亚组分析，根据受试者的年龄(<65岁和≥65岁)进行。为了评估中心效应，将探究试验中心和试验分组的相互作用。

第三节 临床试验对照组的选择

当一种干预措施作用于受试者时，临床试验所观察到的试验效应不一定是干预措施的作用，往往存在其他非干预措施的作用。如用一种降血压药治疗一组高血压患者，治疗前后舒张压有明显的改善，是否就此结果即可确定该降压药有降压作用？由于所入选的受试者年龄不同或入组时病情程度的不同均会影响治疗的效果，另外，受试者往往在得知用药物治疗时会产生相应的安慰治疗效果。许多疾病在不同个体之间的临床经过极不相同，有时一种疾病不经治疗，也会自然好转，如感冒、胃肠炎等自限性疾病。如果只作治疗前后的病情比较，就很难肯定病情的好转是由于药物的治疗作用，还是该疾病有自然缓解的因素。

临床试验中设立对照组的主要目的，就是控制除干预措施以外的其他因素，如疾病的自然进展、观察者或患者的期望、其他治疗措施等非干预措施造成的效应区分开来。对照组的结果可以告诉我们，假如没有接受所研究的干预措施，患者会发生什么情况(或者接受另外一种已知有效的治疗，患者会发生什么情况)。因此，有无或是否正确设置对照组对临床试验效应的评价有着重要的影响。

必须强调，临床试验中对照组的设置应遵循专设、同步、均衡的原则，否则就失去了设立对照的意义。所谓对照组的专设，是指在临床试验设计中，将合格的受试者随机地分出部分受试者作为对照，即不接受所研究的干预措施，在试验结束时比较两组的处理效应才能达到对照组所起的“比较鉴别”的作用。所谓同步，就是要求设立平行的对照组，同时按临床试验方案规定的方法进行治疗。所谓均衡，就是要求试验组和对照组的所有基线特征尽可能相似。

临床试验中，根据受试者所接受治疗的类型可将对照分为以下几种类型，每一种对照组的选择也各有利弊，在对照组选择时既要考虑能否通过设置对照组将试验组的效应鉴别出来，又要考虑临床治疗的过程和医学伦理问题。

1. 无治疗平行对照 在无治疗的对照试验中，受试者被随机分配到试验治疗组或无试验治疗组。由于治疗分配对受试者和研究者都是公开的，这就会影响试验的各个环节，包括受试者的入选、患者管理，以及观察的每个方面，这种设计可用于因两组治疗本身差异很大，如放疗与外科手术；或者因治疗的不良反应非常不同而不可能采用盲法。当使用这种设计时，最好安排一个不知道具体治疗分配的研究者对受试者的合格性终点测定或者管理中的改变作出主要决定，数据管理与统计分析也应在盲态下进行。

2. 安慰剂平行对照 在药物临床试验中，如果对照组所用药物是一种外表(包括剂型、大小、颜色、重量等)与试验药物完全相同并无药物的活性成分的模拟药物，称为安慰剂(placebo)对照，本对照的名称表明该对照的目的是以“安慰剂”为参照标准，安慰剂平行对照设计的优势是，通过采用双盲和随机化，设立一个无治疗组，控制了除试验药物药理作用之外的所有潜在非干预措施的影响。这些影响包括自发性改变(疾病的自然变异)、受试者或研究者的期望、使用其他治疗以及诊断或评估中的主观因素。

使用安慰剂对照需注意如下两个问题：①在伦理方面，当所研究的适应证尚无有效药物治疗时，使用安慰剂对照并不存在伦理问题，但是如已有有效药物而该药物已经给受试者带来一定的益处，这时再用安慰剂对照就存在伦理问题；②当使用安慰剂对照不会延误病情和治疗时，才是适合的对照选择。

在针灸临床试验中，采用的是假针灸治疗方法作为对照组，属于安慰剂平行对照。试验组：持续刺激穴位 ST25、SP14、ST37 30 分钟后，用电刺激器以 0.1~1mA 电流进行电刺激，最后双侧 ST37 插入 3cm 细针后进行旋转，提升和推进三次；对照组：受试者在双侧假性 ST25、假性 SP14 和假性 ST37（针对试验组的 ST25、SP14 和 ST37 位于不同物理位置的非穴位）接受浅针刺，用假电刺激器作用于双侧 ST25 和假 SP14，具有 10/50Hz 的扩张波和 0.5mA 的电流。金属线在内部被切断，以提供真正的电刺激器的外观，没有电流输出。治疗长度和治疗时间与试验组相同。同时对所有研究对象来说，在 2 周的筛查和 12 周的随访期间，要求患者在针灸治疗 8 周后避免任何其他治疗。如果参与者在试验期间连续 3 天或更长时间没有排便，则允许进行紧急治疗——他们可以服用 110ml 甘油灌肠剂作为救援药物，救援药物由研究人员提供。每次使用甘油灌肠都应记录在日记中，任何其他伴随的药物也应记录在日记中。

3. 量效平行对照　在随机化、固定剂量的量效关系研究中，受试者被随机分配到几个固定剂量组中的一组。受试者可能一开始就接受其固定剂量，或者逐渐升高至这一剂量，对组间的最终剂量进行预期比较。量效关系研究常常是双盲的。研究可能包括一个安慰剂（零剂量）和/或活性药物对照。例如，为探讨某生物制剂对无法用手术切除的原发性肝癌的有效治疗剂量，采用了随机双盲和多剂量对照的多中心临床试验，试验设置高剂量、中剂量、零剂量三个固定剂量组，观察治疗 6 个月的生存时间。由于剂量-效应关系一般呈 S 形曲线关系，选用的剂量最好是从曲线之拐点向两侧展开，因其斜率较大，剂量的改变会使疗效和安全性反应灵敏，从而易于获得精确的结论。

4. 阳性治疗平行对照　在临床试验中采用已知的有效药物或标准的治疗方案作为对照组，称为阳性治疗平行对照。而阳性对照，必须是被药典收载的且疗效肯定的药物，其标准治疗方案也应是学术界公认的。如果有多种阳性对照药物可选，则应选对所研究的适应证最为有效、安全的药物。试验药物与阳性对照药物之间的比较需要在相同条件下进行，阳性药物对照使用的剂量和给药方案必须是该药最优剂量和最优方案，否则可能导致错误的结论。阳性药物对照试验也尽可能是随机、双盲的，由于两种药物外观或用法用量不同，为了执行双盲试验需要用双模拟（doule-dummy）技术。即制备一个与试验药外观相同的安慰剂，称为试验药的安慰剂；再制备一个与对照药外观相同的安慰剂，称为对照药的安慰剂。试验组的受试者服用试验药加对照药的安慰剂；对照组的受试者则服用对照药加试验药的安慰剂。从整个用药情况来看，每个入组病例所服用的药物，每日次数、每次片数在外观上或形式上都是一样的，这就保证双盲法的实施。这种试验设计常常称为随机双盲双模拟、阳性治疗平行对照试验，虽然研究者和受试者不知道各组的具体治疗，但都清楚所有受试者均接受了阳性治疗。不公正的主观评价，倾向于将效果处于临界状态的病例归于有效病例，这会导致对结果的解释偏倚。

在选择以阳性治疗作为对照的临床试验中，证明试验治疗组的处理效应时有两个不同的目标：①显示试验治疗的作用与某种已知的阳性对照组治疗作用一样（等于或不劣于）；②显示试验组的治疗作用优于阳性对照组。统计分析也需分别采用等效性假设检验或非劣效性假设检验和优效性假设检验（见本章第五节）。

一个临床试验不定只有一个对照组，可以根据实际情况设立多个对照组。如在一个阳性对照的临床试验中，增加一个安慰剂对照组，就形成同时使用安慰剂和阳性治疗对照组的试验，常称为三臂试验（three arm study），其目的是进一步验证阳性对照组的检验敏感性；在安慰剂对照试验中，有时需从医学伦理学考虑，在每个受试者都给予一种标准治疗药物的基础上，试验组再给予试验药物，对照组再给予安慰剂，这称为标准治疗加安慰剂对照的试验，如例 33-1。当一种标准治疗已经被证实能够降低死亡率、复发率等，受试者由这种标准疗法中肯定能得到好处，从而不能中断，只能继续保持，此时，安慰剂对照试验的设计方案是所有受试者都接受这种标准疗法，试验组接受试验药物，对照组接受安慰剂。这种试验称为加载研究（add-on study）。在抗肿瘤、抗癫痫和抗心力衰竭的药物研究中，一种标准疗法还不是完全有效，但已证实受试者不能脱离这种标准疗法时，就可使用加载研究。

第四节 临床试验设计的常见类型

一、平行组设计

平行组设计是最常用的临床试验设计类型,可为试验药设置一个或多个对照组,试验药也可设多个剂量组。对照组可分为阳性或阴性对照。阳性对照一般采用按所选适应证的当前公认的有效药物,阴性对照一般采用安慰剂,但必须符合伦理学要求。试验药按一个或多个剂量组完全取决于试验方案。

例 33-1 为科学评价盐酸吡格列酮治疗 2 型糖尿病的效果,拟采用随机、双盲、安慰剂平行对照的多中心临床试验,由于拟入组病例大多为临床复治患者,其治疗用药可能有磺酰脲类或双胍类降糖药,因此本试验入选的受试者为常规磺酰脲类药物疗效不佳的 2 型糖尿病患者。另外,根据统计学要求计算各组样本量分别为 100 例,考虑试验过程中可能脱落,拟筛选出 240 例合格的病例,共有 5 个中心参与本项试验。

在筛选期访视时(第 1 次访视),患者将参加为期 1~7 天的筛选。其间,患者将继续服用其常规治疗剂量的磺酰脲类药物,在为期 1~7 天的筛选期末,常规磺酰脲类药物疗效不佳(即,HbA1C≥7.0%,FBG≥7.5mmol/L)的 2 型糖尿病患者获准进入第 2 次访视。

在第 2 次访视中,所有的入选者将参加为期约 2 周的单盲治疗,在此期间,除了采用常规磺酰脲类药物外,患者还将服用安慰剂,单盲治疗期允许(14±3)天。

在完成了单盲试验后,患者将被随机分组,进入为期 16 周的双盲治疗阶段。此时患者将被随机分入两个治疗组之一,一组继续采用常规磺酰脲类药物治疗+安慰剂;另一组继续采用常规磺酰脲类药物治疗+30mg 盐酸吡格列酮。在进行随机分组后的第 4、8、12 和 16 周进行随访。

二、交叉设计

交叉设计(cross-over design)是将自身比较和组间比较设计思路综合应用的一种设计方法,参加试验的每个个体随机分配到两个或多个试验顺序组中,在各个时期对受试者逐一实施各种处理,以比较各处理组间的差异。交叉设计可以控制个体间的差异,同时减少受试者人数。常用于生物等效性研究或适用于临床上目前尚无特殊治疗而病情缓慢的慢性病患者的对症治疗,但不适宜有自愈倾向,或病程较短的疾病的治疗研究。

最简单的交叉设计是 2×2 形式,即将每个受试者随机分配到两个不同的试验顺序组中,如 AB 或 BA 两个治疗顺序,其中,AB 顺序组的患者在第一阶段接受 A 处理,在第二阶段接受 B 处理;而 BA 顺序组与 AB 治疗恰好相反。由于每个试验阶段的治疗对后一阶段有一定的延滞作用,称为延滞效应。采用交叉设计时应避免延滞效应,要求每个受试者需经历如下几个试验阶段,即准备阶段、第一试验阶段、洗脱期和第二试验阶段。其中,第一试验阶段后需安排足够长的洗脱期和有效的洗脱手段,以消除其延滞效应。药物临床试验中,一般洗脱期时间为 5 个药物半衰期。由于资料统计分析时还需检测是否有延滞效应存在,试验过程中尽量避免受试者的失访。其他复杂的交叉设计如:三阶段二处理的交叉设计,受试者分为两组,第一组在三个阶段分别顺序接受 ABA 处理,而第二组分别顺序接受 BAB 处理。

例 33-2 在生物等效性研究中,为评价某一国产药 B 两个剂量(4mg 和 2mg)的片剂是否与同品种进口药 A 相应剂量(4mg 和 2mg)的片剂生物等效,采用了随机双盲、4×4(四阶段四种处理)的交叉试验设计。所有受试者随机分为 4 组,每组 6 名受试者,每名受试者 4 个阶段均服药,每阶段至少间隔 7 天。

根据随机数字表分发给每位受试者如下 4 种服药次序之中的一种:ADBC、BACD、CBDA 和 DCAB。24 名患者在 4 个时期分别接受 4 种药物后测得的 24 小时血药浓度曲线下面积 AUC 如表 33-2。

表 33-2　4×4 交叉试验结果

试验顺序	个体编号	服药时期			
		1	2	3	4
ADBC	3	1 738. 12	901. 70	1 889. 72	870. 93
ADBC	6	2 102. 11	946. 33	2 005. 84	934. 45
ADBC	11	2 031. 55	975. 70	1 893. 99	788. 06
ADBC	13	2 013. 54	1 005. 49	2 322. 68	946. 92
ADBC	20	2 178. 77	1 273. 04	2 074. 44	1 009. 09
ADBC	21	2 529. 23	1 365. 57	1 868. 99	1 064. 39
BACD	4	2 000. 29	2 350. 58	952. 86	955. 46
BACD	8	2 139. 72	2 012. 09	1 134. 23	924. 12
BACD	10	1 785. 35	1 934. 66	892. 89	826. 27
BACD	12	1 524. 61	2 525. 23	952. 05	940. 57
BACD	18	1 782. 62	1 917. 01	1 048. 27	882. 46
BACD	23	1 579. 55	1 756. 96	949. 38	951. 75
CBDA	2	919. 50	2 201. 98	855. 89	1 939. 36
CBDA	5	823. 39	1 864. 97	710. 06	1 372. 77
CBDA	15	839. 94	1 956. 45	611. 43	1 707. 48
CBDA	16	1 159. 85	2 760. 90	1 007. 45	2 477. 37
CBDA	19	852. 84	2 256. 02	982. 67	1 924. 09
CBDA	22	989. 89	1 936. 16	904. 53	2 029. 20
DCAB	1	884. 27	905. 09	2 330. 77	1 936. 98
DCAB	7	907. 86	991. 65	2 139. 65	2 408. 84
DCAB	9	787. 80	905. 52	1 966. 42	1 640. 15
DCAB	14	990. 04	1 118. 63	2 300. 18	2 197. 79
DCAB	17	1 032. 22	1 039. 21	2 440. 50	1 860. 15
DCAB	24	889. 20	757. 79	1 813. 93	1 523. 54

对 AUC 取对数变换，计算各因素各水平的均数、标准差，并对变换后的数据进行 4×4 交叉试验设计的方差分析，结果分别见表 33-3 和表 33-4。

表 33-3　各因素各水平的均数±标准差

4 种处理		4 个阶段		4 种顺序	
处理	$\bar{X}\pm S$	阶段	$\bar{X}\pm S$	顺序	$\bar{X}\pm S$
A	7. 622±0. 145	1	7. 194±0. 400	ADBC	7. 263±0. 389
B	7. 578±0. 144	2	7. 281±0. 405	BACD	7. 208±0. 380
C	6. 853±0. 112	3	7. 224±0. 445	CBDA	7. 190±0. 455
D	6. 831±0. 160	4	7. 186±0. 391	DCAB	7. 224±0. 419

表 33-4 4×4 交叉试验(Ⅲ型)方差分析表

变异来源	自由度	*SS*	*MS*	*F*	*P*
顺序	3	0.069 27	0.023 09	2.26	0.089 2
个体(顺序)	20	0.961 07	0.048 05	4.71	0.000 1
时期	3	0.135 20	0.045 07	4.42	0.006 8
处理	3	13.833 97	4.611 32	452.05	0.000 1
误差	66	0.673 26	0.010 20		

表 33-4 结果显示,该试验所测 24 小时 AUC,在不同时期和不同分组处理间差异有统计学意义。

三、析因设计

析因设计是通过处理的不同组合,对两个或多个处理同时进行评价。最简单的是 2×2 析因设计,将研究对象随机分配到两个处理,如处理 A 和 B 可能的组合之一,即只有 A,只有 B,A 及 B,既无 A 又无 B。在很多情况下,该设计主要用于检验 A 和 B 的交互作用。在药物临床试验中常用于探索两种药物不同剂量的适当组合,以评估由两种药物组合成的复方药的治疗效果。

例 33-3 在降脂药物研究中,有研究者考虑,虽然西药辛伐他汀降脂作用明显,但长期服用有一定的副作用;而某中药也被认为有一定的降脂作用,如果两者联合使用,是否有一定的协同治疗作用呢?本例采用两因素两水平的析因设计,即将入选后进行 4 周饮食控制、在基线期末符合入选标准的患者随机分为 4 组,采用双盲双模拟安慰剂和活性药对照的临床试验。A 组为某中药模拟片+辛伐他汀模拟片;B 组为 160mg 某中药+辛伐他汀模拟片;C 组为 20mg 辛伐他汀+某中药模拟片;D 组为 160mg 某中药+20mg 辛伐他汀。其中某中药每日服用 3 次,辛伐他汀每日服用 1 次。治疗时间为 12 周。统计分析方法见第十一章第一节。

经统计分析,本研究初步明确了某中药对血脂的调节作用,并比较评估某中药和辛伐他汀单独或合并治疗高脂血症的疗效,为下一步多中心临床研究的方案设计提供依据。

第五节 临床有效性的统计学评价

在药物临床试验中,随机双盲、安慰剂对照的临床试验一直被奉为确认药物疗效的“金标准”,如果试验药能显示出比安慰剂具有临床意义优效性(superiority)的足够证据,则可以确认其有效性。然而,如果研究的疾病危重或已有当前公认有效的治疗药物时,仍实施安慰剂对照临床试验,这会面临医学伦理学和试验依从性的问题。如果选择阳性药物为对照,试验设计最关键的问题是:该试验是用于证明两种药物之间的差异,还是证明两种药物的非劣效性(non-inferiority)或等效性(equivalence)? 这种变化同时要求统计设计和分析方法的改进。

一、确认试验药物疗效的条件

临床试验的目的在于确认试验药物具有某种治疗效果。在几种不同目的的对照临床试验中,药物疗效的确认应具备一定的条件。

1. 以安慰剂为对照的试验应显示出高于从临床上认定疗效界值,从而确认其优效性。

2. 以阳性药为对照的试验如果显示出高于从临床上认定疗效界值,可确认其优效性。

3. 以阳性药为对照的试验如果显示出试验药在一定的临床界值下不差于阳性药,同时有证据反映试验药和阳性药均优于安慰剂,可确认其非劣效性。

4. 以阳性药为对照的试验如果显示出试验药在一定的临床界值下不差于阳性药，而且有证据反映试验药和阳性药均优于安慰剂，同时试验药在一定的临床界值下不优于阳性药，可确认其等效性。

从科学上讲，显示优效性的设计通过安慰剂对照试验显示优于安慰剂或优于阳性药，或由剂量-反应关系证实疗效是最可信的。这类试验称为优效性试验。

显示非劣效性或等效的设计，以阳性药物为对照，试验的目标是显示试验药物的疗效与某种已知的阳性药“不差”或“相当”，分别称为非劣效性试验和等效性试验。

阳性对照试验设计时必须注意两个问题：①是否可以相信阳性对照药在拟进行的试验条件下有确切的疗效？②是否相信该试验的结果不会将一个事实为劣效的药物当成非劣效药物？这也就涉及稳定性假设（constancy assumption）和检测敏感性（assay sensitivity）的问题。稳定性假设指阳性对照药物在既往研究（对安慰剂）中的效应量在当前的非劣效性或等效性试验中保持不变。检测敏感性指分辨某种治疗与较差的治疗或无效的治疗之间差别的能力，对优效性试验、非劣效性试验和等效性试验具有不同的意义。优效性试验如果是成功的，即试验显示出试验药与安慰剂之间的差别，则检测敏感性自然成立；对非劣效性和等效性试验而言，如果阳性药没有检测敏感性，一个无效的试验药可能会因为非劣效而错误地确认其疗效。

二、确认试验药疗效的界值制定

从临床意义上确认药物的疗效，界值的制定是不可缺少的。在优效性试验中，界值指试验药与对照药之间相差的临床上认可的最小值，在非劣效性和等效性试验中指临床上可接受的最大值。对非劣效性和等效性试验，它必须小于阳性对照药与安慰剂比较时的效应差值（如果已知，可取 1/3 或 1/2）。优效性、非劣效性试验仅用一个界值，而等效性试验要用劣侧和优侧两个界值，两侧界值可以不等距，实际中一般取等距。界值确定必须在试验设计阶段完成并在试验方案中阐明，界值不能依赖于生物统计学专业人员指定。如有修订，必须在揭盲之前进行并陈述理由，一旦揭盲，不得更改，否则很容易陷入“数字游戏”的危险。

根据既往的经验，对有些临床定量指标具有专业意义的变化量，可提供粗略的界值参考标准，例如血压可取为 0.67kPa（5mmHg），胆固醇可取为 0.52mmol/L（20mg/dl），白细胞可取为 0.5×10^9/L（500 个/mm^3）。若是对变化量之间的比较，相应的界值（指变化量之间的差值）应更小，例如血压变化值的等效界值可取为 0.40kPa（3mmHg），胆固醇变化值可取为 0.26mmol/L（10mg/dl），白细胞变化量可取为 0.2×10^9/L（200 个/mm^3）。当难以确定时，可酌取 1/5~1/2 个标准差或对照组均数的 1/10~1/5 等。对两组率而言，建议取 15%以下的值，通常最大不超过对照组样本率的 1/5。当然，界值也不能过小。

例如，为了显示一种新药血管紧张素Ⅱ（AⅡ）拮抗剂治疗轻中度原发性高血压的降压效果不差于阳性药血管紧张素转换酶（ACE）抑制剂，终点指标用仰卧舒张压（SDBP，单位为 kPa）的下降幅度。既往 ACE 与安慰剂的对照试验显示最小的药物效应差值 Δ 为 1.34kPa（10mmHg）；基于临床考虑，认为用 $\delta=0.40$kPa（3mmHg，约为 Δ 的 1/3）作为非劣效性试验的界值是合理的，即只要 AⅡ的平均降压不比 ACE 的平均降压值小 0.40kPa 或更多，则可认为 AⅡ与 ACE 相比为非劣效。当然，若适当放宽控制非劣效的标准时，δ 的取值可稍微大些，例如 $\delta=0.67$kPa（为 Δ 的 1/2）。

再如，在设计一种新的抗肿瘤化疗药与标准化疗（高毒性）相比的等效性试验中，若新药比标准化疗可显著地减少副作用、缓解患者痛苦、提高患者生存质量，患者或医生可能会愿意接受增加 5%或 10%的死亡率风险。但是，对于抗高血压治疗，如此高的死亡率增加则可能不会被接受。

三、确认试验药疗效的假设检验方法

假设检验时，检验假设通常为两组相等的零假设，其统计推断往往仅限于两者的差别有无统计学意义，若 $P>\alpha$，意味着统计上“不能拒绝零假设”，但并非说明零假设成立，更没有理由说两组相等；如 $P\leqslant\alpha$，虽然可“拒绝零假设”，但也只能推断两者在统计上有差别，而不能评价差别的大小。这难以满足临床实际中需要评价疗效差别的要求。为了能对优效性、非劣效性和等效性进行推断，需要建立有别于传统的检验假设。为方便叙述，假定所选指标为正向指标，即数值越大，表示疗效越好，统一用如下符号作为组别或参数。

T=试验药，也泛指相应组效应的参数（均数或率）；

C=阳性药，也泛指相应组效应的参数（均数或率）；

δ 为界值，优效性试验用 δ，非劣效性试验用 $-\delta$，等效性试验用 $-\delta$ 和 δ。

假设检验步骤如下：

1. 检验假设的构建和检验　统计量无效假设和备选假设分别用 H_0 和 H_1 表示。以 α 作为总的检验水准。表 33-5 列举了几种不同情形下的检验假设和检验统计量计算公式。

表 33-5　不同试验类型的检验假设

试验类型	无效假设	备选假设	检验统计量
非劣性试验	H_0: T-C≤-δ	H_1: T-C>-δ	$t=(\delta+d)/s_d$
等效性试验	H_{01}: T-C≤-δ	H_{11}: T-C>-δ	$t_1=(\delta+d)/s_d$
	H_{02}: T-C≥δ	H_{12}: T-C<δ	$t_2=(\delta-d)/s_d$
统计优效性试验	H_0: T-C≤0	H_1: T-C>0	$t=d/s_d$
临床优效性试验	H_0: T-C≤δ	H_1: T-C>δ	$t=(\delta-d)/s_d$

上表所示的检验统计量假设数据来自大样本，服从正态分布。其中 d 为 T 组样本效应值减去 C 组样本效应值的差值，即 d=T-C，S_d 为 d 的标准误，t 为检验统计量。

2. 结论的推断

（1）非劣效性试验：由于只进行一次单侧检验，若 $P\leqslant\alpha$，则 H_0被拒绝，可推论 T 非劣效于 C；若 $P>\alpha$，则还不能下非劣效的结论。这里 α 的含义是，当 T 比 C 疗效差，其效应差值实际上超过 δ 时，错误地下 T 非劣效于 C 结论的概率。

（2）等效性试验：由于需要在两个方向上同时进行两次单侧检验，故亦需分别推断。若 $P_1\leqslant\alpha/2$ 和 $P_2\leqslant\alpha/2$ 同时成立（注意每次检验的水准只用总的检验水准 α 的一半），则两个无效假设均被拒绝，前者推论 T 不比 C 差，后者推论 T 不比 C 好，因此综合的推断是 T 和 C 具有等效性；若 P_1 和 P_2 中的任何一个大于 $\alpha/2$，则不可下等效的结论。这里的 α 含义是，当 T 与 C 的疗效差值实际超过 δ（包括 $-\delta$ 以下或 δ 以上两种情况）时，错误地下 T 和 C 等效结论的概率。

（3）优效性试验：有两种不同的情形。一种是从统计学角度考虑的优效性，其假设为零假设，用单侧检验。如果能拒绝无效假设，可下统计学意义上优效的结论。当然这种优效性较弱，有时可看作是边缘优效性。另一种是从临床意义上提出的优出一定量的优效性。此时若拒绝无效假设，可下临床优效性的结论，但最后疗效的确认应基于临床意义之上。

例 33-4　为评价雷米普利（ramipril）治疗轻、中度原发性高血压的疗效与安全性，以依那普利（enalapril）作为阳性对照药，进行随机双盲双模拟临床试验。雷米普利组观察 61 例，用药 4 周后舒张压下降（9.4±7.3）mmHg；依那普利组观察 59 例，用药 4 周后舒张压下降（9.7±5.9）mmHg。试检验雷米普利与依那普利是否等效。

等效性检验的基本步骤如下：

（1）确定临床等效界值。本例取 Δ=5mmHg。

（2）建立检验假设和检验水平

$$H_{01}: \bar{X}_R-\bar{X}_E\geqslant 5,\quad H_{11}: \bar{X}_R-\bar{X}_E<5,\quad \alpha=0.025(\text{单侧})$$

$$H_{02}: \bar{X}_R-\bar{X}_E\leqslant -5,\quad H_{12}: \bar{X}_R-\bar{X}_E>-5,\quad \alpha=0.025(\text{单侧})$$

（3）t 检验：首先计算标准误

$$s_{\bar{X}_R-\bar{X}_E}=\sqrt{\frac{(n_1-1)S_1^2+(n_2-1)S_2^2}{n_1+n_2-2}\left(\frac{1}{n_1}+\frac{1}{n_2}\right)}$$

$$=\sqrt{\frac{(61-1)7.3^2+(59-1)5.9^2}{61+59-2}\left(\frac{1}{61}+\frac{1}{59}\right)}=1.2141$$

$$t_1=\frac{\Delta-(\bar{X}_R-\bar{X}_E)}{s_{\bar{X}_R-\bar{X}_E}}=\frac{5-(9.4-9.7)}{1.2141}4.365$$

得单侧 $P_1<0.001$，拒绝 H_{01}；

$$t_2=\frac{\Delta+(\bar{X}_R-\bar{X}_E)}{s_{\bar{X}_R-\bar{X}_E}}=\frac{5+(9.4-9.7)}{1.2141}3.871$$

得单侧 $P_2<0.001$，拒绝 H_{02}。

（4）结论：因两个单侧检验均拒绝 H_0，故可以认为雷米普利与依那普利对降低舒张压是等效的。

四、确认疗效的置信区间方法

置信区间方法亦可用于优效性、非劣效性和等效性的判定，该方法通过构建有关参数差别的置信区间作为评价的决策准则。

假定总的置信度取 $MCV=82$，以 C_L 表示可信区间的下限，以 C_U 表示置信区间的上限。

1. 非劣效性试验　按单侧 100(1-α)%置信度，计算 T-C 置信区间，若(C_L, ∞)完全在范围内，或者 $C_L>-\delta$，可下非劣效性结论。

2. 等效性试验　按双侧 100(1-α)%可信度，计算 T-C 置信区间，若(C_L, C_U)完全在($-\delta$, δ)范围内，或者 $-\delta<C_L<C_U<\delta$，可下等效性结论。例如，计算例 33-4 资料的 95%置信区间为：

(9.4-9.7)±1.96×1.2141=(-2.68, 2.08)。该区间全部包含在预先规定的等效区间(-5, 5)内，可得出等效性结论。

3. 优效性试验　按单侧 100(1-α)%置信度，计算 T-C 可信区间。若(C_L, ∞)不包括 0，或 $C_L>0$，可下统计学优效性的结论；若(C_L, ∞)完全超出(-∞, δ)范围，或者(C_L, ∞)，可下临床优效性的结论。

在有效性评价时，传统假设检验差别无显著性($P\leqslant\alpha$)与非劣效性/等效性试验的非劣效/等效($P\leqslant\alpha$)是两种不同的概念，前者表示现有数据因例数少、误差大或参数本身相近等原因尚不能得出两组差别有统计学意义的结论，后者表示根据临床意义上的界值标准及统计上的 α 水准，可得出两组非劣效或等效且有统计学意义的结论。从理论及实际分析看，两组差别无统计学意义($P>\alpha$)，不一定存在非劣效性或等效性；两组差别有统计学意义($P\leqslant\alpha$)，也可能是非劣效或等效的，因此，一般假设检验意义下的结论决不可代替非劣效性或等效性检验。

第六节　诊断试验评价

科学地评价诊断试验是临床医师选择诊断试验的基础。诊断试验在临床上的应用涉及面甚广，包括病因和病原学诊断、疾病病理和功能损害的诊断、疗效的判断、药物毒副作用的监测、疾病预后的判断，以及普查、筛检无症状的患者等。用于不同场合的诊断试验有不同的要求，不同的诊断试验本身又有一定的特性。为了合理选用诊断试验以避免盲目性，临床医师就需要对诊断试验进行科学研究并得出科学的评价。

一、诊断试验的研究设计

评价诊断试验的优劣必须以“金标准”（gold standard）作为参照，没有“金标准”的诊断试验评价是没有科学性的。所谓诊断试验的“金标准”，是指当前临床医学界所公认的诊断某病最为可靠的方法。亦即利用“金标准”能正确地区分某人属“有病”还是“无病”。临床诊断中常用的“金标准”包括病理学诊断（组织活检和尸检）、外科手术发现、特殊的影像学诊断（如用冠状动脉造影术诊断冠心病等）以及目前尚无特异诊断方法而采用的国际公认的综合诊断标准（如诊断风湿热的 Jones 标准等）。有时用长期临床随访所获得的肯定诊断，也可作为“金标准”。必须注意，如果采用的“金标准”选择不当，就会造成分类错误，从而影响诊断试验正确性的评价。

用于诊断试验评价的研究对象应包括病例组和对照组。病例组应是按“金标准”确诊的患者；对照组则应是按“金标准”证实无该病的患者或正常人群。病例组的选择，应包括各种类型的病例，即典型和不典型，早、中、晚各期，病情轻、中、重，有、无并发症等，这样试验的结果才具有普遍意义；而对照组则可选用经“金标准”证实无该病的其他病例或正常人，特别应当包括确实无该病，但易与该病相混淆的其他病例，这样选择的对照才具有临床意义，尤其具有鉴别诊断的价值。

诊断试验的评价应采用盲法，尤其是试验的操作者和报告者应处于盲态，避免主观因素对结果的干扰。

二、诊断试验的评价指标

根据诊断试验结果和“金标准”的判别，可得到 4 种情况，一般将其整理成表 33-6 的形式。它实际上是一个配对四格表。

表 33-6　诊断试验四格表

某诊断试验检测结果	“金标准”		合计
	有病（D_+）	无病（D_-）	
阳性（T_+）	a（真阳性）	b（假阳性）	$a+b$
阴性（T_-）	c（假阴性）	d（真阴性）	$c+d$
合计	$a+c$	$b+d$	$n=a+b+c+d$

用于诊断试验评价的常用指标有：敏感性与特异性，误诊率与漏诊率。

（1）敏感性（sensitivity）：称真阳性率，是实际患病且被试验诊断为患者的概率，即患者被诊断为阳性的概率。

$$S_e=\mathrm{P}(T_+\mid D_+)=a/(a+c) \tag{33-1}$$

敏感性的标准误为

$$SE(S_e)=\sqrt{ac/(a+c)^3} \tag{33-2}$$

（2）特异性（specificity）：又称真阴性率，是实际未患病而被试验诊断为非患者的概率，即非患者被诊断为阴性的概率。

$$S_e=P(T_-\mid D_-)=d/(b+d) \tag{33-3}$$

特异性的标准误为

$$SE(S_p)=\sqrt{bd/(b+d)^3} \tag{33-4}$$

敏感性是反映检出能力的指标，而特异性是反映鉴别非患者能力的指标，两个指标都是越大越好。

（3）误诊率（mistake diagnostic rate）：又称假阳性率，表示实际未患病但被试验诊断为患者的概率，即非患者被诊断为阳性，反映非患者被错误诊断的可能性。

$$误诊率\ \alpha=b/(b+d) \tag{33-5}$$

（4）漏诊率（omission diagnostic rate）：又称假阴性率，表示实际患病但被试验诊断为非患病的概率，即患者被诊断为阴性，反映患者被遗漏诊断的可能性。

$$漏诊率\ \beta=c/(a+c) \tag{33-6}$$

显然，灵敏度=1-假阴性率=1-β，特异度=1-假阳性率=1-α。

三、预测指标

诊断试验中的预测指标用于评价诊断试验预测的准确性，有阳性预测指标和阴性预测指标。

（1）阳性预测值（positive predict value，PV_+）：试验诊断为阳性者，确为患者的概率。

$$PV_+=\frac{a}{a+b} \tag{33-7}$$

（2）阴性预测值（negative predict value，PV_-）：试验诊断为阴性者，确为非患者的概率。

$$PV_-=\frac{d}{c+d} \tag{33-8}$$

阳性预测值、阴性预测值与敏感性、特异性、患病率之间有如下关系：

$$阳性预测值\ PV_+=\frac{患病率\times敏感性}{患病率\times敏感性+(1-特异性)\times(1-患病率)} \tag{33-9}$$

$$阴性预测值\ PV_-=\frac{特异性\times(1-患病率)}{特异性\times(1-患病率)+患病率\times(1-敏感性)} \tag{33-10}$$

四、诊断试验的综合评价指标

比较两个诊断系统时，单独使用敏感性与特异性指标，可能出现一个诊断系统的敏感性高，而另一个诊断系统的特异性高，无法判断哪一个诊断系统更好。由此，有人提出了将敏感性和特异性综合起来评价诊断试验的准确度。如正确率、Youden 指数、比数积、阳性似然比、阴性似然比等。

（1）正确率（π）：又称总符合率，表示观察结果与实际结果的符合程度，反映正确诊断患者与非患者的能力。

$$正确率=(a+d)/n \tag{33-11}$$

$n=a+b+c+d$。正确率的另一个表达为

$$\pi=\frac{(a+c)S_e}{n}+\frac{(b+d)S_p}{n} \tag{33-12}$$

可见，正确率是敏感性与特异性的加权平均。

正确率在很大程度上依赖受试人群的患病率。例如受试人群的患病率为5%，将所有样本诊断为阴性，也可有95%的正确百分率；其次，它没有揭示假阴性和假阳性错误诊断的频率，相同的正确率可能有迥然不同的假阴性率和假阳性率。

（2）Youden 指数（Youden index，YI）：反映诊断试验真实性的综合指标。YI 定义为

$$YI=灵敏度+特异度-1=S_e+S_p-1$$

YI 的值在-1～1之间，其值越大，说明诊断试验的真实性越好，当 $YI\leqslant0$ 时，该诊断试验无任何临床应用价值。YI 的标准误为

$$SE(YI)=\sqrt{\frac{ac}{(a+c)^3}+\frac{bd}{(b+d)^3}} \tag{33-13}$$

两个 Youden 指数比较时，可用近似正态检验。即

H_0：两诊断试验的 YI 相等

H_1：两诊断试验的 YI 不等

则

$$u=\frac{YI_1-YI_2}{\sqrt{SE^2(YI_1)+SE^2(YI_2)}} \tag{33-14}$$

（3）比数积（odd product，OP）：表示患者中诊断阳性数、阴性数之比与非患者中诊断阴性数、阳性数之比的乘积。

$$OP=\frac{S_e}{1-S_e}\frac{S_p}{1-S_p}=\frac{ad}{bc} \tag{33-15}$$

OP 是敏感性与特异性的综合指标。其值越大，则诊断价值越高。计算 OP 时要求 a、b、c、d 全不为 0。

（4）阳性似然比（positive likelihood ratio，LR_+）：表示真阳性率与假阳性率之比。

$$LR_+=P(T_+|D_+)/P(T_+|D_-)=\left(\frac{a}{a+c}\right)\Big/\left(\frac{b}{b+d}\right)=S_e/(1-S_p) \tag{33-16}$$

（5）阴性似然比（negative likelihood ratio，LR_-）：表示假阴性率与真阴性率之比。

$$LR_-=P(T_-|D_+)/P(T_-|D_-)=\left(\frac{c}{a+c}\right)\Big/\left(\frac{d}{b+d}\right)=(1-S_e)/S_p \tag{33-17}$$

阳性似然比与阴性似然比是评价诊断试验真实性的重要指标，它们反映了敏感性与特异性两个方面的特性，不受患病率的影响，较敏感性和特异性稳定。

例 33-5　有研究者以贝克曼法（Backman 法）评价血清总淀粉酶诊断急性胰腺炎的价值，以 B 型超声图像、CT 或剖腹探查等综合指标作为诊断胰腺炎的"金标准"，由"金标准"确定的各种急性胰腺炎 39 例，另选了急性阑尾炎、胆道疾病、妇科疾病、胃肠疾病引起的非胰腺炎性腹痛患者 127 例作为对照。以超过血清总淀粉酶（Backman 法）医学参考值上限为阳性。结果见表 33-7。

表 33-7　血清总淀粉酶诊断急性胰腺炎的评价

血清总淀粉酶（Backman 法）	"金标准"		合计
	急性胰腺炎	非胰腺炎性腹痛	
>医学参考值上限	37	14	51
≤医学参考值上限	2	113	115
合计	39	127	166

计算各评价指标结果如下：

正确率=（37+113）/166=90.36%；

敏感性=37/39=94.87%，特异性=113/127=88.98%；

阳性预测值=37/51=72.55%，阴性预测值=113/115=98.26%；

阳性似然比=0.948 7/（1-0.889 8）=8.61，阴性似然比=（1-0.948 7）/0.889 8=0.06，Youden 指数=0.948 7+0.889 8-1=0.84。

五、截断点的选择与受试者操作特征曲线

尽管前述 5 个指标均综合考虑了敏感性与特异性，但一个指标只对应于一个诊断截断点，当改变截断点时，将得到不同的指标值，不便于诊断准确度的比较。

例 33-6　为评价红细胞平均容积（MCV）对缺铁性贫血患者的诊断价值，以 100 例可疑为缺铁性贫血患者作诊断，并以骨髓诊断作为"金标准"。将"金标准"确诊为缺铁性贫血的 34 例作为病例组，其余 66 例作为对照组。然后对每组的每一例测量 MCV，其测量值见表 33-8。

在用 MCV 作为诊断指标时，需要确定一个截断点（cut off）。从本资料来看，病例组的 MCV 比对照组的 MCV 分布位置偏小，因此当 MCV 小于截断点时判断为阳性，反之判断为阴性。不同的截断点将得

表 33-8 红细胞平均容积(MCV) 单位:fl

骨髓诊断（"金标准"）	MCV 结果																
正常组	60	66	68	69	71	71	73	74	74	74	76	77	77	77	77	78	78
	79	79	80	80	81	81	81	82	82	83	83	83	83	83	83	83	84
	84	84	84	85	85	86	86	86	87	88	88	88	89	89	89	90	90
	91	91	92	93	93	93	94	94	94	94	96	97	98	100	103		
异常组	52	58	62	65	67	68	69	71	72	72	73	73	74	75	76	77	77
	78	79	80	80	81	81	81	82	83	84	85	85	86	88	88	90	92

到不同的判断结果,相应的评价指标亦不相同。但两组的 MCV 是有交叉的,无论以哪一点作为截断点,均会出现判断错误。事实上,医学诊断试验绝大部分资料是有交叉的。交叉越多,则正确率就越低;只有当患者的数据与正常人的数据完全分离时(实际工作中不大可能),才可能有 100%的正确率。

我们的目的是寻找一个截断点,使在该截断点下作的诊断其误诊率与漏诊率之和为最小,或敏感性与特异性之和最大。

尝试不同的截断点,分别计算相应的敏感性与特异性等指标。计算结果见表 33-9。由此表可见,随着截断点值由小到大,敏感性单调递增,特异性单调递减。当以 MCV = 82fl 为截断点时,即当 MCV<82fl 判断为阳性,否则为阴性,此时的敏感性(0.705 9)与特异性(0.636 4)之和为最大(1.342 2),误诊率与漏诊率之和为最小(0.657 8)。

表 33-9 例 33-6 资料不同截断点时的敏感性和特异性

截断点	a	b	c	d	敏感性	特异性	敏感性+特异性	1-特异性
52	0	0	34	66	0.000 0	1.000 0	1.000 0	0.000 0
58	1	0	33	66	0.029 4	1.000 0	1.029 4	0.000 0
60	2	0	32	66	0.058 8	1.000 0	1.058 8	0.000 0
62	2	1	32	65	0.058 8	0.984 8	1.043 7	0.015 2
65	3	1	31	65	0.088 2	0.984 8	1.073 1	0.015 2
66	4	1	30	65	0.117 6	0.984 8	1.102 5	0.015 2
67	4	2	30	64	0.117 6	0.969 7	1.087 3	0.030 3
68	5	3	29	63	0.147 1	0.954 5	1.101 6	0.045 5
69	6	3	28	63	0.176 5	0.954 5	1.131 0	0.045 5
71	7	4	27	62	0.205 9	0.939 4	1.145 3	0.060 6
72	8	6	26	60	0.235 3	0.909 1	1.144 4	0.090 9
73	10	6	24	60	0.294 1	0.909 1	1.203 2	0.090 9
74	12	7	22	59	0.352 9	0.893 9	1.246 9	0.106 1
75	13	10	21	56	0.382 4	0.848 5	1.230 8	0.151 5
76	14	10	20	56	0.411 8	0.848 5	1.260 3	0.151 5
77	15	11	19	55	0.441 2	0.833 3	1.274 5	0.166 7
78	17	15	17	51	0.500 0	0.772 7	1.272 7	0.227 3
79	18	17	16	49	0.529 4	0.742 4	1.271 8	0.257 6

续表

截断点	*a*	*b*	*c*	*d*	敏感性	特异性	敏感性+特异性	1-特异性
80	19	19	15	47	0.558 8	0.712 1	1.270 9	0.287 9
81	21	21	13	45	0.617 6	0.681 8	1.299 5	0.318 2
82	24	24	10	42	0.705 9	0.636 4	1.342 2	0.363 6
83	25	26	9	40	0.735 3	0.606 1	1.341 4	0.393 9
84	26	33	8	33	0.764 7	0.500 0	1.264 7	0.500 0
85	27	37	7	29	0.794 1	0.439 4	1.233 5	0.560 6
86	29	39	5	27	0.852 9	0.409 1	1.262 0	0.590 9
87	30	42	4	24	0.882 4	0.363 6	1.246 0	0.636 4
88	30	43	4	23	0.882 4	0.348 5	1.230 8	0.651 5
89	32	46	2	20	0.941 2	0.303 0	1.244 2	0.697 0
90	32	49	2	17	0.941 2	0.257 6	1.198 8	0.742 4
91	33	51	1	15	0.970 6	0.227 3	1.197 9	0.772 7
92	33	53	1	13	0.970 6	0.197 0	1.167 6	0.803 0
93	34	54	0	12	1.000 0	0.181 8	1.181 8	0.818 2
94	34	57	0	9	1.000 0	0.136 4	1.136 4	0.863 6
96	34	61	0	5	1.000 0	0.075 8	1.075 8	0.924 2
97	34	62	0	4	1.000 0	0.060 6	1.060 6	0.939 4
98	34	63	0	3	1.000 0	0.045 5	1.045 5	0.954 5
100	34	64	0	2	1.000 0	0.030 3	1.030 3	0.969 7
103	34	65	0	1	1.000 0	0.015 2	1.015 2	0.984 8
>103	34	66	0	0	1.000 0	0.000 0	1.000 0	1.000 0

以不同截断点时的(1-特异性)为横轴,敏感性为纵轴,作真阳性率与假阳性率曲线,该曲线称之为受试者操作特征(receiver operator characteristic)曲线,简称 ROC 曲线(图 33-1)。

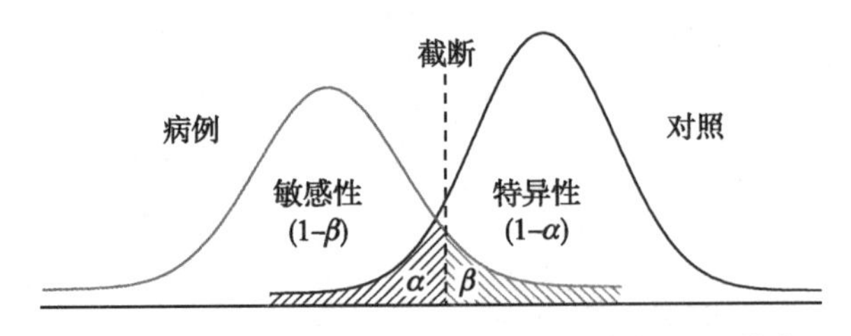

图 33-1 诊断试验的敏感性、特异性、假阴性率、假阳性率图示

ROC 分析用于诊断准确性评价具有许多独特的优点。ROC 曲线采用共同的、容易解释的尺度,对诊断系统的准确性提供了直观的视觉印象,该曲线体现了不同截断点值对应的敏感性与特异性,并与患病率无关;其曲线下面积描述了诊断系统对正反两种状态的判别能力。目前,ROC 分析被公认为衡量诊断信息和诊断决策质量的最佳方法。

ROC 曲线下面积 S 的计算,一般是根据截断点将该区域分割成若干个小梯形,分别计算小梯形面积,其和即为所求。理论上,$0.5 \leqslant S \leqslant 1$。其值越大,说明试验的诊断价值越大。当 S 接近 0.5 时,即 ROC 曲线接近对角线,则该诊断试验就失去临床意义;ROC 曲线下面积小于 0.70,表示诊断准确度较低;在 0.70~0.90 之间表示诊断准确度为中等;0.90 以上表示诊断准确度较高。本例曲线下面积为

S=0.716 6,诊断的正确度为中等偏低。

以原始的敏感性和特异性绘出的 ROC 曲线是折线。如果对敏感性 S_e 和 1-特异性($1-S_p$)作概率单位变换(probit transformation),则相应的散点趋势就近似线性趋势,对变换后的散点以敏感性的概率单位作为因变量,以(1-特异性)的概率单位作为自变量,作线性回归,将相应的估计值作反概率单位变换,即得光滑的 ROC 曲线,见图 33-2 和 33-3。

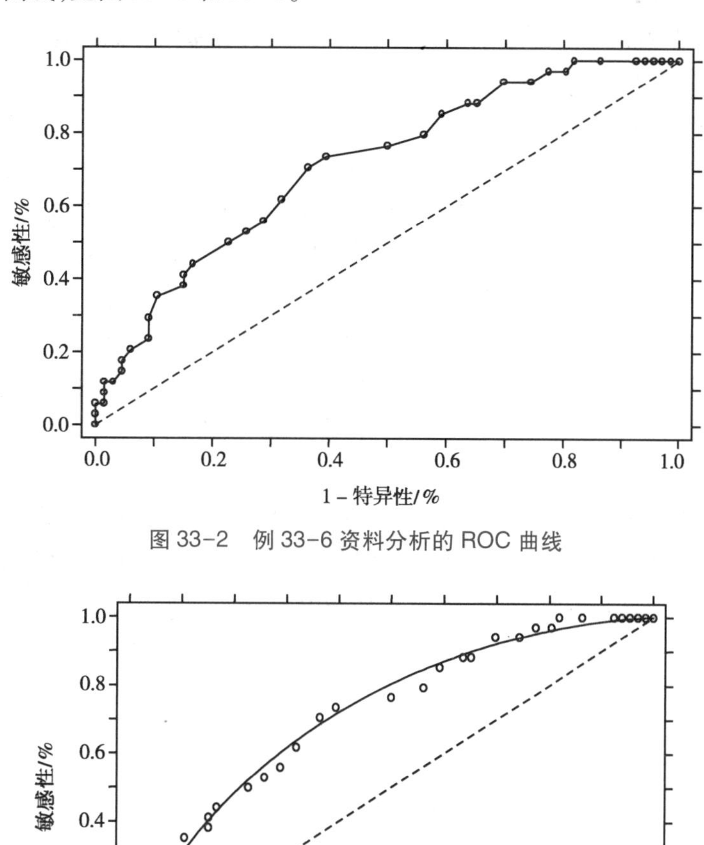

图 33-2　例 33-6 资料分析的 ROC 曲线

图 33-3　例 33-6 资料拟合的 ROC 曲线

六、提高诊断试验效率的方法

1. 选择患病率高的人群　应用诊断试验由于患病率对阳性预测值的影响较大,一个诊断试验的敏感性和特异性已固定,如用于患病率很低的人群,则阳性预测值很低,但用于高危人群时,则阳性预测值可显著提高。

2. 采用联合试验的方法　由于同时具有很高的敏感性和特异性的诊断试验不多,为了提高试验的诊断效率,常需要采用联合试验的方法。

(1) 平行诊断试验:系同时做几种诊断目的相同的诊断试验,只要有一个试验结果呈阳性,就将该受试者判断为患者。与单个试验相比,平行试验提高了试验的敏感性及阴性预测值,但却降低了特异性和阳性预测值。亦即平行试验降低了漏诊率,却提高了误诊率。

根据概率的乘法原理,诊断试验 A 与诊断试验 B 联合后的敏感度及特异性计算可用下式:

联合敏感性=试验 A 敏感性+(1-试验 A 敏感性)×试验 B 敏感性 (33-18)

联合特异性=试验 A 特异性×试验 B 特异性 (33-19)

临床医师面临着需要一项很敏感的试验,但现只能开展两项或两项以上均不太敏感的试验时,采用平行试验最为合适。例如,要诊断下肢深静脉血栓形成的"金标准"是静脉造影术,但静脉造影术不但价格昂贵,且有一定的危险性,此时可选用两项或两项以上准确性虽差些但安全方便的试验方法,如阻抗体积扫描图和注射^{125}I-纤维蛋白原下肢扫描,以提高诊断的敏感性。如两种方法的敏感性均为 74%,则联合诊断的敏感性提高到 93%。

(2)系列诊断试验:系设计做一系列诊断目的相同的诊断试验,当这些试验均为阳性才判断该受试者为患者,否则,只要有一个试验呈阴性,就不必做其余试验而判断结果为阴性。它与单个试验相比,提高了试验的特异性及阳性预测值,但却降低了敏感性和阴性预测值。也即系列试验降低了误诊率,却提高了漏诊率。诊断试验 A 与诊断试验 B 联合后的敏感性及特异性计算可用下式:

联合敏感性=试验 A 敏感性×试验 B 敏感性 (33-20)

联合特异性=试验 A 特异性+(1-试验 A 特异性)×试验 B 特异性 (33-21)

系列试验主要用于慢性病的诊断和疾病的筛检。患者需确诊,或是某种试验昂贵,或是试验具有创伤性、危险性,于是可先使用简便、安全的试验。当认为可疑时,再进一步做昂贵或具创伤性但准确性高的试验。系列试验中哪项试验先做,哪项后做,除考虑上述因素外,尚应考虑诊断试验本身的特异性,而应先做特异性高的单项试验。若试验为阳性,再做特异性低的试验,否则不必再做下去。

例如,诊断心肌梗死的 3 种酶 CPK、SGOT、LDH,其敏感性分别为 96%、91%和 78%,特异性分别为 57%、74%和 91%。没有一种是很特异的,如单独使用其中一种试验,则许多人将被误诊为心肌梗死。如采用系列试验,即当 3 种酶测定都显示阳性才诊断为心肌梗死,此时的敏感性为 68%,但特异性为 99%,减少了误诊的机会。

七、诊断试验的正确应用

1. 诊断试验必须以"金标准"为对照的基础,没有"金标准"的诊断试验评价是缺乏科学性的。

2. 诊断试验中应贯彻盲法,避免主观因素对结果的干扰。

3. 用于诊断试验评价的研究对象应具有代表性,即研究对象应包括各型病例(轻、中、重型,治疗和未治疗者)以及患有极易混淆的疾病,以提高诊断试验的普遍性及临床推广价值。

4. 在评价某一诊断试验时要说明研究对象所包括的病例和对照的来源。例如,评价肾动脉造影对青年高血压患者的诊断价值,如研究对象选用三级医院高血压专科门诊中原因不明的青年高血压患者,则诊断价值很大。因为在专科门诊中这类患者经肾动脉造影,可查出大约 1/10 肾动脉狭窄患者;但如该诊断试验放在地段医院普通门诊,选用同样的高血压病例作为研究对象,则其诊断价值就不高,因为这类患者中查出肾动脉狭窄者寥寥无几。这主要是患病率对阳性预测值的影响。因此,对研究对象的来源必须交代清楚。

5. 应说明诊断试验的实用性评价。诊断试验时除考察评价指标,还应考虑诊断试验在临床上使用是否方便,有无副作用和危害性。考虑漏诊或误诊带来的精神伤害和费用问题。

Summary

Clinical trial is a type of prospective study with intervention and control, which has the purpose of assessing the effectiveness of new drugs, devices, treatment methods, and preventive measures. Because the subjects of a clinical trial are human beings, the ethics of clinical trial should be taken into account seriously.

The study procedure for clinical trials has to abide by the "Declaration of Helsinki" and meet the requirement of ethical rules. To objectively assess the effectiveness of treatment, confounding factors should be controlled in the phases of research design and implementation. The principles of "control group", "blinding method", and "randomization" that guarantee the quality of clinical trials are critical. Intention-to-treat (ITT), covariate, and interaction are techniques for eliminating the bias in the phase of statistical analysis. The choice of statistical methods mainly depends on the objective of the study and the type of design. Diagnostic trials need a "gold standard" (a widely recognized diagnostic method) as the criterion, so as to assess the diagnostic value of a new diagnostic method.

练 习 题

一、最佳选择题

1. 在临床试验研究中,从保护受试者利益考虑,必须具备的要素是(　　)

A. 完善研究设计　　B. 在研究中实施盲法
C. 获得伦理委员会的批准　　D. 采用随机化方法
E. 设立对照组

2. 为研究治疗偏头痛的药物(片剂)的有效性,研究者让一部分患者服用与研究药物外观、性状完全相同的淀粉片,其主要目的是(　　)

A. 研究淀粉片的治疗作用　　B. 比较两种片剂的有效性
C. 避免患者的心理因素影响　　D. 减少选择性偏性
E. 评价试验药物的安全性

3. 对意向性分析原则描述**不正确**的是(　　)

A. 主要指标的分析中,应包括所有随机化的受试者,无论其是否完成试验
B. 用意向性分析原则确定的全分析集进行的有效性评价结果常常是保守的
C. 以参与试验全过程无失访,遵守试验方案的受试对象为分析人群完成分析
D. 遵从意向性分析原则所完成的分析能更好地反映治疗方法在实际应用中的情况
E. 以上对意向性分析原则的描述都是错误的

4. 在以阳性药为对照的临床等效性试验中,无效假设是(　　)

A. 试验药与阳性对照药相等　　B. 试验药优于对照药
C. 试验药劣于对照药　　D. 试验药既不优于也不劣于对照药
E. 试验药与对照药不相等

5. 采用随机化分配组别的主要优点是(　　)

A. 保证了研究对象的代表性
B. 保证试验组与对照组人数相等
C. 提高了试验组与对照组的可比性,避免来自被研究者主观因素的干扰
D. 可是使受试者对于分组心服口服
E. 方便研究者人选受试者

6. 有关随机对照试验,下列说法**错误**的是(　　)

A. 如能采用盲法观察结果,可减少测量偏倚
B. 有严格诊断和纳入标准,研究对象的同质性好
C. 前瞻性研究,论证能力强
D. 研究结果外推不受限制

E. 是循证医学中最佳证据

二、简答题

1. 为确定一种降压药物的起始用药剂量，将9例新诊断的高血压病患者按就诊的先后顺序依次分入低、中、高3个剂量组，经一段时间治疗后，通过比较3组患者的治疗后舒张压变化值来选择该降压药的剂量。请根据以上描述回答：

（1）在这项研究中，研究的三要素分别是什么？

（2）请从统计学角度对此研究进行评价，并对此研究设计提出改进意见。

2. 某医生在评价某新降糖药物A的疗效时，以现有降糖药B作为对照，对某降糖药治疗无效的患者进行为期12周的治疗，经过一定样本量的临床观察，计算得A、B两药组糖化血红蛋白（HbAlc）的下降幅度分别为0.41和0.39，经统计学检验两药治疗前后差异有统计学意义（$P<0.05$）。据此，该临床医生认为A药的降糖作用（对HbAlc）比B药好。请从统计设计和统计分析方面对此研究作出评价。

ER 33-1　第三十三章二维码资源

（姚 晨　陈 峰）

第四篇　技　能　篇

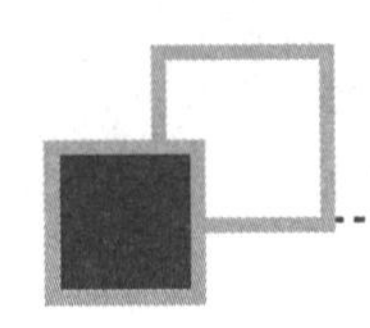

第三十四章　医学量表研制与应用

第三十章观察性研究设计的响应变量和结局变量、第三十一章实验研究设计的实验效应和第三十三章临床试验研究设计的试验效应,都可以分为客观指标和主观指标。客观指标通常是借助测量仪器和检验设备等手段测量,如儿童的身高值、原发性高血压患者的血压值、白血病患者的白细胞数等;主观指标则是调查对象或受试对象的主观感觉、记忆、陈述或研究者的主观判断结果,如疼痛、失眠、心理压抑、认知障碍、生存质量和生活自理能力等。主观指标可以借助于一个或多个量表(scale)测量。相对于采集客观指标使用的测量设备,量表亦可称为主观指标的测量工具(instruments)。第二十三章结构方程模型介绍了验证性因子分析在评价量表的结构效度的应用,本章主要介绍量表研制的一般方法,以及量表的效度、信度和反应度分析方法。

第一节　量表结构与编制步骤

一、量表结构

量表通常有层级结构,从大到小依次为领域(field)、方面(facet)和条目(item)。方面(facet)解释为维度(domain)更容易理解,而且适用于表示层次复杂的量表结构,如领域-维度-子维度-条目。也可以把量表条目按照层级结构分为一级指标、二级指标、三级指标……,见表 34-2。

例 34-1　续例 23-1。脑卒中患者报告临床结局量表包括 4 个领域,分别是生理领域、心理领域、社会领域和治疗领域。其中生理领域包含 4 个维度、20 个条目;心理领域包含 3 个维度、14 个条目;社会领域包含 2 个维度、7 个条目;治疗领域包含 1 个维度、5 个条目。见第二十三章表 23-1。

虽然量表和调查表形式上都是调查问卷(questionnaire)(见第三十章第七节调查问卷的编制方法),但量表与调查表仍有区别。量表是主观指标,领域、维度设定符合测量的理论框架,通常是不可观测的潜变量;调查表记录的是客观指标,如姓名、性别、出生年月、身高、体重等,见第三十章表 30-15。

二、量表编制的一般步骤

1. 明确目标(假设与概念)的范畴和内容　首先设立研究工作组,研究工作组应该包括研究领域有关的专家,例如医院医疗服务满意度的量表研究,涉及的专家有医院行政领导、医院管理学专家、卫生行政部门人员、医生、护士等。还应该包括服务的对象,例如患者及正常人等各层次人员组成。研究工作组包括议题小组(nominal group)和选题小组(focus group),又称核心小组。在这步工作中,任务是复习文献著作,通过讨论明确量表要评价的目标,包括目标的概念定义、范畴、内容等。

2. 探索量表的维度(内涵)和方面　这步工作是测量概念的定义及分解,由核心小组给出所测定概念的可操作化定义及构成,如满意度指什么,包含哪些领域和方面,每项领域和方面的含义与内涵等。该过程需要核心小组充分讨论,并请专家组评议完成。

3. 建立条目池和筛选条目　核心小组向议题小组成员解释所测概念、领域和方面的定义和内容,然后由议题小组成员分别独立地根据其个人的理解和经验写出与以上概念有关的条目建议。然后将提出的量表条目整理汇总，形成条目池（item pool）。

4. **设计可操作性条目** 这步是确定条目的形式及答案选项，较多的量表答案采用线性或等级形式。前者给出标准化单位的线段和两端选项，由被测者决定答案在线段上的位置；后者则需要选择适当的程度副词表达答案的等距选项。程度副词的选择一般采用反应尺度（response scale）分析确定，例如中文反映频度的副词有总是、经常、有时、较少、偶尔、罕见、从不等。请一批有代表性的受试者，让每一受试者独立地按其对这些程度副词的理解标记在标准化线段上，然后分析这些词的平均位置，选出合适位置的程度副词。例如表34-1列出关于重要性的各种量词的平均分（满分是10分）。

表34-1 关于重要性量词的反应尺度分析

量词	平均分	量词	平均分
非常不重要	0.90	重要	5.96
不重要	1.10	比较重要	7.14
比较不重要	2.40	相当重要	8.04
基本重要	4.41	很重要	8.59
有些重要	4.72	非常重要	8.69

5. **量表的定性评价** 当完成条目池后，必须对条目进行测评和筛选，方法有两类：定性评价和定量评价。定性评价常用专家咨询法和Delphi法。专家咨询一般采用座谈会形式，邀请有关专家对每项条目的重要性、关联性、可行性等进行讨论，寻求一个共同的意见。这里要注意，如果参加座谈会的专家较多，应该将专家按专业、年龄等分组，以组为单位召开座谈会，以提高效率。Delphi法一般采用向专家发信，由专家单独对各条目的重要性进行评价。信中可要求专家对每项条目的重要性、必要性和可行性进行定量评分，并可以对个别条目提出具体的修改意见。根据Delphi法调查的结果，可对各条目进行排序，淘汰排列在后面的条目，修改条目的措辞，并帮助拟定各条目的权重。

例34-2 某医学成果评价量表的研制过程中，邀请了35位专家对量表作评价，其中临床医学专家19人、基础医学专家9人、科研管理专家7人。采用Delphi法进行量表初稿的评价，调查结果见表34-2。经过调查，确定了一级条目和二级条目的重要性和权重。根据专家咨询结果，对部分条目进行了修改，删除部分重要性得分低的条目，并增加个别条目。

表34-2 医学科研成果评价量表专家咨询结果

一级指标	平均权重	重要程度	二级指标	平均权重	重要程度
研究投入	0.130 4	5.5	课题来源	0.355 0	6.6
			经费额度	0.312 9	6.4
			课题组规模	0.267 5	5.8
学术水平	0.264 3	8.9	科学性	0.290 0	9.3
			创新性与先进性	0.311 1	9.1
			难易程度与复杂程度	0.185 4	7.6
			成熟程度	0.182 8	7.2
科学界公认	0.268 8	8.9	论文发表档次	0.285 4	8.8
			论文引用	0.250 4	8.5
			SCI收录	0.240 4	7.8
			推广应用程度	0.205 9	7.7
			影响因子总和	0.250 0	8.0

续表

一级指标	平均权重	重要程度	二级指标	平均权重	重要程度
成果效益	0.192 9	7.9	直接经济效益	0.468 6	8.0
			社会效益	0.520 7	8.2
知识产权	0.147 3	6.7	专利	0.246 4	7.6
			版权登记	0.148 2	6.4
			新药(药械)证书	0.272 3	8.0
			专著著作权	0.149 1	6.4
			准入、标准或指南	0.171 4	6.5

6. 量表的预调查和定量评价 当形成初步量表后，可以进行小样本测量对象的预调查，对量表的可理解性，使用语言的流畅性，以及量表的信度、效度和反应度进行定量评价（见本章第二节）。

7. 建立常模 某些量表在完成其研制后，还必须针对正常测试对象进行一个较大样本量的抽样调查，根据抽样调查的结果建立量表各条目的权重值，各领域的权重值和总评分的计算公式，以及正常人群的标准值范围，好、中、差等不同等级人群的评分值范围等，供应用时参考，这就是所谓的常模。

三、量表编制的注意事项

1. 量表的条目数量要合适。量表条目数量应该与完成量表测定的时间协调，根据大量调查的经验表明，个人访谈的时间在15~30分钟比较合适。超过半小时，被访者的回答质量就可能下降。根据这个时间限制，量表的条目应该在30~50项，所以一般量表的条目数量大多在此范围。如果量表的条目数量超出此范围，需要采取相应的措施保证调查质量。

2. 量表问题的措辞要明确具体。避免一个条目包含多个问题，避免提引导性的问题，避免提断定性的问题，避免提笼统、抽象的问题。

3. 量表的测评内容可能涵盖客观和主观指标。设计条目时要注意客观和主观指标不同的提问方式。客观指标的提问需要具体、客观和数量化，而主观指标的提问更注重被访者的感受和态度，定量也相对更为模糊。

4. 国外引进的量表，要联系作者，获得授权。要保证翻译后的中文版量表既与源量表等价，又适合我国国情和有关研究背景。翻译后的国外量表，也要经过专家咨询和信度、效度、反应度的测评。

四、量表条目筛选

一个好的条目应具有意义重要、敏感性高、独立性强、代表性好和确定性好的特点，并具有一定的可操作性和可接受性。可以通过以下几种方法进行分析和筛选。

1. 离散趋势法 主要测评条目的敏感性。显然条目的变异程度越小，说明其区别能力差，对被测对象的差异不敏感。一般可用标准差或变异系数表示，如果测定值不呈正态分布，需先作适宜的变量变换，然后再计算标准差。

2. 相关系数法 主要测评条目的代表性和独立性。任意两条目的相关系数反映这两条目的独立性和代表性。

3. 探索性因子分析法（exploratory factor analysis，EFA） 选择因子载荷大的条目，见第二十一章第二节因子分析。

4. 区分度分析 从区分的角度进行筛选，以是否健康为分组变量，对各条目得分进行 t 检验，选取能够区分患者与健康人生存质量的条目。还可以利用logistic回归或逐步判别等方法，但需注意条目之间的相关对结果的影响。

5. 克朗巴赫系数法 从内部一致性(internal consistency)的角度对条目进行筛选。计算某一维度的克朗巴赫 α 系数(Cronbach's alpha coefficient),比较去掉其中某一条目前后系数的变化。如果某条目去掉后 α 系数有较大上升,则说明该条目的存在有降低该方面内部一致性的作用,应该去掉,反之则保留。具体计算见式(34-5)。

总之,条目的筛选可以用多种多样的方法,各种方法的筛选结果可能不尽相同。在实际应用中可结合各种方法,筛选结果较一致的条目。

例 34-3 在 206 例高血压病患者与非高血压病患者的生存质量研究的预调查中,对生理领域的 3 个维度(即疼痛与不适、精力与疲倦和睡眠与休息)的 12 个条目的质量进行分析,结果见表 34-3。

表 34-3 量表条目的筛选分析结果

维度 (1)	条目 (2)	相关系数 (3)	变异系数(%) (4)	因子载荷			逐步判别 (8)
				F_1 (5)	F_2 (6)	F_3 (7)	
疼痛与不适	F11	-0.166*	40.90	0.222	0.013	-0.478	
	F12	-0.226**	42.51	0.762	-0.046	-0.143	
	F13	-0.240**	44.25	0.812	-0.069	-0.175	
	F14	-0.089	40.58	0.706	0.020	-0.265	√
精力与疲倦	F21	0.243**	42.06	-0.112	0.233	0.801	
	F22	-0.181*	39.09	0.657	-0.255	-0.197	
	F23	0.227**	32.24	-0.126	0.224	0.812	
	F24	-0.276**	41.15	0.741	-0.293	-0.016	
睡眠	F31	0.212**	32.14	0.025	0.830	0.297	
	F32	-0.317**	51.74	0.512	-0.665	-0.017	√
	F33	0.237**	35.24	-0.037	0.824	0.308	
	F34	-0.316**	55.73	0.480	-0.669	0.112	

相关系数假设检验:* $P<0.05$, ** $P<0.01$;√:逐步判别筛选入模型的变量;下划线标记在相应因子上负荷较大的条目

表 34-3 中第(3)列是各条目与生存质量总评分的相关系数,最高的是 F32 和 F34。

第(4)列是各条目的变异系数,最大的是 F34 和 F32。

第(5)~(7)列是探索性因子分析结果。F_1 对应维度是"疼痛与不适",F_2 对应维度是"睡眠与休息",F_3 对应维度是"精力与疲倦",从结构来说符合量表制定目标。

第(8)列是逐步判别筛选出的条目,逐步判别是筛选区分有病和无病贡献最大的变量,F32 被选入模型(询问被测者睡眠是否有困难)。从分析结果来看,F32 的离散趋势大,与总分相关密切,对患者与正常人的区分度较大,是比较好的条目。可见睡眠好坏是本研究区分高血压病患者的一个特异性指标。

6. 条目反应理论(item response theory, IRT) 是一系列心理统计学模型的总称,是针对经典测量理论(classical test theory, CTT)的局限性提出来的。IRT 是用来分析问卷调查数据的数学模型,这些模型的目的是来确定潜在特征(latent trait)是否可以通过测试问题而得以反映,测试问题和被测试者之间的互动关系,并指导条目筛选。IRT 假设受试者存在一种"潜在特质",潜在特质常用测试总分作为这种潜力的估算。而受试者对某条目的选择概率与其潜在特质有关,用数学模型表示为

$$P(\theta)=c+(1-c)\int_{-\infty}^{a(\theta-b)}\frac{e^{\frac{-t^2}{2}}}{\sqrt{2\pi}}dt \tag{34-1}$$

该模型称 3 参数 Normal-ogive 模型(3-parameter normal-ogive model),简称为 3PN,由于正态概率

模型参数估计比较麻烦，利用logistic回归曲线与正态曲线的近似性，实际中更常用的是logistic回归模型，即

$$P(\theta)=c+\frac{(1-c)}{1+e^{-Da(\theta-b)}} \tag{34-2}$$

公式(34-2)称为3参数的logistic模型，简称3PL。模型中参数c称为"猜测参数"(guessing parameter)，即受试者无任何潜质也能正确回答条目的概率。b是条目难度参数(item difficulty)，表示在模型概率曲线上升最快点对应的θ。a是区分度参数(item discrimination)，是模型概率曲线拐点处的斜率。D是一个常数，$D=1.7$。

根据两种模型绘制的概率曲线称条目特征曲线(item characteristic curve，ICC)，参见图34-1。在图中，c所代表的是ICC的下限，对于下限为0的ICC函数来说，b所对应的是概率为0.50的测试者能力值。改变b会导致ICC的左右移动，但是不改变其形状。当b增加，会使ICC曲线向右移动(θ高的方向)，即使θ保持不变，仍会使得答题正确率下降，亦即题目难度增加。在b点上，能力值微小的改变会造成最大的P(回答正确率)变动。所以a反映的是该项目的最大区分度。

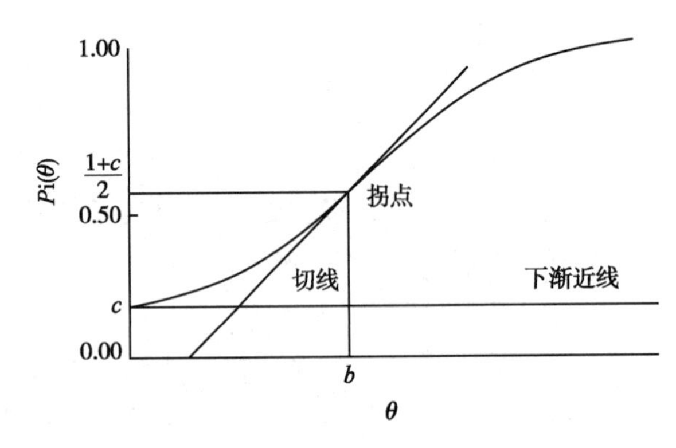

图34-1　条目特征曲线示意图

例34-4　某生存质量量表的社会领域有8个条目，根据条目反应理论拟合2参数的logistic模型(2PL)，结果见表34-4。

表34-4　某生存质量量表社会领域8个条目的2PL估计参数值

参数	T1	T2	T3	T4	T5	T6	T7	T8
a	1.353	2.083	1.564	1.214	1.353	2.423	1.630	0.921
b	8.978	9.436	13.490	9.681	8.978	10.350	8.659	9.011

从分析结果可见，条目3的难度较大，而其他条目难度比较接近。条目2和条目6的区分度较高，条目8的区分度最小。

IRT用标准误的平方(即方差)的倒数，即$I(\theta)=1/SE(\theta)^2$作为调查精度，这里$I(\theta)$称为信息函数。其计算公式为

$$I(\theta)=\sum_{i=1}^{n}\frac{[P_i'(\theta)]^2}{P_i(\theta)[1-P_i(\theta)]} \tag{34-3}$$

式(34-3)中，$P_i'(\theta)$是条目反应函数对θ的导数。信息函数反映条目的精度，精度越高的条目，说明提供的信息量越大，可以作为条目筛选的指标。量表的信息函数是各条目信息函数之和，因此量表的信息函数达到预期目标是确定量表条目选择的主要原则。

第二节　信度、效度与反应度分析

一、信度分析

信度(reliability)主要评价量表的精确性、稳定性和一致性,即测量过程中随机误差造成的测定值的变异程度的大小。常用的信度指标有重测信度(test-retest reliability)、分半信度(split-half reliability)和克朗巴赫 α 系数。

1. 重测信度　重测信度是相同量表前后两次测量同一批被访者的量表得分的简单相关系数 r,一般要求达到 0.70 以上。

2. 分半信度　相同量表的调查项目分成两半,如分前后两个部分、按提问项目号的奇数和偶数分两个部分。计算两个部分得分的简单相关系数 r,分半信度的 Spearman-Brown 计算公式为

$$R=\frac{2r}{1+r} \tag{34-4}$$

3. 克朗巴赫 α 系数　评价多个调查项目一致性的克朗巴赫 α 系数计算公式为

$$\alpha=\frac{k}{k-1}\left(1-\frac{\Sigma S_i^2}{S_T^2}\right) \tag{34-5}$$

式中 i 为调查项目数,S_i^2 为第 i 个调查项目得分的方差,S_T^2 为量表总得分的方差。一般认为克朗巴赫 α 系数应达到 0.70 以上。

例 34-5　某医生用世界卫生组织生活质量-100 量表(WHOQOL-100)量表调查了 50 例正常人的生存质量,1 周后重复调查 1 次,结果见表 34-5。表中 F1~F24 是第 1 次调查 24 个维度上的得分,T1 是第 1 次调查的总分,T2 是第 2 次调查的总分。Q1 是第 1 次调查被访者对自己生存质量的总评分,满分是 100 分。

表 34-5　50 名正常人生存质量调查得分

Q1	F1	F2	F3	F4	F5	F6	F7	F8	F9	F10	F11	F12	F13	F14	F15	F16	F17	F18	F19	F20	F21	F22	F23	F24	T1	T2
80	10	11	9	14	12	14	9	6	13	10	4	16	12	13	13	13	14	10	14	14	13	11	10	13	278	296
80	7	12	11	11	15	15	13	9	18	12	4	17	13	13	10	10	9	9	11	9	12	11	8	13	272	257
90	6	12	10	13	15	16	9	8	18	12	4	18	11	14	8	11	12	12	13	12	15	11	10	13	283	270
98	8	11	10	17	18	19	12	8	17	11	4	20	13	18	12	12	8	8	11	12	17	11	10	19	306	317
60	12	13	13	11	13	16	9	10	14	9	8	15	10	7	13	11	10	8	11	13	14	10	14	11	275	281
75	14	11	11	8	13	7	12	14	13	13	7	14	8	10	10	7	9	12	8	10	9	6	11	4	241	257
90	8	12	11	15	16	16	12	7	19	11	4	17	12	15	9	13	7	7	11	15	15	5	8	15	280	259
80	9	11	12	10	16	14	11	8	12	9	4	17	13	17	14	12	13	9	7	17	13	10	6	7	271	290
80	10	15	8	15	11	11	13	11	14	13	6	15	15	15	10	10	9	11	9	10	16	11	5	19	282	294
70	10	11	5	11	12	14	8	8	8	10	4	15	12	9	8	8	4	9	4	10	9	8	8	12	217	227
80	9	13	12	15	15	13	11	7	10	14	8	18	14	16	13	8	8	8	11	6	8	6	7	12	262	282
80	7	7	9	9	5	6	8	12	11	7	9	7	6	7	7	9	9	8	8	10	9	10	9	11	200	195
80	8	13	10	12	15	16	12	10	11	13	4	18	13	14	10	10	12	12	11	11	11	11	8	14	279	267
80	5	10	9	13	14	16	12	5	14	12	5	17	13	15	12	13	14	8	9	11	13	13	11	15	279	289
98	7	11	9	16	16	17	11	5	15	13	6	16	14	19	13	16	12	11	13	16	14	13	11	15	309	280

续表

Q1	F1	F2	F3	F4	F5	F6	F7	F8	F9	F10	F11	F12	F13	F14	F15	F16	F17	F18	F19	F20	F21	F22	F23	F24	T1	T2
70	17	9	13	6	7	9	11	8	8	11	16	8	10	8	4	13	7	10	5	8	13	8	11	8	228	208
65	12	9	10	10	13	16	5	8	9	9	10	6	10	15	7	12	7	8	10	8	12	11	11	13	241	241
100	11	9	9	20	15	18	13	8	7	5	8	14	14	14	16	14	16	11	11	10	11	13	9	8	284	298
80	9	10	10	9	11	10	7	8	10	9	8	10	11	11	9	9	9	8	11	8	9	9	9	8	222	227
60	10	6	10	14	11	12	8	8	10	8	11	6	13	17	12	13	11	7	11	12	9	10	6	8	243	242
82	8	12	13	14	14	14	11	8	13	12	4	17	14	16	10	13	13	9	12	14	13	11	7	15	287	265
70	7	14	10	11	12	13	12	10	10	15	5	16	16	16	13	13	13	11	13	10	9	10	8	12	279	279
90	9	9	9	13	16	15	10	7	8	10	4	16	14	14	6	9	12	9	10	10	12	8	7	16	253	276
95	12	12	10	14	13	14	11	12	17	12	7	17	13	13	13	12	11	10	11	12	10	14	13	16	299	289
80	6	11	8	13	12	14	9	9	12	10	4	17	14	11	8	10	7	11	10	12	7	12	8	12	247	244
90	7	10	9	11	15	15	13	11	17	12	11	14	13	15	12	15	13	11	12	15	16	13	11	16	307	299
80	6	12	9	10	13	16	9	11	9	10	4	16	13	15	14	13	8	10	12	9	8	9	5	11	252	290
85	8	10	9	15	15	15	10	8	12	11	4	18	14	16	14	12	12	10	12	13	14	11	9	16	288	299
90	14	12	8	13	16	15	9	8	13	12	7	16	14	15	13	13	12	8	11	15	16	11	9	14	294	317
80	8	13	12	16	16	16	12	8	14	12	4	16	14	13	13	14	12	11	13	12	14	11	11	16	301	305
70	7	8	12	15	9	10	15	12	13	6	6	11	10	11	12	9	8	10	11	12	8	13	12	7	247	257
80	6	11	10	12	12	15	11	7	10	11	4	20	12	13	12	13	4	10	15	11	12	10	9	7	257	200
70	7	13	11	12	13	13	11	8	10	14	4	16	13	15	13	11	7	6	11	13	14	8	8	11	262	237
90	10	13	10	11	16	14	11	8	10	9	4	18	15	14	12	12	9	9	13	12	11	11	9	10	271	265
75	9	11	11	10	13	13	8	10	17	12	4	15	14	11	11	8	4	7	5	6	12	8	13	11	243	254
92	12	14	12	14	16	16	10	8	15	10	4	19	12	13	6	5	4	11	8	9	10	7	7	13	255	271
95	10	13	11	14	18	16	13	9	19	14	4	20	13	12	13	14	10	9	13	16	18	10	10	16	315	326
90	6	12	10	13	16	16	11	4	14	11	4	20	16	15	12	11	13	10	14	15	14	11	10	16	294	311
80	9	12	12	12	17	17	11	8	12	12	4	20	12	12	10	10	11	9	13	14	12	5	8	11	273	292
96	5	10	10	16	12	16	10	5	10	9	5	17	13	16	4	12	6	8	13	15	13	9	6	16	256	298
80	11	12	10	12	14	14	8	9	8	11	4	16	12	8	8	10	7	8	12	13	12	10	8	9	246	245
75	7	14	9	14	14	15	12	9	12	11	6	17	14	17	12	16	13	10	14	12	13	10	11	8	290	284
60	6	12	9	12	13	12	9	11	18	11	5	16	12	13	17	11	15	11	14	12	13	8	9	6	275	278
96	5	10	9	12	14	14	12	7	12	12	4	16	11	14	11	11	14	8	12	13	15	10	9	8	263	264
70	9	12	10	10	14	13	11	10	12	11	4	18	12	14	11	11	4	9	15	16	12	9	11	9	267	284
50	9	12	10	7	9	9	10	13	16	10	5	12	12	8	10	10	5	8	11	11	10	10	9	6	232	243
75	10	13	11	13	12	16	13	9	18	12	5	17	13	14	13	10	4	10	11	12	12	11	9	16	284	304
60	7	9	11	10	13	14	11	9	13	11	4	17	12	14	10	10	4	11	9	10	13	8	9	18	257	264
70	8	10	9	11	12	12	9	10	14	11	4	16	11	11	11	10	7	9	9	8	8	10	11	11	242	238
80	8	13	12	16	16	16	12	8	14	12	4	16	14	13	13	14	12	11	13	12	14	11	11	16	301	328

该资料计算的有关信度指标：①T1、T2 的重测信度：$r=0.82$；②T1、T2 的前后差值的均数为 $\bar{d}=3.87$，$t=1.544$，$P=0.129$；③24 个调查项目一致性的克朗巴赫 α 系数：

$$\alpha=\frac{24}{23}\times\left(1-\frac{(6.2551+3.3571+\cdots+13.8371)}{661.3588}\right)=\frac{24}{23}\times\left(1-\frac{151.3710}{661.3588}\right)=0.80$$

二、效度分析

效度(validity)主要评价量表的准确度、有效性和正确性，即测定值与目标真实值的偏差大小。效度意在反映某测量工具是否有效地测定到了它所打算测定的内容，即实际测定结果与预想结果的符合程度。由于无法确定目标真实值，因此效度的评价较为复杂，常常需要与外部标准作比较才能判断。

常用的效度指标有内容效度(content validity)、标准关联效度(criterion-related validity)和结构效度(construct validity)。内容效度指量表的各条目是否测定其希望测量的内容，即测定对象对问题的理解和回答是否与条目设计者希望询问的内容一致。内容效度一般通过专家评议打分。内容效度与结构效度也有相关性，因此评价结构效度的量化指标也间接反映了内容效度。标准关联效度又称标准效度，是以一个公认有效的量表作为标准，检验新量表与标准量表测定结果的相关性，以两种量表测定得分的相关系数表示标准效度。如例 34-5 中，被测者自评总分与量表总分的相关系数为 $r=0.487$，标准关联效度不佳。进一步分析发现，被测者自评分主要与自身感受、工作能力、社会支持医疗保障和精神支柱有关。由于对象是健康人，因此其对生存质量的理解与患者有不同，造成量表的许多内容没有反映在其自评分中。

结构效度又称构想效度，说明量表的结构是否与制表的理论设想相符，测量结果的各内在成分是否与设计者打算测量的领域一致，结构效度主要用证实性因子分析(confirmatory factor analysis，CFA)评价(见第二十三章结构方程模型)。

三、反应度分析

临床医学用的量表常用于评价不同治疗措施的治疗效果比较，因此量表必须反映出对象细微的疗效差别，即具有一定的反应度(responsibility)。反应度指量表能测出不同对象、不同时间目标特征变化的能力，即反映对象特征值变化的敏感度。量表得分(X)评价常用的统计量是效应尺度(effect magnitude)。

$$\text{效应尺度}=\frac{\bar{X}_{\text{治疗后}}-\bar{X}_{\text{治疗前}}}{S_{\text{治疗前}}} \tag{34-6}$$

例 34-6　某医院心理科医生研制神经症量表评价心理障碍患者神经症状改善情况，对 72 例心理科住院患者(焦虑症 30 例、强迫症 20 例、癔症 12 例、恐惧症 10 例)分别在治疗前后用该量表进行评价，结果治疗前患者的平均得分 25.74，标准差 5.69，治疗后平均得分 31.18，效应尺度为(31.18-25.74)/5.69=0.956。经配对 t 检验，$t=7.149$，$P<0.01$，差异有统计学意义，说明量表能区分治疗前后症状的改善。

第三节　量表的医学应用

一、临床应用实例

例 34-7　在评价两种化疗方案疗效的临床研究中，应用生存质量作为疗效评价指标。将肿瘤患者随机分成两组，A 组接受联合方案低剂量化疗，B 组接受单药大剂量化疗。每组各治疗了 10 例患者，分别在化疗后 1 个月、3 个月和 12 个月进行生存质量测定。量表有 5 个条目，每个条目的答案最低得分为 1 分，最高为 5 分，即总分最低 5 分，满分为 25 分。两组调查结果见表 34-6。

表 34-6 肿瘤患者经两种化疗方案治疗后不同时间的生存质量测定值(得分)

序号	A组			B组		
	1个月	3个月	12个月	1个月	3个月	12个月
1	12	13	24	11	16	23
2	6	10	13	12	11	18
3	12	18	22	16	15	22
4	21	21	24	11	14	19
5	9	10	22	6	12	16
6	8	18	24	12	8	20
7	7	13	24	8	11	14
8	14	20	24	19	18	9
9	10	20	22	11	9	21
10	21	24	24	10	12	21
$\bar{X}$	12.0	16.7	22.3	11.6	12.6	18.3

根据两组病例各时点的生存质量测定结果的均数,绘制成曲线见图 34-2。

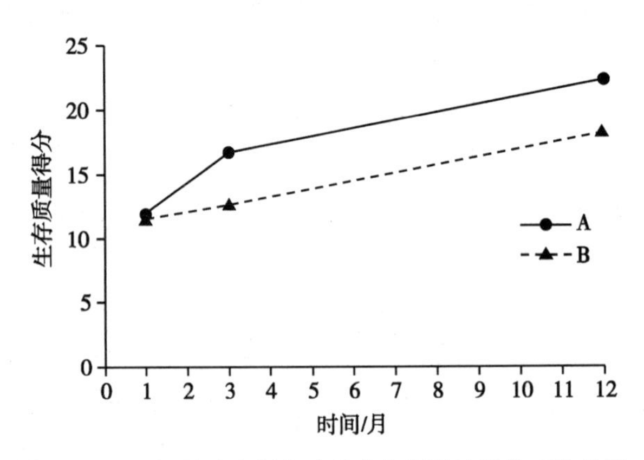

图 34-2 两组肿瘤病例化疗后生存质量均数的变化趋势

研究者主要关心的是两种治疗方法的治疗效果即生存质量是否有差异。这种差异包括治疗后的变化趋势是否不同,即曲线的上升和下降幅度是否一致;还包括两种治疗后患者生存质量水平是否相同,即两条曲线的纵轴水平是否重合。这里应用了轮廓分析方法(见第十四章第四节轮廓分析)。

首先作两总体轮廓的平行性检验,平行性检验的 $F=2.877$,查表 $F_{0.05,(2,17)}=3.59$,$P>0.05$,差异无统计学意义,可以认为两曲线平行。要注意,如果差异有统计学意义,则说明两组病例的生存质量在不同时点的变化规律不同,因而不必继续做下述检验。

接着做两总体轮廓的重合性检验,当两总体轮廓平行时,检验重合性等价于两均数向量的检验,可直接用 Hotelling T^2 检验。设$(\mu_1-\mu_2)=\gamma e$,$e'=(1,1,\cdots,1)$是元素取值全为 1 的 P 维常数向量,γ 是两组在各时点均数之差的期望值,检验在两曲线平行条件下两曲线是否重合的假设为 $H_0:\gamma=0$,$H_1:\gamma\neq0$,$\alpha=0.05$。经分析,结果为:$\hat{\gamma}=3.47$,γ 的 95%置信区间为 $3.47\pm3.23=(0.24,6.70)$,95%置信区间没有包含 0,说明差异有统计学意义,联合方案病例的生存质量较好。假设检验 $F=4.55>F_{0.05(3,16)}=4.45$,$P<0.05$,与置信区间结果一致。

如果前两项检验差异都没有统计学意义,即说明两条曲线重合,可以合并成一条曲线。合并后可以进一步检验该曲线是否水平,即在不同时点生存质量值的均数是否相等。如例 34-8,水平性检验

$F=20.81$，自由度分别为2和18，$P<0.01$，差异有统计学意义。说明在不同时点生存质量均数不同，化疗后生存质量逐步回升。

例34-8　我国是乙型肝炎（乙肝）大国，慢性乙肝感染者占全球的三分之一。乙肝具有高感染、病程长、迁延反复的特点，在我国被列为重大传染病而受到高度重视。该疾病不仅影响人的健康，而且也影响患者心理、就业、社会交往等方面。不少乙肝患者在社会上受到歧视和排斥，其抑郁、焦虑、负性认知以及病耻感等进一步加深，既影响了患者的生存质量，也影响了社会的正常发展。为有效量化乙肝相关羞辱和歧视，全面、客观地评定慢性乙肝感染者受歧视的现况，某课题组首次自行研制了慢性乙肝病毒感染者歧视测量量表。该量表的研制过程如下：

1. 明确研究对象、成立研究组　研究对象为18～60岁，经医疗机构诊断的HBV感染者，排除患有严重疾病不能完成调查、有明确其他躯体疾病、肝癌、合并感染其他肝炎病毒或患精神疾病、艾滋病或HIV感染者、麻风、残疾等其他影响受歧视状况的疾病患者，以及有严重认知障碍、交流问题、抑郁、痴呆的患者和拒访者。明确研究对象后，成立议题小组和核心工作组，并采用交互方式开展工作。议题小组负责条目的提出，成员包括肝病医护人员、统计学家、心理学家。核心小组分为专家组和患者组，负责条目的研讨和筛选。核心专家组构成类似议题小组，而患者组则由乙肝及相关病患及其家属组成。在量表研制过程中，议题小组和核心小组经过反复讨论、对问卷进行不断修改并最终确定量表。

2. 提出理论构想　结合羞辱、歧视的文字定义以及我国社会文化背景，把量表分成5个维度：外在歧视、负性自我评价、感知羞辱、保密病情以及继发歧视。其中，外在歧视从社会公众角度出发，表现为对患者的偏见、歧视、排斥等。负性自我评价则指感染者认为自我价值降低。感知羞辱指感染者感受到来自他人态度和行为的羞辱。保密病情则是感染者因对自己负性认识和内心羞辱而外在表现为不愿告知病情。继发歧视指社会公众对感染者相关人群（如其家庭成员、亲戚、医护服务人员等）的羞辱和歧视。

3. 形成条目池　根据理论构想，结合国内外文献以及背景知识，借鉴乙肝患者生存质量量表和艾滋病歧视量表，以及对患者进行深入访谈，议题小组构建了104个备选条目。采用议题小组会议的形式对备选条目进行讨论、筛选，删去含义重复或不适用慢性乙肝感染者的条目，修改了表达不当的条目，形成包含55个条目的条目池。其后，再由核心小组讨论、删改，余下35个条目作为测试版量表。考虑反应尺度的可操作性，经研究组讨论确定采用五点等距评分法，即把反应尺度副词划分为非常不同意（1分）、不同意（2分）、一般（3分）、同意（4分）、非常同意（5分）。各维度分数等于所含问题分数总和除以对应问题数，如某个维度中问题的缺失率超过50%，则不计算该维度分数。分数越高，说明受羞辱和歧视情况越严重。

4. 现场预调查及条目筛选　利用测试版量表（35条目），在中山大学附属第三医院通过便利抽样方式抽取符合标准的研究对象进行现场调查。采用自填方式调查，但现场有经过培训的调查员做简单解释、说明、问卷查漏补缺和回收，调查时间为期1个月，共发放160份量表，应答率为94.5%。回收的量表采取下述方法进一步做条目筛选。

（1）变异度法：鉴于各条目量纲相同，采用标准差反应变异度，删除标准差小于1.0的条目。

（2）相关系数法：一方面计算各条目与其所属维度得分的相关性，删去相关系数小于0.50的条目；另一方面再计算每个条目与各维度得分的相关性，与两个或以上维度相关系数大于0.50的条目考虑删去。

（3）因子分析法：计算各因子在其所属维度的因子载荷，删去因子载荷小于0.50的条目。

（4）克朗巴赫α系数法：计算各维度的克朗巴赫α系数，比较去除其中某一条目前后α系数的变化，如去除后α系数上升则考虑删去该条目。

按上述方法，如满足任意两条，则删去有关条目。

条目筛选后的量表由研究工作组再次商讨并确定。最终，余下23个条目，外在歧视、负性自我评价、感知羞辱、保密病情以及继发歧视等5个维度分别含有5、4、7、4、3个条目。

5. 量表信效度评测 利用条目筛选后的量表(23条目)进行信效度研究,抽样调查方式和地点同前述,但依据单纯随机抽样样本量估计公式 $n=\left(\frac{u_{1-\alpha/2}S}{\delta}\right)^2$($S$ 为样本总得分的标准差,设为0.8;δ 为容许误差,设为0.1),考虑设计效应 *deff* 参数(因采用便利抽样,故定 *deff* 为3,并由 $N=n\times deff$ 计算总样本量)和适当扩大样本(增加10%)以应对不可预测因素,推算样本量应为812人。实际发放989份问卷,应答率为96.8%。量表平均完成时间约5分钟,条目缺失率在0.1~0.5%之间。量表得分的统计描述见表34-7。此外,评测也考虑本量表是否存在天花板/地板效应。

表34-7 乙肝歧视量表各维度得分及信度考核结果

维度	n/例	均数±标准差	最低分/%[a]	最高分/%[b]	Cronbach's alpha
外在歧视	957	2.75±0.77	1.7	0.9	0.80
负性自我评价	957	2.84±0.86	3.2	1.7	0.79
感知羞耻	957	2.90±0.79	2.4	1.1	0.89
保密病情	957	3.41±0.83	1.0	4.2	0.82
继发歧视	957	2.26±0.76	9.7	1.0	0.86

[a]最低分:得1分的人数/总人数×100%;[b]最高分:得5分的人数/总人数×100%

天花板效应(ceiling effect)又称高限效应,指测验题目过于容易,致使大部分个体得分普遍较高的现象。

地板效应(floor effect)又称低限效应,指测验题目过难,致使大部分个体得分普遍较低的现象。

一般认为最高或最低分比例大于25%的量表即存在天花板/地板效应。这两个效应都是在量表设计中应避免出现的。

由表34-7可知,各维度均不存在这两个效应。

(1)信度分析采用克朗巴赫 α 系数法考察量表内部一致性,本量表 α 系数均大于0.70,提示量表内部一致性良好。

(2)结构效度采用 t 检验比较高分组(得分降序排列,位于前27%)和低分组(得分位于后27%)的差异,以考察量表的区分能力,结果见表34-8,两组间得分差异有统计学意义($P<0.01$),提示量表区分度较好。进一步采用证实性因子分析考察量表结构效度,结果显示量表整体的GFI为0.96,可认为模型与数据拟合,有较好结构效度。

表34-8 乙肝歧视量表区分能力考察结果($\bar{X}\pm S$)

维度	低分组/分	高分组/分	t	P
外在歧视	1.85±0.32	3.71±0.45	-54.38[#]	<0.01
负性自我评价	1.81±0.37	3.92±0.45	-58.37[#]	<0.01
感知羞耻	1.94±0.38	3.88±0.39	-57.22	<0.01
保密病情	2.37±0.49	4.36±0.37	-52.05[#]	<0.01
继发歧视	1.48±0.42	3.23±0.54	-41.40	<0.01

[#]校正 t 检验

(3)内容效度则采用相关性分析,各条目与其所属维度间相关较强(相关系数 r 在0.67~0.89之间)($P<0.01$),各条目与其他方面或领域的相关则较弱(r 为0.17~0.64)($P<0.05$),提示量表的内容效度良好。

另外，考虑到问卷完成所需时间较短，应答率较高，缺失率较小，表明该23条目的量表可行性良好。

6. 定稿　基于前述研究工作，最终形成了可行、信效度较优的慢性乙肝病毒感染者歧视测量量表。

二、其他应用

传统的临床治疗疗效评价指标主要是患者的生理病理改变，如临床症状、体征和实验室检验指标的改善，病原微生物的消除，病理组织细胞学的恢复等。但近年来疗效的评价已经远远超出了生理学的范畴，例如生存质量的评价，就是利用量表的形式对患者自身的体验，患者对自己身体、精神和社会适应的满意度进行测评，从一个全新的角度评价临床治疗疗效。生存质量测评是人类从追求生理健康向追求精神生活健康发展的深层次需要。患者健康状况的好坏，不是医生所能决定的，而是患者自己感觉到的。生存质量评价更体现了以患者为中心的思想。美国食品药品管理局（FDA）已经接受将生存质量作为临床疗效评价的指标体系之一，这给传统的治疗方案确定提出新的挑战，可能完全改变原有的治疗方案和护理规范。除了临床应用，医学量表的运用还包括疾病与健康统计和卫生管理学方面的应用。

1. 疾病与健康统计的新指标　目前我国疾病流行模式从传染病和营养缺乏疾病向慢性退行性疾病转变，传统的发病率、死亡率和期望寿命已不能适应新形势的需要。以量表评价为基础的一些新的统计指标也就应运而生，如以生存质量评价为基础的生存质量调整寿命年（quality adjusted life years，QALY），以残疾率为基础的残疾调整寿命年（disability adjusted life years，DALY）等。这些指标不仅通过寿命反映人群的健康状况，还结合对生存质量和残疾状况的量表测评结果，反映生存人群的健康状况，综合健康和死亡两方面信息，更全面反映人群总体健康状况，是更好的健康统计指标。

2. 量表测评在卫生管理学的应用　吸取社会学中的经验，量表测评在卫生管理学中也被广泛应用，并且逐渐深入到管理学的各领域中，例如本章中的患者满意度调查和医学科研成果评价的量表测评。量表测评带动了卫生管理的客观化和定量化，推动我国卫生管理水平的提高。

综上所述，量表在医学研究中的应用必将日益广泛，量表资料的统计分析也为统计方法学研究提出许多新的问题和挑战，并且至今仍未很好地解决，有待于进一步研究。本章给出了量表研制的一般方法和统计分析思路，仅供实际应用时参考，读者可以结合具体研究目的和资料特征，制订恰当的统计分析方案。

Summary

A scale is a standardized questionnaire consisted of a group of questions or self-rating measures for measuring a status, behavior or attitude. The compilation steps of a scale include defining the measuring target, deciding the scale domain, developing the item pool and screening items, designing questions, evaluating the scale, and building a norm. The statistical methods for item screening mainly focus on the analysis of variability and relationship of items. The item response theory and its model are frequently used to evaluate the quality of item and has become a common method for item screening. The evaluation indices of scales include reliability, validity and responsivity. Reliability estimates the consistency and stability of the measurement. Validity refers to the degree to which a study accurately reflects or assesses the specific concept that the researcher is attempting to measure. While reliability is concerned with the accuracy of the actual measuring instrument, validity is concerned with the study's success at measuring what the researchers set out to measure. Responsivity is the extent to which a scale measurement sensitively responses to variation of subject status. The investigation of scale usually is a multivariate repeated measurement and therefore multivariate statistical methods are frequently used, including Hotelling T^2 test, MANOVA, ANOVA for repeated measurement data and profile analysis. Along with the generalization of scale application, it has an extensive foreground in the studies of psychology, effect evaluation of clinical trials, disease and health statistics, nursing and health management.

练 习 题

简答题

1. 量表与调查问卷有何相同点,又有何区别?这些区别对量表考评指标的选择有何影响?
2. 请结合你学习中的具体实例,说明量表测评如何应用在医学研究中。
3. 如何评价量表的质量?常用的指标有哪些?
4. 什么是条目反应理论?条目反应理论在量表研究中有什么优点?
5. 量表评价资料有何特点?如何选用合适的统计方法?
6. 在医学研究领域,量表评价的应用范围有哪些?
7. 在一项新药疗效评价的临床试验中,使用了通用量表,在结果分析时是否还需要作信度效度分析?
8. 在量表研制中,天花板/地板效应是指什么?如何避免?

ER 34-1 第三十四章二维码资源

(郝元涛 柳 青)

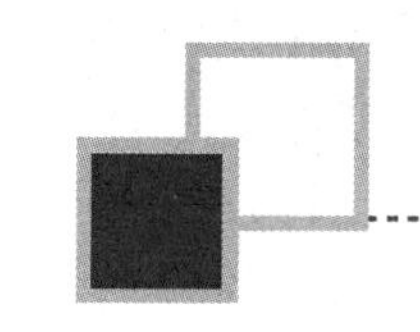

第三十五章　数据预处理与统计分析的基本思路

医学数据的统计处理涉及医学专业知识、统计专业知识、处理数据的经验和技巧等各个方面，是一门很高超的艺术。在数据处理过程中，原始数据的采集和录入、数据的管理、恰当选用统计方法、熟练使用统计软件等，都是必须重视的关键环节。

第一节　数据的核查

1. 原始数据的记录形式　医学研究的原始数据常列成类似表35-1的二维结构，即行与列结构的数据集形式。在表35-1中，每一行称为一个记录(record)，每一列称为一个变量(variable)，用以表示变量、项目或观察指标等。表35-1记录的原始数据是一个由274例观察单位和11个变量组成的数据集。

表35-1　肾衰竭患者预后研究的临床资料记录

患者编号	病案号	性别	年龄/岁	生理评分	肾毒性	黄疸	昏迷	肌酐/(μmol/L)	胆固醇/(mmol/L)	预后
1	004757	男	26	14	无	有	无	520	-	治愈
2	007950	女	31	13	无	无	无	523	4.5	治愈
3	011093	男	55	17	无	无	无	209	3.3	治愈
4	017555	男	29	9	无	无	无	1 303	4.1	治愈
⋮	⋮	⋮	⋮	⋮	⋮	⋮	⋮	⋮	⋮	⋮
274	279183	女	88	15	有	无	无	331	6.1	丧失

原始数据中，变量分为标识变量和分析变量两种。标识变量主要用于数据管理，包括数据的核对与增删等，是研究记录中不可缺少的内容，如表35-1中的“患者编号”和“病案号”即为标识变量。分析变量则是数据分析的主要内容，表35-1中除上述2个标识变量外，其他9个变量均为分析变量。

分析变量又被分为反应变量(response variable)和解释变量(explanatory variable)。反应变量是表示试验效应或观察结果大小的变量或指标。解释变量又称指示变量(indicator)、分组变量(grouping variable)、分类变量(categorical variable)、协变量等。根据研究目的以及变量间的相互关系，各变量的作用并非一成不变。例如，表35-1中，若进行肾衰竭患者的预后研究，则“肾功能预后”为反应变量，其余的研究变量为解释变量；若分析与“肾毒性”“黄疸”和“昏迷”等临床症状相对应的“生理评分”“肌酐”和“胆固醇”等观察指标的影响，“肾毒性”“黄疸”和“昏迷”可分别看作分组变量，“生理评分”“肌酐”和“胆固醇”则可分别看作反应变量。

2. 原始数据的录入　在进行统计分析前，原始数据需录入计算机。录入的文件类型大致有：数据库文件，如dBASE、FoxBASE、Lotus、EPI info等；Excel文件；文本文件，如Word文件、WPS文件等；统计应用软件的相应文件，如SPSS数据文件、SAS数据文件、STATA数据文件等。目前，上述文件类型绝大多数都可以相互转换。

录入数据时，应遵循便于录入、便于核查、便于转换、便于分析的原则。便于录入是指尽可能地减少录入工作量，例如图 35-1 是表 35-1 原始数据录入为 SPSS 数据文件（CH35-1.sav）的形式，录入时，用数值变量取代了字符变量（如图 35-1 中的“性别”“肾毒性”“黄疸”“昏迷”），可以大大节约录入的时间和费用。便于核查是指一定要设有标识变量，以方便数据核查。便于转换是指录入数据时要考虑不同软件对字节和字符的要求，例如文本文件的变量名字节可不受限制，但 SPSS 软件 12.0 以前的版本、STATA 软件等的变量名要求不超过 8 个字节；又如，有的软件不识别中文。因此，数据录入时，定义变量名时尽可能用英文，且不超过 8 个字节，而中文名可用标记的方式（label）表示，如 SPSS 数据文件“CH35-1.sav”中将性别标记为 1 =“男”，2 =“女”。便于分析是指每项研究最好录成一个数据文件，录入的格式满足各种统计分析的需要，这样才能保证分析数据时的高效和全面。

	患者编号	病案号	性别	年龄	生理评分	肾毒性	黄疸	昏迷	肌酐	胆固醇	肾功预后
1	1	4757	1	26	14	0	1	0	520	.	1
2	2	7950	0	31	13	0	0	0	523	4.50	1
3	3	11093	1	55	17	0	0	0	209	3.30	1
4	4	17555	1	25	9	0	0	0	1303	4.10	1
5	5	20719	1	20	4	1	0	0	761	4.10	1
6	6	105932	0	32	7	1	0	0	889	1.90	1
7	7	134839	1	61	9	0	0	0	495	6.40	1
8	8	137647	0	35	9	1	0	0	919	5.20	1
9	9	137841	0	17	7	1	0	0	1193	5.00	1
10	10	142840	1	40	8	1	0	0	1132	.	1
11	11	145079	1	30	10	0	0	0	1340	.	1
12	12	145079	1	30	10	0	0	0	1344	3.20	1
13	13	145145	1	18	18	1	1	0	884	.	1
14	14	145653	0	17	7	0	0	0	301	4.00	1
15	15	145711	1	40	9	1	0	0	749	5.60	1

图 35-1 表 35-1 原始数据的 SPSS 数据文件（CH35-1.sav）格式

3. 数据核查 数据录入后，首先须对录入的数据进行核查，以确保录入数据的准确性和真实性。核查准确性可分两步进行。第一步逻辑检查，通过运行统计软件中的基本统计量过程，列出每个变量的最大和最小值，如果某变量的最大或最小值不符合逻辑，则数据可能有误。例如，在 SPSS 数据文件“CH35-1.sav”中，当变量“年龄”的最大值为“300”时，一定有误。利用软件的查找功能可立即找到该数据，然后根据该数据对应的标识值找出原始记录，更正该数据。如本例可查到该数据对应的“患者编号”为“27”，查原始记录的年龄为“30”。第二步数据核对，将原始数据与录入的数据一一核对，错者更正。有时，为慎重起见，采用双份录入的方式，然后用程序作一一比较，不一致者一定是录错的数据。

数据核查的另一项任务是对数据的真实性作出初步判断。例如，用流式细胞仪测量蛋白质的分子量时，通常这类数据的变异系数（*CV*）较大，多会大于 20%，如果为 50%甚至更大都不罕见。如若某一实验此类指标的数据算得的 *CV* 小于 5%，应考虑其真实性。

4. 数据资料的真实性 保障数据资料真实性最好的方法是将原始数据与已录入的电子文档进行一一校对。在实践中，对于小样本资料该法较易实现。对于大样本资料，推荐进行双人双份录入，并通过特定的统计软件，如 EpiData，对两份电子文档进行比对，找出可能的问题并予以纠正。用统计指标或统计图表对主要分析变量进行统计描述也是对大样本资料进行数据核查的有效方法之一。例如，对于连续型变量，如年龄，可以考虑：记录数与样本含量是否一致？是否存在重复记录？是否所有取值都在合理的范围内？均数和标准差是否合理？等等。对于离散型变量，如婚姻状况，可以考虑：是否所有可能的取值都有恰当的编码？缺失值是否赋予特定编码？等等。以上步骤可以通过 SPSS 中 analyze→descriptive statistics→frequencies/explore 或 graphs→histogram/boxplot 等过程实现。

5. 数据离群值的识别与处理 见本章第二节。

6. 缺失值的识别与处理 见本章第三节。

7. 正态性、线性和方差齐性 由于变量的正态性有助于保证统计结果更为稳健，因此对计量资料进行正态性筛查是许多统计分析中非常重要的早期步骤。对于统计资料的正态性检验,可以采用图示法(如P-P图、Q-Q图、直方图、箱式图等)和计算法,见第三章第七节。需要注意的是:①对于大样本资料,有统计学意义的偏态分布常常并不引起对分析的实际影响,因此建议采用图示法进行正态性筛查;②某些多变量分析要求资料满足多变量正态分布,但目前对此尚无切实可行的筛查方法,分析中的每一单变量满足正态分布是资料满足多变量正态分布的必要而非充分条件。

线性的假定是指两变量间存在直线关系。作为许多多变量分析中间结果的Pearson相关系数只度量变量的线性相关,因此统计分析中线性关系具有很重要的实践意义。对于两变量间非线性关系的诊断可通过标准化残差图或双变量散点图实现。标准化残差图,即以标准化残差$r_i(i=1,2,\cdots,n)$为纵坐标,以模型拟合值Y_i为横坐标(Y_i,r_i)的散点图。若应变量Y与自变量$X_1,X_2,\cdots,X_m$为线性关系,则95%的散点应随机分布于$r_i=-1.96$和$r_i=1.96$两条平行直线之间的带状区域内,而且点的分布不应呈现任何曲线趋势。若点的分布呈现曲线趋势,则提示模型不满足线性条件。若两变量均为正态分布,且存在线性关系,则双变量散点图分布应为椭圆形。在SPSS中可通过regression→linear→plots→standardized residual plots或graphs→scatter plot等过程实现线性诊断。

方差齐性检验见第三章第七节。

若资料不满足正态性或/和线性或/和方差齐性的假定,可通过变量变换的方法加以改善,见第三章第七节。

8. 多重共线性的识别与处理 见本章第四节。

第二节 数据离群值的识别与处理

一、离群值的概念

在数据预处理中往往会出现个别数据离群较远,这些数据称为离群值(outlier)。在离群值产生的原因不明之前,不应简单决定其取舍,特别是当测量数据较少时,离群值的取舍对分析结果会产生很大影响,必须慎重对待。

二、单变量离群值的识别与处理

1. 直方图法 用SPSS软件描绘数据的直方图,落在图形两端并远离均数的个体值很可能是离群值。

2. 箱式图法 用SPSS软件描绘数据的箱式图,如果个体值距箱式图(box plot)底线(第25百分位线)或顶线(第75百分位线)的距离过大,一般为四分位数间距(箱体高度)的1.5倍至3倍时被视为离群点;而个体值距箱体底线或顶线的距离超过3倍的箱体高度时被视为离群值。

3. 拉依达准则 如果数据的总体X服从正态分布,则

$$P(|X-\mu|>3\sigma)<0.003$$

式中μ与σ分别表示正态总体的均数和标准差。根据上式对于大于$\mu+3\sigma$或小于$\mu-3\sigma$的数据应作为离群值,予以剔除。在实际应用中$\mu+3\sigma$、$\mu-3\sigma$分别用$\bar{X}+3S$、$\bar{X}-3S$代替。

4. *Q*检验法 当数据的总体X不服从正态分布时,可使用Q检验法。

设一组数据,从小到大排列为$X_1,X_2,\cdots,X_{n-1},X_n$,设$X_1$、$X_n$为可疑离群值,则统计量

$$Q=\frac{X_n-X_{n-1}}{X_n-X_1} \quad 或 \quad Q=\frac{X_2-X_1}{X_n-X_1} \tag{35-1}$$

式中分子为可疑离群值与其相邻的一个数值的差值,分母为该组数据的极差。表35-2是Q的临界值,当由公式(35-1)计算所得Q值大于表中的Q_α值时,将该可疑离群值舍去,否则应予保留。

表 35-2 Q_{α} 界值表

置信度	n						
	3	4	6	7	8	9	10
95%($Q_{0.95}$)	0.98	0.84	0.63	0.58	0.53	0.50	0.46
99%($Q_{0.99}$)	0.99	0.93	0.74	0.68	0.63	0.60	0.57

当 $n>10$ 时，Q 检验的判别方法为，若由公式(35-1)计算所得 $Q>0.33$，则将该可疑离群值舍去，否则应予保留。

Q 检验一般更适用于有 n 次($n<10$)重复实验离群值的筛选。

例 35-1 某研究者利用仪器测得以下 9 个数据:7,8,3,12,5,8,9,10,35。其中数据 35 可疑，试判别该数据是否应舍弃?

该数据不服从正态分布，用 Q 检验法判别。将该组数据从小到大排列为 $X_1,X_2,\cdots,X_8,X_9$，X_9 为可疑离群值，$Q=\frac{X_9-X_8}{X_9-X_1}=0.719$，查表 35-2$Q_{\alpha}$ 界值表，Q 大于表中的 Q_{α}，因而数据 35 应予舍弃。

三、多变量离群值的识别与处理

马氏距离(Mahalanobis distance)法是判别多变量离群值的一个常用方法。

马氏距离是多维空间的一种距离测度(第十九章公式 19-3)，该距离大小的评价可用 χ^2 分布来确定。对给定的检验水准 α 及自由度 ν(变量个数-1)，临界值为 $\chi^2_{\alpha,\nu}$，若某个个体的马氏距离大于 $\chi^2_{\alpha,\nu}$，则在检验水准 α 下可认为该个体为离群值应剔除，否则应保留。

常取检验水准 $\alpha=0.005$ 或 $\alpha=0.001$ 为判别多变量离群值的标准，而马氏距离可由 SPSS、SAS 软件计算。

例 35-2 19 名 25~34 岁健康妇女的肱三头肌皮褶厚度、大腿围、中臂围、身体脂肪的测量值列于表 35-3 中，试考察表中有无多变量离群值。

表 35-3 19 名 25~34 岁妇女的体脂有关变量的测量结果

序号	肱三头肌皮褶厚度/mm	大腿围/cm	中臂围/cm	身体脂肪/kg
1	19.5	43.1	29.1	11.9
2	24.7	49.8	28.2	22.8
3	29.8	54.3	31.1	20.1
4	19.1	42.2	30.9	12.9
5	25.6	53.9	23.7	21.7
6	31.4	58.5	27.6	32.1
7	27.9	52.1	30.6	25.4
8	22.1	49.9	23.2	21.3
9	25.5	53.5	24.8	19.3
10	31.1	56.6	30.0	25.4
11	30.4	56.7	28.3	27.2
12	18.7	46.5	23.0	11.7

续表

序号	肱三头肌 皮褶厚度/mm	大腿围/cm	中臂围/cm	身体脂肪/kg
13	19.7	44.2	28.6	17.8
14	14.6	42.7	21.3	12.8
15	29.5	54.4	30.1	23.9
16	27.7	55.3	25.7	22.6
17	30.2	58.6	24.6	25.4
18	22.7	48.2	27.1	14.8
19	25.2	51.0	27.5	21.1

在 SPSS 数据文件中操作步骤如下：①analyze→regression→linear，将身体脂肪（Y）送入 Dependent 窗口，其他变量送入 independent 窗口；②点击Paste按钮，在程序窗口中，首先删除原语法中最后一行的标点“.”，然后换行输入语句“/RESIDUALS=OUTLIERS(MAHAL).”；③点击Run按钮即可输出各样本的马氏距离。

取 $\alpha=0.005$，$\nu=4-1=3$，则 $\chi^2_{0.005,3}=12.84$，而本例中最大的马氏距离为 7.46（4 号个体）小于 $\chi^2_{0.005,3}=12.84$，因此表 35-3 资料没有多变量离群值。

若有离群数据出现，可分为两种情况处理。一种情况是，如果确认数据有逻辑错误，又无法纠正，可直接删除该数据。例如，若某一数据中某病例的身高变量为“1 755”cm，且原始记录亦如此，又无法再找到该病例时，显然这是一个错误的记录，只能删除。另一种情况是，若数据并无明显的逻辑错误，可将该数据剔除前后各作一次分析，若结果不矛盾，则不剔除；若结果矛盾，并需要剔除，必须给予充分合理的解释，例如用何种方法确定偏离数据、该数据在实验中何种干扰下产生等。

第三节 缺失值的识别与处理

统计资料常以行表达观察单位，以列表达不同的变量，行列相交的单元格中未能记录应有的数据即为缺失值（missing data）。尽管许多研究均经过严谨的科研设计和实施过程，但缺失值仍是统计资料中常见的问题，例如实验研究中动物的意外死亡、受试对象的不依从、观察性研究中调查对象的失访或对某些问题拒绝回答等都会给研究结果带来缺失数据。因此，对缺失值进行识别并给予恰当处理是数据预处理中的关键步骤之一。

缺失值的识别和处理见第二十七章第三节。

例 35-3 对 22 名健康中年男子测定年龄（岁）、体重（kg）、跑 2 000 米所需时间（min）、跑步时脉搏（次/min）、跑步时最高脉搏（次/min）、动脉血氧分压（kPa），测得数据如表 35-4。其中跑时脉搏和跑时最高脉搏分别有 1 个和 5 个缺失值，试对表中缺失值进行分析。

表 35-4 22 名健康中年男子 6 项指标测定值

序号	年龄/岁	体重/kg	跑 2 000 米时间/min	跑时脉搏/（次/min）	跑时最高脉搏/（次/min）	动脉血氧分压/kPa
1	44.00	89.47	11.37	178.00	…	5.95
2	44.00	85.84	8.65	156.00	168.00	7.24
3	38.00	89.02	9.22	178.00	…	6.65
4	40.00	75.98	11.95	176.00	180.00	6.09

续表

序号	年龄/岁	体重/kg	跑2 000米时间/min	跑时脉搏/（次/min）	跑时最高脉搏/（次/min）	动脉血氧分压/kPa
5	44.00	81.42	13.08	174.00	176.00	5.26
6	44.00	73.03	10.13	168.00	168.00	6.74
7	45.00	66.45	11.12	176.00	176.00	5.97
8	54.00	83.12	10.33	166.00	170.00	6.91
9	51.00	69.63	10.95	168.00	172.00	5.44
10	48.00	91.63	10.25	162.00	164.00	6.24
11	57.00	73.37	12.63	174.00	176.00	5.25
12	52.00	76.32	9.63	164.00	166.00	6.06
13	51.00	67.25	11.08	172.00	172.00	6.02
14	51.00	73.71	10.47	186.00	…	6.10
15	49.00	76.32	9.40	186.00	…	6.49
16	52.00	82.78	10.50	170.00	172.00	6.33
17	40.00	75.07	10.07	185.00	185.00	6.04
18	42.00	68.15	8.17	166.00	172.00	7.94
19	47.00	77.45	11.63	176.00	176.00	5.97
20	43.00	81.19	10.85	162.00	170.00	6.54
21	38.00	81.87	8.63	…	186.00	8.01
22	45.00	87.66	14.03	170.00	…	4.98

通过SPSS软件的missing value analysis过程，得到该资料缺失值分析初步结果见表35-5。

表35-5　表35-4资料缺失值分析初步结果

变量	有效值个数	$\bar{X}$	S	缺失值	
				个数	构成比/%
年龄	22	46.32	5.29	0	0.00
体重	22	78.49	7.48	0	0.00
跑2 000米所需时间	22	10.64	1.46	0	0.00
跑时脉搏	21	172.05	8.13	1	4.55
跑时最高脉搏	17	173.47	6.10	5	22.73
动脉血氧分压	22	6.28	0.77	0	0.00

结果显示，跑时脉搏和跑时最高脉搏分别有1个和5个缺失值，缺失比例分别为4.55%和22.73%。将这两个变量分别按有效值和缺失值分组，并以动脉血氧分压为应变量进行t检验，结果见表35-6。动脉血氧分压在跑时脉搏有效值和缺失值两组差别有统计学意义，提示为非完全随机缺失，而在跑时最高脉搏有效值和缺失值两组差别无统计学意义，提示可能为完全随机缺失。该资料样本含量不大，虽然跑时脉搏缺失比例较小，但为非完全随机缺失，而跑时最高脉搏缺失比例较大，因此两变量考虑采用均数替代法和回归估计法（以年龄、体重、跑2 000米所需时间为自变量）对缺失值进行处理。结果显示：对于跑时脉搏的缺失数据，均数替代法以172.05作为其估计值，回归估计法以166.00作为其估计值；对于跑时最高脉搏的缺失数据，均数替代法以173.47作为其估计值，回归估计法分别以166.35，179.64，172.47，174.71和165.76作为估计值。对缺失值处理前（指删除有缺失值的6个个体）后的资料分别

以动脉血氧分压为应变量，其余5个变量为自变量进行逐步回归分析($\alpha_{入}=0.05$，$\alpha_{出}=0.10$)，结果近似(表35-7)，说明对该资料缺失值的处理是恰当的。

表35-6 表35-4资料自变量有效值和缺失值的应变量的 t 检验

自变量	有效值			缺失值			t	P
	n	$\bar{X}$	S	n	$\bar{X}$	S		
跑时脉搏	21	6.20	0.687	1	8.01	—	-2.573	0.018
跑时最高脉搏	17	6.36	0.809	5	6.03	0.654	0.811	0.427

表35-7 表35-4资料缺失值处理前后结果比较

情形	n	R^2	入选变量	b
缺失值处理前	16	0.712	跑2 000米所需时间	-0.463
缺失值处理后*	22	0.748	跑2 000米所需时间	-0.458

*均数替代法和回归估计法入选变量 b 和 R^2 结果一致

第四节 统计方法的选择

数据处理中，正确选择统计方法至关重要。选择统计方法可以沿着以下思路进行。第一个层面看反应变量是单变量、双变量还是多变量。对于前者，第二个层面看属于三种资料类型中的哪一种；第三个层面看单因素还是多因素；第四个层面看单样本、两样本或多样本；第五个层面看是否是配对或配伍设计；第六个层面看是否满足检验方法所需的前提条件。

一、单变量计量资料的分析

1. 样本均数与总体均数比较 以例3-5为例，分析思路为：反应变量为单变量→计量资料→单因素→样本均数与总体均数比较→如果服从正态分布，选用样本均数与总体均数比较的 t 检验(one-sample t-test)；如果不服从正态分布，则考虑用非参数检验方法(参考有关书籍)。本例选前者。

2. 两个相关样本均数的比较 以例3-6为例，分析思路为：反应变量为单变量→计量资料→单因素→两个相关样本均数比较(因为是配对设计)。如果差值服从正态分布，选用配对 t 检验；如果差值不服从正态分布，可选用配对样本比较的Wilcoxon符号秩检验。本例选配对 t 检验。

3. 两个独立样本均数比较 以例3-7为例，分析思路为：反应变量为单变量→计量资料→单因素→两个独立样本均数比较。如果方差齐性，且两样本均服从正态分布，选用两样本 t 检验(two-sample t-test)；如果方差不齐，但两样本均服从正态分布，选用 t' 检验，或两样本秩和检验(Wilcoxon two-sample test/Mann-Whitney test)；如果方差不齐，且两样本不服从正态分布，选用两样本秩和检验。本例选两样本 t 检验。

4. 多个样本均数比较 应变量为单变量，又属计量资料时，多个样本均数比较分为单因素和多因素两种情形。而重复测量资料则被视为多个反应变量的类型。

(1)单因素方差分析：以例4-2为例，若方差齐性，且各样本均服从正态分布，选单向方差分析(one-way ANOVA)；若方差不齐，或某样本不服从正态分布，选Kruskal-Wallis秩和检验(Kruskal-Wallis test)。若方差分析或秩和检验结果显著，需进一步作多重比较，如SNK法、LSD法、扩展 t 检验等。本例选单向方差分析。

(2)两因素方差分析但不分析交互作用：主要是随机区组设计资料，涉及2个因素，即1个处理因素和1个区组因素。如果满足方差齐性和正态分布两个条件，选用双向方差分析(two-way ANOVA)，如例4-4；如果不满足上述两个条件，选用随机区组设计资料的Friedman秩和检验(Friedman test)，如例8-9。

(3) 三因素方差分析但不分析交互作用：主要有拉丁方设计和二阶段交叉设计两种资料类型。对于拉丁方设计资料，涉及3个因素，即1个处理因素和2个区组因素；对于二阶段交叉设计资料，3个因素分别为处理因素、受试者和试验阶段。如果满足方差齐性和正态分布两个条件，拉丁方设计可选用三向方差分析(three-way ANOVA)，如例4-5；二阶段交叉设计可选用广义线性模型的方差分析，如例4-6。如果不满足上述两个条件，选用非参数方法(参见有关文献)。

若对处理因素的方差分析或秩和检验结果显著，均需进一步作多重比较。

(4) 多因素方差分析且分析交互作用：此类资料包括析因设计资料(例11-2)、正交设计资料(例11-4)、嵌套设计资料(例11-6)、裂区设计资料(例11-7)等。

(5) 重复测量资料：单因素重复测量只有1个重复测量因素，如表12-3的数据。多因素重复测量除有1个重复测量因素外，至少还有1个其他处理因素，可分析交互作用，如例12-3。

二、单变量计数资料的分析

单变量计数资料的分析思路可由图35-2的示意图体现出来。

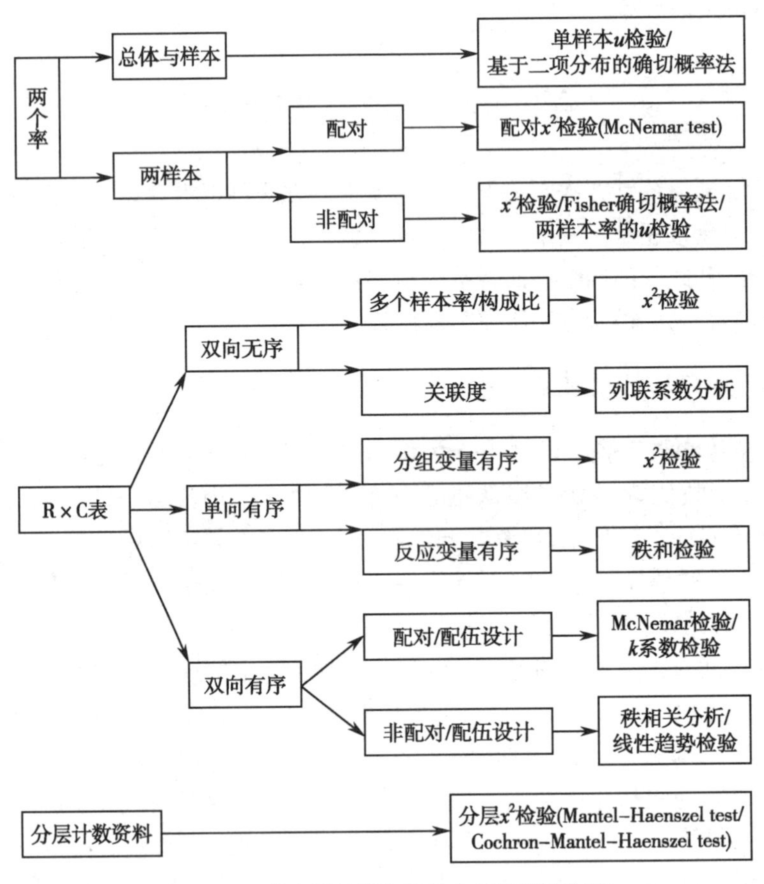

图35-2　单变量计数资料的分析思路流程图

三、单变量等级资料的分析

若为两组配对等级资料的比较，选Wilcoxon单样本秩和检验；若为两组独立样本等级资料的比较，选Wilcoxon两样本秩和检验；若为多组独立样本等级资料的比较，选Kruskal-Wallis秩和检验。

四、双变量资料的分析

1. 简单相关分析　分析两变量的相关关系时，若两变量满足二元正态分布，可选Pearson积矩相关分析(Pearson correlation);若两变量不满足二元正态分布,可选 Spearman 秩相关分析(Spearman correlation)。

2. 线性回归分析 分析两变量的回归关系时,若两变量关系呈线性趋势,可选简单线性回归分析(linear regression)。

3. 曲线回归分析 分析两变量的回归关系时,若两变量关系呈曲线趋势,可按曲线类型选指数曲线、多项式曲线、生长曲线、logistic 曲线等。也可选用非线性回归分析方法。

五、多变量资料的分析

多变量资料可归纳为有无应变量两种类型,如表 35-8 和表 35-9。

表 35-8 多元分析的数据类型一(有应变量)

序号	应变量	自变量					
	Y	X_1	X_2	…	X_k	…	X_m
1	Y_1	X_{11}	X_{12}	…	X_{1k}	…	X_{1m}
2	Y_2	X_{21}	X_{22}	…	X_{2k}	…	X_{2m}
3	Y_3	X_{31}	X_{32}	…	X_{3k}	…	X_{3m}
⋮	⋮	⋮	⋮	…	⋮	…	⋮
n	Y_n	X_{n1}	X_{n2}	…	X_{nk}	…	X_{nm}

表 35-9 多元分析的数据类型二(无应变量)

序号	变量					
	X_1	X_2	…	X_k	…	X_m
1	X_{11}	X_{12}	…	X_{1k}	…	X_{1m}
2	X_{21}	X_{22}	…	X_{2k}	…	X_{2m}
3	X_{31}	X_{32}	…	X_{3k}	…	X_{3m}
⋮	⋮	⋮	…	⋮	…	⋮
n	X_{n1}	X_{n2}	…	X_{nk}	…	X_{nm}

(一)有应变量的多元分析

若应变量 Y 为数值型随机变量,且服从正态分布,自变量满足多元正态分布,可选多元线性回归分析或多元逐步回归分析,总体回归方程如下:

$$Y=\beta_0+\beta_1X_1+\beta_2X_2+\cdots+\beta_iX_i+\cdots+\beta_mX_m$$

若应变量 Y 为分类变量(二分类或多分类),且以判别分类为主要目的,自变量满足多元正态分布,可选判别分析或逐步判别分析,判别函数形如

$$Y_1=\beta_{10}+\beta_{11}X_1+\beta_{12}X_2+\cdots+\beta_{1i}X_i+\cdots+\beta_{1m}X_m$$

$$Y_2=\beta_{20}+\beta_{21}X_1+\beta_{22}X_2+\cdots+\beta_{2i}X_i+\cdots+\beta_{2m}X_m$$

$$\vdots \quad \vdots \quad \vdots \quad \vdots$$

$$Y_n=\beta_{10}+\beta_{n1}X_1+\beta_{n2}X_2+\cdots+\beta_{ni}X_i+\cdots+\beta_{nm}X_m$$

若应变量 Y 为生存时间,并含有截尾数据,可选 Cox 模型作生存分析,风险函数形如

$$\ln[h(t)/h_0(t)]=\beta_1X_1+\beta_2X_2+\cdots+\beta_iX_i+\cdots+\beta_mX_m$$

如果反应变量为含截尾数据的生存时间,自变量只有 1 个处理因素,可选 Kaplan-Meier 法作生存分析。

若应变量 Y 为二分类变量或多分类变量，且以分析危险因素为主要目的，如果为配比设计，选条件 logistic 回归；如果无配比设计，选非条件 logistic 回归。回归模型形如

$$\ln[P/(1-P)]=\beta_0+\beta_1X_1+\beta_2X_2+\cdots+\beta_iX_i+\cdots+\beta_mX_m$$

（二）多重共线性的识别与处理

当一批多元数据中某些自变量之间存在较强线性关系时，就称它们之间存在多重（元）共线性（multicollinearity）。

1. 多重共线性的识别 当出现以下情况时可认为自变量之间存在多重共线性。

（1）若两个自变量之间的相关系数接近于 1，则可以认为模型存在多重共线性。

（2）如果决定系数 R^2 很大（一般大于 0.8），但模型中全部或部分偏回归系数的检验却不显著，那么此时自变量之间往往存在多重共线性。

（3）用自变量之间所构成的回归方程的决定系数 R^2 进行识别。设自变量为 m 个，即 $X_1,X_2,\cdots,X_m$，分别以其中的一个对其他所有的自变量进行回归，得 m 个回归方程：

$$X_j=f(X_1,X_2,\cdots,X_{j-1},X_{j+1},\cdots,X_m),\quad j=1,2,\cdots,m$$

对每个回归方程求其决定系数分别为 $R_1^2,R_2^2,\cdots,R_j^2,\cdots,R_m^2$，在这些决定系数中寻其最大而且接近于 1 者，比如说 R_1^2 最大且接近于 1，则可以判定自变量 X_1 与其他自变量中的一个或多个线性相关性强。

（4）用方差膨胀因子 VIF 判别法，方差膨胀因子也称方差膨胀系数或称方差膨胀值（variance inflation），可表示成

$$VIF=\frac{1}{1-R_j^2},\quad j=1,2,\cdots,m \tag{35-2}$$

其中 R_j 是以 X_j 为应变量，以 $X_1,X_2,\cdots,X_{j-1},X_{j+1},\cdots,X_m$ 为自变量进行多元回归所得到的复相关系数。

一般当方差膨胀因子 $VIF=\frac{1}{1-R_j^2}>10(R_j^2>0.9)$ 时，可认为模型存在较严重的多重共线性。

2. 多重共线性的处理

（1）精减变量法：在自变量中若某个变量对应变量的影响不大且是造成共线性的变量则应删去。

（2）逐步回归法：用逐步回归法建立回归方程，其中所包含的自变量之间不存在多重共线性，见第十五章第二节。

（3）主成分回归法：在多元线性回归中，若自变量之间存在较强的共线性，则得出的回归模型很不稳定。这时，可用少数几个主成分与应变量建立回归方程能避免上述情况的发生。由于主成分之间互不相关，保证了回归方程的稳定性。这种将主成分与多元线性回归结合使用的方法称为主成分回归法，见第二十一章第一节。

（三）无应变量的多元分析

欲将变量或观察单位划分为性质相近的 k 类，可选用聚类分析。若欲将 n 个观察单位聚为 k 类（$k<n$），则选样品（Q 型）聚类方法；若欲将 m 个变量（指标）聚为 k 类（$k\leqslant m$），则选指标（R 型）聚类方法。为达到既降低变量维数，又对变量进行分类的目的，可选用主成分分析或因子分析。

（四）相关分析

若分析一个变量与一组变量的相关关系，可选多重线性相关分析；若分析一组变量与另一组变量的相关关系，可选典型相关分析。

第五节 数据挖掘

数据挖掘（data mining）是指从存放在数据库、数据仓库或其他信息库中的大量数据中，提取隐含在其中的、前所未知的、有潜在应用价值的信息和知识的过程。数据挖掘技术多用于生物信息学统计分析

(第二十六章)、实效比较与真实世界研究(第二十七章)和健康医疗大数据(第二十八章)。

一、医学数据挖掘的基本过程

在实际应用中,对任一给定的数据集,医学数据挖掘可以找到各种各样的方法和技术来对其进行处理。国内外研究列出了一系列挖掘过程的基本阶段,为数据挖掘提供基本框架,这些框架虽然在阶段上略有不同,但大体上类似。下面概括了医学数据挖掘的5个基本过程。

1. 确定目标　进行数据挖掘,首先必须分析临床数据的研究方向,熟悉背景知识,了解所使用的数据和待解决的问题,明确数据挖掘的目标。这是数据挖掘的第一步,也是数据挖掘成功的关键要素。数据挖掘的目标在挖掘过程中可以修改,但其基本原则要保持稳定。

2. 数据预处理　由于临床数据集存在海量数据,含有大量的噪声数据、稀疏数据、冗余数据、不完全数据,因此在进行数据挖掘前,必须对数据进行处理即数据准备。数据准备的具体过程包括数据选择、清理、集成、转换、规约以及数据的质量分析。

3. 数据挖掘　这个阶段包括模型的选择、训练过程、构建、评估等。数据挖掘分类的具体方法和技术有很多,例如,BP神经网络、贝叶斯、决策树、关联规则、遗传算法等。

4. 模型评估　数据挖掘得到的模型有可能是没有实际意义或没有使用价值的,必须评价其结果,解释其价值。模型的价值体现在对数据分析者的有趣度和未知度,其验证方式有简单验证、交叉验证、自举法验证等。

5. 结果分析　数据挖掘的最终目的是应用,将数据挖掘中发现的知识整合到业务系统中,对于数据挖掘系统生成并已通过验证和确认的知识,必须进行有效的管理,以便知识的共享和利用。

二、医学数据挖掘的常用工具

目前比较常用的数据挖掘工具有:SAS Enterprise Miner、SPSS Clementine及MATLAB。

1. SAS Enterprise Miner　提供“抽样—探索—转换—建模—评估(SEMMA)”的方法、组织方便的处理流程、完美的报表和图形分析结果,可以与SAS数据仓库和OLAP集成,实现从提出数据、抓住数据到得到解答的“端到端”知识发现。SAS Enterprise Miner提供友好的图形化界面,集成了数据获取工具、数据抽样工具、数据筛选工具、数据变量转换工具,数据挖掘数据库,数据挖掘过程,多种形式的回归工具,为建立决策树的数据剖分工具,决策树浏览工具,人工神经元网络,数据挖掘的评价工具等。

2. SPSS Clementine　不但支持整个数据挖掘流程——从数据获取、转化、建模、评估到最终部署的全过程,还支持数据挖掘的行业标准——CRISP-DM。Clementine可以运行于Windows、Unix等各种主流的操作平台,支持顾客剖析、时序分析、市场购物分析和欺诈行为侦测等。

3. MATLAB(matrix laboratory)　主要包括MATLAB和Simulink两部分,由美国MathWorks公司出品的主要面对科学计算、可视化,以及交互式程序设计的高科技计算环境。它将数值分析、矩阵计算、科学数据可视化以及非线性动态系统的建模和仿真等诸多强大功能集成在一个易于使用的视窗环境中,为科学研究、工程设计以及必须进行有效数值计算的众多科学领域提供了一种全面的解决方案。

第六节　应 用 实 例

例35-4　为了解妇女健康和用药情况,某研究者某年在某城市随机抽取了465名妇女进行调查,调查对象年龄在20~59岁,调查内容包括一般人口学资料、健康状况和相关态度。表35-10列出了研究中的7个变量,资料见例35-4.sav(ER 35-1),试进行数据预处理。

表 35-10 例 35-4 研究变量

变量名	类型	说明
SUBNO	数值	编号
TIMEDRS	数值	研究期内求医次数
ATTDRUG	等级	对用药态度评分(取值范围:5~10)
ATTHOUSE	等级	对家务的态度(取值范围:0~35)
INCOME	等级	税前家庭收入(取值范围:1~10)
MSTATUS	二分类	婚姻状况:1=未婚,2=已婚
RACE	二分类	种族:1=白种,2=非白种

数据预处理具体步骤及主要结果见表 35-11、表 35-12、表 35-13 和图 35-3。

表 35-11 例 35-4 数据预处理具体步骤及主要结果

数据核查与数据筛选内容	主要指标或图表	SPSS 过程	主要结果	处理措施
1. 数据分布,资料准确、真实性,缺失值和单变量离群值	n, X_{min}, X_{max}, $\bar{X}$, S,偏度系数,峰度系数等(表 35-12),直方图(略)	descriptive statistics →frequencies	①按 $\bar{X}\pm3S$ 标准,ATTHOUSE 发现 2 例单变量极小值,TIMEDRS 发现 12 例单变量极大值 ②缺失值:ATTHOUSE 1 例(0.2%),INCOME 26 例(6%) ③正态性:ATTDRUG 最接近,TIMEDRS 偏离最远 ④RACE 两分类个体数相差悬殊,>10∶1	①删除 ATTHOUSE 2 例单变量极小值,$\bar{X}$ 变为 23.63,以此作为其 1 例缺失值的估计值;n=463 ②INCOME 不是分析的主要变量,且缺失值>5%,删除 ③TIMEDRS 考虑变量变换,对单变量离群值暂不处理 ④保留 RACE,分析中该变量与其他变量的相关可能被低估
2. 线性和方差齐性	双变量散点图	Scatterplot	偏离椭圆最远(图 35-3a);ATTDRUG 分布较对称,TIMEDRS 分布不对称,在取值较小处较集中;ATTDRUG 在 TIMEDRS 取值较小处似乎有更大变异	考虑对 TIMEDRS 进行变量变换
3. 变量变换	因 $X_{min}=0$,对 TIMEDRS 进行 lg(X+1)的转换,转换后变量命名为 LTIMEDRS	Compute variable	①LTIMEDRS 偏度系数为 0.22,峰度系数为-0.18 ②LTIMEDRS:$\bar{X}$=0.74,S=0.42,$X_{min}=0$,$X_{max}=1.91$,单变量离群值消除 ③ATTDRUG 与 LTIMEDRS 构成的散点图(图 35-3b)较转换前改善	

续表

数据核查与数据筛选内容		主要指标或图表	SPSS 过程	主要结果	处理措施
4.1	识别多变量离群值	马氏距离	Regression → linear →save 以 SUBNO 为应变量,其他变量为自变量进行回归	按$\chi^2_{0.001,5}=20.515$,发现 2 例多变量离群值:SUBNO 分别为 137(马氏距离为 21.837),262(马氏距离为 20.650)	本研究样本含量较大,对于 2 例多变量离群值可考虑删除
4.2	查找引起多变量离群值的主要变量	进入回归方程的变量	Regression→linear 以是否某一离群个体建立哑变量,以该哑变量为应变量,其他变量为自变量进行回归	主要影响变量为:①SUBNO=137:LTIMEDRS,ATTDRUG,RACE;②SUBNO=262:LTIMEDRS,RACE	
4.3	查看离群个体主要影响变量取值与其他个体的差异	2 例多变量离群值主要影响变量的取值,其他变量的平均数	descriptive statistics →frequencies;list	见表 35-13	研究结果推广至常求医看病,对用药不感兴趣的非白种女性需谨慎;删除 2 例多变量离群值,$n=461$
5. 多重共线性		方差膨胀因子	Regression → linear →statistics	方差膨胀因子均小于 10,未见明显多重共线性	

表 35-12 例 35-4 单变量统计描述主要指标

统计指标		TIMEDRS	ATTDRUG	ATTHOUSE	INCOME	MSTATUS	RACE
n	有效值	465	465	464	439	465	465
	缺失值	0	0	1	26	0	0
$\bar{X}$		7.90	7.69	23.54	4.21	1.78	1.09
S		10.95	1.16	4.48	2.42	0.42	0.28
S^2		119.87	1.34	20.10	5.85	0.17	0.08
偏度系数		3.25	-0.12	-0.46	0.58	-1.35	2.91
偏度系数标准误		0.11	0.11	0.11	0.12	0.11	0.11
峰度系数		13.10	-0.45	1.56	-0.36	-0.19	6.52
峰度系数标准误		0.23	0.23	0.23	0.23	0.23	0.23
R		81	5	33	9	1	1
X_{min}		0	5	2	1	1	1
X_{max}		81	10	35	10	2	2

表 35-13 2 例多变量离群值的主要影响变量取值

对象	ATTDRUG	RACE	LTIMEDRS
SUBNO=137	5	2	1.49
SUBNO=262	9	2	1.72

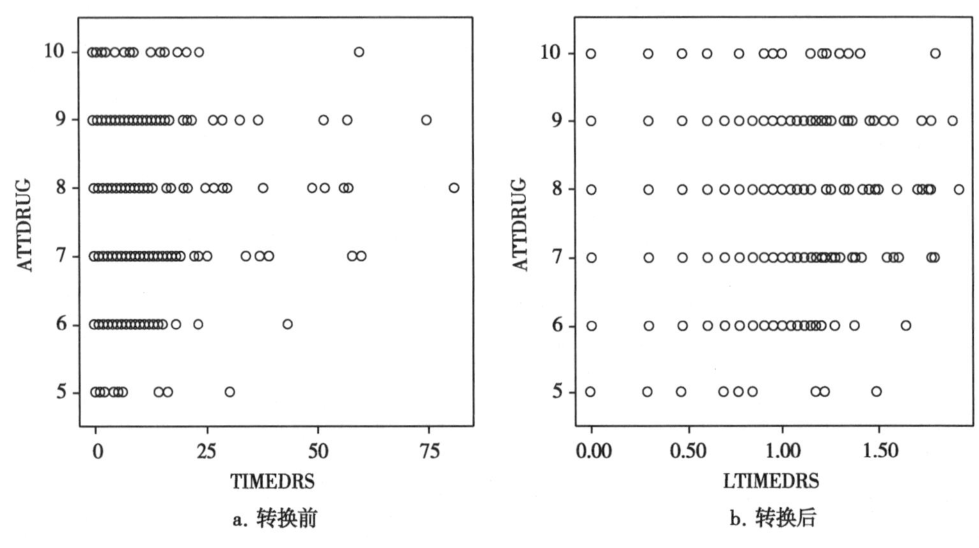

图 35-3 对 TIMEDRS 对数变换前后与 ATTDRUG 双变量散点图

Summary

This chapter mainly discusses the principles and methods of data processing and analysis. We first introduce the definitions of missing data, outlier, multi-collinearity, etc., and then discuss patterns and processing of missing values, detection and processing of outlier and multi-collinearity. Methods of deletion, substitution, or treating as a dummy variable can be used to deal with missing data. Graphical and statistical methods can be applied to detect and process univariate outliers; Mahalanobis distance can be applied to process multivariate outliers. As for multi-collinearity, we discuss its causes and influence, as well as some detection and processing techniques. The detection methods of multi-collinearity include correlation coefficient, coefficient of determination R^2, regression analysis, expanding factor of variance VIF, etc. Methods for handling multicollinearity include reduction of variables, stepwise regression, principal component regression, etc. Many of the methods mentioned above can be completed through SPSS and SAS.

练 习 题

一、简答题

1. 如何选择合适的统计分析方法?
2. 多重共线性产生的原因是什么? 应如何避免变量间的共线性?
3. 如何对医学数据进行预处理?

二、计算分析题

1. 对 25 名住院患者测定年龄、性别、入院体温、入院白细胞数和住院天数，测定结果见表 35-14。其中入院白细胞数有 4 个缺失值，分别用 SPSS 图示法、拉依达准则法判别表中变量 X_4（入院体温）有无单变量离群值。

表 35-14　25 名住院患者 5 项指标测定值

序号	年龄/岁	性别	入院体温/℃	入院白细胞数/(10^9/L)	住院天数
1	30	女	37.2	8	5
2	73	女	36.7	…	10
3	40	女	37.2	12	6
4	47	女	36.8	4	11
5	25	女	37.0	11	5
6	82	男	36.0	6	14
7	60	男	37.5	8	30
8	56	女	37.0	7	11
9	43	女	36.7	…	17
10	50	男	36.7	12	3
11	59	女	36.4	7	9
12	4	男	36.6	3	3
13	22	女	37.5	11	8
14	33	女	36.9	14	8
15	20	女	36.9	11	5
16	32	男	37.2	…	5
17	36	男	37.3	6	7
18	69	男	36.7	6	4
19	47	男	36.1	…	3
20	22	男	36.8	6	7
21	11	男	36.8	10	9
22	19	男	37.0	14	11
23	67	女	36.4	4	11
24	43	女	37.0	5	9
25	41	女	36.7	5	4

2. 根据上例中的数据资料，对变量 X_5（入院白细胞数）中的缺失值进行分析。

3. 某研究者调查了小学三年级 18 名学生的数学(X_1)、语言(X_2)、常识(X_3)、音乐(X_4)、美术(X_5)五个学科的成绩，并测试了智商(Y)，所得数据如表 35-15。这批多元数据有无多变量离群值($\alpha=0.01$)？

表 35-15　18 名小学生 6 项指标测定值

编号	X_1	X_2	X_3	X_4	X_5	Y
1	92	77	80	95	99	126
2	97	75	77	80	95	125
3	95	80	70	78	89	120
4	75	75	73	88	98	110

续表

编号	X_1	X_2	X_3	X_4	X_5	Y
5	92	68	72	79	88	113
6	90	85	80	70	78	103
7	72	93	75	77	80	100
8	88	70	76	72	81	102
9	64	70	69	85	93	105
10	70	73	70	87	84	100
11	78	69	75	73	89	97
12	78	72	71	68	75	96
13	75	64	63	76	73	92
14	84	66	77	55	65	76
15	70	64	51	60	67	88
16	58	72	75	62	52	75
17	82	73	40	50	48	61
18	45	65	42	47	43	60

4. 对上例中数据资料，用主成分回归法建立主成分回归模型。

ER 35-1　第三十五章二维码资源

（殷　菲　陈平雁）

第三十六章　统计结果报告正确表达与规范

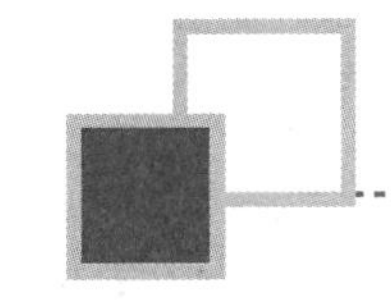

衡量医学科研质量的好坏，一方面是从医学专业的角度考量，另一方面是从统计学的角度考量。本章主要从医学期刊对统计表达的一般要求、临床试验报告统一标准（consolidated standards of reporting trials，CONSORT）声明对随机对照临床试验报告的规范化要求、流行病学观察性研究报告规范（strengthening the reporting of observational studies in epidemiology，STROBE）声明对观察性研究报告的规范化要求、诊断准确性研究报告标准（standards for reporting diagnostic accuracy studies，STARD）对诊断准确性研究报告的规范要求，以及系统综述和 meta 分析优先报告条目（preferred reporting items for systematic reviews and meta-analysis，PRISMA）对 meta 分析报告的规范要求进行介绍。

第一节　医学论文统计表达的一般要求

医学论文的结构主要由摘要、引言、材料（对象）与方法、结果、讨论和结论六个部分组成。随着广大医学科研工作者统计学知识的提高和医学杂志编辑部对医学论文统计内容的要求越来越严，医学科研论文中统计学的使用率在不断提高，但医学论文中存在的统计学错误仍相当严重，主要表现在统计学内容的表述不完整和表达不当两方面。例如在论文的“摘要”部分，要报告观察对象某个指标的均数（或中位数、率）、标准差（标准误）和变异系数；作参数估计的描述时，要具体给出参数估计值及其 $1-\alpha$ 置信区间，例如 $OR(95\%CI)$ 等；描述假设检验的结果时，要具体给出检验统计量的值及其对应的 P 值等。在论文的“引言”部分，除简要说明研究背景和研究目的外，还要用一两句话说明研究设计或研究方法。其他重要的统计表达和解释主要集中在论文的“材料与方法”“结果”“讨论”和“结论”四个部分，分述如下。

一、“材料与方法”的统计表达

“材料与方法”部分应具体介绍研究的设计方案、实施步骤，包括研究采用的设计类型、材料的来源与特征、观察方法和测量技术、研究方法、统计分析方法、质量控制措施等。本部分的表达包括以下两个方面。

1. 研究设计方案的统计表达　研究设计方案的统计表达主要围绕医学科研设计的要素和原则进行表述。

（1）研究对象的来源和选择方法：研究对象是人时，要描述其年龄、性别等特征；研究对象是动物时，需描述其种系、年龄、性别、体重等。除此之外，还要描述研究对象的分组方法，是否随机分组（随机抽样），采用何种随机化分组方法，样本量及其估计的依据，偏倚控制方法等。无论是非随机化分组的观察性研究还是临床试验均需要进行组间的均衡性比较。对于临床试验，还需要特别说明诊断标准、疗效评价标准、病例入选标准、病例剔除标准、依从性、失访的比例、有无“知情同意”等。人体试验还应表述伦理委员会批件号，是否有临床注册，如有需要应标注注册号。

（2）处理因素：研究所用材料，要说明其来源及处理方法。研究所用试剂，要注明其名称、生产商、规格和批号等；研究所用仪器，则应注明其名称、生产商和型号。研究中是否采用了排除混杂因素干扰的质量控制措施，如随机化分组、配对或配伍、盲法（单盲、双盲或三盲）等，也应在方法中注明。

（3）实验/试验效应：应注明测量或分析指标的测量方法（或判断标准），需通过某种方法换算而求得分析指标（衍生变量）时，还应注明其计算方法。若测量方法为经典方法，描述方法名称即可；若为新方法，则应注明其出处；若是对经典方法的改良，应说明修改的根据和内容；若是自己创立的新方法，则应详细加以介绍。对于临床试验，需要说明主要指标与次要指标。

（4）研究设计原则和类型：随机、对照、重复、盲法的原则贯穿在整个"材料与方法"的研究设计方案中。此外，还需要明确研究设计类型，在论文中指出研究所采取的具体设计类型，如调查设计（前瞻性、回顾性或横断面调查），具体的实验/试验设计类型（自身配对设计、成组设计、交叉设计、析因设计、正交设计等），临床试验设计（临床试验分期，对照选择的依据、盲法或开放性试验等）。

2. 统计分析方法的描述 统计分析方法要根据研究目的、设计类型、资料类型与适用条件进行合理的选择。定量资料分析时，t 检验需要说明是单样本 t 检验、配对 t 检验或成组 t 检验的哪种类型；方差分析需要说明是单因素方差分析、随机区组方差分析、析因设计方差分析等方法中的哪一种，当方差分析 $P\leqslant 0.05$ 时，需要注明事后多重比较的方法。若存在严重方差不齐或偏态分布，则说明校正方法或非参数统计方法。对于定性资料，应说明是 Pearson χ^2 检验、配对 χ^2 检验或趋势性 χ^2 检验。文中需列出可能的多元统计分析方法，如协方差分析、Cox 回归、因子分析、生存分析等。对于一些特殊或新的统计方法，要同时给出相应的参考文献。当数据存在缺失时，要注明缺失数据处理方式，如采用完整数据分析（listwise deletion）、末次观测结转（last observation carried forward，LOCF）或多重填补（multiple imputation），以及填充方法的具体细节。临床试验中需要说明是优效性检验、非劣效检验还是等效性检验。注明检验水准及采用的是单侧或双侧检验。注明所选用的软件名称及其版次。

"材料与方法"中关于组间均衡的比较，如因素较多可用统计表的形式给出，如例 36-1。

例 36-1 为比较糖皮质激素不同给药途径治疗单侧低中频下降型突发性聋的临床疗效，将 80 名患者随机分为 4 组。所有患者均接受基础药物治疗（舒血宁及甲钴胺），然后 4 个治疗组分别接受不同给药途径（口服、静脉注射、鼓室注射和乳突骨膜下注射）糖皮质激素治疗，观察各组的治疗有效率。各组的组间均衡性比较结果见表 36-1。

表 36-1 4 个治疗组组间均衡性比较结果

组别	n	男性人数	左耳聋人数	伴耳鸣人数	耳闷塞感人数	年龄/岁	发病时间/天	治疗前听阈/dBHL
A 组	20	8/20	11/20	19/20	18/20	39.7±4.6	7.1±4.6	42.1±2.6
B 组	20	11/20	7/20	18/20	19/20	43.4±2.7	7.7±3.9	39.6±3.9
C 组	20	7/20	8/20	19/20	17/20	40.2±3.4	6.9±3.6	41.4±3.4
D 组	20	11/20	12/20	18/20	19/20	42.9±4.5	7.6±2.6	37.4±4.7

A 组为口服组，B 组为静脉注射组，C 组为鼓室注射组，D 组为乳突骨膜下注射组

二、"结果"的统计表达

"结果"是研究成果的体现，报告研究的结果时，不能简单地罗列研究中得到的各种原始数据，而必须将其归纳分析，进行必要的统计分析，得出相应的结论，然后用文字和图表表达出来。结果的表述应实事求是、数据准确、层次清楚、合乎逻辑，同时，应避免重复。

1. 统计量 不同类型的研究资料需要不同的统计指标进行描述。定量指标一般用 $\bar{X}\pm S$ 表示，不推荐用均数±标准误；若使用的是非参数检验方法，同时给出中位数（M）、P_{25}、P_{75}（或最小值、最大值）。定性指标一般要给出每组的总例数、各类别的例数和率（或构成比），生存资料给出中位生存时间，同时给

出组间比较的效应量。对二分类结局而言,列出 *RR*、*OR* 或者率差及它们的 95%*CI*;对生存资料而言,列出 *HR* 以及 95%*CI*;对连续资料而言,列出均数差(或标准化均数差)及 95%*CI*。

2. 假设检验的结果表达　在医学论文中,统计结果不仅要给出 *P* 值,还要给出具体采用的统计方法(t 检验、F 检验和χ^2 检验等)以及确切的统计量值(如 $t=3.450$, $\chi^2=4.680$, $F=6.790$ 等)。用不等式表示 *P*,一般选用 $P>0.05$, $P\leqslant 0.05$ 和 $P\leqslant 0.01$ 三种表达方式。当涉及总体参数(如总体均数和总体率等)时,在给出显著性检验结果的同时,应给出 95%*CI*。

多元统计分析中,除了列出回归系数、标准误、统计量与 *P*,对于协方差分析,可给出基于最小二乘法得到的组间差值及 95%*CI*,logistic 回归应给出 *OR* 及 95%*CI*,Cox 回归与 Poisson 回归给出 *HR* 或 *RR* 的 95%*CI*。结果中还应说明模型拟合情况,以下是不同多元统计方法中的部分拟合指标或检验方法:线性回归模型中的 R^2,Cox 回归中的一致性指数(index of concordance,C 指数),logistic 回归中的 Hosmer-Lemeshow 检验或 AUC 面积(等于 C 指数),广义线性模型中的广义χ^2 检验或伪 R^2。

3. 统计图表的应用　统计表是研究结果表达的重要手段,统计图便于读者直观了解研究结果。统计图表的具体选择方法及注意事项见第十章。除了第十章介绍的图形外,常见的还有诊断试验的 ROC 曲线,生存资料的生存曲线图,Cox 回归与 logistic 回归的列线图等。

4. 数据的精确度　结果的精确度除了取决于测量仪器的精密度外,还取决于样本内部个体的差异。计量资料的统计指标 $\bar{X}$、S、$S_{\bar{X}}$、中位数和百分位数等要保留的小数位数,应该与原始数据记录的小数位数相同,如样本含量较大,标准差或标准误可多保留一位小数;计数资料的百分比保留一位小数,一般不超过两位小数;病死率、发病率按惯例选择比例基数,如 1 000‰、10 000/万、100 000/10 万等,或自行选择合适的比例基数,率的表达至少有一位整数;相关系数保留两位小数;检验统计量,如χ^2、F 等保留两位小数,t 和 u 可保留三位小数,概率 *P* 一般没必要给出四位小数,有时保留两位小数即可。当样本量小于 100 时,小数位数的多少并不能增加精确度,此时应注意避免保留过多的小数位数。

三、"讨论"的统计表达

"讨论"是对研究结果的进一步分析与探讨,是对结果补充说明或解释,通过与国内外相关研究结论进行比较,评价研究的理论与实践意义,指出研究设计的不足之处与结果可能存在的误差,并提出下一步研究的方向、建议及设想。讨论的内容应当从实验和观察结果出发,实事求是,切不可主观推测,超越数据所能达到的范围。

1. 统计推断　在讨论中,必须把统计分析结果和专业知识相结合,作出合理的推论。应当注意,有"统计学意义"时,未必有"专业价值";反之,有"专业价值",也未必有"统计学意义"。*P* 值大小只能说明统计学意义的"显著",不说明实际效果的"显著"。以临床试验为例,临床疗效"显著"的处理,当观察例数很少时,*P* 值可能很大(统计"不显著");反之,临床疗效"不显著"的处理(如新药比对照药有效率仅提高了 0.1%),当观察例数很大时,*P* 值可能很小(统计"显著")。

在根据 *P* 进行统计推断时,当 $P\leqslant 0.05$ 或 $P\leqslant 0.01$ 时,可以认为所比较的样本在总体上有统计学差异,应表达为"差异有统计学意义",而不表述为"差异显著"或"差异非常显著"。因此,对于统计量的解释一定要结合专业知识,并且用两均数(率)之差的置信区间反映出实际差别的大小。另外,统计学推断是概率性的,根据统计结果得出的专业结论不能太绝对化,不能用"一定""必然"等词语描述结论。

2. 关联和因果的解释　统计关联并不能说明变量间一定存在因果关系,但是存在因果关系一定说明具有统计关联性。如例 36-2 根据材料给出的数据,分析职业类型与胃病类型有无关联,计算得出的χ^2 为 20.84, $P<0.05$,拒绝零假设,说明胃病类型与职业之间有关联性,进一步计算 Pearson 列联系数 $r=0.2510$,也说明两者之间存在关联性,但是两者之间有无因果关系并不确定。

具有统计学意义的关联性分析结果仅仅说明参与分析的变量间存在共同变化的趋势,但无法直接说明参与关联分析的其中一个变量就是导致另一变量变化的原因(即因果关系)。例 36-2 中,不同职业类型的人群其生活作息(如是否值夜班、是否吸烟饮酒、饮食是否规律等)可能有较大差异,而不同的生活作息是影响胃病类型的一个重要因素,因此无法判断职业类型与胃病类型之间的因果关系。只有根据专业知识,进行更加严谨的科研设计,才能控制混杂因素,确定所研究变量之间的因果关系。

例 36-2 为了探讨职业类型与胃病类型是否有关联,某医生将收治的310例胃病患者主要的职业类型与胃病类型两种属性进行交叉分类,结果见表36-2。问职业类型与胃病类型间有无关联性?

表 36-2 310 名胃病患者按胃病类型与职业类型两种属性的交叉分类表

职业	浅表性胃炎	慢性胃炎	胃溃疡	合计
机关干部	80	48	4	132
工厂工人	52	62	12	126
公交车司机	20	22	10	52
合计	152	132	26	310

3. 引用文献的可比性 在与国内外相关研究结论进行比较时,除了要看其统计量值与 P 值的大小,还要比较研究设计、研究对象与研究方法的可比性,对研究的理论与实践意义作出科学的评价。

4. 研究设计的缺陷与不足 指出在研究设计与研究过程中可能存在的不足之处,是否会对结果造成影响及影响的程度有多大,以便于其他研究者进行比较和借鉴。

此外,还可以提出进一步的研究方向、展望、建议和设想等。

四、"结论"的统计表达

结论是论文最后的总结语,主要反映论文研究的目的、解决的问题及最后得出的结论。结论不是前述部分的简单重复,也不是研究成果的罗列,它是研究者在理论分析实验结果的基础上经过分析、推理、判断、归纳过程而形成的更深入的认识和总的观点。因此,应重点阐述:研究结果说明了什么问题,得出了什么规律,解决了什么理论或实际问题,有何新的见解,以及有哪些不足之处和尚需解决的问题等。

总之,因为不同研究的内容与方法不同,论文中要表达的统计学内容和在论文中表达的位置有所差别,但都必须体现出设计的科学性,资料收集的及时性、完整性和准确性,统计分析方法与统计推断的合理性以及统计符号的正确性。

第二节 随机对照试验报告的统计表达规范

CONSORT 声明用来规范随机对照试验报告中的统计学描述,1996年由英美等国家的临床流行病学家、临床专业人员、统计学家和医学杂志经过历时2年的研究后提出,并在2010年作了修改。遵循该规范的著名医学期刊包括《美国医学会杂志》《新英格兰医学杂志》《柳叶刀》《英国医学杂志》和《内科学年鉴》等。CONSORT 声明包括1张25项条目的清单和1张流程图,项目清单见表36-3。下面就CONSORT 声明的核对清单中的具体内容进行解读。

1. 突出"随机化" 在报告的题目、摘要和前言部分,标题中尽可能包括"随机化"一词,摘要里明确陈述研究对象被随机分配到比较组,研究背景应当陈述开展一个新试验的理由,最好包括对既往相关试验系统综述的引用或者对这类试验缺乏的解释。

2. 提供详细的方法学 描述方法学部分要明确定义研究对象的入选、排除标准;主要和次要结局指标;阐明样本量的估算方法;详细描述是否和如何进行随机分配、方案隐藏及盲法实施;数据分析不仅要涉及比较各组主要结局的统计学方法,还要对是否进行了亚组分析和调整分析予以说明。

表 36-3 随机临床试验应报告的信息 CONSORT 2010 对照检查清单

论文章节/主题	条目号	对照检查的条目
文题和摘要		
	1a	文题能识别是随机临床试验
	1b	结构式摘要,包括试验设计、方法、结果、结论几个部分(具体的指导建议参见"CONSORT for abstracts")
引言		
背景和目的	2a	科学背景和对试验理由的解释
	2b	具体目的或假设
方法		
试验设计	3a	描述试验设计(诸如平行设计、析因设计),包括受试者分配入各组的比例
	3b	试验开始后对试验方法所作的重要改变(如合格受试者的挑选标准),并说明原因
受试者	4a	受试者合格标准
	4b	资料收集的场所和地点
干预措施	5	详细描述各组干预措施的细节以使他人能够重复,包括它们实际上是在何时、如何实施的
结局指标	6a	完整而确切地说明预先设定的主要和次要结局指标,包括它们是在何时、如何测评的
	6b	试验开始后对结局指标是否有任何更改,并说明原因
样本量	7a	如何确定样本量
	7b	必要时,解释中期分析和试验中止原则
随机方法		
序列的产生	8a	产生随机分配序列的方法
	8b	随机方法的类型,任何限定的细节(如怎样分区组和各区组样本多少)
分配隐藏机制	9	用于执行随机分配序列的机制(例如按序编码的封藏法),描述干预措施分配之前为隐藏序列号所采取的步骤
实施	10	谁产生随机分配序列,谁招募受试者,谁给受试者分配干预措施
盲法	11a	如果实施了盲法,分配干预措施之后对谁设盲(例如受试者、医护提供者、结局评估者),以及盲法是如何实施的
	11b	如有必要,描述干预措施的相似之处
统计学方法	12a	用于比较各组主要和次要结局指标的统计学方法
	12b	附加分析的方法,诸如亚组分析和校正分析
结果		
受试者流程(极力推荐使用流程图)	13a	随机分配到各组的受试者例数,接受已分配治疗的例数,以及纳入主要结局分析的例数
	13b	随机分组后,各组脱落和被剔除的例数,并说明原因
招募受试者	14a	招募期和随访时间的长短,并说明具体日期
	14b	为什么试验中断或停止

续表

论文章节/主题	条目号	对照检查的条目
基线资料	15	用一张表格列出每一组受试者的基线数据,包括人口学资料和临床特征
纳入分析的例数	16	各组纳入每一种分析的受试者数目(分母),以及是否按最初的分组分析
结局和估计值	17a	各组每一项主要和次要结局指标的结果,效应估计值及其精确性(如95%置信区间)
	17b	对于二分类结局,建议同时提供相对效应值和绝对效应值
辅助分析	18	所做的其他分析的结果,包括亚组分析和校正分析,指出哪些是预先设定的分析,哪些是新尝试的分析
危害	19	各组出现的所有严重危害或意外效应(具体的指导建议参见"CONSORT for harms")
讨论		
局限性	20	试验的局限性,报告潜在偏倚和不精确的原因,以及出现多种分析结果的原因(如果有这种情况的话)
可推广性	21	试验结果被推广的可能性(外部可靠性,实用性)
解释	22	与结果相对应的解释,权衡试验结果的利弊,并且考虑其他相关证据
其他信息		
试验注册	23	临床试验注册号和注册机构名称
试验方案	24	如果有的话,在哪里可以获取完整的试验方案
资助	25	资助和其他支持(如提供药品)的来源,提供资助者所起的作用

(详细内容建议参考 http://www.consort-statement.org/download/Media/Default/Downloads/CONSORT%202010%20Checklist.doc)

3. 正确报告研究结果 在结果报告部分,应使用流程图展示各个阶段研究对象的流动情况,而后对各组在基线时的人口学特征和临床特征进行描述和分析。对每个结局,研究结果中应报告各组结局发生情况(如发生或未发生事件的比例,或测量指标的均数和标准差),以及组间比较的情况,即效应大小。所有主要结局和次要结局结果均应报告,而不仅是那些统计学上具有显著差异的分析结果。

4. 合理分析研究结果 在讨论部分,应结合研究假设、潜在偏倚等对结果进行解释。其中,从方法学角度对研究存在的缺陷进行评价是十分必要的。在反映外部真实性时,充分报告入选标准和机构及地理位置、干预和实施过程、结局的定义、征集研究对象和随访的时间范围,以及对照组结局发生的危险,这些是非常重要的。

第三节 观察性研究报告的统计表达规范

对于非随机分组的观察性研究报告,统计表达规范主要依据STROBE声明。STROBE声明的核心内容是一个核对表,由22个条目组成,分属题名与摘要(条目1)、引言(条目2~3)、方法(条目4~12)、结果(条目13~17)、讨论(条目18~21)和其他信息(条目22)等六个部分。STROBE声明对常用的观察性研究(即病例对照研究、横断面研究和队列研究)的规范化要求见表36-4。

1. 题名和摘要 采用专业术语表明是哪类研究(如病例对照研究、横断面研究和队列研究等),并简洁明了地报告所研究的问题、方法、结果及结论;重要的结果用数字表示,同时给出研究对象的数目、关联的估计值及其变异性和不确定性的正确计算(如*OR*的置信区间)。

表 36-4　STROBE 声明——观察性研究必需项目清单

	条目	报告建议
题目和摘要	1	(a) 题目或摘要中要有常用专业术语表述研究设计 (b) 摘要内容要丰富,并且能准确流畅地表述研究中做了什么、发现了什么
引言		
背景/原理	2	对所报告的研究背景和原理进行解释
目标	3	阐明研究目标,包括任何预先确定的假设
方法		
研究设计	4	在论文中较早陈述研究设计的要素
研究现场	5	描述研究现场、具体场所和相关时间范围(包括研究对象征集、暴露、随访和数据收集时间)
研究对象	6	(a) 队列研究:描述选择研究对象的合格标准、源人群和选择方法,描述随访方法 病例对照研究:描述选择确诊病例和对照的合格标准、源人群和选择方法,描述选择病例和对照的原理 横断面研究:描述选择研究对象的合格标准、源人群和选择方法 (b) 队列研究-配对研究:描述配对标准和暴露与非暴露数目 病例对照研究-配对研究:描述配对标准和每个病例对应的对照数目
研究变量	7	明确定义结局、暴露、预测因子、潜在的混杂因子和效应修饰因子(如果可能,给出诊断标准)
数据来源/测量	8*	对每个关心的变量,描述其数据来源和详细的判定(测量)方法(如果有多组,还应描述各组之间判定方法的可比性)
偏倚	9	描述和解释潜在偏倚的过程
样本大小	10	解释样本大小的确定方法
定量变量	11	解释分析中如何处理计量变量(如果可能,描述怎样选择分组及分组原因)
统计学方法	12	(a) 描述所有统计学方法,包括控制混杂方法 (b) 描述亚组和交互作用检查方法 (c) 描述缺失值处理方法 (d) 队列研究:如果可能,解释失访的处理方法;病例对照研究:如果可能,解释病例和对照的匹配方法;横断面研究:如果可能,描述根据抽样策略确定的统计方法 (e) 描述敏感度分析结果
结果		
研究对象	13*	(a) 报告研究的各个阶段研究对象的数量,如可能合格的数量、检验是否合格的数量、证实合格的数量、纳入研究的数量、完成随访的数量和分析的数量 (b) 描述各个阶段研究对象未能参与的原因 (c) 考虑使用流程图
描述性资料	14*	(a) 描述研究对象的特征(如人口学、临床和社会特征)以及关于暴露和潜在混杂因子的信息 (b) 指出每个关心的变量有缺失值的研究对象数目 (c) 队列研究:总结随访时间(如平均时间及总和时间)

续表

	条目	报告建议
结局资料	15*	队列研究：报告发生结局事件的数量或根据时间总结发生结局事件的数量 病例对照研究：报告各个暴露类别的数量或暴露的综合指标 横断面研究：报告结局事件的数量或总结暴露的测量结果
主要结果	16	(a) 给出未校正的和校正混杂因子的关联强度估计值和精确度(如 95% *CI*)，阐明根据哪些混杂因子进行调整以及选择这些因子的原因 (b) 当对连续性变量分组时报告分组界值 (c) 如果有关联，可将有意义时期内的相对危险度转换成绝对危险度
其他分析	17	报告进行的其他分析，如亚组和交互作用分析及敏感度分析
讨论		
重要结果	18	概括与研究假设有关的重要结果
局限性	19	结合潜在偏倚和不精确的来源，讨论研究的局限性；讨论潜在偏倚的方向和大小
解释	20	结合研究目的、局限性、多因素分析、类似研究结果和其他相关证据，谨慎给出一个总体的结果解释
可推广性	21	讨论研究结果的可推广性(外推有效性)
其他信息		
资助	22	给出当前研究的资助来源和资助者(如果可能，给出原始研究的资助情况)

* 在病例对照研究中分别给出病例和对照的信息；如果可能，在队列研究和横断面研究里给出暴露组和未暴露组的信息(详细内容建议参考 https://www.strobe-statement.org/index.php? id=available-checklists)

2. 材料和方法部分　详细描述研究对象的合格标准、源人群和选择方法，队列研究还需描述随访方法，病例对照研究还需描述选择病例和对照的原理。如采用了匹配，还需描述匹配的类型、匹配的标准等。样本量的大小对研究结果的影响具有重要意义，在报告时应详细描述样本大小的确定方法。报告时要描述所有的统计学方法，包括控制混杂因素的方法以及其他的分析方法(如亚组分析、交互作用分析、敏感性分析等)。

3. 准确报告研究结果　详细描述研究对象的基本特征(如人口学、临床和社会特征)以及关于暴露和潜在的混杂因子的信息。选用正确的统计量来描述各类变量的特征。队列研究在报告随访时间时应具体报告随访期限的最大值和最小值或总体分布的百分位数、总随访人年等。对于病例对照研究的结果，用表格的形式报告病例和对照的暴露情况。

4. 正确解释研究结果　结合研究目的、局限性、多因素分析、类似研究的结果和其他相关证据，谨慎地给出一个总结性的结果解释。在报告结果的可推广性时，给出研究地点和场所、研究对象的合格标准、暴露及其测量、研究对象征集和随访时间、不参与的程度、未暴露但是产生研究结局者的比例、暴露的绝对危险和暴露率等信息是十分重要的。

第四节　诊断准确性研究报告规范

为提高诊断性研究报告的质量，在 1999 年罗马 Cochrane 研讨会上，Cochrane 诊断和筛选试验方法工作组讨论了诊断试验评价中存在方法质量低和不合格报告的问题，工作组认为，纠正这些问题关键在于提高诊断研究报告的质量。诊断准确性研究报告标准(STARD)是为了改进诊断准确性研究报告质量而发起的，通过建立一个科学、规范、循证的报告标准，使得读者能够通过完整、准确的报告评价研究结果的内部有效性(潜在偏倚)和外部有效性(适用性)。

2000 年 9 月由荷兰阿姆斯特丹大学 Bossuyt 教授领导的专家小组,指导委员会成员审查了检索到的文章和所有诊断试验的相关出版物,形成了一份初步的报告项目列表。2003 年在《柳叶刀》《英国医学杂志》《放射学》等杂志上发表了 STARD 声明,包含 25 条项目和 1 个流程图。

2013 年 STARD 指导委员会对文献进行了回顾,对 STARD 进行更新,目的主要有两点:一是将有关偏倚来源与适用性新证据整合到 STARD 指南中;二是使条目更具有简单的操作性。2014 年 11 月于阿姆斯特丹会议上达成了共识。并于 2015 年在《英国医学杂志》《放射学》《临床化学》上发表,STARD 2015 包含 30 条项目(表 36-5)和 1 个流程图(图 36-1)。条目分为标题或摘要(条目 1)、摘要(条目 2)、引言(条目 3~4)、方法(条目 5~18)、结果(条目 19~25)、讨论(条目 26~27)、其他信息(条目 28~30)7 个部分组成。

表 36-5　诊断准确性试验分析报告条目清单(STARD 2015 声明)

项目	编号	条目清单
标题或摘要		
	1	描述出至少一种诊断准确度的指标(如敏感性、特异性、预测值或曲线下面积)
摘要		
	2	结构式摘要,包括研究设计、方法、结果和结论
引言		
	3	科学和临床背景,包括待评价诊断方法的预期用途和作用
	4	研究目的和假设
方法		
研究设计	5	确定完成待评价诊断方法和参考标准检测之前采集数据(前瞻性研究),还是之后采集数据(回顾性研究)
受试者	6	纳入及排除标准
	7	如何识别潜在的合格受试者(症状、之前的检查结果、注册登记数据库)
	8	何时、何地(场所、地点和日期)纳入合格受试者
	9	受试者是否连续地、随机地入组还是选取方便样本
试验方法	10a	充分描述待评价诊断方法的细节,使其具备可重复性
	10b	充分描述参考标准的细节,使其具备可重复性
	11	选择参考标准的原理(如果有其他备选的参考标准)
	12a	描述待评价诊断方法的最佳阈值或结果分类的定义和原理,区分阈值是否为预先设定的还是探索性的
	12b	描述参考标准的最佳阈值或结果分类的定义和原理,区分阈值是否为预先设定的还是探索性的
	13a	待评价诊断方法的检测人员或读取结果人员是否知晓受试者的临床资料和参考标准结果
	13b	参考标准的评估者是否知晓受试者的临床资料和待评价诊断方法结果
分析	14	用于评估诊断准确性的计算或比较方法
	15	如何处理待评价诊断方法或参考标准的不确定结果
	16	待评价诊断方法或参考标准中缺失数据的处理方法
	17	关于诊断准确性变异的分析,区分是否为预先设定的还是探索性的
	18	预期样本量及其计算方式

续表

项目	编号	条目清单
结果		
受试者	19	使用流程图报告受试者的入选和诊断流程
	20	报告受试者的基线人口学信息和临床特征
	21a	报告纳入的受试者的疾病严重程度分布
	21b	报告未纳入的受试者的疾病严重程度分布
	22	报告实施待评价诊断方法和参考标准的时间间隔,以及其间采取的临床干预措施
试验结果		
	23	比照参考标准的结果,使用行列表来展示待评价诊断方法的检测结果
	24	报告诊断准确性的估计结果及其精度(如95%置信区间)
	25	报告待评价诊断方法或参考标准中出现的不良事件
讨论		
	26	研究的局限性,包括潜在的偏倚来源、统计的不确定性及外推性
	27	实际意义,包括待评价诊断方法的预期用途和临床作用
其他信息		
	28	研究注册号及注册名称
	29	能够获取完整研究方案的地址
	30	研究经费和其他支持的来源;经费赞助者的角色

详细内容建议参考 http://www.equator-network.org/reporting-guidelines/stard/

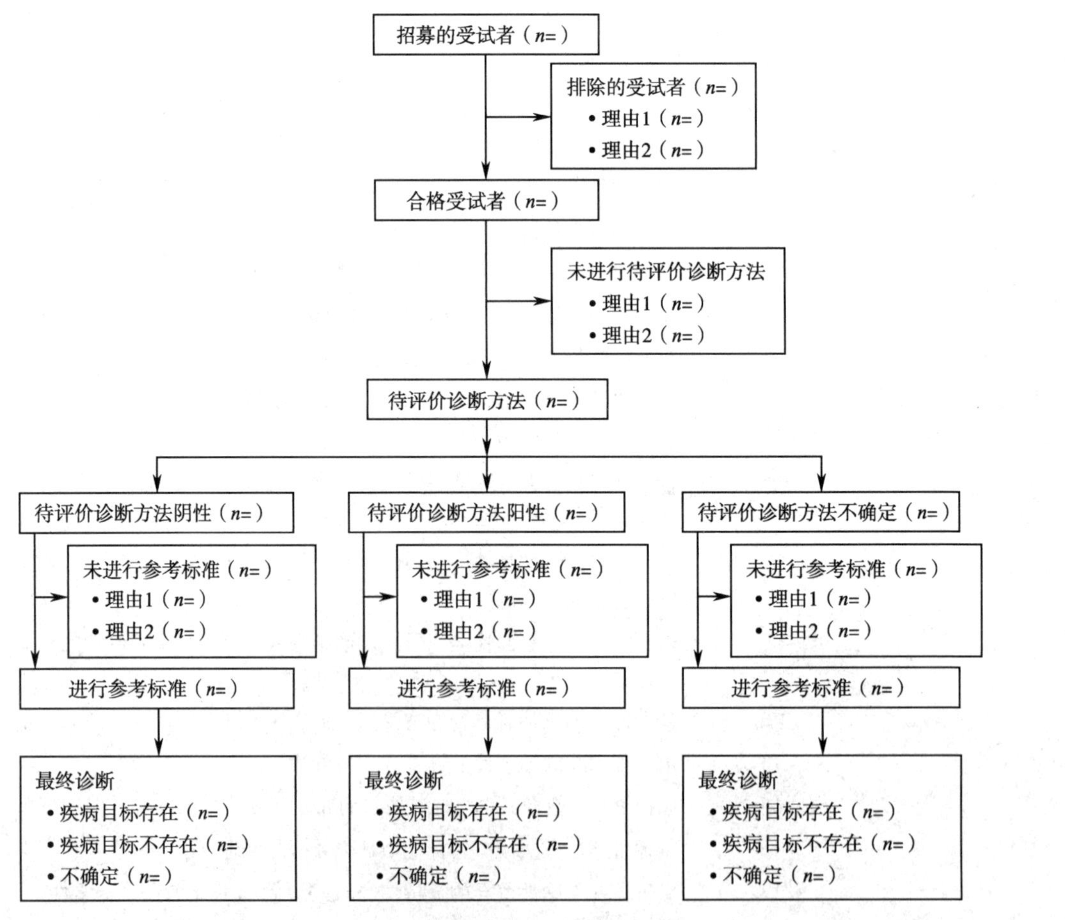

图 36-1　诊断准确性试验研究流程图

STARD 旨在制定诊断准确性研究报告中应包括的项目清单。诊断试验主要目的在于将待评价诊断方法与参考标准("金标准")方法进行比较,得到待评价诊断方法区分患与不患该病准确性的一种方法。"标题或摘要"中指出了诊断准确性的统计指标,包括敏感性、特异性、似然比、诊断比值比和 ROC 曲线下面积等。"摘要"结构式与 CONSORT 等声明一致,用于诊断试验摘要的规范报告;"方法"包括了 4 个小标题;"结果"分为 2 个小标题。

第五节　meta 分析的报告规范

为了提高系统综述和 meta 分析文章报告的质量,2009 年由加拿大渥太华大学 David Moher 领导的国际著名专家组成的系统综述和 meta 分析优先报告条目(PRISMA)小组在《英国医学杂志》《临床流行病学杂志》《内科学年鉴》和美国《公共科学图书馆医学杂志》等国际重要医学期刊同步发表了《系统综述与 meta 分析优先报告条目:PRISMA 声明》。该声明较以往制定的《随机对照试验 meta 分析报告质量》(the quality of reporting of meta-analyses,即"QUOROM 声明")更加全面、完善。QUOROM 声明于 1996 年由 David Moher 领导的专家小组制定,1999 年发表。QUOROM 声明着重关注随机对照试验 meta 分析的报告,最初包含 18 个条目和 1 个流程图,条目分为题目、摘要、引言、方法、结果和讨论 6 个大项。其中,"摘要"为结构式的,由 5 个小标题组成;"方法"包括 6 个小标题;"结果"分为 3 个小标题。这些内容提供了有关文献检索、选择、有效性评估、资料提取、研究特征、资料定量综合以及试验流程的信息。流程图给出了关于鉴定、纳入和排除于 meta 分析的随机对照试验数量和被排除的原因。2005 年 6 月,包括综述作者、方法学家、临床医生、医学编辑以及一位使用者在内的一共 29 名与会者在加拿大渥太华进行了为期 3 天的会议。会议的目的就是根据需要修订和扩展 QUOROM 清单和流程图。在该会议之前,执行委员会完成了一系列的工作,并将结果在会议中进行展示,同时在 PRISMA 网站(http://www.prisma-statement.org/)中附有总结。会后,拟定出一份 PRISMA 清单草稿,经过小组成员的修订和总结,形成了 QUOROM 修订版,并将其更名为系统综述和 meta 分析优先报告条目,即 PRISMA 声明,发表于 2009 年的 *PLoS Med* 杂志,将 QUOROM 更名为 PRISMA 的一个理由就是考虑到医学研究者不仅需要关注 meta 分析,同时还应该关注系统综述。

PRISMA 声明由一个含 27 项条目的清单(表 36-6)和一个分 4 阶段的流程图(图 36-2)组成,其目的在于帮助作者改进系统综述和 meta 分析的撰写和报告。PRISMA 声明主要针对的是随机对照试验的系统综述,也适用于其他类型研究系统综述报告的基础规范,尤其是对干预措施进行评价的研究。同时,PRISMA 声明也可用于已发表系统综述的严格评价。

表 36-6　系统综述或 meta 分析报告条目清单(PRISMA 声明)

项目	编号	条目清单
标题		
标题	1	明确本研究报告是系统综述、meta 分析,还是两者兼有
摘要		
结构式摘要	2	提供结构式摘要包括背景、目的、资料来源、纳入研究的标准、研究对象和干预措施、研究评价和综合的方法、结果、局限性、结论和主要发现、系统综述的注册号
前言		
理论基础	3	介绍当前已知的研究理论基础
目的	4	通过对研究对象、干预措施、对照措施、结局指标和研究类型(participants, interventions, comparisons, outcomes, study design, PICOS)5 个方面为导向的问题提出所需要解决的清晰明确的研究问题

续表

项目	编号	条目清单
方法		
方案和注册	5	如果已有研究方案,则说明方案内容并给出可获得该方案的途径(如网址),并且提供现有的已注册的研究信息,包括注册号
纳入标准	6	将指定的研究特征(如 PICOS 和随访的期限)和报告的特征(如检索年限、语种和发表情况)作为纳入研究的标准,并给出合理的说明
信息来源	7	针对每次检索及最终检索的结果描述所有文献信息的来源(如资料库文献,与研究作者联系获取相应的文献)
检索	8	至少说明一个资料库的检索方法,包含所有的检索策略的使用,使得检索结果可以重现
研究选择	9	说明纳入研究被选择的过程(包括初筛、合格性鉴定及纳入系统综述等步骤,据实还可包括纳入 meta 分析的过程)
资料提取	10	描述资料提取的方法(例如预提取表格、独立提取、重复提取)以及任何向报告作者获取或确认资料的过程
资料条目	11	列出并说明所有资料相关的条目(如 PICOS 和资金来源),以及作出的任何推断和简化形式
单个研究存在的偏倚	12	描述用于评价单个研究偏倚的方法(包括该方法是否用于研究层面或结局层面),以及在资料综合中该信息如何被利用
概括效应指标	13	说明主要的综合结局指标,如危险度比值(risk ratio)、均数差(difference in means)
结果综合	14	描述结果综合的方法,如果进行了 meta 分析,则说明异质性检验的方法
研究偏倚	15	详细评估可能影响数据综合结果的可能存在的偏倚(如发表偏倚和研究中的选择性报告偏倚)
其他分析	16	对研究中其他的分析方法进行描述(如敏感性分析或亚组分析,meta 回归分析),并说明哪些分析是预先制定的
结果		
研究选择	17	报告初筛的文献数,评价符合纳入标准的文献数以及最终纳入研究的文献数。同时给出每一步排除文献的原因,最好提供流程图
研究特征	18	说明每一个被提取资料的文献的特征(如样本含量、PICOS 和随访时间)并提供引文出处
研究内部偏倚风险	19	说明每个研究中可能存在偏倚的相关数据。如果条件允许,还需要说明结局层面的评估(见条目 12)
单个研究的结果	20	针对所有结局指标(有效性或有害性),说明每个研究的各干预组结果的简单合并(a),以及综合效应值及其置信区间(b),最好以森林图形式报告
结果的综合	21	说明每个 meta 分析的结果,包括置信区间和异质性检验的结果
研究间偏倚	22	说明研究间可能存在偏倚的评价结果(见条目 15)
其他分析	23	如果有,给出其他分析的结果(如敏感性分析或亚组分析,meta 回归分析,见条目 16)
讨论		
证据总结	24	总结研究的主要发现,包括每一个主要结局的证据强度;分析它们与主要利益集团的关联性(如医疗保健的提供者、使用者及政策决策者)
局限性	25	探讨研究层面和结局层面的局限性(如偏倚的风险),以及系统综述的局限性(如检索不全面,报告偏倚等)
结论	26	给出对结果的概要性的解析,并提出对未来研究的提示
资金支持		
资金	27	描述本系统综述的资金来源和其他支持(如提供资料)以及资助者在完成系统综述中所起的作用

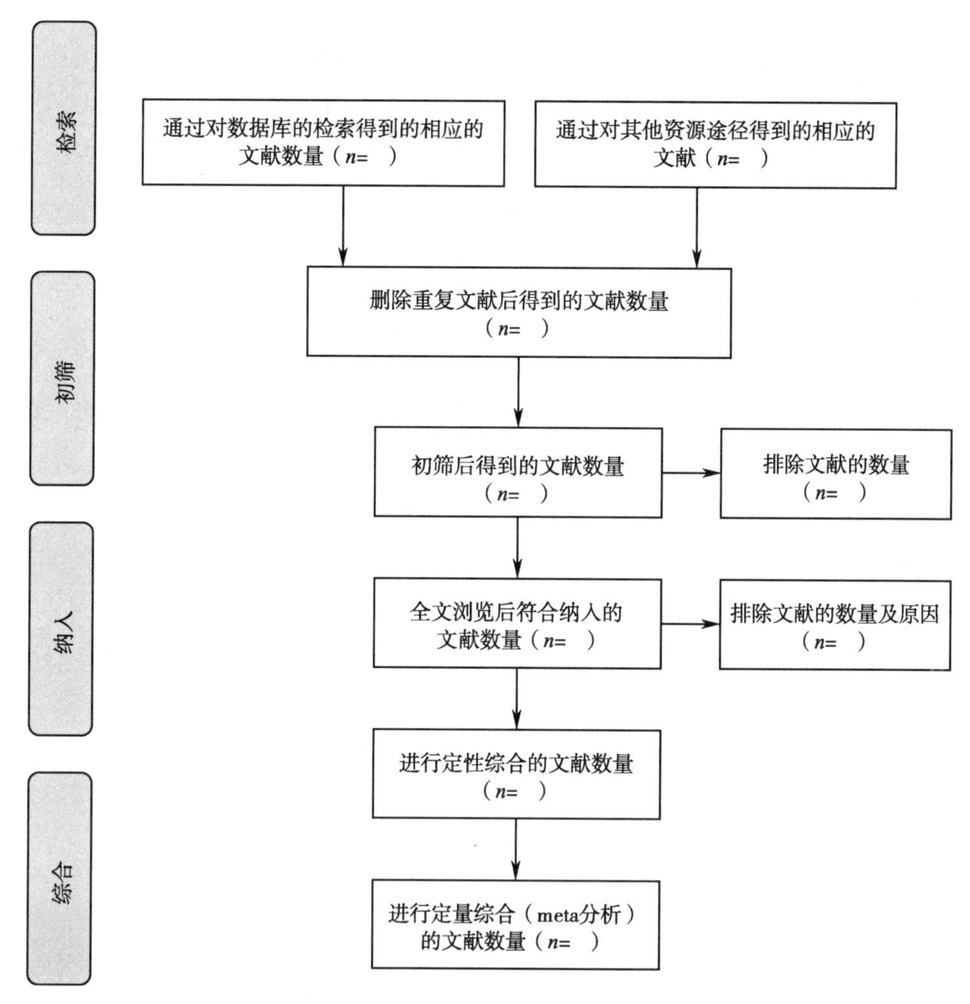

图 36-2　系统综述各阶段信息收集 PRISMA 声明流程图

Summary

In this chapter, we mainly introduce the correct expression of statistical analysis results and standardized criteria of statistical methods or analyses in medical journals. We focus on standard requirements of CONSORT statement for randomized control clinical trial, STROBE statement for observational studies, the STARD for diagnostic accuracy studies, and PRISMA statement for the meta-analysis.

练　习　题

简答题

1. 在医学研究论文的哪个部分描述研究对象的来源和选择方法？现况研究、病例对照研究、临床试验和动物实验研究对象描述的侧重点有何不同？

2. 随机化分组的研究是否也需要报告组间均衡性？为什么？

3. 率的表达根据什么原则选择比例基数?
4. $\bar{X}\pm S$ 提供了哪些统计信息?应用时应该注意什么问题?
5. 为什么在报告统计假设检验结果时,提倡使用 P 确切数值并给出 95%CI?
6. 如何理解"P 值大小只能说明统计学意义的'显著',不说明实际效果的'显著'"?
7. STROBE 声明中对病例对照研究、横断面研究、队列研究报告的统计学方法要求有何不同?

ER 36-1 第三十六章二维码资源

（潘发明　陈炳为）

第三十七章　医学文献的系统综述与 meta 分析

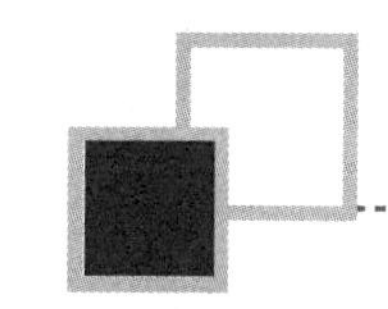

医学正在从“良好愿望的医学”(well-meaning medicine)转入“以证据为基础的医学”(evidence-based medicine,EBM),即所谓循证医学。在临床决策时,“良好愿望的医学”以现有的医学理论和医生的良好愿望出发,但缺乏对实际效果的评价。医学史上“良好愿望”导致不良后果的临床决策也不乏其例。随着医学期刊的迅速发展和互联网的广泛普及,医学研究论文得以大量发表,新理论和新的临床“证据”源源不断地产生,使临床医生能够用系统综述(systematic review,SR)的方法在浩瀚的文献中获取同类研究最可靠的“证据”。循证医学认为,多个随机对照试验(randomized controlled trial,RCT)的系统综述的结论最可靠,各类文献资料的可靠性由好到差共分为 5 个等级。Ⅰ级:多个 RCT 研究结果的系统综述结论;Ⅱ级:样本量足够的 RCT 单个研究结果;Ⅲ级:设有对照组但没有随机分组的单个研究结果;Ⅳ级:无对照的病例观察结果;Ⅴ级:专家意见。

传统的医学文献综合研究主要依靠权威人士,根据其对某领域基础理论的认识和相关学科的了解来总结和评价。资料和数据的采集取决于研究者的经验和主观愿望,不同综述者对同一领域的研究结果常常会得出完全不同的结论。显然传统的文献综合研究方法缺乏客观性,并且不能定量地综合出总的研究效应。1955 年,Beecher 率先对医学领域的 15 项研究结果进行了定量的综合研究,得出安慰剂具有 35%的疗效。1976 年,G.V.Glass 首次命名合并统计量的文献综合研究方法为“meta analysis”,并发展成为一种定量综合方法。同时,meta 分析的应用领域也由教育、心理等社会科学扩展到生物医学,并于 20 世纪 80 年代后期得到了广泛应用。为了提高系统综述和 meta 分析文章报告的质量,2009 年 PRISMA 小组首次发表了《系统综述与 meta 分析优先报告条目:PRISMA 声明》,即系统综述与 meta 分析报告规范,并得以更新(见第三十六章第五节)。

meta 分析是对具有相同研究目的的多个独立研究结果进行系统的、定量的统计学综合分析与综合评价的一种研究方法。它的意义在于同类研究出现矛盾结果时可以进行合理解释,评估不同研究之间的变异程度,增加统计的检验效能,改善研究结果的普遍意义,并为更深入的研究提供依据和参考。meta 分析和系统综述并无本质上的区别,二者在概念上大部分是重叠的。仅有的不同在于系统综述有时候可以是非定量化的综合评价,而 meta 分析也有可能只作一个简单的综合效应量的分析,而不需要作综合评价。比如进行样本量估计时需要对总体参数进行大概的估计,此时只需要一个综合效应量作为估计值,并不需要对纳入的文献作太多分析。meta 分析最初是从文献中搜集足够多的研究结果(如 P),经统计分析后得出一个定性的综合结果。目前,meta 分析已成为循证医学对文献资料进行定量的系统综述所必须采用的统计方法,常用的 meta 分析软件有 RevMan、Meta-Analyst、Stata、R 软件等。由于 meta 分析所利用的数据主要是文献上报告的统计分析结果,如假设检验的 P、两变量的相关系数、试验组和对照组两个率之差或两个均数之差、病例组和对照组暴露于危险因素的优势比(OR)等,所以也称之为文献资料统计结果的“再分析”。

第一节 meta分析的资料准备与统计方法

一、meta分析的资料准备

1. 明确研究目的 meta分析是一项研究，其目的必须简明、扼要。如对多个独立的孕妇服用Bendectin是否与胎儿畸形有关联的药物流行病学研究结果进行meta分析的目的是：孕妇在怀孕期间服用Bendectin是否与胎儿畸形有关联。

2. 制定资料收集标准 明确meta分析的研究目的后，就可进一步规定研究资料的来源、范围及其内容，即在资料收集前制定一系列的标准，如单个研究的纳入或剔除标准、研究类型、文献发表所用的语言、文献资料的查找范围和查找方法，变量的测量，每个研究结果应记录的统计量（如P、例数、死亡率、均数及标准差等），可能影响研究结果的非处理因素（如样本大小、性别和年龄分布、药物在个体的应用方式、剂量和试验条件等）等。如本例meta分析纳入研究文献的标准为：所有以英文发表的、以研究孕期前三个月服用Bendectin与胎儿畸形为目的的论著文献，包括病例对照研究和队列研究，单个研究的研究对象必须为18~40岁怀孕妇女，而且研究中包含有母亲年龄、经产情况、饮食、吸烟饮酒习惯及Bendectin的用量等信息。对于曾服用Bendectin以外的可疑致畸药物者，应从研究中剔除。

3. 文献资料的收集 文献检索的完整性会直接影响meta分析研究结果的可靠性。文献检索时最好是能找到所有有关的文献（包括没发表的），以减少发表偏倚对研究结果的影响。通常只需规定好所要使用的检索系统、检索时所用的关键词与其顺序以及有关设施（图书馆资源）并严格执行，就可最大限度地获得有关的研究结果。必要时，还可利用其他检索系统（如各类索引）作为补充或在不便使用计算机检索时，着重于手工查找现刊目录、综述性文章、会议文摘以及临床试验登记资料等。另外，还可向该研究领域的专家咨询以获得“阴性”研究结果。如上例应用的计算机检索系统为Bibliographic Retrieval services，可检索的关键词包括药名Doxylamine、Dicyclomine、Bendectin、Debendox、Lenotan、Diclectin、抗敏安、苯吡拉明、吡苯甲乙胺和出生缺陷、胎儿异常、先天畸形以及药物副作用等。

4. 文献资料的质量评价 质量评价主要看两个方面：一是研究设计，随机分组的研究结果比观察对比结果更可靠；二是样本大小，大样本的研究比小样本的研究更可靠。在进行meta分析时，可靠性高的文献资料要赋予较大的权重（weight），可靠性差的文献资料则赋予很小的权重或剔除。文献资料的质量评价一般采用相关的量表工具进行。如随机对照试验常用Cochrane风险偏倚评估工具，观察性研究采用Newcastle-Ottawa Scale（NOS）文献质量评价量表、Critical Appraisal Skills Programme（CASP）病例对照研究评价清单等。

二、meta分析的统计方法

（一）P合并法

以往综合分析多个独立研究结果时，常采用简单的合并P的定性综合方法，如Fisher法和Stouffer法。

1. Fisher法 对研究目的相同的k个研究的文献资料，如果能获得各个研究试验组和对照组假设检验的具体单侧概率P，可将各P值按公式（37-1）合并为χ^2，其对应的P即为k个研究的合并P。

$$\chi^2=-2\sum\ln(P_i),\quad i=1,2,\cdots,k,\ \nu=2k \tag{37-1}$$

2. Stouffer法 如果k个研究的文献资料研究结果没有报告P，但报告了检验统计量，如两组比较的u、t、χ^2、F，按公式（37-2）合并检验统计量。

$$u_c=\frac{|\sum u_i|}{\sqrt{k}},\quad i=1,2,\cdots,k \tag{37-2}$$

其中 u_i 为单侧检验的 u 统计量，u_c 对应的单侧概率即为 k 个研究的合并 P。如果文献报告的检验统计量是 t,可先查得 t 所对应的单侧概率 P,再由标准正态分布表(或计算机软件计算,如用 Excel)得出与 P 对应的 u。

上述合并 P 的方法只能得出处理效应"有统计学意义"或"无统计学意义"的定性综合结论,缺乏一个量化的综合结果,并且各研究提供的信息也不分轻重而机械地加以综合,忽视了各个研究因其作者水平、试验条件和样本大小等差异而有不同的可靠性。然而在临床实际工作中,医生更愿意知道,甲药的有效率究竟比乙药提高了多少个百分点,如果是比较两种药的降血压效果,则更希望知道两药的效果究竟平均相差多少 mmHg,为了得到这些差别大小的量化结果,就需采用 meta 分析。

(二)效应量合并法

meta 分析强调对效应量(effect size,*ES*)的合并,以得到一个定量的合并结果。所谓效应量也称作效应尺度(effect magnitude)或效应大小,是指反映各个研究的处理因素(水平)和反应变量之间关联大小的无量纲的统计量,如优势比 *OR*(或相对危险度 *RR*)的对数、两个率之间的率差(rate difference,*RD*)、试验组与对照组的均数差值(或标准化均数差值)、相关系数等。

meta 分析统计方法主要分为两步:一是对统计量进行齐性检验(或异质性检验),二是对每个研究报告中的统计量(效应大小)进行加权合并。如果各研究结果一致(齐性),则可用固定效应模型(fixed effects model)进行加权合并,反之,则用随机效应模型(random effect model)进行加权合并。齐性检验是 meta 分析的重要一环,目的是检查偏性,明确各研究结果是否具有一致性,以发现和剔除明显不合理的研究结果。若发现产生不一致性的原因为某种特殊因素所致,例如某个研究的失访病例过多,则不应该将这个研究结果列入 meta 分析。

由于 meta 分析涉及的范围及应用领域极为广泛,能够使用的统计方法也很多,下面仅侧重介绍临床医学研究中最为常见的优势比 *OR*(或相对危险度 *RR*)合并、两个率之差合并和两均数之差合并的 meta 分析方法。

第二节　比值比合并

设有 k 个病例对照研究,第 i 个研究结果见图 37-1。

优势比 $OR_i=\frac{a_id_i}{b_ic_i}$

效应大小 $ES=y_i=\ln(OR_i)$

例 37-1　将表 37-1 中 9 个极低频电磁场与儿童白血病关系的病例对照研究进行 meta 分析。

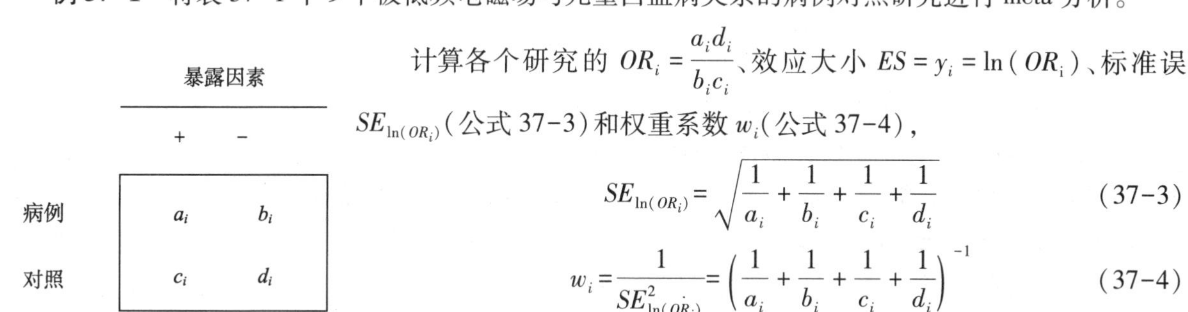

暴露因素
+
−
病例
对照
a_i
b_i
c_i
d_i

图 37-1　k 个病例对照研究第 i 个研究结果示意图

计算各个研究的 $OR_i=\frac{a_id_i}{b_ic_i}$、效应大小 $ES=y_i=\ln(OR_i)$、标准误 $SE_{\ln(OR_i)}$(公式 37-3)和权重系数 w_i(公式 37-4),

$$SE_{\ln(OR_i)}=\sqrt{\frac{1}{a_i}+\frac{1}{b_i}+\frac{1}{c_i}+\frac{1}{d_i}} \tag{37-3}$$

$$w_i=\frac{1}{SE^2_{\ln(OR_i)}}=\left(\frac{1}{a_i}+\frac{1}{b_i}+\frac{1}{c_i}+\frac{1}{d_i}\right)^{-1} \tag{37-4}$$

计算结果见表 37-1。如果 a_i、b_i、c_i 和 d_i 中的数值为"0",则计算时设为"0.5"。

表 37-1 9 个病例对照研究结果

研究编号	病例组		对照组		OR_i	y_i	w_i	w_iy_i	$w_iy_i^2$
(i)	HCC(a_i)	LCC(b_i)	HCC(c_i)	LCC(d_i)					
1	63	92	29	126	2.975	1.090 3	14.458 8	15.764 9	17.188 9
2	103	95	113	112	1.075	0.072 0	26.306 7	1.893 2	0.136 3
3	25	218	17	195	1.315	0.274 2	9.213 3	2.526 0	0.692 5
4	18	162	25	252	1.120	0.113 3	9.461 0	1.072 2	0.121 5
5	27	70	52	207	1.535	0.428 8	13.265 3	5.688 4	2.439 3
6	14	70	15	126	1.680	0.518 8	6.237 6	3.236 0	1.678 8
7	29	52	16	61	2.126	0.754 3	7.541 1	5.688 5	4.291 1
8	122	89	92	113	1.684	0.521 0	25.541 6	13.306 7	6.932 6
9	49	55	30	74	2.198	0.787 4	11.704 6	9.215 7	7.256 0
合计	—	—	—	—	—	—	123.730 2	58.392 0	40.736 7

HCC:极低频电磁场高暴露组人数;LCC:极低频电磁场低暴露组人数

1. 齐性检验

H_0:各研究结果效应量 y 的总体均数相等

H_1:各研究结果效应量 y 的总体均数不全相等

$\alpha=0.05$

将表 37-1 中的合计值 $\sum w=123.730\ 2$, $\sum wy=58.392\ 0$, $\sum wy^2=40.736\ 7$ 代入下式计算,得

$$Q=\sum w_iy_i^2-\frac{(\sum w_iy_i)^2}{\sum w_i}=40.736\ 7-\frac{58.392\ 0^2}{123.730\ 2}=13.179\ 8$$

Q 服从 $\nu=k-1$ 的 χ^2 分布。χ^2 检验结果若拒绝 H_0,用随机效应模型进行加权合并;反之,用固定效应模型加权合并。在本例中,自由度 $\nu=9-1=8$, $Q<\chi^2_{0.05,8}=15.5$, $P>0.05$,不拒绝 H_0,用固定效应模型进行加权合并。

2. 固定效应模型加权合并 各研究 y_i 的加权均数 $\bar{y}$ 和 $\bar{y}$ 的方差分别为

$$\bar{y}=\frac{\sum w_iy_i}{\sum w_i}=\frac{58.392\ 0}{123.730\ 2}=0.471\ 9$$

$$S_{\bar{y}}^2=(\sum w_i)^{-1}=123.732\ 0^{-1}=0.008\ 1$$

合并的 OR 和 95%置信区间(95%CI)为

$$OR=\exp(\bar{y})=\exp(0.471\ 9)=1.603\ 1$$

$$95\%CI:\exp(\bar{y}\pm1.96S_{\bar{y}})=\exp(0.471\ 9\pm1.96/\sqrt{123.730\ 2})=1.344\ 1\sim1.912\ 0$$

合并 OR 的 95%CI 下限大于"1",说明极低频电磁场高暴露组人群发生儿童白血病的危险比极低频电磁场低暴露组人群的危险高,提示儿童白血病的发生与极低频电磁场暴露有关。

3. 随机效应模型加权合并 meta 分析时,若齐性检验拒绝无效假设,则应采用随机效应模型对优势比 OR_i 进行加权合并。当齐性检验统计量 $Q<k-1$ 时,与固定效应模型相类似;当 $Q\geqslant k-1$ 时,随机效应模型主要是对固定效应模型中的 w_i 加以校正,即权重系数 w_i 改为

$$w_i^*=(w_i^{-1}+h)^{-1} \tag{37-5}$$

其中

$$h=\frac{Q-k+1}{\sum w_i-\sum w_i^2/\sum w_i} \tag{37-6}$$

其他计算与固定效应模型相同。

以上分析方法除了可对病例对照研究的 *OR* 进行齐性检验和加权合并外，亦可用于临床随机对照试验和队列研究，如 a_i、b_i 分别为试验组的阳性人数和阴性人数，c_i、d_i 分别为对照组的阳性人数和阴性人数，当两组阳性率（或阴性率）均很小时，可用$\frac{a_id_i}{b_ic_i}$近似估计相对危险度 *RR*，然后进行齐性检验与加权合并。

meta 分析的统计结果简单而直观的表达形式是森林图（forest plots）。森林图是在平面直角坐标系中以一条垂直的无效线（横坐标刻度为 1 或 0）为中心，用平行于横轴的多条线段描述每个被纳入研究的效应量和置信区间，用一个菱形（或其他图形）描述合并的效应量及其置信区间的一种图型。当 *OR*、*RR*、*RD* 与标准化均数差值的 95%置信区间横线与森林图的无效线（横坐标刻度为 1 或 0）相交时，表明两组差异无统计学意义。本例的 meta 分析森林图见图 37-2。

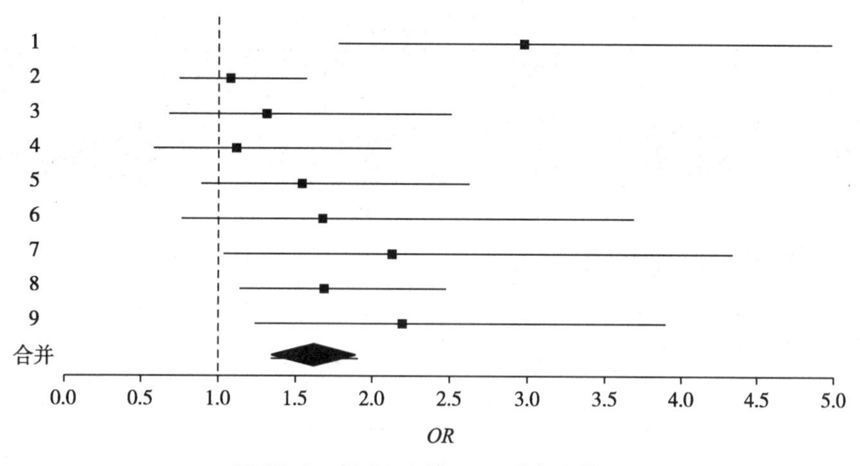

图 37-2　例 37-1 的 meta 分析森林图

meta 分析进行齐性检验（异质性检验）时，其统计量 Q 易受研究文献数量的影响。若研究文献多，合并方差小，则权重大，对 Q 的贡献也大，这时容易得出假阳性（即拒绝 H_0，不同质）的结果；反之，如果研究文献较少，权重也较小，检验效能又往往太低，容易得出假阴性（即不拒绝 H_0，同质）的结果。因此，容易导致分析模型的选择错误，特别是理应采用随机效应模型进行分析却错误地选择了固定效应模型，使得两者结果可能相差很远，甚至结论相反。为解决这一问题，可用自由度对统计量 Q 进行校正，获得 I^2 统计量，以降低研究文献的数量对异质性检验结果的影响。I^2 统计量法是目前常用的另一种基于统计量 Q 的异质性判断方法，其计算公式为

$$I^2=\begin{cases}\frac{Q-(k-1)}{Q}\times 100\% & \text{当 } Q>k-1\\ 0 & \text{当 } Q\leqslant k-1\end{cases} \tag{37-7}$$

其中，k 表示纳入 meta 分析的研究个数。

一般地，$I^2<31\%$时，则可认为各个研究是同质的；$I^2>56\%$时，提示各研究间存在较大的异质性。I^2 在 31%～56%之间，往往无法排除其异质性的存在。

第三节　两个率差值的合并

设 k 个研究报告中，第 i 个研究试验组和对照组的观察结果见表 37-2。

表 37-2 第 i 个研究两组的观察结果

试验组				对照组			
观察人数	阳性人数	阴性人数	阳性率	观察人数	阳性人数	阴性人数	阳性率
n_{1i}	$m_{1i}(a_i)$	b_i	p_{1i}	n_{2i}	$m_{2i}(c_i)$	d_i	p_{2i}

第 i 个研究试验组和对照组的阳性率分别为 $p_{1i}=\dfrac{m_{1i}}{n_{1i}}$ 和 $p_{2i}=\dfrac{m_{2i}}{n_{2i}}$,$(i=1,2,\cdots,k)$,合并率为 $p_i=\dfrac{m_{1i}+m_{2i}}{n_{1i}+n_{2i}}$,则第 i 个研究的效应大小 ES 为两个率之差 $RD_i=p_{1i}-p_{2i}$。ES 亦可以表示为 $OR_i=\dfrac{a_id_i}{b_ic_i}$,以便采用上述的 OR 合并方法进行 meta 分析。

例 37-2 为了研究国产雷尼替丁治疗消化性溃疡的效果,搜集了满足要求的 4 个随机对照试验,对照药为西咪替丁,研究结果见表 37-3,试合并国产雷尼替丁与对照药的溃疡愈合率的差值。

表 37-3 国产雷尼替丁治疗消化性溃疡的溃疡愈合率

研究编号 (1)	试验组		对照组		RD_i (6)	合并率 p_i (7)	加权合并计算		
	n_{1i} (2)	愈合率(p_{1i}) (3)	n_{2i} (4)	愈合率(p_{2i}) (5)			w_i (8)	w_iRD_i (9)	u_i (10)
1	7	1.000 0	14	0.928 6	0.071 4	0.952 4	4.666 7	0.333 2	0.72
2	36	0.833 3	25	0.800 0	0.033 3	0.819 7	14.754 1	0.491 3	0.33
3	62	0.871 0	64	0.687 5	0.183 5	0.777 8	31.492 1	5.778 8	2.48
4	32	0.781 3	26	0.692 3	0.089 0	0.741 4	14.344 8	1.276 7	0.77
合计	—	—	—	—	—	—	65.257 7	7.880 0	4.30

解:计算效应大小 $ES=RD_i=p_{1i}-p_{2i}$,$i=1,2,3,4$,结果列于表 37-3 中第(6)栏,如第一个研究 $RD_1=1.000\ 0-0.928\ 6=0.071\ 4$。第(7)栏为合并率 p_i,第(8)栏为权重系数 w_i,$w_i=n_{1i}n_{2i}/(n_{1i}+n_{2i})$,第(10)栏为标准正态分布的 u_i 统计量。

$$u_i=\frac{p_{1i}-p_{2i}}{\sqrt{p_i(1-p_i)\left(\frac{1}{n_{1i}}+\frac{1}{n_{2i}}\right)}} \tag{37-8}$$

1. 齐性检验

H_0:各研究结果效应量 RD_i 的总体均数相等

H_1:各研究结果效应量 RD_i 的总体均数不全相等

$\alpha=0.05$

将表 37-3 中的 u_i 代入下式计算:

$$\chi^2=\sum u_i^2-\frac{(\sum u_i)^2}{k}=(0.72^2+0.33^2+2.48^2+0.77^2)-\frac{4.30^2}{4}=2.75$$

$$\nu=k-1=4-1=3$$

$\chi^2_{0.05,3}=7.81$,$P>0.05$,用固定效应模型进行加权合并。否则,要用随机效应模型进行加权合并。

2. 固定效应模型加权合并 各研究效应量 RD_i 的加权均数 $\overline{RD}$ 和 $\overline{RD}$ 的方差分别为

$$\overline{RD}=\frac{\sum w_iRD_i}{\sum w_i}=\frac{7.880\ 0}{65.257\ 7}=0.120\ 8=12.08\%$$

$$S_{\overline{RD}}^2=\frac{\sum w_ip_i(1-p_i)}{(\sum w_i)^2}$$

$$=\frac{1}{65.257\ 7^2}(4.666\ 7\times0.952\ 4\times0.047\ 6+14.754\ 1\times0.819\ 7\times0.180\ 3+$$

$$31.492\ 1\times0.777\ 8\times0.222\ 2+14.344\ 8\times0.741\ 4\times0.258\ 6)$$

$$=\frac{10.585\ 6}{65.257\ 7^2}=0.002\ 486$$

$$S_{\overline{RD}}=\sqrt{0.002\ 486\ 0}=0.049\ 9=4.99\%$$

$$95\%CI:\overline{RD}\pm1.96S_{\overline{RD}}=0.120\ 8\pm1.96\times0.049\ 9=0.023\sim0.219=2.3\%\sim21.9\%$$

合并效应量 $\overline{RD}$ 的 95%CI 下限为 2.3%，上限为 21.9%，说明国产雷尼替丁与对照药西咪替丁比较，溃疡愈合率至少提高了 2.3%，最多可提高 21.9%。

3. 随机效应模型加权合并 如果齐性检验结果拒绝 H_0，两个率之差的加权合并要采用随机效应模型，权重系数 w_i 要改为

$$w_i^*=\left[\frac{1}{n_{1i}}p_{1i}(1-p_{1i})+\frac{1}{n_{2i}}p_{2i}(1-p_{2i})\right] \quad (37-9)$$

$RD_i=p_{1i}-p_{2i}$ 的总体均数的 95%CI 要改为 $\overline{RD}\pm\frac{1.96}{\sqrt{\sum w_i^*}}$，其他计算与固定效应模型相同。

第四节 两均数差值的合并

设 $k(k\geqslant2)$ 个研究中的第 i 个研究试验组和对照组的均数分别记作 $\bar{X}_{1i}$ 和 $\bar{X}_{2i}$，方差分别为 S_{1i}^2 和 S_{2i}^2，则第 i 个研究的效应大小 ES 为两组的均数之差 $d_i=\bar{X}_{1i}-\bar{X}_{2i}$，$d_i$ 的标准误为 $S_i=\sqrt{\frac{S_{1i}^2}{n_{1i}}+\frac{S_{2i}^2}{n_{2i}}}$，则第 i 个研究的权重为 $w_i=\frac{1}{S_i^2}$，$i=1,2,3,\cdots,k$。

例 37-3 为了研究抗纤维蛋白溶解（纤溶）药物氨甲环酸是否可减少全髋关节置换术总失血量，搜集了满足要求的 5 个临床随机对照研究，对照组为安慰剂组，研究结果见表 37-4，试合并氨甲环酸与安慰剂的总失血量的差值。

表 37-4 氨甲环酸对全髋关节置换术总失血量影响的 5 个临床随机对照研究结果

研究编号	氨甲环酸组			安慰剂组			S_i	d_i	加权合并计算		
	n_{1i}	$\bar{X}_{1i}$	S_{1i}	n_{2i}	$\bar{X}_{2i}$	S_{2i}			$w_i(10^{-5})$	$w_id_i(10^{-3})$	$w_id_i^2$
(1)	(2)	(3)	(4)	(5)	(6)	(7)	(8)	(9)	(10)	(11)	(12)
1	20	1 130	400	20	1 770	523	147.229 2	−640	4.613 3	−29.525 1	18.896 1
2	20	1 308	462	19	1 469	505	155.224 3	−161	4.150 3	−6.682 0	1.075 8
3	25	1 443	809	25	1 340	665	209.447 5	103	2.279 6	2.347 9	0.241 8
4	47	969	434	53	1 324	577	101.436 0	−355	9.718 9	−34.502 0	12.248 2
5	20	801	244	20	1 038	289	84.574 5	−237	13.980 4	−33.133 7	7.852 7
合计	132	—	—	137	—	—	—	—	34.742 5	−101.494 9	40.314 6

数据来源：付鑫，李稚君，马信龙，等．全髋关节置换术使用氨甲环酸有效性及安全性的 Meta 分析．中华关节外科杂志（电子版），2014，8(1)：84-90.

解:计算 $S_i, d_i, i=1,2,3,4,5$,结果列于表 37-4 中第(8)栏和第(9)栏,如第一个研究 $S_1=\sqrt{\frac{400^2}{20}+\frac{523^2}{20}}=147.2292$, $d_1=(1130-1770)=-640$,第(10)栏 w_i 为权重。

1. 计算加权平均效应　利用表 37-4"合计"栏数据,得效应大小 d_i 的加权均数为

$$\bar{d}=\frac{\sum w_i d_i}{\sum w_i}=\frac{-101.4949\times10^{-3}}{34.7425\times10^{-5}}=-292.1347$$

2. 齐性检验

H_0:各研究结果效应 d_i 的总体均数相等

H_1:各研究结果效应 d_i 的总体均数不全相等

$\alpha=0.05$

齐性检验的检验统计量为

$$Q=\sum w_i(d_i-\bar{d})^2=\sum w_i d_i^2-(\sum w_i)\bar{d}^2,\quad \nu=k-1 \tag{37-10}$$

H_0成立时,Q 服从自由度为 $\nu=k-1$ 的χ^2 分布。若 $P\leqslant\alpha$(α 一般取 0.10 或 0.05),则拒绝 H_0,可认为各研究间异质性大,加权合并采用随机效应模型;若 $P>\alpha$,则不拒绝 H_0,可认为各研究间具有同质性,加权合并应采用固定效应模型。

在本例中,

$$Q=\sum w_i(d_i-\bar{d})^2=\sum w_i d_i^2-(\sum w_i)\bar{d}^2$$
$$=40.3146-34.7425\times10^{-5}\times(-292.1347)^2=10.6644$$
$$\nu=k-1=5-1=4$$

查 χ^2 界值表得$\chi^2_{0.05,4}=9.49$, $P<0.05$,在 $\alpha=0.05$ 的水准上拒绝 H_0,接受 H_1。各研究结果不一致,d_i 的合并(95%*CI*)应采用随机效应模型。

3. 固定效应模型加权合并　加权平均效应大小 $\bar{d}$ 的 95%置信区间为

$$\bar{d}\pm1.96S_{\bar{d}} \tag{37-11}$$

其中,

$$S_{\bar{d}}=\sqrt{\frac{1}{\sum w_i}} \tag{37-12}$$

4. 随机效应模型加权合并　如果齐性检验结果拒绝 H_0,两均数差值的加权合并要采用随机效应模型,权重系数 w_i 要改为 w_i',w_i' 的计算公式如下:

$$w_i'=\frac{1}{\frac{1}{w_i}+\tau^2} \tag{37-13}$$

其中,

$$\tau^2=\begin{cases}\dfrac{Q-(k-1)\sum w_i}{(\sum w_i)^2-\sum w_i^2}, & 当\ Q\geqslant k-1\\ 0 & 当\ Q<k-1\end{cases} \tag{37-14}$$

其他计算与固定效应模型相同,但必须用 w_i'代替 w_i。

本例齐性检验拒绝 H_0,故按随机效应模型分析, $Q=10.6644>4$,则

$$\tau^2=\frac{(10.6644-(5-1))\times34.7425\times10^{-5}}{(34.7425\times10^{-5})^2-333.6133\times10^{-10}}=26509.3012$$

w_i 的计算结果见表 37-5。加权平均效应的 95%*CI* 为

表 37-5　5 个临床随机对照研究的 meta 分析部分计算结果

研究编号	$w_i(10^{-5})$	$w_i^2(10^{-10})$	$w_i'(10^{-7})$	$w_i'd_i(10^{-5})$
1	4.613 3	21.282 5	207.530 198	-1 328.193 270
2	4.150 3	17.225 1	197.613 052	-318.157 000
3	2.279 6	5.196 4	142.092 590	146.355 357
4	9.718 9	94.456 6	271.749 975	-964.712 411
5	13.980 4	195.452 7	297.069 360	-704.054 383
合计	34.742 5	333.613 3	1 116.055 175	-3 168.761 707

$$\frac{-3\ 168.762\times10^{-5}}{1\ 116.055\ 2\times10^{-7}}\pm1.96\times\sqrt{\frac{1}{1\ 116.055\ 2\times10^{-7}}}=-469.454\ 8\sim-98.395\ 6$$

95%*CI* 不包含“0”（总体平均效应=0），因此，5 项研究的综合结论为：与安慰剂对比，氨甲环酸可减少全髋关节置换术的总失血量。

第五节　meta 分析的注意事项

近年来，国内外有关 meta 分析的论文数量快速增长。很多研究人员在进行 meta 分析时，往往忽视了它的适用范围、方法学条件，从而导致 meta 分析方法在科研领域泛滥的情况。在运用 meta 分析时，首先要明确它只是一种观察性研究，是对别人工作的总结和分析，选用的文献可能存在研究设计不理想，数据不完整，混杂因素控制不好等问题，并不是所有的 meta 分析结论都可靠。在实际工作中，需要注意以下事项。

1. 效应量的合并　效应量（效应大小）*ES* 消除了不同研究结果度量衡单位的影响，因此，各研究的效应大小可以进行对比或合并。meta 分析的基本思想是将收集到的各个研究结果（如两均数的差值、两个率的差值、相关系数、*OR* 等）进行加权合并，计算出合并后的平均统计量（效应大小），从而得出较为可靠的结论。在实际工作中，选择效应量 *ES* 合并就不必再进行 *P* 合并。*ES* 为优势比自然对数的合并，在文献资料中最为常见；*ES* 为两个率之差的合并，反映临床疗效最为直观，根据分析目的两者选其一即可。

2. 异质性来源及其处理策略　如果各研究之间的差异很大，存在异质性，这时直接计算合并的效应量很容易造成结果的不可靠和不稳定，需要仔细检查研究设计和其他可能导致异质性的原因。Cochrane 干预措施系统评价手册将 meta 分析的异质性分为临床异质性、方法学异质性和统计学异质性。临床异质性是指研究对象的特征、干预措施等的不同所导致的各项研究间的变异。方法学异质性是指由于研究设计和偏倚风险引起的变异，如盲法的使用、对试验结局的定义和测量方法的不一致而导致的研究间的变异。统计学异质性是指不同研究间被估计的试验效应间的变异，它是不同研究间临床和方法学上变异性的直接结果。在进行 meta 分析时，要制定严格、统一的纳入和排除标准，把具有相同研究目的、高质量的研究纳入分析。同时，要尽可能保证研究对象、处理因素、指标测量方法等方面的一致性，并对文献进行严格的质量评价。如果经过检验，确实存在着异质性，该手册推荐了几个可以采取的策略：①仔细核查数据，确保数据的正确性，比如不要把文献中的标准差误认为是标准误。②如果研究间的变异过大，且无法解释，比如试验效应的方向完全相反，可以考虑放弃 meta 分析，而只作一般的系统综述。③通过亚组分析（subgroup analysis）或者 meta 回归（meta regression）探索异质性的来源，如果某些因素能够很好地解释异质性，可按该因素分为亚组进行效应量的合并。④如果异质性不大，可以考虑忽略异质性，采用固定效应模型进行效应量的合并，但需要注意忽略异质性可能导致合并效应量没有实际意义。⑤采用随机效应模型进行分析。需要注意的是，随机效应模型并不能代替对异质性进行全面的分析和来源探索。⑥改变效应量的测量指标。异质性可能是由不合适的效应量测量指标导致的，改变效应量指标的标度或单位，可能会降低异质性。比如对于连续性变量，采用标准化均数就比用原始均数的一致性好。对于二分类变量，效应量测量指标由绝对测量标度（如率差 *RD*）变为相对测量标度（如优势比 *OR* 和相对危险度 *RR*），也可以降低异质性的程度。⑦如果异质性是由一两篇“离群”的文献导致的，可进行敏感性分析，若可以明确原因，比如是由于效应量测量方法不同导致的，则可以将“离群”文献剔除。

3. 敏感性分析　为了解 meta 分析结论的稳定性，敏感性分析通常是将所有研究纳入分析，得出结果；再将被认为是有异常的研究排除后重新分析，通过比较前后两次分析结果的差异来评价被排除的研究对综合结果的影响。敏感性分析考察 meta 分析结论有无较大变化主要包括以下几种方式：①选择不同统计模型时，效应合并值点估计和区间估计的差异；②剔除质量相对较差的文献后，结论的差异；③对文献进行分层（亚组）分析前后，结论的差异；④改变纳入、剔除标准前后，结论的差异。

4. 发表偏倚与漏斗图　meta 分析最突出的问题是发表偏倚（publishing bias），如医学杂志倾向于发表 $P<0.05$ 的“阳性”结果。据调查统计，临床试验报告“阳性”结果的发表率约为 77%，“阴性”结果的发表率仅为 42%。因此，依据文献资料进行 meta 分析，倾向于得到“阳性”的综合结果。研究者要尽可能多地收集全部研究资料，并由多人进行“盲法”评判，以决定研究资料的取舍。现在，国际上有影响的医学杂志一致要求，重要研究必须公开注册，目的之一就是便于检索到未发表的“阴性”结果。

为了更好地评价和分析“阴性”结果的影响，也可以对杂志已发表和未发表的研究结果进行分析比较，观察加入未发表研究结果对原 meta 分析结论的影响大小。

识别发表性偏倚的方法有漏斗图法（funnel plot method）、Begg 法（秩相关法）、Egger 法（线性回归法）、剪补法（trim and fill method）、Richy 法和 Jadad 量表评价法等。其中最常用的方法就是绘制漏斗图（funnel plot），以样本含量（或效应尺度标准误的倒数）为纵轴、效应尺度（或效应尺度的对数）为横轴作散点图（图 37-3）。漏斗图的基本假设是效应尺度估计值的精度随着样本含量的增加而增加，变异幅度逐渐变窄，最后趋于点状，其形状类似一个倒置的对称漏斗，故称为漏斗图。漏斗图操作简单、直观，因此被广泛应用。样本含量小的研究，估计的效应尺度变异较大，出现效应尺度极端值机会要多于大样本研究。实际工作中，样本含量小的独立研究数较多，精度低，分布在漏斗图的底部呈左右对称排列；样本含量大的独立研究数较少，精度高，分布在漏斗图的顶部，且向中间集中（图 37-3 左图）。利用漏斗图可以直接观察原始独立研究的效应尺度估计值是否与其样本含量有关。当存在发表性偏倚时，则漏斗图表现为不对称的偏峰分布（图 37-3 右图）。绘制漏斗图需要纳入较多个独立的研究（通常要求 5 个以上独立研究）。

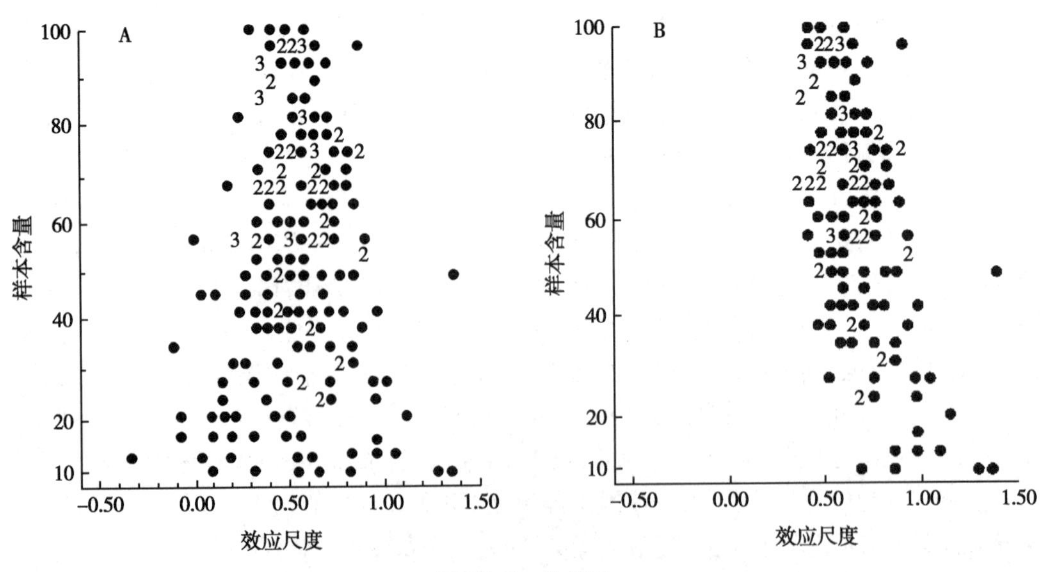

图 37-3　漏斗图

5. “抽屉文件”分析 为了避免meta分析是因为没有收集到足够的“阴性”结果而出现假阳性错误，需要对可能遗漏的“阴性”结果文献数量 N_α 作一个估计，即“抽屉文件”分析（file drawer analysis）。N_α 被称为失安全数（fail-safe number，Nfs）。它是指meta分析为阳性结果时，需要多少个阴性研究结果才可能使阳性结论逆转。

$$N_\alpha = \left(\frac{\sum u_i}{u_\alpha}\right)^2 - k \tag{37-15}$$

其中 u_i 是根据第 i 个研究结果 P（单侧概率）用Stouffer法转换得到的标准正态离差，或直接用 $u_i=(\bar{X}_{1i}-\bar{X}_{2i})/S_{\bar{X}_{1i}-\bar{X}_{2i}}$，$u_i=(p_{1i}-p_{2i})/S_{p_{1i}-p_{2i}}$ 或 $u_i=\ln(OR_i)/S_{\ln(OR_i)}$ 作为近似值，N_α 是在 α 水平（通常为0.05）可能遗漏的 $ES=0$ 的文献数量。N_α 越大，推翻目前由 k 个研究结果综合所得结论的可能性越小，合并的结果越可靠，缺失“阴性”结果文献资料所致的偏倚越小。如效应量为两个率之差的合并，表37-3已计算出 $\sum u_i=4.22$，给定 $u_{0.05}=1.645$（单侧界值），按公式（37-15）算得

$$N_{0.05} = \left(\frac{\sum u_i}{u_{0.05}}\right)^2 - k = \left(\frac{4.22}{1.645}\right)^2 - 4 = 2.58 \approx 3$$

结论：如果说两个率之差的合并结果 $\overline{RD}=12.08\%$ 是由于未收集全部的 $ES=0$ 的文献资料所引起的，则再增加3个国产雷尼替丁与西咪替丁疗效比较的“阴性”结果，就有可能改变原结论。

6. 分析结果的解释和讨论 由于meta分析本质上属于观察性研究，在解释分析结果时尤其要谨慎，并且不能脱离专业知识背景。从某种意义上讲，meta分析主要告诉人们多个“小效应”的综合结果，这样的“小效应”如果不加以综合，很容易被忽略而被认为没有作用。因此，在meta分析的研究结果报告中应注意两点：一是告诉临床医生某种治疗方法“有效”或“无效”的证据是否充分，以指导临床实践；二是告诉医学研究者某项研究的倾向性结果，以揭示进一步研究的方向。单个研究的效应大小及其95%置信区间的范围比较分散，如果仅以一个或几个研究的结果来下结论是难以反映事物本质的。meta分析是一个定量合并单独研究结果的分析手段，它提供了传统的研究报告综合分析方法所没有的优点；meta分析原理简单，计算简便，结论全面、量化，可靠性好。应用meta分析对全部研究资料进行统计合并，平均效应大小的95%置信区间的范围得到收敛，研究效应能全面、量化地得到显示，结论更全面、可靠，也更适合于人群总体。

meta分析合并的效应量，除了本章介绍的两均数之差、两个率之差、优势比的自然对数外，还可以是相关系数、回归系数、归因危险度等，合并方法可参见有关文献。

Summary

In this chapter, we introduce the systematic review of medical research paper and meta-analysis. The systematic review of medical research paper is a basic and important step in medical studies. A meta-analysis is a technique that integrates the results of similar studies which address the same research hypothesis. Normally, meta-analysis needs to calculate a commensurable measure of effect size (effect magnitude) for each study. Effect magnitude is a standardized statistic that reflects the degree of relationship between treatment and its effect. A meta-analysis yields the overall average effect size (meta-effect size) based on the existing literature, which provides more powerful estimates of the true effect size than the result from a single study under a given set of assumptions and conditions. Attentions are paid to the design and planning of a meta-analysis, the test of heterogeneity (which concerns the choice of fixed effect model and random effect model), file drawer effect (i. e., Fail-safe Number), publishing bias and funnel plot, when ameta-analysis is conducted. Publishing bias or file drawer effect (where non-significant studies end up in the desk drawer instead of in the public domain) needs to be seriously considered when interpreting the outcomes of a meta-analysis. Meta-analysis has become a powerful tool for systematic review, especially for evidence-based medicine.

练　习　题

一、最佳选择题

1. 文献资料的可靠性由好到差可分为 5 个等级,其中可靠性最差的是(　　)

A. 专家意见
B. 样本量足够的 RCT 单个研究结果
C. 无对照的病例观察结果
D. 设有对照组但没有随机分组的单个研究结果
E. 多个 RCT 研究结果的系统综述结论

2. 在进行 meta 分析时,下列**错误**的是(　　)

A. 有明确的检索策略
B. 制定文献资料的收集标准
C. 对研究结果分析后得到的是定量的综合性结论
D. 有严格的文献质量评价方法
E. 可以根据自己的偏好收集文献

3. 关于 meta 分析,下列描述正确的是(　　)

A. 对多个相互独立的研究结果进行定性分析
B. 可以比较和综合多个不同类别研究的结果
C. 是对文献资料统计结果的再分析
D. 概念上基本等同于系统综述
E. 文献资料的完整性事关 meta 分析的可靠性

4. 关于 meta 分析意义的描述中,下列**错误**的是(　　)

A. 可以合理解释同类研究出现矛盾结果
B. 评估不同研究之间的变异程度
C. 改善研究结论的普遍意义
D. 增加统计的检验效能
E. 可以给出决定性的结论

5. 为避免 meta 分析是因为没有收集到足够的“阴性”结果而出现假阳性错误,需要对可能遗漏的“阴性”结果文献数量作一个估计,即(　　)

A. 敏感性分析
B. 亚组分析
C. 抽屉文件分析
D. 异质性检验
E. 异质性来源分析

6. 在以试验组与对照组均数之差作为合并效应量的 meta 分析中,合并效应量的 95%置信区间下限如果大于零,则可认为(　　)

A. 试验组效应高于对照组
B. 对照组效应高于试验组
C. 两组效应相同
D. 只能认为两组效应不同
E. 无法确定

7. 在以试验组与对照组的比数比(OR)作为合并效应量的 meta 分析中,合并效应量的 95%置信区间包含 1,则可认为(　　)

A. 试验组暴露程度高于对照组
B. 对照组暴露程度高于试验组
C. 两组暴露程度相同
D. 两组暴露程度不同
E. 无法确定

8. 在 meta 分析的异质性检验中,若 $P<0.05$,则合并效应量的计算应选择(　　)

A. 固定效应模型
B. 随机效应模型
C. 计量指标采用固定效应模型
D. 分类指标采用随机效应模型
E. 两种模型都适用

二、简答题

1. 在 meta 分析中，固定效应模型与随机效应模型的主要区别是什么？
2. 在 meta 分析中，识别发表偏倚的常用方法有哪些？
3. meta 分析的主要作用？资料收集过程中如何控制 meta 分析的偏倚？
4. meta 分析统计方法的步骤是哪些？齐性检验的目的是什么？meta 分析应注意哪些主要事项？

三、计算分析题

1. 以每项研究的例数作为权重系数，试合并表 37-6 中 11 个研究的效应大小，进行 meta 和“抽屉文件”分析。

表 37-6 11 项研究的女童第 2 掌骨皮质厚度

编号	高氟区			适氟区			合并标准差	效应	效应大小加权合并计算结果		
	n_{2i}/例	X_{2i}/mm	S_{2i}/mm	n_{1i}/例	X_{1i}/mm	S_{1i}/mm	S_{Ci}	d_i	w_i	$w_i d_i$	$w_i d_i^2$
(1)	(2)	(3)	(4)	(5)	(6)	(7)	(8)	(9)	(10)	(11)	(12)
1	26	2.26	0.32	42	2.33	0.33	0.326	-0.215	68	-14.62	3.143
2	55	2.39	0.31	40	2.49	0.32	0.314	-0.318	95	-30.21	9.607
3	46	2.50	0.30	50	2.67	0.35	0.327	-0.520	96	-49.92	25.958
4	45	2.64	0.26	50	2.90	0.45	0.372	-0.699	95	-66.41	46.417
5	45	2.81	0.35	45	2.93	0.36	0.355	-0.338	90	-30.42	10.282
6	52	2.95	0.46	55	3.27	0.37	0.416	-0.769	107	-82.28	63.276
7	46	3.15	0.39	42	3.48	0.48	0.435	-0.759	88	-66.79	50.695
8	45	3.47	0.46	51	3.73	0.54	0.504	-0.516	96	-49.54	25.561
9	45	3.63	0.38	45	3.81	0.40	0.390	-0.462	90	-41.58	19.210
10	42	3.81	0.41	45	4.16	0.42	0.415	-0.843	87	-73.34	61.826
11	44	3.99	0.56	25	4.18	0.41	0.511	-0.372	69	-25.67	9.548
合计									981	-530.78	325.523

2. 表 37-7 是阿司匹林与安慰剂治疗的两组心肌梗死患者的病死率和 *OR*。试将 7 个研究的 *OR* 合并，并进行 meta 分析和“抽屉文件”分析。

表 37-7 7 个临床研究报告的心肌梗死患者的病死率

研究编号 (i)	阿司匹林组 死亡数/合计	安慰剂组 死亡数/合计	*OR*
1	49/615	67/624	0.72
2	44/758	64/771	0.68
3	102/832	126/850	0.80
4	32/317	38/309	0.80
5	85/810	52/406	0.80
6	246/2 267	219/2 257	1.13
7	1 570/8 587	1 720/8 600	0.89

3. 有关食管癌手术的 8 个临床研究报告的手术死亡情况如表 37-8 所示，试合并术前放疗与单纯手术两组手术死亡率的差别，并进行 meta 和“抽屉文件”分析。

表 37-8 8 个研究食管癌手术的手术死亡率

研究编号 (i)	术前放疗		单纯手术	
	死亡数/合计	P_1	死亡数/合计	P_2
1	13/113	0.115 0	10/161	0.062 1
2	14/408	0.034 3	22/763	0.029 9
3	6/100	0.060 0	4/100	0.040 0
4	8/289	0.027 7	9/328	0.027 4
5	6/74	0.081 1	11/171	0.064 3
6	5/104	0.048 1	6/102	0.058 8
7	3/12	0.250 0	3/19	0.157 9
8	3/24	0.125 0	7/25	0.280 0

4. 试对以下 3 个病例(37-9)对照研究结果的 *OR* 合并,进行 meta 分析和"抽屉文件"分析。

表 37-9 3 个病例对照研究结果

研究编号	HBV(+)		HBV(-)	
	病例	对照	病例	对照
1	44	17	12	39
2	25	12	21	80
3	55	10	14	128

ER 37-1 第三十七章二维码资源

(陈长生 张玉海)

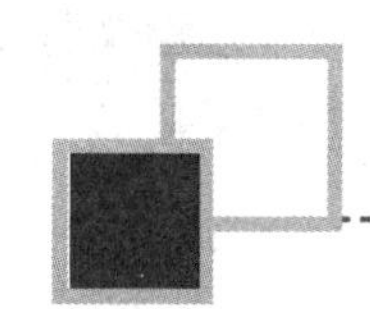

第三十八章 SPSS 统计软件

SPSS 是国际上最流行并具有权威性的统计分析软件之一,全称为统计产品与服务解决方案(statistical product and service solutions),也称为社会科学统计软件包(statistical package for the social sciences)。SPSS 最显著的特点是菜单和对话框操作方式,绝大多数操作过程仅靠点击鼠标即可完成。因此,它以易于操作而成为非统计专业人员应用最多的统计软件。SPSS 公司于 2009 年并入 IBM 公司,之后 SPSS 版本系列更名为 IBM SPSS 版本系列。尽管不断升级,但其基本统计分析的内容并无变动,本章选择介绍 SPSS 19(本书按照习惯用法,保留 SPSS 19 的表达)版本。对于使用 SPSS 其他版本和 IBM SPSS 的用户,本章内容也基本适用。

第一节 基础知识

一、主要窗口及其功能

SPSS 19 主要有四大窗口:数据编辑窗(Data Editor)、结果输出窗(Viewer)、程序编辑窗(Syntax Editor)和脚本编辑窗(Script)。这里只介绍前三个窗口。

1. 数据编辑窗(Data Editor) 打开数据编辑窗有以下几种方式:启动 SPSS 以后,数据编辑窗将首先自动打开;若在 SPSS 运行过程中欲建立新的数据文件,从菜单选择 File/New/Data。

数据编辑窗主要有建立新的数据文件、编辑和显示已有数据文件等功能。数据编辑窗由数据窗口(Data View)和变量窗口(Variable View)组成,两个窗口切换单独显示。数据窗口用于显示和编辑变量值;变量窗口用于定义、显示和编辑变量属性。

2. 结果输出窗(Viewer) 打开结果输出窗有以下几种方式:在第一次产生分析结果的 SPSS 过程后,结果输出窗被自动打开;打开新的结果输出窗,从菜单选择 File/New/Output。

所有统计分析结果,包括文本、图形和表格形式,均显示在结果输出窗内。在第一次产生分析结果的 SPSS 过程后,结果输出窗被打开。此后,所有 SPSS 过程的分析结果会陆续写在本结果输出窗,直至新的结果输出窗被打开。通过打开新的结果输出窗的方式,我们可以同时打开数个结果输出窗,但指定结果输出窗只有 1 个,即输出结果只写在当前指定的结果输出窗中。

结果输出窗又分为两个窗口,左窗内为输出结果的标题,称标题窗;右窗内为统计分析的具体输出内容,包括统计图、统计表和文字说明,称内容窗。

根据输出结果的 3 种形式,即文本、图形和表格,结果输出窗相应地设有 3 个编辑器,即文本编辑器、统计图编辑器和统计表编辑器,输出结果可通过激活这些编辑器进行编辑。

3. 程序编辑窗(Syntax Editor) 打开程序编辑窗有以下几种方式:在第一次通过对话框选择 SPSS 过程时,单击按钮**Paste**,程序编辑窗自动打开,执行 SPSS 过程的相应语句写在窗中;打开新的程序编辑窗 File/New/Syntax。

在程序编辑窗,SPSS 过程以命令语句形式出现。该窗口还可以编辑对话框操作不能实现的特殊过程的命令语句。窗口中所有的命令语句最终形成一个可执行程序文件,存为以“.sps”为后缀(系统默认)的文件。与结果输出窗一样,我们可以同时打开数个程序编辑窗,但指定程序编辑窗只有一个,对话框所选择的 SPSS 过程只粘贴在当前指定的程序编辑窗。

建立程序文件的好处在于:处理大型或较复杂的资料时,可将所有分析过程汇集在一个程序文件中,以避免因数据的小小改动而大量重复分析过程。对一些特殊的或专业性问题,又不能通过菜单和对话框操作方式实现的过程,可通过编辑程序文件实现,例如裂区设计的方差分析。

二、数据文件的建立与导入

SPSS 所处理的数据文件有两种来源:一是在 SPSS 环境下新建数据文件;二是从 SPSS 外部调用已建立的数据文件。

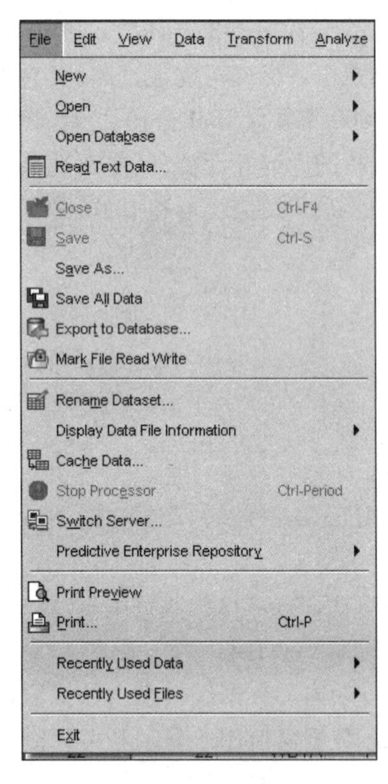

图 38-1 SPSS 的文件操作菜单(File)

1. 文件操作菜单 SPSS 的文件菜单操作(图 38-1)除了与一般应用软件相同的一些基本操作外,还有几个特别的功能,简介如下。

(1) 导入数据库文件(Open Database):从菜单选择 File/Open Database,会弹出 New Query…/Edit Query…/Run Query…选项,分别表示导入新数据库文件/编辑并导入数据库文件/运行并导入数据库文件。在导入新数据库文件的对象中,有 dBASE、Excel 和 MS Access Database 三类数据库文件可供选择,为向导式导入方式。

(2) 导入文本文件(read text data):此项可导入 ASCII 数据文件,如"*.dat""*.txt"文件类型,并且为向导式导入。

(3) 设定数据文件只读/设定数据文件读写(Mark File Read Only/Mark File Read Write):这是一个切换功能选项,如果菜单显示"Mark File Read Only",表示目前数据处于可编辑状态。若点击该项,则显示切换为"Mark File Read Write",此时数据处于锁定状态,任何编辑都是无效的,虽然编辑会及时显示,但不能有效存盘,这一功能对于保护数据文件不被无意修改或破坏非常重要。

(4) 显示文件信息(display data file information):选此项后会给出工作文件(working file)或外部文件(external file)的详细信息。

(5) 建立临时数据文件(Cache Data):选此项后,可以避免每次运行程序都读取数据的过程,从而使运算速度大大加快。

2. 在 SPSS 环境下建立数据文件 启动 SPSS 以后,系统直接进入数据编辑窗。如果数据量不大,涉及变量不多,可在数据编辑窗内直接录入数据,完成录入后存成"*.sav"文件即可。如果想清除数据编辑窗中已有的数据,不必退出程序,从菜单选择 File/New/Data,便会出现一空白的数据编辑窗。输入数据后,就形成了新的数据文件。

数据文件的格式以每行为一个记录,或称观察单位(Case),每列为一个变量(Variable)。由于不同的数据类型需用不同的统计方法处理,因此数据文件的具体格式也不相同。

建立数据文件的第一步是定义变量。在数据编辑窗左下角激活变量窗(Variable View)。定义变量有如下内容:变量名(Name)、变量类型(Type)、变量宽度(Width)、保留小数位(Decimals)、变量标签(Label)、变量值标签(Values)、缺失值(Missing)、数据列宽(Columns)、对齐方式(Align)、度量类型(Measure)、角色(Role)。

3. 调用已建立的数据文件 SPSS 19 可以直接调用 SPSS(*.sav)、Excel(*.xls)、dBASE(*.dbf)、ASCII(*.dat,*.txt)等各类数据或数据库文件。

4. 数据存储 SPSS 19 亦可以将数据存为 SPSS(*.sav)、Excel(*.xls)、dBASE(*.dbf)、ASCII(*.dat,*.txt)等数据文件形式。

5. SPSS的文件类型与主要按钮 文件类型主要有:数据文件,扩展名为“. sav”;结果文件,扩展名为“. spv”(16.0版本以前为“. spo”);图形文件,扩展名为“. cht”;程序文件,扩展名为“. sps”。

主要按钮功能有:**OK**,执行已选择的操作;**Paste**,将命令语句粘贴到程序编辑窗中;**Reset**,重新设置选项;**Cancel**,取消;**Help**,帮助。

三、数据的整理与转换

数据的整理与转换主要通过主菜单Data和Transform实现,下面分别介绍之。

(一) 数据的整理(Data)

Data菜单见图38-2,其主要功能是满足各种数据整理的需要。

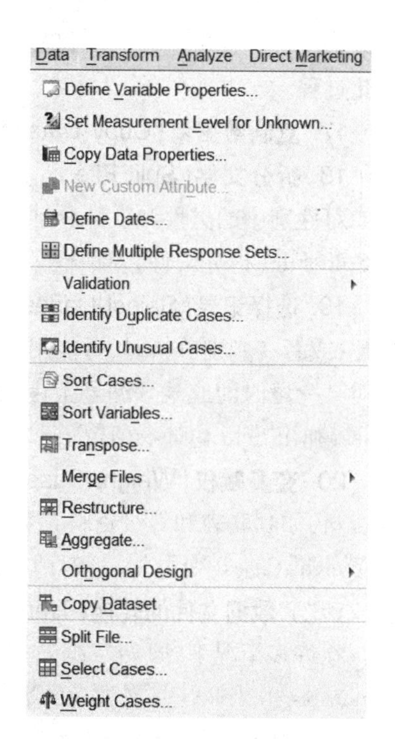

图38-2 SPSS的数据整理菜单(Data)

1. 定义变量属性(Define Variable Properties) 可对一个或一组变量定义,比在变量窗内定义变量属性更为灵活。

2. 设置度量类型(Set Measurement Level for Unknown) 给未知度量类型的变量统一设置度量类型。这一功能也可以在变量窗里实现。

3. 复制数据属性(Copy Data Properties) 可将外部文件或当前工作文件的变量属性复制到一个新文件。

4. 自定义新属性(New Custom Attribute) SPSS已经提供了变量名、变量类型、变量宽度等一系列变量属性,但如果仍然不满足需要,用户可以给变量自定义一个新属性,新的属性会在变量窗显示。

5. 定义时间(Define Dates) 本过程主要用于时间序列分析,可参见有关参考书。

6. 定义多重反应集(Define Multiple Response Sets) 将一组变量定义为一个多重反应集,用于有多选题的调查数据分析。需要注意的是,在这里定义的多重反应集,只有在自定义表(Custom Tables)和图型生成器(Chart Builder)两个过程中可用,其余过程均不可用。

7. 数据校验(Validation) 可依据变量的测度水平,套用相应的规则对数据进行检验,探测出异常值。

8. 标识重复记录(Identify Duplicate Cases) 查找并标识出重复记录。一般用于确定唯一的标识变量是否有重复,比如ID、电话号码等。

9. 标识异常记录(Identify Unusual Cases) 查找并标识出异常记录。给出一个变量的某个取值是否异于其他值,供用户判断是否为异常值。

10. 记录排序(Sort Cases) 从菜单选择Data/Sort Cases,弹出Sort Cases(记录排序)对话框。在Sort by(选择排序变量)栏中选入依次进行记录排序的变量。排序方式有Ascending(升序排列)和Descending(降序排列)两种选择。

11. 变量排序(Sort Variables) 按变量的某种属性给变量排序,比如按变量名、类型、宽度、小数位等排序。

12. 数据转置(Transpose) 将原始数据的行和列进行互换,使新文件的行是原文件的列,新文件的列是原文件的行。从菜单选择Data/Transpose…,弹出Transpose(数据转置)对话框。

13. 合并文件(Merge Files) 分为添加记录(Add Cases)和添加变量(Add Vavirables)两种合并方式。添加记录是指将具有相同变量的两个文件纵向合并在一起,而添加变量是将两个具有唯一标识变量的两个文件横向合并在一起。

14. 重建数据结构(Restructure) 选此项可弹出重建数据结构向导对话框,根据所需的数据结构进行调整,产生新的数据文件。

15. 数据分类汇总(Aggregate Data) 数据处理中,有时需要将某些中间变量,如均数、标准差、最小值、最大值等,形成一个新的数据文件,此时可应用数据分类汇总功能实现这一目的。具体过程略。

16. 正交设计(Orthogonal Design) SPSS 提供的正交设计主要是配合联合分析(conjoint analysis)用的,需要特别指出,这里产生的正交设计方案在分析交互效应时并不能保证完全正交,也就是说,设计方案只适合于分析主效应,因此,如果需要分析交互效应,仍需要根据专业书籍提供的正交设计表头指导此过程。

17. 复制数据集(Copy Dataset) 将当前数据文件复制并在新的数据窗口中打开。

18. 拆分文件(Split File) 数据处理有时需要将某些分类变量进行分层分析,又称固定水平分析,例如对性别中的男性和女性分别进行分析,此时要通过拆分文件实现。从菜单选择 Data/Split File,弹出 Split File(拆分文件)对话框。

19. 选择记录(Select Cases) 数据分析中,有时可能只对某一分类变量的其中几个水平(组)感兴趣;或者在判别分析时,可能用其中 90%的记录建立判别函数,用其余 10%记录考核判别函数;或者只对某一段时间或某一编号范围的记录感兴趣,此时,可通过下述操作实现。从菜单选择 Data/Select Cases,弹出 Select Cases(选择记录)对话框。

20. 变量赋权(Weight Cases) 变量赋权是指对变量,特别是频数变量赋以权重,常用于计数频数表资料,如列联表和等级资料频数表,赋权后的变量被说明为频数。从菜单选择 Data/Weight Cases,弹出 Weight Cases(变量加权)对话框。

(二)数据文件的转换(Transform)

在许多情况下,原始数据难以满足数据分析的全部要求,此时需要将原始数据进行适当的转换(Transform)。SPSS 具有强大的数据转换功能,它不仅可以进行简单的变量变换和重新建立分类变量,还可以进行复杂的统计函数运算以及逻辑函数运算。

点击主菜单的 Transform,弹出数据转换子菜单(图 38-3),其主要功能有:计算产生变量(Compute Variable)、重新赋值(Recode into Same Variables/Recode into Different Variables)、自动重新赋值(Automatic Recode)、可视化分组(Visual Binning)、计数统计(Count Values within Cases)、记录排秩(Rank Cases)、产生时间序列变量(Create Time Series)、缺失值替代(Replace Missing Values)、随机数种子发生器(Random Number Generators)等。

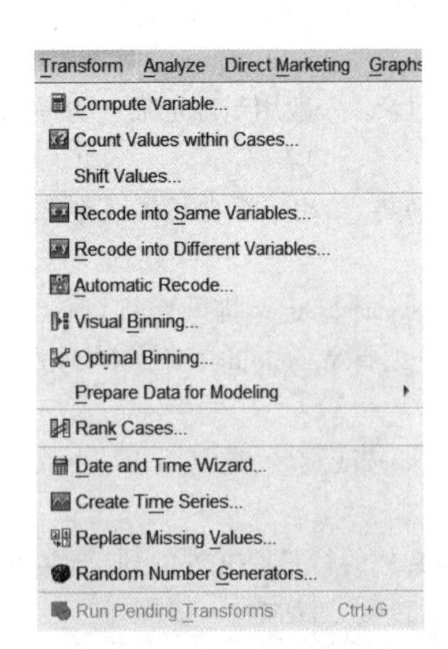

图 38-3 SPSS 的数据转换菜单(Transform)

1. 计算产生变量(Compute Variable) 计算产生变量是指根据已存在的变量,经函数计算后,建立新变量或替换原变量值。从菜单选择 Transform/Compute Variable,弹出 Compute Variable(计算产生变量)对话框。

2. 记录内计数(Count Values within Cases) 在统计过程中,往往需要进行一些计数工作。对所有记录或满足一定条件的记录,计算一个或多个变量中有几个变量的值落在指定的区间内,并将计数结果放入一个新变量中。

3. 变量值移位(Shift Values) 可通过将一个变量向下或向上移位一行或多行,从而产生一个新变量。向下移位采用 Get value form earlier case 方法,表示滞后若干行,向上移位采用 Get value form later case 方法,表示领先若干行。

4. 重新赋值为同一变量(Recode into Same Variables) 问卷调查中,正向问题和负向问题往往会同时出现在一张问卷中,由此造成答案编码与实际赋值不符,而数据是按答案编码录入的,因此需要将某些变量的观察值重新赋值。从菜单选择 Transform/Recode into Same Variables,弹出 Recode into Same Variables(重新赋值为同一变量)对话框。将变量选入 Variables(变量)框内。若同时选2个以上变量,则所选变量的类型(数值型或字符型)应相同。Variables 框内选入变量后,按钮 **Old and New Values** 被激活。点击该按钮,弹出 Old and New Values(原观察值和新赋值)对话框。重新赋值后,新的变量值取代旧变量值。

5. 重新赋值为不同变量(Recode into Different Variables) 应用场景和"重新赋值为同一变量"相同,不同之处在于保留原变量,另外产生一个重新赋值的变量。

6. 自动重新赋值(Automatic Recode) 自动重新赋值是将数值变量值或字符变量值转换为从1开始的顺序整数,并存为新变量。从菜单选择 Transform/Automatic Recode,弹出 Automatic Recode(自动重新赋值)对话框。将源变量(如"*acc1*")选入 Variable→New Name(源变量→新变量)对话框内,在 New Name(新变量)文本框内添入新变量名(如"*acc1a*"),**New Name**按钮被激活,点击该按钮,新变量被确认。也可根据自动重新赋值模板(Automatic Recode Template)文件所规定的计划重新赋值,该文件的扩展名为". sat"。

7. 可视化分组(Visual Binning) 此过程可以通过可视的某变量的分布自行定义分组,主要用于连续变量的分组。

8. 最优化分组(Optimal Binning) 可视化分组是"无监督的",而最优化分组是"有监督的",即根据某个指南变量按照某种算法将连续性变量分组。分组后代替原变量进入后续分析过程,以达到最优的结果。

9. 准备建模数据(Prepare Data for Modeling) 用于分析前对数据进行预处理,目的是增加输入数据的预测价值,从而提高生成模型的准确度。具体应用方法请参见有关参考书。

10. 记录排秩(Rank Cases) 记录排秩是根据某变量值的大小,按一定顺序排秩,生成一个代表其秩次的新变量,数据本身顺序并不改变。它与 Sort Cases 不同,Sort Cases 是根据某变量值的大小将数据重新排序,并不生成新变量。从菜单选择 Transform/Rank Cases,弹出 Rank Cases(记录排秩)对话框。

11. 日期和时间向导(Data and Time Wizard) 日期和时间变量的转换或计算过程比较复杂,因此 SPSS 提供了日期和时间向导,用于此类变量的转换或计算。比如根据出生日期计算现在的年龄,将数值转换成日期等,可参见有关参考书。

12. 产生时间序列变量(Create Time Series) 本过程主要用于时间序列分析,可参见有关参考书。

13. 缺失值的替代(Replace Missing Values) 缺失数据在统计分析中是一个经常遇到的问题,如常见的量表调查。有些 SPSS 的统计过程会因缺失数据而不能执行,尤其是某些时间序列资料。因此,为充分利用原始数据的信息,使统计分析过程有效地进行,可根据研究目的和数据分布特征,选用不同的处理方法估计并替代缺失值。从菜单选择 Transform/Replace Missing Values,弹出 Replace Missing Values(替代缺失值)对话框。

14. 随机数种子(Random Number Seed) 从菜单选择 Transform/Random Number Seed…,弹出 Random Number Seed(随机数种子)对话框。

15. 运行待处理的变量变换(Run Pending Transforms) 将以前已经编辑但未处理的变量变换过程执行。SPSS 默认是立即执行(Caculate values immediately),因此这一功能并不常用。也可以先编辑再运行(Caculate values before used edit)。从菜单选择 Edit/Options,弹出 Options 对话框,在 Data 选项卡中进行设置。

第二节 基本统计方法

在数据编辑窗录入数据或调用已建立的 SPSS 数据文件(以 . sav 为后缀)。打开程序编辑窗粘贴 SPSS 过程命令或调用已建立的 SPSS 程序文件(以 . sps 为后缀)。在程序编辑窗点击 Run/All 完成计算。在结果输出窗浏览输出结果。

一、计量资料的统计分析

1. 描述统计量 以例 2-1 为例,求:①描述统计量,如均数、中位数、标准差、标准误、最大值、最小值,第 2.5、25、50、75、97.5 百分位数;②求偏度和峰度系数及其标准误;③绘制直方图。

数据文件:"例 02-01. sav"(ER 2-1)。

数据格式:1 列 138 行。1 个反应变量,变量名为"*表达量*"。

程序:

```
FREQUENCIES
  VARIABLES=表达量 /FORMAT=NOTABLE
  /NTILES= 4
  /PERCENTILES= 2.5 97.5
  /STATISTICS=STDDEV SEMEAN MEAN SKEWNESS SESKEW KURTOSIS SEKURT
  /HISTOGRAM   NORMAL
  /ORDER= ANALYSIS.
```

2. 几何均数 以例 2-5 为例。

数据文件:"例 02-05. sav" (ER 2-1)。

数据格式:1 列 69 行。1 个反应变量,变量名为"x"。

程序:

```
COMPUTE lgx = LG10(x).
EXECUTE.
DESCRIPTIVES
  VARIABLES=lgx /SAVE
  /STATISTICS=MEAN STDDEV MIN MAX KURTOSIS SKEWNESS.
```

将求得的均数再求反常用对数,即几何均数。

3. 样本均数与总体均数比较的 t 检验 以例 3-5 为例。

数据文件:"例 03-05. sav" (ER 3-1)。

数据格式:1 列 36 行。1 个反应变量,变量名为"hb"。

程序:

```
T-TEST
  /TESTVAL = 140
  /MISSING = ANALYSIS
  /VARIABLES = hb
  /CRITERIA = CI(.95).
```

4. 配对 t 检验 以例 3-6 为例。

数据文件:"例 03-06. sav"(ER 3-1)。

数据格式:3 列 10 行。1 个标识变量“*No*”;2 个反应变量,变量名为“*x1*”和“*x2*”。

程序:

```
T-TEST
  PAIRS = x1 WITH x2 (PAIRED)
  /CRITERIA = CI(.95)
  /MISSING = ANALYSIS.
```

5. 两样本均数比较的 *t* 检验 以例 3-7 为例。

数据文件:“例 03-07. sav” (ER 3-1)。

数据格式:2 列 16 行。1 个反应变量,变量名为“*x*”;1 个分组变量,变量名为“*grp*”,有 2 个水平。

程序:

```
T-TEST
  GROUPS = grp(1 2)
  /MISSING = ANALYSIS
  /VARIABLES = x
  /CRITERIA = CI(.95).
```

6. 完全随机设计资料的方差分析 以例 4-2 为例。

数据文件:“例 04-02. sav” (ER 4-1)。

数据格式:2 列 120 行。1 个反应变量,变量名为“*甘油三酯降低量*”;1 个分组变量,变量名为“*分组*”,有 3 个水平。

程序:

```
ONEWAY
甘油三酯降低量 BY 分组
  /STATISTICS DESCRIPTIVES HOMOGENEITY
  /PLOT MEANS
  /MISSING ANALYSIS
  /POSTHOC = SNK LSD ALPHA(.05).
```

7. 随机区组设计资料的方差分析 以例 4-4 为例。

数据文件:“例 04-04. sav” (ER 4-1)。

数据格式:3 列 30 行。1 个反应变量,变量名为“*出生体重*”;2 个分组变量,变量名为“*补充剂*”和“*区组*”,分别有 3 个和 10 个水平。

程序:

```
UNIANOVA
出生体重 BY 补充剂区组
  /METHOD = SSTYPE(3)
  /INTERCEPT = INCLUDE
  /POSTHOC = 补充剂 ( SNK TUKEY )
  /EMMEANS = TABLES(补充剂)
  /PRINT = DESCRIPTIVE
  /CRITERIA = ALPHA(.05)
  /DESIGN =补充剂区组.
```

8. 拉丁方设计资料的方差分析 以例 4-5 为例。

数据文件:“例 04-05. sav” (ER 4-1)。

数据格式:4列36行。1个反应变量,变量名为“*皮肤疱疹大小*”;3个分组变量,变量名分别为“*家兔*”“*注射部位*”和“*药物*”,各有6个水平。

程序:

```
UNIANOVA
皮肤疱疹大小  BY 家兔注射部位药物
  /METHOD = SSTYPE(3)
  /INTERCEPT = INCLUDE
  /EMMEANS = TABLES(药物) COMPARE ADJ(LSD)
  /CRITERIA = ALPHA(.05)
  /DESIGN =家兔注射部位药物.
```

9. 二阶段交叉设计资料的方差分析 以例4-6为例。

数据文件:“例04-06. sav”(ER 4-1)。

数据格式:4列20行。1个反应变量,变量名为“*测定结果*”;3个分组变量,变量名分别为“*区组*”“*因素*”“*阶段*”,分别有10、2、2个水平。

程序:

```
UNIANOVA
测定结果  BY 区组因素阶段
  /METHOD = SSTYPE(3)
  /INTERCEPT = INCLUDE
  /EMMEANS = TABLES(因素)
  /EMMEANS = TABLES(阶段)
  /CRITERIA = ALPHA(.05)
  /DESIGN =区组因素阶段.
```

10. 析因设计方差分析 以例11-2为例。

数据文件:“例11-02. sav”(ER 11-1)。

数据格式:3列27行。2个分组变量“*A药物剂量*”和“*B药物剂量*”,1个反应变量“*镇痛时间*”。

程序:

```
UNIANOVA
镇痛时间  BY A药物剂量 B药物剂量
  /METHOD = SSTYPE(3)
  /INTERCEPT = INCLUDE
  /PLOT = PROFILE(A药物剂量 * B药物剂量)
  /EMMEANS = TABLES(A药物剂量) COMPARE ADJ(LSD)
  /EMMEANS = TABLES(B药物剂量) COMPARE ADJ(LSD)
  /PRINT = DESCRIPTIVE
  /CRITERIA = ALPHA(.05)
  /DESIGN = A药物剂量 B药物剂量 A药物剂量 * B药物剂量.
```

11. 正交设计资料的方差分析 以例11-4为例。

数据文件:“例11-04. sav”(ER 11-1)。

数据格式:5列8行。1个反应变量“*产卵数*”,4个分组变量“*温度*”“*含氧量*”“*含水量*”“*pH*”。

程序:

```
UNIANOVA
产卵数 BY 温度含氧量含水量 pH 值
  /METHOD = SSTYPE(3)
  /INTERCEPT = INCLUDE
  /EMMEANS = TABLES(温度)
  /EMMEANS = TABLES(含氧量)
/EMMEANS = TABLES(含水量)
  /EMMEANS = TABLES(pH 值)
  /CRITERIA = ALPHA(.05)
/DESIGN =温度含氧量含水量 pH 值温度 * 含氧量.
```

12. 嵌套设计资料的方差分析　以例 11-6 为例。

数据文件:"例 11-06. sav"(ER 11-1)。

数据格式:3 列 27 行。1 个反应变量"*净增长值*",2 个分组变量"*饲料*"和"*喂养量*"。

程序:

```
UNIANOVA
净增长值 BY 饲料喂养量
  /METHOD = SSTYPE(1)
  /INTERCEPT = INCLUDE
  /CRITERIA = ALPHA(.05)
  /DESIGN = 饲料喂养量.
```

13. 裂区设计资料的方差分析　以例 11-7 为例。

数据文件:"例 11-07. sav" (ER 11-1)。

数据格式:4 列 10 行。2 个反应变量"*b1*"和"*b2*",分别代表 B 因素的 2 个水平;2 个分组变量"*drug*"和"*No*"。

程序:

```
GLM
  b1 b2 BY No drug
  /WSFACTOR = factor1 2 Polynomial
  /METHOD = SSTYPE(3)
  /CRITERIA = ALPHA(.05)
  /WSDESIGN = factor1
/DESIGN = drug.
```

14. 重复测量资料的方差分析　以例 12-3 为例。

数据文件:"例 12-03. sav" (ER 12-1)。

数据格式:6 列 15 行。1 个分组变量"*药物*",5 个重复测量变量"*t0*""*t1*""*t2*""*t3*""*t4*"。

程序:

```
GLM
  t0 t1 t2 t3 t4 BY 药物
  /WSFACTOR = factor1 5 Polynomial
  /METHOD = SSTYPE(3)
  /PLOT = PROFILE( factor1 * 药物 )
  /EMMEANS = TABLES(药物) COMPARE ADJ(LSD)
  /EMMEANS = TABLES(factor1) COMPARE ADJ(LSD)
```

```
/PRINT = DESCRIPTIVE
/CRITERIA = ALPHA(.05)
/WSDESIGN = factor1
/DESIGN = 药物.
```

二、计数资料的统计分析

1. 样本率与总体率比较 以例6-4为例。

数据文件:“例06-04.sav”(ER 6-1)。

数据格式:2列2行。1个分组变量“*是否受孕*”,1个频数变量“*freq*”。需要注意的是BINOMIAL里设置的零假设是“0.45”,即未受孕率为45%。

程序:

```
WEIGHT
  BY freq.
NPAR TEST
  /BINOMIAL (.45)= 是否受孕
  /MISSING ANALYSIS.
```

2. 两样本率的比较 以例7-1为例。

数据文件:“例07-01.sav”(ER 7-1)。

数据格式:2列171行。2个分类变量“*组别*”和“*空腹血糖*”。

程序:

```
CROSSTABS
  /TABLES=组别 BY 空腹血糖
  /FORMAT= AVALUE TABLES
  /STATISTIC=CHISQ
  /CELLS= COUNT ROW
/COUNT ROUND CELL.
```

3. 配对计数资料比较(McNemar检验) 以例7-3为例。

数据文件:“例07-03.sav”(ER 7-1)。

数据格式:3列4行。1个频数变量“*数量*”,2个分类变量“*免疫荧光法*”和“*乳胶凝集法*”。

程序:

```
WEIGHT
  BY 数量.
CROSSTABS
  /TABLES=免疫荧光法 BY 乳胶凝集法
  /FORMAT= AVALUE TABLES
  /STATISTIC=MCNEMAR
  /CELLS= COUNT
/COUNT ROUND CELL.
```

4. 多个样本率比较的χ^2检验 以例7-6为例。

数据文件:“例07-06.sav”(ER 7-1)。

数据格式:3列6行。2个分类变量,“*治法*”和“*结果*”;1个频数变量“*counts*”。

程序：

```
WEIGHT
  BY counts.
CROSSTABS
  /TABLES=疗法  BY 结果
  /FORMAT= AVALUE TABLES
  /STATISTIC=CHISQ
  /CELLS= COUNT ROW
/COUNT ROUND CELL.
```

三、非参数统计分析

1. 配对计量资料比较的秩和检验 以例8-1为例。

数据文件："例08-01. sav"（ER 8-1）。

数据格式:2列8行。2个反应变量分别为"*正常饲料组*"和"*维生素E缺乏饲料组*"。

程序：

```
NPAR TEST
  /WILCOXON=正常饲料组  WITH 维生素E缺乏饲料组（PAIRED）
  /MISSING ANALYSIS.
```

2. 两独立样本比较的秩和检验 以例8-3为例。

数据文件："例08-03. sav"（ER 8-1）。

数据格式:2列22行。1个分组变量"*group*"，1个反应变量"*RD值*"。

程序：

```
NPAR TESTS
  /M-W= RD值  BY group(1 2)
/MISSING ANALYSIS.
```

3. 两组等级资料比较的秩和检验 以例8-4为例。

数据文件："例08-04. sav"（ER 8-1）。

数据格式:3列8行。1个分组变量"*group*"，1个反应变量"*疗效*"，1个频数变量"*freq*"。

程序：

```
WEIGHT
  BY freq.
NPAR TESTS
  /M-W= 疗效  BY group(1 2)
  /MISSING ANALYSIS.
```

4. 多个独立样本比较的秩和检验 以例8-5为例。

数据文件："例08-05. sav"（ER 8-1）。

数据格式:2列15行。1个分组变量"*药物*"，1个反应变量"*死亡率*"。

程序：

```
NPAR TESTS
  /K-W=死亡率 BY 药物(1 3)
/MISSING ANALYSIS.
```

5. 多组等级资料比较的秩和检验 以例8-7为例。

数据文件:"例08-07. sav"(ER 8-1)。

数据格式:3列12行。1个分组变量"*group*",1个反应变量"*疗效*",1个频数变量"*freq*"。

程序:

```
WEIGHT
  BY freq.
NPAR TESTS
  /K-W=疗效  BY group(1 3)
/MISSING ANALYSIS.
```

6. 随机区组设计资料的秩和检验 以例8-9为例。

数据文件:"例08-09. sav"(ER 8-1)。

数据格式:4列8行。4个反应变量分别为"*频率a*""*频率b*""*频率c*"和"*频率d*"。

程序:

```
NPAR TESTS
  /FRIEDMAN = 频率a 频率b 频率c 频率d
  /MISSING LISTWISE.
```

第三节 多元统计分析方法

一、回归分析

1. 直线相关回归分析 以例9-1为例。

数据文件:"例09-01. sav"(ER 9-1)。

数据格式:2列9行。1个自变量"*age*",1个因变量"*TC*"。

程序:

```
REGRESSION
  /MISSING LISTWISE
  /STATISTICS COEFF OUTS CI R ANOVA
  /CRITERIA=PIN(.05) POUT(.10)
  /NOORIGIN
  /DEPENDENT TC
  /METHOD=ENTER age.
GRAPH
  /SCATTERPLOT(BIVAR)=age WITH TC
  /MISSING=LISTWISE.
```

2. 曲线拟合 以例9-10为例。

数据文件:"例09-10. sav"(ER 9-1)。

数据格式:2列15行。2个列变量分别为"*day*"和"*index*"。

程序:

```
TSET NEWVAR=NONE.
CURVEFIT
  /VARIABLES=index WITH day
```

```
    /CONSTANT
    /MODEL=EXPONENTIAL
    /PLOT FIT.
  COMPUTE Y1 = LN(index).
  EXECUTE.
  GRAPH
    /SCATTERPLOT(BIVAR)=day WITH index
    /MISSING=LISTWISE.
  GRAPH
    /SCATTERPLOT(BIVAR)=day WITH Y1
    /MISSING=LISTWISE.
  REGRESSION
    /MISSING LISTWISE
    /STATISTICS COEFF OUTS R ANOVA
    /CRITERIA=PIN(.05) POUT(.10)
    /NOORIGIN
    /DEPENDENT Y1
    /METHOD=ENTER day.
```

3. 多元回归分析　以例 15-1 为例。

数据文件:"例 15-01. sav"（ER 15-1）。

数据格式:5 列 27 行。1 个应变量"*y*",4 个自变量分别为"*x1*""*x2*""*x3*"和"*x4*"。

程序:

```
  REGRESSION
    /DESCRIPTIVES MEAN STDDEV CORR SIG N
    /MISSING LISTWISE
    /STATISTICS COEFF OUTS CI R ANOVA CHANGE
    /CRITERIA=PIN(.05) POUT(.10)
    /NOORIGIN
    /DEPENDENT y
    /METHOD=ENTER x1 x2 x3 x4.
  REGRESSION
    /DESCRIPTIVES MEAN STDDEV CORR SIG N
    /MISSING LISTWISE
    /STATISTICS COEFF OUTS CI R ANOVA CHANGE
    /CRITERIA=PIN(.10) POUT(.15)
    /NOORIGIN
    /DEPENDENT y
  /METHOD=STEPWISE x1 x2 x3 x4.
```

二、logistic 回归分析

1. 反应变量为频数变量　以例 16-1 为例。

数据文件:"例 16-01. sav"（ER 16-1）。

数据格式:4 列 8 行。3 个分类变量,"*x1*""*x2*"和"*case_ctr*",其中,"*case_ctr*"为反应变量;1 个频数变量"*freq*"。

程序:

```
WEIGHT
  BY freq.
LOGISTIC REGRESSION  case_ctr
  /METHOD = ENTER x1 x2
  /CLASSPLOT
  /PRINT = SUMMARY CI(95)
  /CRITERIA = PIN(.05) POUT(.10) ITERATE(20) CUT(.5).
```

2. 反应变量非频数变量　以例 16-2 为例。

数据文件:“例 16-02. sav”（ER 16-1）。

数据格式:10 列 54 行。10 个列变量,其中,1 个标识变量“序号”,1 个反应变量“*y*”,其余 8 个为自变量。

程序:

```
LOGISTIC REGRESSION y
  /METHOD = FSTEP(WALD) x1 x2 x3 x4 x5 x6 x7 x8
  /SAVE = PGROUP
  /CLASSPLOT
  /PRINT = SUMMARY CI(95)
  /CRITERIA = PIN(.10) POUT(.15) ITERATE(20) CUT(.5).
```

3. 条件 logistic 回归　以例 16-3 为例。

数据文件:“例 16-03. sav”（ER 16-1）。

数据格式:8 列 75 行。8 个列变量,其中,1 个配对组号变量“*i*”,1 个反应变量“*y*”,其余 6 个为自变量。

程序:

```
COMPUTE T = 2-y.
EXECUTE.
COXREG
  T  /STATUS=y(1)  /STRATA=i
  /METHOD=FSTEP(WALD) x1 x2 x3 x4 x5 x6
/PRINT=CI(95) CORR
  /CRITERIA=PIN(.10) POUT(.15) ITERATE(20).
```

4. 有序 logistic 回归　以例 16-4 为例。

数据文件:“例 16-04. sav”(ER 16-1)。

数据格式:3 列 129 行。3 个列变量,其中,2 个自变量“*X1*”和“*X2*”,1 个反应变量“*y*”。

程序:

```
PLUM Y WITH X1 X2
/CRITERIA=CIN(95) DELTA(0) LCONVERGE(0) MXITER(100) MXSTEP(5) PCONVERGE(1.0E-6)
SINGULAR(1.0E-8)
  /LINK=LOGIT
  /PRINT=FIT PARAMETER SUMMARY.
```

5. 多分类 logistic 回归　仍然以例 16-4 为例,将 *y* 看成无序分类变量,以胃炎作为参照。

数据文件:“例 16-04. sav”（ER 16-1）。

数据格式:3 列 129 行。3 个列变量,其中,2 个自变量“*X1*”和“*X2*”,1 个反应变量“*y*”。

程序:

```
NOMREG Y (BASE=FIRST ORDER=ASCENDING) WITH X1 X2
  /CRITERIA CIN(95) DELTA(0) MXITER(100) MXSTEP(5) CHKSEP(20) LCONVERGE(0) PCONVE-
RGE(0.000001) SINGULAR(0.00000001)
  /MODEL
  /STEPWISE=PIN(.05) POUT(0.1) MINEFFECT(0) RULE(SINGLE) ENTRYMETHOD(LR) REMOVAL-
METHOD(LR)
  /INTERCEPT=INCLUDE
  /PRINT=PARAMETER SUMMARY LRT CPS STEP MFI.
```

三、生存分析

1. 寿命表法和 Kaplan-Meier 法 以例 18-2 为例,给出两种手术治疗方式的生存寿命表,并比较两组的生存中位数。

数据文件:“例 18-02. sav” (ER 18-1)。

数据格式:4 列 43 行。1 个序号“*i*”,2 个分类变量“*group*”和“*status*”,1 个生存时间变量“*time*”。

程序:

(1) 寿命表法

```
SURVIVAL
TABLE=time BY group(1 2)
  /INTERVAL=THRU 60 BY 1
  /STATUS=status(1)
  /PRINT=TABLE.
```

(2) Kaplan-Meier 法

```
KM
  time   BY group   /STATUS=status(1)
  /PRINT TABLE MEAN
  /PLOT SURVIVAL
  /TEST LOGRANK BRESLOW TARONE
  /COMPARE OVERALL POOLED
  /SAVE SURVIVAL SE HAZARD CUMEVENT.
```

2. Cox 回归模型 以例 18-5 为例。

数据文件:“例 18-05. sav” (ER 18-1)。

数据格式:9 列 63 行。1 个标识变量“*No*”,1 个生存时间“*time*”,1 个生存结局“*y*”,其余为自变量。

程序:

```
COXREG
  t  /STATUS=y(1)
/METHOD=ENTER x1 x2 x3 x4 x5 x6
  /PLOT SURVIVAL
/PRINT=CI(95)
  /CRITERIA=PIN(.05) POUT(.10) ITERATE(20).
COXREG t
```

```
  /STATUS=y(1)
  /METHOD=FSTEP(COND) X1 X2 X3 X4 X5 X6
  /PLOT SURVIVAL
  /CRITERIA=PIN(.05) POUT(.10) ITERATE(20).
```

四、聚类分析与判别分析

1. 系统聚类　以例 19-1 为例,将 31 个省市及 7 个变量归类。

数据文件:"例 19-01. sav"(ER 19-1)。

数据格式:8 列 31 行,其中 1 个标识变量"*V1*",其余为聚类指标。

(1) 样品聚类

```
DESCRIPTIVES VARIABLES= X1 X2 X3 X4 X5 X6 X7
  /SAVE. /* 标准化处理
CLUSTER ZX1 ZX2 ZX3 ZX4 ZX5 ZX6 ZX7
  /METHOD WARD
  /ID=V1
  /PRINT SCHEDULE
  /PLOT DENDROGRAM VICICLE.
```

(2) 指标聚类

```
PROXIMITIES  X1 X2 X3 X4 X5 X6 X7
  /MATRIX OUT('C:\spssclus.tmp')
  /VIEW=VARIABLE
  /MEASURE=CORRELATION
  /PRINT NONE
  /STANDARDIZE=VARIABLE NONE.
CLUSTER
  /MATRIX IN('C:\spssclus.tmp')
  /METHOD CENTROID
  /PRINT SCHEDULE
  /PLOT DENDROGRAM VICICLE.
ERASE  FILE='C:\spssclus.tmp'.
```

2. 动态样品聚类(k 均值聚类)　以例 19-2 为例,用 k 均值聚类将 219 名老年人进行分类。

数据文件:"例 19-02. sav"(ER 19-1)。

数据格式:6 列 219 行。1 个标识变量"*ID*",其余为老年人认知及行为量表得分变量。

程序:

```
DESCRIPTIVES VARIABLES=CDR ADAS MMSE FAQ RAVLT
  /SAVE. /* 标准化处理
QUICK CLUSTER ZCDR ZADAS ZMMSE ZFAQ ZRAVLT
  /MISSING=LISTWISE
  /CRITERIA=CLUSTER(2) MXITER(30) CONVERGE(0)
  /METHOD=KMEANS(NOUPDATE)
  /SAVE CLUSTER
  /PRINT ID(ID) INITIAL ANOVA.
```

3. 两步聚类 以例 19-2 为例,用两步聚类法将 219 名老年人进行分类。

数据文件:"例 19-02. sav"（ER 19-1）。

数据格式:6 列 219 行。1 个标识变量"*ID*",其余为老年人认知及行为量表得分变量(SPSS 会默认进行标准化处理)。

```
TWOSTEP CLUSTER
  /CONTINUOUS VARIABLES=CDR ADAS MMSE FAQ RAVLT
  /DISTANCE LIKELIHOOD
  /NUMCLUSTERS AUTO 15 BIC
  /HANDLENOISE 0
  /MEMALLOCATE 64
  /CRITERIA INITHRESHOLD(0) MXBRANCH(8) MXLEVEL(3)
  /PLOT BARFREQ PIEFREQ VARCHART COMPARE BYCLUSTER
  /PRINT IC COUNT SUMMARY
  /SAVE VARIABLE=TSC_4060.
AIM   TSC_4060
  /CONTINUOUS CDR ADAS MMSE FAQ RAVLT
  /PLOT ERRORBAR CLUSTER(TYPE=PIE)IMPORTANCE(X=GROUP Y=TEST)
  /CRITERIA ADJUST=BONFERRONI   SHOWREFLINE=NO HIDENOTSIG=NO.
```

4. 判别分析 以例 20-01 为例。

数据文件:"例 20-01. sav"（ER 20-1）。

数据格式:5 列 54 行。一个标识变量"*no*",1 个分类变量"*g*",3 个自变量"*x1*""*x2*"和"*x3*"。

程序:

```
DISCRIMINANT
  /GROUPS=g(0 1)
/VARIABLES=x1 x2 x3
  /ANALYSIS ALL
  /PRIORS SIZE
  /STATISTICS=MEAN STDDEV COEFF TABLE
  /PLOT=CASES
  /CLASSIFY=NONMISSING SEPARATE.
```

五、主成分分析与因子分析

1. 主成分分析 以例 21-1 为例。

数据文件:"例 21-01. sav"（ER 21-1）。

数据格式:10 列 39 行。1 个标识变量"*no*",9 个自变量 x1~x9。

程序:

```
FACTOR
  /VARIABLES x1 x2 x3 x4 x5 x6 x7 x8 x9
/MISSING LISTWISE
  /ANALYSIS x1 x2 x3 x4 x5 x6 x7 x8 x9
  /PRINT UNIVARIATE CORRELATION KMO EXTRACTION FSCORE
  /PLOT ROTATION
  /CRITERIA FACTORS(9) ITERATE(25)
```

```
  /EXTRACTION PC
  /ROTATION NOROTATE
  /METHOD=CORRELATION.
```

2. **因子分析** 以例 21-3 为例。

数据文件:“例 21-03. sav”(ER 21-1)。

数据格式:10 列 36 行。1 个表示年月的变量“*x0*”,9 个自变量 x1~x9。

程序:

```
FACTOR
  /VARIABLES x1 x2 x3 x4 x5 x6 x7 x8 x9
/MISSING LISTWISE
  /ANALYSIS x1 x2 x3 x4 x5 x6 x7 x8 x9
  /PRINT INITIAL EXTRACTION ROTATION FSCORE
  /PLOT ROTATION
  /CRITERIA FACTORS(9) ITERATE(25)
  /EXTRACTION PC
  /CRITERIA ITERATE(25)
  /ROTATION VARIMAX
  /METHOD=CORRELATION.
```

(陈平雁 张玉海)

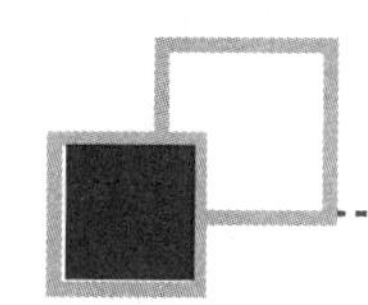

第三十九章 SAS 统计软件

第一节 基础知识

SAS 是统计分析系统(statistical analysis system)的英文缩写,是当今国际上最著名的数据分析软件系统之一。本章主要介绍 WINDOWS 操作系统的 SAS 9.4 版。对于使用 SAS 其他版本的用户,本章内容也基本适用。

一、特点和运行环境

1. SAS 的功能模块 SAS 是由多个功能模块组合而成的软件系统,基本部分是 BASE SAS 模块。BASE SAS 模块是 SAS 系统的核心,承担着主要的数据管理任务,并管理用户使用环境,进行用户语言的处理,调用其他 SAS 模块和产品。

SAS 系统除了 Base SAS 模块外还包括以下几个常用模块。SAS/STAT:统计分析模块;SAS/GRAPH:绘图模块;SAS/ACCESS:数据库接口模块;SAS/ETS:经济计量学和时间序列分析模块;SAS/OR:运筹学模块;SAS/IML:交互式矩阵程序设计语言模块;SAS/Enterprise Guide:企业向导模块;SAS/Enterprise Miner:企业数据挖掘模块;SAS/FSP:快速数据处理的交互式菜单系统模块;SAS Viya:提供了一个以大数据、人工智能以及数据可视化为导向的、全新的统一平台和环境。

2. SAS 的运行环境 SAS 9.4 在 WINDOWS 操作系统下使用时,有 32 位和 64 位两种版本,系统运行环境有软件和硬件要求。

(1) 软件要求:WINDOWS 7、WINDOWS 8、WINDOWS 8.1 和 WINDOWS 10 等操作系统。

(2) 硬件要求:双核及以上 CPU,2G RAM(SAS 可用),1.5 倍及以上物理内存大小的 SWAP 空间,SVGA(800×600 或更高的分辨率),一般建议预留 20G 以上磁盘空间,其他设备如光驱、鼠标等。

二、启动和退出

SAS 系统的启动可以通过快捷方式和命令方式两种方法。

1. 快捷方式 在安装了 SAS 9.4 系统后,会自动在应用程序项中创建 SAS 启动的快捷方式,可以直接通过快捷方式启动 SAS。还可以在桌面上建立“sas. exe”的快捷方式。

2. 命令方式 安装 SAS 9.4 时,会将有关文件安装在硬盘上的某个子目录中,如“C:\Program Files\SAS\SASFoundation\9.4”,执行可执行文件 sas. exe 启动 SAS。

SAS 完成了统计分析后,可以退出 SAS 系统。退出 SAS 系统可以用菜单操作和命令操作两种方法。

1. 菜单操作 点击“文件”,选择“关闭”,或者同时按下“ALT”和“F4”,或者点击“×”,将会出现“退出”对话框,对话框中写着“确实要结束该 SAS 对话吗?”,点击“确定”即可退出 SAS 系统。如点击“取消”则返回 SAS 系统。

2. 命令操作 在命令框中键入“BYE”或“ENDSAS”可直接退出 SAS 系统,而不会出现上述的“退出”对话框。

三、显示管理系统和程序

启动了 SAS 后，就进入 SAS 的显示管理系统(Display Management System，简称 DMS)，见图 39-1。在 DMS 中可以进行 SAS 程序的编辑、运行、存储、调用、结果输出及打印等过程。

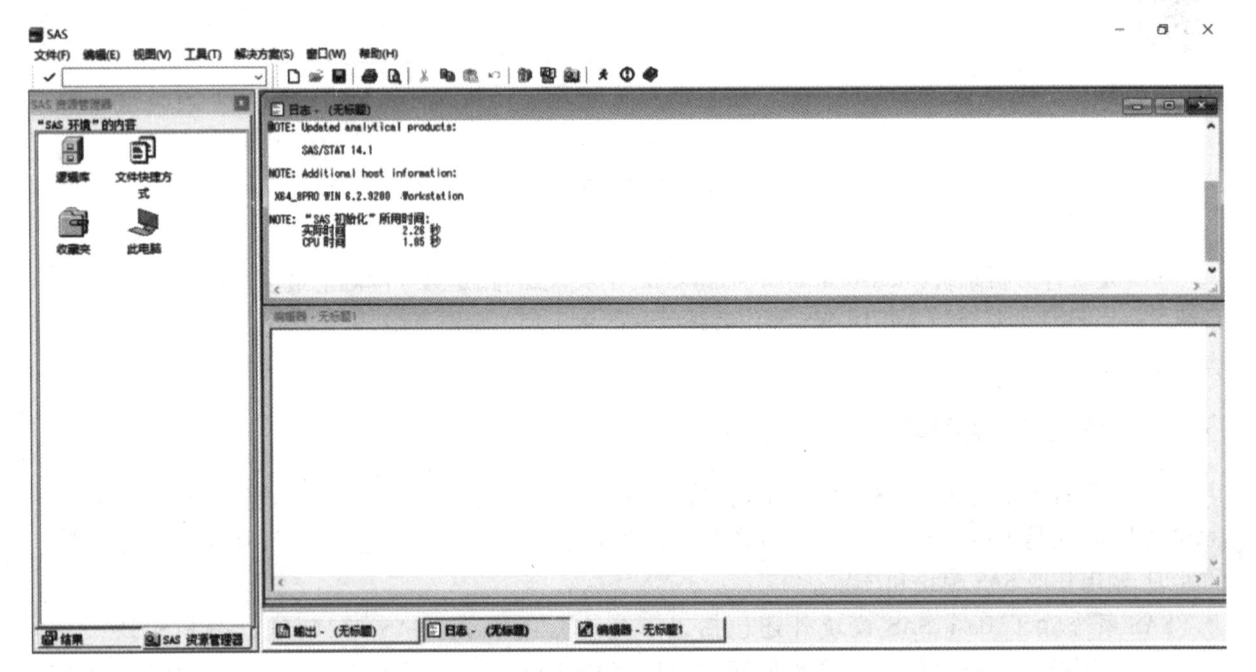

图 39-1 SAS 9.4 中文版视窗管理系统的界面

1. 显示管理系统的窗口

(1) 增强型编辑器窗口(Enhanced Editor 窗口)：该窗口位于图 39-1 界面的右下方，其主要功能是编辑 SAS 程序语句，并将程序语句提交系统执行。

(2) 日志窗口(Log 窗口)：该窗口位于图 39-1 界面的右上方，主要作用是显示运行程序后的有关信息。

(3) 输出窗口(Output 窗口)：该窗口隐藏在上述两个窗后的后面，其主要作用是显示程序运行的结果。

这三个窗口之间的切换可以通过主菜单的“视图”菜单来实现，如图 39-2 所示。也可以通过指令和功能键来实现。三个窗口的指令分别为：Program、Log 和 Out。功能键分别是：F5(增强型编辑器窗口)、F6(日志窗口)和 F7(输出窗口)。或直接点击下方的图标实现。

2. SAS 程序 SAS 程序是在增强型编辑器窗口中编辑的一段 SAS 语句，提交后可以在日志窗口中显示有关信息和提示，在输出窗口中显示运行过程的结果。下面通过一个简单的例子，来说明程序的结构。

(1) 简单程序示例：现已知 12 份肝炎患者血清丙氨酸氨基转移酶(mmol/L)的含量分别为 60，142，195，80，242，220，190，25，212，38，236，95，试计算其均数。

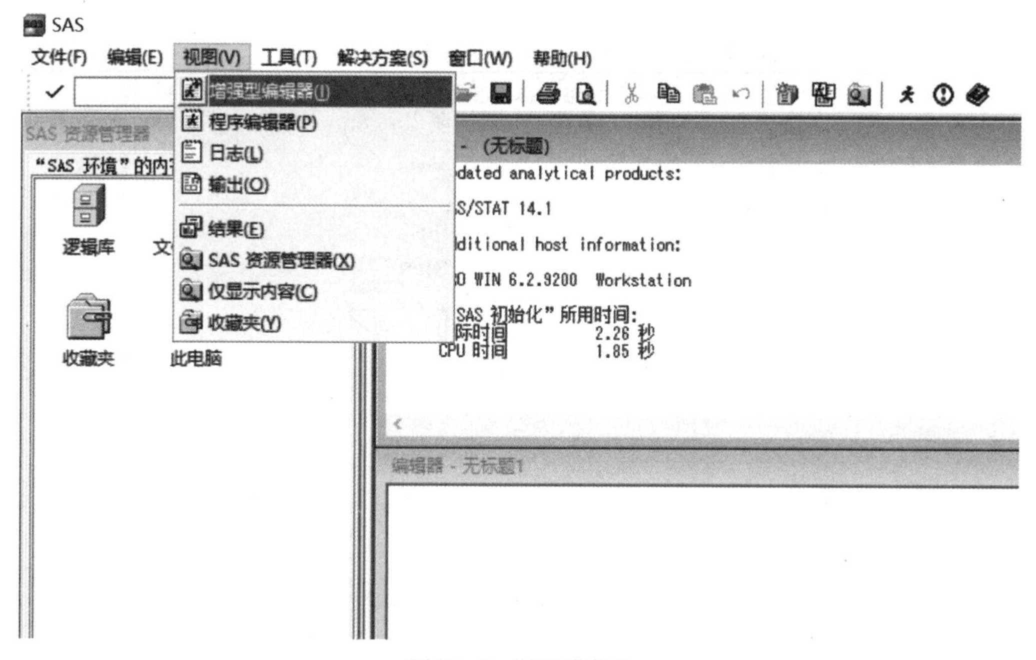

图 39-2 “视图”菜单

```
data prg1;
  input x @@;
cards;
60 142 195 80 242 220 190 25 212 38 236 95
;
proc means;
  var x;
run;
```

(2) 程序结构:一个完整的SAS程序一般由数据步(data step)和过程步(proc step)两部分组成。数据步以关键词data开头,主要用于建立数据集;过程步以proc开头,可对已经存在的数据集进行处理。两者均以run结束。

(3) 编写程序的语法规则:SAS程序由语句组成,每个语句以半角分号“;”作为结束符号。同一行中可以有多个语句,中间用分号相隔;一个语句也可以分几行编写,中间不能有分号。

(4) 程序的运行:当程序语句被确认正确无误后,可以将程序提交系统运行。提交程序的方法有以下几种:

1) 在执行指令的文本框中键入“Submit”,然后点击“√”或按“enter”键。

2) 点击主菜单中的“运行”,再点击“提交”。如图39-3所示。

3) 使用功能键F8或自己定义的功能键。

4) 点击工具栏中的[图标]。

(5) 程序的修改:通常情况下,在程序运行完毕后,要先检查日志窗口中的日志,看程序语句有无错误。如有错误,修改程序语句后再提交运行。有时需反复几次,直到日志窗口不再出现错误提示为止。程序修改必须在增强型编辑器窗口完成,修改已执行的程序,可通过recall指令将执行过的程序重新显示在增强型编辑器窗口中,也可通过主菜单的“运行”菜单中的“重新调用上一次提交”菜单完成(图39-3),或使用功能键F4。

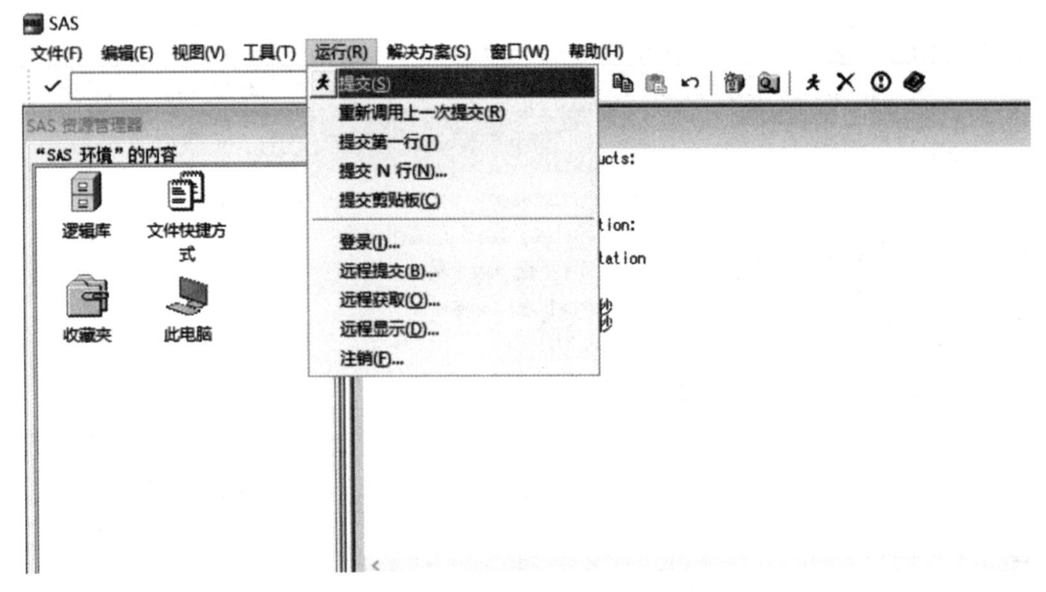

图 39-3　SAS 程序的运行

(6) 程序的储存:保存程序可键入指令"file'路径+文件名'",该处路径为绝对路径,文件名的后缀必须是". sas",如"file'c:\sasuser\prg1. sas'"。也可以通过"文件"菜单中的"保存"选项来保存程序文件。除了程序文件可以保存,日志窗口和结果的内容也可保存,它们的后缀名分别为". log"和". lst"。

(7) 程序的调用:当程序已经以文件的形式保存下来了,再作同样的处理时可不必再编辑程序,可以调用已有的程序完成统计运算。调用程序的指令为"infile'路径+文件名'",如"infile 'c:\sas\sasuser\prg1. sas'"。也可以通过"文件"菜单中的"打开"选项来完成。

第二节　数据集创建

由于 SAS 系统中的各种过程只能对 SAS 数据集中的数据进行处理,所以如何将数据转换成 SAS 数据集是 SAS 系统进行统计分析的基础。现在就介绍一些关于 SAS 数据集的基本知识。建立数据集必须在数据步中完成,无论是原始数据还是存放在其他数据文件中的数据,都可以转换成 SAS 系统可以识别的 SAS 数据集,才能被 SAS 过程处理。

一、INPUT 和 CARDS 语句

现在有一批肾移植患者的部分资料,如表 39-1 所示。

表 39-1　274 例肾移植患者的部分资料

病例号	病案号(*no*)	性别(X_1)	年龄(X_2)/岁	生理评分(X_3)	肾毒性(X_4)
1	4 757	男	26	14	无
2	7 950	女	31	13	无
3	11 093	男	55	17	无
4	17 555	男	25	9	无
⋮	⋮	⋮	⋮	⋮	⋮
274	279 183	女	88	15	有

以下程序就是用 input 和 cards 语句将表 39-1 资料转换成 SAS 数据集。

```
data syz;
  input no x1  $  x2 x3 x4 @@ ;
cards;
 4757   m   26   14   0   7950   f   31   13   0
...
 279183   f   88   15   1
;
run;
```

程序中第一行为 data syz;是数据步的开始,要求 SAS 系统建立一个文件名为 syz 的数据集,该数据集是一个临时数据集,系统会自动将其存放在 saswork 文件夹中,数据集文件的后缀名为 sas7bdat,所以从 WIDNOWS 资源管理器中查看该文件,文件名为 syz. sas7bdat。数据集名只能以英文字母开头,而不能用数字或中文开始。临时数据集在退出 SAS 系统后将被自动删除。如需长期保存数据集可建立永久型数据集,只需在 syz 前面加上库标记,如 sasuser. syz,则该数据集将保存在 sasuser 文件夹中,退出 SAS 系统也不会将该数据集删除。用户可用 libname 语句自定义库标记,如:

libname tj ‘c:\my documents’;

该语句表示所有带 tj 库标记的数据集将被长期保存在 c:\my documents 文件夹中。

第二行 input no x1 $ x2 x3 x4;是要求在 syz. sas7dbat 数据集中包含 5 个变量,它们的变量名分别为 no x1 x2 x3 x4,其中 x1 变量名后面加上了一个符号 $,表示这些变量为字符型变量,其余为数值型变量。SAS 系统最常见的是这两种类型的变量,可以用 informat 和 format 语句将变量定义成其他类型,如日期型、货币型等。变量名同样不能用中文或数字开始,只能以英文字母开头。

第三行 cards;是表明开始对变量进行赋值,下一行开始是数据行,可以在此输入数据,所有数据输入后,换行输入一个分号,表示结束数据行。数据行中不同变量的数据彼此之间用一个或多个空格分开。在对变量进行赋值时,也可以采用 datalines 替代 cards 对变量进行赋值。

最后一行的 run;表示 data 步的结束,也可省略不写。

数据集建立完毕后,可以用 print 过程将建立的数据集在输出窗口中显示出来。具体语句如下:

```
proc print data=sasuser. syz;
```

在输出窗口将显示如下内容:

⋮

OBS	NO	X1	X2	X3	X4
1	4757	m	26	14	0
2	7950	f	31	13	0
3	11093	m	55	17	0
4	17555	m	25	9	0
⋮	⋮	⋮	⋮	⋮	⋮
274	279183	f	88	15	1

上述结果中的 OBS 表示的是观测号,按数据在数据行中的顺序排列。

如果数据集中的变量比较少,而观测比较多,可以采用串行输入方法,具体方法是在 input 语句中的变量名后加上两个@,在数据行中的数据可以横行排列,每个数据之间用空格分隔。如将表 39-1 中肾移植患者年龄转换成数据集可用以下程序:

```
data age;
  input x @@ ;
```

```
cards;
26 31 55 25 ...... 88
;
run;
```

二、将文本格式的数据文件转换成 SAS 数据集

数据也可以先被编辑成纯文本文件，再转换成 SAS 数据集供 SAS 过程处理。编辑纯文本文件可以用任何文字处理软件，如 Word、WPS 和记事本，只要在保存文件时，将其保存为纯文本文件即可。仍以表 39-1 的数据为例，说明如何用 INFILE 和 INPUT 语句将数据转换成 SAS 数据集。

首先需将数据编辑为纯文本文件 syz. txt，并将文件存于 c：\my documents\文件夹，文件的内容如下：

```
4575    m   26   14   0
7950    f   31   13   0
11093   m   55   17   0
  …
289183  f   88   15   1
```

注意：文件中不能有变量名标识，至于具体哪个数值属于哪个变量，用户必须自己清楚。

然后用 INFILE 和 INPUT 语句来转换之，程序如下：

```
data syz;
  infile 'c:\my document\syz. txt';
  input no x1 $ x2 x3 x4;
run;
```

上述程序中第二行语句 infile 'c：\my document\syz. txt'；表示将调用 c：\my document\文件夹中的 syz. txt 文件，并将其中的数据保存到临时数据集 syz. sas7dbat 中，注意路径和文件名必须用单引号括起来，而且文件名的后缀名不能省略。infile 语句必须在 data 语句的后面，在 input 语句的前面。

由于纯文本文件中没有变量名称，所以第三行的语句 input no x1 $ x2 x3 x4；就是定义数据集中的变量名，而且变量名的次序必须和纯文本文件中所对应的数据值的次序相同。

三、将 *. DBF 文件中的数据转换成 SAS 数据集

在日常工作中，许多人常常用其他数据库软件来保存数据，其中 dBASE Ⅱ/Ⅲ/Ⅳ、FoxBASE、Foxpro、Visual Foxpro 都是常用的数据库软件，这些软件产生的数据文件都是以"*. dbf"作为后缀名。SAS 9.4 可以将 *. dbf 文件转换成 SAS 数据集。将 *. dbf 文件转换成 SAS 数据集可以通过 DBF 过程和 Import 菜单两种方法。

1. DBF 过程 SAS 系统提供的 dbf 过程将 *. dbf 文件转换成 SAS 数据集可用以下格式：

```
proc dbf db3=fileref out=dataname;
```

proc 是过程步开始的关键词，dbf 是过程步中的过程名称，db3=fileref 表示指定一个 dBASE Ⅲ文件的文件标记或逻辑文件名，如果该文件在安装 SAS 的目录中，则是等号"="后面接不带后缀名的文件名，如果该文件不在当前目录中，则需用 filename 语句为其指定一个逻辑文件名，out=dataname 定义了将 *. dbf 文件转换成 SAS 数据集后的数据集名。如表 39-1 的数据已保存在 syz. dbf 文件中，可用以下程序转换为 SAS 数据集。

```
proc dbf db3=syz out=sasuser. syz;
```

上述程序表示 syz. dbf 在当前目录中,并将转换后的数据集 syz. sas7dbat 永久保存在 sasuser 文件夹中。

```
filename sh 'c:\my documents\syz. dbf';
proc dbf db3=sh out=syz;
```

上述程序表示 syz. dbf 文件不在当前目录,故需为该文件指定一个逻辑文件名 sh,转换后的数据集为临时数据集,名为 syz. sas7dbat。

2. Import 菜单　使用"文件"菜单的"导入数据"选项,也可将 * . dbf 文件转换成 SAS 数据集。仍以表 39-1 的数据为例,假设 syz. dbf 在'c:\my documents\'中,具体操作如下:点击"文件"菜单,选中"导入数据"选项,出现如图 39-4 所示的画面。

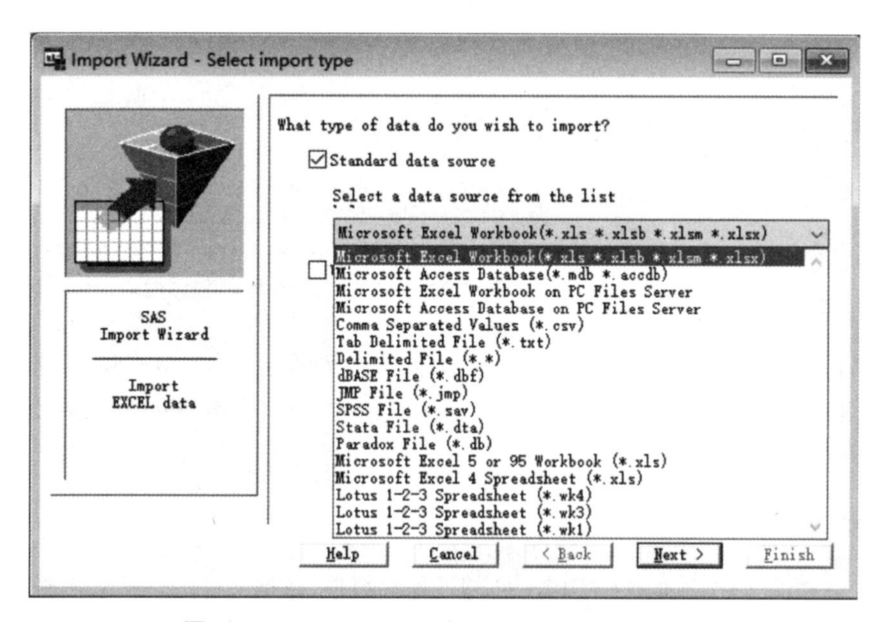

图 39-4　Import Wizard-Select import type 对话框

在下拉式菜单中选中"dDASE File(* . dbf)"选项,点击"Next"出现如图 39-5 所示的画面。

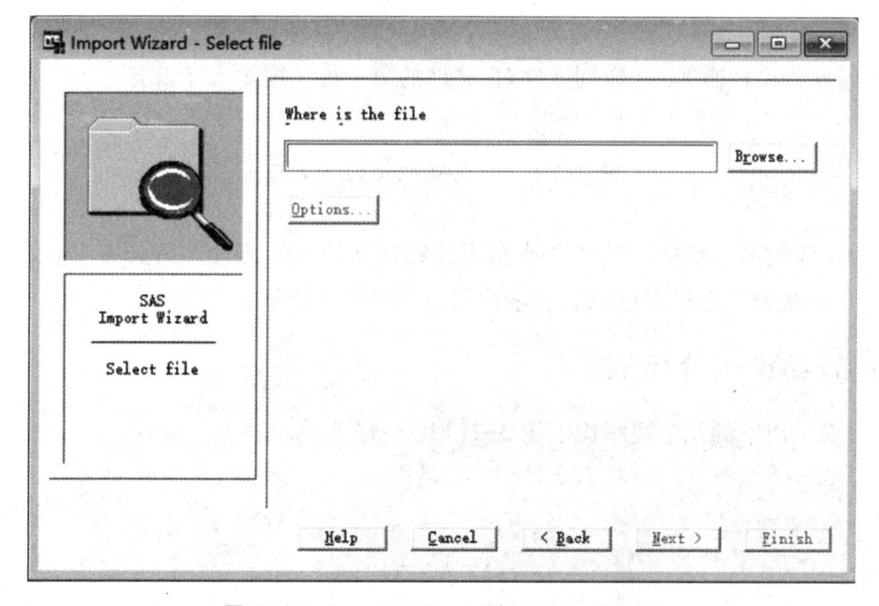

图 39-5　Import Wizard-Select file 对话框

在文本框中输入 *. dbf 文件的位置(绝对路径),或点击"Browse"找到文件的位置,本例该文本框中应为"c:\my documents\syz. dbf",点击"Next"出现如图 39-6 所示的画面。

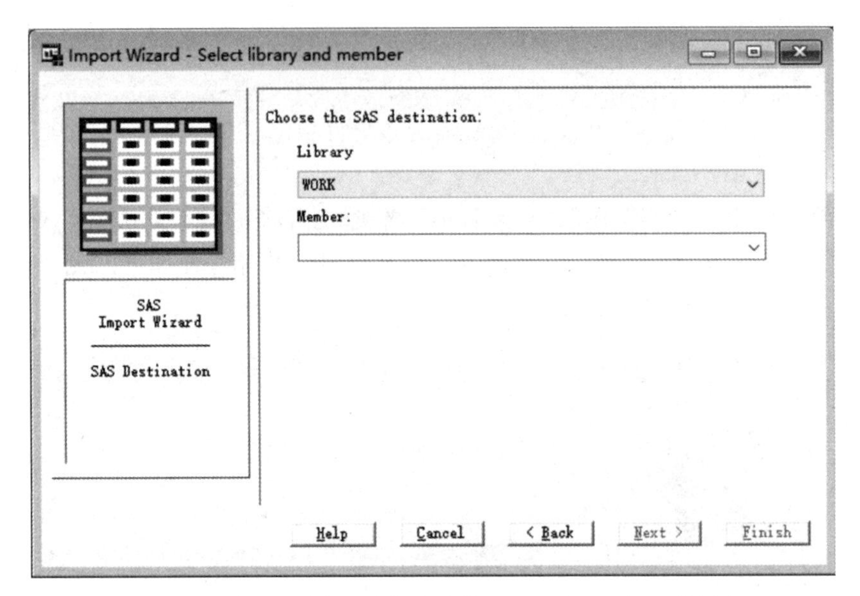

图 39-6 Import Wizard-Select library and member 对话框

在"LIBRARY"下面的下拉式菜单中选择一个库标记,本例可选择临时数据集,则选择"WORK",在"MEMBER"下面的文本框中输入 SAS 数据集名,本例可输入"syz",点击"Finish"则将建立一个 SAS 数据集 syz. sas7bdat。

四、将 Excel 文件中的数据转换成 SAS 数据集

除了 *. dbf 格式的文件,人们也常用 Excel 软件保存数据,数据文件的后缀名可根据 Excel 版本有所不同,Excel 2003 文件的后缀名为 *. xls。SAS 系统也能将 Excel 数据文件转换为 SAS 数据集。将 Excel 数据文件转换 SAS 数据集可用 Import 菜单完成,具体操作与 *. dbf 文件的转换大致相同,只在图 39-4 中选择"Microsoft Excel Workbook(*. xls *. xlsb *. xlsm *. xlsx)",其余各项相似,故不再叙述。

注意:用 Import 菜单转换 Excel 数据文件时,文件的第一行必须输入变量名。

第三节 基本统计方法

打开 SAS 程序编辑窗口粘贴 SAS 命令或调用已经建立的 SAS 程序文件(以 . sas 为后缀),在菜单栏中选择"运行"→"提交"完成程序运行,在输出窗口浏览输出结果。

一、计量资料的统计分析方法

1. 描述统计量 以下的几个程序均以例 2-1(ER 2-1)为例。

```
/* 制作频数表 */
data ex2_1;                        /* 建立数据集 */
  input x @@ ;                     /* 确定变量名称 x */
  low=3.07;                        /* 确定频数表最低下限为 3.07 */
  dis=0.2;                         /* 确定频数表组距为 0.2 */
```

```
  z=x-mod(x-low,dis);                /*新建变量z,该变量的值就是将变量x转化为该数值所在组段
                                       的下限值*/
cards;                               /*给变量赋值*/
略
;
proc freq;                           /*调用FREQ过程*/
  tables z;                          /*计算变量z各数值的频数*/
run;
/*用MEANS过程计算例数、均数、标准差、标准误和95%置信区间*/
proc means data=ex2_1                /*调用means过程,处理数据集ex2_1*/
  n mean std stderrclm;              /*计算的统计量为例数、均数、标准差、标准误和95%置信区间
                                       */
  var x;                             /*分析变量为x*/
run;
/*用MEANS过程对频数表计算例数、均数、标准差、最小值和最大值*/
data ex2_1_1;                        /*建立数据集*/
  input x f @@;                      /*确定变量名称,x的值为各组段的组中值,f的值为各组段的
                                       频数*/
cards;                               /*变量赋值*/
略
;
proc means;                          /*调用means过程*/
  freq f;                            /*定义频数变量为f*/
  var x;                             /*定义分析变量为x*/
run;
/*用UNIVARIATE过程进行描述性统计*/
proc univariate data=ex2_1_1;        /*调用univariate过程*/
  freq f;                            /*定义频数变量为f*/
  var x;                             /*定义分析变量为x*/
run;
/*计算2.5%和97.5%分位数*/
proc univariate data=ex2_1_1;        /*调用univariate过程*/
  var x;                             /*定义分析变量为x*/
  output out=pct                     /*将结果输出到外部数据集pct*/
  pctlpre=p                          /*数据集pct中百分位数变量的前缀*/
  pctlpts=2.5 97.5;                  /*需要计算2.5%和97.5%百分位数*/
run;
proc print data=pct;                 /*显示数据集pct*/
run;
/*作正态性检验、茎叶图、箱式图和正态概率图*/
proc univariate data=ex2_1_1         /*调用univariate过程*/
  normal                             /*作正态性检验*/
  plot;                              /*作茎叶图、箱式图和正态概率图*/
  var x;                             /*定义分析变量为x*/
run;
```

2. 计算几何均数 以例 2-5(ER 2-1)为例。

```
data ex2_5;                          /* 建立数据集 */
  input x f @@ ;                     /* 确定变量名称,x 为个体值,f 为频数 */
  y=log10(x);                        /* 新建变量 y,该变量值为变量 x 的对数值 */
cards;                               /* 变量赋值 */
略
;
proc means noprint;                  /* 调用 means 过程,不显示结果 */
  var y;                             /* 定义分析变量为 y */
  freq f;                            /* 定义频数变量为 f */
  output out=b                       /* 结果输出到数据集 b 中 */
  mean=logmean;                      /* 在数据集 b 中均数的变量名为 logmean */
run;
data c;                              /* 新建数据集 c */
  set b;                             /* 调用数据集 b */
  g=10 ** logmean;                   /* 计算变量 logmean 的反对数,该值就是几何均数,将该值赋值给
                                     变量 g */
proc print data=c;                   /* 调用 print 过程,显示数据集 c */
  var g;                             /* 显示变量 g */
run;
```

3. 总体均数置信区间估计 以例 3-2(ER 3-1)为例。

```
data ex3_2;                          /* 建立数据集 */
  n=10;                              /* 确定样本例数 */
  mean=122.96;                       /* 确定样本均数 */
  std=4.77;                          /* 确定样本标准差 */
  t=tinv(0.975,n-1);                 /* 计算双侧 95%的 t 值 */
  pts=t * std/sqrt(n);               /* 计算 t 值和标准误的乘积 */
  lclm=mean-pts;                     /* 计算 95%置信区间的下限 */
  uclm=mean+pts;                     /* 计算 95%置信区间的上限 */
proc print;                          /* 调用 print 过程 */
  var lclmuclm;                      /* 显示变量 lclm 和 uclm */
run;
```

4. 两总体均数相差的置信区间估计 以例 3-4(ER 3-1)为例。

```
data ex3_4;                          /* 建立数据集 */
  n1=29;                             /* 确定第一样本例数 */
  n2=32;                             /* 确定第二样本例数 */
  m1=20.10;                          /* 确定第一样本均数 */
  m2=16.89;                          /* 确定第二样本均数 */
  s1=7.02;                           /* 确定样本标准差 */
  s2=8.46;                           /* 确定样本标准差 */
  ss1=s1 ** 2 * (n1-1);              /* 计算第一样本离均差平方和 */
  ss2=s2 ** 2 * (n2-1);              /* 计算第二样本离均差平方和 */
  sc2=(ss1+ss2)/(n1+n2-2);           /* 计算合并方差 */
  se=sqrt(sc2 * (1/n1+1/n2));        /* 计算均数相差的标准误 */
```

```
    t=tinv(0.975,n1+n2-2);          /*计算双侧95%的t值*/
    lclm=(m1-m2)-t*se;              /*计算95%置信区间的下限*/
    uclm=(m1-m2)+t*se;              /*计算95%置信区间的上限*/
  proc print;                       /*调用print过程*/
    var t se lclmuclm;              /*显示变量t、se、lclm和uclm*/
  run;
```

5. 样本均数和总体均数比较的 t 检验　以例 3-5(ER 3-1)为例。

```
  data ex3_5;                       /*建立数据集*/
    n=36;                           /*确定样本例数*/
    s_m=130.83;                     /*确定样本均数*/
    std=25.74;                      /*确定样本标准差*/
    p_m=140;                        /*确定总体均数*/
    df=n-1;                         /*确定样本自由度*/
    t=(s_m-p_m)/(std/sqrt(n));      /*计算t值*/
    p=(1-probt(abs(t),df))*2;       /*计算t值所对应的P值*/
  proc print;                       /*调用print过程*/
    var t p;                        /*显示变量t和P*/
  run;
```

如果样本原始变量值是已知的,则比较可用 MEANS 过程和 UNIVARIATE 过程完成。

6. 配对资料两样本均数比较的 t 检验　以例 3-6(ER 3-1)为例。

```
  /*用MEANS作配对资料两个样本均数比较的t检验*/
  data ex3_6;                       /*建立数据集*/
    input x1 x2 @@;                 /*确定变量名称,x1和x2分别为两组个体值*/
    d=x1-x2;                        /*计算两个变量的差值作为变量d的值*/
  cards;                            /*变量赋值*/
  略
  ;
  proc means t prt;                 /*调用means过程,要求输出t值和所对应的P值*/
    var d;                          /*定义分析变量为d*/
  run;
  /*用UNIVARIATE过程作配对资料两样本均数比较的t检验*/
  proc univariate data=ex3_6;       /*调用univariate过程*/
    var d;                          /*定义分析变量为d*/
  run;
```

7. 两样本均数比较的 t 检验　以例 3-7(ER 3-1)为例。

```
  data ex3_7;                       /*建立数据集*/
    input x @@;                     /*确定变量名称x,将两组数据按分组情况排列*/
    if _n_<9 then c=1;              /*当观测数小于9时,变量c的值为1,表示青藤碱组*/
                  else c=2;         /*其余变量c的值为2,表示模型组*/
  cards;                            /*变量赋值*/
  略
  ;
  proc ttest;                       /*调用ttest过程*/
```

```
  var x;                        /*定义分析变量为 x */
  class c;                      /*定义分组变量为 c */
run;
```

8. 完全随机设计资料的方差分析 以例 4-2(ER 4-1)为例。

```
data ex4_2;                     /*建立数据集*/
  input c x;                    /*确定变量名称,c 为分组变量,x 为分析变量*/
cards;                          /*变量赋值*/
略
;
proc anova;                     /*调用 anova 过程*/
  class c;                      /*定义分组变量为 c */
  model x=c;                    /*定义模型,分析 g 对 x 的影响*/
  means c/lsd;                  /*用 LSD 法对多组均数进行两两比较*/
  means c/hovtest;              /*作方差齐性检验,默认 levene 法*/
quit;
```

9. 随机区组设计资料的方差分析 以例 4-4(ER 4-1)为例。

```
data ex4_4;                     /*建立数据集*/
  input x a b @@;               /*确定变量名称,其中 x 为分析变量,a 和 b 为分组变量*/
cards;                          /*变量赋值*/
略
;
proc anova;                     /*调用 anova 过程*/
  class a b;                    /*定义分组变量为 a 和 b */
  model x=a b;                  /*定义模型,分析 a 和 b 对 x 的影响*/
  means a/snk;                  /*用 SNK 法对变量 a 的多组均数进行两两比较*/
quit;
```

10. 拉丁方设计资料的方差分析 以例 4-5(ER 4-1)为例。

```
data ex4_5;                     /*建立数据集*/
  input r c z x@@;              /*确定变量名称,其中 x 为分析变量,z 为处理因素变量,r 为行变
                                量,c 为列变量*/
cards;                          /*变量赋值*/
略
;
proc anova;                     /*调用 anova 过程*/
  class r c z;                  /*定义分组变量为 z、r 和 c */
  model x=r c z;                /*定义模型,分析 z、r、c 对变量 x 的影响*/
quit;
```

11. 两阶段交叉设计资料的方差分析 以例 4-6(ER 4-1)为例。

```
data ex4_6;                     /*建立数据集*/
  input r treat time x@@;       /*确定变量名称,x 为分析变量,r 为处理顺序变量,treat 处理因素
                                变量,time 为时间变量*/
cards;                          /*变量赋值*/
```

```
略
;
proc anova;                              /*调用 anova 过程*/
  class r time treat;                    /*定义分组变量为 r、time 和 treat*/
  model x=r time treat;                  /*定义模型,分析 r、time 和 treat 对变量 x 的影响*/
quit;
```

12. 两因素析因设计资料的方差分析　例 11-1 和例 11-2(ER 11-1)均可用以下程序。

```
data ex11_1;                             /*建立数据集*/
  input x a b @@;                        /*确定变量名称,x 为分析变量、a 和 b 为处理因素变量*/
cards;                                   /*变量赋值*/
略
;
proc anova;                              /*调用 anova 过程*/
  class a b;                             /*定义分组变量为 a 和 b*/
  model x=a b a*b;                       /*定义模型,分析 a、b 以及 ab 的交互作用对变量 x 的影响*/
quit;
```

13. 三因素析因设计资料的方差分析　以例 11-3(ER 11-1)为例。

```
data ex11_3;                             /*建立数据集*/
  input x a b c@@;                       /*确定变量名称,x 为分析变量,a、b 和 c 为处理因素变量*/
cards;                                   /*变量赋值*/
略
;
proc anova;                              /*调用 anova 过程*/
  class a b c;                           /*定义分组变量为 a 和 b*/
  model x=a b c a*b a*c b*c a*b*c;       /*定义模型,分析 a、b、c 以及 a 和 b、a 和 c、b 和 c 两因素的交
                                         互作用以及 a、b、c 三因素的交互作用对变量 x 的影响*/
quit;
```

14. 正交设计资料的方差分析　以例 11-4(ER 11-1)为例。

```
data ex11_4;                             /*建立数据集*/
  input x a b c d@@;                     /*确定变量名称,x 为分析变量,a、b、c 和 d 分别为处理因素
                                         变量*/
cards;                                   /*变量赋值*/
略
;
proc anova;                              /*调用 anova 过程*/
  class a b c d;                         /*定义分组变量为 a、b、c 和 d*/
  model x=a b c d a*b;                   /*定义模型,分析 a、b、c、d 以及 a 和 b 交互作用对 x 的影响*/
quit;
```

15. 嵌套设计资料的方差分析　以例 11-6(ER 11-1)为例。

```
data ex11_6;                             /*建立数据集*/
  input x a b @@;                        /*确定变量名称,x 为分析变量、a 和 b 为处理因素变量*/
cards;                                   /*变量赋值*/
```

```
略
;
proc glm;                        /* 调用 glm 过程 */
  class a b;                     /* 定义分组变量为 a 和 b */
  model x=a a(b);                /* 定义模型,以 a 为一级因素,b 为二级因素 */
quit;
```

16. 裂区设计资料的方差分析　以例 11-7(ER 11-1)为例。

```
data ex11_7;                     /* 建立数据集 */
  input x a b c @@;              /* 确定变量名称,x 为分析变量,a 为一级处理因素,b 为二级处理因素,c 为区组因素 */
cards;                           /* 变量赋值 */
略
;
proc anova;                      /* 调用 anova 过程 */
  class a b c;                   /* 定义分组变量为 a、b 和 c */
  model x=a a*c b a*b;           /* 定义模型,分析 a、b、c 以及 ab 和 ac 的交互作用对变量 x 的影响 */
  test h=a e=a*c;                /* 考察一级处理因素对分析变量的影响,用 a*c 交互作用的均方为计算 F 值的分母 */
quit;
```

17. 重复测量资料的方差分析　以例 12-2(ER 12-1)为例。

```
data ex12_2;                     /* 建立数据集 */
  input t1 t2 g@@;               /* 确定变量名称,t1 和 t2 分别为两个时间点的分析变量,g 为处理因素变量,b 为区组变量 */
cards;                           /* 变量赋值 */
略
;
proc glm;                        /* 调用 glm 过程 */
  class g;                       /* 定义分组变量 g */
  model t1 t2=g;                 /* 定义模型,分析 g 对变量 t1 和 t2 的影响 */
  repeated time 2                /* 命名重复因子为 time,有 2 个水平 */
  contrast(1)                    /* 表示以第一时间点为对照点 */
  /summary;                      /* 考察不同时间点与对照时间点比较的结果 */
quit;
```

18. 重复测量资料的方差分析　以例 12-3(ER 12-1)为例。

```
data ex12_3;                     /* 建立数据集 */
  input g t0-t4 @@;              /* 确定变量名称,t0-t4 分别为五个时间点的分析变量,g 为处理因素变量,b 为区组变量 */
cards;                           /* 变量赋值 */
略
;
proc glm;                        /* 调用 glm 过程 */
  class g;                       /* 定义分组变量 g */
```

```
    model t0-t4=g;                    /* 定义模型,分析 g 对变量 t0-t4 的影响 */
    repeated time 5                   /* 命名重复因子为 time,有 5 个水平 */
    contrast(1);                      /* 表示以第一时间点为对照点 */
quit;
```

二、计数资料的统计分析方法

1. 四格表资料的 χ^2 检验　例 7-1、例 7-2、例 7-5、例 7-6(ER 7-1)均可用以下程序。

```
data ex7_1;                           /* 建立数据集 */
    input id group eff@@              /* 确定变量名称,id 为观测序号,group 为分组变量,eff 为观测
                                         指标 */
datalines;                            /* 变量赋值 */
略
;
proc freq;                            /* 调用 freq 过程 */
    tables group*eff                  /* 作 group×eff 的列联表 */
    /chisq                            /* 对列联表作χ² 检验 */
    expected;                         /* 输出每个格的理论频数 */
run;
```

2. 配对四格表资料的 χ^2 检验　以例 7-3(ER 7-1)为例。

```
data ex7_3;                           /* 建立数据集 */
    input A B freq@@;                 /* 确定变量名称,变量 A 表示免疫荧光法测量结果,变量 B 乳胶
                                         凝结法测量结果,freq 为每种方法测量频数 */
datalines;                            /* 变量赋值 */
略
;
proc freq;                            /* 调用 freq 过程 */
    tables A*B                        /* 作 A*B 的列联表 */
    /agree;                           /* 对列联表作 McNemar 检验(即配对χ² 检验)和一致性检验 */
    weight freq;                      /* 定义 freq 为频数变量 */
run;
```

3. Fisher 确切概率法　以例 7-4(ER 7-1)为例。

```
data ex7_4;                           /* 建立数据集 */
    input group x freq@@              /* 确定变量名称,group 表示分组,x 表示新生儿 HBV 感染情况,
                                         freq 为每组新生儿 HBV 感染频数 */
datalines;                            /* 变量赋值 */
略
;
proc freq;                            /* 调用 freq 过程 */
    tables group*x                    /* 作 group*x 的列联表 */
    /fisher;                          /* 输出 fisher 确切概率结果 */
    weight freq;                      /* 定义 freq 为频数变量 */
run;
```

4. 行×列表的 χ^2 检验 例 7-6、例 7-7(ER 7-1)均可用以下程序。

```
data ex7_7;                   /* 建立数据集 */
  input r c f @@ ;            /* 确定变量名称,r 为行变量,c 为列变量,f 为频数变量 */
cards;                        /* 变量赋值 */
略
;
proc freq;                    /* 调用 freq 过程 */
  weight f;                   /* 定义 f 为频数变量 */
  tables r * c                /* 作 r * c 的列联表 */
  /chisq;                     /* 对列联表χ2 检验 */
run;
```

5. 双向有序资料线性趋势分析的 χ^2 检验 以例 7-9(ER 7-1)为例。

```
data ex7_9;                   /* 建立数据集 */
  input r c f @@              /* 确定变量名称,r 为行变量,c 为列变量,f 为频数变量 */
cards;                        /* 变量赋值 */
略
;
proc freq;                    /* 调用 freq 过程 */
  weight f;                   /* 定义 f 为频数变量 */
  tables r * c                /* 作 r * c 的列联表 */
  /chisq expected norownopercent;   /* 对列联表作χ2 检验,输出每个格的理论频数,不输出行百分比
                                       和总百分比 */
run;
```

6. 阳性事件发生的概率(二项分布) 以例 6-1(ER 6-1)为例。

```
data ex6_1;                   /* 建立数据集 */
  do x=6 to 8;                /* 建立循环,变量 x 从 6 到 8 */
    p1=probbnml(0.8,10,x);    /* 计算二项分布随机变量不大于 x 的概率 */
    p2=probbnml(0.8,10,x-1);  /* 计算二项分布随机变量不大于 x-1 的概率 */
    p=p1-p2;                  /* 计算出现 x 的概率 */
    output;                   /* 结果输出 */
  end;                        /* 循环结束 */
proc print;                   /* 调用 print 过程,将数据集的内容输出 */
  var x p;                    /* 定义输出变量为 x 和 P */
run;
```

7. 正态分布法计算总体率的置信区间 以例 6-3(ER 6-1)为例

```
data ex6_3;                   /* 建立数据集 */
  n=100;                      /* 确定样本的例数 */
  x=45;                       /* 确定样本的发生数/ *
  p=x/n;                      /* 计算样本发生率 */
  sp=sqrt(p * (1-p)/n);       /* 计算标准误 */
  u=probit(0.975);            /* 计算 u 值 */
 usp=u * sp;                  /* 计算 u 值和标准误的乘积 */
 lclm=p-usp;                  /* 计算置信区间的下限 */
```

```
uclm=p+usp;                                /*计算置信区间的上限*/
proc print;                                /*调用 print 过程,将数据集的内容输出*/
var n p sp lclmuclm;                       /*定义输出变量*/
run;
```

8. 样本率与总体率的比较(直接法-单侧检验)　以例 6-4(ER 6-1)为例。

```
data ex6_4;                                /*建立数据集*/
  d=probbnml(0.55,10,8);                   /*计算二项分布随机变量不大于 8 的概率*/
  p=1-d;                                   /*计算二项分布随机变量大于 9 的概率*/
proc print;                                /*调用 print 过程,将数据集的内容输出*/
  var p;                                   /*定义输出变量为 P*/
run;
```

9. 样本率与总体率的比较(直接法-双侧检验)　以例 6-5(ER 6-1)为例。

```
data ex6_5;                                /*建立数据集*/
  p01=probbnml(0.7,10,9);                  /*计算二项分布随机变量不大于 9 的概率*/
  p02=probbnml(0.7,10,8);                  /*计算二项分布随机变量不大于 8 的概率*/
  p0=p01-p02;                              /*计算出现 9 的概率*/
  do i=0 to 10;                            /*建立循环,变量 i 从 0 到 10*/
    p11=probbnml(0.7,10,i);                /*计算二项分布随机变量不大于 i 的概率*/
    p12=probbnml(0.7,10,i-1);              /*计算二项分布随机变量不大于 i-1 的概率*/
    p1=p11-p12;                            /*计算出现 i 的概率*/
    if i=0 then p1=p11;                    /*定义出现 0 的概率*/
    if p1<=p0 then output;                 /*如果出现 i 的概率小于出现 9 的概率,则保留在数据集中*/
  end;                                     /*循环结束*/
proc means sum;                            /*调用 means 过程,要求计算合计*/
  var p1;                                  /*定义输出变量为 p1*/
run;
```

10. 两个样本率比较的 u 检验　以例 6-7(ER 6-1)为例。

```
data ex6_7;                                /*建立数据集*/
  n1=120;                                  /*确定第一个样本的例数*/
  n2=110;                                  /*确定第二个样本的例数*/
  x1=36;                                   /*确定第一个样本的发生数*/
  x2=22;                                   /*确定第二个样本的发生数*/
  p1=x1/n1;                                /*计算第一个样本的发生率*/
  p2=x2/n2;                                /*计算第二个样本的发生率*/
  pc=(x1+x2)/(n1+n2);                      /*计算合并发生率*/
  sp=sqrt(pc*(1-pc)*(1/n1+1/n2));          /*计算两个率相差的标准误*/
  u=(p1-p2)/sp;                            /*计算 u 值*/
  p=(1-probnorm(abs(u)))*2;                /*计算 P 值*/
  format u p 8.4;                          /*输出格式为小数点后保留 4 位*/
proc print;                                /*调用 print 过程*/
  var pc sp u p;                           /*显示变量 pc、sp、u 和 P*/
run;
```

11. Poisson分布的样本均数与总体均数比较（直接法） 以例6-12（ER 6-1）为例。

```
data ex6_12;                          /* 建立数据集 */
  n=120;                              /* 确定样本例数 */
  pai=0.008;                          /* 确定总体率 */
  lam=n*pai;                          /* 计算总体均数 */
  x=4;                                /* 确定实际发生数 */
  p=1-poisson(lam,x-1);               /* 计算实际发生数所对应的概率 */
proc print;                           /* 调用print过程 */
  var lam p;                          /* 显示变量lam和P */
run;
```

12. Poisson分布的样本均数与总体均数比较（正态近似法） 以例6-13（ER 6-1）为例。

```
data ex6_13;                          /* 建立数据集 */
  n=25000;                            /* 确定样本例数 */
  x=123;                              /* 确定样本均数 */
  pi=0.003;                           /* 确定总体率 */
  lam=n*pi;                           /* 计算总体均数 */
  u=(x-lam)/sqrt(lam);                /* 计算u值 */
  p=1-probnorm(abs(u));               /* 计算u值所对应的P值 */
proc print;                           /* 调用print过程 */
  var lam u p;                        /* 显示变量lam、u和P */
run;
```

13. Poisson分布的两个样本均数比较（两个样本观察单位相同） 以例6-14（ER 6-1）为例。

```
data ex6_14;                          /* 建立数据集 */
  x1=4;                               /* 确定样本1例数 */
  x2=7;                               /* 确定样本2例数 */
  u=(abs(x1-x2)-1)/sqrt(x1+x2);       /* 计算u值 */
  p=(1-probnorm(u))*2;                /* 计算u值所对应的P值 */
proc print;                           /* 调用print过程 */
  var u p;                            /* 显示变量u和P */
run;
```

14. Poisson分布的两个样本均数比较（两个样本观察单位不相同） 以例6-15（ER 6-1）为例。

```
data ex6_15;                          /* 建立数据集 */
  x1=32;                              /* 确定样本1发生例数 */
  x2=12;                              /* 确定样本2发生例数 */
  n1=4;                               /* 确定样本1持续时间 */
  n2=3;                               /* 确定样本2持续时间 */
  u=(x1/n1-x2/n2)/sqrt(x1/n1**2+x2/n2**2);
                                      /* 计算u值 */
  p=(1-probnorm(abs(u)))*2;           /* 计算u值所对应的P值 */
proc print;                           /* 调用print过程 */
  var u p;                            /* 显示变量u和P */
run;
```

15. 负二项分布的参数估计 以例6-16(ER 6-1)为例。

```
data ex6_16;                      /* 建立数据集 */
  input x f@@;                    /* 确定变量名称,x为胚胎死亡数,f为观察数 */
cards;                            /* 变量赋值 */
略
;
proc univariate;                  /* 调用univariate过程 */
  var x;                          /* 分析变量为x */
  freq f;                         /* 定义频数变量为f */
  output out=mv2                  /* 将结果输出到外部数据集mv2 */
  mean=mu                         /* 在数据集mv2中,均数的变量名为mu */
  var=v;                          /* 在数据集mv2中,方差的变量名为v */
run;
data k;                           /* 新建数据集k */
  set mv2;                        /* 调用数据集mv2 */
  k=mu**2/(v-mu);                 /* 计算k值 */
proc print;                       /* 调用print过程 */
  var mu k;                       /* 显示变量mu和k */
run;
```

三、非参数统计方法

1. 配对样本差值的Wilcoxon符号秩检验 以例8-1(ER 8-1)为例。

```
data ex8_1;                       /* 建立数据集 */
  input x1 x2 @@;                 /* 确定变量名称,x1、x2分别为两组数据值 */
  d=x1-x2;                        /* 计算x1和x2的差值 */
cards;                            /* 变量赋值 */
略
;
proc univariate;                  /* 调用univariate过程 */
  var d;                          /* 定义分析变量为d */
run;
```

2. 单个样本中位数和总体中位数比较 以例8-2(ER 8-1)为例。

```
data ex8_2;                       /* 建立数据集 */
  input x1 @@;                    /* 确定变量名称,x1为数据值 */
  median=45.30;                   /* 确定中位数 */
  d=x1-median;                    /* 计算x1和中位数的差值 */
cards;                            /* 变量赋值 */
略
;
proc univariate;                  /* 调用univariate过程 */
  var d;                          /* 定义分析变量为d */
run;
```

3. 两独立样本比较的 Wilcoxon 秩和检验　以例 8-3(ER 8-1)为例。

```
data ex8_3;                        /* 建立数据集 */
  input x c @@ ;                   /* 确定变量名称,x、c 分别为分析变量和分组变量 */
cards;                             /* 变量赋值 */
略
;
proc npar1way wilcoxon;            /* 调用 npar1way 过程,进行 wilcoxon 分析 */
  var x;                           /* 定义分析变量为 x */
  class c;                         /* 定义分组变量为 c */
run;
```

4. 等级资料的两样本比较　以例 8-4(ER 8-1)为例。

```
data ex8_4;                        /* 建立数据集 */
  input c g f@@ ;                  /* 确定变量名称 */
cards;                             /* 变量赋值 */
略
;
proc npar1way wilcoxon;            /* 调用 npar1way 过程, 进行 wilcoxon 分析 */
  freq f;                          /* 确定频数变量为 f */
  var g;                           /* 定义分析变量 g */
  class c;                         /* 定义分组变量 c */
run;
```

5. 完全随机设计多个样本比较的 Kruskal-Wallis 检验程序　适用于例 8-5 和例 8-6(ER 8-1)。

```
data ex8_5;                        /* 建立数据集 */
  input c x @@ ;                   /* 确定变量名称,x 为分析变量,c 为分组变量 */
  cards;                           /* 变量赋值 */
略
;
proc npar1way wilcoxon;            /* 调用 npar1way 过程,进行 wilcoxon 分析 */
  var x;                           /* 定义分析变量为 x */
  class c;                         /* 定义分组变量为 c */
run;
```

6. 多组等级资料比较的秩和检验　以例 8-7(ER 8-1)为例。

```
data ex8_7;                        /* 建立数据集 */
     input c g f @@ ;              /* 确定变量名称 */
cards;                             /* 变量赋值 */
略
;
proc npar1way wilcoxon;            /* 调用 npar1way 过程, 进行 wilcoxon 分析 */
  freq f;                          /* 确定频数变量为 f */
  var g;                           /* 定义分析变量为 g */
  class c;                         /* 定义分组变量为 c */
run;
```

7. 随机区组设计多个样本比较的 Friedman 检验　以例 8-9(ER 8-1)为例。

```
data ex8_9;                    /*建立数据集*/
  input x a b @@;              /*确定变量名称,x为分析变量,a为分组变量,b为区组变量*/
cards;                         /*变量赋值*/
略
;
proc freq;                     /*调用freq过程*/
  tables b*a*x                 /*作列联表*/
  /scores=rank                 /*对x进行排秩*/
  cmh2;                        /*进行friedman检验*/
run;
```

第四节　多元统计分析方法

一、回归和相关分析

1. 两个变量的直线回归分析　以例 9-1(ER 9-1)为例。

```
data ex9_1;                    /*建立数据集*/
  input x y;                   /*确定变量名称*/
cards;                         /*变量赋值*/
略
;
proc reg;                      /*调用reg过程*/
  model y=x;                   /*定义模型,以y为应变量,以x为自变量*/
run;
```

在 model 语句后面可以加上选项,得到一些有用的统计量。常用选项包括:

stb:输出标准化偏回归系数。

p:输出每个观测的实际值、预测值和残差。

cli:输出每个观测预测值均数的双侧 95%置信区间。

clm:输出每个观测预测值的双侧 95%置信范围。

2. 两个变量的直线相关分析　以例 9-5(ER 9-1)为例。

```
data ex9_5;                    /*建立数据集*/
  input x y;                   /*确定变量名称*/
cards;                         /*变量赋值*/
略
;
proc corr;                     /*调用corr过程*/
  var x y;                     /*确定作相关分析的变量*/
run;
```

3. 两个变量的秩相关分析　以例 9-8(ER 9-1)为例。

```
data ex9_8;                    /*建立数据集*/
  input x y;                   /*确定变量名称*/
```

```
cards;                                   /* 变量赋值 */
略
;
proc corr spearman;                      /* 调用 corr 过程,要求作 spearman 相关分析 */
  var x y;                               /* 确定作相关分析的变量 */
run;
```

4. 两个变量的对数曲线回归　以例 9-9(ER 9-1)为例。

```
data ex9_9;                              /* 建立数据集 */
  input x y;                             /* 确定变量名称 */
cards;                                   /* 变量赋值 */
略
;
proc nlin;                               /* 调用 nlin 过程 */
  parms a=0 b=0;                         /* 定义初始值 */
  model y=a+b * log10(x);                /* 定义对数模型,以 y 为应变量,x 为自变量 */
run;
```

5. 两个变量的指数曲线回归分析　以例 9-10(ER 9-1)为例。

```
data ex9_10;                             /* 建立数据集 */
  input x y;                             /* 确定变量名称 */
cards;                                   /* 变量赋值 */
略
;
proc nlin;                               /* 调用 nlin 过程 */
  parms a=4 b=0.03;                      /* 定义初始值 */
  model y=exp(a+b * x);                  /* 定义指数模型,以 y 为应变量,x 为自变量 */
run;
```

6. 多元回归　以例 15-1(ER 15-1)为例。

```
data ex15_1;                             /* 建立数据集 */
  input x1-x4 y @@;                      /* 确定变量名称,x1-x4 分别为自变量,y 为应变量 */
cards;                                   /* 变量赋值 */
略
;
proc reg;                                /* 调用 reg 过程 */
  model y=x1-x4;                         /* 定义模型,以 y 为应变量,x1-x4 为自变量进行多元回归分析 */
run;
```

7. 逐步回归　以例 15-3(ER 15-1)为例。

```
data ex15_3;                             /* 建立数据集 */
  input x1-x4 y @@;                      /* 确定变量名称,x1-x4 分别为自变量,y 为应变量 */
cards;                                   /* 变量赋值 */
略
;
```

```
proc reg;                         /* 调用 reg 过程 */
  model y=x1-x4                   /* 定义模型,以 y 为应变量,x1-x4 为自变量进行多元回归分析 */
  /selection=stepwise             /* 选择逐步回归方法筛选变量 */
  sle=0.10                        /* 定义入选变量的界值 */
  sls=0.15;                       /* 定义剔除变量的界值 */
run;
```

如果用前进法和后退法来筛选变量,可以在 model 后加上选项 forward 和 backward。

二、一般线性模型

1. 固定效应模型的方差分析　以例 13-1(ER 13-1)为例。

```
data ex13_1;                      /* 建立数据集 */
    input grp x@@;                /* 确定变量名称,grp 为固定效应,x 为因变量 */
cards;                            /* 变量赋值 */
略
;
proc glm;                         /* 调用 glm 过程 */
  model x= grp;                   /* 定义模型,分析 grp 对 x 的影响 */
quit;
```

2. 完全随机设计资料的协方差分析　以例 13-3(ER 13-1)为例。

```
data ex13_3;                      /* 建立数据集 */
  input g x y @@;                 /* 确定变量名称,x 为协变量,y 为分析变量,g 为分组变量 */
cards;                            /* 变量赋值 */
略
;
proc glm;                         /* 调用 glm 过程 */
  class g;
  model y=x g;                    /* 定义模型,分析 x、g 对 y 的影响 */
quit;
```

三、logistic 回归

1. 两个自变量 logistic 回归分析　以例 16-1(ER 16-1)为例。

```
data ex16_1;                      /* 建立数据集 */
  input y x1 x2 f @@;             /* 确定变量名称,y 为发病情况,x1 为吸烟情况,x2 为饮酒情况,f
                                     为发生频数 */
cards;                            /* 变量赋值 */
略
;
proc logistic descending;         /* 调用 logistic 过程,descending 为 y 降序排列 */
  freq f;                         /* 定义频数变量为 f */
  model y=x1 x2                   /* 定义模型,以 y 为应变量,x1 和 x2 为自变量 */
quit;
```

2. 多个自变量的logistic逐步回归分析 以例16-2(ER 16-1)为例。

```
data ex16_2;                        /*建立数据集*/
  input x1-x8 y @@;                 /*确定变量名称,x1-x8为八种危险因素,y为是否发病,1为对照,0为病例*/
cards;                              /*变量赋值*/
略
;
proc logistic descending;           /*调用logistic过程,descending为y降序排列*/
  model y=x1-x8                     /*定义模型,以y为应变量,x1-x8为自变量*/
  /selection=stepwise               /*选择逐步回归方法筛选变量*/
  sle=0.1 sls=0.1 stb;              /*入选和剔除的界值均为0.1,stb为输出标准化偏回归系数*/
quit;
```

3. 1∶M配对资料的条件logistic回归分析 以例16-3(ER 16-1)为例。

```
data ex16_3;                        /*建立数据集*/
  input i y x1-x8 @@;               /*确定变量名称,i为区组变量,y为患者情况,1为病例,0为对照,x1-x6为危险因素*/
  t=2-y;                            /*定义时间变量t*/
cards;                              /*变量赋值*/
略
;
proc phreg;                         /*调用phreg过程*/
  model t*y(0)=x1-x6                /*定义模型,以t为时间变量,y为截尾变量,x1-x6为自变量*/
  /selection=stepwise               /*选择逐步回归方法筛选变量*/
  sle=0.1 sls=0.1                   /*入选和剔除的界值均为0.1*/
  ties=discrete;                    /*用离散logistic模型替代比例危险模型*/
  strata i;                         /*定义区组变量*/
quit;
```

4. 应变量为有序资料的logistic回归 以例16-4(ER 16-1)为例,y作为有序资料。

```
data ex16_4;                        /*建立数据集*/
  input x1 x2 y f;                  /*确定变量名称,x1为颗粒数,x2为颗粒大小,y为胃病类型(1=胃炎,2=不典型增生,3=癌变),f为发生频数*/
cards;                              /*变量赋值*/
略
;
proc logistic descending;           /*调用logistic过程,descending为y降序排列*/
  freq f;                           /*定义频数变量为f*/
  model y=x1 x2;                    /*定义模型,以y为应变量,x1和x2为自变量*/
quit;
```

5. 应变量为多分类资料的logistic回归 以例16-4(ER 16-1)为例,y作为多分类资料,以胃炎为参照。

```
data ex16_4;                      /* 建立数据集 */
  input x1 x2 y f;                /* 确定变量名称,x1 为颗粒数,x2 为颗粒大小,y 为胃病类型(1=
                                     胃炎,2=不典型增生,3=癌变),f 为发生频数 */
cards;                            /* 变量赋值 */
略
;
proc logistic;                    /* 调用 logistic 过程 */
  freq f;                         /* 定义频数变量为 f */
  model y(ref='1')                /* 定义模型,以 y 为应变量,ref 语句指明参照的类别为"胃炎" */
  =x1 x2;                         /* 定义 x1 和 x2 为自变量 */
  /link=glogit;                   /* 指定多分类应变量回归模型 */
quit;
```

四、广义线性模型

1. 对数线性模型　以例 17-2(ER 17-1)为例。

```
data ex17_2;                      /* 建立数据集 */
  input x y count;                /* 确定变量名称,x 为母亲文化程度,y 为是否发育迟缓,count 为
                                     例数 */
cards;                            /* 变量赋值 */
略
;
proc genmod order= data;          /* 调用 genmod 过程 */
  class x y;                      /* 定义分组变量 */
  model count = x y               /* 定义模型,以 count 为应变量,x、y 以及两者的交互项为自变量 */
  x * y/
  link=log                        /* 定义连接函数为对数(log) */
  dist = poi                      /* 定义内部概率分布为泊松分布 */
  obstats                         /* 打印一个附加的统计量表 */
  residuals;                      /* 要求把 Pearson、偏差和似然残差附加到 obstat 表里 */
run;
```

2. POISSON 模型　以例 17-4(ER 17-1)为例。

```
data ex17_4;                      /* 建立数据集 */
  input agegr $  x  n  y;         /* 确定变量名称,agegr 为年龄,x 为有无砷暴露,n 为观察人年数,
                                     y 为死亡人数 */
    x1=(x='1');                   /* 以无砷暴露为对照,设置有砷暴露的哑变量 x1 */
    x2=(agegr='50-59');           /* 以年龄 40-49 为对照,设置年龄 50-59 哑变量 x2 */
    x3=(agegr='60-69');           /* 以年龄 40-49 为对照,设置年龄 60-69 哑变量 x3 */
    x4=(agegr='>=70');            /* 以年龄 40-49 为对照,设置年龄>=70 哑变量 x4 */
    ln=log(n);                    /* 人年数取对数 */
cards;                            /* 变量赋值 */
略
;
proc genmod;                      /* 调用 genmod 过程 */
```

```
    model y=x1 x2-x4/                /* 定义模型,以 y 为应变量,以 x1-x4 为自变量 */
    link=log                         /* 定义连接函数为对数(log) */
    dist=poisson                     /* 内部概率分布为 poisson 分布 */
    offset=ln                        /* 设置偏移量 */
    lrci                             /* 要求计算参数的双侧置信区间 */
    scale=DEVIANCE                   /* 设置尺度参数 */
run;
```

3. 负二项模型 以例 17-5(ER 17-1)为例。

```
data ex17_5;                         /* 建立数据集 */
  input place $ outcome f;           /* 确定变量名称,place 为居住地,outcome 为受滋生的容器数,
                                     f 为频数 */
     place2=(place='slum');          /* 以农村为对照,设置城市的哑变量 */
     place3=(place='urban');         /* 以农村为对照,设置贫民区的哑变量 */
cards;                               /* 变量赋值 */
略
;
proc genmod;                         /* 调用 genmod 过程 */
  freq f;                            /* 定义频数变量 */
  model outcome = place2  place3 /   /* 定义模型,以 outcom 为应变量,以 place2 和 place3 为自变量 */
  link=log                           /* 定义连接函数为对数(log) */
  dist=nb                            /* 内部概率分布为负二项分布(nb) */
  lrci                               /* 要求计算参数的双侧置信区间 */
run;
```

五、生存分析

1. 乘积极限法估计生存率 例 18-2(ER 18-1)甲乙两种手术方法的生存率估计均可用以下程序。

```
data ex18_2;                         /* 建立数据集 */
  input t f d @@ ;                   /* 确定变量名称,t 为时间变量,f 为频数变量,d 为截尾变量 */
cards;                               /* 变量赋值 */
略
;
proc lifetest;                       /* 调用 lifetest 过程 */
  time t * d(0);                     /* 定义模型,以 t 为时间变量,d 为截尾变量,变量值为 0 表示截
                                     尾数据 */
  freq f;                            /* 表示以 f 为频数变量 */
run;
```

2. 寿命表法估计生存率 以例 18-3(ER 18-1)为例。

```
data ex18_3;                         /* 建立数据集 */
  input t d f @@ ;                   /* 确定变量名称,t 为时间变量,d 为截尾变量 */
cards;                               /* 变量赋值 */
略
;
```

```
proc lifetest method=life               /*调用lifetest过程,指定用寿命表法估计生存率*/
  width=1;                              /*表示每间隔1估计生存率*/
  freq f;                               /*表示以f为频数变量*/
  time t*d(0);                          /*定义模型,以t为时间变量,d为截尾变量,变量值为0表示截
                                        尾数据*/
quit;
```

3. 生存曲线比较的log-rank检验及制作生存曲线　以例18-4(ER 18-1)为例。

```
data ex18_4;                            /*建立数据集*/
  input t d g @@;                       /*确定变量名称,t为时间变量,d为截尾变量,g为分组变量*/
cards;                                  /*变量赋值*/
略
;
proc lifetest plot=(s);                 /*调用lifetest过程并做生存曲线图*/
  time t*d(0);                          /*定义模型,以t为时间变量,d为截尾变量,变量值为0表示截
                                        尾数据*/
  strata g;                             /*定义变量g为分组变量*/
run;
```

4. Cox回归分析　以例18-5(ER 18-1)为例。

```
data ex18_5;                            /*建立数据集*/
  input x1-x6 t y @@;                   /*确定变量名称,x1-x6为危险因素变量,t为时间变量,y为截尾
                                        变量*/
cards;                                  /*变量赋值*/
略
;
proc phreg;                             /*调用phreg过程*/
  class x2-x6/ref=first                 /*定义分组变量为x2-x6,ref语句为第一类作为参照*/
  model t*y(1)=x1-x6;                   /*定义模型,以t为时间变量,y为截尾变量,变量值1表示截尾
                                        数据,x1-x6为危险因素*/
  /selection=stepwise                   /*选择逐步回归方法筛选变量*/
  sle=0.05                              /*定义入选变量的界值*/
  sls=0.05;                             /*定义剔除变量的界值*/
quit;
```

六、多变量数据的统计描述和统计推断

1. 多变量数据的统计描述　以例14-1(ER 14-1)为例。

```
data ex14_1;                            /*建立数据集*/
  input FVC FEV1 PEF;                   /*确定变量名称,FVC、FEV1、PEF为用于分析的多变量指标*/
cards;                                  /*变量赋值*/
略
;
proc corr;                              /*调用corr过程,描述变量FVC、FEV1、PEF并计算FVC、FEV1、
                                        PEF的相关系数矩阵*/
run;
```

2. 单组多变量样本均数与总体均数比较　以例14-2(ER 14-1)为例。

```
data ex14_2;                                   /* 建立数据集 */
  input ALT AST GGT;                           /* 确定变量名称,ALT、AST、GGT为用于分析的多变量指标 */
cards;                                         /* 变量赋值 */
略
;
proc glm data=ex14_2;                          /* 调用glm过程 */
  model ALT AST GGT= ;                         /* 定义模型,分析ALT AST GGT */
  manova h=_all_/PRINTH PRINTE ;               /* 多元方差分析,h=定义假设的效应,PRINTE显示误差SSCP
                                                  矩阵,PRINTH显示截距的Ⅲ型SSCP矩阵 */
  QUIT;
```

3. 两组多变量样本均数比较　以例14-3(ER 14-1)为例。

```
data ex14_3;                                   /* 建立数据集 */
  input group x1 x2;                           /* 确定变量名称,group为分组变量,x1和x2为用于分析的多变
                                                  量指标 */
cards;                                         /* 变量赋值 */
略
  ;
proc glm data=ex14_3;                          /* 调用glm过程 */
  class group;                                 /* 定义分组变量为group */
  model x1 x2=group;                           /* 定义模型,分析x1 x2对group的影响 */
  manova h=group                               /* 多元方差分析,h=group定义假设的效应基于变量group,
                                                  PRINTE显示误差SSCP矩阵,PRINTH显示group的SSCP矩阵 */
  /PRINTH PRINTE;
QUIT;
```

4. 多组多变量样本均数比较　以例14-5(ER 14-1)为例。

```
data ex14_5;                                   /* 建立数据集 */
  input x1 x2 x3 group;                        /* 确定变量名称,group为分组变量,x1、x2和x3为用于分析的多
                                                  变量指标 */
cards;                                         /* 变量赋值 */
略
  ;
proc glm data=ex14_5 manova;                   /* 调用glm过程 */
  class group;                                 /* 定义分组变量为group */
  model x1 x2 x3=group;                        /* 定义模型,分析x1 x2 x3对group的影响 */
  manova h = group                             /* 多元方差分析,h=group定义假设的效应基于变量group,
                                                  PRINTE显示误差SSCP矩阵,PRINTH显示group的SSCP矩阵 */
  /PRINTH PRINTE;
  QUIT;
```

5. 单组重复资料的多变量分析　以例14-7(ER 14-1)为例。

```
data ex14_7;                                   /* 建立数据集 */
  input no t1-t5;                              /* 确定变量名称,no为患者编号,t1-t5为时间变量 */
```

```
cards;                                        /*变量赋值*/
略
  ;
proc glm data=ex14_7;                         /*调用 glm 过程*/
  model t1-t5=;                               /*定义模型,分析 t1-t5 */
  repeated time 5 polynomial /printe summary; /*作重复测量的方差分析,定义重复因子命名为 time,有 5 个
                                                水平,作多项式描述观测值随时间变化的曲线趋势*/
  QUIT;
```

6. 轮廓分析　以例 14-8(ER 14-1)为例。

```
data ex14_8;                                  /*建立数据集*/
  input no group x1-x7;                       /*确定变量名称,no 为患者编号,x1-x7*/
cards;                                        /*变量赋值*/
略
  ;
proc glm data=ex14_8;                         /*调用 glm 过程*/
  class group;                                /*定义分组变量为 group*/
  model x1-x7=group;                          /*定义模型,分析 x1-x7 对 group 的影响 */
  repeated ques 7 /printe;                    /*作轮廓分析,定义重复因子命名为 ques,有 7 个水平*/
  QUIT;
```

七、判别和聚类分析

1. 样品聚类和指标聚类分析　以例 19-1(ER 19-1)为例。

```
/*样品聚类*/
data ex19_1;                                  /*建立数据集*/
  input region $ x1-x7;                       /*确定变量名称,region 为对象(个体)的 ID,x1-x7 为用于进行
                                                聚类分析的指标*/
cards;                                        /*变量赋值*/
略
;
proc cluster                                  /*调用 cluster 过程*/
  method=ward                                 /*采用 Ward 离差平方和法进行聚类*/
  standard                                    /*对原始指标进行标准化*/
  data=ex19_1;
  var x1-x7;                                  /*定义用于分析的指标变量为 x1-x7*/
  id region;                                  /*定义对象(个体)的标识为 region*/
run;
proc tree;                                    /*调用 tree 过程输出聚类图*/
id region;                                    /*定义对象(个体)的标识为 region*/
run;
/*指标聚类*/
proc varclus data=ex19_1;                     /*调用 varclus 过程*/
  var x1-x7;                                  /*定义用于分析的指标变量为 x1-x7*/
run;
```

2. 判别分析　以例 20-3(ER 20-1)为例。

```
data ex20_3;                    /*建立数据集*/
  input g x1-x4;                /*确定变量名称,g 为分组变量,x1-x4 为用于进行判别分析的指标*/
cards;                          /*变量赋值*/
略
;
proc discrim;                   /*调用 discrim 过程*/
  class g;                      /*定义分组变量为 g*/
  var x1-x4;                    /*定义用于分析的指标变量为 x1-x4*/
run;
```

八、主成分分析和因子分析

1. 主成分分析　以例 21-1(ER 21-1)为例。

```
data ex21_1;                    /*建立数据集*/
  input no x1-x9;               /*确定变量名称*/
cards;                          /*变量赋值*/
略
;
proc princomp;                  /*调用 princonp 过程*/
var x1-x9;                      /*定义用于分析的指标变量为 x1-x9*/
run;
```

2. 因子分析　以例 21-3(ER 21-1)为例。

```
data ex21_3;                    /*建立数据集*/
  input x1-x9;                  /*确定变量名称*/
cards;                          /*变量赋值*/
略
;
proc factor;                    /*调用 factor 过程*/
run;
```

九、典型相关分析

以例 22-1(ER 22-1)为例。

```
data ex22_1;                    /*建立数据集*/
  input x1-x3 y1-y2;            /*确定变量名称,x1-x3 为一组变量,y1-y2 为另一组变量*/
cards;                          /*变量赋值*/
略
;
proc cancorr;                   /*调用 cancorr 过程*/
  var x1-x3;                    /*定义一组变量*/
  with y1-y2;                   /*定义另一组变量*/
run;
```

十、结构方程模型

以例23-3(ER 23-1)为例。

```
data ex23_3;                                          /* 建立数据集 */
  input PHD1 PHD2 PHD3 PHD4                           /* 确定变量名称 */
  PHD5 PHD6 PHD7 PSD1 PSD2
  PSD3 PSD4 PSD5 @@;
datalines;                                            /* 变量赋值 */
略
;
proc calis data=ex23_3 method=mltoteff                /* 调用 CALIS 过程 */
mod;
    lineqs PHD1 = F1 + e1,                            /* 用语句 lineqs 列出方程组 */
           PHD2 = a2 F1 + e2,                         /* e2 表示误差,以此类推 */
           PHD3 = a3 F1 + e3,
           PHD4 = a4 F1 + e4,
           PHD5 = a5 F1 + e5,
           PHD6 = a6 F1 + e6,
           PHD7 = a7 F1 + e7,
           PSD1 = F2 + e8,
           PSD2 = a9 F2 + e9,
           PSD3 = a10 F2 + e10,
           PSD4 = a11 F2 + e11,
           PSD5 = a12 F2 + e12,
           F2 = a13 F1 + e13;
    std e1-e13 F1=14 * var;                           /* std 来定义变量的方差名字 */
run;
```

（贺 佳　许金芳）

第四十章　Stata 统计软件

Stata 统计分析软件包（Stata statistical software package）是美国 Stata 公司的产品，与 SAS 和 SPSS 一起被并称为新的三大权威统计软件。世界卫生组织（WHO）的研究人员也把 Stata 作为主要分析软件。与 SAS 和 SPSS 相比，Stata 占用硬盘空间最小，如 Stata/MP 15.0 版本仅占 860M，其中包括 324M 的 pdf 帮助文件。

第一节　基础知识

一、主要功能

1. 数据管理功能　Stata 支持最多达 32 个字符的长变量名。Stata 在打开数据文件后，将全部数据读入内存，因此数据管理和分析运算速度极快。同时它可容纳的数据量也非常充分。不同版本的容量参数见表 40-1。

表 40-1　Stata 不同版本数据容量

版本	最大变量数	最大右手边变量数	最大观测值数	最大矩阵大小	多核支持
Stata/MP	32 767	10 998	>20 billion	11 000×11 000	单核
Stata/SE	32 767	10 998	2. 14 billion	11 000×11 000	单核
Stata/IC	2 047	798	2. 14 billion	800×800	2 核，4 核，4+

Stata 为用户提供了完善的数据管理功能，包括：从键盘或磁盘读入数据、复制粘贴数据；利用数值函数或字符串函数产生新变量；自动由分组变量生成哑变量，自动将字符串变量映射成数字代码；对数据文件进行横向和纵向链接，行列变换等；将重复测量数据的长型记录格式转换为宽型格式，或反之。

2. 统计分析功能　Stata 的统计功能很强，除了传统的统计分析方法外，还收集了近 40 年发展起来的新方法，如 Cox 比例风险回归，指数与 Weibull 回归，多分类结果与有序结果的 logistic 回归，复杂设计的 logistic 回归，广义线性模型（Poisson 回归、负二项回归及广义负二项回归）和随机效应模型等。其分析功能紧跟国际上数理统计方法学的最新进展。更为令人叹服的是，Stata 在统计分析命令的设置非常清晰，它将相同类型的统计模型均归在同一个命令族下，而不同命令族又可以使用相同功能的选项，这使得用户学习时极易上手。

3. 作图功能　Stata 的作图模块主要提供如下 7 种基本图形的制作：直方图（histogram）、直条图（bar）、圆图（pie）、散点图（scatter plot）、散点图矩阵（matrix）、点图（dot），以及箱式图（box）。用户可以对图形进行保存、调用、拼接、整合等操作，还可以对作图环境进行设置。这些图形的巧妙应用，可以满足绝大多数用户的统计作图要求。在有些非绘图命令中，也提供了绘制专门图形的功能。如在生存分析中，提供了生存曲线图；回归分析中提供了残差图；logistic 分析后，提供了 ROC 曲线图命令等。

4. 矩阵运算功能　矩阵代数是多元统计分析的重要工具，Stata 提供了多元统计分析中所需的矩阵基本运算,如矩阵的加、积、逆、Cholesky 分解、Kronecker 内积等;还提供了一些高级运算,如特征根、特征向量、奇异值分解等;在执行完某些统计分析命令后,还提供了一些系统矩阵,如估计系数向量、估计系数的协方差矩阵等。除传统的矩阵功能外,Stata 9.0 后推出了功能强大的矩阵组件 Mata。用户可利用 Mata 进行矩阵运算、编写函数,也可以在 ado 或 do 文件中调用 Mata 函数,增强数据处理功能。

5. 程序设计功能 Stata 具有很强的程序语言功能,给用户提供了一个广阔的开发应用的空间,与上面介绍的矩阵运算功能相结合,用户就能够充分发挥自己的聪明才智,熟练应用各种编程技巧。事实上,Stata 的 ado 文件(高级统计部分)都是利用 Stata 代码编写的。

二、进入、退出与操作界面

下面以 Stata/MP 15.1 为例,简要介绍 Stata 的操作和应用。在 Windows 菜单中选择相应的 Stata 软件图标,单击后即进入 Stata,见图 40-1。

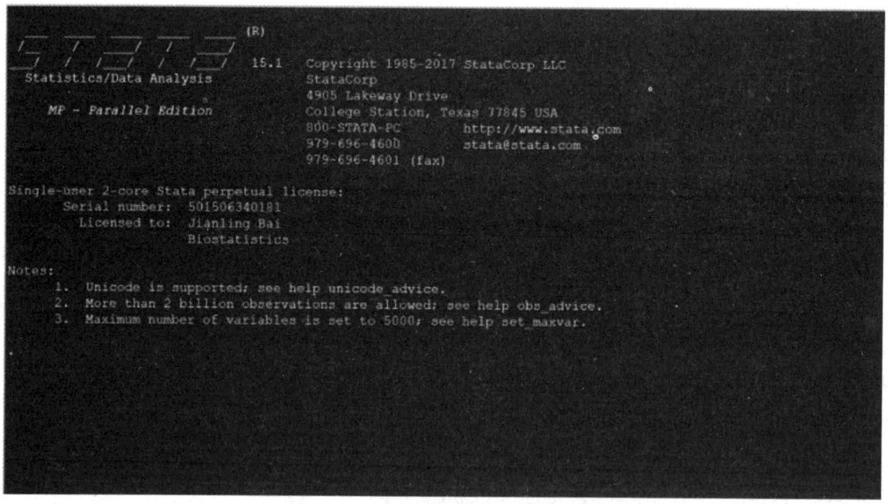

图 40-1 Stata 15.1 启动后的界面

除了 Windows 版本软件都有的菜单栏、工具栏,状态栏等外,Stata 的默认启动界面主要由 5 个窗口构成:结果窗口(Results),命令窗口(Command),命令回顾窗口(Review,已经执行过的命令),变量名窗口(Variables),变量和数据集属性窗口(Properties)。除以上 5 个默认打开的窗口外,Stata 中还有另外一些窗口,如数据编辑窗口、程序文件编辑窗口、帮助窗口、绘图窗口、Log 窗口等,它们各自有相应的用途,有的还十分重要,如帮助窗口。如果需要使用,可以用 Window 或 Help 菜单将其打开。

Stata 的退出可以使用菜单方式或者命令行方式,菜单方式为 File→Exit,其余根据提示操作。

三、语法格式

Stata 的操作几乎完全依靠执行各种命令语句来进行,Stata 命令是由命令关键词、参数、选项等构成的字符串,注意区分大小写。语句书写完毕后不需要特殊的结束符,Stata 自动将一行字符串按照一条命令来处理。

Stata 命令的基本语法格式如下:

[特殊选项] 命令关键词命令参数 [,命令选项]

例如:

```
regress y x, beta
```

这里,regress 是命令关键词,表示进行回归分析;y x 是命令参数,y 是因变量,x 是自变量;beta 是选择项,表示输出标准回归系数,若没有该选择项,则 Stata 按预置输出回归系数。

又如:

```
for var x1-x5: regress y X, beta
```

这里,for 是特殊命令,要求回归分析分别对变量 x1~x5 执行,并对应于命令参数中大写 X。因为 X 在命令参数中是自变量,所以该命令要求分别以 x1~x5 为自变量,估计 y 与自变量的直线回归,并输出标准回归系数。

四、数据输入与储存

Stata 有 5 种方式读入数据:直接从键盘输入、使用数据编辑窗口输入、拷贝粘贴方式交互数据、导入其他格式数据和打开已有 Stata 格式数据。保存数据可以使用命令行方式、数据编辑窗口、工具栏菜单等多种方式保存。这里仅介绍从键盘输入数据和保存数据。

1. **从键盘输入数据** 用命令行方式直接建立数据集,首先使用 input 命令指定相应的变量名称,然后依次录入数据,最后使用 end 语句表明数据录入结束。

例 40-1 例 9-1 资料输入 Stata 中。

年龄 X	56	32	41	51	25	35	21	47	62
尿肌酐含量 Y	5.32	3.21	4.67	5.03	3.01	3.57	2.98	3.93	5.62

此处需要建立两个变量 x、y,分别录入相应数值,Stata 中的操作如下,其中画线部分为操作者输入部分。

```
. input x y
            x        y
1.         56     5.32
2.         32     3.21
3.         41     4.67
4.         51     5.03
5.         25     3.01
6.         35     3.57
7.         21     2.98
8.         47     3.93
9.         62     5.62
10.        end
```

用 list 命令可以看到输入的数据。

```
. list
```

结果(略)。

2. **保存数据** 为了方便以后重复使用,输入 Stata 的数据应存盘,命令为:

```
. save d:\data1
    file d:\data1.dta saved
```

该指令将在 D 盘根目录建立一个名为"data1.dta"的 Stata 数据文件,后缀 dta 可以在命令中省略,会被自动添加。该文件可以在 File→Open 菜单中打开,也能在 Stata 中用 use 命令打开。请注意:在 Stata 中无论哪个命令,当涉及的文件路径含有中文或者空格时,必须在文件路径外加双引号,否则出错。

五、操作方式

Stata 的操作方式可分为命令行操作和程序方式操作两种。

1. 命令行操作　所谓命令行方式,就是在命令窗口中输入一行命令,回车后 Stata 对每一条命令都给予及时的处理,并在结果窗口中反馈相应信息,使用者根据反馈再键入下一条命令。这是使用 Stata 的最常见方式。

2. 程序方式　命令行方式操作虽然方便,但如果分析内容很多,或者需要重复进行大量工作,此时采用程序方式是较为合适的。所谓程序方式,就是将需要执行的所有命令写入一个以“do”为扩展名的命令文件,然后在 Stata 中执行该命令文件,相应的所有命令会依次执行完毕。

六、结果文件

Stata 提供两种形式的分析结果,一种是纯字符型的(如方差分析结果,回归分析结果等),一种是统计图形。

1. 字符型结果　所有的命令和字符型分析结果均在结果窗口中滚动输出,在结果内容不是太多的情况下,用户选择相应内容,将其复制到其他文字编辑软件中。如果希望自动记录结果窗口的全部输出,则可以使用 LOG 窗口完成该任务,这需事先打开一个 log 文件:

```
. log using “文件物理路径”
```

设结果文件名为 result1,则 Stata 自动加上后缀“. smcl”,意为格式化的记录文件。如在文件名中指定扩展名“. log”,Stata 会自动以普通文本格式记录。其间可用指令“log off”暂停记录,用“log on”继续记录,最后用“log close”关闭文件。

2. 图形结果　Stata 绘制的所有统计图均在 Graph 窗口中输出,例如对例 40-1 的数据绘制散点图,则使用下面的命令:

```
. twoway scatter y x
```

绘制的散点图如图 40-2 所示,该图形直接使用菜单项 File→Print Graph 加以打印,也可以使用 Edit→Copy 功能将其拷贝为图片,再粘贴到 Word 等其他软件中使用。若要将图形结果存储为 Stata 文件格式,则需要在绘图指令中加上“saving”选择项。例如希望在绘制上图时同时将其存入文件“d:\ex1. gph”,可用下述指令:

```
. scatter y x , sort saving(d:\ex1)
```

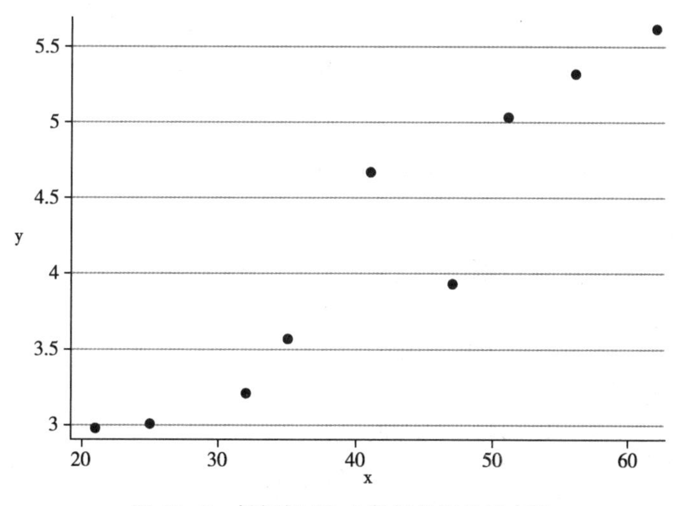

图 40-2　根据例 40-1 数据绘制的散点图

将图形以文件名"ex1. gph"(Stata 的图形格式)存入目录 D:\中。该图形可在 Stata 状态用"graph use d:\ex1"重新显示在屏幕上。若用户在高版本中习惯使用 7.0 版本的画图命令 graph,则可以直接使用 graph 7 命令或在运行 graph 命令前先运行 version 7。

七、帮助功能

Stata 具有很强的帮助功能,可用 help 命令获得帮助。想了解如何使用 help 命令,请输入 help help;想要了解 Stata 的全部命令,请输入 help contents;想要了解某个命令的格式,请输入 help 命令关键词。例如,若需了解回归分析的指令格式,则输入:

```
. help regress
```

即可查询相应的详细帮助信息,也可从帮助窗口得到帮助信息。

第二节 基本统计方法

一、计量资料的统计分析

1. 描述统计量 以例 2-1(数据文件为例 2-1. dta,详见 ER 2-1,下同)为例。

```
/*计算均数、标准差等*
summarize x                                              /* 一般描述:例数、均数、标准差、最小值和最大值
summarize x , detail                                     /* 详细描述:同时给出百分位数、偏度系数与峰度系数
means x                                                  /* 计算几何均数
/*计算任意百分位数*/
centile x                                                /* 计算中位数
centile x,centile(2.5 50 97.5)                           /* 计算任意指定百分位数
/*描述频数分布特征*/
gen group=int((x-3.07)/0.2+0.01)*0.20+3.07               /* 产生分组变量(第一组段下限为 3.07,组距为 0.2)
tab group                                                /* 制作频数表
histogram x,frequency bin(12) xlab(3.07(0.2)5.47) norm   /* 绘制直方图
stém x, round(0.01)                                      /* 绘制茎叶图
```

2. 总体均数的置信区间估计 以例 3-2(ER 3-1)为例。

```
cii mean 10 122.96 4.77      /*直接输入样本量、均数和标准差
cii mean x, level(99)        /* level(99)指定置信度为 99%,缺省时为 95%
```

3. 样本均数和总体均数比较的 *t* 检验 以例 3-5(ER 3-1)为例。

```
ttest x=140                   /* 已知原始数据时用,其中 x 为变量,140 为总体均数
ttesti 36 130.83 25.74 140    /* 已知样本量、均数、标准差和总体均数时的简洁命令
```

4. 配对设计 *t* 检验 以例 3-6(ER 3-1)为例。

```
ttest x1=x2                   /* 必须有原始数据,无简洁命令
```

5. 成组设计 t 检验　以例 3-7(ER 3-1)为例。

```
ttest x1=x2, unpaired                /* 原始数据以两个变量 x1,x2 分别录入
ttest x, by(group)                   /* 原始数据以一个变量 x 录入,用变量 group 指示分组
ttesti 8 0.77 0.08 8 0.64 0.06       /* 已知两组样本量、均数、标准差时的简洁命令
sdtest x,by(group)                   /* 方差齐性检验
ttest x1=x2, unpune [w]              /* 方差不齐时的近似 t 检验(两种校正自由度的方法)
```

6. 完全随机设计资料的方差分析　以例 4-2(ER 4-1)为例。

```
oneway x g , t sch                   /* x 为响应变量,group 为分组变量,选项 t 提供各组的简单的统计
                                     描述,sch 为两两比较的方法
```

7. 随机区组设计资料的方差分析　以例 4-4(ER 4-1)为例。

```
anova x g b                          /* x 为响应变量,g 为处理因素,b 为区组因素
test 1.g=2.g                         /* 第 1 组与第 2 组比较
di min(1,r(p)*3)                     /* Bonferroni 法校正 P 值
```

8. 拉丁方设计资料的方差分析　以例 4-5(ER 4-1)为例。

```
anova x g a b                        /* x 为响应变量,g 为处理因素,a 为行因素,b 为列因素
```

9. 两阶段交叉设计资料的方差分析　以例 4-6(ER 4-1)为例。

```
anova x seq/seq | id treat period    /* x 为响应变量,treat 为处理因素,period 为阶段因素,seq 为顺序
                                     因素,id 为个体
```

10. 析因设计资料的方差分析　以例 11-1(ER 11-1)为例。

```
anova x a b a#b                      /* 2×2 析因设计,a 为 A 因素,b 为 B 因素,a#b 为交互项
tab a b,sum(x) nofnost               /* 交叉分组显示均数
```

11. 正交设计资料的方差分析　以例 11-4(ER 11-1)为例。

```
anova x a b c d a#b                  /* a 为温度,b 为含氧量,c 为含水量,d 为 pH 值,a#b 为交互项
```

12. 嵌套设计资料的方差分析　以例 11-6(ER 11-1)为例。

```
anova x a b | a                      /* a 为饲料,b 为饲料的喂养量,b | a 表示 b 嵌套在 a 中
```

13. 裂区设计资料的方差分析　以例 11-7(ER 11-1)为例。

```
stack id a b1 id a b2,into(id a x)   /* 数据结构变换,宽型数据转为长型数据
rename _stack b                      /* 更名
anova x a/a | id b a#b/              /* a 为药物因素,b 为毒素浓度,id 为个体
```

14. 重复测量资料的方差分析　以例 12-3(ER 12-1)为例。

```
tabstat t0-t4,by(a) stats(sum)                            /* 计算不同药物、不同时间的小鼠体重的合计值
stack id a t0 id a t1 id a t2 id a t3 id a t4,into(id a x)  /* 数据结构变换
rename _stack b
anova x a/a | id b a#b/                                   /* a 表示药物,id 表示个体,b 表示时间
format x %9.2f                                            /* 体重的统计描述(按药物和时间交叉分组)
tab a b,summ(x) nof
```

二、计数资料的统计分析

1. 事件发生的概率(二项分布) 以例6-1(ER 6-1)为例。

```
di binomialp(10,6,0.8)                    /* binomialp(n,k,p)为二项分布函数,表示 n 次试验中成功次数 k 的概率,p 为成功概率
```

2. 总体率和事件数的区间估计 分别以例6-3、例6-10(ER 6-1)为例。

```
cii prop 100 45,wald                      /* 直接输入观察数和阳性数估计率的置信区间
cii means 1 21, poisson                   /* 直接输入观察数和事件数估计事件数的置信区间
```

3. 样本率与总体率的比较 以例6-4(ER 6-1)为例。

```
bitesti 10 9 0.55                         /* 直接输入观察数、阳性数和总体率
```

4. 四格表资料的假设检验 以例7-1和例7-4(ER 7-1)为例。

```
tab group x,row chi2                      /* 原始数据进行 Pearson χ2 检验
tabi 30 56\43 42,chi2                     /* 直接输入频数进行 Pearson χ2 检验
tab group pos[fw=f],expect row exact      /* 原始频数数据进行 Fisher's exact test
tabi 4 18\5 6,exact                       /* 直接输入频数进行 Fisher's exact test
```

5. 配对四格表资料的假设检验 以例7-3(ER 7-1)为例。

```
mcc a b[fw=f]                             /* 频数数据进行 McNemar χ2 检验(即配对 χ2 检验)不满足条件时选确切概率法的结果
mcci 11 12 2 33                           /* 直接输入频数进行 McNemar χ2 检验
```

6. 行×列表的假设检验 以例7-6和例7-7(ER 7-1)为例。

```
tab group lx[fw=f],chi2                   /* 频数数据进行多个率比较的 χ2 检验
tabi 199 7\164 18\118 26,chi2             /* 直接输入频数进行多个率比较的 χ2 检验
tab group gene[fw=f],chi2 exact           /* 频数数据进行两组构成比比较的 χ2 检验
```

7. 关联性分析 以例7-8(ER 7-1)为例。

```
tab a b[fw=f],all                         /* 频数数据进行关联性分析
```

三、非参数统计方法

1. 配对样本差值的 Wilcoxon 符号秩检验 以例8-1(ER 8-1)为例。

```
signrank x0=x1 if x0~=x1                  /* x0,x1 分别代表原法和新法
```

2. 单个样本中位数和总体中位数比较 以例8-2(ER 8-1)为例。

```
signrank x=float(45.30) if x~=float(45.30)  /* x 代表原始变量,45.30 为已知总体中位数
```

3. 两独立样本比较的 Wilcoxon 秩和检验 以例8-3和例8-4(ER 8-1)为例。

```
ranksum x,by(group)                       /* x 为分析变量,group 为分组变量
expand freq
ranksum lx,by(group)                      /* expand 展开数据
```

4. 多样本比较的 Kruskal-Wallis 检验 以例8-5和例8-7(ER 8-1)为例。

```
kwallis x,by(group)                       /* x 为分析变量,group 为分组变量
或:median x,by(group)
```

```
expand freq                          /* expand 展开数据
kwallis lx,by(group)
```

5. 等级相关分析　以例 9-8(ER 9-1)为例。

```
spearman y x                         /* Spearman 等级相关分析
```

四、线性相关与直线回归分析

1. 线性相关分析　以例 9-1(ER 8-1)为例。

```
scatter y x                          /* 绘制散点图
corr y x, mean                       /* 输出相关系数矩阵,同时输出均数、标准差等
pwcorr x y, sig                      /* 相关系数的假设检验
```

2. 线性回归分析　以例 9-1(ER 9-1)为例。

```
reg y x                              /* y 为应变量,x 为自变量
predict yhat                         /* 计算 y 的估计值
scatter y x || line yhat x           /* 绘制回归直线
```

五、曲线回归分析

1. 两个变量的对数曲线回归　以例 9-9(ER 9-1)为例。

```
gen lgx=log10(x)                     /* 对 x 进行对数变换
reg y lgx                            /* 以 y 作为应变量,lgx 作为自变量进行回归分析
```

2. 两个变量的指数曲线回归分析　以例 9-10(ER 9-1)为例。

```
nl (y=exp({b0}+{b1} *x))             /* 2 参数指数回归
```

第三节　多元统计分析方法

一、一般线性模型

1. 分组变量为二分类的一般线性模型　以例 13-1(ER 13-1)为例。

```
reg y i.x                            /* y 为响应变量,i.x 为分组变量 x 以哑变量进入模型
```

2. 分组变量为多分类的一般线性模型　以例 13-2(ER 13-1)为例。

```
reg y x1 x2                          /* y 为响应变量,x1,x2 为哑变量
```

3. 协变量为连续性变量的一般线性模型　以例 13-3(ER 13-1)为例。

```
reg y x z                            /* y 为响应变量,z 为协变量
```

二、均向量的统计推断

1. 多变量的统计描述　以例 14-1(ER 14-1)为例。

```
corr x1-x3,mean                      /* 输出相关系数矩阵,同时输出均数、标准差等
corr x1-x3,cov                       /* 输出协方差矩阵
pwcorr x1-x3,sig                     /* 相关系数的假设检验
```

2. 单样本多元均向量比较的 Hotelling T^2 检验　以例 14-2(ER 14-1)为例。

```
hotellingx1-x3                          /* 单样本多元均向量比较的 Hotelling T² 检验
```

3. 多元成组设计的方差分析　分别以例 14-3、例 14-4(ER 14-1)为例。

```
hotelling x1 x2,by(group)               /* group 为分组变量水平数只能为 2
manova x1 x2 x3=group                   /* group 为分组变量水平数≥2
```

三、多重回归和典型相关分析

1. 多重回归　以例 15-1(ER 15-1)为例。

```
reg y x1-x4                             /* y 为应变量,x1-x3 为自变量集
reg y x1-x4,beta                        /* 估计标准偏回归系数
```

2. 逐步回归　以例 15-3(ER 15-1)为例。

```
sw reg y x1-x4, pe(0.10) pr(0.15) forward    /* 向前法逐步回归,选入变量标准为:P<0.10,剔除变量的
                                             标准为:P≥0.15
```

3. 典型相关分析　以例 22-1(ER 22-1)为例。

```
canon (x1 x2 x3) (y1 y2)                /* x1-x3 为第一组变量,y1 y2 为第二组变量
predict u1,u                            /* 预测第一对典则变量
predict v1,v
corr,w                                  /* 计算原始变量与典则变量间的相关系数
```

四、logistic 回归分析

1. 两个自变量 logistic 回归分析　以例 16-1(ER 16-1)为例。

```
logit y x1 x2 [fw=f],or                 /* logit 命令适用于个体水平资料或因变量-自变量组合型
                                        频数表资料;选项 or 表示估计 OR 值,缺省时估计回归系数
```

2. 多个自变量的 logistic 逐步回归分析　以例 16-2(ER 16-1)为例。

```
sw logit y x1-x8,pe(0.10) pr(0.15) or   /*向后法逐步回归
```

3. 1∶M 配对资料的条件 logistic 回归分析　以例 16-3(ER 16-1)为例。

```
sw clogit y x1-x6,group(match) pe(0.10) pr(0.15) or    /* match 为匹配变量
```

4. 有序结果的 logistic 回归分析　以例 16-4(ER 16-1)为例。

```
ologit y x1 x2[fw=f]                    /* y 为应变量,x1 x2 为自变量集
```

5. 多分类结果的 logistic 回归分析　以例 16-4(ER 16-1)为例。

```
mlogit y x1 x2 [fw=f], base(1)          /* y 为应变量,x1 x2 为自变量集;选项 base 指定用于对比的
                                        基准类
```

五、Poissson 回归和负二项回归分析

1. Poisson 回归分析　以例 17-1(ER 17-1)为例。

```
poisson count x y z xy xz yz xyz        /* count 为应变量, x y xy xz yz xyz 为自变量集;xy 为 x 和 y
                                        的乘积,xz 为 x 和 z 的乘积,yz 为 y 和 z 的乘积,xyz 为 x、y 和
                                        z 的乘积
```

2. 观察单位不同的 Poisson 回归分析 以例 17-4(ER 17-1)为例。

```
poisson y x1 x2 x3 x4,exposure(n)          /* exposure 指定暴露变量
```

3. 负二项回归分析 以例 17-5(ER 17-1)为例。

```
nbreg y i.x[fw=count]                      /* y 为应变量, i.x 表示 x 以哑变量形式在模型中
```

六、生存分析

1. 乘积极限法估计生存率 以例 18-1 和例 18-2(ER 18-1)为例。

```
stset time,failure(status=1)               /* 生存资料的定义:time 为时间变量,status 为截尾变量
sts list                                   /* 列出各时间的生存率
```

2. 寿命表法估计生存率 以例 18-3(ER 18-1)为例。

```
ltable time outcome [fw=f]                 /* time 为时间变量,outcome 为截尾变量
```

3. 生存率的比较 以例 18-4(ER 18-1)为例。

```
stset time,failure(outcome)                /* 生存资料的定义
sts test g                                 /* 生存率的比较(logrank 检验)
sts test g,wilcoxon                        /* 生存率的比较(wilcoxon 检验)
```

4. Cox 回归分析 以例 18-5(ER 18-1)为例。

```
stset t,failure(y)                         /* 生存资料的定义
stcox x1-x6                                /* Cox 回归分析
sw stcox x1-x6,pe(0.05) pr(0.051) hr       /* 向后法逐步 Cox 回归分析,选项 hr 表示估计危险比,缺省时
                                           估计回归系数
```

七、聚类分析和判别分析

1. 系统聚类分析 以例 19-1(ER 19-1)为例。

```
cluster wardslinkage sx1-sx7,name(Wardlinkage) measure(L2)      /* wardslinkage 代表聚类方法用 Ward 法
cluster dendrogram Wardlinkage,horizontal labels(v1) ylabel(,angle(0) labsize(*0.6))
                                                                /* 画谱系聚类图
```

2. 动态聚类分析 以例 19-2(ER 19-1)为例。

```
cluster k-meansscdr-sravlt,k(2)            /* k-means 表示 k 均值聚类,k(4)表示分 2 类
```

3. 判别分析 以例 20-1 和例 20-2(ER 20-1)为例。

```
candisc x1-x3, group(g)                    /* candisc 为典型线性判别;g 指定分类变量
discrimlda x1 x2 x3, group(g)              /* discrim 为线性判别;g 指定分类变量
```

八、主成分分析和因子分析

1. 主成分分析 以例 21-1(ER 21-1)为例。

```
pca x1-x9                                  /* pca 为主成分分析
```

2. 因子分析 以例 21-3(ER 21-1)为例。

```
factor x1-x14, pcf                         /* pcf 表示用主成分因子法提取因子
rotate                                     /* 正交方差极大旋转
```

九、实验设计

1. **样本含量的估计** 以例 31-3~例 31-7,以及 31-9(ER 31-1)为例:

```
power onemean 0 10, sd(15) alpha(0.05) power(0.9) onesided   /* 样本均数与已知总体均数比较的样本含量估计
power twomeans 16.5 10.5, sd(8) power(0.9)                  /* 两样本均数比较的样本含量估计
power oneway 6.20 5.40 4.70, varerror(2.75) power(0.9)      /* 多个样本均数比较的样本含量估计,2.75 为误差均方
power oneprop 0.45 0.6, alpha(0.05) power(0.9) onesided     /* 样本率与已知总体率比较的样本含量估计
power twoprop 0.95 0.8, power(0.9)                          /* 两样本率比较的样本含量估计
power onecorr 0 0.8, power(0.9)                             /* 直线相关分析的样本含量估计
```

2. **随机化分组** 以例 4-1(ER 4-1)为例。

```
drop _all                 /* 清空数据库
set obs 120               /* 设定记录数
gen id =_n                /* 产生 1-120 的自然编号
set seed 050323           /* 设定随机种子数
gen r=uniform()           /* 产生随机数 r
sort r                    /* 按随机数排序
gen treat=group(4)        /* 将所有记录按序等分为 4 组
list                      /* 显示分组结果
```

十、meta 分析

1. **OR 的 meta 分析** 以例 37-1(ER 37-1)为例。

```
metan a b c d, or xlabel(0.5,1,2,3,4,5)     /* or 表示以优势比作为指标,默认采用固定效应模型
```

2. **率差的 meta 分析** 以例 37-2(ER 37-1)为例。

```
metan a b c d, rd xlabel(-0.5,0,0.5)        /* rd 表示表示以率差作为分析指标
```

3. **均数之差的 meta 分析** 以例 37-3(ER 37-1)为例。

```
metan n1 mean1 sd1 n2 mean2 sd2, nostandard random    /* nostandard 表示对非标准化的均数差合并,random 表示选随机效应模型
```

(柏建岭)

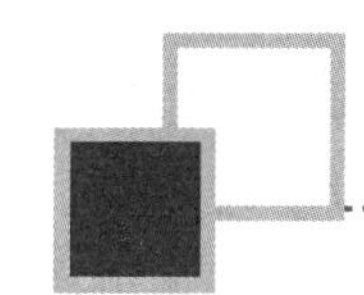

第四十一章　R 软件

R 软件（R software）是一个用于统计计算和绘图编程的软件环境，也称 R 编程语言（R programming language）或 R 语言。R 软件提供了 2 万多个不同专业领域复杂数据的专用程序包（packages），且每个程序包的代码可自由使用。因为 R 软件涉及的内容非常广泛，本章限于篇幅仅仅介绍常用的 R 软件代码。更详细的内容可访问 R Project 的官方网站 http://www.r-project.org，R 文档网站 https://www.rdocumentation.org/，或 R 在线社区 https://stackoverflow.com。

第一节　基础知识

一、配置和使用

RStudio 是可自由使用的 R 软件的工作平台。R 软件（3.5 以上版本）和 RStudio 软件（1.1 以上版本）官方下载地址分别为 https://www.r-project.org/和 https://www.rstudio.com。按默认设置安装成功后，打开 RStudio，其功能区域的介绍如图 41-1 所示。

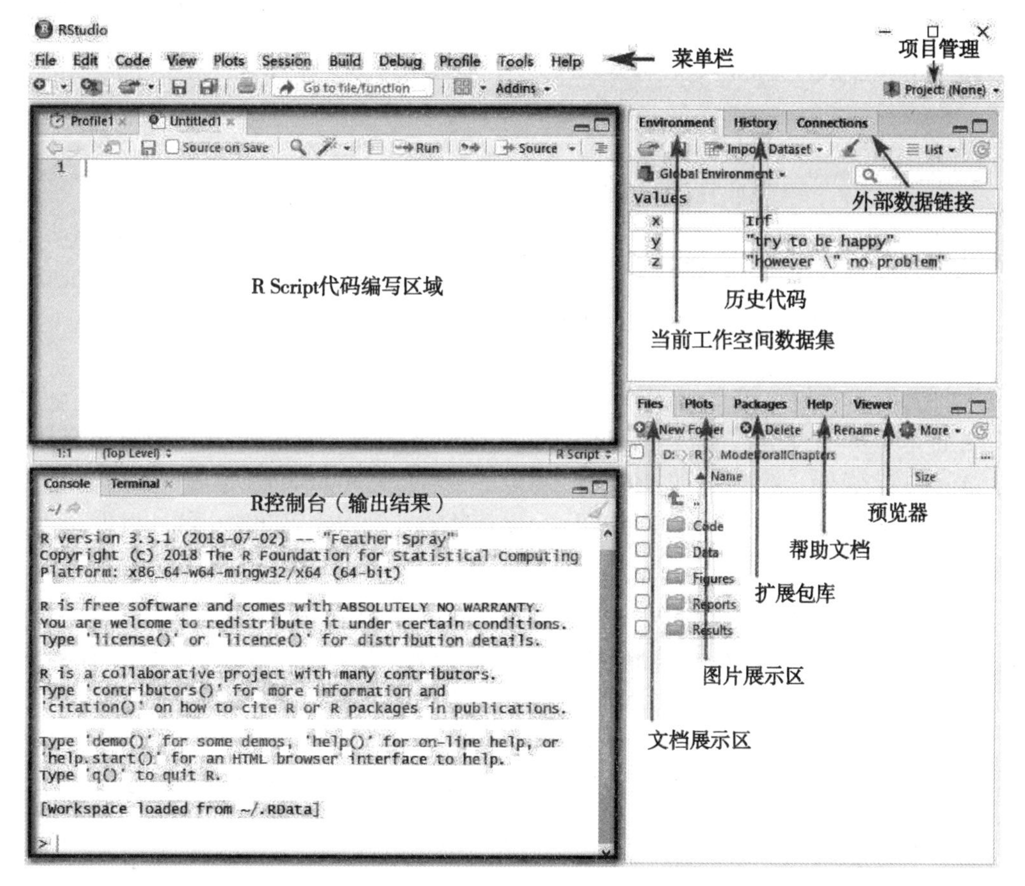

图 41-1　RStudio 软件界面功能介绍

下面以第二章例题2-1为例,完整讲解如何利用RStudio软件创建和管理代码文档,调用统计函数,并输出统计报告。

步骤一:创建新项目Project,有效管理各类数据文件(参考图41-2)。

方法:点击RStudio左上角的File→New Project→New Directory→New Project→填写项目名(例如:“CH02”)后点击Create Project。系统就会自动生成一个文件夹CH02,以及后缀名为.Rproj的项目管理文件。为了高效存放各类文件,建议在项目文件夹的目录路径下创建多个子文件夹(点击鼠标右键→新建→文件夹),例如:Code(存放R Script文件)、Data(存放源数据)和Reports(报告文档)等。

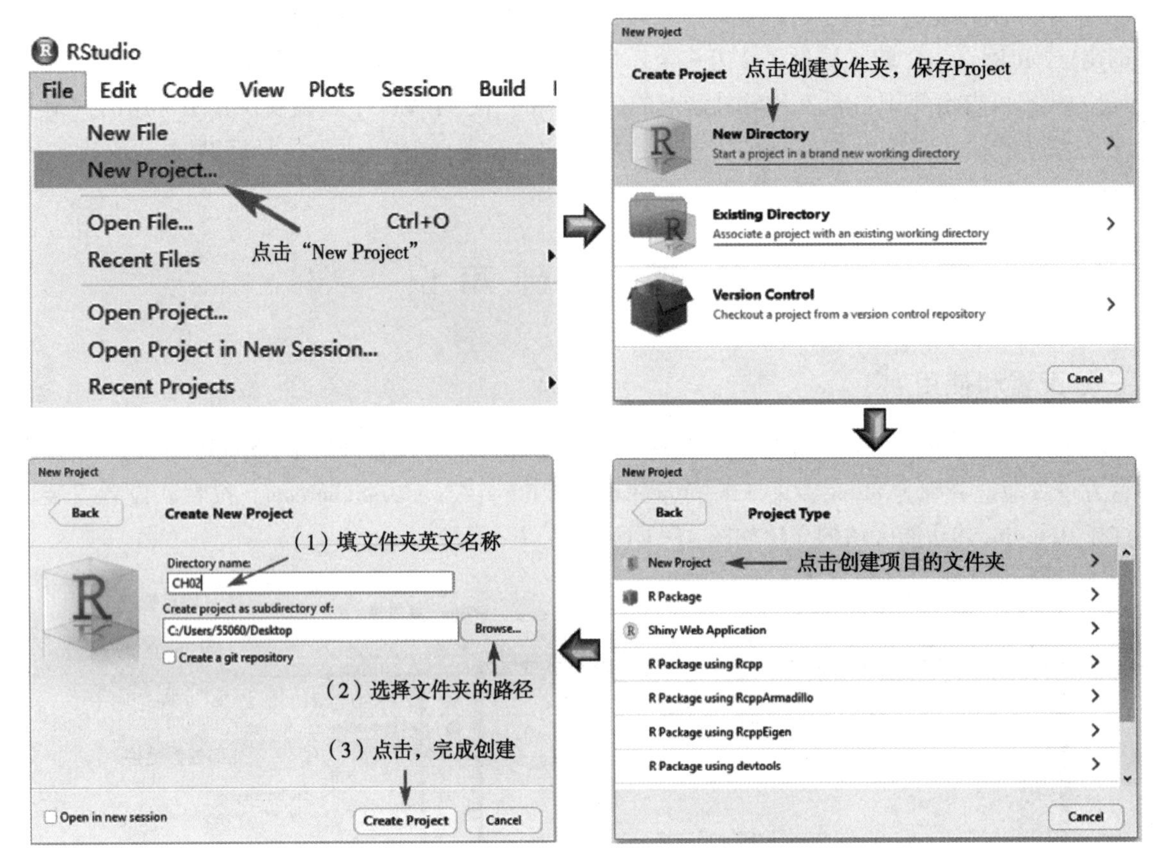

图41-2 RStudio中创建Project项目

步骤二:创建R Markdown文档,有效管理R软件代码(参考图41-3)。

方法:点击RStudio左上角File→New file→R Markdown生成文档。在Title栏填写文档名字(如:CH02_01),Author栏填写作者名(例如:Happy),再点击OK。注意:RStudio也能创建R Script文档完成R软件代码的编译,但R Script无法像R Markdown文档便捷地管理代码和输出统计报告,因此推荐使用R Markdown文档。

为了有效兼容中文,请将新R Markdown文档保存为UTF-8编码格式。方法:点击左上角File→Save with Encoding→选择UTF-8后点击OK→填写文件名(例如:CH02_01),点击Save保存文件。RStudio软件将生成一个R Markdown文档,命名为“CH02_01.Rmd”。

新创建的R Markdown文档包含一段默认的英文说明(可删除),描述标准化组块Chunk的使用方法。标准化组块含:①大括号{}中的符号“r”,表示通过R编译该组块代码,同时组块名可被自由定义(例如:CH02_01);②前后各3个点“...”,定义了R组块代码的起始和结束区域,如下所示:

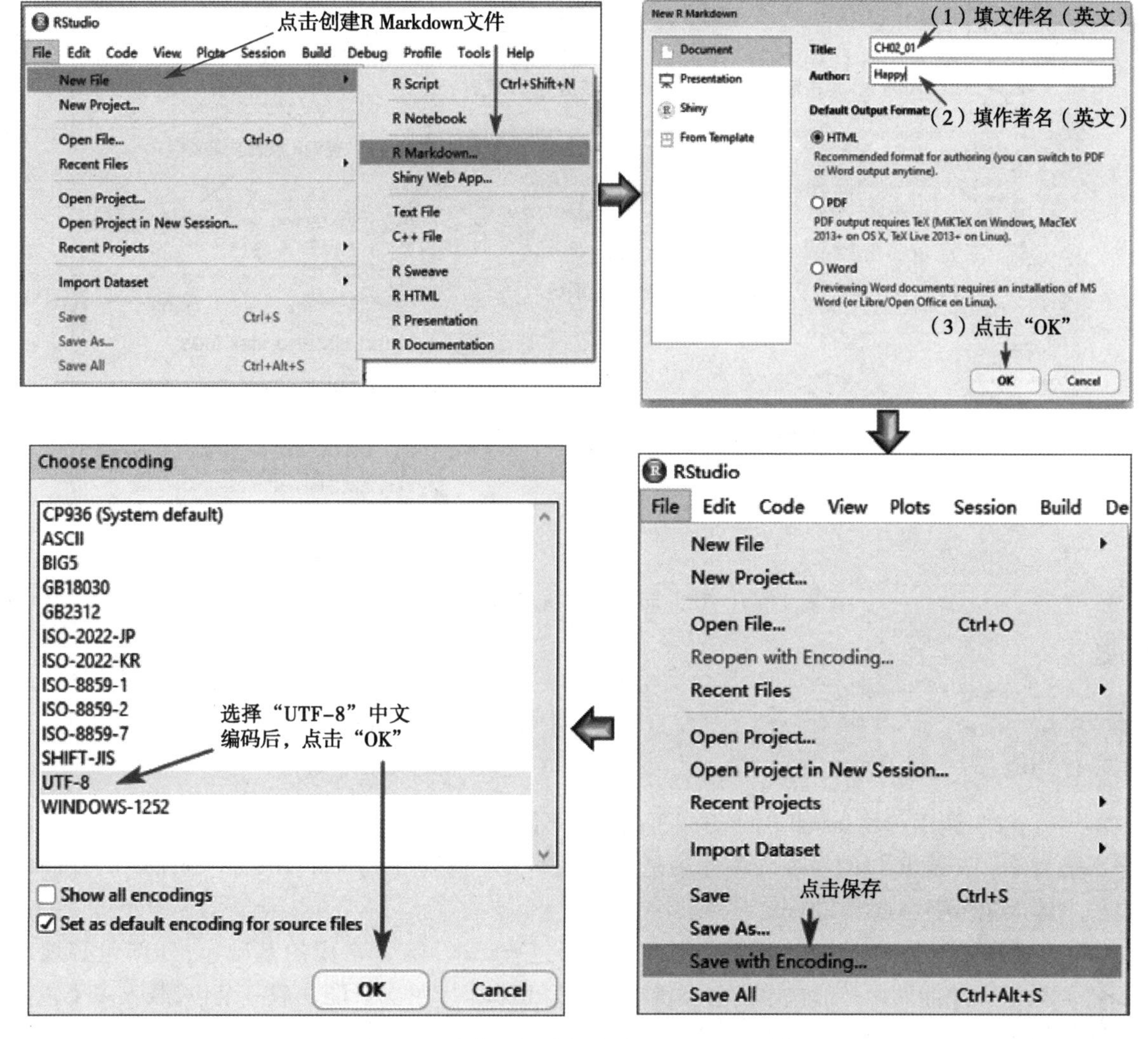

图 41-3 RStudio 中创建 R Markdown 文档

```
...{r 组块名}
R 软件代码的编写区域
...
```

运行R软件代码的方法(参考图41-4)：点击RStudio软件的代码编写区域上方的按钮"Run"，或点击R Markdown标准化组块右上角的绿色小箭头。

步骤三：编写R软件代码，完成统计分析(参考图41-4)。通常包含3个过程：①导入原始数据；②调用R函数进行统计分析；③输出统计报告。下面以第2章例题1为例，讲解如何编写R软件代码。

1. 导入原始数据集 如何调用R函数导入最常用的Excel表格数据？下面三行代码就能实现Excel数据的读取。

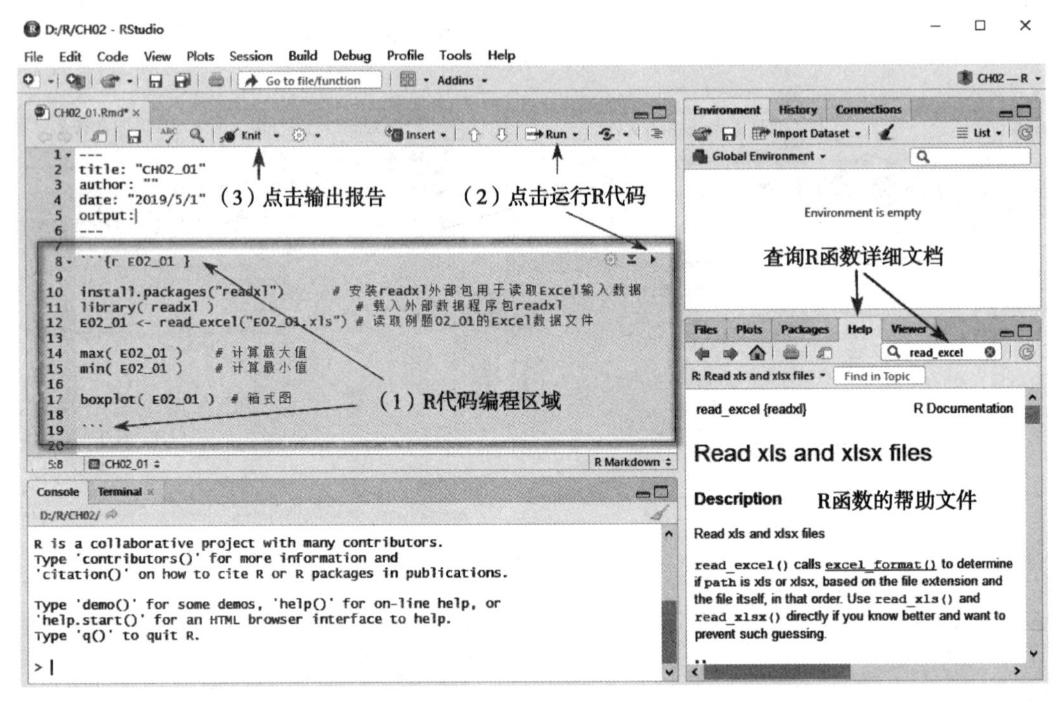

图 41-4　RStudio 中编写 R 软件代码及运行方法

```
install.packages("readxl")             # 安装外部包 readxl
library(readxl)                        # 载入外部包 readxl
E02_01<-read_excel("E02_01.xls")       # 读取 E02_01.xls 中数据
```

第一行代码：调用函数 install.packages( )安装外部包 readxl。注意 install.packages("readxl")中的双引号不能省略。安装 R 包的另外一种办法是点击 RStudio 工具栏的 Tools→Install Packages→Packages 空白栏中输入包名字→点击 Install。

第二行代码：通过 library(readxl)函数载入外部包 readxl。除了常用的基础包，外部包必须通过 library( )载入后，才能调用外部包中的各类函数。因为 library( )每次只能加载一个包，载入多个包需要多次调用 library( )函数。

第三行代码：调用外部包 readxl 中的函数 read_excel( )，读取 Excel 文件 E02_01.xls 中的数据，并重新命名为变量 E02_01。注意 read_excel("E02_01.xls")要求 Excel 文件 E02_01.xls 与 R Markdown 文档 CH02_01.Rmd 在同一个文件夹中。如果不在同一文件夹，请在 read_excel 函数中填写 Excel 文件的完整路径（查询方法：鼠标右键→属性→位置），例如 read_excel("C:/Software/E02_01.xls")。

除了 Excel 文件外，R 可以导入和编辑各类来源广泛的数据文档（表 41-1），例如：SPSS、SAS、Stata、TXT、CSV、HTML、Access、XML 和关系型数据库等。

表 41-1　R 函数读取各类文件的总结表

文件类型	R 包	文件读取函数*	文件输出函数
Excel(.xlsx)	readxl	read_excel(filepath, sheet=1)	write.xlsx(data, filepath)
文本(.txt,.csv)	utils	read.table(filepath, header=T, sep=",")	write.table(data, filepath, sep=",")
SPSS(.sav)	Hmisc	spss.get(filepath, use.value.labels=T)	write.foreign(data, filepath, package="SPSS")
SAS(.sas7bdat)	haven	read_sas(filepath)	write.foreign(data, filepath, package="SAS")
Stata(.dta)	haven	read_stata(filepath)	write.dta(data, filepath)

* filepath 为文件的存储路径，data 为矩阵或数据框类型的数据（请查看 R 帮助文档或 R Data Import/Export 手册中详细的函数参数）。为加快读取大数据文件的速度，建议明确指定函数的各类参数，比如设置输入数据的行列数和分隔符，并利用"NULL"标明不需要的列

2. 调用 R 函数,完成统计分析　Excel 数据读取完毕后,我们调用 R 函数完成统计分析。例如:max( )函数计算最大值和 min( )函数计算最小值。建议调用 R 作图函数将统计数据可视化,例如:箱式图 boxplot( )。代码如下(注意添加 E02_01 数据导入代码,请参考图 41-4)。

```
max(E02_01)                                    # 计算最大值
min(E02_01)                                    # 计算最小值
boxplot(E02_01)                                # 箱式图
```

3. 输出统计报告,包括图片和图表等

方法:点击 RStudio 代码区域上方的 Knit 按钮;选择下拉框中的"Knit to Word"后,自动生成 Word 格式的统计报告(图 41-4)。除此之外,R Markdown 也能输出 HTML 和 PDF 格式的统计报告。

二、基本语法和数据结构

R 软件严格定义了多种数据类型和运算符号(表 41-2)。R 软件的语句通常由函数和赋值构成,赋值符号为<-。举例如下:

```
x1  <- 3 + 5                                   # 变量 x1 被赋值为 3 与 5 之和
x2  <- rnorm(3)                                # 变量 x2 被赋值为 3 个来自标准正态分布的随机数
y   <- 3 * (x1 + exp(x2))                      # 变量 y 为 x1 和 x2 的函数
```

"#"号后面的任何文本不会被 R 编译器执行,仅用于注释解读本行的代码。为了养成良好的编程习惯,请经常在代码后添加注释。

表 41-2　常用的 R 符号及其功能

符号	功能	符号	功能	符号	功能
+	加法	<	小于	%%	求余
-	减法	>	大于	%/%	整除
*	乘法	=	左赋值或传递函数中参数	%*%	矩阵乘法
/	除法	==	恒等	%o%	外积
^	乘方	!=	不等于	%x%	克罗内克积
**	乘方	>=	大于或等于	%in%	元素是否属于向量
!	逻辑非	<=	小于或等于	NA	缺失数据
&	逻辑与	<-	向左赋值,工作区有存储	NaN	无意义的数
&&	逻辑与	->	向右赋值,工作区有存储	Inf	正无穷大
|	逻辑或	[]	向量,矩阵或数组中的元素	-Inf	负无穷大
||	逻辑或	[[]]	列表中的元素值	$	数据框或列表的子集
#	注释符	?	帮助文档		

R 数据的存储是通过 5 种数据类型完成的:向量、矩阵、数组、数据框和列表。最常用的是数据框(data frame),请重点学习和掌握。

1. 向量 vector　由函数 c( )创建。向量定义为一维数组,用于存储 3 种数据类型:数值型、字符型或逻辑型。注意:同一向量中不能混入不同的数据类型。例子如下:

```
a  <- c(1,3,6,2:5,-1,6+8)                      # 数值型向量
b  <- c("yellow","green","blue")               # '和"均可定义字符型
c  <- c(TRUE,FALSE,TRUE,FALSE,TRUE)            # 逻辑型变量
d  <- a[3]                                     # 向量 a 的第 3 个元素
```

向量函数 c( )也可以用于合并两个相同类型的向量。例子如下：

```
e <- c(a,d)                                    # 向量 e 是向量 a 和 d 的并集
```

2. 矩阵 matrix　由函数 matrix( )创建。矩阵定义为二维数组,其中每个元素有相同的数据类型(数值型、字符型或逻辑型)。函数 matrix( )的定义格式为

```
NewMatrix<- matrix(vector,nrow,ncol,byrow,dimnames)
```

其中 *NewMatrix* 为用户定义的矩阵名称;*vector* 是一组向量包含矩阵 *NewMatrix* 的元素值;*nrow* 和 *ncol* 分别指定矩阵行和列的维数;可选项 *byrow* 指定向量 *vector* 的值,按行填充矩阵(*byrow* = *TRUE*)或按列填充矩阵(*byrow* = *FALSE*),默认为按列填充。字符型变量 *dimnames* 存储行和列的名称。*NewMatrix* [*i*,*j*]访问矩阵中第 *i* 行第 *j* 列的元素。下面举例说明。

```
y  <-  matrix(1:10,nrow=2,ncol=5)              # 定义矩阵 y 的元素为整数 1 到 10
y                                              # 按回车键后,输出矩阵 y
y[2,4]                                         # y[2,4]访问矩阵 y 中第 2 行第 4 列的元素
```

矩阵 y 的输出结果如下：

```
      [,1] [,2] [,3] [,4] [,5]
[1,]    1    3    5    7    9
[2,]    2    4    6    8   10
```

命令 y[2,4]的输出结果如下：

```
[1] 8                                          # 矩阵 y 中第 2 行第 4 列的元素值为 8
```

3. 数组 array　由函数 array( )创建。数组与矩阵类似,区别是数组的维度≥2,而矩阵的维度为 2。函数 array( )的定义格式为

```
MyArray<- array(vector,dimensions,dimnames)
```

其中 *vector* 为原始数据;*dimensions* 为各个维度下标的最大值;*dimnames* 是各维度的名称列表。举例创建一个 3 维数组(2×3×4)。

```
z <- array(1:24,c(2,3,4))                      # 整数 1 到 24 填充到 2×3×4 维矩阵
```

4. 数据框 data frame　由函数 data.frame( )创建。向量、矩阵和数组都要求存储相同类型的数据,但数据框拓展了该限制条件。数据框的不同列可存放不同类型的数据,但同一列必须存放相同类型的数据。数据框 data frame 的定义格式为

VariableName<-data.frame(col1,col2,col3,…)

其中 *col1*,*col2* 和 *col3* 为任何类型的列向量(数值型、字符型、逻辑型),每列的名称为列向量的名称或利用函数 names( )重新定义。比如医院的病历数据,含有患者编号(数值型)、姓名(字符型)、年龄(数值型)和性别(逻辑型)等变量。数据框的例子如下：

```
PatientID<- c(1,2,3)                           # 数值变量定义 3 个患者的编号 1,2,3
Name      <-c("Lily","Rich","Bob")             # 字符变量定义 3 个患者的名字
Age       <-c(28,58,14)                        # 数值变量定义 3 个患者的年龄
Gender    <-c(TRUE,FALSE,TRUE)                 # 逻辑变量定义 3 个患者的男女性别
PatientData<- data.frame(PatientID,Name,Age,Gender)  # 数据框变量 PatientData 存储患者信息
```

新定义的数据框 *PatientData*,输出如下：

```
>PatientData                                   # 输出数据框变量 PatientData 的信息
PatientID Name Age  Gender
```

```
1  Lily  28  TRUE
2  Rich  58  FALSE
3  Bob   14  TRUE
```

5. 列表 list　由函数 list( )创建。列表 list 可以存储前面讲到的所有数据类型,同一列中也能包含不同的变量类型(向量、矩阵、数据框)或者其他列表的组合。列表用一种简单的方式组织和调用不同类型的数据,使得 R 数据存储灵活多变。列表 list 的定义如下:

```
VariableName<-list(Name1=object1,Name2=object2,...)
```

例子如下:

```
A <- "A powerful data structure"                    # 字符变量 A 包含一串字符
B <- matrix(1:10,nrow=2,ncol=5)                     # 矩阵变量 B 定义一个 2 行 5 列的矩阵包含整数 1 到 10
C <- array(1:6,c(2,3))                              # 数组变量 C 包含整数 1 到 6
D <- c(TRUE,FALSE,TRUE)                             # 逻辑变量 D 包含 3 个逻辑信息
NewList<- list(Title=A,MatrixOut=B,ArrayOut=C,D)    # 列表变量 NewList 包含 A,B,C 和 D,且重新命名变量名
```

R 使用美元符号 $ 访问数据框或列表的列变量数据。例如:*VariableName$ Name1* 将访问 *VariableName* 中的列变量 *Name1*。为了简化代码和避免每次调用变量前添加 *VariableName$* 的繁琐,R 提供了 2 个可选方案:①将 R 软件代码放在函数 attach(*VariableName*)和 detach(*VariableName*)之间(通常在 R 软件代码行数较多的情况下调用具有优势);②单独使用函数 with(*VariableName*,{代码区域}),建议在 R 软件代码行较少时使用。

R 数据类型的使用,请参考以下编程经验和建议:

(1) 变量初始化时,请明确定义变量的大小。请不要通过附加值的增大或减小来调整变量大小(该操作极耗内存和降低运行速度)。

(2) 为了节省内存空间,请及时删除临时变量和不需要的变量,建议调用 gc( )函数释放变量空间,并做垃圾回收。

(3) 为了提高计算性能,尽量用矩阵存储数据和分析,而不是数据框或列表。若无法判定变量的数据类型,调用函数 typeof( )判定。

(4) 调用 *object*[*index*]提取 R 向量、矩阵和列表中的元素,其中 *object* 为变量名,*index* 为从 1 开始的整数索引号。

第二节　基本统计方法

功能强大的 R 软件的各种包提供了非常多的统计函数。基于本书的章节案例,本节仅挑选部分有代表性的案例进行讲解。其他的案例请参考本章附件,提供了详细 R 软件源代码和相应的统计报告。

一、计量资料的统计分析

1. 描述统计量　为了方便统计分析,R 提供了常用的统计函数(表 41-3),以及多种描述性统计量,比如 base 的 summary( )函数、Hmisc 的 describe( )函数、pastecs 的 stat.desc( )函数。以第二章的例 2-1 为例,我们创建一个 R Markdown 文档,命名为“CH02_01”,并在标准化组块中利用 R 软件代码进行统计分析(完整的统计报告,请参考第二章的二维码)。

数据文件:“E02_01.xls”(ER 2-1)。

数据格式:1 列 138 行,1 个变量 *x* 代表“表达量”。

表 41-3 常用的 R 基本统计函数

统计函数	函数的功能	常用函数	函数的功能
mean(x),exp(x),sqrt(x)	平均数,指数,平方根	summary(x)	常用描述统计量
var(x),sd(x)	方差,标准差	table(x)	数据频次的统计
length(x),dim(x)	样本 x 的长度,维度	factor(x)	创建因子变量
min(x),max(x),range(x)	最小值,最大值,值域	rep(x,n)	向量 x 重复 *n* 次
median(x),mad(x)	中位数,绝对中位差	sample(x,size)	样本 x 中抽取 n 个个体
quantile(x),IQR(x)	分位数,四分位数极差	typeof(x)	x 的数据类型
sum(x),prod(x)	求和,求乘积	rev(x)	x 的逆序
log(x),log10(x)	自然对数,常用对数	subset(x,select)	选择 x 的子集
cos(x),sin(x),tan(x)	三角函数	sort(x),order(x)	向量排序
scale(x)	x 按列中心化或标准化	rank(x)	排序获得元素的名次
round(x)	浮点数 x 的四舍五入值	unique(x)	排除重复数据
eigen(x)	矩阵的特征值和特征向量	union(),intersect()	并集,交集
skewness(x),kurtosis(x)	偏度系数,峰度系数	setdiff(),setequal()	差集,判断相等

R 软件代码和注释如下:

```
Sys.setlocale(category="LC_ALL",locale="Chinese")    # 配置 R 软件代码支持中文
install.packages("readxl")                           # 安装外部包 readxl
library(readxl)                                      # 调用外部包 readxl
E02_01 <-read_excel("E02_01.xls")                    # 读取例题 02_01 的 Excel 数据文件
E02_01 <-as.data.frame(E02_01)                       # 将 list 类型 E02_01 转为 data.frame 类型
summary(E02_01$x)                                    # summary()函数计算描述性统计量
max(E02_01$x)                                        # 计算最大值
min(E02_01$x)                                        # 计算最小值
range(E02_01$x)                                      # 计算值域
mean(E02_01$x)                                       # 计算平均数
median(E02_01$x)                                     # 计算中位数
sd(E02_01$x)                                         # 计算标准差
var(E02_01$x)                                        # 计算方差
sd(E02_01$x)/sqrt(length(E02_01$x))                  # 计算标准误
quantile(E02_01$x,c(0.025,0.25,0.5,0.75,0.975))      # 2.5%,25%,50%,75%,97.5%分位点
hist(E02_01$x)                                       # 直方图
boxplot(E02_01$x)                                    # 箱式图
plot(E02_01$x)                                       # 散点图
```

2. *t* 检验　R 实现 *t* 检验是通过调用 t.test()函数,其定义为

```
t.test(x,y=NULL,mu=0,paired=FALSE,var.equal=FALSE,alternative=c("two.sided","less","greater"),...)
```

其中 x 为一组有理数向量;y 为可选的有理数向量;mu 为真实的总体均数;paired 判定是否做配对 *t* 检验;var.equal 定义两组样本的方差齐性检验;alternative 定义双侧检验、左侧检验或右侧检验。

(1) *t* 检验判别单变量样本均数和总体均数的差别,以例 3-5 为例。

数据文件:“E03_05.xls”(ER 3-1)。

数据格式:1 列 36 行,1 个变量 *hb* 代表血红蛋白含量(g/L)。R 软件代码和注释如下:

```
library(readxl)                                        # 调用外部包 readxl
E03_05<-read_excel("E03_05.xls")                       # 读取例题 03_05 的 Excel 数据文件
t.test(E03_05$hb,alternative="two.sided",mu=140)       # 单样本 t 检验,原假设 H0:u=140,备择假设 H1:u≠140
```

(2) 配对资料 X 和 Y 两个样本的均数比较,以例 3-6 为例。

数据文件:"E03_06.xls"(ER 3-1)。

数据格式:3 列 10 行。3 个变量包含:*no* 代表编号;*x*1 代表哥特里-罗紫法;*x*2 代表脂肪酸水解法。

R 软件代码和注释如下:

```
library(readxl)                                        # 调用外部包 readxl
E03_06<-read_excel("E03_06.xls")                       # 读取例题 03_06 的 Excel 数据文件
t.test(E03_06$x1,E03_06$x2,paired=TRUE)                # 检验两个配对总体的均数是否存在差别
```

(3) 成组 t 检验比较两成组样本的均数,以例 3-7 为例。

数据文件:"E03_07.xls"(ER 3-1)。

数据格式:2 列 16 行。2 个变量包含:*x* 变量代表家兔心脏血液中 HDL 含量,*Group* 变量代表分组(1=青藤碱组;2=模型组)。

R 软件代码和注释如下:

```
library(readxl)                                        # 调用外部包 readxl
E03_07<-read_excel("E03_07.xls")                       # 读取例题 03_07 的 Excel 数据文件
t.test(x~Group,data=E03_07,var.equal=TRUE)             # 两独立样本 t 检验识别家兔心脏血液 HDL 含量在
                                                       青藤碱组和模型组中的差异
```

3. 方差分析 R 中调用函数 aov(formula,data=dataframe)实现方差分析。其核心是表达式 formula 通过 6 种特殊符号定义,分别是:①加号"+",用于分隔解释变量;②分隔符"~",定义左边的因变量,右边的解释变量,例如 3 个变量 A、B、C 预测 Y,表达式为 Y~A+B+C;③冒号,表示解释变量之间的交互项,例如 Y~A+B+A:B;④乘号 *,表示解释变量所有可能的交互项,例如 Y~A * B;⑤符号^,表示交互项达到的次数;⑥点号,表示除因变量外的所有变量。表 41-4 总结了常用的 formula。

表 41-4 方差分析函数 aov()中常用的表达式

研究设计	formula	研究设计	formula
单因素 ANOVA	Y~A	随机化区组	Y~Group+A
单因素 ANOVA 含协变量 X	Y~X+A	单因素组内 ANOVA	Y~A+Error(S/A)
双因素 ANOVA	Y~A * B	双因素 ANOVA 含 2 个协变量,即 X1 和 X2	Y~X1+X2+A * B

S:实验个体的标识变量

方差分析结果可视化可通过函数"Res<-aov(formula,data=dataframe)"输出方差分析的结果存储到变量 *Res*,调用 summary(*Res*)和 plot(TukeyHSD(*Res*))来实现。

(1) 单因素方差分析,以例 4-2 为例。

数据文件:"E04_02.xls"(ER 4-1)。

数据格式:2 列 120 行。2 个变量包含:*TG*=甘油三酯降低量(mmol/L),*Group*=试验分组(甲药,乙药,丙药)。

R 软件代码和注释如下:

```
library(readxl)                                        # 调用外部包 readxl
E04_02<-read_excel("E04_02.xls")                       # 读取例题 04_02 的 Excel 数据文件
bartlett.test(TG~Group,data=E04_02)                    # bartlett 方差齐性检验
oneway.test(TG~Group,data=E04_02)                      # 完全随机分组方差分析(F 检验)
Res<-aov(TG~factor(Group),data=E04_02)                 # 完全随机分组方差分析
summary(Res)                                           # 展示统计结果
```

（2）双因素方差分析，以例4-4为例。

数据文件："E04_04.xls"（ER 4-1）。

数据格式：3列30行。3个变量包含：*Group* 变量代表区组；*W* 变量代表新生儿出生体重（g）；*Treat* 变量代表营养补充剂（1代表多微营养素，2代表铁+叶酸合剂，3代表纯叶酸）。

R软件代码和注释如下：

```
library(readxl)                                                    # 调用外部包 readxl
E04_04<-read_excel("E04_04.xls")                                   # 读取题 04_04 的 Excel 数据
Res<-aov(W~factor(Treat)+factor(Group),data=E04_04)                # 双因素方差分析
summary(Res)                                                       # 展示统计结果
```

（3）拉丁方设计的方差分析，以例4-5为例。

数据文件："E04_05.xls"（ER 4-1）。

数据格式：4列36行。4个变量包含：*Group* 代表家兔编号；ID 代表注射部位编号；*Treat* 代表药物（甲、乙、丙、丁、戊、己六种药物）；*Results* 代表实验结果（皮肤疱疹大小，mm^2）。

R软件代码和注释如下：

```
library(readxl)                                                    # 调用外部包 readxl
E04_05 <- read_excel("E04_05.xls")                                 # 读取例题 04_05 的 Excel 数据
Res <- aov(Results~factor(ID)+factor(Group)+factor(Treat),         # 拉丁方设计的方差分析
data=E04_05)
summary(Res)                                                       # 展示统计结果
```

（4）析因设计资料的方差分析，以例11-1为例。

数据文件："E11_01.xls"（ER 11-1）。

数据格式：3列20行。3个变量包含：*ratio*=轴突通过率；*way*=缝合方式（外膜缝合，束膜缝合）；*time*=缝合后时间。

R软件代码和注释如下：

```
library(readxl)                                                    # 调用外部包 readxl
E11_01<-read_excel("E11_01.xls")                                   # 读取题 11_01 的 Excel 数据
Res<-aov(ratio~way*time,data=E11_01)                               # 析因设计资料的方差分析
summary(Res)                                                       # 展示统计结果
```

（5）嵌套设计资料的方差分析，以例11-6为例。

数据文件："E11_06.xls"（ER 11-1）。

数据格式：3列27行。3个变量包含：*fodder*=饲料（大豆粉、脱脂奶粉、蛋清粉）；*feeding*=饲料的喂养量；*growth*=身长的净增长值。

R软件代码和注释如下：

```
library(readxl)                                                    # 调用外部包 readxl
E11_06<-read_excel("E11_06.xls")                                   # 读取题 11_06 的 Excel 数据
Res <- aov(growth~factor(fodder)+Error(factor(feeding):            # 嵌套设计资料的方差分析
factor(fodder)),data=E11_06)
summary(Res)                                                       # 展示统计结果
```

（6）裂区设计资料的方差分析，以例11-7为例。

数据文件："E11_07.xls"（ER 11-1）。

数据格式：4列20行。4个变量包含：*No*=家兔编号；*drug*=注射药物（抗毒素，生理盐水）；*B*=毒素

浓度(低浓度,高浓度);*lesion*=家兔皮肤损伤直径。

R 软件代码和注释如下:

```
library(readxl)                                                    # 调用外部包 readxl
E11_07<-read_excel("E11_07.xls")                                   # 读取题 11_07 的 Excel 数据
Res<-aov(lesion~drug * B+Error(No/(drug)),data=E11_07)             # 裂区设计资料的方差分析
summary(Res)                                                       # 展示统计结果
```

(7) 重复测量资料的方差分析,以例 12-3 为例。

数据文件:"E12_03.xls"(ER 12-1)。

数据格式:4 列 75 行。4 个变量包含:*subject*=研究对象编号(每组 1-5 号);*drug*=药物(*A*、*B* 和 *C* 分别代表不同的药物);*Time*=小鼠体重(T_0、T_1、T_2、T_3和 T_4分别代表治疗前和治疗后 1 天、3 天、5 天和 7 天);*weight*=体重(g)。

R 软件代码和注释如下:

```
library(readxl)                                                    # 调用外部包 readxl
E12_03<-read_excel("E12_03.xls")                                   # 读取题 12_03 的 Excel 数据
Res<-aov(weight~Time * drug+Error(subject/(Time)),data=E12_03)     # 重复测量资料的方差分析
summary(Res)                                                       # 展示统计结果
```

二、计数资料的统计分析

计数资料统计分析中最常用的是假设检验,R 中实现假设检验的方法很简单,只需要调用假设检验的函数即可(表 41-5)。

表 41-5 假设检验中常用的 R 函数

假设检验	函数表达式	假设检验	函数表达式
单个样本 *t* 检验	t.test(x,mu,...)	单样本 Wilcoxon 符号秩检验	wilcox.test(x,mu=n,...)
两独立样本 *t* 检验	t.test(x~y)	两独立样本 Wilcoxon 秩和检验	wilcox.test(x~y)
配对样本 *t* 检验	t.test(x,y,paired=TRUE/FALSE)	配对 Wilcoxon 符号秩检验	wilcox.test(x,y,paired=TRUE/FALSE)
卡方拟合优度检验	chisq.test(x,p=n,...)	Kruskal-Wallis 检验	kruskal.test(x,y)
皮尔森卡方检验	chisq.test(x,y)	比例差异的检验	prop.test(x,n)
配对四格表卡方检验	mcnemar.test(x,...)	弗里德曼检验	friedman.test(x,...)
相关性检验	cor.test(x,y,...)	费歇尔精确概率检验	fisher.test(x,y)
phillips-perron 检验	PP.test(x,...)	二项分布检验	binom.test(x,n)
shapio-wilk 正态检验	shapiro.test(x,...)	*F* 检验/方差检验	var.test(x,...)
Bartlett 检验	bartlett.test(x,...)	Kolmogorov-Smirnov 检验	ks.test(x,y)
Cochran-Mantel-Haenszel 卡方检验	MHChisqTest(x,...)	多重均值检验	pairwise.t.test(x,g)

各假设检验函数的详细参数,请参考 R 帮助文档

1. 正态性检验 以例 2-1 为例。

数据文件:"E02_01.xls"(ER 2-1)。

数据格式:1 列 138 行,1 个变量 *x* 代表正常成年女子的红细胞数。

R 软件代码和注释如下:

```
library(readxl)                                    # 调用外部包 readxl
E02_01<-read_excel("E02_01.xls")                   # 读取题 02_01 的 Excel 数据
shapiro.test(E02_01$x)                             # 夏皮洛-威尔克正态性检验
qqnorm(E02_01$x)                                   # 画出 E02_01 的 Q-Q 图
```

2. Pearson(皮尔森)卡方检验　以例 7-1 为例。

数据文件:"E07_01.xls"(ER 7-1)。

数据格式:2 列 171 行。2 个变量包含:*group*=试验分组(膳食干预试验组,普通健康教育对照组);*x*=空腹血糖(达标,不达标)。

R 软件代码和注释如下:

```
library(readxl)                                    # 调用外部包 readxl
E07_01<-read_excel("E07_01.xls")                   # 读取题 07_01 的 Excel 数据
Table<-table(E07_01$group,E07_01$x)                # 生成 group 和 x 的列联表
chisq.test(Table,correct=FALSE)                    # 皮尔森卡方检验
```

3. Cochran-Mantel-Haenszel 卡方检验　以例 7-9 为例。

数据文件:"E07_09.xls"(ER 7-1)。

数据格式:3 列 16 行。3 个变量包含:*group*=分组;*coronary*=冠状动脉硬化等级;*frequency*=频率。

R 软件代码和注释如下:

```
library(readxl);library(DescTools)                 # 载入外部包 readxl 和 DescTools
E07_09<-read_excel("E07_09.xls")                   # 读取题 07_09 的 Excel 数据
Table<-xtabs(frequency~group+coronary,data=E07_09) # 生成列联表
MHChisqTest(Table)                                 # CMH 卡方检验两个有序分类变量的线性趋
                                                   势(线性回归分量)
```

4. 二项分布参数检验　以例 6-4 为例。

数据文件:"E06_04.xls"(ER 6-1)。

数据格式:2 列 2 行。2 个变量包含:分组变量 *pregnancy*=是否受孕;*freq*=频数变量。需要注意的是 BINOMIAL 里设置的零假设是"0.55",即受孕率为 55%。

R 软件代码和注释如下:

```
library(readxl)                                    # 调用外部包 readxl
E06_04<-read_excel("E06_04.xls")                   # 读取题 06_04 的 Excel 数据
Success<-subset(E06_04,pregnancy==1)               # 怀孕成功的人数
binom.test(Success$freq,sum(E06_04$freq),p=0.55)   # 二项分布样本率与总体率比较
```

5. Poisson 分布资料检验样本均数与总体均数　以例 6-12 为例。

数据格式:样本例数 $n=120$;总体率 $pai=0.008$;总体均数 $lam=n*pai$;实际发生数 $x=4$。

R 软件代码和注释如下:

```
n<-120;x<-4;pai<-0.008                             # n 样本例数,x 实际发生数,pai 总体率
1-ppois(q=x-1,lambda=n*pai)                        # 二项分布样本率与总体率比较
```

三、非参数统计分析

1. Wilcoxon 秩和检验　Wilcoxon 秩和检验(别名:Mann-Whitney U test)调用函数 wilcox.test(*x*1,*x*2)评估两组独立的观测值 *x* 和 *x*2 是否来源于相同的概率分布,尤其是在正态性无法被满足的情况。

如果 $x1$ 和 $x2$ 是配对样本,可以添加参数 paired=TRUE,实现配对 Wilcoxon 秩和检验。

(1) 配对样本的 Wilcoxon 秩和检验,以例 8-1 为例。

数据文件:"E08_01.xls"(ER 8-1)。

数据格式:2 列 8 行。2 个变量包括:X=正常饲料组;Y=维生素 E 缺乏饲料组。

R 软件代码和注释如下:

```
library(readxl)                                   # 调用外部包 readxl
E08_01<-read_excel("E08_01.xls")                  # 读取题 08_01 的 Excel 数据
wilcox.test(E08_01$X,E08_01$Y,paired=TRUE)        # 运用 Wilcoxon 符号秩检验
```

(2) 两独立样本的 Wilcoxon 秩和检验,以例 8-3 为例。

数据文件:"E08_03.xls"(ER 8-1)。

数据格式:2 列 22 行。2 个变量包括:*RD*=X 线测量的 RD 值;*group*=分组(1 为肺癌患者,2 为硅沉着病 0 期工人)。

R 软件代码和注释如下:

```
library(readxl)                                                          # 调用外部包 readxl
E08_03<-read_excel("E08_03.xls")                                         # 读取题 08_03 的 Excel 数据
wilcox.test(RD~group,data=E08_03,exact=FALSE,alternative="greater")      # 运用 Wilcoxon 符号秩检验
```

2. Kruskal-Wallis 秩和检验　以例 8-5 为例。

Kruskal-Wallis 秩和检验利用函数 kruskal.test(x,…)。如果 x 变量有分组,则调用 kruskal.test(x, *group*,…)。下面以例 8-5 为例。

数据文件:"E08_05.xls"(ER 8-1)。

数据格式:2 列 15 行。2 个变量包括:*group*=试验分组(不同菌型伤寒杆菌 9D、11C 和 DSC1 接种组);x=死亡率。

R 软件代码和注释如下:

```
library(readxl)                                   # 调用外部包 readxl
E08_05<-read_excel("E08_05.xls")                  # 读取题 08_05 的 Excel 数据
kruskal.test(x~group,data=E08_05)                 # Kruskal-Wallis 秩和检验
```

3. Friedman 秩和检验　以例 8-9 为例。

随机区组设计资料的 Friedman 秩和检验利用函数 friedman.test(x,groups,…),其中 x 为数值向量或矩阵,*groups* 为群组,其他参数请参考 R 文档。

数据文件:"E08_09.xls"(ER 8-1)。

数据格式:4 列 8 行。4 个变量分别为"频率 a""频率 b""频率 c"和"频率 d"。

R 软件代码和注释如下:

```
library(readxl)                                   # 调用外部包 readxl
E08_09<-read_excel("E08_09.xls")                  # 读取题 08_09 的 Excel 数据
E08_09<-as.matrix(E08_09)                         # 将 E08_09 从 list 变量类型转为 matrix 变量类型
friedman.test(E08_09)                             # Friedman 秩和检验
```

4. 相关性分析　以例 9-8 为例。

函数 cor()计算变量之间的相关系数,命令为:cor(x,use,method)。其中 x 为矩阵或数据框;use 为缺失数据的处理方法;method 为相关系数的算法,可选:pearson(默认)、kendall 或 spearman。另外,cor.test()函数用于检查相关系数的显著性。以例 9-8 为例,计算相关系数。

数据文件："E09_08.xls"（ER 8-1）。

数据格式：3 列 17 行。3 个变量为：*ID* = 编号；*Death* = 死因构成百分比；*WYPLL* = WYPLL 构成百分比。

R 软件代码和注释如下：

```
library(readxl)                                    # 调用外部包 readxl
E09_08<-read_excel("E09_08.xls")                   # 读取题 09_08 的 Excel 数据
E09_08<-as.matrix(E09_08[:,2:3])                   # 将 E09_08 从 list 变量类型转为 matrix 变量类型
cor(E09_08,method='spearman')                      # 计算 spearman 相关系数
cor.test(E09_08$Death,E09_08$WYPLL,method='spearman')  # 判定 Death 和 WYPLL 相关系数的显著性
```

第三节 高级统计方法

一、回归分析

线性回归分析可调用线性函数 lm(formula,data)，而非线性回归通常调用非线性最小二乘法函数 nls(formula,data)。下面举例说明。

1. 直线回归分析 以例 9-1 为例。

数据文件："E09_01.xls"（ER 9-1）。

数据格式：2 列 9 行。2 个变量包括：x=年龄（岁）；y=血清总胆固醇含量（mmol/L）。

R 软件代码和注释如下：

```
library(readxl)                        # 调用外部包 readxl
E09_01<-read_excel("E09_01.xls")       # 读取题 09_01 的 Excel 数据
Result<-lm(y~x,data=E09_01)            # 调用 lm()函数实现线性回归
summary(Result)                        # 查看线性回归的统计结果
```

2. 曲线回归分析 以例 9-10 为例。

数据文件："E09_10.xls"（ER 9-1）。

数据格式：2 列 15 行。2 个变量包含：x=患者住院天数；y=预后指数。

R 软件代码和注释如下：

```
library(readxl)                        # 调用外部包 readxl
E09_10<-read_excel("E09_10.xls")       # 读取题 09_10 的 Excel 数据
Result<-lm(log(y)~x,data=E09_10)       # 调用 lm()函数实现线性回归
summary(Result)                        # 查看线性回归的统计结果
```

3. 多元线性回归 以例 15-1 为例。

数据文件："E15_01.xls"（ER 15-1）。

数据格式：5 列 27 行。5 个变量包含：$X1$=总胆固醇；$X2$=甘油三酯；$X3$=空腹胰岛素；$X4$=糖化血红蛋白；Y=空腹血糖。

R 软件代码和注释如下：

```
library(readxl)                              # 调用外部包 readxl
E15_01<-read_excel("E15_01.xls")             # 读取题 15_01 的 Excel 数据
Results<-lm(Y~X1+X2+X3+X4,data=E15_01)       # 调用 lm()函数实现线性回归
summary(Results)                             # 查看线性回归的统计结果
```

4. logistic 逐步回归分析　以例 16-2 为例。

逐步回归分析需要安装和载入外部包 My.stepwise。先输入数据的 8 个变量,再调用逐步回归函数,设定入选变量的界值参数 sle=0.15,剔除变量的界值参数 sls=0.10。

数据文件:"E16_02.xls"(ER 16-1)。

数据格式:10 列 54 行。10 个列变量包括:1 个标识变量"序号",1 个反应变量 Y 和 8 个自变量——Y=冠心病、$X1$=年龄(岁)、$X2$=高血压史、$X3$=高血压家族史、$X4$=吸烟、$X5$=高血脂史、$X6$=动物脂肪摄入、$X7$=体重指数(BMI)、$X8$=A 型性格。

R 软件代码和注释如下:

```
install.packages("My.stepwise")                                # 安装外部包 My.stepwise
library(My.stepwise);library(readxl)                           # 调用包 My.stepwise 和 readxl
E16_02<-read_excel("E16_02.xls")                               # 读取题 16_02 的 Excel 数据
Variable<-c("X1","X2","X3","X4","X5","X6","X7","X8")           # 定义 8 个自变量
Model1<-My.stepwise::My.stepwise.glm(Y="Y",variable.list=Variable,   # 线性逐步回归模型及统计结果
data=E16_02,sle=0.15,sls=0.10,myfamily="binomial")
```

二、一般线性模型

一般线性模型调用基础统计包中的 lm()函数,下面以第 13 章为例说明 R 语言分析一般线性模型的基本思路。

1. 两组样本总体均数比较的一般线性模型　以例 13-1 为例。

数据文件:"E13_01.xls"(ER 13-1)。

数据格式:2 列 16 行。2 个变量包含:x 变量代表家兔心脏血液中 HDL 含量,*Group* 变量代表分组(1=青藤碱组;2=模型组)。

R 软件代码和注释如下:

```
library(readxl)                                # 调用外部包 readxl
library(effects)                               # 调用外部包 effects,需安装 effects 和 nloptr 包
E13_01<-read_excel("E13_01.xls")               # 读取题 13_01 的 Excel 数据
GF<-factor(E13_01$Group)                       # 转化为因子变量
Data1<-model.matrix(~GF+x,data=E13_01)         # 引入哑变量生成矩阵
Data2<-as.data.frame(Data1)                    # Data1 矩阵转为数据框类型
Fit<-lm(x~GF,data=Data2)                       # 线性回归模型拟合
summary(Fit)                                   # 查看线性模型的统计结果
effect("GF",Fit)                               # 计算去除协变量后的组均数
```

2. 多组样本均数比较的一般线性模型　以例 13-2 为例。

数据文件:"E13_02.xls"(ER 13-1)。

数据格式:2 列 120 行。2 个列变量为:*group*=分组(1=甲药,2=乙药,3=丙药);X=甘油三酯降低量(mmol/L)。

R 软件代码和注释如下:

```
library(readxl)                                # 调用外部包 readxl
library(effects)                               # 调用外部包 effects,需安装 effects 和 nloptr 包
E13_02<-read_excel("E13_02.xls")               # 读取 13_02 例题的 Excel 数据
GF<-factor(E13_02$group)                       # 将 Group 变量转化为因子变量
Data1<-model.matrix(~GF+X,data=E13_02)         # 引入哑变量后构建新矩阵
Data2<-as.data.frame(Data1)                    # Data1 矩阵转为数据框类型
```

```
Fit<-lm(X~GF,data=Data2)                          # 拟合线性回归模型
summary(Fit)                                      # 查看线性拟合的统计结果
effect("GF",Fit)                                  # 计算去除协变量后的组均数
```

3. 含有协变量的协方差分析　以例 13-3 为例。

数据文件:"E13_03.xls"(ER 13-1)。

数据格式:3 列 26 行。3 个列变量为:*x*=胆固醇含量;*group*=分组(0=正常组,1=超重组);*age*=年龄(岁)。

R 软件代码和注释如下:

```
library(readxl);                                  # 调用外部包 readxl
E13_03<-read_excel("E13_03.xls")                  # 读取 13_03 例题 Excel 数据
Data1<-model.matrix(~group+age+x,data=E13_03)     # 引入哑变量后构建新矩阵
Data2<-as.data.frame(Data1)                       # Data1 矩阵转为数据框类型
Fit<-lm(x~group+age,data=Data2)                   # 拟合线性回归模型
summary(Fit)                                      # 查看线性拟合的统计结果
```

三、生存分析

生存分析需要安装和载入外部包 survival,调用 survfit()函数得到生存曲线,再利用 survdiff()判定生存曲线是否有差异。

生存曲线的绘制和生存率的比较,以例 18-4 为例。

数据文件:"E18_04.xls"(ER 18-1)。

数据格式:5 列 32 行。5 个列变量为:*ID*=序号;*time*=生存时间(月);*freq*=死亡数;*group*=分组(1 为甲组,2 为乙组);*status*=状态(0 为死亡,1 为删失)。

R 软件代码和注释如下:

```
library(readxl);library(survival)                 # 调用外部包 readxl
E18_04<-read_excel("E18_04.xls")                  # 读取 18_04 例题 Excel 数据
Model<-survfit(Surv(time,freq)~group,data=E18_04,type=   # 调用生存分析函数 survfit 得到 kaplan-
"kaplan-meier",conf.type="log-log")               meier 曲线
survdiff(Surv(time,freq)~group,data=E18_04)       # 生存曲线的比较
plot(myfit,col=c("red","blue"),xlab="生存时间(月)",
ylab="生存率")                                     # 绘制甲(红)和乙(蓝)组的生存曲线
```

四、判别分析和聚类分析

判别分析调用 lda(x,grouping);聚类分析调用 hclust(d);动态聚类的常用方法是 kmeans,调用函数 kmeans()。下面举例说明。

1. 动态 k 均值聚类分析　以例 19-2 为例。

数据文件:"E19_02.xls"(ER 19-1)。

数据格式:6 列 219 行。6 个列变量为:*ID*=编号;*CDR*=临床痴呆量表;*ADAS*=阿尔茨海默病评定量表;*MMMSE*=简易精神状态量表;*FAQ*=功能活动调查表;*RAVLT*=听觉词语学习测验量表。

R 软件代码和注释如下:

```
library(readxl);library(NbClust)                  # 调用外部包 readxl 和 NbClust
E19_02<-read_excel("E19_02.xls")                  # 读取 19_02 例题的 Excel 数据文件
Df<-scale(E19_02[-1])                             # 排除第一列 ID 信息后标准化数据
```

```
nc<-NbClust(Df,min.nc=2,max.nc=6,method="kmeans")           # 利用 k 均值聚类方法进行聚类
fit.km<-kmeans(Df,2,nstart=25)                             # 进行 k 均值聚类分析
fit.km$size                                                 # 聚类的个数
aggregate(E19_02[-1],by=list(cluster=fit.km$cluster),mean) # 最终类别的凝聚点
```

2. 系统聚类分析　以第二十章练习题中计算分析题的第 1 题为例。

数据文件:"E20_04.xls"(ER 20-1)。

数据格式:4 列 31 行。4 个列变量为:*ID*=研究对象编号(1 到 31);*group*=组别(数字 1 为冠心病患者,数字 2 为正常人);*X*1=舒张期血压(KPa);*X*2=血浆胆固醇(mmol/L)。

R 软件代码和注释如下:

```
library(readxl);library(MASS)                          # 调用外部包 readxl 和 MASS
E20_04<-read_excel("E20_04.xls")                        # 读取 20_04 例题 Excel 数据
Result<-lda(factor(group)~X1+X2,data=E20_04)            # 训练模型
ResultPredict<-predict(Result)                           # 预测分组
newgroup<-ResultPredict$class                            # 显示输出结果
cbind(E20_04$group,ResultPredict$x,newgroup)             # 显示预测前后分组结果
Tab<-table(E20_04$group,newgroup)                        # 构造混淆矩阵
sum(diag(prop.table(Tab)))                               # 求判对率
```

五、主成分分析和因子分析

主成分分析和因子分析分别调用基础统计包中的 princomp()和 factanal()函数,下面举例说明。

1. 主成分分析　以例 21-1 为例。

数据文件:"E21_01.xls"(ER 21-1)。

数据格式:9 列 39 行。9 个变量为 9 种氨基酸含量:*X*1=天冬氨酸、*X*2=谷氨酸、*X*3=丝氨酸、*X*4=精氨酸、*X*5=甘氨酸、*X*6=苏氨酸、*X*7=脯氨酸、*X*8=丙氨酸、*X*9=缬氨酸。

R 软件代码和注释如下:

```
library(readxl);library(MASS)                # 调用外部包 readxl 和 MASS
E21_01<-read_excel("E21_01.xls")              # 读取题 21_01 的 Excel 数据
std_data<-scale(E21_01[2:10])                 # 数据的标准化
rownames(std_data)<-E21_01[[1]]               # 数组各行名字定义为数据文件第一列
E21_01<-as.data.frame(std_data)               # E21_01 转化为数据框
Results<-princomp(E21_01,cor=TRUE)            # 主成分分析
Results$loadings[,1:9]                        # 输出前 9 个主成分的载荷矩阵
summary(Results,loadings=TRUE)                # 统计结果含特征值对应的特征向量
                                              和累积贡献率等
screeplot(Results,type="lines")               # 可视化 9 个主成分的特征值
cor(E21_01)                                   # 相关系数矩阵
y<-eigen(cor(E21_01))                         # 求出 cor(E21_01)的特征值和特征向量
y$values                                      # 输出特征值
```

2. 因子分析　以例 21-2 为例。

数据文件:"E21_02.xls"(ER 21-1)。

数据格式:3 列 50 行。3 个列变量为:*Y*=年龄(月)、*X*1=身高(cm)、*X*2=体重(kg)。

R 软件代码和注释如下:

```
library(readxl)                                    # 调用外部包 readxl
E21_02<-read_excel("E21_02.xls")                   # 读取 21_02 例题 Excel 数据
PC<-princomp(~X1+X2,data=E21_02,cor=T)             # 主成分分析
summary(PC,loadings=TRUE)                          # 显示主因分析的结果
pre<-predict(PC)                                   # 主成分的预测值
E21_02$z1<-pre[,1];E21_02$z2<-pre[,2];             # 主成分的预测值存入 E21_02
lm.sol<-lm(Y~z1+z2,data=E21_02)                    # 主成分的预测值做线性回归
beta<-coef(lm.sol);                                # 提取回归系数
A<-loadings(PC)                                    # 主成分的特征根与特征向量
Xbar<-PC$center;Xsd<-PC$scale;                     # 数据中心和标准差
coef<-(beta[2]*A[,1])/Xsd                          # 坐标变换后 X1 和 X2 的回归系数
beta0<-beta[1]-sum(Xbar*coef)                      # 常数
c(beta0,coef)                                      # 主成分回归方程
```

六、典型相关分析

典型相关分析调用基础统计包中的 cancor()函数描述典型相关系数，以及外部包 CCP 中的 p.asym()函数计算 *P*。下面以例 22-1 资料举例说明。

数据文件："E22_01.xls"(ER 22-1)。

数据格式：5 列 674 行。5 个列变量分别代表：3 个心理健康指标（抑郁评分、焦虑评分、压力评分）和 2 个主观幸福感指标（生活态度评分、情绪状态评分）。

R 软件代码和注释如下：

```
install.packages("CCP")                            # 安装外部包 CCP
library(CCP);library(readxl)                       # 调用外部包 CCP 和 readxl
E22_01<-read_excel("E22_01.xls")                   # 读取题 22_01 的 Excel 数据
x<-as.matrix(E22_01[,1:3])                         # 心理健康的三个指标
y<-as.matrix(E22_01[,4:5])                         # 主观幸福感的两个指标
ca<-cancor(x,y)                                    # 描述典型相关系数
rho<-ca$cor                                        # 相关系数
n<-dim(x)[1]                                       # 674 个样本数
p<-ncol(x)                                         # 3 个心理健康指标
q<-ncol(y)                                         # 2 个主观幸福感指标
p.asym(rho,n,p,q,tstat="Wilks")                    # F 检验计算 wilks 统计量的 P
```

七、混合模型

拟合混合模型需要安装和载入外部包 lme4。

以例 24-1 为例。

数据文件："E24_01.xls"(ER 24-1)。

数据格式：3 列 20 行。3 个列变量为：*pat*=患者序号；*stat*=状态(0 为治疗前，1 为治疗后)；*bp*=舒张压(mmHg)。

R 软件代码和注释如下：

```
library(readxl);library(survival)                  # 调用外部包 readxl
E24_01<-read_excel("E24_01.xls")                   # 读取 24_01 例题 Excel 数据
summary(E24_01)                                    # 查看 24_01 数据描述统计量
library(lme4)                                      # 调用外部程序包 lme4
model01=lmer(bp~stat+(1|pat),data=E24_01,REML=TRUE) # 拟合混合模型 model01
model01                                            # 显示固定效应和随机效应参数估计值
```

八、meta 分析

第一步，安装 meta 分析的两个经典包 Meta 和 Rmeta。第二步，调用这两个包实现 meta 分析中的 OR 和森林图。

1. meta 分析中的 OR 合并　以例 37-1 为例

数据文件："E37_01.xls"(ER 37-1)。

数据格式：4 列 9 行。4 个列变量为：*a*=病例组 HCC；*b*=病例组 LCC；*c*=对照组 HCC；*d*=对照组 LCC。

R 软件代码和注释如下：

```
install.packages("meta");install.packages("rmeta")          # 安装 meta 和 rmeta 外部包
library(meta);library(rmeta);library(readxl)                 # 加载 meta,rmeta,readxl 包
E37_01<-read_excel("E37_01.xls")                             # 读取题 37_01 的 Excel 数据
model.FE<-meta.MH(a+b,c+d,a,c,data=E37_01)                   # 固定效应模型
summary(model.FE)                                            # 总结固定效应模型的结果
model.RE<-meta.DSL(a+b,c+d,a,c,data=E37_01)                  # 随机效应模型
summary(model.RE)                                            # 总结随机效应模型的结果
Results<-metabin(a,a+b,c,c+d,data=E37_01,sm="OR")            # 异质性的检验
forest(Results)                                              # 森林图的绘制
metainf(Results)                                             # 敏感性分析
```

2. meta 分析中两均数差值的合并　以例 37-3 为例

数据文件："E37_03.xls"(ER 37-1)。

数据格式：6 列 5 行。氨甲环酸组的 3 个变量：人数 *n*1，均数 *mean*1 和标准差 *sd*1。安慰剂组的 3 个变量：人数 *n*2，均数 *mean*2 和标准差 *sd*2。

R 软件代码和注释如下：

```
install.packages("meta")                                     # 安装 meta 外部包
library(meta);library(readxl)                                # 加载 meta 和 readxl 外部包
E37_03<-read_excel("E37_03.xls")                             # 读取题 37_03 的 Excel 数据
metawsd<-metacont(n1,mean1,sd1,n2,mean2,sd2,data=E37_03,sm="MD")  # meta 分析效应量的合并,采
                                                             用 MD 法
forest(metawsd)                                              # 森林图的绘制
metainf(metawsd)                                             # 敏感性分析
```

第四节　数据可视化

基于本书例题，本节讲解如何使用 R 画图，以及图形创建和保存。

一、基础画图函数

R 基础包中含有常用的画图函数，请参考表 41-6 中常用的画图方案和对应的 R 函数。最常见的 plot() 函数可生成常用的散点图、曲线图等，其定义为

```
plot(X,Y=NULL,type="p",main=NULL,xlim=NULL,ylim=NULL,xlab=NULL,ylab=NULL,...)
```

其中 *X* 和 *Y* 分别为图形横轴和纵轴的输入数据；*type* 定义绘图的类型(例如："p"绘点、"l"画线、"b"画点和线、"n"空图)；*main* 字符串给出图形标题；*xlim* 和 *ylim* 二维向量表示横轴和纵轴的取值范围；*xlab* 和 *ylab* 为横轴和纵轴标签；其他参数请阅读 help 文档。

表 41-6 R基础包中常用的画图函数

图形	R 函数	图形	R 函数	图形	R 函数	图形	R 函数
直线/散点	plot(x,y,…)	面积图	line(),polygon()	圆图	pie(x,…)	柱形图	barplot(height,…)
直方图	hist(x,…)	热图	heatmap(x,…)	箱线图	boxplot(x,…)	点状图	dotchart(x,…)

请参考R帮助文档查询函数的参数细节(例如:? plot)

下面以本书的例题为例,说明如何利用R函数作图(图41-5,彩图见文末彩插)。

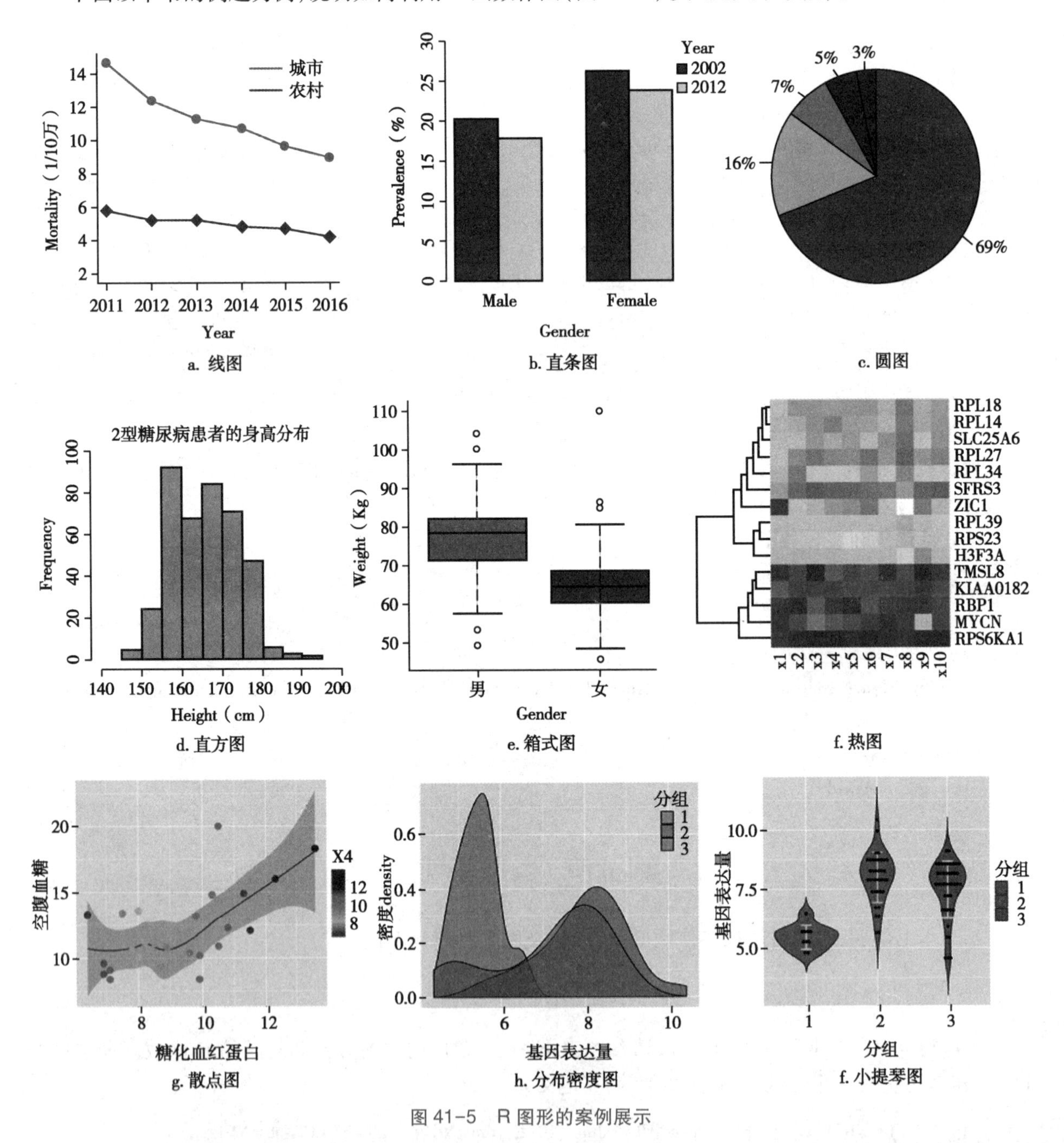

图 41-5 R图形的案例展示

1. 线图 plot() 以例10-8为例。

数据文件:"E10_08.xls"(ER 10-1)。

数据格式:3列6行。3个列变量为:*Year*=时间(2011—2016年);*CDR*1=城市婴儿死亡率;*CDR*2=

农村婴儿死亡率。

目标:画出城市和农村婴儿死亡率从 2011 至 2016 年的趋势图。参考图 41-5a。

R 软件代码和注释如下:

```
library(readxl)                                                    # 调用外部包 readxl
E10_08<-read_excel("E10_08.xls")                                   # 读取题 10_08 的 Excel 数据
plot(CDR2~Year,data=E10_08,type="b",col="green",                   # plot()画出农村婴儿死亡率 VS 年份的直线图
cex=2,lwd=2,pch=16,xlab="Year",ylab="Mortality",
las=1,ylim=c(2,15))
lines(CDR1~Year,data=E10_08,type="b",col="red",                    # lines()画出城市婴儿死亡率 VS 年份的直线图
cex=2,lwd=2,pch=18)
```

2. 直条图 barplot()　以例 10-5 为例。

数据文件:"E10_05.xls"(ER 10-1)。

数据格式:3 列 2 行。3 个列变量为:*Year*=年份(2002,2012);*Male*=男性高血压患病率(%);*Female*=女性高血压患病率(%)。

目标:画出 2002 年和 2012 年中,男性和女性高血压的发病率。参考图 41-5b。

R 软件代码和注释如下:

```
library(readxl)                                                    # 调用外部包 readxl
E10_05<-read_excel("E10_05.xls")                                   # 读取题 10_05 的 Excel 数据
Data<-as.matrix(E10_05[,2:3])                                      # 第 2 列男性和第 3 列女性数据转为矩阵
barplot(Data,beside=TRUE,col=heat.colors(2),ylab=                  # barplot()画出 2002,2012 年,男性和女性的高
"Prevalence(%)",xlab="Gender",ylim=c(0,30))                       血压患病率
```

3. 圆图 pie()　以例 10-6 为例。

数据文件:"E10_06.xls"(ER 10-1)。

数据格式:2 列 5 行。2 个列变量为:*reason*=人工髋关节置换术失败的 5 种原因;*fre*=频数。

目标:画出 5 种失败原因的比例。参考图 41-5c。

R 软件代码和注释如下:

```
library(readxl)                                                    # 调用外部包 readxl
E10_06<-read_excel("E10_06.xls")                                   # 读取题 10_06 的 Excel 数据
pct<-round(E10_06$fre/sum(E10_06$fre) * 100)                       # 计算各个部分所占的比例
lbls2<-paste("",pct,"%",sep="")                                    # 将比例数值转为字符型数据
pie(E10_06$fre,labels=lbls2,clockwise=TRUE,radius=1,               # 顺时针画出圆图比例,并标注比例值
cex=0.8,col=rainbow(length(lbls2)))
```

4. 直方图 hist()　以例 10-10 为例。

数据文件:"E10_10.xls"(ER 10-1)。

数据格式:3 列 400 行。3 个列变量为:*Height*=身高;*Gender*=性别(1=男,2=女);*Grade*=组段。

目标:画出男女身高的分布直方图。参考图 41-5d。

R 软件代码和注释如下:

```
library(readxl)                                                    # 调用外部包 readxl
E10_10<-read_excel("E10_10.xls")                                   # 读取题 10_10 的 Excel 数据
hist(E10_10$Height,breaks=10,xlim=c(140,200),                      # 绘制直方图,组数 breaks 设置为 10
col=rgb(0.3,0.5,1,0.4),main="2 型糖尿病患者的身
高分布",xlab="Height(cm)",ylab="Frequency")
```

5. 箱式图 boxplot( ) 以例 10-12 为例。

数据文件:"E10_12.xls"(ER 10-1)。

数据格式:2 列 30 行。2 个列变量为:*Type*=工厂类型(0=净化,1=非净化,2=粉类),*Dust*=尘粒数(亿)。

目标:画出工厂尘粒数的箱线图。参考图 41-5e。

R 软件代码和注释如下:

```
library(readxl)                                              # 调用外部包 readxl
E10_12<-read_excel("E10_12.xls")                             # 读取题 10_12 的 Excel 数据
boxplot(Dust~Type,data=E10_12,col=c("green","red",           # boxplot()画出箱线图,横轴为工厂类型,纵轴为
"orange"),names=c("净化","非净化","粉类"),xlab=                 尘粒数
"工厂类型",ylab="尘粒数(亿)",las=1)
```

6. 热图 heatmap( ) 以例 26-3 为例。

数据文件:"E26_03.xls"(ER 26-1)。

数据格式:22 列 112 行。22 个列变量为:*no*=基因编号;*name*=基因名;*x*1 到 *x*20 为 20 个样本编号。112 行为 112 个基因的表达量数据。

目标:画出前 15 个基因在前 10 个样本中表达量的热图。参考图 41-5f。

R 软件代码和注释如下:

```
library(readxl)                                              # 调用外部包 readxl
E26_03<-read_excel("E26_03.xls")                             # 读取题 26_03 的 Excel 数据
Data<-E26_03[,3:22];rownames(Data)<-E26_03[[2]]              # 重新编排行列数据
E26_03<-data.matrix(Data)                                    # 数据转为 matrix 类型
heatmap(E26_03[1:15,1:10],Rowv=TRUE,Colv=NA,                 # heatmap 热图展示基因芯片数据的 10 个样本中
col=heat.colors(256),scale="column",margins=c(5,10))           前 15 个基因的表达量
```

二、高级画图函数

R 图形函数是 ggplot2 包中的 ggplot( )画图函数(参考表 41-7)。ggplot( )画图的核心理念是数据和绘图分离,通过叠加一系列几何图层,将统计变换融入绘图中完成数据的可视化。绘图命令以 ggplot 开始,通过子函数的叠加(利用加号"+"实现),输出高质量的统计图片。ggplot( )画图函数的输入参数为数据框、映射、图层、标度、坐标、外加可选组件。ggplot( )画图函数定义为

```
ggplot(data=,aes(x=,y=))+geom_XXX(...)+...+stat_XXX(...)+...+annotate(...)+...+labs(...)+scale_XXX
(...)+coord_XXX(...)+guides(...)+theme(...)+facet_XXX(...)
```

参数说明如下:①ggplot 用于初始化绘图,输入参数 *data* 为数据框类型,图形属性 *aes* 控制 *data* 用于调控横纵坐标、点的大小、颜色和填充色等;②几何对象 geom_XXX 控制图层和指定图形属性,XXX 为可选的参数名,比如 geom_point 指定图形为点图(请参考表 41-6);③统计变换 stat_XXX 定义统计特征且 XXX 为可选参数,如平滑曲线 stat_smooth 等;④annotate 添加注释;⑤labs 添加标题和横纵坐标文字;⑥scale_控制数据空间到图形元素空间的映射;⑦coord_定义坐标轴,使用 xlim( )和 ylim( )设置连续型坐标轴的最小值和最大值;⑧guides 调整所有的文字;⑨theme 调整与数据无关的图片元素,比如 element_text 字体,element_line 图片内的线等;⑩facet 控制分组绘图的方法和排列形式。请查阅 *R Graphics Cookbook* 了解上述各项指标的详细用法。

表 41-7 ggplot2 包中常用的几何画图函数[#]

图形	R 函数	图形	R 函数	图形	R 函数	图形	R 函数
散点图	geom_point()	直条图	geom_bar()	斜线	geom_abline()	等高线	geom_contour()
线图	geom_line()	箱式图	geom_boxplot()	直方图	geom_histogram()	六边形	geom_hex()
阶梯图	geom_step()	密度图	geom_density()	分位线	geom_quantile	面积图	geom_area()
水平线	geom_hline()	拟合曲线	geom_smooth()	误差线	geom_errorbar()	多边形	geom_freqpoly()
垂线	geom_vline()	小提琴图	geom_violin()	地图	geom_map()	彩虹图	geom_ribbon()
地毯图	geom_rug()	抖动图	geom_jitter()	线段	geom_segment()	多边形	geom_polygon()

[#]ggplots 包中几何函数参数，请参考 Winston Chang 编写的 *R Graphics Cookbook*

1. 散点图 *geom_point*( ) 参考图 41-5g。

数据文件："E15_01.xls"(ER 15-1)。

数据格式：5 列 27 行。5 个列变量为：*X*1=总胆固醇；*X*2=甘油三酯；*X*3=空腹胰岛素；*X*4=糖化血红蛋白；*Y*=空腹血糖。

目标：画出糖化血红蛋白与空腹血糖的散点图。

R 软件代码和注释如下：

```
library(readxl);library(ggplot2)                                # 载入外部包 readxl 和 ggplot2
E15_01<-read_excel("E15_01.xls")                                # 读取题 15_01 的 Excel 数据
ggplot(E15_01,aes(x=X4,y=Y,color=X4))+geom_smooth(stat=         # 调用 ggplot 函数中的 geom_point 画散点
'smooth',method='loess',color='gray45')+geom_point(size=4)+     图,geom_smooth 画拟合曲线,scale_color_
labs(x="糖化血红蛋白",y="空腹血糖")+scale_color_gradientn         gradientn 画散点颜色。
(colours=rainbow(5))+theme(text=element_text(size=20))
```

2. 分布密度图 geom_point( ) 参考图 41-5h。

数据文件："E26_05.xls"(ER 26-1)。

数据格式：2 列 121 行。2 个列变量为：*expression*=*CCND*2 基因表达量；*group*=患者的 3 个分组。

目标：画出 *CCND*2 基因表达量在 3 个分组中的分布密度图。

R 软件代码和注释如下：

```
library(readxl);library(ggplot2)                                # 载入外部包 readxl 和 ggplot2
E26_05<-read_excel("E26_05.xls")                                # 读取题 26_05 的 Excel 数据
ggplot(E26_05,aes(x=expression,fill=factor(group)))+geom_       # 调用 geom_density 函数画出 3 组患者中
density(alpha=0.5)+theme(legend.title=element_text(size=12,     CCND2 基因的表达量。
color="salmon",face="bold"),legend.justification=c(0,1),
legend.position=c(0.85,0.95),legend.background=element_
blank(),legend.key=element_blank())+labs(x="基因表达量",
y="密度 density")+guides(fill=guide_legend(title="分组"))+
theme(text=element_text(size=20))
```

3. 小提琴图 geom_violin( ) 参考图 41-5i。

数据文件："E26_05.xls"(ER 26-1)。

数据格式：2 列 121 行。2 个列变量为：*expression*=*CCND*2 基因表达量；*group*=患者的 3 个分组。

目标：画出 *CCND*2 基因表达量，在 3 个分组中的小提琴图。

R 软件代码和注释如下：

```
library(readxl);library(ggplot2)                                    # 载入外部包 readxl 和 ggplot2
E26_05<-read_excel("E26_05.xls")                                     # 读取题 26_05 的 Excel 数据
ggplot(E26_05,aes(x=factor(group),y=expression))+geom_               # 调用 geom_violin 函数画出小提琴图,展
violin(trim=FALSE,aes(fill=factor(E26_05$group)))+stat_              示 3 组患者中 CCND2 基因表达量的分布,
summary(fun.data="mean_sdl",fun.args=list(mult=1),geom=              均数,方差。
"errorbar",color='yellow',size=1.1,width=0.15)+geom_dotplot
(binaxis="y",binwidth=.4,stackdir="center",dotsize=0.3)+
labs(x="分组",y="基因表达量")+guides(fill=guide_legend
(title="分组"))+theme(text=element_text(size=20))
```

（颜 艳　李广迪）

参考文献

1. Abdeljaber MH, Monto AS, Tilden RL, et al. The impact of vitamin A supplementation on morbidity: a randomized community intervention trial[J]. Am J Public Health, 1991, 81(12): 1654-1656.
2. Agresti A. An introduction to categorical data analysis [M]. 2nd ed. New York: A Wiley - Interscience Publication, 2007.
3. Ahn C, Lee J. A computer program for the analysis of over-dispersed counts and proportions[J]. Comput Methods Programs Biomed, 1997, 52(3): 195-202.
4. Aitkin M, Anderson D, Hinde J. Statistical modeling of data on teaching styles[J]. J R Stat Soc Ser A, 1981, 144(4): 419-461.
5. Alder HL, Roessler EB. Introduction to probability and statistics[M]. 6th ed. San Francisco and London: W. H. Freeman & Co, 1977.
6. Andersen PK. Multistate models in survival analysis: a study of nephropathy and mortality in diabetes[J]. Stat Med, 1988, 7(6): 661-670.
7. Armitage P, Berry G, Matthews JN. Statistical methods in medical research[M]. 4th ed. Oxford: Blackwell Science, 2002.
8. Asar Ö, Ritchie J, Kalra PA, et al. Joint modelling of repeated measurement and time-to-event data: an introductory tutorial[J]. Int J Epidemiol, 2015, 44(1): 334-344.
9. Baldi P, Brunak S. Bioinformatics: the machine learning approach[M]. 2nd ed. Cambridge: Mit Press, 2001.
10. Bass MJ, Mcwhinney IR, Donner A. Do family physicians need medical assistants to detect and manage hypertension? [J]. CMAJ, 1986, 134(11): 1247-1255.
11. Bauer DJ, Preacher KJ, Gil KM. Conceptualizing and testing random indirect effects and moderated mediation in multilevel models: new procedures and recommendations[J]. Psychol Methods, 2006, 11(2): 142-163.
12. Benitez Majano S, Di Girolamo C, Rachet B, et al. Surgical treatment and survival from colorectal cancer in Denmark, England, Norway, and Sweden: a population-based study[J]. Lancet Oncol, 2019, 20(1): 74-87.
13. Bland M. An introduction to medical statistics[M]. 3rd ed. London: Oxford Medical Publications, 2000.
14. Bollen KA. Structural equations with latent variables[M]. New York: A Wiley-Interscience Publication, 1989.
15. Bonomi AE, Cella DF. A cross-cultural adaptation of the functional assessment of use in European oncology clinical trials[J]. Quality of Life N Letter, 1995(12): 5-7.
16. Bossuyt PM, Reitsma JB, Bruns DE, et al. STARD 2015: an updated list of essential items for reporting diagnostic accuracy studies[J]. BMJ, 2015, 351: h5527.
17. Box GE, Hunter JS, Hunter WG, et al. Statistics for experimenters: design, innovation, and discovery[M]. 2nd ed. Hoboken: A Wiley-Interscience Publication, 2005.
18. Box GE. 时间序列分析预测与控制[M]. 顾岚,主译. 3 版. 北京:中国统计出版社,1997.
19. Breslow NE. Extra-Poisson variation in log-linear models[J]. Appl Stat, 1984, 33(1): 38-44.

20. Browne MW, MacCallum RC, Kim CT, et al. When fit indices and residuals are incompatible[J]. Psychol Methods, 2002, 7(4): 403-421.

21. Byrne BM. Structural equation modeling with EQS and EQS/Windows[M]. Thousand Oaks: Sage Publication Inc, 1994.

22. Caballero AE. Endothelial dysfunction in obesity and insulin resistance: a road to diabetes and heart disease[J]. Obes Res, 2003, 11(11): 1278-1289.

23. Campbell MJ, Machin D, Walters SJ. Medical statistics-a commonsense approach[M]. 3rd ed. New York: A Wiley-Interscience Publication, 1999.

24. Chen LS, Paul D, Prentice RL, et al. A regularized Hotelling's T^2 test for pathway analysis in proteomic studies [J]. J Am Stat Assoc, 2011, 106(496): 1345-1360.

25. Chinn S. The assessment of methods of measurement[J]. Stat Med, 1990, 9(4): 351-362.

26. Chongsuvivatwong V. Analysis of epidemiological data using R and Epicalc[D]. Songkhla: Prince of Songkla University, 2010.

27. Clayton D, Hills M. Statistical models in epidemiology[M]. Oxford: Oxford University Press, 1993.

28. Cochran WG. Sampling techniques[M]. 3rd ed. New York: A Wiley-Interscience Publication, 1977.

29. Cole BF, Gelber RD, Anderson KM. Parametric approaches to quality-adjusted survival analysis. International Breast Cancer Study Group[J]. Biometrics, 1994, 50(3): 621-631.

30. COMMIT Research Group. Community Intervention Trial for Smoking Cessation (COMMIT): I. cohort results from a four-year community intervention[J]. Am J Public Health, 1995, 85(2): 183-192.

31. Committee on Comparative Effectiveness Research Prioritization, Institute of Medicine. Initial national priorities for comparative effectiveness research[M]. Washington: National Academies Press. 2009.

32. Cottingham RW Jr, Idury RM, Schäffer AA. Faster sequential genetic linkage computations[J]. Am J Hum Genet, 1993, 53(1): 252-263.

33. Cox DR, Reid N. The theory of the design of experiments[M]. New York: Chapman and Hall/CRC, 2000.

34. Crower MJ, Hand DJ. Analysis of repeated measures[M]. London: Chapman and Hall, 1990.

35. Dawson B, Trapp RG. Basic & clinical biostatistics[M]. New York: Lange Medical Books/McGraw-Hill, 2015.

36. Diggle PJ, Liang KY, Zeger SL. Analysis of longitudinal data[M]. Oxford: Clarendon Press, 1994.

37. Donald A, Donner A. Adjustments to the Mantel-Haenszel chi-square statistic and odds ratio variance estimator when the data are clustered[J]. Stat Med, 1987, 6(4): 491-499.

38. Donner A, Birkett N, Buck C. Randomization by cluster. Sample size requirements and analysis[J]. Am J Epidemiol, 1981, 114(6): 906-914.

39. Donner A, Donald A. The statistical analysis of multiple binary measurements[J]. J Clin Epidemiol, 1988, 41(9): 899-905.

40. Donner A, Eliasziw M, Klar N. A comparison of methods for testing homogeneity of proportions in teratologic studies[J]. Stat Med, 1994, 13(12): 1253-1264.

41. Donner A, Klar N. Confidence interval construction for effect measures arising from cluster randomization trials [J]. J Clin Epidemiol, 1993, 46(2): 123-131.

42. Donner A, Klar N. Design and analysis of cluster randomization trials in health research[M]. 2nd ed. New York: A Wiley-Interscience Publication, 2010.

43. Donner A. Methodological issues in the design and analysis of community intervention trials[M]. New York: Oxford University Press, 2009.

44. Donner A. Some aspects of the design and analysis of cluster randomization trials[J]. J R Stat Soc, 1998, 47(1): 95-113.

45. Donner A. Statistical methodology for paired cluster designs[J]. Am J Epidemiol,1987,126(5):972-929.

46. Drummond MF,Sculpher MJ,Torrance GW,et al. Methods for economic evaluation of health care programmes [M]. 3rd ed. New York:Oxford University press,2005.

47. Dunn OJ,Clark V. Applied statistics:analysis of variance and regression[M]. New York:A Wiley-Interscience Publication,1987.

48. Epstein J,Santo RM,Guillemin F. A review of guidelines for cross-cultural adaptation of questionnaires could not bring out a consensus[J]. J Clin Epidemiol,2015,68(4):435-441.

49. Everitt BS,Landau S. A Handbook of Statistical Analyses using SPSS[M]. BocaRaton/Florida:Chapman & Hall/CRC,2003:137-178.

50. Fang JQ. Medical Statistics and computer experiments[M]. 2nd ed. Singapore:World Scientific Publishing Company,2014.

51. FDA. Framework for FDA's real-world evidence program[EB/OL]. (2018-12-06)[2019-12-24]. https://www. fda. gov/media/120060/download.

52. FDA. Use of Electronic Health Record Data in Clinical Investigations-Guidance for Industry[EB/OL]. (2018-07-18)[2019-12-24]. https://www. fda. gov/media/97567/download.

53. Fleiss JL,Gross AJ. Meta-analysis in epidemiology,with special reference to studies of the association between exposure to environmental tobacco smoke and lung cancer:a critique[J]. J Clin Epidemiol,1991,44(2):127-139.

54. Fleiss JL,Levin B,Paik MC. Statistical methods for rates and proportions[M]. 3rd ed. New York:A Wiley-Interscience Publication,2003.

55. Friis RH, Sellers T. Epidemiology for public health practice [M]. 3rd ed. Boston: Jones and Bartlett Publishers,2004.

56. Games PA. Chapter 3:Alternative analyses of repeated-measure designs by ANOVA and MANOVA[M] //Eye AV. Statistical methods in longitudinal research. San Diego:Academic Press,1990.

57. Gilks WR,Richardson S,Spiegelhalter DJ. Markov Chain Monte Carlo in practice[M]. London:Chapman and Hall,1996.

58. Goldstein H. Multilevel mixed linear model analysis using iterative generalized least squares[J]. Biometrika, 1986,73(1):43-56.

59. Goldstein H. Nonlinear multilevel models,with an application to discrete response data[J]. Biometrika,1991,78(1):45-51.

60. Goldstein H. Restricted unbiased iterative generalized least squares estimation[J]. Biometrika,1989,76(3):622-623.

61. Goldstein H. 多水平统计模型[M]. 李晓松,主译. 2 版,成都:四川科学技术出版社,1999.

62. Greenberg RS, Daniels SR, Flanders WD, et al. Medical epidemiology [M]. 3rd ed. New York: McGraw-Hill,2001.

63. Guerin M,Silvain J,Gall J,et al. Association of serum cholesterol efflux capacity with mortality in patients with ST-segment elevation myocardial infarction[J]. J Am Coll Cardiol,2018,72(25):3259-3269.

64. Hair JF, Black WC, Babin BJ, et al. Multivariate data analysis [M]. 7th ed. Upper Saddle River: Prentice Hall,2009.

65. Hannan PJ,Murray DM. Gauss or Bernoulli? A Monte Carlo comparison of the performance of the linear mixed-model and the logistic mixed-model analyses in simulated community trials with a dichotomous outcome variable at the individual level[J]. Eval Rev,1996,20(3):338-352.

66. Hayes RJ,Bennett S. Simple sample size calculation for cluster-randomized trials[J]. Int J Epidemiol,1999,28

(2):319-326.

67. Hays RD, Anderson R, Revicki D. Psychometric considerations in evaluating health-related quality of life measures[J]. Qual Life Res, 1993, 2(6):441-449.
68. Healy MJ. Measuring measuring errors[J]. Stat Med, 1989, 8(8):893-906.
69. Hedeker D, Gibbons RD. MIXOR: a computer program for mixed-effects ordinal regression analysis[J]. Comput Methods Programs Biomed, 1996, 49(2):157-176.
70. Hedges LV, Olkin I. Statistical methods for meta-analysis[M]. San Diego: Academic Press, 1985.
71. Higgins JP, Green S. Cochrane handbook for systematic reviews of interventions: Cochrane book series[M]. Hoboken: John Wiley & Sons Inc, 2008.
72. Holford TR. Multivariate methods in epidemiology[M]. New York: Oxford University Press, 2002.
73. Hosmer DW Jr, Lemeshow S, Sturdivant RX. Applied logistic regression[M]. 3rd ed. Hoboken: John Wiley & Sons Inc, 2013.
74. Hosmer DW, Lemeshow S, May S. Applied survival analysis: regression modeling of time to event data[M]. 2nd ed. Hoboken: A Wiley-Interscience Publication, 2008.
75. Hosmer DW, Lemeshow S. Applied survival analysis: regression modeling of time to event data[M]. New York: JohnWiley & Sons, Inc., 1999.
76. Hotelling H. Relations between two sets of variates[J]. Biometrika, 1936, 28:321-377.
77. Hui L, Li XS, Zeng XJ, et al. Patterns and determinants of use of antibiotics for acute respiratory tract infection in children in China[J]. Pediatr Infect Dis J, 1997, 16(6):560-564.
78. Hulley SB, Cummings SR, Browner WS, et al. Designing clinical research[M]. 3rd ed. Philadelphia: Lippincott Williams & Wikins, 2006.
79. Hulley SB. Symposium on CHD prevention trials: design issues in testing life style intervention[J]. Am J Epidemiol, 1978, 108(2):85-86.
80. Hung M, Swallow WH. Robustness of group testing in the estimation of proportions[J]. Biometrics, 1999, 55(1): 231-237.
81. Hunter JE, Schmidt FL. Methods of meta-analysis: correcting error and bias in research findings[M]. Thousand Oaks: Sage Publications, 1990.
82. Irving E, van den Bor R, Welsing P, et al. Series: Pragmatic trials and real world evidence: Paper 7. Safety, quality and monitoring[J]. J Clin Epidemiol, 2017, 91:6-12.
83. Johnson RA, Wichern DW. Applied multivariate statistical analysis[M]. 6th ed. Upper Saddle River, New Jersey: Prentice Hall, 2008.
84. Jones B, Kenward MG. Design and analysis of cross-over trials[M]. 3rd ed. New York: Chapman & Hall/CRC. 2015.
85. Jöreskog KG, Sörbom D, du Toit SH, et al. LISREL 8: New statistical features[M]. 2nd ed. Chicago: Scientific Software International, 2001.
86. Kalbfleisch JD, Prentice RL. Marginal likelihood base on Cox's regression and life model[J]. Biometrika, 1973, 60(2):267-278.
87. Kalkman S, van Thiel GJ, Zuidgeest MG, et al. Series: Pragmatic trials and real world evidence: Paper 4. Informed consent[J]. J Clin Epidemiol, 2017, 89:181-187.
88. Kendall M, Gibbons JD. Rank correlation methods[M]. 4th ed. London: Edword Arnold, 1990.
89. Keselman HJ, Rogan JC, Mendoza JL, et al. Testing the validity conditions of repeated measures F tests[J]. Psychological Bulletin, 1980, 87(3):479-481.
90. Kleinbaum DG, Kupper LL, Nizam A, et al. Applied regression analysis and other multivariable methods[M]. 4th

ed. Belmont:Thomson Learning,2008.

91. Kutner M,Nachtsheim C,Neter J,et al. Applied linear statistical models[M]. 5th ed. New York:McGraw-Hill Irwin,2004.
92. Last JM. A dictionary of epidemiology[M]. 2nd ed. New York:Oxford University Press,1995.
93. Lee ET,Wang JW. Statistical methods for survival data analysis[M]. 3rd ed. New York:John Wiley & Sons Inc,2003.
94. Li CC. Introduction to experimental statistics[M]. New York:McGraw-Hill Book Company,1964.
95. Liang KY,Beaty TH,Cohen BH. Application of odds ratio regression models for assessing familial aggregation from case-control studies[J]. Am J Epidemiol,1986,124(4):678-683.
96. Lin DY. Cox regression analysis of multivariate failure time data:the marginal approach[J]. Stat Med,1994,13(21):2233-2247.
97. Liou JJ,Tzeng GH. Comments on "Multiple criteria decision making (MCDM) methods in economics: an overview"[J]. Technol Econ Dev Eco,2012,18(4):672-695.
98. Liu Z,Liu J,Zhao Y,et al. The efficacy and safety study of electro-acupuncture for severe chronic functional constipation:study protocol for a multicenter,randomized,controlled trial[J]. Trials,2013,14:176.
99. Liu Z,Yan S,Wu J,et al. Acupuncture for chronic severe functional constipation:a randomized trial[J]. Ann Intern Med,2016,165(11):761-769.
100. Loehlin JC. Latent variable models:an introduction to factor,path and structural analysis[M]. 4th ed. Hillsdale:Lawrence Erlbaum,2004.
101. Lonford NT. Random coefficient models[M]. Oxford:Clarendon Press,1993.
102. Lu Y,Liu PY,Xiao P,et al. Hotelling's T^2 multivariate profiling for detecting differential expression in microarrays[J]. Bioinformatics,2005,21(14):3105-3113.
103. Luo Y,Yang J,Zhang Y. Development and validation of a patient-reported outcome measure for stroke patients[J]. Health Qual Life Outcomes,2015,13:53.
104. Lyu Y,Luo Y,Li C,et al. Regional differences in the prevalence of coronary heart disease and stroke in patients with type2 diabetes in China[J]. J Clin Endocrinol Metab,2018,103(9):3319-3330.
105. Mardani A,Jusoh A,Nor KM,et al. Multiple criteria decision-making techniques and the irapplications-a review of the literature from 2000 to 2014[J]. Economic Research-EkonomskaIstrazivanja,2015,28(1):516-571.
106. Mark S. An introduction to survival analysis[D]. Palmerston North:Massey University,2009.
107. Marks GC,Habicht JP,Mueller WH. Reliability,dependability,and precision of anthropometric measurements[J]. Am J Epidemiol,1989,130(3):578-587.
108. Mast,BT. Cerebrovascular disease and late-life depression:a latent-variable analysis of depressive symptoms after stroke[J]. Am J Geriatr Psychiatry,2004,12(3):315-322.
109. Matthews DE,Farewell VT. Using and understanding medical statistics[M]. 4th ed. Switzerland:S. Karger AG,2007.
110. Mcullagh P,Nelder JA. Generalized linear models[M]. 2nd ed. London:Chapman and Hall,1989.
111. Medical Research Council. Streptomycin treatment of pulmonary tuberculosis[J]. Br Med J,1948,2(4582):769-782.
112. Mehta C,Patel N. Proc-StatXact 5 for SAS users:statistical software for exact nonparametric inference[M]. Massachusetts:Cytel Software Corporation,2002.
113. Meinecke AK,Welsing P,Kafatos G,et al. Series:Pragmatic trials and real world evidence:Paper 8. Data collection and management[J]. J Clin Epidemiol,2017,91:13-22.

114. Metz CE, Herman BA, Roe CA. Statistical comparison of two ROC-curve estimates obtained from partially-paired datasets[J]. Med Decis Making, 1998, 18(1):110-121.
115. Moher D, Liberati A, Tetzlaff J, et al. Preferred reporting items for systematic reviews and meta-analyses: the PRISMA statement[J]. PLoS Med, 2009, 6(7):e1000097.
116. Moher D, Liberati A, Tetzlaff J, 等. 系统综述和荟萃分析优先报告的条目:PRISMA 声明[J]. 李迅,曹卉娟,译. 中西医结合学报, 2009, 7(9):889-896.
117. Moser CA, Kalton G. Survey methods in social investigation[M]. 2nd ed. New York: Basic Books, 1972.
118. Murray DM, Perry CL, Griffin G, et al. Results from a statewide approach to adolescent tobacco use prevention [J]. Prev Med, 1992, 21(4):449-472.
119. Neter J, Wasserman W, Kutner MH. 应用线性回归模型[M]. 张勇,王国明,赵秀珍,译. 北京:中国统计出版社, 1990.
120. Nguyen T, Jiang J. Simple estimation of hidden correlation in repeated measures[J]. Stat Med, 2011, 30(29): 3403-3415.
121. Osmond S, Manda M. Unobserved family and community effects on infant mortality in Malawi[J]. Genus, 1998, 54(1/2):143-164.
122. OudeRengerink K, Kalkman S, Collier S, et al. Series: Pragmatic trials and real world evidence: Paper 3. Patient selection challenges and consequences[J]. J Clin Epidemiol, 2017, 89:173-180.
123. Pagano M, Gauvreau K. Principles of biostatistics[M]. 2nd ed. Belmont: Brooks/Cole, 2000.
124. Pearson JC, Turton A. Statistical methods in environmental health[M]. London: Chapman & Hall, 1993.
125. Peng Y, Yong S. Editorial: Multiple criteria decisionmaking and operations research[J]. Annals of Operations Research, 2012, 197(1):1-4.
126. Pereiramaxwell F. Medical Statistics[M]. BocaRaton: CRC Press, 2018.
127. Pevsner J. Bioinformatics and functional genomics[M]. 2nd ed. Hoboken: John Wiley & Sons Inc, 2009.
128. Pfeffermann D, Skinner CJ, Holmes DJ, et al. Weighting for Unequal Selection Probabilities in Multilevel Models [J]. J R Stat Soc, 2010, 60(1):23-40.
129. Piegorsch WW, Weinberg CR, Margolin BH. Exploring simple independent action in multifactortables of proportions[J]. Biometrics. 1988, 44(2):595-603
130. Prentice RL, Williams BJ, Peterson AV. On the regression analysis of multivariate failure time data[J]. Biometrika, 1981, 68(2):373-379.
131. Rabe-Hesketh S, Skrondal A. Multilevel and Longitudinal Modeling Using Stata[M], 3rd ed. College Station: Stata Press, 2012.
132. Rao JN, Scott AJ. A simple method for the analysis of clustered binary data[J]. Biometrics, 1992, 48(2):577-585.
133. Raudenbush SW, Bryk AS. Hierarchical linear models: applications and data analysis methods[M]. 2nd ed. Thousand Oaks: Sage Publications Inc, 2002.
134. Reynolds RJ, Childers DK, Pajewski NM. The distribution and hypothesis testing of eigen values from the canonical analysis of the gammamatrix of quadratic and correlational selection gradients[J]. Evolution, 2010, 64(4): 1076-1085.
135. Richard AJ, Dean WW. Applied multivariate statistical analysis[M]. 5th ed. Englewood Cliffs: Prentice Hall, 2002.
136. Rodríguez G, Goldman N. Improved estimation procedures for multilevel models with binary response: a case-study[J]. J R Stat Soc, 2010, 164(2):339-355.
137. Roland M, Torgerson DJ. What are pragmatictrials? [J]. BMJ, 1998, 316(7127):285.

138. Rosner B. Fundamentals of biostatistics[M]. 8th ed. Boston:Cengage Learning,2016.

139. SAS Institute Inc. SAS/STAT Software:changes and enhancements through release 6. 12[M]. Cary:SAS Institute Inc,1997.

140. Scariano SM,Davenport JM. The effects of violations of independence assumptions in the one-way ANOVA[J]. Am Stat,1987,41(2):123-129.

141. Schneeweiss S. Developments in post-marketing comparative effectiveness research[J]. Clin Pharmacol Ther, 2007,82(2):143-156.

142. Schulz KF, Altman DG, Moher D, et al. CONSORT 2010 Statement: updated guidelines for reporting parallel group randomised trials[J]. BMJ,2010,340:c332.

143. Schwartz D,Flamant R,Lellouch J. Clinical trials[M]. London:Academic Press,1980.

144. Schwartz D,Lellouch J. Explanatory and pragmatic attitudes in therapeutical trials[J]. J Chronic Dis,1967,20: 637-648.

145. Segal MR,Neuhaus JM,James IR. Dependence estimation for marginal models of multivariate survival data[J]. Lifetime Data Anal,1997,3(3):251-268.

146. Senn S,Stevens L,Chaturvedi N. Repeated measures in clinical trials:simple strategies for analysis using summary measures[J]. Stat Med,2000,19(6):861-877.

147. Shaw BV,Barnwell BG,Bieler GS. SUDAAN:Software for the statistical analysis of correlated data[M]. Research Park Triangle:Research Triangle Institute,1996.

148. Shen KY,Tzeng GH. Advances in multiple criteria decision making for sustainability:modeling and applications [J]. Sustainability,2018,10(5):1-7.

149. Shen KY,Zavadskas EK,Tzeng GH. Updated discussions on "Hybrid multiple criteria decision-making methods:a review of applications for sustainability issues"[J]. Economic Research-EkonomskaIstraživanja,2018,31(1): 1437-1452.

150. Silva PA,Soares SM,Santos JF,et al. Cut-off point for WHOQOL-bref as a measure of quality of life of older adults[J]. Rev Saude Publica,2014,48(3):390-397.

151. Snedecor GW. 应用于农学和生物学试验的数理统计方法[M]. 杨纪珂,汪安琦,译. 北京:科学出版社,1963.

152. Sokal RR. Introduction to Biostatistics[M]. New York:Dover Publications,2016.

153. SPSS Inc. SPSS 16. 0 Brief Guide[M]. Upper Saddle River:Prentice Hall Press,2007.

154. SPSS Inc. SPSS Base 12. 0 user's guide[M]. Chicago:SPSS Inc,2003.

155. Srivastava DK,Boyett JM,Jackson CW,et al. A comparison of permutation hotelling's T^2 test and log-ratio test for analyzing compositional data[J]. Commun Stat-Theor M,2007,36(2):415-431.

156. StataCorp. Stata Statistical Software:Release15. 0[M]. College Station:Stata Corporation. 2017.

157. Steel RG,Torrie JH. Principles and procedures of statistic[M]. New York:MC Graw Hill Book CO. Inc.,1960.

158. Stevenson M. An Introduction to Survival Analysis[D]. Palmerston North:Massey University,2007.

159. Szklo M,Nieto FJ. Epidemiology beyond the basics[M]. Gaithersburg:An Aspen Publication,2000.

160. Tabachnick BG,Fidell LS. Using multivariate statistics[M]. 7th ed. Boston:Pearson Education,2018.

161. Tukey JW. Exploratory data analysis[M]. Reading:Addison-Wesley Publishing Company,1977.

162. Tunis SR,Stryer DB,Clancy CM. Practical clinical trials:increasing the value of clinical research for decision making in clinical and health policy[J]. JAMA,2003,290(12):1624-1632

163. Valanis B. Epidemiology in health care[M]. 3th ed. Norwalk:Appleton & Lange,1999.

164. Vandenbroucke JP,Koster T,Briët E,et al. Increased risk of venous thrombosis in oral-contraceptive users who are carriers of factor V Leiden mutation[J]. Lancet. 1994,344(8935):1453-1457.

165. Velentgas P, Dreyer NA, Nourjah P, et al. Developing a protocol for observational comparative effectiveness research: A user's guide[M]. Rockville: Agency for Healthcare Research and Quality Publication, 2013.
166. Villar J, Bakketeig LS, Donner A, et al. The WHO antenatal care randomised controlled trial: rationale and study design[J]. Paediatr Perinat Epidemiol, 1998, Suppl 2: 27-58.
167. von Elm E, Altman DG, Egger M, et al. The strengthening the reporting of observational studies in epidemiology (STROBE) statement: guidelines for reporting observational studies[J]. Lancet, 2007, 370(9596): 1453-1457.
168. Vonesh EF, Chinchilli VM. Linear and nonlinear models for the analysis of repeated measurements[M]. New York: Marcel Deker Inc, 1997.
169. Wallenius J, Dyer JS, Fishburn PC, et al. Multiple criteria decision making, multiattribute utility theory: recent accomplishments and what lies ahead[J]. Manage Sci, 2008, 54(7): 1336-1349.
170. Weaver MA. Sample size calculations for survival analysis[EB/OL]. (2009-09-01)[2019-12-24]. http://www.icssc.org/Documents/AdvBiosGoa/Tab%2026.00_SurvSS.pdf.
171. Welsing PM, OudeRengerink K, Collier S, et al. Series: Pragmatic trials and real world evidence: Paper 6. Outcome measures in the real world[J]. J Clin Epidemiol, 2017, 90: 99-107.
172. West KP Jr, Pokhrel RP, Katz J, et al. Efficacy of vitamin A in reducing preschool child mortality in Nepal[J]. Lancet, 1991, 338(8759): 67-71.
173. Woodhouse G. Multilevel modelling applications: a guide for users of MLn[M]. London: University of London, Institute of Education, 1996.
174. Woolf B. On estimating the relation between blood group and disease[J]. Ann Hum Genet, 1955, 19(4): 251-253.
175. Worsley SD, OudeRengerink K, Irving E, et al. Series: Pragmatic trials and real world evidence: Paper 2. Setting, sites, and investigator selection[J]. J Clin Epidemiol, 2017, 88: 14-20.
176. Xiong M, Zhao J, Boerwinkle E. Generalized T2 test for genome association studies[J]. Am J Hum Genet, 2002, 70(5): 1257-1268.
177. Zavadskas EK, Govindan K, Antucheviciene J, et al. Hybrid multiple criteria decision-making methods: a review of applications for sustainability issues[J]. Economic Research-EkonomskaIstraživanja, 2016, 29(1): 857-887.
178. Zhou XH, Perkins AJ, Hui SL. Comparisons of software packages for generalized linear multilevel models[J]. Am Stat, 1999, 53(3): 282-290.
179. Zou B, Jin B, Koch GG, et al. On model selections for repeated measurement data in clinical studies[J]. Stat Med, 2015, 34(10): 1621-1633.
180. Zuidgeest MG, Goetz I, Groenwold RH, et al. Series: Pragmatic trials and real world evidence: Paper 1. Introduction[J]. J Clin Epidemiol, 2017, 88: 7-13.
181. Zuidgeest MG, Welsing PM, van Thiel GJ, et al. Series: Pragmatic trials and real world evidence: Paper 5. Usual care and real life comparators[J]. J Clin Epidemiol, 2017, 90: 92-98.
182. 查明. 负二项分布参数 K 的四种估算方法[J]. 热带病与寄生虫学, 2000, 29(2): 107-109.
183. 常旭, 李义杰, 刘万军. CDC 与 REP 结合的决策树剪枝优化算法[J]. 计算机工程, 2012, 38(14): 32-34.
184. 陈峰. 临床试验精选案例统计学解读[M]. 北京: 人民卫生出版社, 2015.
185. 陈铭. 生物信息学[M]. 3 版. 北京: 科学出版社, 2018.
186. 陈平雁, 黄浙明. IBM SPSS 19 统计软件应用教程[M]. 2 版. 北京: 人民卫生出版社, 2012.
187. 陈长生, 徐勇勇, 曹秀堂, 等. 医学重复观测资料校正的一元方差分析[J]. 数理医药学杂志, 1997, 10(3): 37-39.
188. 陈长生, 徐勇勇, 曹秀堂, 等. 重复观测资料的轮廓分析[J]. 中国卫生统计, 1997, 10(6): 3-5.
189. 陈长生, 徐勇勇. 如何进行 meta 分析[J]. 中华预防医学杂志, 2003, 37(2): 138-140.

190. 陈长生,徐勇勇. 重复观测数据单变量方差分析的前提条件的检验[J]. 中国卫生统计,2000,17(2):74-76.

191. 陈长生. 生物医学论文中统计结果的表达及解释[J]. 细胞与分子免疫学杂志,2008,24(2):103-105.

192. 程晓明. 卫生经济学[M]. 3版. 北京:人民卫生出版社,2012.

193. 单志广.《促进大数据发展行动纲要》解读[EB/OL].(2015-05-26)[2019-12-24]. http://yuandiancredit.com/h-nd-3110.html.

194. 刁菊芬. 马尔可夫预测模型在经济中的应用[J]. 经济师,2013(8):215-216.

195. 杜栋,庞庆华,吴炎. 现代综合评价方法与案例精选[M]. 北京:清华大学出版社,2015.

196. 方积乾,生存质量测定方法及应用[M]. 北京:北京医科大学出版社,2000.

197. 方积乾,宇传华. 如何处理随访资料[J]. 中华预防医学杂志,2003,37(1):63-65.

198. 方积乾. 生物医学研究的统计方法[M]. 北京:高等教育出版社,2007.

199. 方积乾. 卫生统计学[M]. 7版. 北京:人民卫生出版社,2013.

200. 方积乾. 医学统计学手册[M]. 北京:中国统计出版社,2018.

201. 方积乾. 医学统计学与电脑实验[M]. 4版. 上海:上海科学技术出版社,2011.

202. 方开泰,马长兴. 正交与均匀试验设计[M]. 北京:科学出版社,2001.

203. 方绮雯,刘振球,袁黄波,等. 结构方程模型的构建及AMOS软件实现[J]. 中国卫生统计,2018,35(6):958-960.

204. 冯国双,刘德平. 医学实验设计分析与SAS实现[M]. 北京:京大学医学出版社,2014.

205. 伏瑾,陈虹. β_2-肾上腺素受体基因的多态性与哮喘及其临床表型的关系[J]. 中华医学遗传学杂志,2002,19(1):41-44.

206. 付鑫,李稚君,马信龙,等. 全髋关节置换术使用氨甲环酸有效性及安全性的Meta分析[J]. 中华关节外科杂志(电子版),2014,8(1):84-90.

207. 高健,张菊芬,徐萍. Hotelling T^2检验在声带息肉临床路径中的应用[J]. 中国卫生统计,2012,29(6):934-943.

208. 高新波. 模糊聚类分析及其应用[M]. 西安:西安电子科技大学出版社,2004.

209. 龚幼龙. 社会医学[M]. 北京:人民卫生出版社,2000.

210. 谷鸿秋,王杨,李卫. Cochrane偏倚风险评估工具在随机对照研究Meta分析中的应用[J]. 中国循环杂志,2014,29(2):147-148.

211. 顾佳,石朝云,刘冰,等. Strobe声明:评价观察性研究报道质量的有效工具[J]. 中华医学杂志,2012,92(42):3023-3024.

212. 郭波涛,王文昌,易东,等. 酵母基因调控网络的微分方程模型研究[J]. 中国卫生统计,2006,23(2):129-133.

213. 郭波涛. 经验似然方法及基因表达调控网络应用[D]. 重庆:第三军医大学大学,2008.

214. 郭春雪,胡良平. 试验设计类型之单因素设计[J]. 四川精神卫生,2017,30(1):6-10.

215. 郭盛君,周一新,张亮,等. 327例初次人工髋关节置换术失败原因探讨[J]. 中华外科杂志,2009,47(3):168-171.

216. 郭秀娥,杜晓晗,徐勇勇. 如何正确区分资料类型[J]. 中华预防医学杂志,2001,35(4):269-271.

217. 郭秀花. 医学现场调查技术与统计分析[M]. 北京:人民卫生出版社,2009.

218. 郭祖超. 医学统计学[M]. 北京:人民军医出版社,1999.

219. 郭祖超. 医用数理统计分析方法[M]. 3版. 北京:人民卫生出版社,1988.

220. 国家卫生和计划生育委员会. 中国卫生和计划生育统计年鉴[M]. 北京:中国协和医科大学出版社,1990—2017.

221. 何穗智,吴伟康,杨跃进,等. Hotelling T^2检验与多元方差分析在通心络对心梗疗效中的应用[J]. 中国医疗前沿,2010,5(14):1-2,9.
222. 何晓群,刘文卿. 应用回归分析[M]. 4 版. 北京:中国人民大学出版社,2015.
223. 何晓群. 多元统计分析[M]. 北京:中国人民大学出版社,2004.
224. 贺佳. SAS 统计软件应用[M]. 3 版. 北京:人民卫生出版社,2014.
225. 洪明晃. Meta-analysis 简介[J]. 中国卫生统计杂志,1992,9(1):57-59.
226. 洪楠,侯军. SAS for Windows 统计分析系统教程[M]. 北京:电子工业出版社,2001.
227. 候杰泰,温忠麟,成子娟. 结构方程模型及其应用[M]. 北京:教育科学出版社,2004.
228. 胡良平,郭晋. 医学遗传统计分析与 SAS 应用[M]. 北京:人民卫生出版社,2011.
229. 胡良平. 统计学三型理论在统计表达与描述中的应用[M]. 北京:人民军医出版社,2008.
230. 胡学峰. 统计学[M]. 广州:中山大学出版社,1999.
231. 胡永华. 遗传流行病学[M]. 北京:北京大学医学出版社,2008.
232. 华琳,李林. 医学生物信息学案例与实践[M]. 北京:清华大学出版社,2018.
233. 黄德双. 基于表达谱数据挖掘方法研究[M]. 北京:科学出版社,2009.
234. 黄芳铭. 结构方程模式理论与应用[M]. 北京:中国税务出版社,2005.
235. 黄钦,赵明. 对临床试验统计学假设检验中非劣效、等效和优效性设计的认识[J]. 中国临床药理学杂志,2007,23(1):63-67.
236. 黄悦勤. 临床流行病学[M]. 北京:人民卫生出版社,2002.
237. 黄镇南. 非中心参数和样本含量公式[J]. 中华预防医学杂志,1992,26(4):233-237.
238. 黄镇南. 医用多因素统计分析[M]. 3 版. 长沙:湖南科学技术出版社,1995.
239. 黄镇南. 秩转换检验[J]. 中国卫生统计,1988,5(2):26-29.
240. 贾静源. 北京市海淀区老年人慢性病患病现况调查[J]. 中国老年学杂志,2008,28(4):381-382.
241. 蒋庆琅. 实用统计分析方法[M]. 方积乾,等译. 北京:北京医科大学-中国协和医科大学联合出版社,1998.
242. 蒋庆琅. 寿命表及其应用[M]. 上海:上海翻译出版公司,1984.
243. 蒋知俭. 医学统计学[M]. 北京:人民卫生出版社,1997.
244. 金芳,倪宗瓒,李晓松,等. 多元多水平模型及其在儿童生长发育研究中的应用[J]. 中国卫生统计,2004,21(4):204-206.
245. 金丕焕,陈峰. 医用统计方法[M]. 3 版. 上海:复旦大学出版社,2009.
246. 金丕焕,苏炳华,贺佳. 医用 SAS 统计分析[M]. 上海:上海医科大学出版社,2000.
247. 雷右喜. 综合评价研究方法综述[J]. 商场现代化,2016(2):254-255.
248. 李高,裘军,周漠炯. 噁丙嗪胶囊剂人体药动学及生物利用度研究[J]. 中国药师,2000,3(4):201-202,254.
249. 李红,朱建平. 综合评价方法研究进展评述[J]. 统计与决策,2012(9):7-11.
250. 李惠村,莫曰达. 中国统计史[M]. 北京:中国统计出版社,1993.
251. 李康;贺佳. 医用统计学[M]. 7 版. 北京:人民卫生出版社,2018.
252. 李美满. 生物信息学中序列比对技术和算法研究进展[J]. 现代计算机,2012(26):18-21.
253. 李明,吴亚兰,郭江林,等. 绍兴市居民高温中暑与气象因素的相关性研究[J]. 预防医学,2019,31(3):251-254.
254. 李鹏,俞国燕. 多指标综合评价方法研究综述[J]. 机电产品开发与创新,2009,22(4):24-25+28.
255. 李婷. 用于高维数据的复合 Hotelling's T^2检验(英文)[J]. 应用概率统计,2017,33(4):349-368.
256. 李伟豪,申洋,王芳,等. 城市老年人基本公共卫生服务利用影响因素多水平模型分析[J]. 中国公共卫生,2019,35(1):71-75.
257. 李晓松,刘巧兰,倪宗瓒. 多水平统计模型在 Meta 分析中的应用研究[J]. 中国卫生统计,1999,16(3):

133-135.

258. 李晓松,倪宗瓒. 对医学领域层次结构数据拟合线性回归模型时几个问题的探讨[J]. 华西医科大学学报,1999,30(1):59-61.
259. 李晓松,倪宗瓒. 多水平 logistic 模型在问卷信度研究中的应用[J]. 中国卫生统计,1998,15(6):3-6.
260. 李晓松,张文彤,倪宗瓒. 多水平模型在交叉设计资料分析中的应用[J]. 中国卫生统计,1999,16(5):273-275.
261. 李晓松. 卫生统计学[M]. 8 版. 北京:人民卫生出版社,2017.
262. 李晓松. 医学统计学[M]. 3 版. 北京:高等教育出版社,2014.
263. 李永红. 医学科研论文中统计学内容的正确表达[J]. 中国热带医学,2008,8(12):2274-2275.
264. 李云雁. 试验设计与数据处理[M]. 北京:化学工业出版社,2005.
265. 李运明,曹文君,陈长生. 不等距重复测量设计方差分析用 SAS 和 SPSS 实现的对比[J]. 中国卫生统计,2007,24(4):352-356.
266. 李照海,覃红,张洪. 遗传学中的统计方法[M]. 北京:科学出版社,2006.
267. 连志浩. 流行病学[M]. 3 版. 北京:人民卫生出版社,1995.
268. 梁万年. 医学科研方法学[M]. 北京:人民卫生出版社,2002.
269. 林琼芳,刘筱娴,梁浩才,等. 环境医学统计学[M]. 北京:人民卫生出版社,1989.
270. 刘桂芬. 医学统计学[M]. 2 版. 北京:中国协和医科大学出版社,2007.
271. 刘聚源,纪文艳,吴疆,等. 北京市老年人肺炎多糖疫苗接种成本效益分析[J]. 中国公共卫生,2011,27(2):191-193.
272. 刘巧兰,沈卓之,李晓松,等. 多水平模型在生物等效性评价中的应用(Ⅱ)[J]. 中华流行病学杂志,2010,31(3):333-339.
273. 刘威,龚伟,张嵩,等. 基于主成分分析和判别分析法对不同品种及规格鹿茸的差异性研究[J]. 药物分析杂志,2018,38(12):2084-2092.
274. 刘小石,陈鸿建,何腊梅. 概率论与数理统计[M]. 北京:科学出版社,2000.
275. 刘玉秀,成琪,刘丽霞. 2010 版 CONSORT 声明:平行组随机试验报告的新指南[J]. 中国临床药理学与治疗学,2010,15(10):1189-1194.
276. 刘玉秀,洪立基. 新药临床研究设计与统计分析[M]. 南京:南京大学出版社,1999.
277. 刘玉秀,姚晨,陈峰,等. 非劣效性/等效性试验中的统计分析[J]. 中国临床药理学杂志,2000,16(6):448-452.
278. 刘志祥,刘杰,李丹,等. 一种基于马尔可夫模型的软件可靠性评估方法[J]. 电子产品可靠性与环境试验,2012,30(4):38-42.
279. 刘祖洞. 遗传学・上册[M]. 北京:高等教育出版社,2004.
280. 柳青,中华医学统计百科全书:多元统计分册[M]. 北京:中国统计出版社,2013.
281. 陆守增,陈锋. 医学统计学[M]. 3 版. 北京:中国统计出版社,2016.
282. 罗碧辉,赖清,曾昭华,等. 高盐饮食/感觉神经变性对心脏功能的早期影响[J]. 中国现代医学杂志,2014,24(26):7-11.
283. 罗伯特・H. ・弗莱彻. 医学的证据:柳叶刀译丛[M]. 周惠民,主译. 青岛:青岛出版社,2000.
284. 罗家洪,薛茜. 医学统计学[M]. 北京:科学出版社,2008.
285. 罗志兵. 基于动态规划的基因双序列比对研究[J]. 现代计算机,2017,11(32):28-33,37.
286. 吕嘉春,施侣元. Meta-analysis 及其在流行病学中的应用[J]. 中华流行病学杂志,1994,15(6):363-367.
287. 马斌荣. 医学统计学[M]. 3 版. 北京:人民卫生出版社,2002.
288. 马瑾,孙颖,刘尚辉. 决策树模型在住院 2 型糖尿病患者死因预测中的应用[J]. 中国卫生统计,2013,30(3):422-423.

289. 马瑞山,倪鹤鹦,俞中,等. 航空供氧设备呼吸阻力的测定与评价[J]. 解放军医学杂志,1990,15(3):175-178.
290. 苗森,孔垂泽,李振华,等. 减少肾盂癌术后再发膀胱癌的临床研究[J]. 中华外科杂志,2009,47(10):728-730.
291. 南京大学数学系. 概率统计基础和概率统计方法[M]. 北京:科学出版社,2000.
292. 倪宗瓒. 卫生统计学[M]. 4版. 北京:人民卫生出版社,2000.
293. 彭六保,谭重庆,陈干农,等. 胆石症手术成本-效用分析方法研究[J]. 中国药房,2007,29(18):2245-2246.
294. 彭张林,张强,杨善林. 综合评价理论与方法研究综述[J]. 中国管理科学,2015,23(S1):245-256.
295. 钱俊,陈平雁. 样本率多重比较方法的模拟研究[J]. 中国卫生统计,2009,26(2):131-134.
296. 钱莎莎,邢健男,王璐. 多水平统计模型分析方法及其应用[J]. 中国公共卫生,2017,33(9):1414-1416.
297. 乔树民. 方差分析和析因设计——医学统计法讲坐之三[J]. 辽宁中级医刊,1978(4):39-43.
298. 秦正积,沈毅,王燕南,等. 三种重复测量资料的统计分析方法比较研究[J]. 中国卫生统计,2014,31(3):542-545.
299. 邱皓政. 结构方程模式:LISREL的理论技术与应用[M]. 台湾:双叶书廊,2003.
300. 饶克勤. 卫生统计方法与应用进展(第2卷)[M]. 北京:人民卫生出版社,2008.
301. 绕紹奇. 中华医学统计百科全书:遗传统计分册[M]. 北京:中国统计出版社,2013.
302. 任仕泉,陈峰,杨树勤. 多水平统计模型在多中心临床试验评价中的应用[J]. 中国卫生统计,2000,17(2):108-110.
303. 沈其君. SAS统计分析[M]. 南京:东南大学出版社,2001.
304. 石修权,王增珍. Meta回归与亚组分析在异质性处理中的应用[J]. 中华流行病学杂志,2008,29(5):497-501.
305. 苏炳华. 新药临床试验统计分析新进展[M]. 上海:上海科学技术文献出版社,2000.
306. 孙振球,田凤调. 医用综合评价方法[M]. 北京:中国科学技术出版社,1994.
307. 孙振球,王乐三. 综合评价方法及其医学应用[M]. 北京:人民卫生出版社,2014.
308. 孙振球,徐勇勇. 医学统计学[M]. 4版. 北京:人民卫生出版社,2014.
309. 孙振球. 潜在的健康生命损失天数:一种评价疾病危害程度的新指标[J]. 湖南医科大学学报,1989,14(2):131-133.
310. 孙振球. 医学科学研究与设计[M]. 北京:人民卫生出版社,2008.
311. 孙振球. 医学统计学[M]. 3版. 北京:人民卫生出版社,2010.
312. 谭红专. 管理流行病学[M]. 长沙:中南大学出版社. 2013.
313. 谭红专. 现代流行病学[M]. 北京:人民卫生出版社,2001.
314. 陶长琪. 决策理论与方法[M]. 北京:中国人民大学出版社,2010.
315. 田考聪. 医用多元统计分析[M]. 成都:西南交通大学出版社,1995.
316. 万崇华,罗家洪. 高级医学统计学[M]. 北京:科学出版社,2014.
317. 万崇华. 生命质量测定与评价方法[M]. 昆明:云南大学出版社,1999.
318. 王丹,翟俊霞,牟振云,等. Meta分析中的异质性及其处理方法[J]. 中国循证医学杂志,2009,9(10):1115-1118.
319. 王济川,郭志刚. Logistic回归模型——方法与应用[M]. 北京:高等教育出版社,2001.
320. 王济川,谢海义,姜宝法. 多层统计分析模型——方法与应用[M]. 北京:高等教育出版社,2008.
321. 王建华. 流行病学[M]. 3版. 北京:人民卫生出版社,2015.
322. 王建华. 实用医学科研方法学[M]. 北京:人民卫生出版社,2003.
323. 王静龙,梁小筠. 非参数统计分析[M]. 北京:高等教育出版社,2006.

324. 王仁安. 医学实验设计与统计分析[M]. 北京:北京医科大学出版社,1999.
325. 王彤. 医学统计学与 SPSS 软件应用[M]. 北京:北京大学医学出版社,2008.
326. 王万中. 试验的设计与分析[M]. 北京:高等教育出版社,2014.
327. 王文萍. 四因素混合水平正交试验设计[J]. 科技信息,2010,2(23):653.
328. 王小娟,陈景藻,李学荣,等. 低功率毫米波辐射对小鼠肝脏作用的实验研究[J]. 第四军医大学学报,1990,11(2):92-95.
329. 王学民. 主成分分析和因子分析应用中值得注意的问题[J]. 统计与决策,2007(11):142-143.
330. 王艳萍,缪蕾,钱幼琼,等. 1996 至 2000 年全国 5 岁以下儿童死亡监测主要结果分析[J]. 中华预防医学杂志,2005,39(4):260-264.
331. 王一任,曾小敏,祝继明,等. 动态综合评价在《卫生统计学》课堂教学评价中的应用[J]. 中国卫生统计,2013,30(3):453-455,457.
332. 王一任,任力锋,陈丽文,等. 一种新的改良 TOPSIS 法及其医学应用[J]. 中南大学学报(医学版),2013,38(2):196-201.
333. 王一任,任力锋,孙振球. 一种新的动态 TOPSIS 法在医疗质量评价中的应用[J]. 中南大学学报(医学版),2012,37(10):1071-1076.
334. 王一任,孙振球. 医学科研中样本资料的综合评价问题[J]. 中南大学学报(医学版),2014,39(4):416-422.
335. 王一任. 综合评价方法若干问题研究及其医学应用[D]. 长沙:中南大学,2012.
336. 吴红,李玉平,常飞,等. 基于决策树法的有效技术创新识别认定研究[J]. 科技进步与对策,2012,29(8):5-8.
337. 伍亚舟,张彦琦,黄明辉,等. 基因芯片表达数据的标准化策略研究[J]. 第三军医大学学报,2004,26(7):594-597.
338. 肖丽华,郑建清,黄碧芬,等. 利用 SAS 软件实现基于多水平模型纵向数据的 Meta 分析[J]. 中国循证医学杂志,2019,19(5):614-621.
339. 熊国强,王平芳,罗建清. Hotelling T^2 梯方检验在新药疗效中的应用[J]. 中国普通外科杂志,2002,11(9):554-556.
340. 熊巨全,董军. 医院管理与医学统计[M]. 北京:人民军医医学出版社,2001.
341. 徐国强,胡清友. 统计预测和决策[M]. 上海:上海财经大学出版社,2001.
342. 徐勇勇,曹秀堂,李文潮. 重复观测数据团体比较的正交回归模型[J]. 中华预防医学杂志,1991,25(5):306-308.
343. 徐勇勇,陈长生,曹秀堂,等. 医学与卫生统计资料的系统结构数据[J]. 中国卫生统计,1995,12(5):12-15.
344. 徐勇勇,雷泽. 人体测量数据误差的评估[J]. 第四军医大学学报,1991,12(3):218-221.
345. 徐勇勇,王霞. 如何设置随机对照与怎样做到随机化[J]. 中华预防医学杂志,2001,35(2):135-136.
346. 徐勇勇,赵清波. 如何在研究设计中体现重复、对照、随机的原则[J]. 中华预防医学杂志,2001,35(1):67-69.
347. 徐勇勇. Meta 分析:一类综合研究信息的统计方法[J]. 上海预防医学,1993,5(4):10-11.
348. 徐勇勇. Meta 分析常见资料类型及统计分析方法[J]. 中华预防医学杂志,1994,28(5):303-307.
349. 徐勇勇. 多变量均数假设检验在医学研究中的应用[J]. 第四军医大学学报,1984,5(1):22-29.
350. 徐勇勇. 关于配对比较 t 检验若干问题的商榷[J]. 第四军医大学学报,1987,8(1):41-43.
351. 徐勇勇. 医学统计学[M]. 3 版. 北京:高等教育出版社,2014.
352. 徐勇勇. 医学研究报告中的统计学新概念[J]. 中华医学杂志,1995,75(3):178-182.
353. 徐勇勇. 自身前后比较对照的设立及其统计分析[J]. 中华预防医学杂志,1987,21(1):34-36.

354. 颜虹,徐勇勇. 医学统计学[M]. 3版. 北京:人民卫生出版社,2015.
355. 颜艳,黄正南. 如何对数据资料进行一般性统计分析[J]. 中华预防医学杂志,2001,35(5):357-359.
356. 杨珉,李晓松. 医学和公共卫生研究常用多水平统计模型[M]. 北京:北京大学医学出版社,2007.
357. 杨珉. 多元分析的发展——多水平模型简介[J]. 中国卫生统计,1994,11(5):32-35.
358. 杨瑞璋,胡克霞. 卫生管理统计学[M]. 哈尔滨:中国医院管理杂志社,1987.
359. 杨瑞璋. 层次分析法在评价医院工作质量中的应用[J]. 中国卫生统计,1986,3(1):33-35.
360. 杨树勤. 卫生统计学[M]. 3版. 北京:人民卫生出版社,1992.
361. 杨树勤. 中国医学百科全书·医学统计学[M]. 上海:上海科技出版社,1985.
362. 杨土保. 医学科学研究与设计[M]. 2版. 北京:人民卫生出版社,2013.
363. 姚晨,陈峰,张高魁,等. 交叉试验设计资料的等效性检验[J]. 中国临床药理学杂志. 2001,17(4):294-297.
364. 叶冬青. 医学科研方法[M]. 合肥:安徽大学出版社,2010.
365. 叶冬仙,李明伏,谢冬华,等. 湖南省剖宫产率影响因素的多水平模型分析[J]. 中国卫生统计,2010,27(4):341-344.
366. 于石成,廖加强,于妹,等. 复杂抽样数据多水平模型分析方法及其应用[J]. 中国卫生统计,2014,31(2):193-196,201.
367. 余红梅,王彤,何大卫. 协方差分析基本思想教学讨论[J]. 中国卫生统计,2001,18(2):116-118.
368. 袁建辉,姜慧勤,宋天野. 加权马尔可夫模型在年降水量上的预测应用[J]. 数学的实践与认识,2013,43(4):89-95.
369. 约翰·内特. 应用线性回归模型[M]. 张勇,主译. 北京:中国统计出版社,1990.
370. 詹思延. 第二讲:如何报告随机对照试验——国际报告规范CONSORT及其扩展版解读[J]. 中国循证儿科杂志,2010,5(2):146-150.
371. 詹思延. 第三讲:如何报告观察性流行病学研究——国际报告规范STROBE解读[J]. 中国循证儿科杂志,2010,5(3):223-227.
372. 詹思延. 如何报告观察性流行病学研究——国际报告规范Storbe解读[J]. 中华循证儿科杂志,2010,5(3):223-224.
373. 詹思延. 如何报告随机对照试验——国际报告规范Consort及其扩展板解读[J]. 中华循证儿科杂志,2010,5(2):146-150.
374. 张佳,姜同强. 综合评价方法的研究现状评述[J]. 管理观察,2009(6):154-157.
375. 张玲,宛小燕,罗彩英,等. 部分公共卫生类期刊文献中观察性研究对照设计常见问题探讨[J]. 现代预防医学,2018,45(12):2301-2304.
376. 张世洪. Meta分析应合理设置亚组分析与敏感性分析以准确解释结果[J]. 中国现代神经疾病杂志,2016,16(1):1-2.
377. 张文彤,董伟. SPSS统计分析高级教程[M]. 3版. 北京:高等教育出版社,2018.
378. 张效嘉,胡良平. 试验设计类型之可以考察部分交互作用的多因素设计:正交设计与均匀设计[J]. 四川精神卫生,2017,30(3):205-210.
379. 张岩波. 潜变量分析[M]. 北京:高等教育出版社,2009.
380. 张尧庭,方开泰. 多元统计分析引论[M]. 北京:科学出版社,1983.
381. 张音,徐勇勇. 医学测量中信度与效度的度量方法[J]. 数理统计与管理,1997,增刊,93-96.
382. 张永刚,杨乐天,杨鑫,等. 诊断准确性试验的系统评价/Meta分析报告规范(PRISMA-DTA)的解读[J]. 中国循证医学杂志,2018,18(9):1007-1016.
383. 张中文,高永. 主成分分析与因子分析在医院综合评价中的比较研究[J]. 中国医院统计,2009,16(3):249-252.

384. 章扬熙. 医学统计预测[M]. 北京:中国科技技术出版社,1995.

385. 赵静,邱家学. 运用成本-效果分析法对基本药物进行经济学评价[J]. 中国药业,2010,19(14):17-18.

386. 赵耐青. 医学统计学[M]. 北京:高等教育出版社,2004.

387. 赵清波,徐勇勇. 如何确定抽样研究所需要的样本量[J]. 中华预防医学杂志,2001,35(3):203-204.

388. 甄宇峰,沈娜君,范毅敏. 三种黄疸测量仪器对新生儿胆红素测定的比较[J]. 现代医学仪器与应用,2007,(3):54-56.

389. 仲来福. 卫生学[M]. 5 版. 北京:人民卫生出版社,2001.

390. 朱江彬,郝宗生,陈涛,等. 糖皮质激素不同给药途径治疗单侧低中频下降型突发性聋的临床观察[J]. 天津医科大学学报,2017,23(3):263-265.

391. 朱杏香. 大型医院信息预测的灰色模型[J]. 医学信息,1999,12(11):21-22.

392. 朱一丹,李会娟,武阳丰. 诊断准确性研究报告规范(STARD)2015 介绍与解读[J]. 中国循证医学杂志,2016,16(6):730-735.

附录一　医学人口统计与疾病统计常用指标

一、人口与出生指标

（一）人口总数

人口总数（population size）一般指一个国家或地区在某一特定时间点的人口数。人口数资料不仅是人口学而且也是许多相关学科进行科学研究最基础的数据。为避免调查时的重复和遗漏，国际上统一规定了统计人口的两种人口范畴，一种称为实际制，只统计标准时点某地实际存在的人数（包括临时在该地的人）；另一种称为法定制，只统计某地的常住人口数。从医学角度看，以实际制统计的人口数资料较好。

由于某地的人口数量始终处于动态变化中，某一时点的人口数只能代表这一时点该地的人口规模，而不能代表其他时点或某一时期（如1年）的人口规模。在实际工作中，有时也用某一期间的平均人口数来代替人口总数。理论上讲，平均人口的准确计算应该把一定时期内各个时点的人口数相加后除以总时点数。但在实际工作中，不可能获得所有时点的人口数，一般只能计算年平均人口数的近似值。当人口数在一年中均匀变动时，可用相邻两年年末（12月31日24时）人口数的平均数估计平均人口数，或用年中（7月1日0时）人口数代表年平均人口数。

（二）人口构成及相关统计指标

人口构成是人口内部不同人口学特征人口的数量和比例关系。基本的人口学特征包括性别、年龄、文化程度和职业等，其中描述人口构成常用的指标有人口的性别构成和年龄构成。

1. 人口的性别比（sex ratio）　指男性人口与女性人口的比值。出生人口的性别比比较常用，称为出生性别比。一般情况下，出生时男性多于女性，出生性别比（男∶女）在105∶100左右；由于出生后，男性的死亡率略高于女性，进入成年期男女人口数基本相等；进入中老年期后，男性的死亡率仍高于女性，所以老年女性的人口数往往多于同年龄段的男性，80岁以上老年人口中，男女人口数之比可达1∶3~1∶4。除了全人口性别比和出生人口性别比之外，还可根据研究需要，统计不同年龄段人口性别比、婚龄人口性别比等。

2. 人口的年龄构成（age structure）　是指不同年龄段人口数占总人口数的比例。根据人口的年龄构成，可以计算出许多有用的描述人口状况的指标。

（1）老年人口系数，又称老年系数，指老年人口在总人口中的构成比，可以反映人口老龄化的程度，是判断一个国家或地区是否进入老龄化社会的依据。

$$老年人口系数=\frac{65岁（或60岁）及以上人口数}{人口总数}\times 100\% \qquad 附(1-1)$$

联合国规定65岁及以上或60岁及以上的人口为老年人口，当一个国家或地区的65岁及以上人口超过总人口的7%，或60岁及以上人口超过总人口的10%时，则意味着这个国家或地区进入老龄化社会。

（2）少年儿童人口系数，又称少年儿童系数，指14岁及以下人口在总人口中占的比重。少年儿童系数大小主要受生育水平的影响。

$$少年儿童人口系数=\frac{14岁及以下人口数}{人口总数}\times100\% \qquad 附(1\text{-}2)$$

（3）抚养比，又称抚养系数或负担系数，是指非劳动年龄人口数与劳动年龄人口数之比。一般以15~64岁为劳动年龄，14岁及以下年龄和65岁及以上年龄为非劳动年龄（又称被抚养年龄）。

$$抚养比=\frac{14岁及以下人口数+65岁及以上人口数}{15\sim64岁人口数}\times100\%$$

（4）老少比，指65岁及以上老年人口数与14岁及以下少年儿童人口数之比，表示在总人口中，每100名少年儿童对应的老年人口数。

$$老少比=\frac{65岁及以上老年人口数}{14及以下少年儿童人口数}\times100\% \qquad 附(1\text{-}3)$$

（5）人口金字塔（population pyramid），是描述人口的性别、年龄分布的一种统计图，以年龄（或出生年份）为纵轴，以人口数或人口构成比为横轴，按左侧为男性、右侧为女性绘制的直方图，其形如金字塔，故称人口金字塔。它形象直观地刻画了人口的性别、年龄构成，便于分析人口的现状、类型和发展趋势。附图1-1是根据我国2010年第六次人口普查数据绘制的人口金字塔。

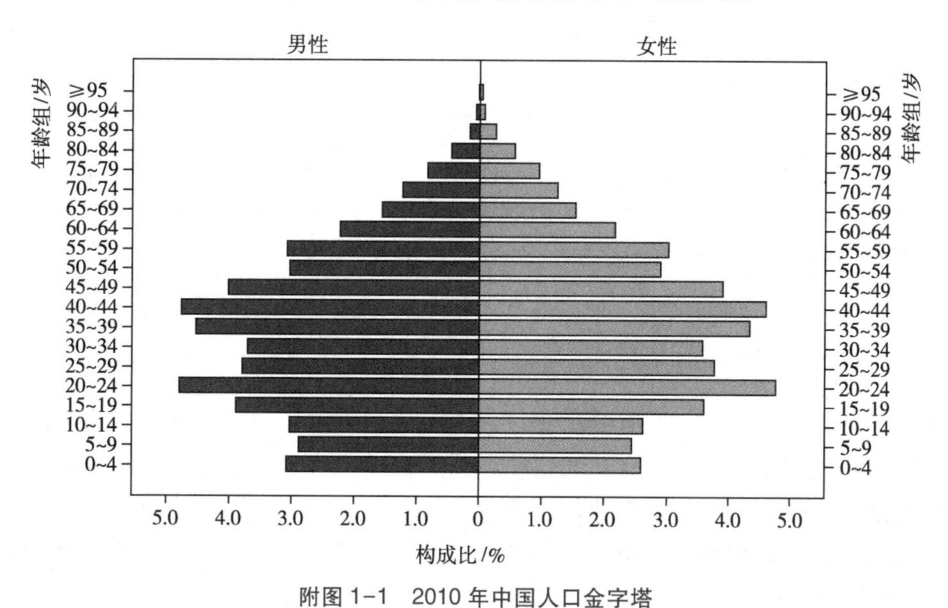

附图1-1 2010年中国人口金字塔

（三）反映生育水平的常用统计指标

1. 出生率（birth rate） 指某地某年出生人口数（活产数）与年平均人口数之比，又称粗出生率（crude birth rate，CBR）。

$$出生率=\frac{该地同年的活产总数}{某地某年平均人口数}\times1\,000‰ \qquad 附(1\text{-}4)$$

世界卫生组织将“活产”定义为妊娠的产物完全从母体娩出时，具有呼吸、心跳、脐带动脉搏动、明确的随意肌运动四种生命现象之一者，即为活产，不管这种生命现象持续多长时间。平均人口数的取值，若是人口普查年，取调查地区该年7月1日0时的人口数；若非普查年，则取上年末和本年末两个人口数的平均数。出生率计算所需资料容易获得，计算简单，但它易受调查地区人口的年龄、性别、婚姻状况的构成的影响。如人群中育龄妇女比重大，则该地区的出生率偏高，如果人群中的老年及儿童比重大，则出生率偏低。因而，粗出生率只能粗略反映当地的生育水平。

2. 总生育率（general fertility rate，GFR） 又称育龄妇女生育率，是某地某年的活产数与该地同年育龄妇女平均人数之比，一般用千分率（‰）表示。育龄妇女的年龄界限一般定义为15~49岁。

$$总生育率=\frac{该地同年的活产总数}{某地某年育龄妇女数}\times 1\ 000‰$$ 附(1-5)

总生育率消除了总人口的性别年龄构成不同对生育水平的影响，较粗出生率更准确地反映生育水平。但不同年龄段的育龄妇女的生育能力仍有很大差别，因此总生育率仍受育龄妇女的年龄构成的影响。

3. 年龄别生育率(age-specific fertility rate，ASFR) 也称年龄组生育率，指某一年龄段育龄妇女的活产数与该年龄段育龄妇女数之比。这一指标消除了育龄妇女年龄构成不同对生育水平的影响，比总生育率能更好地反映生育水平。

$$某年龄别生育率=\frac{该地同年某年龄段育龄妇女的活产总数}{某地某年某年龄段育龄妇女数}\times 1\ 000‰$$ 附(1-6)

4. 总和生育率(total fertility rate，TFR) 表示每个妇女一生平均生育活产儿数。总和生育率计算的基本思想是：假定有同时出生的一代妇女，按照某地某年的各年龄段育龄妇女的生育率度过其一生的生育历程，平均每个妇女可能生育的子女数。各年龄段生育率之和乘以年龄组组距，即为这一代妇女的总和生育率。如某地某年以5岁为年龄组组距，计算的年龄别生育率之和为360‰，则总和生育率为360‰×5=1.8，即每个妇女一生平均生育1.8个子女。该指标反映的是调查年的横断面的生育水平。因该指标消除了女性年龄构成的不同对生育水平的影响，因此不同地区、不同时期的总和生育率可以直接比较，是测量生育水平较好的指标。

$$总和生育率=\sum 年龄别生育率\times 年龄段组距$$ 附(1-7)

(四) 反映人口再生育的常用指标

1. 人口自然增长率(natural increase rate，NIR) 指某地某年人口自然增长数与该地区同年平均人口数之比，也即粗出生率与粗死亡率之差。

$$人口自然增长率=\frac{该地同年的人口自然增长数}{某地某年平均人口数}\times 1\ 000‰$$
$$=粗出生率-粗死亡率$$ 附(1-8)

人口自然增长率受人口年龄、性别构成不同的影响，只能粗略地反映人口的一般增长趋势。人口自然增长率取决于出生率和死亡率两者之间的相对水平，当年内出生人数多于死亡人数时，自然增长率为正值，当出生人数少于死亡人数时，为负值。

2. 粗再生育率(gross reproduction rate，GRR) 指每个妇女一生中平均生育的女婴数，即在计算总和生育率时，只累计各年龄段妇女的女婴生育率计算所得的总和生育率。

$$粗再生育率=\sum 年龄别妇女女婴生育率\times 年龄段组距$$
$$=总和生育率\times 女婴占出生总数的构成比$$ 附(1-9)

由于具体执行生育职能的是女性人口，未来人口的发展实际取决于母亲一代所生的女婴数。若粗再生育率大于1，表明母亲一代所生女婴数量超过母亲人数；若粗再生育率小于1，则母亲一代生育女婴数少于母亲人数，未来执行生育职能的人数将少于现在的人数。

3. 净再生育率(net reproduction rate，NRR) 由于母亲一代所生的女婴，并不是所有女婴能存活至她们的育龄期，并经历完整的育龄期，她们中有人在未达到生育年龄已夭折，有人虽进入育龄期，但在育龄期内死亡，未经历整个育龄阶段。真正能替代母亲一代执行生育职能的女婴数应在出生女婴总数中扣除育龄期结束之前的死亡数。

$$净再生育率=\sum 年龄别妇女女婴生育率\times ({}_{n}L_{x}/l_{x})$$ 附(1-10)

其中${}_{n}L_{x}$和l_{x}由当地的女性寿命表计算获得，分别对应寿命表中的生存人年数和尚存人数。

净再生育率总是低于粗再生育率，因为它扣除了在育龄期结束前死亡的女性。若出生率和死亡率不变，净再生育率=1时，提示未来总人口将保持恒定，处于更替水平，此时对应的总和生育率即为更替水平总和生育率；若净再生育率大于1，未来人口将增多；净再生育率小于1，未来人口将减少。

4. 平均世代年数(mean length of generation,LG) 指母亲一代所生女婴取代母亲执行生育职能时平均所需要的年数。它反映两代人口的间隔年数,在净再生育率不变的情况下,间隔年数越短,说明人口发展速度越快;间隔年数越长,人口发展速度越慢。

$$平均世代年数=\frac{育龄妇女整个生育期总人年数}{能取代母亲一代执行生育职能的女婴总数} \quad 附(1-11)$$

下面以某城市的生育资料说明粗再生育率、净再生育率和平均世代年数的计算。

附表 1-1 2011 年某城市粗再生育率、净再生育率和平均世代年数计算表

年龄组(岁)(1)	组中值(2)	每千名妇女每年所生女婴数(3)	每名妇女期内生存人年数(4)	每千名妇女期内所生女婴数(5)=(3)×(4)	女婴生存总人年数(6)=(5)×(2)
15~	17.5	0.07	4.996 2	0.35	6.12
20~	22.5	45.27	4.994 8	226.11	5 087.58
25~	27.5	38.53	4.993 7	192.41	5 291.20
30~	32.5	4.86	4.993 2	24.27	788.68
35~	37.5	0.95	4.991 3	4.74	177.82
40~	42.5	0.21	4.983 3	1.05	44.48
45~49	47.5	0.01	4.971 2	0.05	2.36
合计		89.90		448.98	11 398.23

附表 1-1 为 2011 年我国某城市粗再生育率、净再生育率、平均世代年数计算表,第(3)栏为 2011 年育龄妇女的年龄别女婴生育率;第(4)栏为根据当地女性寿命表资料计算获得的每名育龄妇女在 $X \sim X+5$ 岁期内的生存年数;第(5)栏为每 1 000 名育龄妇女在 $X \sim X+5$ 岁期内所生女婴扣除死亡后的净剩人数,即期内能确切替代母亲一代执行生育职能的女婴数;第(6)栏为各年龄组组中值与女婴净剩人数的乘积,为期内所生女婴至下一代执行生育职能的生存人年数。因此,该地 2011 年粗再生育率为 89.90‰×5=0.449 5,其含义为该地按 2011 年的育龄妇女年龄别生育率水平,一名妇女一生平均生育 0.449 5 个女儿。净再生育率=448.98‰=0.448 98,其含义为平均每名妇女所生女婴扣除死亡后,净剩 0.448 98 人能取代母亲执行生育职能。平均世代年数=11 398.23 人年/448.98 人=25.39 年,表示女婴一代平均需要 25.39 年时间可取代母亲一代执行生育职能。

（五）与出生有关的其他统计指标

1. 低出生体重儿百分比 出生体重低于 2 500g 的新生儿,称为低出生体重儿。低出生体重儿在全部活产数中的比例,称为低出生体重儿百分比,它在一定程度上反映居民健康水平及孕期保健情况。

$$低出生体重儿百分比=\frac{出生体重不足 2\,500g 的活产数}{活产总数}\times 100\% \quad 附(1-12)$$

2. 妇女儿童比 指 0~4 岁的儿童数与 15~49 岁育龄妇女人数之比。妇女儿童比间接反映了调查地区的生育水平,其优点在于计算时不需统计活产数,在没有开展出生统计登记的地区常用它间接反映生育水平。

二、疾病频度指标

疾病统计的单位可以用患者,也可以用病例。前者是指在某一观察时点,一个人是否患病,患病即为患者;后者指观察期内一个人每发生一次疾病,即计一个病例。

1. 发病率(incidence rate) 指一定时期内,在可能发生某病的人群中,该病的新发病例的发生频率。

$$某病发病率=\frac{同时期内某病新发病例数}{一定时期内可能发生某病的平均人口数}\times比例基数 \qquad 附(1-13)$$

这里要特别强调发病率的分子是新发病例数,在观察期之前已患病且迁延至观察期内的病例不计算在内。发病率的观察期时间范围,可根据疾病病程的长短,设定为年、月、旬、周等。分母可以是一个地区或单位的全部人口,也可以根据疾病特点或研究目的,按性别、年龄等划分的某一特定人群。公式中的比例基数,可以选择%、‰、或 10^{-5}(1/10 万),视疾病发病率的高低和习惯而定,一般要保证结果的整数部分包含 1~2 位数字。

2. 累积发病率(cumulative incidence rate,CIR) 是指某一人群经历某一时期而新发某病的概率,是发病率指标的延伸。如果经历的时期定义为 1 年,累积发病率实际就是年发病率;如果按年龄计算累积发病率,就是指一个人在经历某年龄段期间,发生某病的概率。

$$累积发病率=\frac{一定时期内某病的发病例数}{期初观察总人数}\times比例基数 \qquad 附(1-14)$$

3. 患病率(prevalence rate) 又称现患率,指某时点上调查人群中某病患者数的比例。通常用于描述病程较长或发病时间不易明确的慢性病的患病情况。

$$某病患病率=\frac{该人群某时点某病的现患人数}{调查人群或检查人群人口数}\times比例基数 \qquad 附(1-15)$$

时点在理论上是没有长度的,但在实际调查或检查时,不可能无时间长度,但要尽可能缩短观察时间,一般以不超过一个月为宜。只要被检查者在受检时处于患病状态,不管其何时开始患病,是否为新发病例,均计在患病率的分子中。一般所说的患病率是指时点患病率(point prevalence rate),是某一时间横断面上调查人群中某病患者所占的比例,它是一种静态指标,虽然名称是率,但实质是构成比例。某些调查也适用时期患病率(period prevalence rate),其分子实际是该时期起始点的患者数加上期内的新病例数,分母是该时期的平均人口数。

三、疾病危害程度和治疗效果的统计指标

1. 某病死亡率 因某种疾病所致的死亡率,即某年调查地区总人口中因某种疾病死亡的频率。

$$某病死亡率=\frac{同年内因某病死亡人数}{某年平均人口数}\times 100\ 000/10万 \qquad 附(1-16)$$

特别注意此处分母是调查地区的人口总数或平均人口数,而非患者数。

2. 某病病死率 反映患某种疾病的患者因该病而死亡的频率。

$$某病病死率=\frac{因某病死亡人数}{某病患者人数}\times 100\% \qquad 附(1-17)$$

3. 治愈率 接受治疗的患者中治愈的频率。

$$治愈率=\frac{治愈患者数}{接受治疗的患者总数}\times 100\% \qquad 附(1-18)$$

4. 有效率 表示接受治疗的患者中治疗有效的频率。

$$有效率=\frac{治疗有效患者数}{接受治疗的患者总数}\times 100\% \qquad 附(1-19)$$

疾病的死亡率主要用于疾病对全人口危害程度的评价,而病死率则反映疾病对该病患者的危害程度。治愈率和有效率用于对疾病防治效果的评价,但治愈和有效的标准要有明确而具体的判定标准,只有在标准相同的情况下才可相互比较。疾病的疗效除和治疗措施有关外,还和患者病情的轻重、病程的长短、患者年龄、性别及一般健康状况有关,在进行比较时,要充分考虑可比性的问题。

5. 生存率　指患者能活到某一时点的概率。常用于对慢性疾病的疗效评价或预后估计，也反映疾病的危害程度。常用的有1年生存率、3年生存率和5年生存率等。计算患者存活年数的起点可以是发病日期、确诊日期、接受某种治疗的日期或出院日期。存活的起点不同，所得生存率的数值和意义也不同。计算生存率的资料需随访获得，计算方法有直接法和寿命表法。

6. 因病(伤)缺勤率　指一年(月)内，职工因病(伤)缺勤总日数占应出勤日数的比例。它主要反映病(伤)对劳动力的影响。

$$\text{因病(伤)缺勤率}=\frac{\text{某年(月)因病(伤)缺勤人日数}}{\text{同期应出勤总人日数}}\times 100\% \qquad \text{附(1-20)}$$

四、死亡、寿命和生存质量指标

死亡是主要的生命事件之一。世界卫生组织将"死亡"明确定义为"在出生以后的任何时候，全部生命现象永远消失称为死亡"。这一定义说明死亡只能发生在活产之后，活产之前的死亡称为"胎儿死亡"。

1. 粗死亡率(crude death rate，CDR)　又称死亡率或普通死亡率。指某地某年平均每1 000人口中的死亡数。它用于测量一个国家或地区在一定时期内的死亡水平。

$$\text{粗死亡率}=\frac{\text{同年内的死亡人数}}{\text{某地某年平均人口数}}\times 1\,000‰ \qquad \text{附(1-21)}$$

死亡率的高低与人口的年龄、性别等分布有有关。一般情况下，老年人、婴幼儿和孕产妇的死亡率较高，男性死亡率高于女性。因此，在比较不同地区或不同年代的死亡率时，要特别注意人口的年龄、性别等分布是否一致。不一致时，应先根据性别、年龄因素对死亡率进行标准化，再比较其标化死亡率；或直接比较不同性别、不同年龄组的死亡率。

2. 年龄别死亡率(age-specific death rate，ASDR)　指某年某年龄段人口的死亡率，也称年龄组死亡率。

$$\text{某年龄别死亡率}=\frac{\text{同年该年龄段人口死亡数}}{\text{某年某年龄段平均人口数}}\times 1\,000‰ \qquad \text{附(1-22)}$$

年龄别死亡率常按男女性别分别统计。年龄别死亡率不受人口年龄构成不同的影响，不同地区或不同年代同一年龄组的死亡率可以直接进行比较。

3. 累积死亡率(cumulative death rate，CDR)　累积死亡率是死亡率指标的延伸，是指某一人群经历了某一时期而死亡的概率。如果按时间累积计算死亡率，时间为1年，累积死亡率实际就是年死亡率；如果按年龄累积计算死亡率，年龄是15~60岁，则是指一个个体从15岁经历到60岁期间的死亡概率。年龄累积死亡率是各年龄组死亡率的综合，不受年龄构成的影响。

$$\text{累积死亡率}=\sum(\text{各年或各年龄组死亡率}\times\text{年或年龄组区段长度}) \qquad \text{附(1-23)}$$

4. 婴儿死亡率(infant mortality rate，IMR)　指某地区某年平均每1 000名活产儿中未满1周岁婴儿的死亡数。

$$\text{婴儿死亡率}=\frac{\text{同年内不满1周岁婴儿死亡数}}{\text{某年活产总数}}\times 1\,000‰ \qquad \text{附(1-24)}$$

婴儿死亡率是反映居民健康状况的重要指标之一，对人群的粗死亡率和期望寿命影响较大。婴儿对疾病的抵抗力低，出生后，从母体内的稳定环境转到多变的外界环境，因而发病的概率大。在婴儿期，从出生至生后28天以内的死亡率高于生后28天至不满1周岁的死亡率，前者又称为新生儿死亡率，后者称为婴儿后期死亡率。由于不同阶段的婴幼儿死亡率变化大，影响因素多，在妇幼保健工作中，根据孕周和婴幼儿的年龄又定义了多组死亡率指标，参见附表1-2胎儿、婴幼儿死亡分组示意表。

附表 1-2　胎儿、婴幼儿死亡分组示意表

<table>
<tr><th>孕周或年龄</th><th colspan="4">死亡分组名称</th></tr>
<tr><td>受孕至第 19 孕周</td><td>早期胎儿死亡</td><td rowspan="2">流产</td><td rowspan="3" colspan="2">胎儿死亡</td></tr>
<tr><td>第 20~27 孕周</td><td>中期胎儿死亡</td></tr>
<tr><td>第 28 孕周至娩出前</td><td>后期胎儿死亡或死产</td><td rowspan="2">围生期死亡</td></tr>
<tr><td>出生至生后第 6 天</td><td>早期新生儿死亡</td><td rowspan="2">新生儿死亡</td><td rowspan="3">婴儿死亡</td></tr>
<tr><td>出生后第 7~27 天</td><td colspan="2">后期新生儿死亡</td></tr>
<tr><td>生后第 28 天至不满 1 周岁</td><td colspan="3">后期婴儿死亡</td></tr>
<tr><td>1~4 周岁</td><td colspan="4">幼儿死亡</td></tr>
</table>

5. 新生儿死亡率　指某地某年每 1 000 名活产数中未满 28 天的新生儿的死亡数。

$$新生儿死亡率=\frac{同年内新生儿死亡数}{某年活产总数}\times 1\,000‰ \quad 附(1\text{-}25)$$

根据国家妇幼卫生监测数据，2015 年我国的新生儿死亡率为 5.4‰，婴儿死亡率为 8.1‰，可以看出新生儿死亡数在婴儿死亡数中占有相当大的比重，因此降低新生儿死亡率是降低婴儿死亡率的关键。

6. 围生儿死亡率　也称围产儿死亡率。围生期指围绕孕产妇分娩前后的一定时期，也就是新生儿出生前后的一定时期。目前我国采用的围生期的定义是指从妊娠满 28 周至出生后 7 天，妊娠孕周不详者，则以胎儿或新生儿出生体重≥1 000g 或身长≥35cm 作为判定孕周满 28 周的依据。在此期间的死亡为围生期死亡，包括死胎、死产和新生儿死亡。围生期死亡率的计算公式为

$$围生儿死亡率=\frac{围生期的死胎数+死产数+出生后 7 天内的死亡数}{围生期的死胎数+死产数+活产数}\times 1\,000‰ \quad 附(1\text{-}26)$$

死胎指妊娠 28 周及以上，临产前胎儿死于宫内，娩出后无生命迹象。死产指妊娠 28 周及以上，临产前胎儿存活，生产过程中胎儿死亡，娩出后无生命迹象。围生期死亡率是衡量孕前、孕期、产期和产后妇幼保健工作质量的重要指标。它不能由出生报告和死亡报告数据直接统计获得，须利用产科病例记录分析。

7. 5 岁以下儿童死亡率　在许多发展中国家和地区，婴儿死亡率的资料并不准确，而 5 岁以下儿童的死亡率又很高，因此，世界卫生组织推荐用 5 岁以下儿童死亡率衡量各国的儿童健康和死亡水平。

$$5 岁以下儿童死亡率=\frac{同年 5 岁以下儿童死亡数}{某地区某年内活产数}\times 1\,000‰ \quad 附(1\text{-}27)$$

8. 孕产妇死亡率　指某年内，由于怀孕和分娩及其并发症导致的孕产妇死亡人数与该地区同年的活产数之比。注意，孕产妇死亡率的分母用活产数，而不是孕产妇人数。

$$孕产妇死亡率=\frac{同年孕产妇死亡数}{某地区某年内活产数}\times 100\,000/10 万 \quad 附(1\text{-}28)$$

孕产妇死亡是指妇女在妊娠期至产后 42 天内，由于任何与妊娠有关的原因所致的死亡，但不包括意外事故死亡。与妊娠有关的原因可以分为两类：一类是直接产科原因，包括妊娠并发症（妊娠期、分娩期和产褥期）以及对妊娠并发症处理产生的后果；另一类是间接产科原因，指妊娠之前已存在的疾病，由于妊娠分娩致病情恶化引起的死亡。孕产妇死亡的判断必须根据医疗部门的诊断资料。

9. 死因别死亡率　因某种疾病所致的死亡率，即某年调查地区总人口中因某种疾病死亡的频率。它反映某种疾病死亡对居民生命健康的危害程度。

$$某死因死亡率=\frac{同年内因某病死亡人数}{某年平均人口数}\times 100\,000/10 万 \quad 附(1\text{-}29)$$

10. 死因构成比及死因顺位　死因构成比指死于某种疾病的人数占全部死亡人数的百分比。

$$某死因构成比=\frac{同年内某类死因死亡人数}{某年死亡总人数}\times 100\% \quad 附(1-30)$$

按各类死因构成比的大小由高到低排列的位次即为死因顺位。死因构成比和死因顺位说明各类死因的相对重要性。

11. 期望寿命 又称预期寿命,由某一人群的年龄组死亡率计算获得,X 岁时的期望寿命表示同时出生的一代人中,X 岁尚存者预期尚能存活的年数。X 岁时的期望寿命受 X 岁以后各年龄组死亡率的综合影响。出生时的期望寿命也称平均寿命,它是各年龄组死亡率的综合体现,可概括反映人群的健康水平。期望寿命的计算需编制寿命表计算,具体见第十八章第六节寿命表的编制及计算。

12. 无残疾期望寿命(life expectancy free of disability,LEFD) 人的期望寿命由相对健康的无残疾寿命和疾病伤残所致的残疾寿命组成,无残疾期望寿命是期望寿命中无残疾状态的期望寿命。无残疾期望寿命是人生命过程中质量较高的部分,能更好地反映一个国家、一个地区的社会经济发展和居民生活质量的综合水平。无残疾期望寿命的计算是运用寿命表的计算原理,通过扣除处于残疾状态下所消耗的寿命,以残疾作为观察终点,得到无残疾状态下的预期生存年数。在无残疾期望寿命的计算中,各年龄组残疾率若采用生活自理能力丧失率,无残疾期望寿命即为 Sullivan 法的健康期望寿命。

13. 健康期望寿命 指人们能维持良好的生活自理能力(activity of daily living)的年限,由 Katzs 等于 1983 年首次提出。生活自理能力指正常人生存所必须具备的、日常生活必须完成的活动,如吃饭、穿衣、如厕、上下床、洗澡等活动。普通的期望寿命是以死亡为终点的,而健康期望寿命以丧失日常生活自理能力为终点。它不仅能客观反映人群的生存质量,也有助于卫生政策和卫生规划的制定。1997 年,世界卫生组织在世界卫生报告中指出:健康期望寿命比期望寿命更重要。由于健康概念的复杂性和多维度,缺乏一个统一的量化标准,所以健康期望寿命的计算方法和所用的指标也不尽相同。常用的 Sullivan 法是以生活自理能力丧失率为基础计算而得。

14. 减寿年数(potential years of life lost,PYLL) 即潜在寿命损失年数,或称死亡损失生命年,是指某一人群在一定时间内(通常设为 1 年),在目标生存年龄(通常设定为 70 岁或出生期望寿命)内由于某种死因死亡而导致寿命损失的总人年数。该指标主要反映特定人群中,不同死因导致"早死"的相对危害程度。它强调了疾病导致过早死亡对健康的影响,定量估计了疾病造成的早死的寿命损失。其计算公式为

$$减寿年数=\sum_{i=1}^{L} a_i d_i \quad 附(1-31)$$

式中 i 代表年龄组(此处 i 为年龄组的组中值),L 为目标生存年龄;$a_i=L-(i+0.5)$,表示当死亡发生在某年龄组时,至目标生存年还剩余的年数,即该年龄组死亡的"早死"年数;d_i 为某年龄组的死亡人数。

15. 标化减寿年数(standardized potential years of life lost,SPYLL) 人群的死亡率和死亡年龄受年龄构成的影响,而减寿年数并没有考虑人口年龄构成的不同。标化减寿年数的计算是假设标准人口各年龄组的死亡率与实际人口相同,分别对不同年龄组的人口构成进行标化校正后,计算获得的减寿年数即标化减寿年数。标化减寿年数可直接用于年龄构成不同的几个人群间减寿年数的比较。

16. 标准寿命表减寿年数(standard expected years of life lost,SEYLL) 是根据一个低死亡率人群的死亡情况编制的标准寿命表,以该寿命表的出生期望寿命(目前多采用女性出生期望寿命 82.5 岁,男性出生期望寿命 80.0 岁)为目标生存年龄而计算的减寿年数。采用标准寿命表减寿年数,一是统一了目标生存年龄,二是部分克服了计算减寿年数时高年龄组人群死亡无寿命损失的缺点。

17. 伤残调整健康生命年 又称调整伤残健康生命年(disability adjusted life years,DALY),是世界

卫生组织发布的用来描述疾病负担的最重要指标之一，指从发病到死亡的整个疾病过程中，因疾病伤残所致的健康寿命损失年（years lived with disability，YLD）和死亡所致的寿命损失年（years of life lost，YLL）的总和。DALY 和发病率、死亡率等传统指标相比较，综合了疾病的发病、残疾和死亡对健康的危害，而且还考虑了年龄的相对重要程度、疾病的严重程度和贴现率等多种因素。可以全面客观地评价人群健康水平和各种疾病的相对危害程度。DALY 是一个定量计算因各种疾病造成的早死和残疾对健康生命年损失的综合指标，是测算疾病负担的主要指标之一。关于 DALY 的计算参见相关文献。

（郭海强　王乐三）

附录二　模 拟 试 题

（一）A1 型题（单句型最佳选择题）

1. 测量了 120 名男性成人的体重（kg），该资料为（　　）

A. 名义变量资料　B. 等级资料　C. 计数资料

D. 计量资料　E. 定性资料

2. 用某药治疗某病患者 100 例，治愈 90 例，好转 8 例，未愈 2 例，该资料为（　　）

A. 计量资料　B. 计数资料　C. 等级资料

D. 定量资料　E. 定性资料

3. 检测 60 名小学生粪便标本，发现蛔虫卵阳性者 40 人，阴性者 20 人，该资料为（　　）

A. 定性资料　B. 定量资料　C. 等级资料

D. 有序分类变量资料　E. 计量资料

4. 统计学中，一时性资料来源于（　　）

A. 患者病历　B. 统计报表　C. 病程

D. 疫情报告卡　E. 专题调查或实验研究

5. 统计学中所指的总体是（　　）

A. 按行政区域划分的研究对象的全体　B. 按自然人群划分的研究对象的全体

C. 按研究目的确定的研究对象的全体　D. 按时间范围划分的研究对象的全体

E. 按空间范围划分的研究对象的全体

6. 统计学中所指的样本是（　　）

A. 总体中的任意一部分观察单位　B. 总体中随机抽取的一部分观察单位

C. 总体中较为典型的一部分观察单位　D. 总体中有意义的一部分观察单位

E. 总体中选定的一部分观察单位

7. 统计学中所指的抽样误差是（　　）

A. 个体值与总体参数值之差　B. 个体值与样本统计量之差

C. 个体值与个体值之差　D. 样本统计量与总体参数值之差

E. 总体参数值与总体参数值之差

8. 当样本含量增大时，以下关于标准差和标准误说法正确的是（　　）

A. 标准差会变小　B. 标准差会变大

C. 均数的标准误会变小　D. 均数的标准误会变大

E. 标准差与标准误均不变

9. 当两总体方差不等时，适用于两样本均数比较的方法是（　　）

A. t 检验　B. t' 检验　C. u 检验

D. 方差齐性 F 检验　E. 方差分析

10. 抽样误差产生的原因是(　　)

A. 个体差异　B. 非正态资料　C. 非分类变量资料　D. 观察对象太少　E. 抽样方法错误

11. 进行成组设计 t 检验时需考虑的两个前提条件,一是各样本是否来自正态总体,二是(　　)

A. 核对数据　B. 作变量变换　C. 处理缺失值　D. 检验总体方差是否相等　E. 计算相关的检验统计量

12. 总体均数95%置信区间的含义是指(　　)

A. 某指标的可能取值范围

B. 95%的样本均数在此范围内

C. 总体均数有95%的可能性落在这个范围内

D. "正常人群"某指标95%的观察值所在的范围

E. 平均每100个样本中,有95个样本所得的区间包含总体均数

13. 关于单侧检验和双侧检验,说法正确的是(　　)

A. 采用单侧检验更好　B. 采用双侧检验更好

C. 根据专业知识确定　D. 根据检验统计量的计算结果确定

E. 采用单侧或是双侧检验均可

14. 关于Ⅰ型错误和Ⅱ型错误,说法**不正确**的是(　　)

A. 欲减小犯Ⅰ型错误的概率,可取较小的 α　B. 欲减小犯Ⅱ型错误的概率,可取较小的 β

C. 欲减小犯Ⅱ型错误的概率,可取较大的 α　D. 当样本含量确定时,α 越小,β 越大

E. 若样本含量足够大,可同时避免犯这两型错误

15. 关于置信区间的叙述,正确的是(　　)

A. 置信度越高越好　B. 置信区间宽度越窄越好

C. 置信区间表示样本均数的波动范围　D. 置信区间表示总体中个体值的波动范围

E. 在置信度确定的情况下,增加样本含量可减小区间宽度

16. 关于 t 检验的叙述,**错误**的是(　　)

A. u 检验是 t 检验的特例　B. t 检验要求样本来自正态分布的总体

C. Cochran & Cox 法是对自由度进行校正　D. 配对 t 检验的实质与单样本 t 检验相同

E. 当两总体方差相等时,可作两样本合并方差的 t 检验

17. 为研究两种方法的检测效果是否不同,将24名患者配成12对,采用配对 t 检验进行统计分析,则其自由度为(　　)

A. 24　B. 23　C. 12　D. 11　E. 2

18. 完全随机化设计的方差分析中,必然有(　　)

A. $SS_{组间}<SS_{组内}$　B. $MS_{组间}<MS_{组内}$　C. $MS_{总}=MS_{组间}+MS_{组内}$

D. $SS_{总}=SS_{组间}+SS_{组内}$　E. $\nu_{组间}>\nu_{组内}$

19. 随机区组设计的方差分析中,$\nu_{区组}$ 等于(　　)

A. $\nu_{总}-\nu_{误差}$　B. $\nu_{总}-\nu_{处理}$　C. $\nu_{处理}-\nu_{误差}$

D. $\nu_{总}-\nu_{处理}+\nu_{误差}$　E. $\nu_{总}-\nu_{处理}-\nu_{误差}$

20. 在相同自由度(ν_1,ν_2)及 α 水准时,方差分析的界值比方差齐性检验的界值(　　)

A. 大　B. 小　C. 相等　D. 前者是后者的两倍　E. 不一定

21. 计算某地某年流感发病率,其分母为(　　)

A. 该地体检人数　B. 该地年平均就诊人数　C. 该地年平均人口数
D. 该地平均患者人数　E. 该地易感人群人数

22. 关于相对比计算的叙述,正确的是(　　)
A. 相对比公式中的甲乙指标一定要是绝对数
B. 甲乙指标一定要选用相对数
C. 要求两指标必须性质相同,否则无法比较
D. 对公式中的甲乙指标无明确限制
E. 为便于对比,计算得的相对比数值应一律乘上100%

23. 应用相对数时,以下说法**错误**的是(　　)
A. 构成比和率是意义不同的两个指标
B. 计算相对数时,分母的例数不应该太少,例数少时,计算结果的误差较大,此时使用绝对数好
C. 如果要将两个率合并时,应将两个率直接求平均数
D. 在进行率的比较时,应保证资料的可比性。除对比因素外,其他影响因素应该相同。各组观察对象的内部结构也应该相同
E. 率也有抽样误差,需要进一步作统计学分析

24. 标准化死亡比(*SMR*)是(　　)
A. 期望死亡数/实际死亡数　B. 实际死亡数/期望死亡数
C. 一种比例,分子是分母的一部分　D. 一种率,表示事物发展的速度
E. 反映了实际死亡水平

25. 标准化以后的总死亡率(　　)
A. 比原来的率低　B. 比原来的率高
C. 反映了实际水平　D. 反映了相对水平,仅作为比较的基础
E. 不随标准选择的变化而变化

26. 率的标准化的主要目的是(　　)
A. 消除内部构成的差异,使率具有更好的可比性　B. 使率能够在任意两组资料间可比
C. 把率变成实际水平　D. 使大的率变小,小的率变大
E. 使大的率变大,小的率变小

27. 关于动态数列,下列说法正确的是(　　)
A. 只包括相对数,不包括绝对数和平均数
B. 一组按大小顺序排列的数据
C. 一组按时间先后顺序排列的数据
D. 基本数据是观察对象在各时间所具有的数量水平
E. 增减量一定是绝对数

28. 欲分析某人群体重指数和血脂之间相关的方向和相关程度,可选用的统计方法是(　　)
A. t 检验　B. F 检验　C. χ^2 检验
D. 相关分析　E. 秩和检验

29. 在双变量正态资料 X 与 Y 的相关分析中,若 $r=0.9$,且 $P<0.05$,则可认为(　　)
A. X 与 Y 有一定关系　B. X 与 Y 有确定性关系
C. X 与 Y 有正相关关系　D. X 与 Y 有因果关系
E. X 与 Y 没有关系

30. 同一份资料对回归系数 b 和相关系数 r 作统计推断,有(　　)
A. $t_b \neq t_r$　B. $t_b = t_r$　C. $t_b > t_r$

D. $t_b<t_r$　　E. 视具体情况而定

31. 研究血型与民族的关系时，下列无效假设的表达正确的是(　　)

A. 血型与民族无关联　　B. 血型与民族有关联　　C. 血型与民族有线性关系

D. 血型与民族有因果关系　　E. 血型与民族无因果关系

32. 用最小二乘法确定直线回归方程的原则是(　　)

A. 各观测点距直线的纵向距离相等　　B. 各观测点距直线的纵向距离平方和最小

C. 各观测点距直线的垂直距离相等　　D. 各观测点距直线的垂直距离平方和最小

E. 各观测点距直线的纵向距离最小

33. 直线回归分析中，以直线方程 $\hat{Y}=0.004+0.058\,8X$，代入两点描出回归线。下列选项正确的是(　　)

A. 所有实测点都应在回归线上　　B. 所绘回归直线必过点$(\bar{X},\bar{Y})$

C. 回归直线必过原点　　D. 回归直线 X 的取值范围为$[-1,1]$

E. 实测值与估计值差的平方和必小于零

34. 直线回归与相关分析中，下列描述**不正确**的是(　　)

A. $|r|\leqslant 1$

B. 已知 r 来自 $\rho\neq 0$ 的总体，则 $r>0$ 表示正相关，$r<0$ 表示负相关

C. X、Y 两变量不服从正态分布仍可作相关分析

D. 回归描述两变量的依存关系，相关描述两变量的相互关系

E. r 无单位

35. 如果两样本 $b_1=b_2$，$n_1>n_2$，则有(　　)

A. $r_1=r_2$　　B. $t_{r_1}=t_{r_2}$　　C. $r_1>r_2$

D. $t_{b_1}=t_{r_1}$　　E. $t_{b_1}=t_{b_2}$

36. 相关系数的假设检验，其无效假设为(　　)

A. $\rho>0$　　B. $\rho<0$　　C. $\rho=0$

D. $\rho=1$　　E. $\rho\neq 0$

37. 直线相关系数的假设检验，其自由度为(　　)

A. $n-1$　　B. $n-2$　　C. $2n-1$

D. $2(n-1)$　　E. n

38. 以下统计分析方法中，**不属于**参数统计分析方法的是(　　)

A. 总体均数的区间估计　　B. t 检验　　C. 方差分析

D. 秩和检验　　E. 直线回归

39. 满足参数检验的资料若用非参数检验，下列说法正确的是(　　)

A. 增加Ⅰ型错误　　B. 减少Ⅰ型错误　　C. 增加Ⅱ型错误

D. 减少Ⅱ型错误　　E. Ⅰ型错误和Ⅱ型错误都增加

40. 数据 1,2,3,4,5,6,5,7,9,10 编秩，5 的秩为(　　)

A. 2.5　　B. 3.5　　C. 4.5

D. 5.5　　E. 6.5

41. 配对资料比较的 Wilcoxon 符号秩检验，如果不拒绝 H_0，则对样本来说有(　　)

A. 正秩和与负秩和相等　　B. 正秩和与负秩和相差不大

C. 正秩和与负秩和相差很大　　D. 正秩和大于负秩和

E. 正秩和小于负秩和

42. 设配对资料的变量值为 X_1 和 X_2，则 Wilcoxon 符号秩检验编秩为（　　）

A. 把 X_1 和 X_2 分别从小到大编秩

B. 把 X_1 和 X_2 综合从小到大编秩

C. 把 X_1 和 X_2 综合按绝对值从小到大编秩

D. 把 X_1 和 X_2 的差数从小到大编秩

E. 把 X_1 和 X_2 的差数按绝对值从小到大编秩

43. 成组设计两样本（$n_1 \neq n_2$）比较的 Wilcoxon 符号秩检验，其检验统计量 T 是（　　）

A. 例数较小样本的秩和

B. 例数较大样本的秩和

C. 秩和较小样本的秩和

D. 秩和较大样本的秩和

E. 秩和较小样本的秩和或秩和较大样本的秩和

44. 在成组资料的秩和检验中，设总体为 N 个秩号：1，2，…，N，如果相同秩号，比如 i 和 $i+1$ 变成两个 $i+0.5$，则对总体所有秩号的均数和标准差有（　　）

A. 均数不变，标准差不变

B. 均数不变，标准差减少

C. 均数不变，标准差加大

D. 均数加大，标准差减少

E. 均数减少，标准差加大

45. 多组资料比较的 Kruskal-Wallis 检验（非参数检验）的检验统计量为（　　）

A. t

B. u

C. F

D. T

E. H

46. 多组等级资料比较的假设检验选择（　　）

A. t 检验

B. u 检验

C. χ^2 检验

D. H 检验

E. F 检验

47. 随机区组设计资料秩转换的近似 F 检验有（　　）

A. $SS_{总}=SS_{处理}+SS_{误差}$

B. $SS_{总}=SS_{区组}+SS_{误差}$

C. $SS_{总}=SS_{处理}+SS_{区组}+SS_{误差}$

D. $SS_{总}=SS_{处理}+SS_{区组}$

E. $SS_{总}=SS_{处理}+SS_{区组}-SS_{误差}$

48. 随机区组设计计量资料秩转换的近似 F 检验，设有 g 个处理组，n 个区组，则误差的自由度为（　　）

A. $n(g-1)$

B. $g(n-1)$

C. $(n-1)(g-1)$

D. $ng-1$

E. $ng-2$

49. 随机区组设计计量资料的 Freidman 检验（非参数检验）的编秩方法为（　　）

A. 将每个处理组的数据由小到大分别编秩

B. 将每个区组的数据由小到大分别编秩

C. 将各处理组的数据综合由小到大分别编秩

D. 将各区组的数据综合由小到大分别编秩

E. 将各区组的均数由小到大分别编秩

50. 计算一群同质个体的身高的平均数，应选择（　　）

A. 均数

B. 几何均数

C. 中位数

D. 四分位数

E. 方差

51. 描述一组偏态分布资料的离散程度，宜选择（　　）

A. 中位数

B. 标准差

C. 变异系数

D. 离均差绝对值之和

E. 四分位数间距

52. 当各观察值呈倍数变化（等比关系）时，平均数宜用（　　）

A. 均数

B. 几何均数

C. 中位数

D. 相对数

E. 四分位数

53. 计算某血清血凝抑制抗体滴度的平均水平，宜用（ ）
A. 均数 B. 几何均数 C. 中位数
D. 四分位数 E. 相对数

54. 计算某病的平均潜伏期，宜用（ ）
A. 均数 B. 几何均数 C. 中位数
D. 相对数 E. 四分位数

55. 当数值变量值资料一端或两端存在无界数据时，平均数宜用（ ）
A. 均数 B. 几何均数 C. 中位数
D. 相对数 E. 四分位数

56. 比较相同人群的身高和体重的变异程度，宜用（ ）
A. 极差 B. 标准差 C. 方差
D. 变异系数 E. 四分位数间距

57. 比较某地 1~2 岁和 5~5.5 岁女童体重的变异程度，宜用（ ）
A. 极差 B. 四分位数间距 C. 方差
D. 变异系数 E. 标准差

58. 用均数和标准差可全面描述其特征分布的是（ ）
A. 正偏态分布 B. 负偏态分布 C. 正态分布
D. 对称分布 E. 任意分布

59. 正态曲线下，横轴上从 μ 到 $\mu+1.96\sigma$ 的面积为（ ）
A. 95% B. 45% C. 97.5%
D. 47.5% E. 49.5%

60. 标准正态曲线下，横轴上从 0 到 2.58 的面积为（ ）
A. 99% B. 45% C. 99.5%
D. 47.5% E. 49.5%

61. 正态分布有（ ）
A. 均数等于几何均数 B. 均数等于中位数
C. 几何均数等于中位数 D. 均数等于几何均数等于中位数
E. 均数、几何均数、中位数均不相等

62. 对标准正态分布变量 u 有（ ）
A. $u \geqslant 1.96$ 的 $P=0.10$ B. $u \geqslant 1.96$ 的 $P=0.05$
C. $u \geqslant 1.96$ 的 $P=0.025$ D. $u \geqslant 1.96$ 的 $P=0.01$
E. $u \geqslant 1.96$ 的 $P=0.005$

63. 对标准正态分布变量 u 有（ ）
A. $u \geqslant 2.58$ 的 $P=0.10$ B. $u \geqslant 2.58$ 的 $P=0.05$
C. $u \geqslant 2.58$ 的 $P=0.005$ D. $u \geqslant 2.58$ 的 $P=0.01$
E. $u \geqslant 2.58$ 的 $P=0.025$

64. 下列关于二项分布的描述**错误**的是（ ）
A. 每次试验只会发生两种对立的可能结果之一
B. 每次试验产生某种结果的概率可以是变化的
C. 重复试验是相互独立的
D. 二项分布的两个参数分别为 n 和 π
E. 二项分布为一种离散型分布

65. 二项分布 $X \sim B(n,\pi)$ 近似于正态分布的条件是(　　)

A. n 较大,p 和 $1-p$ 均不太小　　B. n 较小,p 和 $1-p$ 均不太大

C. n 较大,p 和 $1-p$ 均不太大　　D. n 较小,p 和 $1-p$ 均不太小

E. n 足够大

66. 若某非遗传性疾病在家族成员间没有传染性,则 n 个家族成员中出现 X 个成员患病的概率分布为(　　)

A. 二项分布　　B. 负二项分布　　C. χ^2 分布

D. 正态分布　　E. Poisson 分布

67. 二项分布 $X \sim B(n,\pi)$ 近似于 Poisson 分布的条件是(　　)

A. 总体均数 λ 与标准差 σ 相等　　B. n 较大,而 π 很小,且 $n\pi$ 为常数

C. n 较大,π 也较大,且 $n\pi$ 足够大　　D. n 较小,而 π 较大,且 $n\pi$ 为常数

E. n 较大,而 π 较小,且 $n\pi$ 足够大

68. 对样本率和某一已知的总体率的差别作统计检验,为精确概率方法的是(　　)

A. 二项分布法　　B. χ^2 检验　　C. u 检验

D. 四格表确切概率法　　E. t 检验

69. 下列关于 Poisson 分布的描述**错误**的是(　　)

A. Poisson 分布是二项分布的一种极限情况

B. Poisson 分布可用来描述人群中遗传缺陷、癌症等发病率很低的疾病分布

C. Poisson 分布可用于研究单位时间内某罕见事件发生次数的分布

D. Poisson 分布常用于描述生物的群聚性

E. Poisson 分布具备可加性

70. Poisson 分布的方差和均数分别记为 σ^2 和 λ,其近似正态分布时应满足的条件是(　　)

A. π 接近 0 或 1　　B. σ^2 较小　　C. λ 较小

D. π 接近 0.5　　E. $\sigma^2 \geqslant 20$

71. Poisson 分布的标准差 σ 和均数 λ 的关系是(　　)

A. $\lambda>\sigma$　　B. $\lambda<\sigma$　　C. $\lambda=\sigma^2$

D. $\lambda=\sqrt{\sigma}$　　E. λ 与 σ 无固定关系

72. Poisson 分布是一种(　　)

A. 连续分布　　B. 离散分布　　C. 正态分布

D. 偏态分布　　E. 对称分布

73. 能用来较好地描述传染性疾病发生规律的离散型分布是(　　)

A. Poisson 分布　　B. χ^2 分布　　C. 二项分布

D. 负二项分布　　E. 正态分布

74. 在负二项分布的两个参数 μ 和 K 中,用来衡量分布的聚集趋向程度的是(　　)

A. μ　　B. k　　C. μk

D. μ/k　　E. $\mu+k$

75. 在某特征阳性率为 π 的总体中随机抽取含量为 n 的样本,记样本率为 P,则其中阳性数 X 的均数和方差是(　　)

A. $\pi, n\pi$　　B. $n\pi, n\pi(1-\pi)$　　C. $\pi, \pi(1-\pi)/n$

D. $nP, nP(1-P)$　　E. $n\pi, \pi(1-\pi)$

76. χ^2 分布的形状(　　)

A. 同正态分布　　B. 同 t 分布　　C. 为对称分布

D. 与自由度 ν 有关　　E. 与样本含量 n 有关

77. 四格表资料的 χ^2 检验,其校正公式的应用条件是(　　)

A. $n \geqslant 40$ 且 $T \leqslant 5$　　B. $n<40$ 且 $T>5$　　C. $n \geqslant 40$ 且 $1 \leqslant T<5$

D. $n<40$ 且 $1 \leqslant T<5$　　E. $n \geqslant 40$ 且 $T<1$

78. χ^2 的取值范围为(　　)

A. $-\infty<\chi^2<+\infty$　　B. $0 \leqslant \chi^2<+\infty$　　C. $0<\chi^2<+\infty$

D. $0<\chi^2 \leqslant 3.84$　　E. $0<\chi^2 \leqslant 6.33$

79. $R \times C$ 列联表 χ^2 检验的自由度为(　　)

A. $R-1$　　B. $C-1$　　C. $n-1$

D. $R \times C-1$　　E. $(R-1) \times(C-1)$

80. 四格表资料的 χ^2 检验应使用校正公式而未使用时,会导致(　　)

A. χ^2 增大,P 减小　　B. χ^2 减小,P 也减小　　C. χ^2 增大,P 也增大

D. χ^2 减小,P 增大　　E. 视数据不同而异

81. 配对四格表 χ^2 检验的资料,误作一般四格表 χ^2 检验,则(　　)

A. 本来差别有显著性,可能判为差别无显著性

B. 本来差别无显著性,可能判为差别有显著性

C. 可能加大Ⅰ型错误

D. Ⅰ型错误和Ⅱ型错误差不变

E. 可能同时增大Ⅰ型错误与Ⅱ型错误

82. 当四格表的周边合计不变时,如果某些格子的实际频数有变化,则其理论频数(　　)

A. 增大　　B. 减小　　C. 不确定

D. 不变　　E. 随该格实际频数的增减而增减

83. 四格表的自由度(　　)

A. 不一定等于 1　　B. 一定等于 1　　C. 等于行数×列数

D. 等于样本含量-1　　E. 等于格子数-1

84. 5 个样本率作比较,$\chi^2>\chi^2_{0.01,4}$,则在 $\alpha=0.05$ 的检验水准下,可认为(　　)

A. 各总体率不全相等　　B. 各总体率均不等　　C. 各样本率均不等

D. 各样本率不全相等　　E. 至少有两个总体率相等

85. 关于统计表的制作,**错误**的叙述是(　　)

A. 统计表不用竖线和斜线分隔表、标目和数据　　B. 统计表的标题放在表的上方

C. 统计表包含的内容越多越好　　D. 统计表中的数字按小数点位对齐

E. 统计表一般用纵标目和横标目说明数字的意义和单位

86. 在绘制统计图方面,以下五个方面问题最为严重的是(　　)

A. 坐标轴上的刻度标得太密　　B. 坐标轴上的刻度标得不符合数学原则

C. 坐标轴上的刻度标得太疏　　D. 坐标轴上的刻度标的不是对数尺度

E. 两坐标轴交点处未标记 0

87. 在医学研究中,采用多变量回归分析的主要目的是(　　)

A. 节省样本　　B. 提高检验精度　　C. 克服共线影响

D. 减少异常值的影响　　E. 控制混杂因素的影响

88. 自变量选择的主要目的是(　　)

A. 简化计算　　B. 提高模型精度　　C. 减少混杂的影响

D. 提高决定系数值　　E. 减少残差平方和

89. 在多元线性回归分析中,衡量各变量重要性的统计量是(　　)
A. 离均差平方和　B. 偏回归平方和　C. 标准化偏回归系数
D. 离均差积和　E. 误差均方
90. 实验设计的三个基本要素是(　　)
A. 受试对象、实验效应、观察指标　B. 随机化、重复、设置对照
C. 齐同对比、均衡性、随机化　D. 处理因素、受试对象、实验效应
E. 设置对照、重复、盲法
91. 实验设计的基本原则是(　　)
A. 随机化、盲法、设置对照　B. 重复、随机化、配对　C. 随机化、盲法、配对
D. 齐同、均衡、随机化　E. 随机化、重复、设置对照
92. 实验设计和调查设计的根本区别是(　　)
A. 实验设计以动物为对象　B. 调查设计以人为对象
C. 实验设计可随机分组　D. 实验设计可人为设置处理因素
E. 两者无区别
93. 实验研究与调查研究相比,主要优点是(　　)
A. 完成任务时间少　B. 完成任务人力少　C. 完成任务需钱少
D. 干扰因素少　E. 统计分析指标少
94. 比较一种未知疗效的药物和已知疗效的药物,最好采用(　　)
A. 空白对照　B. 标准对照　C. 实验对照
D. 相互对照　E. 安慰剂对照
95. 在实验设计中要确定样本含量,必须先定出(　　)
A. Ⅰ型错误　B. Ⅱ型错误　C. 把握度
D. Ⅰ型错误和把握度　E. Ⅱ型错误和把握度
96. 估计样本含量时,所定容许误差愈小,则(　　)
A. 所要的样本含量愈大　B. 所要的样本含量愈小　C. 不影响样本含量
D. 所定的样本含量愈准确　E. 所定的样本含量愈粗糙
97. 估计样本含量时,所定Ⅰ型错误愈小,则(　　)
A. 所要的样本含量愈大　B. 所要的样本含量愈小　C. 不影响样本含量
D. 所定的样本含量愈准确　E. 所定的样本含量愈粗糙
98. 估计样本含量时,所定Ⅱ型错误愈小,则(　　)
A. 所要的样本含量愈大　B. 所要的样本含量愈小　C. 不影响样本含量
D. 所定的样本含量愈准确　E. 所定的样本含量愈粗糙
99. 应用随机区组设计应遵循的原则是(　　)
A. 单位组间差别越大越好,单位组内差别越小越好
B. 单位组间差别越小越好,单位组内差别越大越好
C. 单位组间差别越大越好,单位组内差别越大越好
D. 单位组间差别越小越好,单位组内差别越小越好
E. 与单位组间和单位组内的变异程度无关
100. 在临床试验中用安慰剂的作用是(　　)
A. 消除医师的心理作用　B. 消除试验组对象的心理作用
C. 消除对照组对象的心理作用　D. 消除医师和试验组对象的心理作用
E. 消除医师和对照组对象的心理作用

101. 作某疫苗的效果观察欲用“双盲”试验，所谓“双盲”是指(　　)

A. 观察者和试验对象都不知道安慰剂的性质

B. 试验组接受疫苗，对照组接受安慰剂

C. 观察者和试验对象都不知道谁接受疫苗谁接受安慰剂

D. 试验组和对照组都不知道谁是观察者

E. 两组试验对象都不知道自己是试验组还是对照组

(二) A2 型题(案例摘要型最佳选择题)

102. 为比较某新药与常规药治疗糖尿病的疗效是否有差别，将 80 名患者按年龄相近、病情轻重程度相同配成 40 对。将对子中的两名患者随机分为两组，一组给予新药，另一组给予常规药物。经过一个疗程的治疗后，测量其血糖浓度。假设新药组和常规药物组的血糖浓度降低值服从正态分布，适宜的假设检验方法为(　　)

A. 成组 t 检验　　B. 配对 t 检验　　C. 两样本 χ^2 检验

D. 配对 χ^2 检验　　E. 成组设计两样本比较的秩和检验

103. 某研究者欲了解某地正常成年男性和女性的红细胞总体平均水平是否不同，随机抽样并测定了该地 100 名正常成年男性和 100 名正常成年女性的红细胞数，算得男性的均数为 4.59×10^{12}/L，标准差为 0.56×10^{12}/L；女性的均数为 4.17×10^{12}/L，标准差为 0.30×10^{12}/L。该设计方案和资料类型分别是(　　)

A. 配对设计的分类资料　　B. 配对设计的定量资料　　C. 成组设计的分类资料

D. 成组设计的等级资料　　E. 成组设计的定量资料

104. 已知某地 12 岁男童身高的均数为 143.10cm，标准差为 5.67cm。某医生从该地随机抽取 50 名男童，测得其身高的均数为 148.60cm；又从该地随机抽取 50 名 12 岁女童，测得其身高的均数为 140.50cm。经成组 t 检验，12 岁男童身高与 12 岁女童身高在 $\alpha=0.05$ 的水准上差别有统计学意义。则下列说法正确的是(　　)

A. 148.60cm 与 143.10cm 不同是由系统误差造成的

B. 148.60cm 与 143.10cm 不同是因为两总体均数不同

C. 148.60cm 与 140.50cm 不同是由抽样误差造成的

D. 148.60cm 与 140.50cm 不同是因为两总体均数不同

E. 143.10cm 与 140.50cm 不同是由抽样误差造成的

105. 为研究党参对小鼠细胞免疫功能的影响，把 20 只小鼠随机等分为两组，每组雌雄各半。一组用对照药，另外一组用党参，用药 15 天后，测定 E 玫瑰花结形成率(%)，结果如附表 2-1。欲比较两组总体方差是否相等，宜采用的检验方法是(　　)

附表 2-1　小鼠 E 玫瑰花结形成率　　单位:%

对照组	14	10	12	16	13	14	12	10	13	9
党参组	21	24	18	17	22	19	18	23	20	18

A. u 检验　　B. t 检验　　C. t' 检验

D. F 检验　　E. T 检验

106. 某疗养院测得 1 096 名飞行人员红细胞数(10^{12}/L)，经检验该资料服从正态分布，其均数为 414.1×10^{12}/L，标准差为 42.8×10^{12}/L，该红细胞数的区间 $(414.1-1.96\times42.8, 414.1+1.96\times42.8)\times10^{12}$/L 是指(　　)

A. 95%参考值范围　　B. 99%参考值范围　　C. 总体均数 90%置信区间

D. 总体均数 95%置信区间　　E. 总体均数 99%置信区间

107. 某研究者某年随机抽取某地 174 名 3 岁的男童,测量其身高,算得身高的均数为 101.17cm,标准差为 5.17cm,则其某年某地 3 岁男童身高总体均数的 95%置信区间为(　　)

A. 101.17±5.17　　B. 101.17±1.96×5.17

C. 101.17±2.58×5.17　　D. $101.17\pm1.96\times5.17\div\sqrt{174}$

E. $101.17\pm2.58\times5.17\div\sqrt{174}$

108. 2006 年某医生测量了 95 名 7 岁黎族女生的胸围,算得其均数为 56.2cm,标准差为 3.5cm。欲比较 2006 年 7 岁黎族女生的胸围是否不同于 2000 年该地黎族同龄女生的胸围 54.8cm,适宜的检验方法是(　　)

A. 单样本 t 检验　　B. 配对 t 检验

C. 两样本 t 检验　　D. 完全随机设计资料的方差分析

E. 随机区组设计资料的方差分析

109. 在 4 个医院进行 3 种食品供给系统的研究,研究变量为每餐服务花费的时间(min)。附表 2-2 中的数据为供应午餐在每个医院由每一种供给系统服务所花费的时间,该研究设计属于(　　)

附表 2-2　供应午餐在每个医院由每一种供给系统服务所花费的时间　　单位:min

医院	食品供给系统		
	甲	乙	丙
A	7	9	10
B	9	9	11
C	7	10	12
D	8	8	10

A. 完全随机化设计　　B. 随机区组设计　　C. 交叉设计

D. 拉丁方设计　　E. 成组设计

110. 某病患者 120 人,其中男性 114 人,女性 6 人,分别占 95%与 5%,则结论为(　　)

A. 男性易患该病　　B. 女性易该患病

C. 男性和女性都易患该病　　D. 该病男性患病率高于女性

E. 该病患者中男性所占比重高于女性

111. 随机选取男性 200 人、女性 100 人为某寄生虫病研究的调查对象,测得其感染阳性率分别为 20%和 15%,则合并阳性率为(　　)

A. 35%　　B. 18.3%　　C. 16.7%

D. 11.7%　　E. 无法计算

112. 用某新药治疗急性腹泻患者 31 例,1 周后痊愈 25 例,由此可认为(　　)

A. 新药疗效好　　B. 新药疗效一般

C. 新药只有近期疗效　　D. 治疗例数太少,待增加例数后再评价

E. 缺少对照,无法评价该新药疗效

113. 甲县恶性肿瘤粗死亡率比乙县高,经标准化后甲县恶性肿瘤标化死亡率比乙县低,其原因最有可能是(　　)

A. 甲县的诊断水平比乙县高　　B. 乙县的诊断水平比甲县高

C. 甲县的肿瘤防治工作比乙县好　　D. 甲县的老年人口在总人口中所占比例比乙县小

E. 甲县的老年人口在总人口中所占比例比乙县大

114. 某农场职工冠心病与眼底动脉硬化普查结果如附表 2-3，欲研究眼底动脉硬化级别与冠心病诊断之间有无关系，应进行(　　)

附表 2-3 某农场职工冠心病与眼底动脉硬化普查结果

眼底动脉硬化级别	诊断结果		
	正常	可疑冠心病	冠心病
0	340	11	6
Ⅰ	73	13	6
Ⅱ	100	20	9

A. 线性相关分析　　B. 方差分析

C. 多个样本均数比较的秩和检验　　D. 3×3 列联表的 χ^2 检验

E. q 检验

115. 根据某地一年级 12 名女大学生体重 x 与肺活量 y 数据进行相关回归分析，已算出 $\sum(y-\bar{y})^2=1.89$，$\sum(\hat{y}-\bar{y})^2=1.06$，则剩余标准差 $S_{y.x}$ 等于(　　)

A. $\sqrt{\frac{1.89}{10}}$　　B. $\sqrt{\frac{1.06}{10}}$　　C. $\sqrt{\frac{0.83}{12}}$

D. $\sqrt{\frac{0.83}{10}}$　　E. $\sqrt{\frac{0.83}{11}}$

116. 通过对 10 名 20 岁男青年的身高(cm)与前臂长(cm)的研究，求出 $\sum(X-\bar{X})(Y-\bar{Y})=226$，$\sum(X-\bar{X})^2=962.5$，$\sum(Y-\bar{Y})^2=78.4$。那么，相关系数的值为(　　)

A. 0.822 7　　B. 0.812 7　　C. 0.956 2

D. 0.748 9　　E. 0.833 1

117. 某实验室观察局部温热治疗小鼠移植肿瘤的疗效，实验组 10 只小鼠，对照组 12 只小鼠，以生存日数作为观察指标。若生存日数的分布情况不明，适宜的检验方法是(　　)

A. 配对样本 t 检验　　B. 两样本 t 检验　　C. Wilcoxon 符号秩检验

D. Wilcoxon 秩和检验　　E. Freidman M 检验

118. 对 10 名健康人用离子交换法与蒸馏法测得其尿汞值(μg/L)，要推断两法测定结果是否有差别，首先应考虑(　　)

A. 用配对 t 检验　　B. 用成组 t 检验

C. 用 Wilcoxon 符号秩检验　　D. 资料是否符合配对 t 检验条件

E. 资料是否符合成组 t 检验条件

119. 测得正常人、单纯性肥胖者和皮质醇增多症者各 10 人的血浆总皮质醇含量(10^2 μmol/L)，要推断三种人群的血浆总皮质醇含量有无差别，首先应考虑(　　)

A. 完全随机设计资料的方差分析

B. 随机区组设计资料的方差分析

C. Kruskal-Wallis H 检验

D. 资料是否符合完全随机设计资料的方差分析条件

E. 资料是否符合随机区组设计资料的方差分析条件

120. 某医生用某法矫治 100 名近视眼患者，其中 30 名有效，经计算，其有效率的标准误为 4.58%，

则该法有效率的99%置信区间为(　　)

A. $0.3\pm1.96\times0.0458$　　B. $0.3\pm1.96\times0.0458/100$　　C. $0.3\pm2.58\times0.0458$

D. $0.3\pm2.58\times0.0458/100$　　E. $0.3\pm1.96\sqrt{0.0458}/100$

121. 用计数器测得某放射性物质10分钟内发出的脉冲数为660个,据此可估计该放射性物质平均每分钟脉冲计数的95%置信区间为(　　)

A. $660\pm1.96\sqrt{660}$　　B. $660\pm2.58\sqrt{660}$　　C. $66\pm1.96\sqrt{66}$

D. $66\pm2.58\sqrt{66}$　　E. $66\pm1.96\frac{\sqrt{660}}{10}$

122. 从某河中抽取水样本,发现平均每毫升河水中有100个大肠杆菌,则由该河中随机抽取1ml水中的大肠杆菌数X服从(　　)

A. 正态分布　　B. 二项分布　　C. 负二项分布

D. χ^2分布　　E. Poisson分布

123. 从甲、乙两文中,查到同类研究的两个率比较的四格表资料,其χ^2检验结果为甲文$\chi^2>\chi^2_{0.01,1}$,乙文$\chi^2>\chi^2_{0.05,1}$,可认为(　　)

A. 两文结论矛盾　　B. 两文结论完全一致　　C. 甲文结论更为置信

D. 乙文结论更为置信　　E. 甲文比乙文的总体间差异大

124. 欲研究两种血型系统之间是否有联系,测得某地5 801人的两种血型系统,结果见附表2-4。为实现该研究目的,应选择的统计分析方法是(　　)

附表2-4　某地5 801人的两种血型系统检测结果

ABO血型	MN血型		
	M	N	MN
O	431	490	902
A	388	410	800
B	495	587	950
AB	137	179	32

A. 秩和检验　　B. χ^2检验　　C. Ridit检验

D. 相关分析　　E. Kappa检验

125. 假定两种方法检测结果的假阳性率和假阴性率均很低。现有50份血样,用甲法检查阳性25份,用乙法检查阳性35份,两法同为阳性和阴性的分别为23份和13份。欲比较两种方法检测结果有无差别,宜选用(　　)

A. u检验　　B. t检验

C. 配对t检验　　D. 配对四格表资料的χ^2检验

E. 四格表资料的χ^2检验

126. 用大剂量维生素E治疗产后缺乳,以安慰剂对照,观察结果如下:维生素E组,有效12例,无效6例;安慰剂组,有效3例,无效9例。分析该资料,应选用(　　)

A. t检验　　B. χ^2检验　　C. F检验

D. Fisher精确概率法　　E. 四格表资料的χ^2检验校正公式

127. 欲比较胞磷胆碱与神经节苷脂治疗脑血管疾病的疗效,将78例脑血管疾病患者随机分为两组,结果如附表2-5。分析该资料,应选用(　　)

附表 2-5 胞磷胆碱与神经节苷脂治疗脑血管疾病疗效比较

组别	有效	无效	合计
胞磷胆碱组	46	6	52
神经节苷脂组	18	8	26
合计	64	14	78

A. t 检验　　B. 四格表资料 χ^2 检验专用公式
C. F 检验　　D. Fisher 精确概率法
E. 四格表资料 χ^2 检验校正公式

128. 某地男性慢性气管炎患者与男性对照者年幼时曾患过 A 病的统计资料如下：患者 168 人中年幼时曾患过 A 病者有 30 人；对照组 168 人中年幼时曾患过 A 病者有 15 人。用图形显示两组人中曾患过和未患过 A 病的人数，请选择(　　)

A. 直方图　　B. 复式条图　　C. 线图
D. 散点图　　E. 箱式图

129. 有人记录了某地 1950—1966 年间各年的结核病和伤寒的死亡率资料，希望选择合适的统计图反映两种疾病的死亡率随着时间推移的变化速度的快慢。正确的选择是(　　)

A. 半对数线图　　B. 复式条图　　C. 线图
D. 直方图　　E. 圆图

130. 将 20 个人身长、体重的成对数据在直角坐标系内描点，所形成的图形叫作(　　)

A. 条图　　B. 百分条图　　C. 散点图
D. 线图　　E. 直方图

131. 流行性乙型脑炎发病率的高低与年龄有关，据调查，3~8 岁的儿童较其他年龄的人易患此病，为了反映患者年龄的频数分布规律，应选用(　　)

A. 条图　　B. 圆图　　C. 直方图
D. 统计地图　　E. 线图

132. 研究 A 药抗癌效果，将患有某种肿瘤的大白鼠随机分为两组，一组未给药，一组饲服抗癌 A 药；2 周后检测体内存活的肿瘤细胞数。这种对照在实验设计中称为(　　)

A. 实验对照　　B. 空白对照　　C. 安慰剂对照
D. 标准对照　　E. 历史对照

133. 研究某活菌苗预防菌痢的效果，选择某部队做现场实验，一部分人服药，一部分人不服药，一定时间后，观察这两部分人菌痢的发病情况。这种对照属于(　　)

A. 实验对照　　B. 空白对照　　C. 安慰剂对照
D. 标准对照　　E. 历史对照

134. 为研究膳食中强化铁预防缺铁性贫血的效果，试验组儿童食用强化铁酱油烹饪的食物，对照组儿童食用普通酱油烹饪的食物。这种对照在试验设计中称为(　　)

A. 试验对照　　B. 空白对照　　C. 安慰剂对照
D. 标准对照　　E. 历史对照

135. 为研究新药“胃灵丹”治疗胃病(胃炎、胃溃疡)疗效，在某医院选择 40 例胃炎和胃溃疡患者，随机分成试验组和对照组，试验组用胃灵丹治疗，对照组用公认有效的“胃苏冲剂”。这种对照在试验设计中称为(　　)

A. 试验对照　　B. 空白对照　　C. 安慰剂对照
D. 标准对照　　E. 历史对照

136. 为研究双酚 A 和邻苯二甲酸对大鼠生殖系统的联合毒性作用，将 32 只月龄相近的 SD 雌性大鼠随机分为 4 组，分别接受含双酚 A 饲料、含邻苯二甲酸饲料、含双酚 A 和邻苯二甲酸饲料、普通饲料 4 种处理，观察指标为每只母鼠所产仔鼠畸形发生率。基于实验目的，本实验采用的设计方法属于(　　)

A. 完全随机设计　　B. 随机区组设计　　C. 拉丁方设计
D. 析因设计　　E. 交叉设计

137. 某医师研究丹参预防冠心病的作用，试验组用丹参，对照组用无任何作用的糖丸，这属于(　　)

A. 试验对照　　B. 空白对照　　C. 安慰剂对照
D. 标准对照　　E. 历史对照

(三) A3/A4 型题(案例组型最佳选择题)

(138～139 题共用题干)

某县有 35 万人口，其中农村居民占 90%，现欲作农村居民 AIDS 感染情况及其影响因素的调查研究。

138. 该调查对象为(　　)

A. 该县所有常住人口　　B. 该县所有农村居民
C. 该县已婚的所有常住人口　　D. 该县已婚的所有农村居民
E. 该县已婚的所有农村育龄妇女

139. 对于上述研究，所确定的“观察单位”应该是(　　)

A. 该县的农村居民个体　　B. 该县的自然村　　C. 该县的每个农村家庭
D. 该县的行政村　　E. 该县的每个乡镇

(140～142 题共用题干)

某医师于 2009 年测量了某地某单位 118 名正常成年男子的血清甘油三酯，见附表 2-6：

附表 2-6　某单位 118 名正常成年男子的血清甘油三酯结果

组段频数/(mmol/L)	人数
0.6～	1
0.7～	4
0.8～	9
0.9～	13
1.0～	19
1.1～	25
1.2～	19
1.3～	13
1.4～	9
1.5～	5
1.6～1.7	1
合计	118

140. 该资料类型是(　　)

A. 无序多项分类资料　　B. 有序多项分类资料　　C. 连续型定量资料
D. 离散型定量资料　　E. 二项分类资料

141. 欲描述该资料的离散趋势，宜选用（　　）

A. 极差　　B. 标准差　　C. 四分位数间距

D. 平均差　　E. 标准误

142. 欲求该地正常成年男子血清甘油三酯的95%参考值范围，宜选用（　　）

A. $\bar{X}\pm1.96S$　　B. $\bar{X}\pm2.58S$　　C. $\bar{X}\pm1.96S_{\bar{X}}$

D. $\bar{X}\pm2.58S_{\bar{X}}$　　E. $\bar{X}\pm t_{0.01,\nu}S_{\bar{X}}$

（143～145题共用题干）

测得某地290名正常人尿汞值，其频数分布如附表2-7：

附表2-7　290名正常人尿汞值频数分布

尿汞值	例数	尿汞值	例数	尿汞值	例数
0～	47	24～	16	48～	3
4～	27	28～	9	52～	—
8～	54	32～	9	56～	2
12～	48	36～	4	60～	—
16～	43	40～	5	64～	—
20～	22	44～	—	68～	1

143. 据此频数表可初步判断该资料为（　　）

A. 正态分布　　B. 对称分布　　C. 任意分布

D. 正偏态分布　　E. 负偏态分布

144. 欲计算其平均水平，宜用（　　）

A. 均数　　B. 几何均数　　C. 中位数

D. 四分位数　　E. 离均差平方和

145. 欲求该资料正常人尿汞值95%的参考值范围，宜用（　　）

A. $\bar{X}\pm1.96S$　　B. $\bar{X}\pm2.58S$　　C. P_5

D. $P_{97.5}$　　E. P_{95}

（146～148题共用题干）

为判断接种两批不同结核菌素后皮肤浸润直径（mm）的大小是否不同，选取12只大白兔在其左右前臂分别注射标准结核菌素和新制结核菌素，测得数据如附表2-8：

附表2-8　标准品和新制品皮肤浸润直径　　单位：mm

编号	1	2	3	4	5	6	7	8	9	10	11	12
标准品	12.0	14.5	15.5	13.0	12.0	10.2	9.0	15.0	13.0	14.0	14.0	11.0
新制品	10.0	10.0	12.5	10.0	7.5	8.5	7.2	8.0	9.5	8.7	10.0	8.5

146. 要比较接种两批结核菌素后皮肤浸润直径是否相同，宜采用的假设检验方法为（　　）

A. 单样本 t 检验　　B. 配对 t 检验

C. 成组 t 检验　　D. 成组设计两样本比较的秩和检验

E. 成组设计多样本比较的秩和检验

147. 该假设检验的 H_0 为（　　）

A. $\mu_1=0$,标准品的皮肤浸润平均直径等于0

B. $\mu_2=0$,新制品的皮肤浸润平均直径等于0

C. $\mu_1>0$,标准品的皮肤浸润平均直径大于0

D. $\mu_2>0$,新制品的皮肤浸润平均直径大于0

E. $\mu_d=0$,标准品和新制品的皮肤浸润平均直径相同

148. 若假设检验结果 $P<0.01$(双尾),则按检验水准 $\alpha=0.05$,可认为标准品和新制品皮肤浸润平均直径(　　)

A. 有差异　　B. 有较小差异　　C. 有本质差异

D. 差异无统计学意义　　E. 差异有统计学意义

(149~151题共用题干)

若活动性肺结核患者的平均心率一般为86次/min,标准差为6.5次/min。现有一医生随机测量了36名活动性肺结核患者的心率,算得其均数为90次/min,标准差为7.8次/min。

149. 该资料类型是(　　)

A. 离散型定量资料　　B. 连续型定量资料　　C. 二项分类资料

D. 无序多项分类资料　　E. 有序多项分类资料

150. 欲估计该院活动性肺结核患者平均心率的95%置信区间,其计算公式为(　　)

A. $(\overline{X}-1.96S,\overline{X}+1.96S)$　　B. $(\overline{X}-1.96S_{\overline{X}},\overline{X}+1.96S_{\overline{X}})$

C. $(\overline{X}-t_{0.05,36}S_{\overline{X}},\overline{X}+t_{0.05,36}S_{\overline{X}})$　　D. $(\overline{X}-t_{0.05,35}S_{\overline{X}},\overline{X}+t_{0.05,35}S_{\overline{X}})$

E. $(\overline{X}-t_{0.05/2,35}S_{\overline{X}},\overline{X}+t_{0.05/2,35}S_{\overline{X}})$

151. 欲了解该院活动性肺结核患者平均心率是否高于一般活动性肺结核患者平均心率,应采用的假设检验方法是(　　)

A. 单样本 t 检验　　B. 配对 t 检验

C. 成组 t 检验　　D. 完全随机设计资料的方差分析

E. 随机区组设计资料的方差分析

(152~153题共用题干)

为研究某新药对血液凝固的影响,随机分配患者到新药组(22人)和标准药物对照组(20人),分别测定其抗凝血酶活力(U),结果如附表2-9:

附表2-9　新药组和对照组抗凝血酶活力　　单位:U

新药组	126	135	136	143	141	138	142	116	…	108	115	140
对照组	162	172	177	170	175	152	157	159	…	162		

152. 欲检验两组抗凝血酶活力的总体方差是否齐性,可采用的检验方法是(　　)

A. W 检验　　B. W' 检验　　C. D 检验

D. F 检验　　E. t 检验

153. 若经检验该资料服从正态分布且方差齐,欲了解该药对血液凝固的影响,应采用的检验方法是(　　)

A. 单样本 t 检验　　B. 配对 t 检验　　C. 成组 t 检验

D. 近似 t 检验　　E. χ^2 检验

(154~156题共用题干)

某地随机测量了101名30~49岁正常成年男子的血清总胆固醇(mmol/L),结果如附表2-10:

附表 2-10 101 名 30~49 岁正常成年男子的血清总胆固醇结果

血总胆固醇/(mmol/L)	2.5~	3.0~	3.5~	4.0~	4.5~	5.0~	5.5~	6.0~	6.5~	7.0~	合计
频数	1	8	9	23	25	17	9	6	2	1	101

154. 欲检验该资料是否来自正态分布总体,可以采用的检验方法是(　　)

A. t 检验　　B. t'检验　　C. u 检验

D. F 检验　　E. 矩法检验

155. 欲估计该样本的抽样误差,根据上表数据,可采用公式(　　)

A. $\sigma_{\bar{X}}=\frac{\sigma}{\sqrt{n}}$　　B. $S_{\bar{X}}=\frac{S}{\sqrt{n}}$　　C. $\sigma_{\bar{X}}=\frac{\bar{X}}{\sqrt{n-1}}$

D. $S_{\bar{X}}=\frac{\bar{X}}{\sqrt{n}}$　　E. $S_{\bar{X}}=\frac{S}{\sqrt{n-1}}$

156. 若同时抽查了 105 名当地正常成年女性血清总胆固醇,经两样本 u 检验,得 $u=1.185$,$P>0.05$。则其正确的结论是(　　)

A. 拒绝 H_1,接受 H_0,可认为当地正常成年男女血清总胆固醇水平相等

B. 拒绝 H_0,接受 H_1,可认为当地正常成年男女血清总胆固醇水平不等

C. 不拒绝 H_0,不接受 H_1,尚不能认为当地正常成年男女血清总胆固醇水平不等

D. 拒绝 H_1,尚不能认为当地正常成年男女血清总胆固醇水平相等

E. 不接受 H_1,可认为当地正常成年男女血清总胆固醇水平相等

(157~160 题共用题干)

24 名理疗的患者被随机分到 4 种不同的理疗组,接受不同的理疗方法,经过给定的时间治疗后,采用评分的方法考察每种方法的疗效。附表 2-11、附表 2-12 是数据分析的结果,请根据该结果,回答以下问题:

附表 2-11 数据描述

组别	N	均数	标准差	标准误	95%置信区间	
					下限	上限
1	6	75.67	8.406	3.432	66.84	84.49
2	6	78.83	6.882	2.810	71.61	86.06
3	6	69.17	9.390	3.833	59.31	79.02
4	6	87.50	5.010	2.045	82.24	92.76
合计	24	77.79	9.785	1.997	73.66	81.92

附表 2-12 方差分析表

变异来源	自由度	SS	MS	F	P
组间	( )	1 045.458	( )	( )	0.004
组内	20	1 156.500			
总变异	23	2 201.958			

157. 本研究所使用的假设检验方法为(　　)

A. t 检验　B. 完全随机设计的方差分析

C. 随机区组设计的方差分析　D. 拉丁方设计的方差分析

E. 方差齐性检验

158. 附表 2-12 中组间的自由度为(　　)

A. 1　B. 2　C. 3

D. 4　E. 0

159. 附表 2-12 中组间均方和 F 分别是(　　)

A. 348.486 和 6.027　B. 6.027 和 348.486　C. 57.825 和 6.027

D. 6.027 和 57.825　E. 348.486 和 57.825

160. 根据上述分析结果，下列有关四种理疗方法的疗效，说法正确的是(　　)

A. 四种理疗方法的疗效总的来说，在 $\alpha=0.05$ 水准上，差异有统计学意义

B. 四种理疗方法的疗效总的来说，在 $\alpha=0.05$ 水准上，差异无统计学意义

C. 四种理疗方法中 1 组和 3 组的疗效，在 $\alpha=0.05$ 水准上，差异有统计学意义

D. 四种理疗方法中 2 组和 4 组的疗效，在 $\alpha=0.05$ 水准上，差异有统计学意义

E. 四种理疗方法各组间的疗效，在 $\alpha=0.05$ 水准上，差异均有统计学意义

(161~162 题共用题干)

某地某年按年龄统计的肿瘤普查资料如附表 2-13：

附表 2-13　肿瘤普查资料

年龄组	人口数	构成比/%	患病率/(1/万)
0~	589 452	1.3	0.32
30~	654 935	12.8	2.96
40~	432 567	33.2	11.63
50~	123 794	35.4	43.30
60~	31 129	17.3	83.84
合计	1 831 877	100.0	8.26

161. 患者最多的人所在年龄组是(　　)

A. 0~　B. 30~　C. 40~

D. 50~　E. 60~

162. 患肿瘤的比例最高的那个年龄组是(　　)

A. 0~　B. 30~　C. 40~

D. 50~　E. 60~

(163~164 题共用题干)

某地区某种疾病在某年的发病人数为 a_0，以后历年为 $a_1, a_2, \cdots, a_n$，则

163. 该疾病发病人数的年平均发展速度是(　　)

A. $\frac{a_0+a_1+\cdots+a_n}{n+1}$　B. $\sqrt[n+1]{a_0\times a_1\times\cdots\times a_n}$　C. $\sqrt[n]{\frac{a_n}{a_0}}$

D. $\sqrt[n]{\frac{a_n}{a_0}}-1$　E. $\frac{a_n}{a_1}$

164. 该疾病发病人数的年平均增长速度是(　　)

A. $\frac{a_0+a_1+\cdots+a_n}{n+1}$　　B. $\sqrt[n+1]{a_0\times a_1\times\cdots\times a_n}$　　C. $\sqrt[n]{\frac{a_n}{a_0}}$

D. $\sqrt[n]{\frac{a_n}{a_0}}-1$　　E. $\frac{a_n}{a_1}$

(165~166 题共用题干)

某省流脑发病率动态分析显示:以 1982 年的 21.37/10 万为定基水平,1983 年流脑发病率降至 7.30/10 万,1984 年为 5.77/10 万,1985 年为 5.22/10 万。

165. 1985 年的定基发展速度是(　　)

A. 27.00%　　B. 24.43%　　C. 79.04%

D. 90.47%　　E. 25.43%

166. 1984 年的环比发展速度是(　　)

A. 27.00%　　B. 24.43%　　C. 79.04%

D. 90.47%　　E. 25.43%

(167~168 题共用题干)

为研究某地男、女学生的肺吸虫感染率是否存在差别,某研究者随机抽查了该地 80 名男生和 85 名女生,查得感染人数男生 23 人,女生 13 人。

167. 该资料男、女生感染人数分布属于(　　)

A. 正态分布　　B. 负二项分布　　C. χ^2分布

D. 二项分布　　E. Poisson 分布

168. 若作男女间感染率有无差别的假设检验,宜选用的方法为(　　)

A. t 检验　　B. 二项分布精确概率法　　C. 两个率比较的 u 检验

D. Poisson 分布精确概率法　　E. F 检验

(169~171 题共用题干)

某研究者欲比较甲、乙两种抗生素治疗急性上呼吸道感染的效果,将 60 名急性上呼吸道感染患者随机分为两组,31 名患者接受甲抗生素治疗,有效者 28 人;29 名接受乙抗生素治疗,有效者 24 人。

169. 该研究设计方法为(　　)

A. 完全随机设计　　B. 配伍组设计　　C. 配对设计

D. 病例对照设计　　E. 交叉设计

170. 该研究结果的资料类型为(　　)

A. 无序多分类资料　　B. 两分类资料　　C. 等级资料

D. 离散型定量资料　　E. 连续型定量资料

171. 欲比较甲、乙两种抗生素治疗急性上呼吸道感染的疗效有无差别,应采用的检验统计量为(　　)

A. $\chi^2=\frac{(ad-bc)^2n}{(a+b)(c+d)(a+c)(b+d)}$　　B. $\chi^2=\frac{(|ad-bc|-n/2)^2n}{(a+b)(c+d)(a+c)(b+d)}$

C. $\chi^2=\frac{(|b-c|-1)^2}{(b+c)}$　　D. $\chi^2=\frac{(b-c)^2}{(b+c)}$

E. $\chi^2=n\left(\sum\frac{A_{RC}^2}{n_Rn_C}-1\right)$

(172~173 题共用题干)

某研究者检测脑梗死组与对照组血清中载脂蛋白(a)表型的分布,结果如附表 2-14:

附表 2-14 脑梗死组与对照组血清载脂蛋白(a)表型分布情况

分组	S_1	S_2	S_2+S_3	S_3	S_4	Null	合计
病例组	12	9	8	21	14	4	68
对照组	6	12	4	27	20	8	77
合计	18	21	12	48	34	12	145

172. 该研究结果的资料类型为(　　)
A. 两分类资料　　B. 无序多分类资料　　C. 等级资料
D. 离散型定量资料　　E. 连续型定量资料

173. 欲比较病例组与对照组的载脂蛋白(a)表型的分布有无差别,应采用的检验统计量为(　　)

A. $\chi^2=\dfrac{(ad-bc)^2n}{(a+b)(c+d)(a+c)(b+d)}$　　B. $\chi^2=\dfrac{(|ad-bc|-n/2)^2n}{(a+b)(c+d)(a+c)(b+d)}$

C. $\chi^2=\dfrac{(b-c)^2}{(b+c)}$　　D. $\chi^2=\dfrac{(|b-c|-1)^2}{(b+c)}$

E. $\chi^2=n\left(\sum\dfrac{A_{RC}^2}{n_Rn_C}-1\right)$

(174~175 题共用题干)

为比较两种不同防护服对粉尘接触者皮肤病的防护效果,将 98 名接触者随机分到两个处理组中,2 个月后两组接触者患皮炎情况如附表 2-15,试比较两种防护服的防护效果有无差别。

附表 2-15 不同防护服对粉尘接触者皮肤病的防护效果

防护服种类	皮肤炎症		合计
	阳性	阴性	
甲防护服	8	40	48
乙防护服	16	34	50
合计	24	74	98

$$\chi^2=\frac{(ad-bc)^2n}{(a+b)(c+d)(a+c)(b+d)}=3.114,\quad P=0.078$$

结论:两种防护服的防护效果无差别。

174. 你认为上述分析及结论(　　)
A. 正确
B. 统计量计算错误
C. 分析方法与设计类型不符合
D. 结论不准确,应为"根据现有资料,尚不能认为两种防护服防护效果有差别"
E. 结论不准确,应为"根据现有资料,认为两种防护服防护效果有差别"

175. 有人建议用两样本率的 u 检验代替 χ^2 检验进行上述分析,你认为(　　)
A. 正确,对于该资料两种方法完全等价
B. 不正确,对于该资料两样本率的 u 检验与 χ^2 检验不等价
C. 不正确,该资料必须用 Fisher 精确概率法
D. 不正确,对于该资料两样本率的 u 检验结果比 χ^2 检验结果更可信
E. 上述说法都不正确

(176～178 共用题干)

由某市 12 名女大学生的体重(X)、肺活量(Y)的数据算得

$\sum(X-\bar{X})(Y-\bar{Y})=18.04$

$\sum(X-\bar{X})^2=306.67$

$\sum(Y-\bar{Y})^2=1.89$

176. 欲分析两变量体重和肺活量之间的依存关系,可采用的统计分析方法有(　　)

A. t 检验　　B. F 检验　　C. 简单线性相关分析

D. 秩相关分析　　E. 简单线性回归分析

177. 建立 Y 对 X 的直线回归方程,回归系数 b 为(　　)

A. 9.5　　B. −9.5　　C. 0.059

D. −0.059　　E. 0.000 42

178. 欲检验 $H_0:\beta=0$,($\alpha=0.05$)界值为(　　)

A. 双侧 $t_{0.05/2,12}$　　B. 单侧 $t_{0.05,11}$　　C. 双侧 $t_{0.05/2,10}$

D. 单侧 $t_{0.025,11}$　　E. 双侧 $t_{0.025/2,11}$

(179～182 题共用题干)

有学者认为血清中低密度脂蛋白增高和高密度脂蛋白降低,是引起动脉硬化的一个重要原因。现测量了 102 名被怀疑患有动脉硬化的就诊患者的载脂蛋白 A_1、载脂蛋白 B、载脂蛋白 C_3、低密度脂蛋白中的胆固醇、高密度脂蛋白中的胆固醇含量,用 SPSS 分析结果如下:

ANOVA[b]

Model		Sum of Squares	df	Mean Square	F	Sig.
1	Regression	102.309	5	20.462	66.940	.000[a]
	Residual	29.345	96	.306		
	Total	131.653	101			

a. Predictors:(Constant),apo_C3,apo_A1,apo_B,TC,TG

b. Dependent Variable:低密脂蛋白度/高密度脂蛋白

Coefficients[a]

Model		Unstandardized Coefficients		Standardized Coefficients	t	Sig.
		B	Std. Error	Beta		
1	(Constant)	3.837	.491		7.815	.000
	TC	.014	.002	.434	7.132	.000
	TG	−.001	.001	−.053	−.594	.554
	apo_A1	−.033	.003	−.745	−12.198	.000
	apo_B	.011	.002	.294	4.890	.000
	apo_C3	−.016	.016	−.088	−1.015	.312

a. Dependent Variable:低密脂蛋白度/高密度脂蛋白

$R^2=0.7771$

179. 两种脂蛋白含量比值变化可以用 5 个生化指标解释的部分占其总变异的百分比为(　　)

A. 22.29%　　B. 77.71%　　C. 66.94%

D. 13.64%　　E. 29.12%

180. 模型中具有统计学意义变量的个数为( )

A. 1　B. 2　C. 3　D. 4　E. 5

181. 在5个自变量当中,对应变量影响最大的是( )

A. 总胆固醇　B. 甘油三酯　C. 载脂蛋白 A_1　D. 载脂蛋白 B　E. 载脂蛋白 C_3

182. 假如其他指标不变,载脂蛋白 B 由 100mg/dl 增加到 120mg/dl,低密度脂蛋白与高密度脂蛋白含量比值平均改变的估计值是( )

A. 0.110　B. 1.248　C. 20.000　D. 3.644　E. 0.220

(183~185 题共用题干)

某省级市抽样调查了 1999 年 1 月 1 日至 2001 年 12 月 31 日部分城乡居民脑卒中患病与死亡情况,年平均人口数为 1 923 224 人,其中城镇 976 087 人,农村为 947 137 人,在城镇的新发病例数为 1 387 人,死亡人数 941 人,农村新发病例数为 816 人,死亡人数为 712 人。

183. 根据该资料,城镇居民脑卒中年发病率为( )

A. 47.37/10 万　B. 86.15/10 万　C. 142/10 万　D. 48.93/10 万　E. 72.12/10 万

184. 据该资料,农村居民脑卒中的年死亡率为( )

A. 75.17/10 万　B. 67.84%　C. 37.02/10 万　D. 25.06/10 万　E. 48.93/10 万

185. 据该资料,该市城乡居民脑卒中的年死亡率为( )

A. 67.84%　B. 75.03%　C. 96.41/10 万　D. 85.95/10 万　E. 28.65/10 万

(186~187 题共用题干)

测得支气管扩张 17 人,肺水肿 15 人,肺癌 8 人和病毒性呼吸道感染 11 人的痰液内嗜酸性粒细胞结果(-,+,++,+++)。

186. 该资料类型是( )

A. 连续型定量资料　B. 离散型定量资料　C. 二项分类资料　D. 无序多分类资料　E. 有序多分类资料

187. 要推断四种疾病患者痰液内嗜酸性粒细胞有无差别,应采用( )

A. χ^2 检验　B. F 检验　C. Wilcoxon 符号秩 T 检验　D. Wilcoxon 秩和 T 检验　E. Kruskal-Wallis H 检验

(188~190 题共用题干)

某单位研究饲料中缺乏维生素 E 对肝中维生素 A 含量的影响,将两只同窝、同性别、体重相近的大白鼠配成一对。再将 8 对动物随机分配到正常饲料组和缺乏维生素 E 的饲料组,在其他生活条件一致的情况下饲养一定时间后,将大白鼠杀死,测定大白鼠肝中维生素 A 的含量(μmol/L)。

188. 该实验的设计方案为( )

A. 完全随机设计　B. 配对设计　C. 拉丁方设计　D. 析因设计　E. 交叉设计

189. 该实验的对照形式为( )

A. 实验对照　B. 空白对照　C. 安慰剂对照　D. 标准对照　E. 历史对照

190. 该实验的效应变量类型为(　　)

A. 名义变量　　B. 数值变量　　C. 有序分类变量

D. 无序分类变量　　E. 哑变量

(191~193 题共用题干)

某研究人员为了解升白细胞药物(A)和纯苯(B)对大鼠吞噬指数的影响,以及两者同时使用的作用。将40只性别相同、体重相近的大鼠,按A、B两因素有无分为a_1b_1、a_1b_2、a_2b_1和a_2b_2四组。其中a_1表示使用升白细胞药物;a_2表示未用升白细胞药物;b_1表示以0.3ml/kg纯苯给大鼠皮下注射染毒,每周3次,共一个半月;b_2表示未用纯苯染毒。

191. 该实验的设计方案为(　　)

A. 完全随机设计　　B. 配对设计　　C. 拉丁方设计

D. 析因设计　　E. 交叉设计

192. 该实验的效应变量类型为(　　)

A. 名义变量　　B. 数值变量　　C. 有序分类变量

D. 无序分类变量　　E. 哑变量

193. 对结果进行分析,可用的统计分析方法是(　　)

A. 成组 t 检验　　B. 完全随机设计资料方差分析

C. 随机区组设计资料方差分析　　D. 完全随机设计资料秩和检验

E. 完全随机分组析因设计资料的方差分析

(四) B1 型题(标准配伍题)

(194~196 题共用备选答案)

A. 用仪器测量所得的资料

B. 由清点观察单位数所得的资料

C. 对所确定的观察单位进行某项指标的测量后所得的资料

D. 将观察单位按性质分类后,清点每类观察单位数所得资料

E. 将观察单位按等级分类后,清点每类观察单位数所得资料

194. 属于计量资料的是(　　)

195. 属于计数资料的是(　　)

196. 属于等级资料的是(　　)

(197~198 题共用答案)

A. 参数的点估计　　B. 参数的区间估计　　C. 医学参考值范围

D. 单样本 t 检验　　E. 成组 t 检验

197. 随机抽取某市200名20岁女子,测得身高的均数为157cm,若以一定概率估计该市20岁女子身高的总体均数,宜采用的方法是(　　)

198. 已知某地正常人某指标的总体均数$\mu_0=10$,今随机抽取职业暴露人群100名,测得该指标的数值。欲判断职业暴露人群该指标是否与正常人的均数不同,可以采用的方法是(　　)

(199~200 题共用备选答案)

A. 单样本 t 检验　　B. 成组 t 检验

C. 成组 t' 检验　　D. 配对设计差值的符号秩和检验

E. 成组设计两样本比较的秩和检验

199. 从8窝大鼠的每窝中选出性别相同、体重相近的2只配成对子,分别喂以水解蛋白和酪蛋白饲料,4周后测定其体重(g)增加量,结果见附表2-16。欲比较两种饲料对大白鼠体重的增加量是否有差异,应采用的检验方法是(　　)

附表 2-16 大鼠体重增加量 单位:g

窝编号	1	2	3	4	5	6	7	8
水解蛋白饲料组	15	28	29	28	24	38	21	37
酪蛋白饲料组	82	66	74	78	82	76	73	90

200. 今测得 12 名正常人和 15 名病毒性肝炎患者血清转铁蛋白(g/L)的含量,结果见附表 2-17。欲比较正常人和患者的转铁蛋白是否有差异,应采用的检验方法是( )

附表 2-17 血清转铁蛋白含量 单位:g/L

正常人	2.65	2.72	2.85	2.91	2.55	2.76	2.82	2.69	2.64	2.73	2.71	2.61
病毒性肝炎患者	2.36	2.15	2.52	2.25	2.28	2.31	2.53	2.19	2.34	2.31	2.41	2.22
	2.57	2.61	2.24									

(201~202 题共用备选答案)

A. 对数变换　B. 平方根变换　C. 倒数变换
D. 平方根反正弦变换　E. 秩变换

201. 对于抗体滴度资料,常采用的变量变换方法是( )
202. 对于数据两端波动较大的资料常采用的变量变换方法是( )

(203~205 题共用备选答案)

A. P　B. α　C. β
D. $1-\alpha$　E. $1-\beta$

203. 检验效能为( )
204. "接受" H_0时,可能犯错误的概率为( )
205. 拒绝 H_0,接受 H_1时,可能犯错误的最大概率为( )

(206~208 题共用备选答案)

A. 均数　B. 几何均数　C. 中位数
D. 四分位数　E. 方差

206. 可用来描述计量资料变异程度的指标是( )
207. 可用来描述对称分布尤为正态分布资料集中趋势的指标是( )
208. 可用来描述呈对数正态分布资料集中趋势的指标是( )

(209~212 题共用备选答案)

A. 均数<中位数　B. 均数>中位数　C. 均数=中位数
D. 均数=几何均数　E. 中位数=几何均数

209. 正态分布资料在理论上有( )
210. 对数正态分布资料在理论上有( )
211. 正偏态分布资料一般会有( )
212. 负偏态分布资料一般会有( )

(213~215 题共用备选答案)

A. 计算 $P_{2.5}$　B. 计算 P_5　C. 计算 P_{95}
D. 计算 $P_{97.5}$　E. 计算 $P_{2.5}$和 $P_{97.5}$

213. 某指标无论过低过高均属异常,求 95%正常值范围用( )
214. 某指标以过低为异常,求 95%正常值范围用( )

215. 某指标以过高为异常，求95%正常值范围用(　　)

(216~219题共用备选答案)

A. 频率　　B. 构成比　　C. 相对比

D. 频数　　E. 发展速度

216. 2006年抽样调查某市40岁以上居民高血压患病率，该指标是(　　)

217. 比较该市5岁男孩身高和体重的变异系数，该指标的计算属于(　　)

218. 2006年某市居民的统计资料中年龄在20~40岁的人口数属于(　　)

219. 某医院的资料，计算了门诊各种疾病所占的比例，该指标为(　　)

(220~222题共用备选答案)

A. $P(0)+P(1)+\cdots+P(k)$　　B. $P(1)+P(2)+\cdots+P(k)$

C. $P(k)+P(k+1)+\cdots+P(n)$　　D. $P(k+1)+P(k+2)+\cdots+P(n)$

E. $P(k)+\sum_{i}P(i)$，其中$i(i\neq k)$满足$P(i)\leqslant P(k)$

220. 据以往经验新生儿染色体异常率为π，某研究者随机抽查当地n名新生儿，结果k名染色体异常。若问当地新生儿染色体异常率是否低于一般，作统计推断时采用直接概率法，计算式为(　　)

221. 若问当地新生儿染色体异常率是否高于一般，作统计推断时采用直接概率法，计算式为(　　)

222. 若问当地新生儿染色体异常率与一般情况是否不同，作统计推断时采用直接概率法，计算式为(　　)

(223~225题共用备选答案)

A. 两独立样本比较的秩和检验　　B. 四格表资料χ^2检验

C. 配对设计四格表资料χ^2检验　　D. R×C表资料χ^2检验

E. 配对设计秩和检验

223. 某研究者欲评价某药治疗胃溃疡的疗效，将68例胃溃疡患者随机分为两组，试验组采用该新药治疗，对照组采用对照药物治疗，一个疗程后观察疗效，结果见附表2-18。若比较两药治疗胃溃疡后疗效的构成比有无差异，宜选用的统计方法是(　　)

附表2-18　某药治疗胃溃疡疗效比较

组别	痊愈	显效	好转	无效	有效率/%*
试验组	20	6	4	4	88.24
对照组	16	4	8	6	82.35

* 有效=痊愈+显效+好转

224. 对上述资料，若比较两药治疗胃溃疡的有效率有无差异，宜选用的统计方法是(　　)

225. 对上述资料，若比较两药治疗胃溃疡的疗效有无差异，宜选用的统计方法是(　　)

(226~228题共用备选答案)

A. $\chi^2=\dfrac{(ad-bc)^2n}{(a+b)(c+d)(a+c)(b+d)}$　　B. $\chi^2=\dfrac{(|ad-bc|-n/2)^2n}{(a+b)(c+d)(a+c)(b+d)}$

C. $\chi^2=\dfrac{(b-c)^2}{(b+c)}$　　D. $\chi^2=\dfrac{(|b-c|-1)^2}{(b+c)}$

E. $\chi^2=n\left(\sum\dfrac{A_{RC}^2}{n_Rn_C}-1\right)$

226. 某医师用两种疗法治疗脑血管堵塞，结果见附表2-19。试比较两种疗法的疗效是否有差别，宜采用的统计量为(　　)

附表 2-19 两种疗法治疗脑血管堵塞结果比较

疗法	有效	无效	合计	有效率/%
甲疗法	25	6	31	80.65
乙疗法	29	3	32	90.63
合计	54	9	63	85.71

227. 用两种不同的方法对 53 例肺癌患者进行诊断,结果如附表 2-20。欲比较两种方法的检查结果是否有差别,宜采用的统计量为(　　)

附表 2-20 两种不同诊断肺癌的检查结果比较

甲法	乙法		合计
	+	-	
+	25	2	27
-	11	15	26
合计	36	17	53

228. 欲研究 A、B、C 三种抗生素治疗单纯性尿路感染的疗效,将 120 名患者随机分为三组,分别采用三种药物治疗,治疗结果见附表 2-21。欲比较三种药物治疗单纯性尿路感染的有效率有无差别,宜采用的统计量为(　　)

附表 2-21 三种抗生素治疗单纯性尿路感染的疗效比较

组别	有效	无效	合计	有效率/%
A 药组	35	5	40	87.50
B 药组	27	13	40	67.50
C 药组	30	10	40	75.00
合计	92	28	120	76.67

(229~231 题共用备选答案)

A. $r=\frac{\sum(X-\bar{X})(Y-\bar{Y})}{\sqrt{\sum(X-\bar{X})^2\sum(Y-\bar{Y})^2}}$

B. $t=\frac{r-0}{s_r}$

C. $\hat{Y}=a+bX$

D. $b=\frac{\sum(X-\bar{X})(Y-\bar{Y})}{\sum(X-\bar{X})^2}$

E. $F=\frac{MS_{回}}{MS_{残}}$

229. 计算相关系数用公式(　　)

230. 计算回归系数用公式(　　)

231. 作相关系数检验用公式(　　)

(232~234 题共用备选答案)

A. 所描散点越远离回归直线

B. 所描散点越靠近回归直线

C. 回归直线的斜率越大

D. 回归直线的斜率越小

E. 在 Y 轴上的截距越大

232. 双变量(X,Y)的$|r|$越大,则(　　)

233. 回归直线 $\hat{Y}=a+bX$ 的 a 越大,则(　　)

234. 回归直线 $\hat{Y}=a+bX$ 的 b 越大,则(　　)

(235~238 题共用备选答案)

A. 复式条图　　B. 箱式图　　C. 直方图

D. 散点图　　E. 线图

235. 现有 15 例健康成人凝血时间与凝血酶浓度测量值,想要了解这两个定量指标之间是否存在线性趋势,宜选用(　　)

236. 某市收集了自 1949 年到 1987 年 5 种传染性疾病发病率的资料,想绘一张统计图直观地比较它们的变化趋势,为了不使读者产生误解,请选用适当的统计图为(　　)

237. 现有甲、乙两医院某传染病各型(普通型、重型、爆发型)的治愈率,现欲了解两医院该传染病不同型的治愈情况,宜选用(　　)

238. 某医生为了研究一种降血脂新药的临床疗效,选择 120 名患者,将患者随机分为 4 组进行试验,经 6 周后测得低密度脂蛋白含量,想用图形直观地反映出表中 4 组数据的分布情况,要求统计图中能够体现出中位数、第一和第三四分位数等,宜选用(　　)

(239~240 题共用备选答案)

A. 分析各变量的作用　　B. 控制混杂因素　　C. 变量筛选

D. 估计与预测　　E. 统计控制

239. 研究一种新的降压药物是否优于对照药物,疗效指标为治疗前后的降压幅度,现假定两组患者年龄不均衡,而且年龄与疗效有关,作回归分析的主要目的是(　　)

240. 有研究表明,即将分娩的孕妇 24 小时尿样中的雌三醇水平和孕妇体重与婴儿出生体重有关,通过检查可以判断即将出生的婴儿体重是否异常,作回归分析的主要目的是(　　)

(241~244 题共用备选答案)

A. 内容效度　　B. 可接受性　　C. 效标效度

D. 重测信度　　E. 内部一致性信度

241. 在量表的效度评价中,不一定进行评价的指标是(　　)

242. 如果只进行一次测定,无法评价的指标是(　　)

243. 调查所需的平均时间考评的是(　　)

244. 重要却只能采取专家咨询等定性方法来评价的指标是(　　)

(245~247 题共用备选答案)

A. 单样本 t 检验　　B. 配对 t 检验　　C. Wilcoxon 符号秩检验

D. χ^2 检验　　E. Wilcoxon 秩和检验

245. 12 份血清分别用原方法(检测时间 20 分钟)和新方法(检测时间 10 分钟)测得其丙氨酸氨基转移酶(nmol · s^{-1}/L)结果,问两法所得结果有无差别?若两法测量差值服从正态分布,应采用(　　)

246. 已知某地正常人尿氟含量的中位数为 45.30μmol/L,今在该地某厂随机抽取 20 名工人,测得其尿氟含量,问该厂工人的尿氟含量是否比正常人的高?应采用(　　)

247. 测得 39 名吸烟工人和 40 名不吸烟工人的碳氧血红蛋白 HbCO(%)结果以等级表示(很低,低,中,偏高,高),问吸烟工人的 HbCO 是否高于不吸烟工人的 HbCO?应采用(　　)

(248~251 题共用备选答案)

A. 实验对照　　B. 空白对照　　C. 历史对照

D. 标准对照　　　　　　　　E. 相互对照

248. 用已知的正常值作对照,属于(　　)

249. 对照组不施加处理因素,但施加某种实验因素,属于(　　)

250. 几种药物治疗同一疾病的效果比较,属于(　　)

251. 以本人过去的研究或他人研究结果与本次研究结果作对照,属于(　　)

(王一任　许林勇　胡平成　曾小敏　虞仁和　胡 明　杨 芳　赵 利)

附录三 统计用表

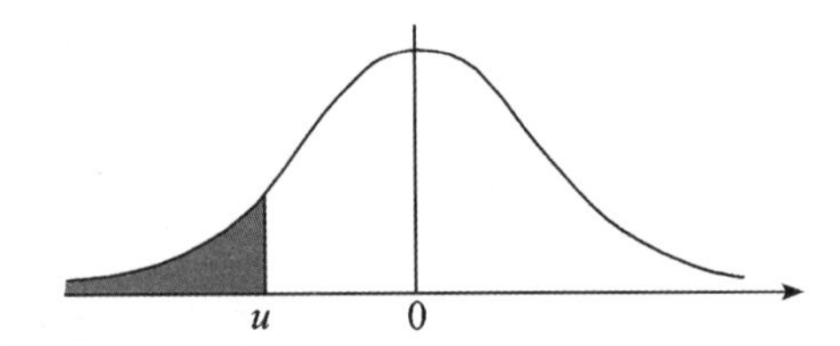

附表 3-1 标准正态分布曲线下的面积，$\Phi(u)$值($u \leqslant 0$)

u	0.00	0.01	0.02	0.03	0.04	0.05	0.06	0.07	0.08	0.09
−3.0	0.0013	0.0013	0.0013	0.0012	0.0012	0.0011	0.0011	0.0011	0.0010	0.0010
−2.9	0.0019	0.0018	0.0018	0.0017	0.0016	0.0016	0.0015	0.0015	0.0014	0.0014
−2.8	0.0026	0.0025	0.0024	0.0023	0.0023	0.0022	0.0021	0.0021	0.0020	0.0019
−2.7	0.0035	0.0034	0.0033	0.0032	0.0031	0.0030	0.0029	0.0028	0.0027	0.0026
−2.6	0.0047	0.0045	0.0044	0.0043	0.0041	0.0040	0.0039	0.0038	0.0037	0.0036
−2.5	0.0062	0.0060	0.0059	0.0057	0.0055	0.0054	0.0052	0.0051	0.0049	0.0048
−2.4	0.0082	0.0080	0.0078	0.0075	0.0073	0.0071	0.0069	0.0068	0.0066	0.0064
−2.3	0.0107	0.0104	0.0102	0.0099	0.0096	0.0094	0.0091	0.0089	0.0087	0.0084
−2.2	0.0139	0.0136	0.0132	0.0129	0.0125	0.0122	0.0119	0.0116	0.0113	0.0110
−2.1	0.0179	0.0174	0.0170	0.0166	0.0162	0.0158	0.0154	0.0150	0.0146	0.0143
−2.0	0.0228	0.0222	0.0217	0.0212	0.0207	0.0202	0.0197	0.0192	0.0188	0.1830
−1.9	0.0287	0.0281	0.0274	0.0268	0.0262	0.0256	0.0250	0.0244	0.0239	0.0233
−1.8	0.0359	0.0351	0.0344	0.0336	0.0329	0.0322	0.0314	0.0307	0.0301	0.0294
−1.7	0.0446	0.0436	0.0427	0.0418	0.0409	0.0401	0.0392	0.0384	0.0375	0.0367
−1.6	0.0548	0.0537	0.0526	0.0516	0.0505	0.0495	0.0485	0.0475	0.0465	0.0455
−1.5	0.0668	0.0655	0.0643	0.0630	0.0618	0.0606	0.0594	0.0582	0.0571	0.0559
−1.4	0.0808	0.0793	0.0778	0.0764	0.0749	0.0735	0.0721	0.0708	0.0694	0.0681
−1.3	0.0968	0.0951	0.0934	0.0918	0.0901	0.0885	0.0869	0.0853	0.0838	0.0823
−1.2	0.1151	0.1131	0.1112	0.1093	0.1075	0.1056	0.1038	0.1020	0.1003	0.0985
−1.1	0.1357	0.1335	0.1314	0.1292	0.1271	0.1251	0.1230	0.1210	0.1190	0.1170
−1.0	0.1587	0.1562	0.1539	0.1515	0.1492	0.1469	0.1446	0.1423	0.1401	0.1379
−0.9	0.1841	0.1814	0.1788	0.1762	0.1736	0.1711	0.1685	0.1660	0.1635	0.1611
−0.8	0.2119	0.2090	0.2061	0.2033	0.2005	0.1977	0.1949	0.1922	0.1894	0.1867
−0.7	0.2420	0.2389	0.2358	0.2327	0.2296	0.2266	0.2236	0.2206	0.2177	0.2148
−0.6	0.2743	0.2709	0.2676	0.2643	0.2611	0.2578	0.2546	0.2514	0.2483	0.2451
−0.5	0.3085	0.3050	0.3015	0.2981	0.2946	0.2912	0.2877	0.2843	0.2810	0.2776
−0.4	0.3446	0.3409	0.3372	0.3336	0.3300	0.3264	0.3228	0.3192	0.3156	0.3121
−0.3	0.3821	0.3783	0.3745	0.3707	0.3669	0.3632	0.3594	0.3557	0.3520	0.3483
−0.2	0.4207	0.4168	0.4129	0.4090	0.4052	0.4013	0.3974	0.3936	0.3807	0.3859
−0.1	0.4602	0.4562	0.4522	0.4483	0.4443	0.4404	0.4364	0.4325	0.4286	0.4247
−0.0	0.5000	0.4960	0.4920	0.4880	0.4840	0.4801	0.4761	0.4721	0.4681	0.4641

$\Phi(u)=1-\Phi(-u)\ (u>0)$

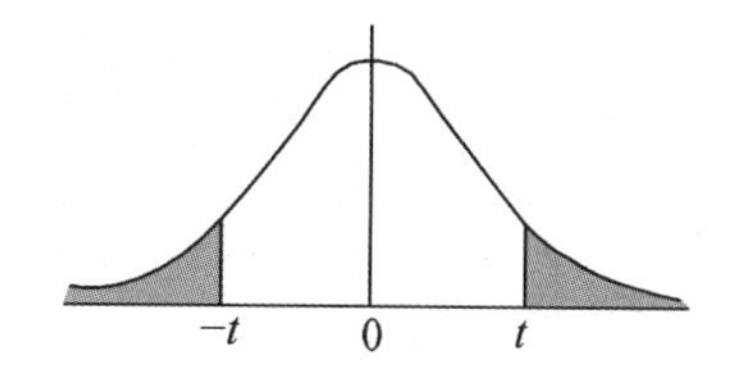

附表3-2 t界值表

自由度(ν)	概率(P)									
	单侧：0.25	0.20	0.10	0.05	0.025	0.01	0.005	0.0025	0.001	0.0005
	双侧：0.50	0.40	0.20	0.10	0.05	0.02	0.01	0.005	0.002	0.001
1	1.000	1.376	3.078	6.314	12.706	31.821	63.657	127.321	318.309	636.619
2	0.816	1.061	1.886	2.920	4.303	6.965	9.925	14.089	22.327	31.599
3	0.765	0.978	1.638	2.353	3.182	4.541	5.841	7.453	10.215	12.924
4	0.741	0.941	1.533	2.132	2.776	3.747	4.604	5.598	7.173	8.610
5	0.727	0.920	1.476	2.015	2.571	3.365	4.032	4.773	5.893	6.869
6	0.718	0.906	1.440	1.943	2.447	3.143	3.707	4.317	5.208	5.959
7	0.711	0.896	1.415	1.895	2.365	2.998	3.499	4.029	4.785	5.408
8	0.706	0.889	1.397	1.860	2.306	2.896	3.355	3.833	4.501	5.041
9	0.703	0.883	1.383	1.833	2.262	2.821	3.250	3.690	4.297	4.781
10	0.700	0.879	1.372	1.812	2.228	2.764	3.169	3.581	4.144	4.587
11	0.697	0.876	1.363	1.796	2.201	2.718	3.106	3.497	4.025	4.437
12	0.695	0.873	1.356	1.782	2.179	2.681	3.055	3.428	3.930	4.318
13	0.694	0.870	1.350	1.771	2.160	2.650	3.012	3.372	3.852	4.221
14	0.692	0.868	1.345	1.761	2.145	2.624	2.977	3.326	3.787	4.140
15	0.691	0.866	1.341	1.753	2.131	2.602	2.947	3.286	3.733	4.073
16	0.690	0.865	1.337	1.746	2.120	2.583	2.921	3.252	3.686	4.015
17	0.689	0.863	1.333	1.740	2.110	2.567	2.898	3.222	3.646	3.965
18	0.688	0.862	1.330	1.734	2.101	2.552	2.878	3.197	3.610	3.922
19	0.688	0.861	1.328	1.729	2.093	2.539	2.861	3.174	3.579	3.883
20	0.687	0.860	1.325	1.725	2.086	2.528	2.845	3.153	3.552	3.850
21	0.686	0.859	1.323	1.721	2.080	2.518	2.831	3.135	3.527	3.819
22	0.686	0.858	1.321	1.717	2.074	2.508	2.819	3.119	3.505	3.792
23	0.685	0.858	1.319	1.714	2.069	2.500	2.807	3.104	3.485	3.768
24	0.685	0.857	1.318	1.711	2.064	2.492	2.797	3.091	3.467	3.745
25	0.684	0.856	1.316	1.708	2.060	2.485	2.787	3.078	3.450	3.725

续表

自由度（ν）	概率（P）									
单侧：	0.25	0.20	0.10	0.05	0.025	0.01	0.005	0.0025	0.001	0.0005
双侧：	0.50	0.40	0.20	0.10	0.05	0.02	0.01	0.005	0.002	0.001
26	0.684	0.856	1.315	1.706	2.056	2.479	2.779	3.067	3.435	3.707
27	0.684	0.855	1.314	1.703	2.052	2.473	2.771	3.057	3.421	3.690
28	0.683	0.855	1.313	1.701	2.048	2.467	2.763	3.047	3.408	3.674
29	0.683	0.854	1.311	1.699	2.045	2.462	2.756	3.038	3.396	3.659
30	0.683	0.854	1.310	1.697	2.042	2.457	2.750	3.030	3.385	3.646
31	0.682	0.853	1.309	1.696	2.040	2.453	2.744	3.022	3.375	3.633
32	0.682	0.853	1.309	1.694	2.037	2.449	2.738	3.015	3.365	3.622
33	0.682	0.853	1.308	1.692	2.035	2.445	2.733	3.008	3.356	3.611
34	0.682	0.852	1.307	1.691	2.032	2.441	2.728	3.002	3.348	3.601
35	0.682	0.852	1.306	1.690	2.030	2.438	2.724	2.996	3.340	3.591
36	0.681	0.852	1.306	1.688	2.028	2.434	2.719	2.990	3.333	3.582
37	0.681	0.851	1.305	1.687	2.026	2.431	2.715	2.985	3.326	3.574
38	0.681	0.851	1.304	1.686	2.024	2.429	2.712	2.980	3.319	3.566
39	0.681	0.851	1.304	1.685	2.023	2.426	2.708	2.976	3.313	3.558
40	0.681	0.851	1.303	1.684	2.021	2.423	2.704	2.971	3.307	3.551
50	0.679	0.849	1.299	1.676	2.009	2.403	2.678	2.937	3.261	3.496
60	0.679	0.848	1.296	1.671	2.000	2.390	2.660	2.915	3.232	3.460
70	0.678	0.847	1.294	1.667	1.994	2.381	2.648	2.899	3.211	3.435
80	0.678	0.846	1.292	1.664	1.990	2.374	2.639	2.887	3.195	3.416
90	0.677	0.846	1.291	1.662	1.987	2.368	2.632	2.878	3.183	3.402
100	0.677	0.845	1.290	1.660	1.984	2.364	2.626	2.871	3.174	3.390
200	0.676	0.843	1.286	1.653	1.972	2.345	2.601	2.839	3.131	3.340
500	0.675	0.842	1.283	1.648	1.965	2.334	2.586	2.820	3.107	3.310
1000	0.675	0.842	1.282	1.646	1.962	2.330	2.581	2.813	3.098	3.300
∞	0.6745	0.8416	1.2816	1.6449	1.9600	2.3263	2.5758	2.8070	3.0902	3.2905

表上右上角图中的阴影部分表示概率 P，以后附表同此

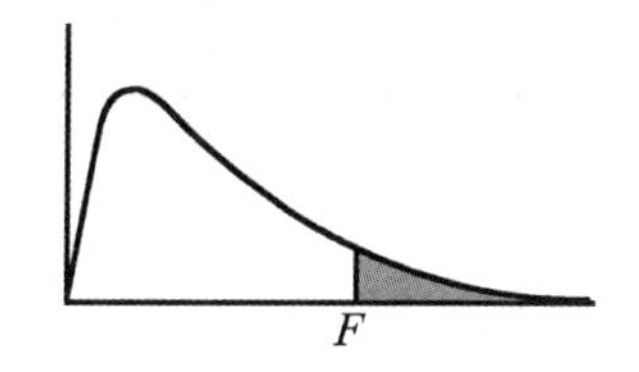

附表 3-3　F 界值表

方差分析用(单尾):上行概率 0.05,下行概率 0.01

两样本方差齐性检验用(双尾):上行概率 0.10

分母的自由度 (ν_2)	分子的自由度 (ν_1)											
	1	2	3	4	5	6	7	8	9	10	11	12
1	161	200	216	225	230	234	237	239	241	242	243	224
	4052	4999	5403	5625	5764	5859	5928	5981	6022	6056	6082	6106
2	18.51	19.00	19.16	19.25	19.30	19.33	19.36	19.37	19.38	19.39	19.40	19.41
	98.49	99.00	99.17	99.25	99.30	99.33	99.34	99.36	99.38	99.40	99.41	99.42
3	10.13	9.55	9.28	9.12	9.01	8.94	8.88	8.84	8.81	8.78	8.76	8.74
	34.12	30.82	29.46	28.71	28.24	27.91	27.67	27.49	27.34	27.23	27.13	27.05
4	7.71	6.94	6.59	6.39	6.26	6.16	6.09	6.04	6.00	5.96	5.93	5.91
	21.20	18.00	16.69	15.98	15.52	15.21	14.98	14.80	14.66	14.54	14.45	14.37
5	6.61	5.79	5.41	5.19	5.05	4.95	4.88	4.82	4.78	4.74	4.70	4.68
	16.26	13.27	12.06	11.39	10.97	10.67	10.45	10.27	10.15	10.05	9.96	9.89
6	5.99	5.14	4.76	4.53	4.39	4.28	4.21	4.15	4.10	4.06	4.03	4.00
	13.74	10.92	9.78	9.15	8.75	8.47	8.26	8.10	7.98	7.87	7.79	7.72
7	5.59	4.74	4.35	4.12	3.97	3.87	3.79	3.73	3.68	3.63	3.60	3.57
	12.25	9.55	8.45	7.85	7.46	7.19	7.00	6.84	6.71	6.62	6.54	6.47
8	5.32	4.46	4.07	3.84	3.69	3.58	3.50	3.44	3.39	3.34	3.31	3.28
	11.26	8.65	7.59	7.01	6.63	6.37	6.19	6.03	5.91	5.82	5.74	5.67
9	5.12	4.26	3.86	3.63	3.48	3.37	3.29	3.23	3.18	3.13	3.10	3.07
	10.56	8.02	6.99	6.42	6.06	5.80	5.62	5.47	5.35	5.26	5.18	5.11
10	4.96	4.10	3.71	3.48	3.33	3.22	3.14	3.07	3.02	2.97	2.94	2.91
	10.04	7.56	6.55	5.99	5.64	5.39	5.21	5.06	4.95	4.85	4.78	4.71
11	4.84	3.98	3.59	3.36	3.20	3.09	3.01	2.95	2.90	2.86	2.82	2.76
	9.65	7.20	6.22	5.67	5.32	5.07	4.88	4.74	4.63	4.54	4.46	4.40
12	4.75	3.88	3.49	3.26	3.11	3.00	2.92	2.85	2.80	2.76	2.72	2.69
	9.33	6.93	5.95	5.41	5.06	4.82	4.65	4.50	4.39	4.30	4.22	4.16

续表

分母的自由度（ν_2）	分子的自由度（ν_1）											
	1	2	3	4	5	6	7	8	9	10	11	12
13	4.67	3.80	3.41	3.18	3.02	2.92	2.84	2.77	2.72	2.67	2.63	2.60
	9.07	6.70	5.74	5.20	4.86	4.62	4.44	4.30	4.19	4.10	4.02	3.96
14	4.60	3.74	3.34	3.11	2.96	2.85	2.77	2.70	2.65	2.60	2.56	2.53
	8.86	6.51	5.56	5.03	4.69	4.46	4.28	4.14	4.03	3.94	3.86	3.80
15	4.54	3.68	3.29	3.06	2.90	2.79	2.70	2.64	2.59	2.55	2.51	2.48
	8.68	6.36	5.42	4.89	4.56	4.32	4.14	4.00	3.89	3.80	3.73	3.67
16	4.49	3.63	3.24	3.01	2.85	2.74	2.66	2.59	2.54	2.49	2.45	2.42
	8.53	6.23	5.29	4.77	4.44	4.20	4.03	3.89	3.78	3.69	3.61	3.55
17	4.45	3.59	3.20	2.96	2.81	2.70	2.62	2.55	2.50	2.45	2.41	2.38
	8.40	6.11	5.18	4.67	4.34	4.10	3.93	3.79	3.68	3.59	3.52	3.45
18	4.41	3.55	3.16	2.93	2.77	2.66	2.58	2.51	2.46	2.41	2.37	2.34
	8.28	6.01	5.09	4.58	4.25	4.01	3.85	3.71	3.60	3.51	3.44	3.37
19	4.38	3.52	3.13	2.90	2.74	2.63	2.55	2.48	2.43	2.38	2.34	2.31
	8.18	5.93	5.01	4.50	4.17	3.94	3.77	3.63	3.52	3.43	3.36	3.30
20	4.35	3.49	3.10	2.87	2.71	2.60	2.52	2.45	2.40	2.35	2.31	2.28
	8.10	5.85	4.94	4.43	4.10	3.87	3.71	3.56	3.45	3.37	3.30	3.23
21	4.32	3.47	3.07	2.84	2.68	2.57	2.49	2.42	2.37	2.32	2.28	2.25
	8.02	5.78	4.87	4.37	4.04	3.81	3.65	3.51	3.40	3.31	3.24	3.17
22	4.30	3.44	3.05	2.82	2.66	2.55	2.47	2.40	2.35	2.30	2.26	2.23
	7.94	5.72	4.82	4.31	3.99	3.76	3.59	3.45	3.35	3.26	3.18	3.12
23	4.28	3.42	3.03	2.80	2.64	2.53	2.45	2.38	2.32	2.28	2.24	3.20
	7.88	5.66	4.76	4.26	3.94	3.71	3.54	3.41	3.30	3.21	3.14	3.07
24	4.26	3.40	3.01	2.78	2.62	2.51	2.43	2.36	2.30	2.26	2.22	2.18
	7.82	5.61	4.72	4.22	3.90	3.67	3.50	3.36	3.25	3.17	3.09	3.03
25	4.24	3.38	2.99	2.76	2.60	2.49	2.41	2.34	2.28	2.24	2.20	2.16
	7.77	5.57	4.68	4.18	3.86	3.63	3.46	3.32	3.21	3.13	3.05	2.99

续表

分母的自由度（ν_2）	分子的自由度（ν_1）											
	14	16	20	24	30	40	50	75	100	200	500	∞
1	245	246	248	249	250	251	252	253	253	254	254	254
	6142	6169	6208	6234	6258	6286	6302	6323	6334	6352	6361	6366
2	19.42	19.43	19.44	19.45	19.46	19.47	19.47	19.48	19.49	19.49	19.50	19.50
	99.43	99.44	99.45	99.46	99.47	99.48	99.48	99.49	99.49	99.49	99.50	99.50
3	8.71	8.69	8.66	8.64	8.62	8.60	8.58	8.57	8.56	8.54	8.54	8.53
	26.92	26.83	26.69	26.60	26.50	26.41	26.35	26.27	26.23	26.18	26.14	26.12
4	5.87	5.84	5.80	5.77	5.74	5.71	5.70	5.68	5.66	5.65	5.64	5.63
	14.24	14.15	14.02	13.93	13.83	13.74	13.69	13.61	13.57	13.52	13.48	13.46
5	4.64	4.60	4.56	4.53	4.50	4.46	4.44	4.42	4.40	4.38	4.37	4.36
	9.77	9.68	9.55	9.47	9.38	9.29	9.24	9.17	9.13	9.07	9.04	9.02
6	3.96	3.92	3.87	3.84	3.81	3.77	3.75	3.72	3.71	3.69	3.68	3.67
	7.60	7.52	7.39	7.31	7.23	7.14	7.09	7.02	6.99	6.94	6.90	6.88
7	3.52	3.49	3.44	3.41	3.38	3.34	3.32	3.29	3.28	3.25	3.24	3.23
	6.35	6.27	6.15	6.07	5.98	5.90	5.85	5.78	5.75	5.70	5.67	5.65
8	3.23	3.20	3.15	3.12	3.08	3.05	3.03	3.00	2.98	2.96	2.94	2.93
	5.56	5.48	5.36	5.28	5.20	5.11	5.06	5.00	4.96	4.91	4.88	4.86
9	3.02	2.98	2.93	2.90	2.86	2.82	2.80	2.77	2.76	2.73	2.72	2.71
	5.00	4.92	4.80	4.73	4.64	4.56	4.51	4.45	4.41	4.36	4.33	4.31
10	2.86	2.82	2.77	2.74	2.70	2.67	2.64	2.61	2.59	2.56	2.55	2.54
	4.60	4.52	4.41	4.33	4.25	4.17	4.12	4.05	4.01	3.96	3.93	3.91
11	2.74	2.70	2.65	2.61	2.57	2.53	2.50	2.47	2.45	2.42	2.41	2.40
	4.29	4.21	4.10	4.02	3.94	3.86	3.80	3.74	3.70	3.66	3.62	3.60
12	2.64	2.60	2.54	2.50	2.46	2.42	2.40	2.36	2.35	2.32	2.31	2.30
	4.05	3.98	3.86	3.78	3.70	3.61	3.56	3.49	3.46	3.41	3.38	3.36
13	2.55	2.51	2.46	2.42	2.38	2.34	2.32	2.28	2.26	2.24	2.22	2.21
	3.85	3.78	3.67	3.59	3.51	3.42	3.37	3.30	3.27	3.21	3.18	3.16

续表

分母的自由度（ν_2）	分子的自由度（ν_1）											
	14	16	20	24	30	40	50	75	100	200	500	∞
14	2.48	2.44	2.39	2.35	2.31	2.27	2.24	2.21	2.19	2.16	2.14	2.13
	3.70	3.62	3.51	3.43	3.34	3.26	3.21	3.14	3.11	3.06	3.02	3.00
15	2.43	2.39	2.33	2.29	2.25	2.21	2.18	2.15	2.12	2.10	2.08	2.07
	3.56	3.48	3.36	3.29	3.20	3.12	3.07	3.00	2.97	2.92	2.89	2.87
16	2.37	2.33	2.28	2.24	2.20	2.16	2.13	2.09	2.07	2.04	2.02	2.01
	3.45	3.37	3.25	3.18	3.10	3.01	2.96	2.89	2.86	2.80	2.77	2.75
17	2.33	2.29	2.23	2.19	2.15	2.11	2.08	2.04	2.02	1.99	1.97	1.96
	3.35	3.27	3.16	3.08	3.00	2.92	2.86	2.79	2.76	2.70	2.67	2.65
18	2.29	2.25	2.19	2.15	2.11	2.07	2.04	2.00	1.98	1.95	1.93	1.92
	3.27	3.19	3.07	3.00	2.91	2.83	2.78	2.71	2.68	2.62	2.59	2.57
19	2.26	2.21	2.15	2.11	2.07	2.02	2.00	1.96	1.94	1.91	1.90	1.88
	3.19	3.12	3.00	2.92	2.84	2.76	2.70	2.63	2.60	2.54	2.51	2.49
20	2.23	2.18	2.12	2.08	2.04	1.99	1.96	1.92	1.90	1.87	1.85	1.84
	3.13	3.05	2.94	2.86	2.77	2.69	2.63	2.56	2.53	2.47	2.44	2.42
21	2.20	2.15	2.09	2.05	2.00	1.96	1.93	1.89	1.87	1.84	1.82	1.81
	3.07	2.99	2.88	2.80	2.72	2.63	2.58	2.51	2.47	2.42	2.38	2.36
22	2.18	2.13	2.07	2.03	1.98	1.93	1.91	1.87	1.84	1.81	1.80	1.78
	3.02	2.94	2.83	2.75	2.67	2.58	2.53	2.46	2.42	2.37	2.33	2.31
23	2.14	2.10	2.04	2.00	1.96	1.91	1.88	1.84	1.82	1.79	1.77	1.76
	2.97	2.89	2.78	2.70	2.62	2.53	2.48	2.41	2.37	2.32	2.28	2.26
24	2.13	2.09	2.02	1.98	1.94	1.89	1.86	1.82	1.80	1.76	1.74	1.73
	2.93	2.85	2.74	2.66	2.58	2.49	2.44	2.36	2.33	2.27	2.23	2.21
25	2.11	2.06	2.00	1.96	1.92	1.87	1.84	1.80	1.77	1.74	1.72	1.71
	2.89	2.81	2.70	2.62	2.54	2.45	2.40	2.32	2.29	2.23	2.19	2.17

续表

分母的自由度（ν_2）	分子的自由度（ν_1）											
	1	2	3	4	5	6	7	8	9	10	11	12
26	4.22	3.37	2.98	2.74	2.59	2.47	2.39	2.32	2.27	2.22	2.18	2.15
	7.72	5.53	4.64	4.14	3.82	3.59	3.42	3.29	3.17	3.09	3.02	2.96
27	4.21	3.35	2.96	2.73	2.57	2.46	2.37	2.30	2.25	2.20	2.16	2.13
	7.68	5.49	4.60	4.11	3.79	3.56	3.39	3.26	3.14	3.06	2.98	2.93
28	4.20	3.34	2.95	2.71	2.56	2.44	2.36	2.29	2.24	2.19	2.15	2.12
	7.64	5.45	4.57	4.07	3.76	3.53	3.36	3.23	3.11	3.03	2.95	2.90
29	4.18	3.33	2.93	2.70	2.54	2.43	2.35	2.28	2.22	2.18	2.14	2.10
	7.60	5.42	4.54	4.04	3.73	3.50	3.33	3.20	3.08	3.00	2.92	2.87
30	4.17	3.32	2.92	2.69	2.53	2.42	2.34	2.27	2.21	2.16	2.12	2.09
	7.56	5.39	4.51	4.02	3.70	3.47	3.30	3.17	3.06	2.98	2.90	2.84
32	4.15	3.30	2.90	2.67	2.51	2.40	2.32	2.25	2.19	2.14	2.10	2.07
	7.50	5.34	4.46	3.97	3.66	3.42	3.25	3.12	3.01	2.94	2.86	2.80
34	4.13	3.28	2.88	2.65	2.49	2.38	2.30	2.23	2.17	2.12	2.08	2.05
	7.44	5.29	4.42	3.93	3.61	3.38	3.21	3.08	2.97	2.89	2.82	2.76
36	4.11	3.26	2.86	2.63	2.48	2.36	2.28	2.21	2.15	2.10	2.06	2.03
	7.39	5.25	4.38	3.89	3.58	3.35	3.18	3.04	2.94	2.86	2.78	2.72
38	4.10	3.25	2.85	2.62	2.46	2.35	2.26	2.19	2.14	2.09	2.05	2.02
	7.35	5.21	4.34	3.86	3.54	3.32	3.15	3.02	2.91	2.82	2.75	2.69
40	4.08	3.23	2.84	2.61	2.45	2.34	2.25	2.18	2.12	2.07	2.04	2.00
	7.31	5.18	4.31	3.83	3.51	3.29	3.12	2.99	2.88	2.80	2.73	2.66
42	4.07	3.22	2.83	2.59	2.44	2.32	2.24	2.17	2.11	2.06	2.02	1.99
	7.27	5.15	4.29	3.80	3.49	3.26	3.10	2.96	2.86	2.77	2.70	2.64
44	4.06	3.21	2.82	2.58	2.43	2.31	2.23	2.16	2.10	2.05	2.01	1.98
	7.24	5.12	4.26	3.78	3.46	3.24	3.07	2.94	2.84	2.75	2.68	2.62
46	4.05	3.20	2.81	2.57	2.42	2.30	2.22	2.14	2.09	2.04	2.00	1.97
	7.21	5.10	4.24	3.76	3.44	3.22	3.05	2.92	2.82	2.73	2.66	2.60

续表

分母的自由度（ν_2）	分子的自由度（ν_1）											
	1	2	3	4	5	6	7	8	9	10	11	12
48	4.04	3.19	2.80	2.56	2.41	2.30	2.21	2.14	2.08	2.03	1.99	1.96
	7.19	5.08	4.22	3.74	3.42	3.20	3.04	2.90	2.80	2.71	2.64	2.58
50	4.03	3.18	2.79	2.56	2.40	2.29	2.20	2.13	2.07	2.02	1.98	1.95
	7.17	5.06	4.20	3.72	3.41	3.18	3.02	2.88	2.78	2.70	2.62	2.56
60	4.00	3.15	2.76	2.52	2.37	2.25	2.17	2.10	2.04	1.99	1.95	1.92
	7.08	4.98	4.13	3.65	3.34	3.12	2.95	2.82	2.72	2.63	2.56	2.50
70	3.98	3.13	2.74	2.50	2.35	2.23	2.14	2.07	2.01	1.97	1.93	1.89
	7.01	4.92	4.08	3.60	3.29	3.07	2.91	2.77	2.67	2.59	2.51	2.45
80	3.96	3.11	2.72	2.48	2.33	2.21	2.12	2.05	1.99	1.95	1.91	1.88
	6.96	4.88	4.04	3.56	3.25	3.04	2.87	2.74	2.64	2.55	2.48	2.41
100	3.94	3.09	2.70	2.46	2.30	2.19	2.10	2.03	1.97	1.92	1.88	1.85
	6.90	4.82	3.98	3.51	3.20	2.99	2.82	2.69	2.59	2.51	2.43	2.36
125	3.92	3.07	2.68	2.44	2.29	2.17	2.08	2.01	1.95	1.90	1.86	1.83
	6.84	4.78	3.94	3.47	3.17	2.95	2.79	2.65	2.56	2.47	2.40	2.33
150	3.91	3.06	2.67	2.43	2.27	2.16	2.07	2.00	1.94	1.89	1.85	1.82
	6.81	4.75	3.91	3.44	3.14	2.92	2.76	2.62	2.53	2.44	2.37	2.30
200	3.89	3.04	2.65	2.41	2.26	2.14	2.05	1.98	1.92	1.87	1.83	1.80
	6.76	4.71	3.88	3.41	3.11	2.90	2.73	2.60	2.50	2.41	2.34	2.28
400	3.86	3.02	2.62	2.39	2.23	2.12	2.03	1.96	1.90	1.85	1.81	1.78
	6.70	4.66	3.83	3.36	3.06	2.85	2.69	2.55	2.46	2.37	2.29	2.23
1000	3.85	3.00	2.61	2.38	2.22	2.10	2.02	1.95	1.89	1.84	1.80	1.76
	6.66	4.62	3.80	3.34	3.04	2.82	2.66	2.53	2.43	2.34	2.26	2.20
∞	3.84	2.99	2.60	2.37	2.21	2.09	2.01	1.94	1.88	1.83	1.79	1.75
	6.64	4.60	3.78	3.32	3.02	2.80	2.64	2.51	2.41	2.32	2.24	2.18

续表

分母的自由度(ν_2)	分子的自由度(ν_1)											
	14	16	20	24	30	40	50	75	100	200	500	∞
26	2.10	2.05	1.99	1.95	1.90	1.85	1.82	1.78	1.76	1.72	1.70	1.69
	2.86	2.77	2.66	2.58	2.50	2.41	2.36	2.28	2.25	2.19	2.15	2.13
27	2.08	2.03	1.97	1.93	1.88	1.84	1.80	1.76	1.74	1.71	1.68	1.67
	2.83	2.74	2.63	2.55	2.47	2.38	2.33	2.25	2.21	2.16	2.12	2.10
28	2.06	2.02	1.96	1.91	1.87	1.81	1.78	1.75	1.72	1.69	1.67	1.65
	2.80	2.71	2.60	2.52	2.44	2.35	2.30	2.22	2.18	2.13	2.09	2.06
29	2.05	2.00	1.94	1.90	1.85	1.80	1.77	1.73	1.71	1.68	1.65	1.64
	2.77	2.68	2.57	2.49	2.41	2.32	2.27	2.19	2.15	2.10	2.06	2.03
30	2.04	1.99	1.93	1.89	1.84	1.79	1.76	1.72	1.69	1.66	1.64	1.62
	2.74	2.66	2.55	2.47	2.38	2.29	2.24	2.16	2.13	2.07	2.03	2.01
32	2.02	1.97	1.91	1.86	1.82	1.76	1.74	1.69	1.67	1.64	1.61	1.59
	2.70	2.62	2.51	2.42	2.34	2.25	2.20	2.12	2.08	2.02	1.98	1.96
34	2.00	1.95	1.89	1.84	1.80	1.74	1.71	1.67	1.64	1.61	1.59	1.57
	2.66	2.58	2.47	2.38	2.30	2.21	2.15	2.08	2.04	1.98	1.94	1.91
36	1.98	1.93	1.87	1.82	1.78	1.72	1.69	1.65	1.62	1.59	1.56	1.55
	2.62	2.54	2.43	2.35	2.26	2.17	2.12	2.04	2.00	1.94	1.90	1.87
38	1.96	1.92	1.85	1.80	1.76	1.71	1.67	1.63	1.60	1.57	1.54	1.53
	2.59	2.51	2.40	2.32	2.22	2.14	2.08	2.00	1.97	1.90	1.86	1.84
40	1.95	1.90	1.84	1.79	1.74	1.69	1.66	1.61	1.59	1.55	1.53	1.51
	2.56	2.49	2.37	2.29	2.20	2.11	2.05	1.97	1.94	1.88	1.84	1.81
42	1.94	1.89	1.82	1.78	1.73	1.68	1.64	1.60	1.57	1.54	1.51	1.49
	2.54	2.46	2.35	2.26	2.17	2.08	2.02	1.94	1.91	1.85	1.80	1.78
44	1.92	1.88	1.81	1.76	1.72	1.66	1.63	1.58	1.56	1.52	1.50	1.48
	2.52	2.44	2.32	2.24	2.15	2.06	2.00	1.92	1.88	1.82	1.78	1.75
46	1.91	1.87	1.80	1.75	1.71	1.65	1.62	1.57	1.54	1.51	1.48	1.46
	2.50	2.42	2.30	2.22	2.13	2.04	1.98	1.90	1.86	1.80	1.76	1.72

续表

分母的自由度（ν_2）	分子的自由度（ν_1）											
	14	16	20	24	30	40	50	75	100	200	500	∞
48	1.90	1.86	1.79	1.74	1.70	1.64	1.61	1.56	1.53	1.50	1.47	1.45
	2.48	2.40	2.28	2.20	2.11	2.02	1.96	1.88	1.84	1.78	1.73	1.70
50	1.90	1.85	1.78	1.74	1.69	1.63	1.60	1.55	1.52	1.48	1.46	1.44
	2.46	2.39	2.26	2.18	2.10	2.00	1.94	1.86	1.82	1.76	1.71	1.68
60	1.86	1.81	1.75	1.70	1.65	1.59	1.56	1.50	1.48	1.44	1.41	1.39
	2.40	2.32	2.20	2.12	2.03	1.93	1.87	1.79	1.74	1.68	1.63	1.60
70	1.84	1.79	1.72	1.67	1.62	1.56	1.53	1.47	1.45	1.40	1.37	1.35
	2.35	2.28	2.15	2.07	1.98	1.88	1.82	1.74	1.69	1.62	1.56	1.53
80	1.82	1.77	1.70	1.65	1.60	1.54	1.51	1.45	1.42	1.38	1.35	1.32
	2.32	2.24	2.11	2.03	1.94	1.84	1.78	1.70	1.65	1.57	1.52	1.49
100	1.79	1.75	1.68	1.63	1.57	1.51	1.48	1.42	1.39	1.34	1.30	1.28
	2.26	2.19	2.06	1.98	1.89	1.79	1.73	1.64	1.59	1.51	1.46	1.43
125	1.77	1.72	1.65	1.60	1.55	1.49	1.45	1.39	1.36	1.31	1.27	1.25
	2.23	2.15	2.03	1.94	1.85	1.75	1.68	1.59	1.54	1.46	1.40	1.37
150	1.76	1.71	1.64	1.59	1.54	1.47	1.44	1.37	1.34	1.29	1.25	1.22
	2.20	2.12	2.00	1.91	1.83	1.72	1.66	1.56	1.51	1.43	1.37	1.33
200	1.74	1.69	1.62	1.57	1.52	1.45	1.42	1.35	1.32	1.26	1.22	1.19
	2.17	2.09	1.97	1.88	1.79	1.69	1.62	1.53	1.48	1.39	1.33	1.28
400	1.72	1.67	1.60	1.54	1.49	1.42	1.38	1.32	1.28	1.22	1.16	1.13
	2.12	2.04	1.92	1.84	1.74	1.64	1.57	1.47	1.42	1.32	1.24	1.19
1000	1.70	1.65	1.58	1.53	1.47	1.41	1.36	1.30	1.26	1.19	1.13	1.08
	2.09	2.01	1.89	1.81	1.71	1.61	1.54	1.44	1.38	1.28	1.19	1.11
∞	1.69	1.64	1.57	1.52	1.46	1.40	1.35	1.28	1.24	1.17	1.11	1.00
	2.07	1.99	1.87	1.79	1.69	1.59	1.52	1.41	1.36	1.25	1.15	1.00

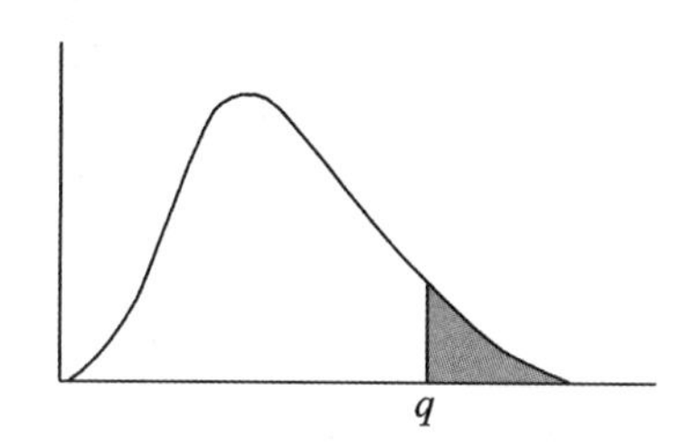

附表 3-4　q 界值表

上行：P=0.05　　　　下行：P=0.01

ν	组数(a)								
	2	3	4	5	6	7	8	9	10
5	3.64	4.60	5.22	5.67	6.03	6.33	6.58	6.80	6.99
	5.70	6.98	7.80	8.42	8.91	9.32	9.67	9.97	10.24
6	3.46	4.34	4.90	5.30	5.63	5.90	6.12	6.32	6.49
	5.24	6.33	7.03	7.56	7.97	8.32	8.61	8.87	9.10
7	3.34	4.16	4.68	5.06	5.36	5.61	5.82	6.00	6.16
	4.95	5.92	6.54	7.01	7.37	7.68	7.94	8.17	8.37
8	3.26	4.04	4.53	4.89	5.17	5.40	5.60	5.77	5.92
	4.75	5.64	6.20	6.62	6.96	7.24	7.47	7.68	7.86
9	3.20	3.95	4.41	4.76	5.02	5.24	5.43	5.59	5.74
	4.60	5.43	5.96	6.35	6.66	6.91	7.13	7.33	7.49
10	3.15	3.88	4.33	4.65	4.91	5.12	5.30	5.46	5.60
	4.48	5.27	5.77	6.14	6.43	6.67	6.87	7.05	7.21
12	3.08	3.77	4.20	4.51	4.75	4.95	5.12	5.27	5.39
	4.32	5.05	5.50	5.84	6.10	6.32	6.51	6.67	6.81
14	3.03	3.70	4.11	4.41	4.64	4.83	4.99	5.13	5.25
	4.21	4.89	5.32	5.63	5.88	6.08	6.26	6.41	6.54
16	3.00	3.65	4.05	4.33	4.56	4.74	4.90	5.03	5.15
	4.13	4.79	5.19	5.49	5.72	5.92	6.08	6.22	6.35
18	2.97	3.61	4.00	4.28	4.49	4.67	4.82	4.96	5.07
	4.07	4.70	5.09	5.38	5.60	5.79	5.94	6.08	6.20
20	2.95	3.58	3.96	4.23	4.45	4.62	4.77	4.90	5.01
	4.02	4.64	5.02	5.29	5.51	5.69	5.84	5.97	6.09
30	2.89	3.49	3.85	4.10	4.30	4.46	4.60	4.72	4.82
	3.89	4.45	4.80	5.05	5.24	5.40	5.54	5.65	5.76
40	2.86	3.44	3.79	4.04	4.23	4.39	4.52	4.63	4.73
	3.82	4.37	4.70	4.93	5.11	5.26	5.39	5.50	5.60
60	2.83	3.40	3.74	3.98	4.16	4.31	4.44	4.55	4.65
	3.76	4.28	4.59	4.82	4.99	5.13	5.25	5.36	5.45
120	2.80	3.36	3.68	3.92	4.10	4.24	4.36	4.47	4.56
	3.70	4.20	4.50	4.71	4.87	5.01	5.12	5.21	5.30
∞	2.77	3.31	3.63	3.86	4.03	4.17	4.29	4.39	4.47
	3.64	4.12	4.40	4.60	4.76	4.88	4.99	5.08	5.16

附表 3-5 Dunnett-t 界值表(单侧)

(表中横行数字,上行 $P=0.05$,下行 $P=0.01$)

误差的自由度(v)	处理组数(不包括对照组)(T)								
	1	2	3	4	5	6	7	8	9
5	2.02	2.44	2.68	2.85	2.98	3.08	3.16	3.24	3.30
	3.37	3.90	4.21	4.43	4.60	4.73	4.85	4.94	5.03
6	1.94	2.34	2.56	2.71	2.83	2.92	3.00	3.07	3.12
	3.14	3.61	3.88	4.07	4.21	4.33	4.43	4.51	4.59
7	1.89	2.27	2.48	2.62	2.73	2.82	2.89	2.95	3.01
	3.00	3.42	3.66	3.83	3.96	4.07	4.15	4.23	4.30
8	1.86	2.22	2.42	2.55	2.66	2.74	2.81	2.87	2.92
	2.90	3.29	3.51	3.67	3.79	3.88	3.96	4.03	4.09
9	1.83	2.18	2.37	2.50	2.60	2.68	2.75	2.81	2.86
	2.82	3.19	3.40	3.55	3.66	3.75	3.82	3.89	3.94
10	1.81	2.15	2.34	2.47	2.56	2.64	2.70	2.76	2.81
	2.76	3.11	3.31	3.45	3.56	3.64	3.71	3.78	3.83
11	1.80	2.13	2.31	2.44	2.53	2.60	2.67	2.72	2.77
	2.72	3.06	3.25	3.38	3.48	3.56	3.63	3.69	3.74
12	1.78	2.11	2.29	2.41	2.50	2.58	2.64	2.69	2.74
	2.68	3.01	3.19	3.32	3.42	3.50	3.56	3.62	3.67
13	1.77	2.09	2.27	2.39	2.48	2.55	2.61	2.66	2.71
	2.65	2.97	3.15	3.27	3.37	3.44	3.51	3.56	3.61
14	1.76	2.08	2.25	2.37	2.46	2.53	2.59	2.64	2.69
	2.62	2.94	3.11	3.23	3.32	3.40	3.46	3.51	3.56
15	1.75	2.07	2.24	2.36	2.44	2.51	2.57	2.62	2.67
	2.60	2.91	3.08	3.20	3.29	3.36	3.42	3.47	3.52
16	1.75	2.06	2.23	2.34	2.43	2.50	2.56	2.61	2.65
	2.58	2.88	3.05	3.17	3.26	3.33	3.39	3.44	3.48
17	1.74	2.05	2.22	2.33	2.42	2.49	2.54	2.59	2.64
	2.57	2.86	3.03	3.14	3.23	3.30	3.36	3.41	3.45
18	1.73	2.04	2.21	2.32	2.41	2.48	2.53	2.58	2.62
	2.55	2.84	3.01	3.12	3.21	3.27	3.33	3.38	3.42
19	1.73	2.03	2.20	2.31	2.40	2.47	2.52	2.57	2.61
	2.54	2.83	2.99	3.10	3.18	3.25	3.31	3.36	3.40
20	1.72	2.03	2.19	2.30	2.39	2.46	2.51	2.56	2.60
	2.53	2.81	2.97	3.08	3.17	3.23	3.29	3.34	3.38
24	1.71	2.01	2.17	2.28	2.36	2.43	2.48	2.53	2.57
	2.49	2.77	2.92	3.03	3.11	3.17	3.22	3.27	3.31
30	1.70	1.99	2.15	2.25	2.33	2.40	2.45	2.50	2.54
	2.46	2.72	2.87	2.97	3.05	3.11	3.16	3.21	3.24
40	1.68	1.97	2.13	2.23	2.31	2.37	2.42	2.47	2.51
	2.42	2.68	2.82	2.92	2.99	3.05	3.10	3.14	3.18
60	1.67	1.95	2.10	2.21	2.28	2.35	2.39	2.44	2.48
	2.39	2.64	2.78	2.87	2.94	3.00	3.04	3.08	3.12
120	1.66	1.93	2.08	2.18	2.26	2.32	2.37	2.41	2.45
	2.36	2.60	2.73	2.82	2.89	2.94	2.99	3.03	3.06
∞	1.64	1.92	2.06	2.16	2.23	2.29	2.34	2.38	2.42
	2.33	2.56	2.68	2.77	2.84	2.89	2.93	2.97	3.00

附表 3-6　Dunnett-t 界值表(双侧)

(表中横行数字,上行 P=0.05,下行 P=0.01)

误差的自由度(ν)	处理组数(不包括对照组)(T)								
	1	2	3	4	5	6	7	8	9
5	2.57	3.03	3.39	3.66	3.88	4.06	4.22	4.36	4.49
	4.03	4.63	5.09	5.44	5.73	5.97	6.18	6.36	6.53
6	2.45	2.86	3.18	3.41	3.60	3.75	3.88	4.00	4.11
	3.71	4.22	4.60	4.88	5.11	5.30	5.47	5.61	5.74
7	2.36	2.75	3.04	3.24	3.41	3.54	3.66	3.76	3.86
	3.50	3.95	4.28	4.52	4.71	4.87	5.01	5.13	5.24
8	2.31	2.67	2.94	3.13	3.28	3.40	3.51	3.60	3.68
	3.36	3.77	4.06	4.27	4.44	4.58	4.70	4.81	4.90
9	2.26	2.61	2.86	3.04	3.18	3.29	3.39	3.48	3.55
	3.25	3.63	3.90	4.09	4.24	4.37	4.48	4.57	4.65
10	2.23	2.57	2.81	2.97	3.11	3.21	3.31	3.39	3.46
	3.17	3.53	3.78	3.95	4.10	4.21	4.31	4.40	4.47
11	2.20	2.53	2.76	2.92	3.05	3.15	3.24	3.31	3.38
	3.11	3.45	3.68	3.85	3.98	4.09	4.18	4.26	4.33
12	2.18	2.50	2.72	2.88	3.00	3.10	3.18	3.25	3.32
	3.05	3.39	3.61	3.76	3.89	3.99	4.08	4.15	4.22
13	2.16	2.48	2.69	2.84	2.96	3.06	3.14	3.21	3.27
	3.01	3.33	3.54	3.69	3.81	3.91	3.99	4.06	4.13
14	2.14	2.46	2.67	2.81	2.93	3.02	3.10	3.17	3.23
	2.98	3.29	3.49	3.64	3.75	3.84	3.92	3.99	4.05
15	2.13	2.44	2.64	2.79	2.90	2.99	3.07	3.13	3.19
	2.95	3.25	3.45	3.59	3.70	3.79	3.86	3.93	3.99
16	2.12	2.42	2.63	2.77	2.88	2.96	3.04	3.10	3.16
	2.92	3.22	3.41	3.55	3.65	3.74	3.82	3.88	3.93
17	2.11	2.41	2.61	2.75	2.85	2.94	3.01	3.08	3.13
	2.90	3.19	3.38	3.51	3.62	3.70	3.77	3.83	3.89
18	2.10	2.40	2.59	2.73	2.84	2.92	2.99	3.05	3.11
	2.88	3.17	3.35	3.48	3.58	3.67	3.74	3.80	3.85
19	2.09	2.39	2.58	2.72	2.82	2.90	2.97	3.04	3.69
	2.86	3.15	3.33	3.46	3.55	3.64	3.70	3.76	3.81
20	2.09	2.38	2.57	2.70	2.81	2.89	2.96	3.02	3.07
	2.85	3.13	3.31	3.43	3.53	3.61	3.67	3.73	3.78
24	2.06	2.35	2.53	2.66	2.76	2.84	2.91	2.96	3.01
	2.80	3.07	3.24	3.36	3.45	3.52	3.58	3.64	3.69
30	2.04	2.32	2.50	2.62	2.72	2.79	2.86	3.91	2.96
	2.75	3.01	3.17	3.28	3.37	3.44	3.50	3.55	3.59
40	2.02	2.29	2.47	2.58	2.67	2.75	2.81	2.86	2.90
	2.70	2.95	3.10	3.21	3.29	3.36	3.41	3.46	3.50
60	2.00	2.27	2.43	2.55	2.63	2.70	2.76	2.81	2.85
	2.66	2.90	3.04	3.14	3.22	3.28	3.33	3.38	3.42
120	1.98	2.24	2.40	2.51	2.59	2.66	2.71	2.76	2.80
	2.62	2.84	2.98	3.08	3.15	3.21	3.25	3.30	3.33
∞	1.96	2.21	2.37	2.47	2.55	2.62	2.67	2.71	2.75
	2.58	2.79	2.92	3.01	3.08	3.14	3.18	3.22	3.25

附表 3-7 百分率的置信区间

上行:95%可信区间　　下行:99%可信区间

n	X=0	1	2	3	4	5	6	7	8	9	10	11	12	13
1	0—98													
	0—100													
2	0—84	1—99												
	0—93	0—100												
3	0—71	1—91	9—99											
	0—83	0—96	4—100											
4	0—60	1—81	7—93											
	0—73	0—89	3—97											
5	0—52	1—72	5—85	15—95										
	0—65	0—81	2—92	8—98										
6	0—46	0—64	4—78	12—88										
	0—59	0—75	2—86	7—93										
7	0—41	0—58	4—71	10—82	18—90									
	0—53	0—68	2—80	6—88	12—94									
8	0—37	0—53	3—65	9—76	16—84									
	0—48	0—63	1—74	5—83	10—90									
9	0—34	0—48	3—60	7—70	14—79	21—86								
	0—45	0—59	1—69	4—78	9—85	15—91								
10	0—31	0—45	3—56	7—65	12—74	19—81								
	0—41	0—54	1—65	4—74	8—81	13—87								
11	0—28	0—41	2—52	6—61	11—69	17—77	23—83							
	0—38	0—51	1—61	3—69	7—77	11—83	17—89							
12	0—26	0—38	2—48	5—57	10—65	15—72	21—79							
	0—36	0—48	1—57	3—66	6—73	10—79	15—85							
13	0—25	0—36	2—45	5—54	9—61	14—68	19—75	25—81						
	0—34	0—45	1—54	3—62	6—69	9—76	14—81	19—86						
14	0—23	0—34	2—43	5—51	8—58	13—65	18—71	23—77						
	0—32	0—42	1—51	3—59	5—66	9—72	13—78	17—83						
15	0—22	0—32	2—41	4—48	8—55	12—62	16—68	21—73	27—79					
	0—30	0—40	1—49	2—56	5—63	8—69	12—74	16—79	21—84					
16	0—21	0—30	2—38	4—46	7—52	11—59	15—65	20—70	25—75					
	0—28	0—38	1—46	2—53	5—60	8—66	11—71	15—76	19—81					

续表

n	X													
	0	1	2	3	4	5	6	7	8	9	10	11	12	13
17	0—20	0—29	2—36	4—43	7—50	10—56	14—62	18—67	23—72	28—77				
	0—27	0—36	1—44	2—51	4—57	7—63	10—69	14—74	18—78	22—82				
18	0—19	0—27	1—35	4—41	6—48	10—54	13—59	17—64	22—69	26—74				
	0—26	0—35	1—42	2—49	4—55	7—61	10—66	13—71	17—75	21—79				
19	0—18	0—26	1—33	3—40	6—46	9—51	13—57	16—62	20—67	24—71	29—76			
	0—24	0—33	1—40	2—47	4—53	6—58	9—63	12—68	16—73	19—77	23—81			
20	0—17	0—25	1—32	3—38	6—44	9—49	12—54	15—59	19—64	23—69	27—73			
	0—23	0—32	1—39	2—45	4—51	6—56	9—61	11—66	15—70	18—74	22—78			
21	0—16	0—24	1—30	3—36	5—42	8—47	11—52	15—57	18—62	22—66	26—70	30—74		
	0—22	0—30	1—37	2—43	3—49	6—54	8—59	11—63	14—68	17—71	21—76	24—80		
22	0—15	0—23	1—29	3—35	5—40	8—45	11—50	14—55	17—59	21—64	24—68	28—72		
	0—21	0—29	1—36	2—42	3—47	5—52	8—57	10—61	13—66	16—70	20—73	23—77		
23	0—15	0—22	1—28	3—34	5—39	8—44	10—48	13—53	16—57	20—62	23—66	27—69	31—73	
	0—21	0—28	1—35	2—40	3—45	5—50	7—55	10—59	13—63	15—67	19—71	22—75	25—78	
24	0—14	0—21	1—27	3—32	5—37	7—42	10—47	13—51	16—55	19—59	22—63	26—67	29—71	
	0—20	0—27	0—33	2—39	3—44	5—49	7—53	9—57	12—61	15—65	18—69	21—73	24—76	
25	0—14	0—20	1—26	3—31	5—36	7—41	9—45	12—49	15—54	18—58	21—61	24—65	28—69	31—72
	0—19	0—26	0—32	1—37	3—42	5—47	7—51	9—56	11—60	14—63	17—67	20—71	23—74	26—77
26	0—13	0—20	1—25	2—30	4—35	7—39	9—44	12—48	14—52	17—56	20—60	23—63	27—67	30—70
	0—18	0—25	0—31	1—36	3—41	4—46	6—50	9—54	11—58	13—62	16—65	19—69	22—72	25—75
27	0—13	0—19	1—24	2—29	4—34	6—38	9—42	11—46	14—50	17—54	19—58	22—61	26—65	29—68
	0—18	0—25	0—30	1—35	3—40	4—44	6—48	8—52	10—56	13—60	15—63	18—67	21—70	24—73
28	0—12	0—18	1—24	2—28	4—33	6—37	8—41	11—45	13—49	16—52	19—56	22—59	25—63	28—66
	0—17	0—24	0—29	1—34	3—39	4—43	6—47	8—51	10—55	12—58	15—62	17—65	20—68	23—71
29	0—12	0—18	1—23	2—27	4—32	6—36	8—40	10—44	13—47	15—51	18—54	21—58	24—61	26—64
	0—17	0—23	0—28	1—33	2—37	4—42	6—46	8—49	10—53	12—57	14—60	17—63	19—66	22—70
30	0—12	0—17	1—22	2—27	4—31	6—35	8—39	10—42	12—46	15—49	17—53	20—56	23—59	26—63
	0—16	0—22	0—27	1—32	2—36	4—40	5—44	7—48	9—52	11—55	14—58	16—62	19—65	21—68
31	0—11	0—17	1—22	2—26	4—30	6—34	8—38	10—41	12—45	14—48	17—51	19—55	22—58	25—61
	0—16	0—22	0—27	1—31	2—35	4—39	5—43	7—47	9—50	11—54	13—57	16—60	18—63	20—66
32	0—11	0—16	1—21	2—25	4—29	5—33	7—36	9—40	12—43	14—47	16—50	19—53	21—56	24—59
	0—15	0—21	0—26	1—30	2—34	4—38	5—42	7—46	9—49	11—52	13—56	15—59	17—62	20—65
33	0—11	0—15	1—20	2—24	3—28	5—32	7—36	9—39	11—42	13—46	16—49	18—52	20—55	23—58
	0—15	0—20	0—25	1—30	2—34	3—37	5—41	7—44	8—48	10—51	12—54	14—57	17—60	19—63

续表

n	X													
	0	1	2	3	4	5	6	7	8	9	10	11	12	13
34	0—10	0—15	1—19	2—23	3—28	5—31	7—35	9—38	11—41	13—44	15—48	17—51	20—54	22—56
	0—14	0—20	0—25	1—29	2—33	3—36	5—40	6—43	8—47	10—50	12—53	14—56	16—59	18—62
35	0—10	0—15	1—19	2—23	3—27	5—30	7—34	8—37	10—40	13—43	15—46	17—49	19—52	22—55
	0—14	0—20	0—24	1—28	2—32	3—35	5—39	6—42	8—45	10—49	12—52	14—55	16—57	18—60
36	0—10	0—15	1—18	2—22	3—26	5—29	6—33	8—36	10—39	12—42	14—45	16—48	19—51	21—54
	0—14	0—19	0—23	1—27	2—31	3—35	5—38	6—41	8—44	9—47	11—50	13—53	15—56	17—59
37	0—10	0—14	1—18	2—22	3—25	5—28	6—32	8—35	10—38	12—41	14—44	16—47	18—50	20—53
	0—13	0—18	0—23	1—27	2—30	3—34	4—37	6—40	7—43	9—46	11—49	13—52	15—55	17—58
38	0—10	0—14	1—18	2—21	3—25	5—28	6—32	8—34	10—37	11—40	13—43	15—46	18—49	20—51
	0—13	0—18	0—22	1—26	2—30	3—33	4—36	6—39	7—42	9—45	11—48	12—51	14—54	16—56
39	0—9	0—14	1—17	2—21	3—24	4—27	6—31	8—33	9—36	11—39	13—42	15—45	17—48	19—50
	0—13	0—18	0—21	1—25	2—29	3—32	4—35	6—38	7—41	9—44	10—47	12—50	14—53	16—55
40	0—9	0—13	1—17	2—21	3—24	4—27	6—30	8—33	9—35	11—38	13—41	15—44	17—47	19—49
	0—12	0—17	0—21	1—25	2—28	3—32	4—35	5—38	7—40	9—43	10—46	12—49	13—52	15—54
41	0—9	0—13	1—17	2—20	3—23	4—26	6—29	7—32	9—35	11—37	12—40	14—43	16—46	18—48
	0—12	0—17	0—21	1—24	2—28	3—31	4—34	5—37	7—40	8—42	10—45	11—48	13—50	15—53
42	0—9	0—13	1—16	2—20	3—23	4—26	6—28	7—31	9—34	10—37	12—39	14—42	16—45	18—47
	0—12	0—17	0—20	1—24	2—27	3—30	4—33	5—36	7—39	8—42	9—44	11—47	13—49	15—52
43	0—9	0—12	1—16	2—19	3—23	4—25	5—28	7—31	8—33	10—36	12—39	14—41	15—44	17—46
	0—12	0—16	0—20	1—23	2—26	3—30	4—33	5—35	6—38	8—41	9—43	11—46	13—49	14—51
44	0—9	0—12	1—15	2—19	3—22	4—25	5—28	7—30	8—33	10—35	11—38	13—40	15—43	17—45
	0—11	0—16	0—19	1—23	2—26	3—29	4—32	5—35	6—37	8—40	9—42	11—45	12—47	14—50
45	0—8	0—12	1—15	2—18	3—21	4—24	5—27	7—30	8—32	9—34	11—37	13—39	15—42	16—44
	0—11	0—15	0—19	1—22	2—25	3—28	4—31	5—34	6—37	8—39	9—42	10—44	12—47	14—49
46	0—8	0—12	1—15	2—18	3—21	4—24	5—26	7—29	8—31	9—34	11—36	13—39	14—41	16—43
	0—11	0—15	0—19	1—22	2—25	3—28	4—31	5—33	6—36	7—39	9—41	10—43	12—46	13—48
47	0—8	0—12	1—15	2—17	3—20	4—23	5—26	6—28	8—31	9—34	11—36	12—38	14—40	16—43
	0—11	0—15	0—18	1—21	2—24	2—27	3—30	5—33	6—35	7—38	9—40	10—42	11—45	13—47
48	0—8	0—11	1—14	2—17	3—20	4—22	5—25	6—28	8—30	9—33	11—35	12—37	14—39	15—42
	0—10	0—14	0—18	1—21	2—24	2—27	3—29	5—32	6—35	7—37	8—40	10—42	11—44	13—47
49	0—8	0—11	1—14	2—17	2—20	4—22	5—25	6—27	7—30	9—32	10—35	12—37	13—39	15—41
	0—10	0—14	0—17	1—20	1—24	2—26	3—29	4—32	6—34	7—36	8—39	9—41	11—44	12—46
50	0—7	0—11	1—14	2—17	2—19	3—22	5—24	6—26	7—29	9—31	10—34	11—36	13—38	15—41
	0—10	0—14	0—17	1—20	1—23	2—26	3—28	4—31	5—33	7—36	8—38	9—40	11—43	12—45

续表

n	X											
	14	15	16	17	18	19	20	21	22	23	24	25
26												
27	32—71 27—76											
28	31—69 26—74											
29	30—68 25—72	33—71 28—75										
30	28—66 24—71	31—69 27—74										
31	27—64 23—69	30—67 26—72	33—70 28—75									
32	26—62 22—67	29—65 25—70	32—68 27—73									
33	26—61 21—66	28—64 24—69	31—67 26—71	34—69 29—74								
34	25—59 21—64	27—62 23—67	30—65 25—70	32—68 28—72								
35	24—58 20—63	26—61 22—66	29—63 24—68	31—66 27—71	34—69 29—73							
36	23—57 19—62	26—59 22—64	28—62 23—67	30—65 26—69	33—67 28—72							
37	23—55 19—60	25—58 21—63	27—61 23—65	30—63 25—68	32—66 28—70	34—68 30—73						
38	22—54 18—59	24—57 20—61	26—59 22—64	29—62 25—66	31—64 27—69	33—67 29—71						
39	21—53 18—58	23—55 20—60	26—58 22—63	28—60 24—65	30—63 26—68	32—65 28—70	35—68 30—72					
40	21—52 17—57	23—54 19—59	25—57 21—61	27—59 23—64	29—62 25—66	32—64 27—68	34—66 30—71					

续表

n	X											
	14	15	16	17	18	19	20	21	22	23	24	25
41	20—51	22—53	24—56	26—58	29—60	31—63	33—65	35—67				
	17—55	19—58	21—60	23—63	25—65	27—67	29—69	31—71				
42	20—50	22—52	24—54	26—57	28—59	30—61	32—64	34—66				
	16—54	18—57	20—59	22—61	24—64	26—66	28—67	30—70				
43	19—49	21—51	23—53	25—56	27—58	29—60	31—62	33—65	36—67			
	16—53	18—56	19—58	21—60	23—62	25—65	27—66	29—69	31—71			
44	19—48	21—50	22—52	24—55	26—57	28—59	30—61	33—63	35—65			
	15—52	17—55	19—57	21—59	23—61	25—63	26—65	28—68	30—70			
45	18—47	20—49	22—51	24—54	26—56	28—58	30—60	32—62	34—64	36—66		
	15—51	17—54	19—56	20—58	22—60	24—62	26—64	28—66	30—68	32—70		
46	18—46	20—48	21—50	23—53	25—55	27—57	29—59	31—61	33—63	35—65		
	15—50	16—53	18—55	20—57	22—59	23—61	25—63	27—65	29—67	31—69		
47	18—45	19—47	21—49	23—52	25—54	26—56	28—58	30—60	32—62	34—64	36—66	
	14—49	16—52	18—54	19—56	21—58	23—60	25—62	26—64	28—66	30—68	32—70	
48	17—44	19—46	21—48	22—51	24—53	26—55	28—57	30—59	31—61	33—63	35—65	
	14—49	16—51	17—53	19—55	21—57	22—59	24—61	26—63	28—65	29—67	31—69	
49	17—43	18—45	20—47	22—50	24—52	25—54	27—56	29—58	31—60	33—62	34—64	36—66
	14—48	15—50	17—52	19—54	20—56	22—58	23—60	25—62	27—64	29—66	31—68	32—70
50	16—43	18—45	20—47	21—49	23—51	25—53	26—55	28—57	30—59	32—61	34—63	36—65
	14—47	15—49	17—51	18—53	20—55	21—57	23—59	25—61	26—63	28—65	30—67	32—68

附表 3-8 Poisson 分布 λ 的置信区间

样本计数	95%		99%		样本计数	95%		99%	
X	下限	上限	下限	上限	X	下限	上限	下限	上限
0	0.0	3.7	0.0	5.3					
1	0.1	5.6	0.0	7.4	26	17.0	38.0	14.7	42.2
2	0.2	7.2	0.1	9.3	27	17.8	39.2	15.4	43.5
3	0.6	8.8	0.3	11.0	28	18.6	40.4	16.2	44.8
4	1.0	10.2	0.6	12.6	29	19.4	41.6	17.0	46.0
5	1.6	11.7	1.0	14.1	30	20.2	42.8	17.7	47.2
6	2.2	13.1	1.5	15.6	31	21.0	44.0	18.5	48.4
7	2.8	14.4	2.0	17.1	32	21.8	45.1	19.3	49.6
8	3.4	15.8	2.5	18.5	33	22.7	46.3	20.0	50.8
9	4.0	17.1	3.1	20.0	34	23.5	47.5	20.8	52.1
10	4.7	18.4	3.7	21.3	35	24.3	48.7	21.6	53.3
11	5.4	19.7	4.3	22.6	36	25.1	49.8	22.4	54.5
12	6.2	21.0	4.9	24.0	37	26.0	51.0	23.2	55.7
13	6.9	22.3	5.5	25.4	38	26.8	52.2	24.0	56.9
14	7.7	23.5	6.2	26.7	39	27.7	53.3	24.8	58.1
15	8.4	24.8	6.8	28.1	40	28.6	54.5	25.6	59.3
16	9.4	26.0	7.5	29.4	41	29.4	55.6	26.4	60.5
17	9.9	27.2	8.2	30.7	42	30.3	56.8	27.2	61.7
18	10.7	28.4	8.9	32.0	43	31.1	57.9	28.0	62.9
19	11.5	29.6	9.6	33.3	44	32.0	59.0	28.8	64.1
20	12.2	30.8	10.3	34.6	45	32.8	60.2	29.6	65.3
21	13.0	32.0	11.0	35.9	46	33.6	61.3	30.4	66.5
22	13.8	33.2	11.8	37.2	47	34.5	62.5	31.2	67.7
23	14.6	34.4	12.5	38.4	48	35.3	63.6	32.0	68.9
24	15.4	35.6	13.2	39.7	49	36.1	64.8	32.8	70.1
25	16.2	36.8	14.0	41.0	50	37.0	65.9	33.6	71.3

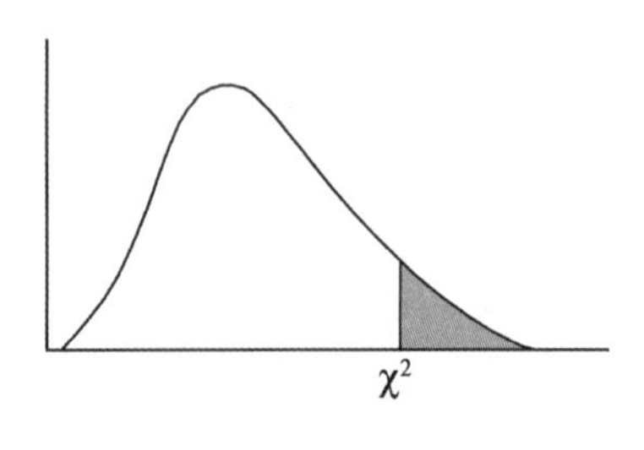

附表 3-9 χ^2 界值表

自由度(ν)	概率(P)												
	0.995	0.990	0.975	0.950	0.900	0.750	0.500	0.250	0.100	0.050	0.025	0.010	0.005
1					0.02	0.10	0.45	1.32	2.71	3.84	5.02	6.63	7.88
2	0.01	0.02	0.05	0.10	0.21	0.58	1.39	2.77	4.61	5.99	7.38	9.21	10.60
3	0.07	0.11	0.22	0.35	0.58	1.21	2.37	4.11	6.25	7.81	9.35	11.34	12.84
4	0.21	0.30	0.48	0.71	1.06	1.92	3.36	5.39	7.78	9.49	11.14	13.28	14.86
5	0.41	0.55	0.83	1.15	1.61	2.67	4.35	6.63	9.24	11.07	12.83	15.09	16.75
6	0.68	0.87	1.24	1.64	2.20	3.45	5.35	7.84	10.64	12.59	14.45	16.81	18.55
7	0.99	1.24	1.69	2.17	2.83	4.25	6.35	9.04	12.02	14.07	16.01	18.48	20.28
8	1.34	1.65	2.18	2.73	3.49	5.07	7.34	10.22	13.36	15.51	17.53	20.09	21.95
9	1.73	2.09	2.70	3.33	4.17	5.90	8.34	11.39	14.68	16.92	19.02	21.67	23.59
10	2.16	2.56	3.25	3.94	4.87	6.74	9.34	12.55	15.99	18.31	20.48	23.21	25.19
11	2.60	3.05	3.82	4.57	5.58	7.58	10.34	13.70	17.28	19.68	21.92	24.72	26.76
12	3.07	3.57	4.40	5.23	6.30	8.44	11.34	14.85	18.55	21.03	23.34	26.22	28.30
13	3.57	4.11	5.01	5.89	7.04	9.30	12.34	15.98	19.81	22.36	24.74	27.69	29.82
14	4.07	4.66	5.63	6.57	7.79	10.17	13.34	17.12	21.06	23.68	26.12	29.14	31.32
15	4.60	5.23	6.26	7.26	8.55	11.04	14.34	18.25	22.31	25.00	27.49	30.58	32.80
16	5.14	5.81	6.91	7.96	9.31	11.91	15.34	19.37	23.54	26.30	28.85	32.00	34.27
17	5.70	6.41	7.56	8.67	10.09	12.79	16.34	20.49	24.77	27.59	30.19	33.41	35.72
18	6.26	7.01	8.23	9.39	10.86	13.68	17.34	21.60	25.99	28.87	31.53	34.81	37.16
19	6.84	7.63	8.91	10.12	11.65	14.56	18.34	22.72	27.20	30.14	32.85	36.19	38.58
20	7.43	8.26	9.59	10.85	12.44	15.45	19.34	23.83	28.41	31.41	34.17	37.57	40.00
21	8.03	8.90	10.28	11.59	13.24	16.34	20.34	24.93	29.62	32.67	35.48	38.93	41.40
22	8.64	9.54	10.98	12.34	14.04	17.24	21.34	26.04	30.81	33.92	36.78	40.29	42.80
23	9.26	10.20	11.69	13.09	14.85	18.14	22.34	27.14	32.01	35.17	38.08	41.64	44.18
24	9.89	10.86	12.40	13.85	15.66	19.04	23.34	28.24	33.20	36.42	39.36	42.98	45.56
25	10.52	11.52	13.12	14.61	16.47	19.94	24.34	29.34	34.38	37.65	40.65	44.31	46.93
26	11.16	12.20	13.84	15.38	17.29	20.84	25.34	30.43	35.56	38.89	41.92	45.64	48.29
27	11.81	12.88	14.57	16.15	18.11	21.75	26.34	31.53	36.74	40.11	43.19	46.96	49.64
28	12.46	13.56	15.31	16.93	18.94	22.66	27.34	32.62	37.92	41.34	44.46	48.28	50.99
29	13.12	14.26	16.05	17.71	19.77	23.57	28.34	33.71	39.09	42.56	45.72	49.59	52.34
30	13.79	14.95	16.79	18.49	20.60	24.48	29.34	34.80	40.26	43.77	46.98	50.89	53.67
40	20.71	22.16	24.43	26.51	29.05	33.66	39.34	45.62	51.81	55.76	59.34	63.69	66.77
50	27.99	29.71	32.36	34.76	27.69	42.94	49.33	56.33	63.17	67.50	71.42	76.15	79.49
60	35.53	37.48	40.48	43.19	46.46	52.29	59.33	66.98	74.40	79.08	83.30	88.38	91.95
70	43.28	45.44	48.76	51.74	55.33	61.70	69.33	77.58	85.53	90.53	95.02	100.42	104.22
80	51.17	53.54	57.15	60.39	64.28	71.14	79.33	88.13	96.58	101.88	106.63	112.33	116.32
90	59.20	61.75	65.65	69.13	73.29	80.62	89.33	98.65	107.56	113.14	118.14	124.12	128.30
100	67.33	70.06	74.22	77.93	82.36	90.13	99.33	109.14	118.50	124.34	129.56	135.81	140.17

附表 3-10 *T* 界值表(配对比较的符号秩和检验用)

n	单侧:0.05 双侧:0.10	0.025 0.05	0.01 0.02	0.005 0.010
5	0—15	.—.	.—.	.—.
6	2—19	0—21	.—.	.—.
7	3—25	2—26	0—28	.—.
8	5—31	3—33	1—35	0—36
9	8—37	5—40	3—42	1—44
10	10—45	8—47	5—50	3—52
11	13—53	10—56	7—59	5—61
12	17—61	13—65	9—69	7—71
13	21—70	17—74	12—79	9—82
14	25—80	21—84	15—90	12—93
15	30—90	25—95	19—101	15—105
16	35—101	29—107	23—113	19—117
17	41—112	34—119	27—126	23—130
18	47—124	40—131	32—139	27—144
19	53—137	46—144	37—153	32—158
20	60—150	52—158	43—167	37—173
21	67—164	58—173	49—182	42—189
22	75—178	65—188	55—198	48—205
23	83—193	73—203	62—214	54—222
24	91—209	81—219	69—231	61—239
25	100—225	89—236	76—249	68—257
26	110—241	98—253	84—267	75—276
27	119—259	107—271	92—286	83—295
28	130—276	116—290	101—305	91—315
29	140—295	126—309	110—325	100—335
30	151—314	137—328	120—345	109—356
31	163—333	147—349	130—366	118—378
32	175—353	159—369	140—388	128—400
33	187—374	170—391	151—410	138—423
34	200—395	182—413	162—433	148—447
35	213—417	195—435	173—457	159—471
36	227—439	208—458	185—481	171—495
37	241—462	221—482	198—505	182—521
38	256—485	235—506	211—530	194—547
39	271—509	249—531	224—556	207—573
40	286—534	264—556	238—582	220—600
41	302—559	279—582	252—609	233—628
42	319—584	294—609	266—637	247—656
43	336—610	310—636	281—665	261—685
44	353—637	327—663	296—694	276—714
45	371—664	343—692	312—723	291—744
46	389—692	361—720	328—753	307—774
47	407—721	378—750	345—783	322—806
48	426—750	396—780	362—814	339—837
49	446—779	415—810	379—846	355—870
50	466—809	434—841	397—878	373—902

附表 3-11　T 界值表（两样本比较的秩和检验用）

	单侧	双侧
1 行	P=0.05	P=0.10
2 行	P=0.025	P=0.05
3 行	P=0.01	P=0.02
4 行	P=0.005	P=0.01

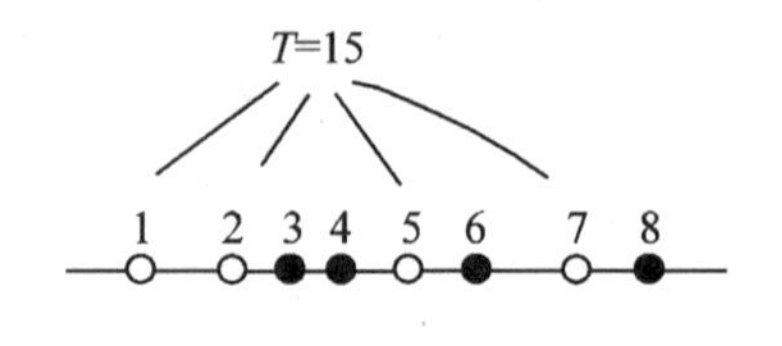

n_1（较小 n）	n_2-n_1 0	1	2	3	4	5	6	7	8	9	10
2				3—13	3—15	3—17	4—18	4—20	4—22	4—24	5—25
							3—19	3—21	3—23	3—25	4—26
3	6—15	6—18	7—20	8—22	8—25	9—27	10—29	10—32	11—34	11—37	12—39
			6—21	7—23	7—26	8—28	8—31	9—33	9—36	10—38	10—41
					6—27	6—30	7—32	7—35	7—38	8—40	8—43
							6—33	6—36	6—39	7—41	7—44
4	11—25	12—28	13—31	14—34	15—37	16—40	17—43	18—46	19—49	20—52	21—55
	10—26	11—29	12—32	13—35	14—38	14—42	15—45	16—48	17—51	18—54	19—57
		10—30	11—33	11—37	12—40	13—43	13—47	14—50	15—53	15—57	16—60
			10—34	10—38	11—41	11—45	12—48	12—52	13—55	13—59	14—62
5	19—36	20—40	21—44	23—47	24—51	26—54	27—58	28—62	30—65	31—69	33—72
	17—38	18—42	20—45	21—49	22—53	23—57	24—61	26—64	27—68	28—72	29—76
	16—39	17—43	18—47	19—51	20—55	21—59	22—63	23—67	24—71	25—75	26—79
	15—40	16—44	16—49	17—53	18—57	19—61	20—65	21—69	22—73	22—78	23—82
6	28—50	29—55	31—59	33—63	35—67	37—71	38—76	40—80	42—84	44—88	46—92
	26—52	27—57	29—61	31—65	32—70	34—74	35—79	37—83	38—88	40—92	42—96
	24—54	25—59	27—63	28—68	29—73	30—78	32—82	33—87	34—92	36—96	37—101
	23—55	24—60	25—65	26—70	27—75	28—80	30—84	31—89	32—94	33—99	34—104
7	39—66	41—71	43—76	45—81	47—86	49—91	52—95	54—100	56—105	58—110	61—114
	36—69	38—74	40—79	42—84	44—89	46—94	48—99	50—104	52—109	54—114	56—119
	34—71	35—77	37—82	39—87	40—93	42—98	44—103	45—109	47—114	49—119	51—124
	32—73	34—78	35—84	37—89	38—95	40—100	41—106	43—111	44—117	45—122	47—128
8	51—85	54—90	56—96	59—101	62—106	64—112	67—117	69—123	72—128	75—133	77—139
	49—87	51—93	53—99	55—105	58—110	60—116	62—122	65—127	67—133	70—138	72—144
	45—91	47—97	49—103	51—109	53—115	56—120	58—126	60—132	62—138	64—144	66—150
	43—93	45—99	47—105	49—111	51—117	53—123	54—130	56—136	58—142	60—148	62—154
9	66—105	69—111	72—117	75—123	78—129	81—135	84—141	87—147	90—153	93—159	96—165
	62—109	65—115	68—121	71—127	73—134	76—140	79—146	82—152	84—159	87—165	90—171
	59—112	61—119	63—126	66—132	68—139	71—145	73—152	76—158	78—165	81—171	83—178
	56—115	58—122	61—128	63—135	65—142	67—149	69—156	72—162	74—169	76—176	78—183
10	82—128	86—134	89—141	92—148	96—154	99—161	103—167	106—174	110—180	113—187	117—193
	78—132	81—139	84—146	88—152	91—159	94—166	97—173	100—180	103—187	107—193	110—200
	74—136	77—143	79—151	82—158	85—165	88—172	91—179	93—187	96—194	99—201	102—208
	71—139	73—147	76—154	79—161	81—169	84—176	86—184	89—191	92—198	94—206	97—213

附表 3-12 *H* 界值表(三样本比较的秩和检验用)

n	n_1	n_2	n_3	*P* 0.05	*P* 0.01
7	3	2	2	4.71	
	3	3	1	5.14	
8	3	3	2	5.36	
	4	2	2	5.33	
	4	3	1	5.21	
	5	2	1	5.00	
9	3	3	3	5.60	7.20
	4	3	2	5.44	6.44
	4	4	1	4.97	6.67
	5	2	2	5.16	6.53
	5	3	1	4.96	
10	4	3	3	5.73	6.75
	4	4	2	5.45	7.04
	5	3	2	5.25	6.82
	5	4	1	4.99	6.95
11	4	4	3	5.60	7.14
	5	3	3	5.65	7.08
	5	4	2	5.27	7.12
	5	5	1	5.13	7.31
12	4	4	4	5.69	7.65
	5	4	3	5.63	7.44
	5	5	2	5.34	7.27
13	5	4	4	5.62	7.76
	5	5	3	5.71	7.54
14	5	5	4	5.64	7.79
15	5	5	5	5.78	7.98

附表 3-13 *M* 界值表(随机区组比较的秩和检验用)

(P=0.05)

区组数 (n)	处理组数(g) 2	3	4	5	6	7	8	9	10	11	12	13	14	15
2	—	—	20	38	64	96	138	192	258	336	429	538	664	808
3	—	18	37	64	104	158	225	311	416	542	691	865	1063	1292
4	—	26	52	89	144	217	311	429	574	747	950	1189	1460	1770
5	—	32	65	113	183	277	396	547	731	950	1210	1512	1859	2254
6	18	42	76	137	222	336	482	664	887	1155	1469	1831	2253	2738
7	24.5	50	92	167	272	412	591	815	1086	1410	1791	2233	2740	3316
8	32	50	105	190	310	471	676	931	1241	1612	2047	2552	3131	3790
9	24.5	56	118	214	349	529	760	1047	1396	1813	2302	2871	3523	4264
10	32	62	131	238	388	588	845	1164	1551	2014	2558	3189	3914	4737
11	40.5	66	144	261	427	647	929	1280	1706	2216	2814	3508	4305	5211
12	32	72	157	285	465	706	1013	1396	1862	2417	3070	3827	4697	5685
13	40.5	78	170	309	504	764	1098	1512	2017	2618	3326	4146	5088	6159
14	50	84	183	333	543	823	1182	1629	2172	2820	3581	4465	5479	6632
15	40.5	90	196	356	582	882	1267	1745	2327	3021	3837	4784	5871	7106

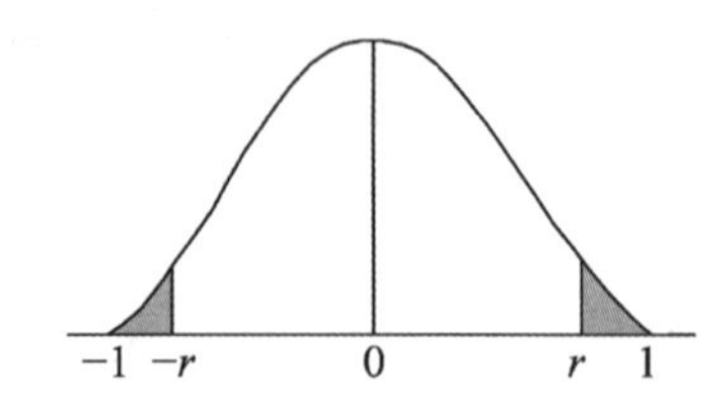

附表 3-14 *r* 界值表

自由度 (ν)		概率(P)								
	单侧：	0.25	0.10	0.05	0.025	0.01	0.005	0.0025	0.001	0.000
	双侧：	0.50	0.20	0.10	0.05	0.02	0.01	0.005	0.002	0.001
1		0.707	0.951	0.988	0.997	1.000	1.000	1.000	1.000	1.000
2		0.500	0.800	0.900	0.950	0.980	0.990	0.995	0.998	0.999
3		0.404	0.687	0.805	0.878	0.934	0.959	0.974	0.986	0.991
4		0.347	0.608	0.729	0.811	0.882	0.917	0.942	0.963	0.974
5		0.309	0.551	0.669	0.755	0.833	0.875	0.906	0.935	0.951
6		0.281	0.507	0.621	0.707	0.789	0.834	0.870	0.905	0.925
7		0.260	0.472	0.582	0.666	0.750	0.798	0.836	0.875	0.898
8		0.242	0.443	0.549	0.632	0.715	0.765	0.805	0.847	0.872
9		0.228	0.419	0.521	0.602	0.685	0.735	0.776	0.820	0.847
10		0.216	0.398	0.497	0.576	0.658	0.708	0.750	0.795	0.823
11		0.206	0.380	0.476	0.553	0.634	0.684	0.726	0.772	0.801
12		0.197	0.365	0.457	0.532	0.612	0.661	0.703	0.750	0.780
13		0.189	0.351	0.441	0.514	0.592	0.641	0.683	0.730	0.760
14		0.182	0.338	0.426	0.497	0.574	0.623	0.664	0.711	0.742
15		0.176	0.327	0.412	0.482	0.558	0.606	0.647	0.694	0.725
16		0.170	0.317	0.400	0.468	0.542	0.590	0.631	0.678	0.708
17		0.165	0.308	0.389	0.456	0.529	0.575	0.616	0.662	0.693
18		0.160	0.299	0.378	0.444	0.515	0.561	0.602	0.648	0.679
19		0.156	0.291	0.369	0.433	0.503	0.549	0.589	0.635	0.665
20		0.152	0.284	0.360	0.423	0.492	0.537	0.576	0.622	0.652
21		0.148	0.277	0.352	0.413	0.482	0.526	0.565	0.610	0.640
22		0.145	0.271	0.344	0.404	0.472	0.515	0.554	0.599	0.629
23		0.141	0.265	0.337	0.396	0.462	0.505	0.543	0.588	0.618
24		0.138	0.260	0.330	0.388	0.453	0.496	0.534	0.578	0.607
25		0.136	0.255	0.323	0.381	0.445	0.487	0.524	0.568	0.597

续表

自由度		概率(P)								
自由度	单侧：	0.25	0.10	0.05	0.025	0.01	0.005	0.0025	0.001	0.000
(ν)	双侧：	0.50	0.20	0.10	0.05	0.02	0.01	0.005	0.002	0.001
26		0.133	0.250	0.317	0.374	0.437	0.479	0.515	0.559	0.588
27		0.131	0.245	0.311	0.367	0.430	0.471	0.507	0.550	0.579
28		0.128	0.241	0.306	0.361	0.423	0.463	0.499	0.541	0.570
29		0.126	0.237	0.301	0.355	0.416	0.456	0.491	0.533	0.562
30		0.124	0.233	0.296	0.349	0.409	0.449	0.484	0.526	0.554
31		0.122	0.229	0.291	0.344	0.403	0.442	0.477	0.518	0.546
32		0.120	0.225	0.287	0.339	0.397	0.436	0.470	0.511	0.539
33		0.118	0.222	0.283	0.334	0.392	0.430	0.464	0.504	0.532
34		0.116	0.219	0.279	0.329	0.386	0.424	0.458	0.498	0.525
35		0.115	0.216	0.275	0.325	0.381	0.418	0.452	0.492	0.519
36		0.113	0.213	0.271	0.320	0.376	0.413	0.446	0.486	0.513
37		0.111	0.210	0.267	0.316	0.371	0.408	0.441	0.480	0.507
38		0.110	0.207	0.264	0.312	0.367	0.403	0.435	0.474	0.501
39		0.108	0.204	0.261	0.308	0.362	0.398	0.430	0.469	0.495
40		0.107	0.202	0.257	0.304	0.358	0.393	0.425	0.463	0.490
41		0.106	0.199	0.254	0.301	0.354	0.389	0.420	0.458	0.484
42		0.104	0.197	0.251	0.297	0.350	0.384	0.416	0.453	0.479
43		0.103	0.195	0.248	0.294	0.346	0.380	0.411	0.449	0.474
44		0.102	0.192	0.246	0.291	0.342	0.376	0.407	0.444	0.469
45		0.101	0.190	0.243	0.288	0.338	0.372	0.403	0.439	0.465
46		0.100	0.188	0.240	0.285	0.335	0.368	0.399	0.435	0.460
47		0.099	0.186	0.238	0.282	0.331	0.365	0.395	0.431	0.456
48		0.098	0.184	0.235	0.279	0.328	0.361	0.391	0.427	0.451
49		0.097	0.182	0.233	0.276	0.325	0.358	0.387	0.423	0.447
50		0.096	0.181	0.231	0.273	0.322	0.354	0.384	0.419	0.443

附表 3-15 r_s 界值表

n	概率(P)									
	单侧：	0.25	0.10	0.05	0.025	0.01	0.005	0.0025	0.001	0.0005
	双侧：	0.50	0.20	0.10	0.05	0.02	0.01	0.005	0.002	0.001
4		0.600	1.000	1.000						
5		0.500	0.800	0.900	1.000	1.000				
6		0.371	0.657	0.829	0.886	0.943	1.000	1.000		
7		0.321	0.571	0.714	0.786	0.893	0.929	0.964	1.000	1.000
8		0.310	0.524	0.643	0.738	0.833	0.881	0.905	0.952	0.976
9		0.267	0.483	0.600	0.700	0.783	0.833	0.867	0.917	0.933
10		0.248	0.455	0.564	0.648	0.745	0.794	0.830	0.879	0.903
11		0.236	0.427	0.536	0.618	0.709	0.755	0.800	0.845	0.873
12		0.217	0.406	0.503	0.587	0.678	0.727	0.769	0.818	0.846
13		0.209	0.385	0.484	0.560	0.648	0.703	0.747	0.791	0.824
14		0.200	0.367	0.464	0.538	0.626	0.679	0.723	0.771	0.802
15		0.189	0.354	0.446	0.521	0.604	0.654	0.700	0.750	0.779
16		0.182	0.341	0.429	0.503	0.582	0.635	0.679	0.729	0.762
17		0.176	0.328	0.414	0.485	0.566	0.615	0.662	0.713	0.748
18		0.170	0.317	0.401	0.472	0.550	0.600	0.643	0.695	0.728
19		0.165	0.309	0.391	0.460	0.535	0.584	0.628	0.677	0.712
20		0.161	0.299	0.380	0.447	0.520	0.570	0.612	0.662	0.696
21		0.156	0.292	0.370	0.435	0.508	0.556	0.599	0.648	0.681
22		0.152	0.284	0.361	0.425	0.496	0.544	0.586	0.634	0.667
23		0.148	0.278	0.353	0.415	0.486	0.532	0.573	0.622	0.654
24		0.144	0.271	0.344	0.406	0.476	0.521	0.562	0.610	0.642
25		0.142	0.265	0.337	0.398	0.466	0.511	0.551	0.598	0.630

续表

n		概率(P)								
	单侧：	0.25	0.10	0.05	0.025	0.01	0.005	0.0025	0.001	0.0005
	双侧：	0.50	0.20	0.10	0.05	0.02	0.01	0.005	0.002	0.001
26		0.138	0.259	0.331	0.390	0.457	0.501	0.541	0.587	0.619
27		0.136	0.255	0.324	0.382	0.448	0.491	0.531	0.577	0.608
28		0.133	0.250	0.317	0.375	0.440	0.483	0.522	0.567	0.598
29		0.130	0.245	0.312	0.368	0.433	0.475	0.513	0.558	0.589
30		0.128	0.240	0.306	0.362	0.425	0.467	0.504	0.549	0.580
31		0.126	0.236	0.301	0.356	0.418	0.459	0.496	0.541	0.571
32		0.124	0.232	0.296	0.350	0.412	0.452	0.489	0.533	0.563
33		0.121	0.229	0.291	0.345	0.405	0.446	0.482	0.525	0.554
34		0.120	0.225	0.287	0.340	0.399	0.439	0.475	0.517	0.547
35		0.118	0.222	0.283	0.335	0.394	0.433	0.468	0.510	0.539
36		0.116	0.219	0.279	0.330	0.388	0.427	0.462	0.504	0.533
37		0.114	0.216	0.275	0.325	0.382	0.421	0.456	0.497	0.526
38		0.113	0.212	0.271	0.321	0.378	0.415	0.450	0.491	0.519
39		0.111	0.210	0.267	0.317	0.373	0.410	0.444	0.485	0.513
40		0.110	0.207	0.264	0.313	0.368	0.405	0.439	0.479	0.507
41		0.108	0.204	0.261	0.309	0.364	0.400	0.433	0.473	0.501
42		0.107	0.202	0.257	0.305	0.359	0.395	0.428	0.468	0.495
43		0.105	0.199	0.254	0.301	0.355	0.391	0.423	0.463	0.490
44		0.104	0.197	0.251	0.298	0.351	0.386	0.419	0.458	0.484
45		0.103	0.194	0.248	0.294	0.347	0.382	0.414	0.453	0.479
46		0.102	0.192	0.246	0.291	0.343	0.378	0.410	0.448	0.474
47		0.101	0.190	0.243	0.288	0.340	0.374	0.405	0.443	0.469
48		0.100	0.188	0.240	0.285	0.336	0.370	0.401	0.439	0.465
49		0.098	0.186	0.238	0.282	0.333	0.366	0.397	0.434	0.460
50		0.097	0.184	0.235	0.279	0.329	0.363	0.393	0.430	0.456

附表 3-16　随机数字表

编号	1～10	11～20	21～30	31～40	41～50
1	22 17 68 65 81	68 95 23 92 35	87 02 22 57 51	61 09 43 95 06	58 24 82 03 47
2	19 36 27 59 46	13 79 93 37 55	39 77 32 77 09	85 52 05 30 62	47 83 51 62 74
3	16 77 23 02 77	09 61 87 25 21	28 06 24 25 93	16 71 13 59 78	23 05 47 47 25
4	78 43 76 71 61	20 44 90 32 64	97 67 63 99 61	46 38 03 93 22	69 81 21 99 21
5	03 28 28 26 08	73 37 32 04 05	69 30 16 09 05	88 69 58 28 99	35 07 44 75 47
6	93 22 53 64 39	07 10 63 76 35	87 03 04 79 88	08 13 13 85 51	55 34 57 72 69
7	78 76 58 54 74	92 38 70 96 92	52 06 79 79 45	82 63 18 27 44	69 66 92 19 09
8	23 68 35 26 00	99 53 93 61 28	52 70 05 48 34	56 65 05 61 86	90 92 10 70 80
9	15 39 25 70 99	93 86 52 77 65	15 33 59 05 28	22 87 26 07 47	86 96 98 29 06
10	58 71 96 30 24	18 46 23 34 27	85 13 99 24 44	49 18 09 79 49	74 16 32 23 02
11	57 35 27 33 72	24 53 63 94 09	41 10 76 47 91	44 04 95 49 66	39 60 04 59 81
12	48 50 86 54 48	22 06 34 72 52	82 21 15 65 20	33 29 94 71 11	15 91 29 12 03
13	61 96 48 95 03	07 16 39 33 66	98 56 10 56 79	77 21 30 27 12	90 49 22 23 62
14	36 93 89 41 26	29 70 83 63 51	99 74 20 52 36	87 09 41 15 09	98 60 16 03 03
15	18 87 00 42 31	57 90 12 02 07	23 47 37 17 31	54 08 01 88 63	39 41 88 92 10
16	88 56 53 27 59	33 35 72 67 47	77 34 55 45 70	08 18 27 38 90	16 95 86 70 75
17	09 72 95 84 29	49 41 31 06 70	42 38 06 45 18	64 84 73 31 65	52 53 37 97 15
18	12 96 88 17 31	65 19 69 02 83	60 75 86 90 68	24 64 19 35 51	56 61 87 39 12
19	85 94 57 24 16	92 09 84 38 76	22 00 27 69 85	29 81 94 78 70	21 94 47 90 12
20	38 64 43 59 98	98 77 87 68 07	91 51 67 62 44	40 98 05 93 78	23 32 65 41 18
21	53 44 09 42 72	00 41 86 79 79	68 47 22 00 20	35 55 31 51 51	00 83 63 22 55
22	40 76 66 26 84	57 99 99 90 37	36 63 32 08 58	37 40 13 68 97	87 64 81 07 83
23	02 17 79 18 05	12 59 52 57 02	22 07 90 47 03	28 14 11 30 79	20 69 22 40 98
24	95 17 82 06 53	31 51 10 96 46	92 06 88 07 77	56 11 50 81 69	40 23 72 51 39
25	35 76 22 42 92	96 11 83 44 80	34 68 35 48 77	33 42 40 90 60	73 96 53 97 86

续表

编号	1～10	11～20	21～30	31～40	41～50
26	26 29 31 56 41	85 47 04 66 08	34 72 57 59 13	82 43 80 46 15	38 26 61 70 04
27	77 80 20 75 82	72 82 32 99 90	63 95 73 76 63	89 73 44 99 05	48 67 26 43 18
28	46 40 66 44 52	91 36 74 43 53	30 82 13 54 00	78 45 63 98 35	55 03 36 67 68
29	37 56 08 18 09	77 53 84 46 47	31 91 18 95 58	24 16 74 11 53	44 10 13 85 57
30	61 65 61 68 66	37 27 47 39 19	84 83 70 07 48	53 21 40 06 71	95 06 79 88 54
31	93 43 69 64 07	34 18 04 52 35	56 27 09 24 86	61 85 53 83 45	19 90 70 99 00
32	21 96 60 12 99	11 20 99 45 18	48 13 93 55 34	18 37 79 49 90	65 97 38 20 46
33	95 20 47 97 97	27 37 83 28 71	00 06 41 41 74	45 89 09 39 84	51 67 11 52 49
34	97 86 21 78 73	10 65 81 92 59	58 76 17 14 97	04 76 62 16 17	17 95 70 45 80
35	69 92 06 34 13	59 71 74 17 32	27 55 10 24 19	23 71 82 13 74	63 52 52 01 41
36	04 31 17 21 56	33 73 99 19 87	26 72 39 27 67	53 77 57 68 93	60 61 97 22 61
37	61 06 98 03 91	87 14 77 43 96	43 00 65 98 50	45 60 33 01 07	98 99 46 50 47
38	85 93 85 86 88	72 87 08 62 40	16 06 10 89 20	23 21 34 74 97	76 38 03 29 63
39	21 74 32 47 45	73 96 07 94 52	09 65 90 77 47	25 76 16 19 33	53 05 70 53 30
40	15 69 53 82 80	79 96 23 53 10	65 39 07 16 29	45 33 02 43 70	02 87 40 41 45
41	02 89 08 04 49	20 21 14 68 86	87 63 93 95 17	11 29 01 95 80	35 14 97 35 33
42	87 18 15 89 79	85 43 01 72 73	08 61 74 51 69	89 74 39 82 15	94 51 33 41 67
43	98 83 71 94 22	59 97 50 99 52	08 52 85 08 40	87 80 61 65 31	91 51 80 32 44
44	10 08 58 21 66	72 68 49 29 31	89 85 84 46 06	59 73 19 85 23	65 09 29 75 63
45	47 90 56 10 08	88 02 84 27 83	42 29 72 23 19	66 56 45 65 79	20 71 53 20 25
46	22 85 61 68 90	49 64 92 85 44	16 40 12 89 88	50 14 49 81 06	01 82 77 45 12
47	67 80 43 79 33	12 83 11 41 16	25 58 19 68 70	77 02 54 00 52	53 43 37 15 26
48	27 62 50 96 72	79 44 61 40 15	14 53 40 65 39	27 31 58 50 28	11 39 03 34 25
49	33 78 80 87 15	38 30 06 38 21	14 47 47 07 26	54 96 87 53 32	40 36 40 96 76
50	13 13 92 66 99	47 24 49 57 74	32 25 43 62 17	10 97 11 69 84	99 63 22 32 98

附表 3-17　样本均数与总体均数比较(或配对比较)所需样本含量

δ/σ	单侧:α=0.005 双侧:α=0.01					α=0.01 α=0.02					α=0.025 α=0.05					α=0.05 α=0.1					δ/σ
$1-\beta$=	.99	.95	.9	.8	.5	.99	.95	.9	.8	.5	.99	.95	.9	.8	.5	.99	.95	.9	.8	.5	
0.05																					0.05
0.10																					0.10
0.15																				122	0.15
0.20										139					99					70	0.20
0.25				110						90				128	64			139	101	45	0.25
0.30				134	78				115	63			119	90	45		122	97	71	32	0.30
0.35			125	99	58			109	85	47		109	88	67	34		90	72	52	24	0.35
0.40		115	97	77	45		101	85	66	37	117	84	68	51	26	101	70	55	40	19	0.40
0.45		92	77	62	37	110	81	68	53	30	93	67	54	41	21	80	55	44	33	15	0.45
0.50	100	75	63	51	30	90	66	55	43	25	76	54	44	34	18	65	45	36	27	13	0.50
0.55	83	63	53	42	26	75	55	46	36	21	63	45	37	28	15	54	38	30	22	11	0.55
0.60	71	53	45	36	22	63	47	39	31	18	53	38	32	24	13	46	32	26	19	9	0.60
0.65	61	46	39	31	20	55	41	34	27	16	46	33	27	21	12	39	28	22	17	8	0.65
0.70	53	40	34	28	17	47	35	30	24	14	40	29	24	19	10	34	24	19	15	8	0.70
0.75	47	36	30	25	16	42	31	27	21	13	35	26	21	16	9	30	21	17	13	7	0.75
0.80	41	32	27	22	14	37	28	24	19	12	31	22	19	15	9	27	19	15	12	6	0.80
0.85	37	29	24	20	13	33	25	21	17	11	28	21	17	13	8	24	17	14	11	6	0.85
0.90	34	26	22	18	12	29	23	19	16	10	25	19	16	12	7	21	15	13	10	5	0.90
0.95	31	24	20	17	11	27	21	18	14	9	23	17	14	11	7	19	14	11	9	5	0.95
1.00	28	22	19	16	10	25	19	16	13	9	21	16	13	10	6	18	13	11	8	5	1.00
1.1	24	19	16	14	9	21	16	14	12	8	18	13	11	9		15	11	9	7		1.1
1.2	21	16	14	12	8	18	14	12	10	7	15	12	10	8	6	13	10	8	6		1.2
1.3	18	15	13	11	8	16	13	11	9	6	14	10	9	7	5	11	8	7	6		1.3
1.4	16	13	12	10	7	14	11	10	9	6	12	9	8	7		10	8	7	5		1.4
1.5	15	12	11	9	7	13	10	9	8	6	11	8	7	6		9	7	6			1.5
1.6	13	11	10	8	6	12	10	9	7	5	10	8	7	6		8	6	6			1.6
1.7	12	10	9	8	6	11	9	8	7		9	7	6	5		8	6	5			1.7
1.8	12	10	9	8	6	10	8	7	7		8	7	6			7	6				1.8
1.9	11	9	8	7	6	10	8	7	6		8	6	6			7	5				1.9
2.0	10	8	8	7	5	9	7	7	6		7	6	5			6					2.0
2.1	10	8	7	7		8	7	6	6		7	6				6					2.1
2.2	9	8	7	6		8	7	6	5		7	6				6					2.2
2.3	9	7	7	6		8	6	6			6	5				5					2.3
2.4	8	7	7	6		7	6	6			6										2.4
2.5	8	7	6	6		7	6	6			6										2.5
3.0	7	6	6	5		6	5	5			5										3.0
3.5	6	5	5			5															3.5
4.0	6																				4.0

附表 3-18　两样本均数比较所需样本含量

$\delta/\sigma=\left(\frac{\mu_1-\mu_2}{\sigma}\right)$	单侧：α=0.005 双侧：α=0.01					α=0.01 α=0.02					α=0.025 α=0.05					α=0.05 α=0.1					$\delta/\sigma=\left(\frac{\mu_1-\mu_2}{\sigma}\right)$
$1-\beta$=	.99	.95	.9	.8	.5	.99	.95	.9	.8	.5	.99	.95	.9	.8	.5	.99	.95	.9	.8	.5	
0.05																					0.05
0.10																					0.10
0.15																					0.15
0.20																				137	0.20
0.25															124					88	0.25
0.30										123					87					61	0.30
0.35					110					90					64				102	45	0.35
0.40					85					70				100	50			108	78	35	0.40
0.45				118	68				101	55			105	79	39		108	86	62	28	0.45
0.50				96	55			106	82	45		106	86	64	32		88	70	51	23	0.50
0.55			101	79	46		106	88	68	38		87	71	53	27	112	73	58	42	19	0.55
0.60		101	85	67	39		90	74	58	32	104	74	60	45	23	89	61	49	36	16	0.60
0.65		87	73	57	34	104	77	64	49	27	88	63	51	39	20	76	52	42	30	14	0.65
0.70	100	75	63	50	29	90	66	55	43	24	76	55	44	34	17	66	45	36	26	12	0.70
0.75	88	66	55	44	26	79	58	48	38	21	67	48	39	29	15	57	40	32	23	11	0.75
0.80	77	58	49	39	23	70	51	43	33	19	59	42	34	26	14	50	35	28	21	10	0.80
0.85	69	51	43	35	21	62	46	38	30	17	52	37	31	23	12	45	31	25	18	9	0.85
0.90	62	46	39	31	19	55	41	34	27	15	47	34	27	21	11	40	28	22	16	8	0.90
0.95	55	42	35	28	17	50	37	31	24	14	42	30	25	19	10	36	25	20	15	7	0.95
1.00	50	38	32	26	15	45	33	28	22	13	38	27	23	17	9	33	23	18	14	7	1.00
1.1	42	32	27	22	13	38	28	23	19	11	32	23	19	14	8	27	19	15	12	6	1.1
1.2	36	27	23	18	11	32	24	20	16	9	27	20	16	12	7	23	16	13	10	5	1.2
1.3	31	23	20	16	10	28	21	17	14	8	23	17	14	11	6	20	14	11	9	5	1.3
1.4	27	20	17	14	9	24	18	15	12	8	20	15	12	10	6	17	12	10	8	4	1.4
1.5	24	18	15	13	8	21	16	14	11	7	18	13	11	9	5	15	11	9	7	4	1.5
1.6	21	16	14	11	7	19	14	12	10	6	16	12	10	8	5	14	10	8	6	4	1.6
1.7	19	15	13	10	7	17	13	11	9	6	14	11	9	7	4	12	9	7	6	3	1.7
1.8	17	13	11	10	6	15	12	10	8	5	13	10	8	6	4	11	8	7	5		1.8
1.9	16	12	11	9	6	14	11	9	8	5	12	9	7	6	4	10	7	6	4		1.9
2.0	14	11	10	8	6	13	10	9	7	5	11	8	7	6	4	9	7	6	4		2.0
2.1	13	10	9	8	5	12	9	8	7	5	10	8	6	5	3	8	6	5	4		2.1
2.2	12	10	8	7	5	11	9	7	6	4	9	7	6	5		8	6	5	4		2.2
2.3	11	9	8	7	5	10	8	7	6	4	9	7	6	5		7	5	5	4		2.3
2.4	11	9	8	6	5	10	8	7	6	4	8	6	5	4		7	5	4	4		2.4
2.5	10	8	7	6	4	9	7	6	5	4	8	6	5	4		6	5	4	3		2.5
3.0	8	6	6	5	4	7	6	5	4	3	6	5	4	4		5	4	3			3.0
3.5	6	5	5	4	3	6	5	4	4		5	4	4	3		4	3				3.5
4.0	6	5	4	4		5	4	4	3		4	4	3			4					4.0

附表 3-19　ψ 值表(多个样本均数比较所需样本含量的估计用)

$\alpha=0.05, \beta=0.1$

ν_2	ν_1																
	1	2	3	4	5	6	7	8	9	10	15	20	30	40	60	120	∞
2	6.80	6.71	6.68	6.67	6.66	6.65	6.65	6.65	6.64	6.64	6.64	6.63	6.63	6.63	6.63	6.63	6.62
3	5.01	4.63	4.47	4.39	4.34	4.30	4.27	4.25	4.23	4.22	4.18	4.16	4.14	4.13	4.12	4.11	4.09
4	4.40	3.90	3.69	3.58	3.50	3.45	3.41	3.38	3.36	3.34	3.28	3.25	3.22	3.20	3.19	3.17	3.15
5	4.09	3.54	3.30	3.17	3.08	3.02	2.97	2.94	2.91	2.89	2.81	2.78	2.74	2.72	2.70	2.68	2.66
6	3.91	3.32	3.07	2.92	2.83	2.76	2.71	2.67	2.64	2.61	2.53	2.49	2.44	2.42	2.40	2.37	2.35
7	3.80	3.18	2.91	2.76	2.66	2.58	2.53	2.49	2.45	2.42	2.33	2.29	2.24	2.21	2.19	2.16	2.18
8	3.71	3.08	2.81	2.64	2.51	2.46	2.40	2.35	2.32	2.29	2.19	2.14	2.09	2.06	2.03	2.00	1.97
9	3.65	3.01	2.72	2.56	2.44	2.36	2.30	2.26	2.22	2.19	2.09	2.03	1.97	1.94	1.91	1.88	1.85
10	3.60	2.95	2.66	2.49	2.37	2.29	2.23	2.18	2.14	2.11	2.00	1.94	1.88	1.85	1.82	1.78	1.75
11	3.57	2.91	2.61	2.44	2.32	2.23	2.17	2.12	2.08	2.04	1.93	1.87	1.81	1.78	1.74	1.70	1.67
12	3.54	2.87	2.57	2.39	2.27	2.19	2.12	2.07	2.02	1.99	1.88	1.81	1.75	1.71	1.68	1.64	1.60
13	3.51	2.84	2.54	2.36	2.23	2.15	2.08	2.02	1.98	1.95	1.83	1.76	1.69	1.66	1.62	1.58	1.54
14	3.49	2.81	2.51	2.33	2.20	2.11	2.04	1.99	1.94	1.91	1.79	1.72	1.65	1.61	1.57	1.53	1.49
15	3.47	2.79	2.48	2.30	2.17	2.08	2.01	1.96	1.91	1.87	1.75	1.68	1.61	1.57	1.53	1.49	1.44
16	3.46	2.77	2.46	2.28	2.15	2.06	1.99	1.93	1.88	1.85	1.72	1.65	1.58	1.54	1.49	1.45	1.40
17	3.44	2.76	2.44	2.26	2.13	2.04	1.96	1.91	1.86	1.82	1.69	1.62	1.55	1.50	1.46	1.41	1.36
18	3.43	2.74	2.43	2.24	2.11	2.02	1.94	1.89	1.84	1.80	1.67	1.60	1.52	1.48	1.43	1.38	1.33
19	3.42	2.73	2.41	2.22	2.09	2.00	1.93	1.87	1.82	1.78	1.65	1.58	1.49	1.45	1.40	1.35	1.30
20	3.41	2.72	2.40	2.21	2.08	1.98	1.91	1.85	1.80	1.76	1.63	1.55	1.47	1.43	1.38	1.33	1.27
21	3.40	2.71	2.39	2.20	2.07	1.97	1.90	1.84	1.79	1.75	1.61	1.54	1.45	1.41	1.36	1.30	1.25
22	3.39	2.70	2.38	2.19	2.05	1.96	1.88	1.82	1.77	1.73	1.60	1.52	1.43	1.39	1.34	1.28	1.22
23	3.39	2.69	2.37	2.18	2.04	1.95	1.87	1.81	1.76	1.72	1.58	1.50	1.42	1.37	1.32	1.26	1.20
24	3.38	2.68	2.36	2.17	2.03	1.94	1.86	1.80	1.75	1.71	1.57	1.49	1.40	1.35	1.30	1.24	1.18
25	3.37	2.68	2.35	2.16	2.02	1.93	1.85	1.79	1.74	1.70	1.56	1.48	1.39	1.34	1.28	1.23	1.16
26	3.37	2.67	2.35	2.15	2.02	1.92	1.84	1.78	1.73	1.69	1.54	1.46	1.37	1.32	1.27	1.21	1.15
27	3.36	2.66	2.34	2.14	2.01	1.91	1.83	1.77	1.72	1.68	1.53	1.45	1.36	1.31	1.26	1.20	1.13
28	3.36	2.66	2.33	2.14	2.00	1.90	1.82	1.76	1.71	1.67	1.52	1.44	1.35	1.30	1.24	1.18	1.11

续表

ν_2	ν_1																
	1	2	3	4	5	6	7	8	9	10	15	20	30	40	60	120	∞
29	3.36	2.65	2.33	2.13	1.99	1.89	1.82	1.75	1.70	1.66	1.51	1.43	1.34	1.29	1.23	1.17	1.10
30	3.35	2.65	2.32	2.12	1.99	1.89	1.81	1.75	1.70	1.65	1.51	1.42	1.33	1.28	1.22	1.16	1.08
31	3.35	2.64	2.32	2.12	1.98	1.88	1.80	1.74	1.69	1.64	1.50	1.41	1.32	1.27	1.21	1.14	1.07
32	3.34	2.64	2.31	2.11	1.98	1.88	1.80	1.73	1.68	1.64	1.49	1.41	1.31	1.26	1.20	1.13	1.06
33	3.34	2.63	2.31	2.11	1.97	1.87	1.79	1.73	1.68	1.63	1.48	1.40	1.30	1.25	1.19	1.12	1.05
34	3.34	2.63	2.30	2.10	1.97	1.87	1.79	1.72	1.67	1.63	1.48	1.39	1.29	1.24	1.18	1.11	1.04
35	3.34	2.63	2.30	2.10	1.96	1.86	1.78	1.72	1.66	1.62	1.47	1.38	1.29	1.23	1.17	1.10	1.02
36	3.33	2.62	2.30	2.10	1.96	1.86	1.78	1.71	1.66	1.62	1.47	1.38	1.28	1.22	1.16	1.09	1.01
37	3.33	2.62	2.29	2.09	1.95	1.85	1.77	1.71	1.65	1.61	1.46	1.37	1.27	1.22	1.15	1.08	1.09
38	3.33	2.62	2.29	2.09	1.95	1.85	1.77	1.70	1.65	1.61	1.45	1.37	1.27	1.21	1.15	1.08	0.99
39	3.33	2.62	2.29	2.09	1.95	1.84	1.76	1.70	1.65	1.60	1.45	1.36	1.26	1.20	1.14	1.07	0.99
40	3.32	2.61	2.28	2.08	1.94	1.84	1.76	1.70	1.64	1.60	1.44	1.36	1.25	1.20	1.13	1.06	0.98
41	3.32	2.61	2.28	2.08	1.94	1.84	1.76	1.69	1.64	1.59	1.44	1.35	1.25	1.19	1.13	1.05	0.97
42	3.32	2.61	2.28	2.08	1.94	1.83	1.75	1.69	1.63	1.59	1.44	1.35	1.24	1.18	1.12	1.05	0.96
43	3.32	2.61	2.28	2.07	1.93	1.83	1.75	1.69	1.63	1.59	1.43	1.34	1.24	1.18	1.11	1.04	0.95
44	3.32	2.60	2.27	2.07	1.93	1.83	1.75	1.68	1.63	1.58	1.43	1.34	1.23	1.17	1.11	1.03	0.94
45	3.31	2.60	2.27	2.07	1.93	1.83	1.74	1.68	1.62	1.58	1.42	1.33	1.23	1.17	1.10	1.03	0.94
46	3.31	2.60	2.27	2.07	1.93	1.82	1.74	1.68	1.62	1.58	1.42	1.33	1.22	1.16	1.10	1.02	0.93
47	3.31	2.60	2.27	2.06	1.92	1.82	1.74	1.67	1.62	1.57	1.42	1.33	1.22	1.16	1.09	1.02	0.92
48	3.31	2.60	2.26	2.06	1.92	1.82	1.74	1.67	1.62	1.57	1.41	1.32	1.22	1.15	1.09	1.01	0.92
49	3.31	2.59	2.26	2.06	1.92	1.82	1.73	1.67	1.61	1.57	1.41	1.32	1.21	1.15	1.08	1.00	0.91
50	3.31	2.59	2.26	2.06	1.92	1.81	1.73	1.67	1.61	1.56	1.41	1.31	1.21	1.15	1.08	1.00	0.90
60	3.30	2.58	2.25	2.04	1.90	1.79	1.71	1.64	1.59	1.54	1.38	1.29	1.18	1.11	1.04	0.95	0.85
80	3.28	2.56	2.23	2.02	1.88	1.77	1.69	1.62	1.56	1.51	1.35	1.25	1.14	1.07	0.99	0.90	0.77
120	3.27	2.55	2.21	2.00	1.86	1.75	1.66	1.59	1.54	1.49	1.32	1.22	1.09	1.02	0.94	0.83	0.68
240	3.26	2.53	2.19	1.98	1.84	1.73	1.64	1.57	1.51	1.46	1.29	1.18	1.05	0.97	0.88	0.76	0.56
∞	3.24	2.52	2.17	1.96	1.81	1.70	1.62	1.54	1.48	1.43	1.25	1.14	1.01	0.92	0.82	0.65	0.00

附表 3-20 两样本率比较所需样本含量(单侧)

上行:$\alpha=0.05, 1-\beta=0.80$

中行:$\alpha=0.05, 1-\beta=0.90$

下行:$\alpha=0.01, 1-\beta=0.95$

较小率	两组率之差(δ)/%													
/%	5	10	15	20	25	30	35	40	45	50	55	60	65	70
5	330	105	55	35	25	20	16	13	11	9	8	7	6	6
	460	145	76	48	34	26	21	17	15	13	11	9	8	7
	850	270	140	89	63	47	37	30	25	21	19	17	14	13
10	540	155	76	47	32	23	19	15	13	11	9	8	7	6
	740	210	105	64	44	33	25	21	17	14	12	11	9	8
	1370	390	195	120	81	60	46	37	30	25	21	19	16	14
15	710	200	94	56	38	27	21	17	14	12	10	8	7	6
	990	270	130	77	52	38	29	22	19	16	13	10	10	8
	1820	500	240	145	96	69	52	41	33	27	22	20	17	14
20	860	230	110	63	42	30	22	18	15	12	10	8	7	6
	1190	320	150	88	58	41	31	24	20	16	14	11	10	8
	2190	590	280	160	105	76	57	44	35	28	23	20	17	14
25	980	260	120	69	45	32	24	19	15	12	10	8	7	
	1360	360	165	96	63	44	33	25	21	16	14	11	9	
	2510	660	300	175	115	81	60	46	36	29	23	20	16	
30	1080	280	130	73	47	33	24	19	15	12	10	8		
	1500	390	175	100	65	46	33	25	21	16	13	11		
	2760	720	330	185	120	84	61	47	36	28	22	19		
35	1160	300	135	75	48	33	24	19	15	12	9			
	1600	410	185	105	67	46	33	25	20	16	12			
	2960	750	340	190	125	85	61	46	35	27	21			
40	1210	310	135	76	48	33	24	18	14	11				
	1670	420	190	105	67	46	33	24	19	14				
	3080	780	350	195	125	84	60	44	33	25				
45	1230	310	135	75	47	32	22	17	13					
	1710	430	190	105	65	44	31	22	17					
	3140	790	350	190	120	81	57	41	30					
50	1230	310	135	73	45	30	21	15						
	1710	420	185	100	63	41	29	21						
	3140	780	340	185	115	76	52	37						

附表 3-21 两样本率比较所需样本含量(双侧)

上行:$\alpha=0.05, 1-\beta=0.80$

中行:$\alpha=0.05, 1-\beta=0.90$

下行:$\alpha=0.01, 1-\beta=0.95$

较小率	两组率之差(δ)/%													
/%	5	10	15	20	25	30	35	40	45	50	55	60	65	70
5	420	130	69	44	31	24	20	16	14	12	10	9	9	7
	570	175	93	59	42	32	25	21	18	15	13	11	10	9
	960	300	155	100	71	54	42	34	28	24	21	19	16	14
10	680	195	96	59	41	30	23	19	16	13	11	10	9	7
	910	260	130	79	54	40	31	24	21	18	15	13	11	10
	1550	440	220	135	92	68	52	41	34	28	23	21	18	15
15	910	250	120	71	48	34	26	21	17	14	12	10	9	8
	1220	330	160	95	64	46	35	27	22	19	16	13	11	10
	2060	560	270	160	110	78	59	47	37	31	25	21	19	16
20	1090	290	135	80	53	38	28	22	18	15	13	10	9	7
	1460	390	185	105	71	51	38	29	23	20	16	14	11	10
	2470	660	310	180	120	86	64	50	40	32	26	21	19	15
25	1250	330	150	88	57	40	30	23	19	15	13	10	9	
	1680	440	200	115	77	54	40	13	24	20	16	13	11	
	2840	740	340	200	130	92	68	52	41	32	26	21	18	
30	1380	360	160	93	60	42	31	23	19	15	12	10		
	1840	480	220	125	80	56	41	31	24	20	16	13		
	3120	810	370	210	135	95	69	53	41	32	25	21		
35	1470	380	170	96	61	42	31	23	18	14	11			
	1970	500	225	130	82	57	41	31	23	19	15			
	3340	850	380	215	140	96	69	52	40	31	23			
40	1530	390	175	97	61	42	30	22	17	13				
	2050	520	230	130	82	56	40	29	22	18				
	3480	880	390	220	140	95	68	50	37	28				
45	1560	390	175	96	60	40	28	21	16					
	2100	520	230	130	80	54	38	27	21					
	3550	890	390	215	135	92	64	47	34					
50	1560	390	170	93	57	38	26	19						
	2100	520	225	125	77	51	35	24						
	3550	880	380	210	130	86	59	41						

附表 3-22 λ界值表(多个样本率比较所需样本含量的估计用)

$\alpha=0.05$

ν	β								
	0.9	0.8	0.7	0.6	0.5	0.4	0.3	0.2	0.1
1	0.43	1.24	2.06	2.91	3.84	4.90	6.17	7.85	10.51
2	0.62	1.73	2.78	3.83	4.96	6.21	7.70	9.63	12.65
3	0.78	2.10	3.30	4.50	5.76	7.15	8.79	10.90	14.17
4	0.91	2.40	3.74	5.05	6.42	7.92	9.68	11.94	15.41
5	1.03	2.67	4.12	5.53	6.99	8.59	10.45	12.83	16.47
6	1.13	2.91	4.46	5.96	7.50	9.19	11.14	13.62	17.42
7	1.23	3.13	4.77	6.35	7.97	9.73	11.77	14.35	18.28
8	1.32	3.33	5.06	6.71	8.40	10.24	12.35	15.02	19.08
9	1.40	3.53	5.33	7.05	8.81	10.71	12.89	15.65	19.83
10	1.49	3.71	5.59	7.37	9.19	11.15	13.40	16.24	20.53
11	1.56	3.88	5.83	7.68	9.56	11.57	13.89	16.80	21.20
12	1.64	4.05	6.06	7.97	9.90	11.98	14.35	17.34	21.83
13	1.71	4.20	6.29	8.25	10.23	12.36	14.80	17.85	22.44
14	1.77	4.36	6.50	8.52	10.55	12.73	15.22	18.34	23.02
15	1.84	4.50	6.71	8.78	10.86	13.09	15.63	18.81	23.58
16	1.90	4.65	6.91	9.03	11.16	13.43	16.03	19.27	24.13
17	1.97	4.78	7.10	9.27	11.45	13.77	16.41	19.71	24.65
18	2.03	4.92	7.29	9.50	11.73	14.09	16.78	20.14	25.16
19	2.08	5.05	7.47	9.73	12.00	14.41	17.14	20.56	25.65
20	2.14	5.18	7.65	9.96	12.26	14.71	17.50	20.96	26.13
21	2.20	5.30	7.83	10.17	12.52	15.01	17.84	21.36	26.60
22	2.25	5.42	8.00	10.38	12.77	15.30	18.17	21.74	27.06
23	2.30	5.54	8.16	10.59	13.02	15.59	18.50	22.12	27.50
24	2.36	5.66	8.33	10.79	13.26	15.87	18.82	22.49	27.94
25	2.41	5.77	8.48	10.99	13.49	16.14	19.13	22.85	28.37
26	2.46	5.88	8.64	11.19	13.72	16.41	19.44	23.20	28.78
27	2.51	5.99	8.79	11.38	13.95	16.67	19.74	23.55	29.19
28	2.56	6.10	8.94	11.57	14.17	16.93	20.04	23.89	29.60
29	2.60	6.20	9.09	11.75	14.39	17.18	20.33	24.22	29.99
30	2.65	6.31	9.24	11.93	14.60	17.43	20.61	24.55	30.38
31	2.69	6.41	9.38	12.11	14.82	17.67	20.89	24.87	30.76
32	3.74	6.51	9.52	12.28	15.02	17.91	21.17	25.19	31.13
33	2.78	6.61	9.66	12.45	15.23	18.15	21.44	25.50	31.50
34	2.83	6.70	9.79	12.62	15.43	18.38	21.70	25.80	31.87
35	2.87	6.80	9.93	12.79	15.63	18.61	21.97	26.11	32.23
36	2.91	6.89	10.06	12.96	15.82	18.84	22.23	26.41	32.58
37	2.96	6.99	10.19	13.12	16.01	19.06	22.48	26.70	32.93
38	3.00	7.08	10.32	13.28	16.20	19.28	22.73	26.99	33.27
39	3.04	7.17	10.45	13.44	16.39	19.50	22.98	27.27	33.61
40	3.08	7.26	10.57	13.59	16.58	19.71	23.23	27.56	33.94
50	3.46	8.10	11.75	15.06	18.31	21.72	25.53	30.20	37.07
60	3.80	8.86	12.81	16.38	19.88	23.53	27.61	32.59	39.89
70	4.12	9.56	13.79	17.60	21.32	25.20	29.52	34.79	42.48
80	4.41	10.21	14.70	18.74	22.67	26.75	31.29	36.83	44.89
90	4.69	10.83	15.56	19.80	23.93	28.21	32.96	38.74	47.16
100	4.95	11.41	16.37	20.81	25.12	29.59	34.54	40.56	49.29
110	5.20	11.96	17.14	21.77	26.25	30.90	36.04	42.28	51.33
120	5.44	12.49	17.88	22.68	27.34	32.15	37.47	43.92	53.27

中英文名词对照索引

A

B

C

D

E

F

G

H

J

K

L

O

P

Q

R

S

T

W

X

Z

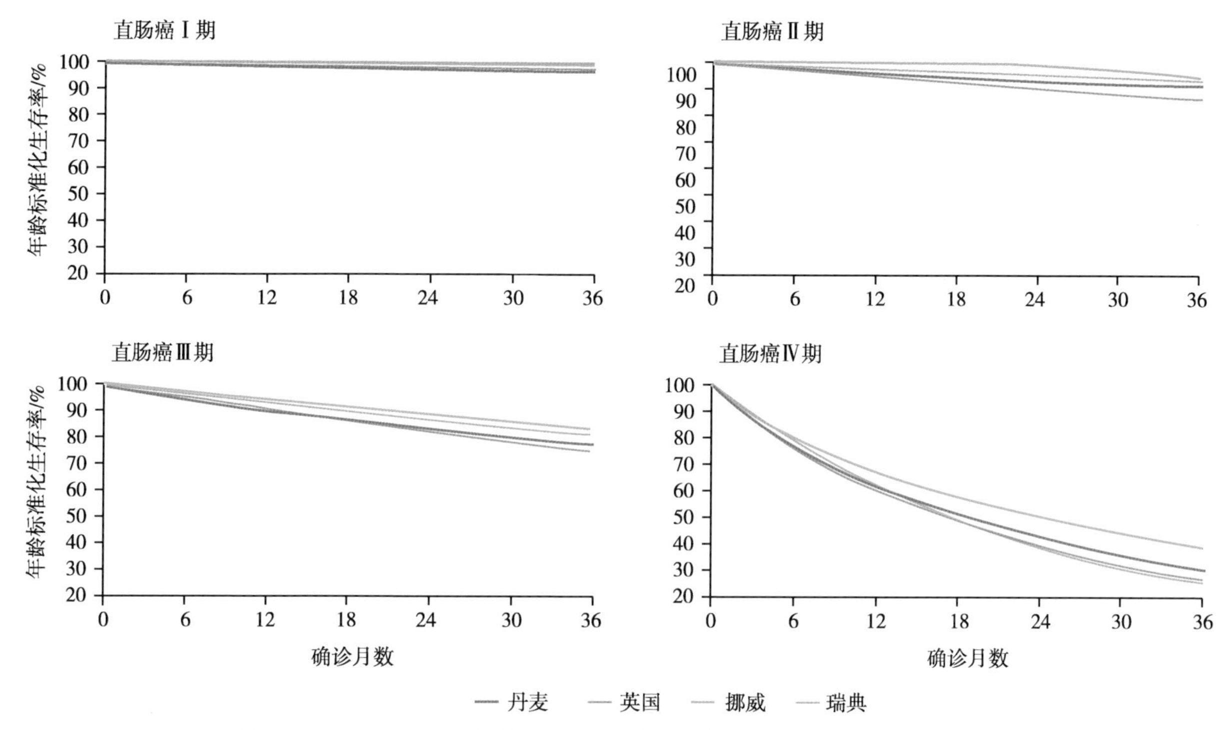

图 1-5　2010 至 2012 年欧洲四国直肠癌患者年龄标准化分期后的生存曲线

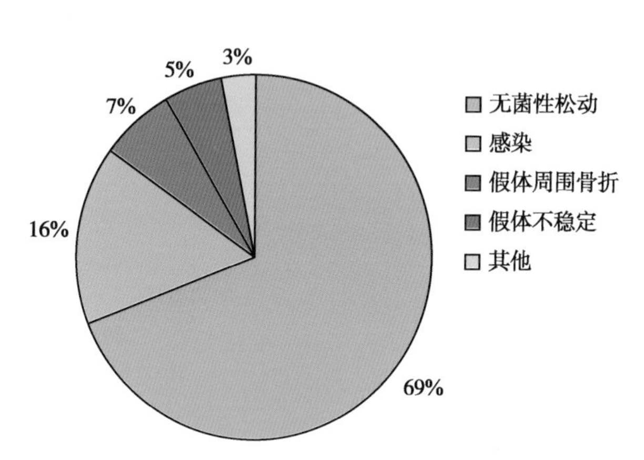

图 10-3　某年某医院 327 例初次行人工髋关节置换术失败原因构成(%)

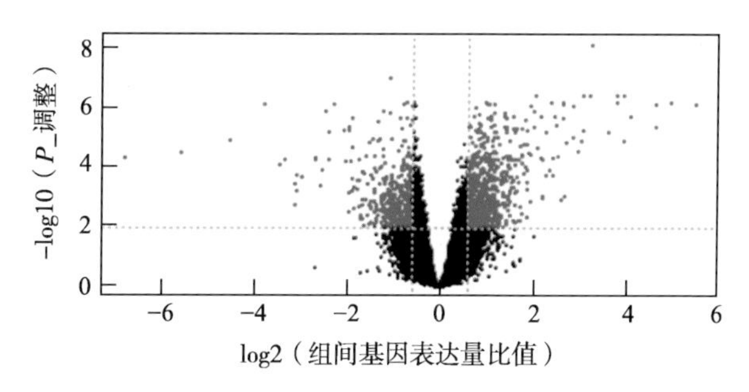

图 10-11　组间基因表达变化的火山图

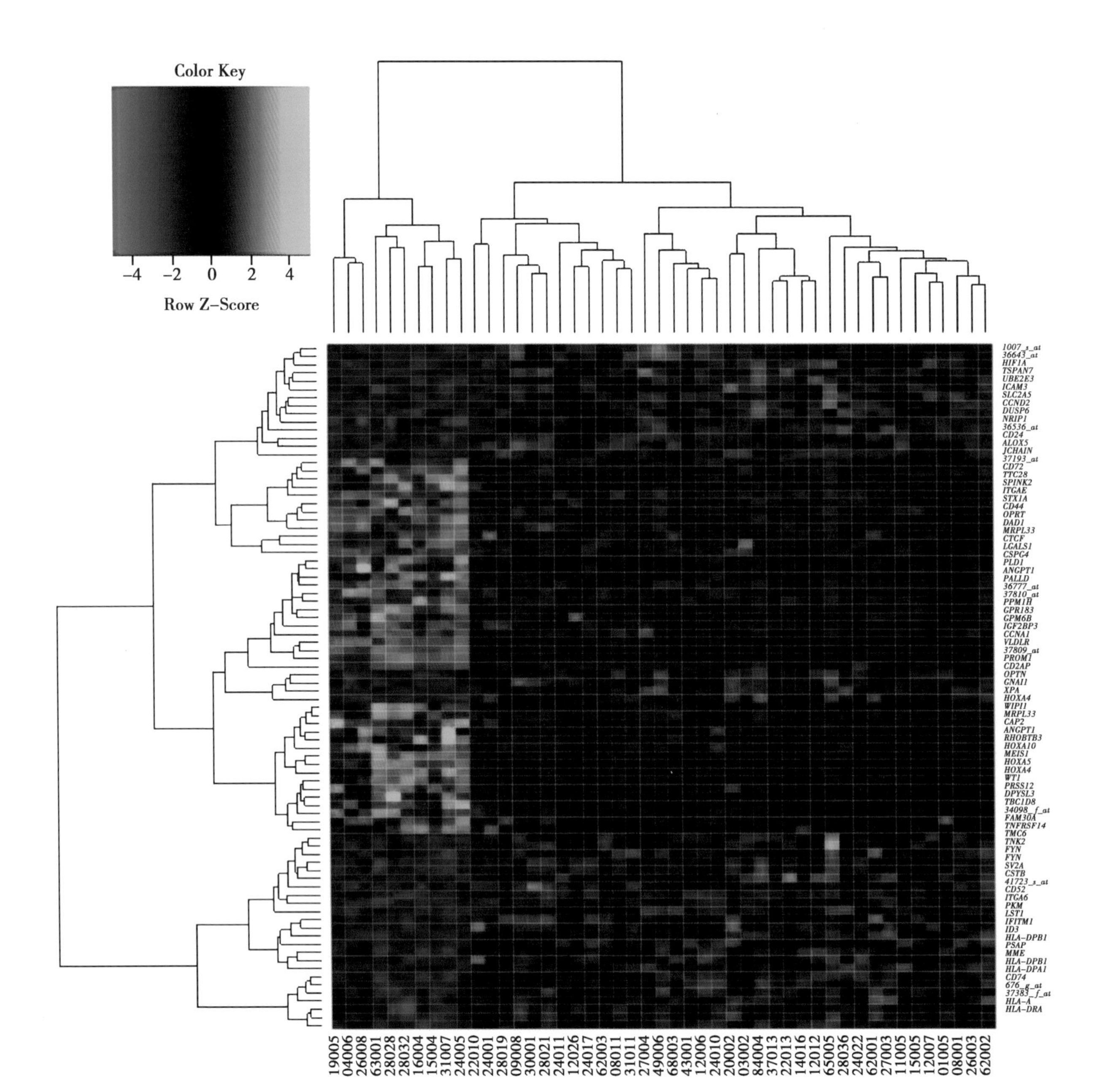
Color Key
-4
-2
0
2
4
Row Z-Score
1007_s_at
36643_at
HIF1A
TSPAN7
UBE2E3
ICAM3
SLC2A5
CCND2
DUSP6
NRIP1
36536_at
CD24
ALOX5
JCHAIN
37193_at
CD72
TTC28
SPINK2
ITGAE
STX1A
CD44
OPRT
DAD1
MRPL33
CTCF
LGALS1
CSPG4
PLD1
ANGPT1
PALLD
36777_at
37810_at
PPM1H
GPR183
GPM6B
IGF2BP3
CCNA1
VLDLR
37809_at
PROM1
CD2AP
OPTN
GNAI1
XPA
HOXA4
WIPI1
MRPL33
CAP2
ANGPT1
RHOBTB3
HOXA10
MEIS1
HOXA5
HOXA4
WT1
PRSS12
DPYSL3
TBC1D8
34098_f_at
FAM30A
TNFRSF14
TMC6
TNK2
FYN
FYN
SV2A
CSTB
41723_s_at
CD52
ITGA6
PKM
LST1
IFITM1
ID3
HLA-DPB1
PSAP
MME
HLA-DPB1
HLA-DPA1
CD74
676_g_at
37383_f_at
HLA-A
HLA-DRA
19005
04006
26008
63001
28028
28032
16004
15004
31007
24005
22010
24001
28019
09008
30001
28021
24011
12026
24017
62003
08011
31011
27004
49006
68003
43001
12006
24010
20002
03002
84004
37013
22013
14016
12012
65005
28036
24022
62001
27003
11005
15005
12007
01005
08001
26003
62002

图 26-9 双向聚类热图

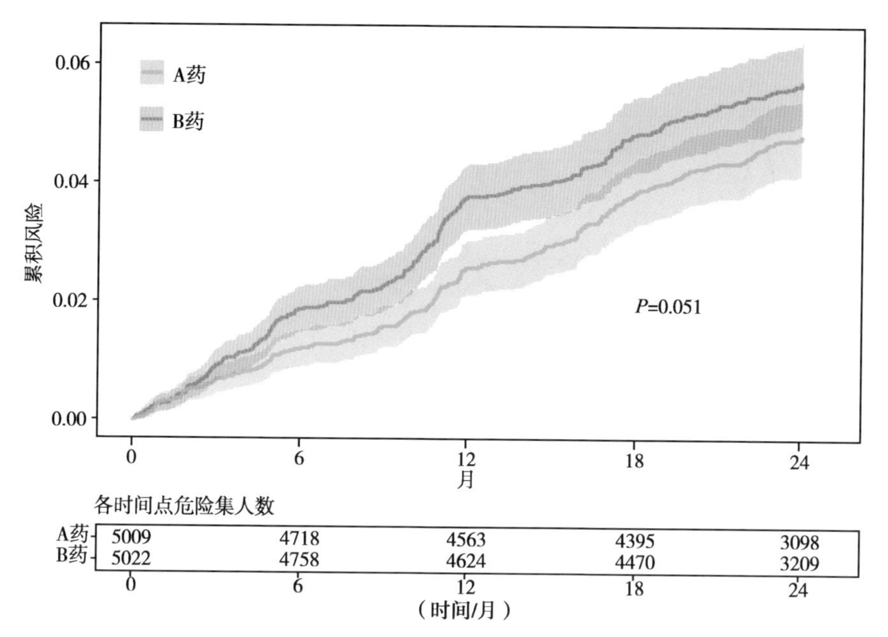

图 27-9 复合心血管事件单因素分析结果

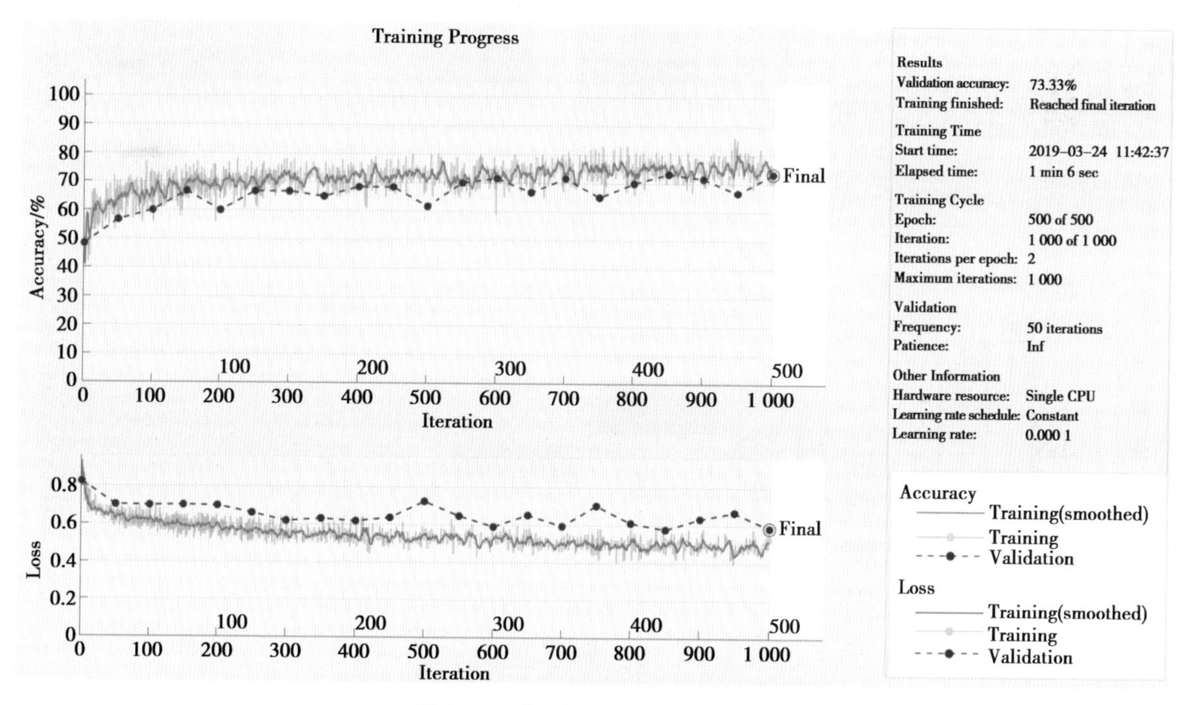

图 28-2 卷积神经网络训练过程图

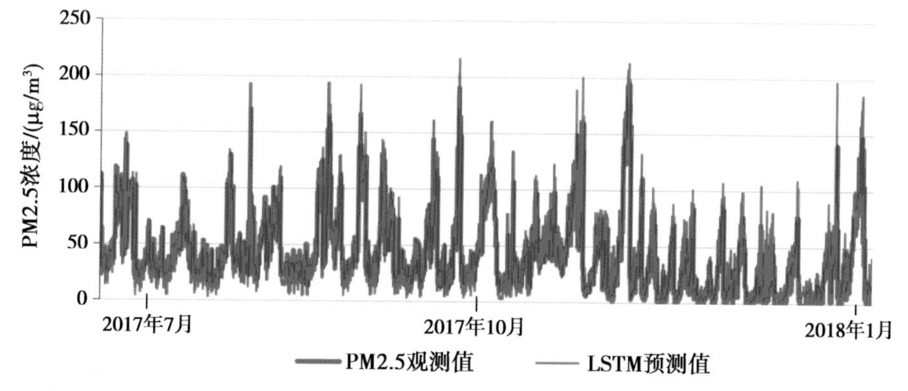

图 28-3 采用循环神经网络预测某区 2017 年 7 月至 12 月每小时 PM2. 5 浓度情况

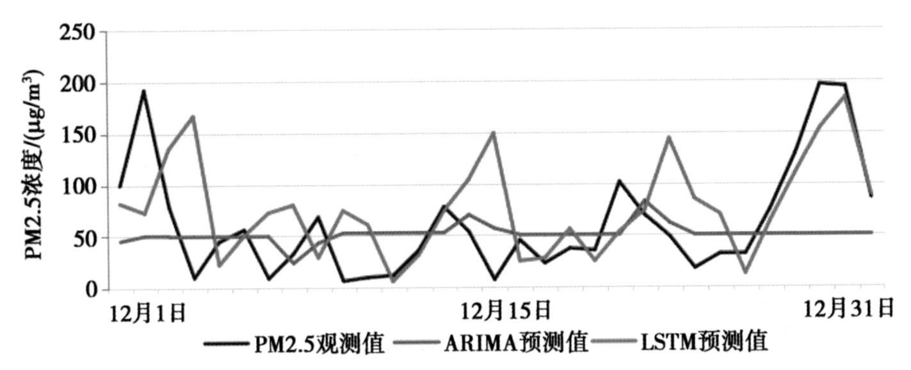

图 28-4 采用循环神经网络和 ARIMA 模型预测某区 2017 年 12 月份 PM2.5 日均浓度情况

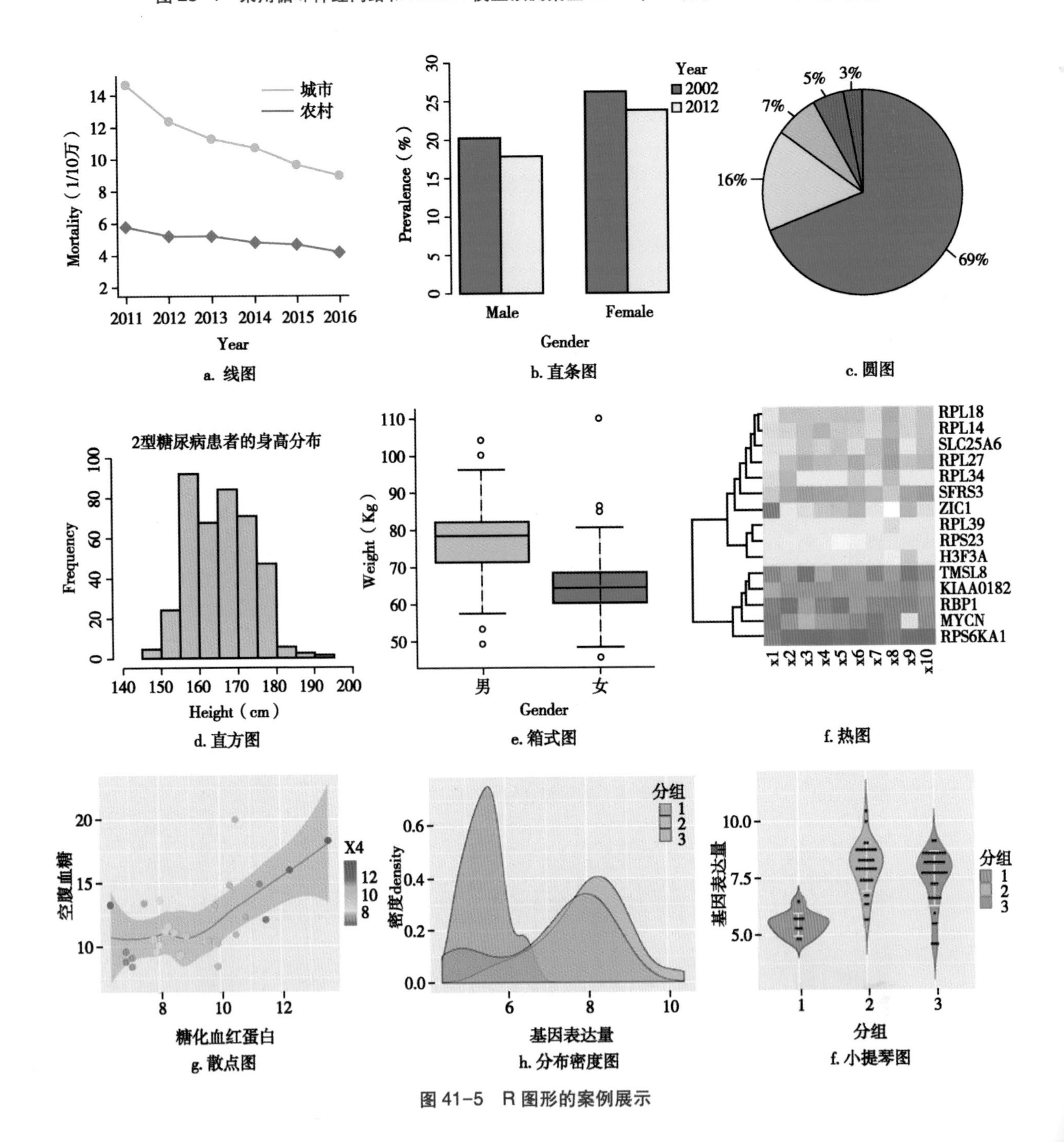

图 41-5 R 图形的案例展示